CRISPI

TÉCNICAS E TÁTICAS CIRÚRGICAS EM
GINECOLOGIA
MINIMAMENTE INVASIVA

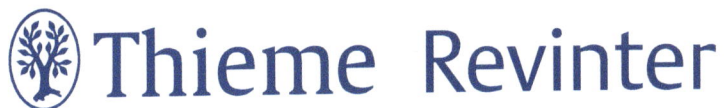

Claudio Peixoto Crispi
Coordenador do Curso Sistematização Cirúrgica e Anatomia da Pelve, com Abordagem Laparoscópica e Robótica, no Nicholson Center, EUA
Coordenador do Curso Cirurgião Pélvico Pleno do Instituto Crispi (Suprema)
Coordenador Geral da Pós-Graduação em Videoendoscopia Ginecológica do Instituto Crispi (Suprema)
Chefe do Serviço de Endoscopia do Hospital São Vicente de Paulo, RJ
Ex-Presidente da Sociedade Brasileira de Videocirurgia e Robótica (Sobracil) – 2013 e 2014
Ex-Vice-Presidente da Sociedade Brasileira de Videocirurgia e Robótica (Sobracil) – 2008 e 2009
Ex-Presidente da Sociedade de Videoendoscopia do Rio de Janeiro (Sociverj) – 2001 a 2004
Membro Titular do Colégio Brasileiro de Cirurgiões (CBC)

Marcelo de Andrade Vieira
Graduado em Medicina pela Faculdade de Medicina de Itajubá (FMIT), MG
Cirurgião Oncológico pelo Hospital de Amor de Barretos (HA), SP
Mestre e Doutorando em Oncologia pelo HA de Barretos, SP
Coordenador do Departamento de Ginecologia Oncológica do HA de Barretos, SP
Proctor em Cirurgia Robótica pela *Intuitive Surgical Operations Inc*, EUA
Membro Titular da Sociedade Brasileira de Cirurgia Oncológica (SBCO)

CRISPI

TÉCNICAS E TÁTICAS CIRÚRGICAS EM
GINECOLOGIA
MINIMAMENTE INVASIVA

Claudio Peixoto Crispi
Marcelo de Andrade Vieira

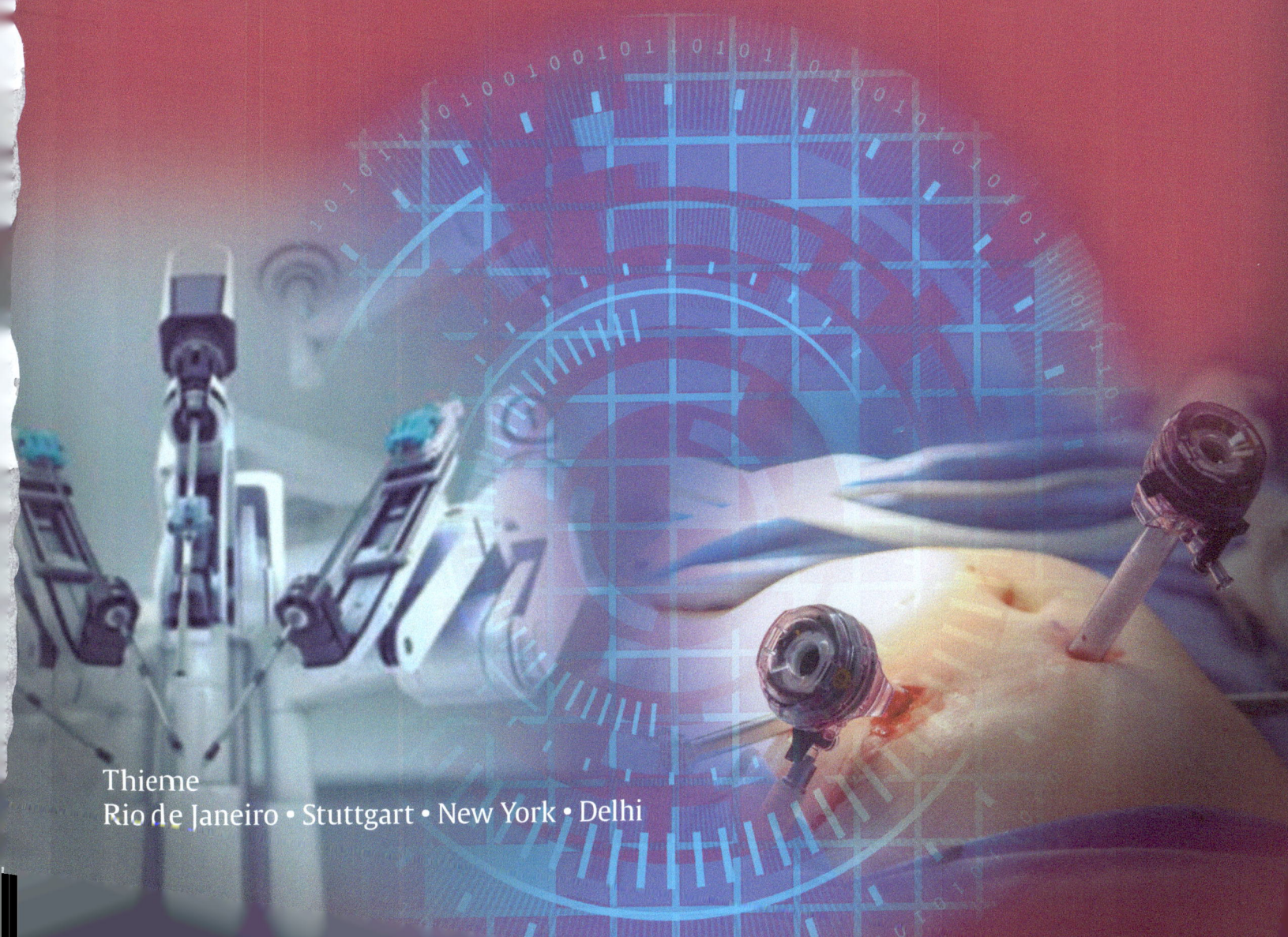

Thieme
Rio de Janeiro • Stuttgart • New York • Delhi

Dados Internacionais de Catalogação na Publicação (CIP)

C932t

Crispi, Claudio Peixoto

Técnicas e táticas cirúrgicas em ginecologia minimamente invasiva/ Claudio Peixoto Crispi & Marcelo de Andrade Vieira – 1. Ed. – Rio de Janeiro – RJ: Thieme Revinter Publicações, 2019.

300 p.: il; 23 x 31,4 cm.
Inclui Índice Remissivo e Bibliografia.
ISBN 978-85-5465-169-5

1. Ginecologia. 2. Cirurgia. I. Vieira, Marcelo de Andrade. II. Título.

CDD: 618.1
CDU: 618.1:617

Contato com os autores:
CLAUDIO PEIXOTO CRISPI
claudiocrispi@gmail.com

MARCELO DE ANDRADE VIEIRA
mvieiraonco@gmail.com

Nota: O conhecimento médico está em constante evolução. À medida que a pesquisa e a experiência clínica ampliam o nosso saber, pode ser necessário alterar os métodos de tratamento e medicação. Os autores e editores deste material consultaram fontes tidas como confiáveis, a fim de fornecer informações completas e de acordo com os padrões aceitos no momento da publicação. No entanto, em vista da possibilidade de erro humano por parte dos autores, dos editores ou da casa editorial que traz à luz este trabalho, ou ainda de alterações no conhecimento médico, nem os autores, nem os editores, nem a casa editorial, nem qualquer outra parte que se tenha envolvido na elaboração deste material garantem que as informações aqui contidas sejam totalmente precisas ou completas; tampouco se responsabilizam por quaisquer erros ou omissões ou pelos resultados obtidos em consequência do uso de tais informações. É aconselhável que os leitores confirmem em outras fontes as informações aqui contidas. Sugere-se, por exemplo, que verifiquem a bula de cada medicamento que pretendam administrar, a fim de certificar-se de que as informações contidas nesta publicação são precisas e de que não houve mudanças na dose recomendada ou nas contraindicações. Esta recomendação é especialmente importante no caso de medicamentos novos ou pouco utilizados. Alguns dos nomes de produtos, patentes e design a que nos referimos neste livro são, na verdade, marcas registradas ou nomes protegidos pela legislação referente à propriedade intelectual, ainda que nem sempre o texto faça menção específica a esse fato. Portanto, a ocorrência de um nome sem a designação de sua propriedade não deve ser interpretada como uma indicação, por parte da editora, de que ele se encontra em domínio público.

© 2019 Thieme
Todos os direitos reservados.
Rua do Matoso, 170, Tijuca
20270-135, Rio de Janeiro – RJ, Brasil
http://www.ThiemeRevinter.com.br

Thieme Medical Publishers
http://www.thieme.com

Capa: Paulo Vermelho.

Impresso no Brasil por Forma Certa Gráfica Digital Ltda.
5 4 3 2
ISBN 978-85-5465-169-5

Todos os direitos reservados. Nenhuma parte desta publicação poderá ser reproduzida ou transmitida por nenhum meio, impresso, eletrônico ou mecânico, incluindo fotocópia, gravação ou qualquer outro tipo de sistema de armazenamento e transmissão de informação sem autorização por escrito.

DEDICATÓRIA

"More than everything"

Dedico esta obra a meus pais, Vanderley e Maria Auxiliadora, pessoas do bem que me ensinaram os princípios éticos e humanos da vida. Humildes e carinhosos desde o primeiro momento em que nos conhecemos.

Dedico este livro a meus três filhos. Cada um em sua singularidade mantém vivos minha alma e corpo e os rejuvenescem a cada dia. Eduarda (Duda) me ensina a cada dia como ser amável com as pessoas, Marcelo (Marcelinho) companheiro para as aventuras que me fazem continuar sendo criança e Beatriz (Bia) a minha pequena loirinha que, em suas primeiras palavras, já expressa o seu amor por mim, apesar do pequeno tempo dedicado ao seu lado. Amo muito vocês.

Escrever um livro ou participar da organização deste processo é uma tarefa árdua, mas que, ao final, nos faz sentir como estou, com o dever cumprido; a realização pessoal e profissional não tem tamanho. Sair da zona de conforto e poder ajudar outro cirurgião com este livro faz de mim um cirurgião muito melhor.

E, por fim, gostaria de dedicar esta obra à minha esposa, Ana Glenda, com quem aprendi o verdadeiro sentido da palavra Amor. Pessoa amável que compreendeu minha ausência na dedicação a esta obra e que cuida com tanto amor e carinho de nossos três lindos filhos. E com os olhos d'água digo: Amo você mais que tudo.

Marcelo de Andrade Vieira

AGRADECIMENTOS

Agradeço, primeiramente, à minha esposa Rosangela e à minha filha Fernanda, pelo apoio, incentivo, compreensão e amor de sempre, fundamentais para o meu equilíbrio em momentos que exigem tanta entrega. E aos meus pais, Neuza e Dirceu, pelo pilar, inspiração e sabedoria que me motivaram a construir e realizar tantos sonhos ao longo da minha carreira.

Obrigado também ao meu filho, Cláudio Júnior, pela parceria, doação e pelo trabalho excepcional que vem desenvolvendo. Dividir com ele a responsabilidade por uma publicação como esta é motivo de grande orgulho!

Quero também expressar profunda gratidão a Deus pela minha saúde e pelo dom de ser cirurgião, profissão que vem permitindo um tratamento eficaz e menos traumático para muitas mulheres e a convivência/troca com amigos tão especiais, como é o caso do Marcelo Vieira que se dedicou de forma singular a esta obra. Obrigado por tudo, Marcelo!

Por fim, agradeço a todos que contribuíram direta e indiretamente para o sucesso deste trabalho e à confiança dos nossos alunos e pacientes que nos motivam diariamente a sair do lugar comum e a lutar, de forma decidida e apaixonada, por nossas convicções.

Claudio Crispi

Agradeço ao grupo de colaboradores desta obra. Sem esses amigos nada disto seria possível. A experiência demonstra que montar um livro e conseguir reunir pessoas altamente qualificadas e dedicadas à arte de ensinar é uma tarefa extremamente difícil. Entretanto, conseguimos e colocamos à disposição um livro que difunde o conhecimento adquirido durante anos por médicos cirurgiões, facilitando o ensino e a realização de cirurgias complexas. Dar um passo à frente, conhecendo todos os passos que vão ser dados, diminuirá a chance de se ter complicações. E, se no final de tudo, pudermos ajudar um único cirurgião, teremos atingido nosso objetivo principal.

Por fim gostaria de agradecer ao Dr. Claudio Crispi, expoente da cirurgia ginecológica minimamente invasiva mundial, que me tem tratado com um cuidado muito especial nestes últimos anos. Apostou em mim e sempre me incentivou para que eu continuasse a realizar os meus sonhos e desejos profissionais. Acreditar em pessoas jovens e dar a elas o poder da realização pessoal é virtude de poucos. Obrigado, meu amigo, pelo carinho dedicado a mim e a meus filhos. Tenho a convicção de que realizamos um belo trabalho nesta obra.

Marcelo de Andrade Vieira

APRESENTAÇÃO

O livro *Técnicas e Táticas Cirúrgicas em Ginecologia Minimamente Invasiva*, foi desenhado por mais de 100 renomados autores nacionais e internacionais. Ele é composto por figuras em alta resolução que demonstram o passo a passo de mais de 50 procedimentos cirúrgicos. A técnica e as experiências cirúrgicas americana, europeia e latino-americana fizeram criar um livro novo ocupando a lacuna que faltava de um livro-atlas de técnica cirúrgica. Um pensamento fundamentado na sistematização e padronização dos procedimentos cirúrgicos tanto em endometriose como em oncologia ginecológica.

Esta obra inédita fará com que cirurgiões iniciantes possam planejar seu procedimento cirúrgico ou, até mesmo, a partir destas descrições passo a passo, delinearem seus próprios caminhos cirúrgicos. Para os cirurgiões experientes, trazemos uma referência a ser utilizada no ensino de novos profissionais.

PREFÁCIO

Quando o caro Claudio me convidou para escrever este prefácio referente à obra médica *Técnicas e Táticas Cirúrgicas em Ginecologia Minimamente Invasiva*, indaguei a mim mesmo: O que esperar de uma obra como esta?

Olhando para a minha biblioteca comecei a observar os títulos de livros que possuo e que, apesar do tempo, ainda me são caros e importantes. Como médico e cirurgião me dei conta que os livros de anatomia e de técnicas cirúrgicas, mesmo editados há mais de 50 anos, ainda contêm mensagens atuais e muito importantes para os dias de hoje.

Então qual seria a razão para eternizar uma obra em papel ou mesmo em formato digital, uma vez que, atualmente, os conhecimentos mudam com a velocidade do mar, destruindo um castelo de areia.

A razão é simples! Trazer em seu conteúdo informações relevantes para nossa prática médica diária.

Observando cuidadosamente todos os capítulos e seus autores, percebemos que o rico conteúdo que traz informações obtidas em estudo randomizado ou revisão sistemática, na verdade, trata-se de uma visão sobre experiência. Discorrer sobre técnica permite eternizar os pequenos detalhes que fazem a diferença no dia a dia. Por incrível que pareça alguns temas abordados nesta obra são relacionados com atividades diárias rotineiras, porém poucos são discutidos e ensinados nas escolas médicas e residências, como, por exemplo, o uso de energia em cirurgia.

Apesar de a cirurgia minimamente invasiva (videolaparoscopia) ter-se iniciado em 1980, passados quase 50 anos, estamos vivendo no Brasil uma nova revolução com a cirurgia robótica. Em pouco tempo as interfaces estarão presentes no dia a dia de todos os cirurgiões. A era da cirurgia digital está chegando com uma velocidade muito superior a todas as outras revoluções dentro da medicina.

Claudio e seus colaboradores, como lhes é peculiar, foram muito felizes e cuidadosos na elaboração deste magnífico livro. Por toda sua trajetória reconhecida em educação, não cabem aqui elogios baratos.

Embora o tempo seja inexorável, a obra médica cabe muito bem em qualquer biblioteca do profissional médico dedicado à prática da ginecologia cirúrgica. Por ser tão rica e detalhada sobreviverá ao tempo, influenciará na formação de muitos, será um guia para casos complexos, e, eventualmente, teremos o prazer de passar à próxima geração. Este será mais um relevante legado deixado para a educação médica do nosso país.

Armando G. F. Melani

COLABORADORES

ADRIANA LICEAGA
Médica Assistente dos Hospitais Angeles Pedregal e Angeles Roma, México
Professora de Pós-Graduação da Universidad Nacional Autónoma, México

ALEXANDRA RAFFAINI LUBA
Anestesista com Área de Atuação em Dor da Associação Médica Brasileira (AMB)
Assistente da Equipe do Centro Multiprofissional de Tratamento de Dor do Instituto do Câncer do Estado de São Paulo (ICESP)
Assistente da Equipe de Tratamento da Dor da Santa Casa de Misericórdia de São Paulo

ALEXANDRE SILVA E SILVA
Ginecologista e Obstetra Médico Assistente do Instituto do Câncer do Estado de São Paulo (ICESP)
Médico do Centro de Oncologia do Hospital Alemão Oswaldo Cruz – Bela Vista, SP

ANDRESSA PAIVA
Médica pela Universidade Severino Sombra – Vassouras, RJ
Residência em Ginecologia e Obstetrícia pelo Hospital Municipal Dr. José Carvalho Florence – São José dos Campos, SP
Mestranda no Setor de Endoscopia Ginecológica e Endometriose na Santa Casa de Misericórdia de São Paulo

ANIBAL WOOD BRANCO
Chefe do Departamento de Laparoscopia da Sociedade Brasileira de Urologia (SBU)
Professor da Pós-Graduação em Cirurgia Minimamente Invasiva da Universidade Positivo (UnicenP-PR)

ANNA FAGOTTI
Divisão de Oncologia Ginecológica "A. Gemelli" Foundation University Hospital, Catholic University of the Sacred Heart, Itália

ANNA LUIZA LOBÃO
Setor de Endoscopia Ginecológica e Endometriose do Departamento de Obstetrícia e Ginecologia da Santa Casa de São Paulo. NAVEG – Núcleo Avançado de Videoendoscopia Ginecológica

ARMANDO ROMEO
Diretor de Educação e Treinamento da América Latina da Karl Storz
Professor Convidado da Santa Casa de Misericórdia de São Paulo
Doutor *Honoris Causa* em Medicina pela Universitad de Ucayali, Peru

ARNAUD WATTIEZ
Professor da Université de Strasbourg, França
Chefe do Departamento de Ginecologia do Latifa Hospital, Emirados Árabes

AUDREY TSUNODA
Cirurgiã Oncológica em Cancerologia Cirúrgica pelo Instituto Nacional do Câncer (INCA), RJ
Cirurgiã do Departamento de Ginecologia Oncológica, Reconstrução e Mastologia pelo Hospital Erasto Gaertner – Curitiba, PR
Doutor em Oncologia na Faculdade de Medicina da Universidade de São Paulo (FMUSP)

BASMA DARWISH
Médico no Centro de Diagnóstico e Tratamento de Endometriose do Departamento de Ginecologia e Obstetrícia do Hospital Universitário de Rouen, França

BEATRIZ NAVARRO
Ginecologista do Hospital Doctor José Molina Orosa de Lanzarote, Espanha

BERNARDO PORTUGAL LASMAR
Professor de Ginecologia da Universidade Estácio de Sá (UNESA), RJ
Responsável pela Endoscopia Ginecológica do Hospital Central Aristarcho Pessoa (HCAP-CBMERJ), RJ

BRUNO ROBERTO BRAGA AZEVEDO
Cirurgião Geral pela Sociedade Hospitalar Angelina Caron – Curitiba, PR
Cirurgião Oncológico pelo Hospital de Amor de Barretos, SP

CAMILLA NERO
Divisão de Oncologia Ginecológica da "A. Gemelli" Foundation University Hospital, Catholic University of the Sacred Heart, Itália

CARLOS EDUARDO BARBOSA CARVALHO
Cirurgião Oncológico no Hospital de Amor de Barretos, SP
Membro Titular do Departamento de Melanoma e Sarcoma do Hospital de Amor de Barretos, SP

CARLOS EDUARDO DA CUNHA MATTOS DE ANDRADE
Departamento de Ginecologia Oncológica, Hospital de Câncer de Barretos, SP

CHRISTHARDT KÖHLER
Departamento de Cirurgia Ginecológica Avançada e Oncológica Kliniken Asklepios, Alemanha

CHRISTINE PLÖGER-SCHOR
Fisioterapeuta Responsável pelo Ambulatório de Fisioterapia dos Setores de Dor Pélvica e Endometriose e Neurodisfunções Pélvicas do Departamento de Ginecologia da Universidade Federal de São Paulo (UNIFESP-EPM)
Mestre em Ciências da Saúde pelo Departamento de Ginecologia da UNIFESP-EPM
Doutoranda em Ginecologia pelo Departamento de Ginecologia da UNIFESP-EPM

DANIEL SPADOTO DIAS
Pós-Doutorado em Endoscopia Ginecológica pelo Centro Hospitalar e Universitário de Clermont-Ferrand e pelo Centro Internacional de Cirurgia Endoscópica (CICE) em Clermont-Ferrand, França
Doutor pela Faculdade de Medicina de Botucatu da Universidade Estadual Paulista Júlio de Mesquita Filho (FMB/UNESP)
Professor-Assistente do Departamento de Endoscopia Ginecológica e Planejamento Familiar, Departamento de Ginecologia e Obstetrícia da FMB/UNESP

DANIELA BALTAR DA ROSA ZAGURY
Ginecologista e Obstetra
Assistente do Serviço de Endoscopia Ginecológica da Clínica Ginendo, RJ

DEMETRIO LARRAIN DE LA CERDA
Ginecologista e Obstetra pela Pontifícia Universidad Católica de Chile, Chile
Médico Assistente do Departamento de Cirurgia Ginecológica da Clínica Santa María, Chile

COLABORADORES

DERALDO FERNANDO FALCÃO FILHO
Graduado em Medicina pela Universidade Federal da Bahia (UFBA)
Médico Assistente do Serviço de Ginecologia do Hospital Aristides Maltez e do Serviço de Ginecologia do Hospital Maria Luiza Costa Santos, o Hospital da Mulher de Salvador, BA
Coordenador do Serviço de Ginecologia na Cirurgia Ginecológica Minimamente Invasiva Benigna e Oncológica do Hospital Cárdio Pulmonar, BA

DORIANE MARIA DOS REIS LIMA
Doutora em Cirurgia pela Universidade Federal do Ceará (UFC)
Membro Titular da Sociedade Brasileira de Coloproctologia (SBCP)
Preceptora da Residência em Cirurgia Geral da Faculdade de Medicina Assis Gurgacz (FAG), PR

ELISA SIMIONI
Membro da Equipe Médica de Fundação Amaral de Carvalho, SP
Pós-Graduada *Lato Sensu* em Ginecologia Oncológica do Hospital de Amor de Barretos, SP
Ginecologista e Obstetra pela Universidade Estadual de Londrina, UEL

ERICO LUSTOSA
Chefe do Serviço de Ginecologia Oncológica do Instituto Nacional do Câncer (INCA), RJ
Residência Médica em Ginecologia e Obstetrícia pelo Hospital dos Servidores do Estado do Rio de Janeiro
Especialização em Ginecologia Oncológica pelo INCA, RJ

FABIO OHARA
Setor de Endoscopia Ginecológica e Endometriose do Departamento de Obstetrícia e Ginecologia da Santa Casa de São Paulo. NAVEG – Núcleo Avançado de Videoendoscopia Ginecológica

FERNANDA DE ALMEIDA ASENCIO
Ginecologista e Obstetra pelo Hospital e Maternidade Leonor Mendes de Barros, SP
Mestre pelo Setor de Ginecologia e Endometriose da Faculdade de Ciências Médicas da Santa Casa de Misericórdia de São Paulo
Fellow em Cirurgia Pélvica Laparoscópica no IRCAD e no Hospital Universitário Hautpierre Estrasburgo, França

FLÁVIA NEVES BUELONI-DIAS
Médica Assistente do Departamento de Ginecologia e Obstetrícia da Faculdade de Medicina de Botucatu da Universidade Estadual Paulista Júlio de Mesquita Filho (FMB/UNESP)
Mestre em Tocoginecologia pela FMB/UNESP
Fellow em Cirurgia Minimamente Invasiva pelo Centro Hospitalar e Universitário de Clermont-Ferrand, França

GABRIEL LOWNDES DE SOUZA PINTO
Mestre em Oncologia pela Fundação Antônio Prudente – A.C. Camargo Cancer Center, SP
Médico Assistente do Departamento de Ginecologia Oncológica do Instituto Brasileiro de Controle do Câncer (IBCC) e do Núcleo de Oncologia Genital do Hospital Pérola Byington, SP

GEÓRGIA FONTES CINTRA
Ginecologista e Obstetra pela Universidade de Campinas (UNICAMP)
Pós-Graduada *Lato Sensu* em Ginecologia Oncológica do Hospital de Amor de Barretos, SP

GERALDO GASTAL GOMES DA SILVEIRA
Especialização em Oncologia Ginecológica pela Universidade Federal de Ciências da Saúde de Porto Alegre (UFCSPA)
Mestre em Ciências da Saúde pela UFCSPA
Residência Médica em Ginecologia e Obstetrícia pela UFCSPA

GIL KAMERGORODSKY
Ginecologista e Obstetra
Mestre em Medicina pela Santa Casa de Misericórdia de São Paulo
Doutor em Medicina pela Universidade Federal de São Paulo (UNIFESP)

GIOVANNI FAVERO
Departamento de Cirurgia Ginecológica Avançada e Oncológica da Asklepios Kliniken, Alemanha

GIOVANNI SCAMBIA
Divisão de Oncologia Ginecológica da "A. Gemelli" Foundation University Hospital, Catholic University of the Sacred Heart, Itália

GIUSEPPE VIZZIELLI
Divisão de Oncologia Ginecológica da "A. Gemelli" Foundation University Hospital, Catholic University of the Sacred Heart, Itália

GLAUCO BAIOCCHI NETO
Mestre e Doutor em Oncologia pela Faculdade de Medicina da Universidade de São Paulo (FMUSP)
Diretor do Departamento de Ginecologia Oncológica do A.C. Camargo Cancer Center, SP

GUILHERME SPAGNA ACCORSI
Ginecologista e Obstetra pelo Hospital Guilherme Álvaro, SP
Pós-Graduado *Lato Sensu* em Ginecologia Oncológica do Hospital de Amor de Barretos, SP

GUSTAVO GUITMANN
Departamento de Ginecologia Oncológica do Americas Medical City, RJ
Seção Ginecologia Oncológica do Instituto Nacional de Câncer (INCA), RJ

GUSTAVO KURACHI
Especialista em Coloproctologia pela Sociedade Brasileira de Coloproctologia (SBCP)
Membro Titular da SBCP
Professor do Curso de Medicina da Faculdade Assis Gurgacz (FAG), PR

GUSTAVO SAFE
Coordenador de Pós-Graduação FCCMG de Laparoscopia
Diretor do Centro Avançado de Endometriose e Preservação da Fertilidade, MG
Pós-Graduação pela Université Catholique de Louvain – Clinique Saint-Luc, Bélgica

HELIZABET SALOMÃO AYROZA RIBEIRO
Setor de Endoscopia Ginecológica e Endometriose do Departamento de Obstetrícia e Ginecologia da Santa Casa de São Paulo. NAVEG – Núcleo Avançado de Videoendoscopia Ginecológica

HORACE ROMAN
Médico no Centro de Diagnóstico e Tratamento de Endometriose do Departamento de Ginecologia e Obstetrícia do Hospital Universitário de Rouen, França
Pesquisador do Grupo Francês EA 4308 Spermatogenesis and Male Gamete Quality, IHU Rouen Normandy, IFRMP23 no Reproductive Biology Laboratory, Hospital Universitário de Rouen, França

IGNACIO MIRANDA-MENDOZA
Doutor em Ciência Biomédica
Professor-Assistente da Faculdade de Medicina da Universidade de Chile
Professor Adjunto da Clínica da Alemanha na Universidade del Desarrollo, Chile

JAIME ALBORNOZ
Cirurgião pela Universidade de Chile
Mestre em Biologia da Reprodução pela Universidade de Chile
Especialista em Ginecologia e Obstetrícia pela Universidade de Chile

JEAN-JACQUES TUECH
Médico do Departamento de Cirurgia Digestiva do Hospital Universitário de Rouen, França

JELIS ARENAS PIMENTEL
Médica pela Universidad Católica de Santa María, Peru
Cirurgiã Geral e do Aparelho Digestivo pelo Hospital Heliópolis, SP
Mestranda em Ciência Cirúrgica Interdisciplinar pela Universidade Federal de São Paulo (UNIFESP)

JESUS PAULA CARVALHO
Ginecologista e Obstetra
Professor-Associado do Departamento de Obstetrícia e Ginecologia da Faculdade de Medicina da Universidade de São Paulo (FMUSP)
Chefe de Equipe de Ginecologia Oncológica do Instituto do Câncer do Estado de São Paulo (ICESP)

JOÃO PAULO MANCUSI CARVALHO
Ginecologista e Obstetra Médico Assistente do Instituto do Câncer do Estado de São Paulo (ICESP)
Médico do Centro de Cirurgia Robótica e do Centro de Oncologia do Hospital Albert Einstein, SP

JOEL CARDENAS-GOICOECHEA
Professor-Assistente da Divisão de Oncologia Ginecológica do Departamento de Obstetrícia e Ginecologia, Universidade de Flórida

JORGE SAFE
Membro Titular da Federação Brasileira das Associações de Ginecologia e Obstetrícia (FEBRASGO)
Membro Titular da Sociedade Brasileira de Reprodução Humana (SBRH)
Membro Titular da Sociedade Brasileira de Cirurgia Laparoscópica (SOBRACIL)

JOSÉ ANACLETO DUTRA DE RESENDE JÚNIOR
Doutor em Ciências pelo Instituto Nacional de Saúde da Mulher, da Criança e do Adolescente Fernandes Figueira, da Fundação Oswaldo Cruz (IFF/Fiocruz)
Coordenador/Supervisor do Programa de Residência Médica de Urologia do Hospital Federal da Lagoa (HFL), RJ
Professor do Serviço de Urologia da Universidade do Estado do Rio de Janeiro (UERJ)

JOSÉ CLEMENTE LINHARES
Médico Titular do Serviço de Ginecologia e Mama do Hospital Erasto Gaertner, PR
Especialista em Mastologia pela Associação Médica Brasileira (AMB) e Sociedade Brasileira de Mastologia (SBM)
Especialista em Cancerologia pela AMB

JULIA ALENCAR LEITE
Departamento de Ginecologia Oncológica do Americas Medical City, RJ

LUCIANO GIBRAN
Doutor em Medicina pela Faculdade de Medicina da Universidade de São Paulo (FMUSP)
Diretor do Núcleo de Endoscopia Ginecológica e Endometriose do Hospital Pérola Byington, SP
Diretor Financeiro da Sociedade Brasileira de Endometriose e Cirurgia Ginecológica Minimamente Invasiva (SBE)

LUIZ FLAVIO CORDEIRO FERNANDEZ
Ginecologista e Obstetra
Doutor em Medicina pela Faculdade de Medicina da Universidade de São Paulo (FMUSP)

LUIZ RODRIGO GUIMARÃES FERREIRA
Ginecologista e Obstetra pelo Hospital de Clínicas da Universidade Federal do Paraná (UFPR)
Preceptor da Residência Médica do Hospital e Maternidade Municipal de São José do Pinhais (HMMSJP-PR)

MARCELO HENRIQUE DOS SANTOS
Cirurgião Oncológico pela Fundação Centro de Controle de Oncologia do Estado do Amazonas (FCECON)
Pós-Graduação Lato Sensu em Ginecologia Oncológica do Hospital de Amor (HA) de Barretos, SP
Chefe do Departamento de Oncoginecologia da FCECON

MARCELO SIMONSEN
Graduado pela Faculdade de Ciências Médicas da Santa Casa de Misericórdia de São Paulo
Residência em Ginecologia e Obstetrícia na Santa Casa de Misericórdia de São Paulo
Pós-Graduação Lato Sensu em Ginecologia Oncológica do Hospital de Amor (HA) de Barretos, SP

MARCO ANTONIO BASSI
Cirurgião Coloproctologista do Departamento de Endometriose do Hospital Pérola Byington, SP
Titular Especialista em Cirurgia Geral, Cirurgia do Aparelho Digestivo e Videolaparoscopia pelo Colégio Brasileiro de Cirurgiões (CBC) e pelo e Colégio Brasileiro de Cirurgia Digestiva (CBCD)
Coordenador de Residência Médica em Cirurgia Geral e Coordenador do Departamento de Videocirurgia do Hospital Ipiranga, SP

MARCO PUGA
Ginecologista com Especialização em Oncologia pela Universidade de Chile
Professor do Instituto Nacional do Câncer (INCA), RJ
Professor-Assistente da Clinica da Alemana de Santiago da Universidad del Desarrollo

MARCUS VINICIUS SILVA ARAÚJO GURGEL
Cirurgião-Oncológico pelo Instituto do Câncer do Ceará (ICC)
Professor da Universidade Federal do Ceará (UFC)
Preceptor de Residência Médica em Ginecologia/Obstetrícia do Hospital Geral César Cals, CE

MARIO M. LEITÃO JR
Departamento Ginecologia Oncológica – Memorial Sloan Kettering Cancer Center, EUA

MAURÍCIO SIMÕES ABRÃO
Professor-Associado do Departamento de Obstetrícia e Ginecologia da Faculdade de Medicina da Universidade de São Paulo (FMUSP)
Chefe do Setor de Endometriose do Hospital das Clínicas da USP
Coordenador dos Cursos de Especialização em Endometriose e Ginecologia Minimamente Invasiva e do Curso de Especialização em Reprodução Humana do Hospital Sírio-Libanês, SP

MICHEL CANIS
Ginecologista e Obstetra do Service de Gynécologie-Obstétrique et Reproduction Humaine, CHU Estaing – Clermont-Ferrand University Hospital
Professor Universitário de Ginecologia e Obstetrícia

MILEIDE MARIA DE ASSUNÇÃO SOUSA
Ginecologista e Obstetra pelo Hospital de Clínicas da Universidade Federal de Uberlândia (UFU)
Pós-Graduação Lato Sensu em Ginecologia Oncológica pelo Hospital de Amor (HA) de Barretos, SP

MONICA TESSMANN ZOMER
Graduada em Medicina pela Universidade do Sul de Santa Catarina (UNISUL/PR)
Residência Médica em Ginecologia e Obstetrícia pela Maternidade Darcy Vargas, SC

NAMIR CAVALLI
Especialista em Endoscopia Ginecológica pela Federação Brasileira das Associações de Ginecologia e Obstetrícia (FEBRASGO)
Ex-Presidente da Sociedade Brasileira de Endoscopia Ginecológica e Endometriose (SOBENGE) no Biênio 2011/2012
Ex-Chefe do Departamento de Ginecologia e Obstetrícia da Universidade do Oeste do Paraná (UNIOESTE) de 2000 a 2012

NASH S. MOAWAD
Professor Adjunto de Obstetrícia e Ginecologia
Chefe do Departamento de Cirurgia Ginecológica Minimamente Invasiva
Diretor do Programa UF Health COEMIG
Departamento de Obstetrícia e Ginecologia da Universidade de Flórida

NASUH UTKUDO DOGAN
Departamento de Cirurgia Ginecológica Avançada e Oncológica da Asklepios Kliniken, Alemanha

NICOLAS BOURDEL
Ginecologista e Obstetra do Service de Gynécologie-Obstétrique et Reproduction Humaine, CHU Estaing - Clermont-Ferrand University Hospital

NUCELIO LUIZ DE BARROS MOREIRA LEMOS
Doutor em Medicina pela Faculdade de Ciências Médicas da Santa Casa de Misericórdia de São Paulo
Pós-Doutorando e Responsável pelo Setor de Neurodisfunções Pélvicas do Departamento de Ginecologia da Universidade Federal de São Paulo (UNIFESP-EPM)
Presidente do Comitê Científico e de Educação da Associação Latino-Americana de Piso Pélvico (ALAPP)

PATRICK BELLELIS
Diretor Executivo da Associação Brasileira de Endometriose e Ginecologia Minimamente Invasiva (SBE)
Doutor em Endometriose no Hospital das Clínicas da Faculdade de Medicina da USP
Membro Titular da Comissão Nacional de Endometriose da Federação Brasileira das Associações de Ginecologia e Obstetrícia (FEBRASGO)

PAULO AYROZA RIBEIRO
Setor de Endoscopia Ginecológica e Endometriose do Departamento de Obstetrícia e Ginecologia da Santa Casa de São Paulo. NAVEG – Núcleo Avançado de Videoendoscopia Ginecológica

PAULO HENRIQUE ZANVETTOR
Médico Graduado pela Faculdade de Ciências Médicas da Santa Casa de São Paulo
Especializado em Cirurgia Geral pelo Hospital das Clínicas da Faculdade de Medicina da Universidade de São Paulo (FMUSP)
Especializado em Cirurgia Oncológica pelo Hospital do Câncer de São Paulo da Fundação Antônio Prudente, SP
Mestrando em Oncologia pela FMUSP

RAQUEL PAPANDREUS DIBI
Pós-Graduada em Endoscopia Ginecológica pelo Instituto Fernandes Figueira da Fundação Oswaldo Cruz (IFF/Fiocruz)
Professora do Curso e Coordenadora dos *Fellows* em Endoscopia Ginecológica do Instituto Crispi/SUPREMA, MG
Professora Adjunta do Departamento de Ginecologia e Obstetrícia da Universidade Federal de Ciências da Saúde de Porto Alegre (UFCSPA)

RAQUEL SILVEIRA
Departamento de Obstetrícia e Ginecologia da Universidade Federal da Paraíba (UFPB)

REITAN RIBEIRO
Cirurgião Oncológico do Departamento de Ginecologia Oncológica do Hospital Erasto Gaertner, PR

RENATA MIEKO HAYASHI
Ginecologista e Obstetra pelo Hospital Evangélico de Curitiba, PR

REVAZ BOTCHORISHVILI
Professor do Departamento de Cirurgia Ginecológica, CHU Estaing, Clermont-Ferrand, França

RICARDO BASSIL LASMAR
Professor de Ginecologia do Departamento Materno-Infantil da Faculdade de Medicina da Universidade Federal Fluminense (UFF)
Professor do Mestrado Profissional em Saúde Materno-Infantil da UFF

RICARDO DOS REIS
Ginecologista Titular do Departamento de Ginecologia Oncológica do Hospital de Amor (HA) de Barretos, SP
Professor do Programa de Pós-Graduação do HA de Barretos
Doutorado pela Universidade Federal do RGS e pela Universidade do Texas – Hospital M D Anderson Cancer Center

ROBERTA ÁVILA
Título de Especialista em Ginecologia e Obstetrícia e Endoscopia Ginecológica pela Federação Brasileira das Associações de Ginecologia e Obstetrícia (FEBRASGO)
Médica Assistente do Núcleo de Endoscopia Ginecológica e Endometriose do Hospital Pérola Byington, SP
Fellow na International School of Surgical Anatomy, Negrar, Verona, Itália

ROBERTA VILLAÇA AZEREDO
Ginecologista e Obstetra pela Faculdade de Medicina de Botucatu.
Universidade Estadual Paulista "Júlio de Mesquita Filho" – FMB/UNESP

RODRIGO FERNANDES
Ginecologista e Obstetra Médico Assistente do Instituto do Câncer do Estado de São Paulo (ICESP)
Médico do Centro de Oncologia do Hospital Alemão Oswaldo Cruz, SP

RODRIGO RIBEIRO VIEIRALVES
Mestre em Fisiopatologia e Ciências Cirúrgicas pela Universidade do Estado do Rio de Janeiro (UERJ)
Staff do Serviço de Urologia do Hospital Federal da Lagoa (HFL), RJ

SUZANA PESSINI
Professora Adjunta de Ginecologia e Obstetrícia na Universidade Federal do Rio Grande do Sul (UFRGS)
Mestre em Ciências Médicas pela Fundação Universidade Federal de Ciências da Saúde de Porto Alegre (UFCSPA)
Doutora em Patologia pela UFCSPA

UNIVALDO ETSUO SAGAE
Mestre em Cirurgia pela Universidade de São Paulo (USP)
Titular da Sociedade Brasileira de Coloproctologia (SBCP)
Professor do Curso de Medicina da Universidade Estadual do Oeste do Paraná (UNIOESTE) e da Faculdade Assis Gurgacz (FAG)

VALÉRIE BRIDOUX
Médico do Departamento de Cirurgia Digestiva do Hospital Universitário de Rouen, França

VINICIUS DE LIMA VAZQUEZ
Cirurgião Oncológico, Especialista em Melanomas e Sarcomas
Pesquisador do Instituto de Ensino e Pesquisa do Hospital de Amor (HA) de Barretos, SP
Professor-Associado da Faculdade de Ciências da Saúde (FACISB) – Barretos, SP

WILLIAM KONDO
Residência Médica em Cirurgia Geral na Irmandade Santa Casa de Misericórdia de Curitiba
Residência Médica em Cirurgia do Trauma no Hospital Universitário Cajuru, PR
Residência Médica em Ginecologia e Obstetrícia no Hospital de Clínicas da Universidade Federal do Paraná
Mestrado no Programa de Pós-Graduação em Ciências da Saúde da Pontifícia Universidade Católica do Paraná

WILSON EUSTÁQUIO SILVA JÚNIOR
Residência em Ginecologia e Obstetrícia pelo Hospital Mater Dei, MG
Coordenador da Cirurgia Ginecológica do Instituto de Cirurgia Robótica Ciências Médicas, Belo Horizonte, MG
Professor da Pós-Graduação de Cirurgia Robótica da Faculdade Ciências Médicas, Belo Horizonte, MG

SUMÁRIO

PARTE I
INTRODUÇÃO

1. ANATOMIA DA ARTÉRIA ILÍACA COMUM.................... 3
   Rodrigo Fernandes ▪ Alexandre Silva e Silva
   João Paulo Mancusi Carvalho ▪ Jesus Paula Carvalho

2. RETROPERITÔNIO – ANATOMIA EM
   ONCOLOGIA GINECOLÓGICA.................... 8
   Guilherme Spagna Accorsi ▪ Mileide Maria de Assunção Sousa
   Geórgia Fontes Cintra ▪ Marcelo de Andrade Vieira

3. SUTURA INTRACORPÓREA E NÓ DE ROEDER 13
   Adriana Liceaga ▪ Luiz Flavio Cordeiro Fernandez
   Jelis Arenas Pimentel ▪ Armando Romeo

PARTE II
PATOLOGIAS BENIGNAS

4. ENDOMETRIOSE – IMPLANTES SUPERFICIAIS.................... 25
   Patrick Bellelis

5. ENDOMETRIOSE PROFUNDA –
   REGRAS BÁSICAS DE DISSECÇÃO 29
   Fernanda de Almeida Asencio ▪ Arnaud Wattiez

6. ENDOMETRIOSE OVARIANA.................... 40
   Ignacio Miranda-Mendoza

7. ENDOMETRIOSE INTESTINAL – RESSECÇÃO SEGMENTAR 44
   Luiz Flavio Cordeiro Fernandez ▪ Marco Antônio Bassi
   Maurício Simões Abrão

8. ENDOMETRIOSE INTESTINAL – SHAVING RETAL.................... 49
   William Kondo ▪ Monica Tessmann Zomer
   Nicolas Bourdel ▪ Michel Canis

9. ENDOMETRIOSE INTESTINAL – RESSECÇÃO DISCOIDE.................... 56
   William Kondo ▪ Reitan Ribeiro ▪ Monica Tessmann Zomer

10. ENDOMETRIOSE INTESTINAL – TÉCNICA DE ROUEN.................... 62
    Basma Darwish ▪ Jean-Jacques Tuech ▪ Valérie Bridoux ▪ Horace Roman

11. ENDOMETRIOSE INTESTINAL – RESSECÇÃO LINEAR 70
    Paulo Ayroza Ribeiro ▪ Helizabet Salomão Ayroza Ribeiro
    Raquel Silveira ▪ Anna Luiza Lobão ▪ Fabio Ohara

12. ENDOMETRIOSE ILEOCECAL.................... 74
    Univaldo Etsuo Sagae ▪ Doriane Maria dos Reis Lima
    Gustavo Kurachi ▪ Namir Cavalli

13. ENDOMETRIOSE VESICAL 78
    Marco Puga ▪ Ignacio Miranda-Mendoza
    Beatriz Navarro ▪ Arnaud Wattiez

14. ENDOMETRIOSE URETERAL – URETERÓLISE E
    RESSECÇÃO SEGMENTAR 83
    José Anacleto Dutra de Resende Júnior ▪ Rodrigo Ribeiro Vieiralves

15. ENDOMETRIOSE URETERAL – REIMPLANTE.................... 94
    Anibal Wood Branco ▪ William Kondo

16. ENDOMETRIOSE PROFUNDA – NEUROANATOMIA PÉLVICA ... 102
    Nucelio Luiz de Barros Moreira Lemos ▪ Alexandra Raffaini Luba
    Christine Plöger-Schor

17. OOFORECTOMIA LAPAROSCÓPICA 116
    Ricardo Bassil Lasmar ▪ Bernardo Portugal Lasmar
    Daniela Baltar da Rosa Zagury

18. GRAVIDEZ ECTÓPICA – SALPINGOSTOMIA LINEAR.................... 119
    Raquel Papandreus Dibi

19. TRATAMENTO CIRÚRGICO DA
    DOENÇA INFLAMATÓRIA PÉLVICA.................... 123
    Gil Kamergorodsky

20. HISTERECTOMIA TOTAL LAPAROSCÓPICA 127
    Jaime Albornoz ▪ William Kondo

21. HISTERECTOMIA SUBTOTAL LAPAROSCÓPICA.................... 135
    Roberta Ávila ▪ Luciano Gibran

22. HISTERECTOMIA DE ÚTEROS VOLUMOSOS 142
    Nash S. Moawad ▪ Joel Cardenas-Goicoechea
    Marcus Vinicius Silva Araújo Gurgel

23. APENDICECTOMIA LAPAROSCÓPICA.................... 149
    Marcelo de Andrade Vieira

24. SALPINGECTOMIA LAPAROSCÓPICA.................... 154
    Roberta Villaça Azeredo ▪ Flávia Neves Bueloni-Dias
    Daniel Spadoto Dias

25. LAQUEADURA TUBÁRIA LAPAROSCÓPICA.................... 158
    Luiz Rodrigo Guimarães Ferreira ▪ Renata Mieko Hayashi

26. CIRURGIA TUBÁRIA.................... 163
    Gustavo Safe ▪ Jorge Safe ▪ Wilson Eustáquio Silva Júnior

27. MANEJO LAPAROSCÓPICO DE
    PROLAPSOS DE ÓRGÃOS PÉLVICOS.................... 170
    Revaz Botchorishvili ▪ Demetrio Larrain de La Cerda

28. PECTOPEXIA LAPAROSCÓPICA.................... 176
    Revaz Botchorishvili ▪ Andressa Paiva

29. CERCLAGEM LAPAROSCÓPICA 180
    Suzana Pessini ▪ Geraldo Gastal Gomes da Silveira

PARTE III
PATOLOGIAS ONCOLÓGICAS

30. HISTERECTOMIA RADICAL –
    CLASSIFICAÇÃO QUERLEU 2008.................... 187
    Reitan Ribeiro ▪ José Clemente Linhares ▪ Audrey Tsunoda

31. HISTERECTOMIA RADICAL
    NEUROPRESERVADORA ROBÓTICA.................... 192
    Marcelo de Andrade Vieira ▪ Marcelo Henrique dos Santos

32. PARAMETRECTOMIA ROBÓTICA 199
    Audrey Tsunoda ▪ Bruno Roberto Braga Azevedo
    Reitan Ribeiro ▪ Elisa Simioni

33. TRAQUELECTOMIA RADICAL
    LAPAROSCÓPICA E ROBÓTICA 203
    Gustavo Guitmann ▪ Marcelo de Andrade Vieira
    Erico Lustosa ▪ Mario M. Leitão Jr.

SUMÁRIO

34 PESQUISA DE LINFONODO SENTINELA – TÉCNICA AZUL PATENTE 210
Mileide Maria de Assunção Sousa ▪ Ricardo dos Reis

35 PESQUISA DE LINFONODO SENTINELA – TÉCNICA COM VERDE DE INDOCIANINA 218
Gustavo Guitmann ▪ Julia Alencar Leite ▪ Mario M. Leitão Jr.

36 LINFADENECTOMIA PÉLVICA LAPAROSCÓPICA 223
Glauco Baiocchi Neto ▪ Gabriel Lowndes de Souza Pinto

37 LINFADENECTOMIA LAPAROSCÓPICA RETROPERITONEAL PÉLVICA E PARA-AÓRTICA 233
Giovanni Favero ▪ Nasuh Utkudo Dogan ▪ Christhardt Köhler

38 LINFADENECTOMIA PARA-AÓRTICA EXTRAPERITONEAL 239
Paulo Henrique Zanvettor ▪ Deraldo Fernando Falcão Filho

39 ESCORE DE RESSECABILIDADE PARA CÂNCER DE OVÁRIO AVANÇADO 243
Anna Fagotti ▪ Giuseppe Vizzielli
Carlos Eduardo da Cunha Mattos de Andrade
Camilla Nero ▪ Giovanni Scambia

40 ESTADIAMENTO CIRÚRGICO – SALPINGO-OFORECTOMIA BILATERAL, OMENTECTOMIA, BIÓPSIAS PERITONEAIS 248
Geórgia Fontes Cintra ▪ Marcelo Simonsen

41 LAPAROSCOPIA E MASSAS ANEXIAIS SUSPEITAS 252
Monica Tessmann Zomer ▪ William Kondo ▪ Marcelo de Andrade Vieira

42 LINFADENECTOMIA INGUINAL VIDEOENDOSCÓPICA 262
Vinicius de Lima Vazquez ▪ Carlos Eduardo Barbosa Carvalho

ÍNDICE REMISSIVO 267

CRISPI

TÉCNICAS E TÁTICAS CIRÚRGICAS EM
GINECOLOGIA
MINIMAMENTE INVASIVA

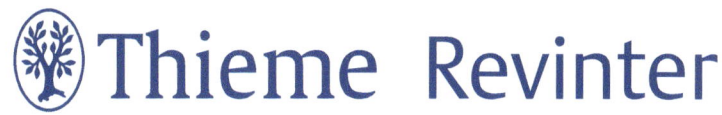

Parte I INTRODUÇÃO

ANATOMIA DA ARTÉRIA ILÍACA COMUM

Rodrigo Fernandes
Alexandre Silva e Silva
João Paulo Mancusi Carvalho
Jesus Paula Carvalho

INTRODUÇÃO

Nos últimos anos, inúmeros procedimentos cirúrgicos classicamente laparotômicos passaram a ter indicação minimamente invasiva, não somente pelo cunho estético, mas também pelos grandes resultados terapêuticos e benefícios que proporcionavam aos pacientes.

Com o avanço da tecnologia de instrumentais, câmeras de alta definição e o aprimoramento do cirurgião nas técnicas laparoscópicas, podemos dizer que todo um conceito de cirurgia emergiu. Anatomia, técnicas de dissecção, eletrocirurgia foram "reinventados" e permitiram maior compreensão sobre diversas doenças, ajustes refinados na radicalidade e, entre outros, melhor e mais rápida recuperação. Característica essa que a definiu como via padrão ouro na histerectomia para tratamento do câncer de endométrio, permitindo início precoce de terapias complementares.[1]

Particularmente em oncologia pélvica e endometriose profunda, onde a exploração do retroperitônio faz parte de 95% dos procedimentos, o conhecimento detalhado da anatomia é imprescindível para a obtenção de bons resultados.[2] O avanço pelo retroperitônio se faz com cautela e minuciosamente, onde detalhes anatômicos, reconhecimento das formas, estruturas e coloração servem como guia para o cirurgião.

Sangramento intraoperatório está entre uma das maiores preocupações, não somente pelo risco que traz à paciente, mas também pelo estresse e pela dificuldade de se continuar a dissecção laparoscópica em um campo cirúrgico alterado pela coloração. Em inúmeras situações mínimos sangramentos não são valorizados pela grande maioria dos cirurgiões. Fato este que lentamente alterará a coloração do campo em questão, podendo mascarar um espaço ou estrutura anatômica dissecável, esta que poderia facilitar o rumo da cirurgia.

A artéria ilíaca interna (AII), ou artéria hipogástrica como também é conhecida, é a maior responsável pela irrigação da pelve menor e seus órgãos. Da mesma forma a veia ilíaca interna é a sua correspondente na drenagem sanguínea da pelve. Para procedimentos pélvicos de qualquer complexidade, o conhecimento de sua origem e ramificações se faz necessário na tentativa de evitar e minimizar danos.

ANATOMIA DA ARTÉRIA ILÍACA INTERNA

Artéria Ilíaca Comum

A artéria ilíaca interna (AII) tem sua origem na bifurcação da artéria ilíaca comum. Esta divisão se dá na topografia da sinostose sacroilíaca e medial ao músculo psoas (Fig. 1-1). Sobre esta divisão cruzam os ureteres e o ligamento infundibulopélvico (IP) bilateralmente. Relação anatômica importante é a diferença entre as posições em ambos os ureteres frente às bifurcações das artérias ilíacas comuns. Do lado direito, o ureter cruza a artéria ilíaca externa, enquanto, no lado esquerdo, ele cruza a artéria ilíaca comum. É importante lembrar que o ligamento IP é a estrutura imediatamente medial aos ureteres.

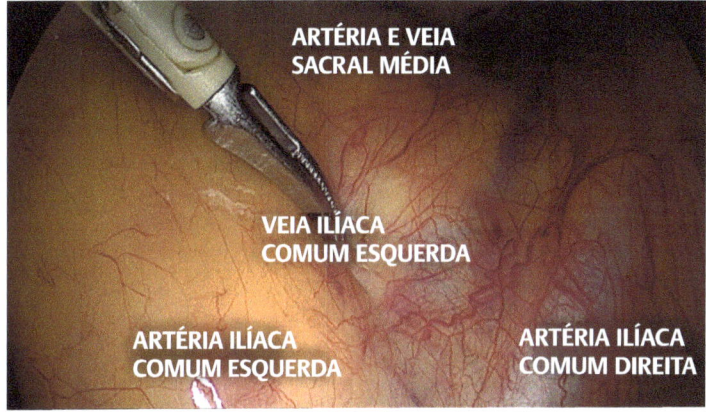

Fig. 1-1. Topografia da bifurcação das artérias ilíacas comuns com a localização da veia ilíaca comum esquerda demonstrada na ponta da pinça bipolar.

A identificação destas estruturas é de extrema importância e funciona como guia no retroperitônio. Nos casos de pelve "congelada", tanto os ureteres como os ligamentos IP costumam estar medianizados pelas retrações causadas pela doença.[3] Na região pré-vertebral, imediatamente cranial ao promontório, localizam-se as artérias ilíacas comuns, artérias e veias sacrais médias e, principalmente, a veia ilíaca comum esquerda que são de suma importância para a realização de procedimentos, como a promontofixação.

Artéria Ilíaca Interna

A artéria ilíaca interna (AII) é a maior referência e origem de todos os principais ramos que irrigam os órgãos da pelve (Figs. 1-2 e 1-3). A AII tem aproximadamente 1,5-2,0 cm de extensão e

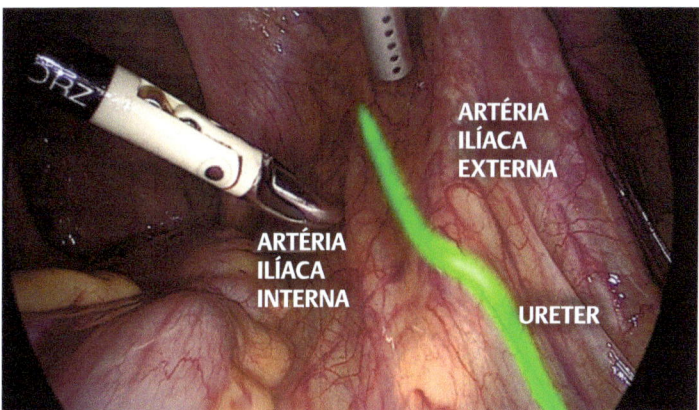

Fig. 1-2. Cruzamento do ureter direito sobre a artéria ilíaca externa.

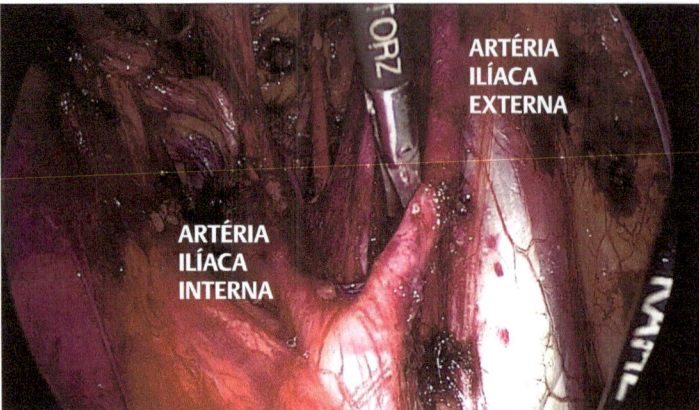

Fig. 1-3 Divisão da artéria ilíaca comum em ramos externo e interno. Observa-se a rica ramificação em ramos menores.

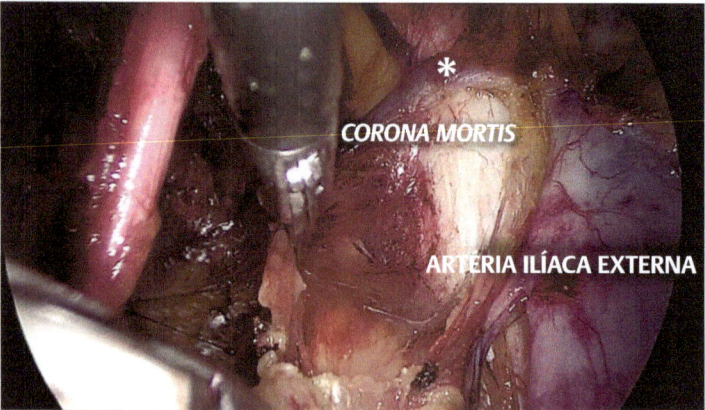

Fig. 1-5. Comunicação entre vasos ilíacos externos e vasos obturadores, conhecida como *corona mortis* (*).

origina-se da artéria ilíaca comum em direção caudal na pelve. Logo após sua origem ela emite dois ramos: os troncos anterior e posterior, mas inúmeras variações podem ser encontradas.[4] Do tronco anterior origina-se a grande maioria dos ramos que são de interesse para o cirurgião: a. umbilical obliterada, a. vesical superior, a. uterina, a. obturadora, a. retal média, a. vaginal/vesical inferior, a. pudenda, a. glútea inferior. Em contrapartida, o tronco posterior origina somente três artérias principais: a. ileolombar, a. sacral lateral e a. glútea superior. Orienta-se em direção posterior, tornando-se invisível na grande maioria das abordagens cirúrgicas pélvicas. É de extremo interesse clínico também nos casos de sangramentos obstétricos quando a artéria ilíaca interna pode ser temporariamente ocluída por balões inseridos com o auxílio de radiologia intervencionista, ou definitivamente.[5,6] Neste último caso recomenda-se a ligadura caudal ao tronco posterior, evitando-se, assim, isquemias glúteas já relatadas por alguns autores.

Tronco Anterior
Artéria Obturadora

A artéria obturadora é o único ramo originado da AII que parte em orientação lateral em direção ao forame obturador por onde deixa a pelve. Ela divide-se em ramos acetabulares, púbicos anteriores e posteriores. Duas estruturas acompanham a a. obturadora até sua saída pelo forame: a veia obturadora e o nervo obturador. Este grupamento, principalmente representado pelo nervo, serve como referência para o limite caudal durante a linfadenectomia pélvica (Fig. 1-4).[7,8]

Esta região contém um marco anatômico de grande preocupação aos cirurgiões oncologistas pélvicos: a *corona mortis* (Fig. 1-5). Famosa por importantes sangramentos, a *corona mortis* é definida na literatura de duas formas: unicamente pela comunicação entre vasos ilíacos externos e vasos obturadores ou também pelo circuito que formam. Já foram relatados inúmeros casos de apenas comunicações intervenosas, interarteriais ou até *shunts* arteriovenosos.

Vale ressaltar que qualquer sacrifício dessa comunicação deve ser realizado longe dos vasos ilíacos externos, caso contrário, estaríamos observando uma fração da parede destes grandes vasos.

Artéria Umbilical Obliterada

Nos fetos a artéria umbilical obliterada juntamente com sua semelhante contralateral e a veia umbilical formam o complexo vascular do cordão umbilical. Quando clampeada, a artéria umbilical passa a ter sua porção distal inutilizada e oblitera-se. A artéria umbilical é o ramo mais superficial do tronco anterior. Pode ser identificada por transparência nos casos de pacientes magras e é marco anatômico de referência para encontrar-se a origem da artéria uterina logo no cruzamento com o ureter. Destaca-se dos demais ramos por caminhar em direção à parede abdominal anterior e em orientação lateral. Essa disposição permite a esta artéria funcionar como a divisão da fossa paravesical em porções lateral e medial (Fig. 1-6). Esta artéria ainda serve como limite medial para a realização da linfadenectomia pélvica.

Artéria Vesical Superior

A porção anterior do tronco anterior da AII divide-se em três ramos: a. umbilical, a. vesical superior e a a. uterina. A artéria vesical superior é responsável pela irrigação das paredes superior e lateral da bexiga. Pode ser identificada como um ramo pequeno e frágil originando-se da artéria umbilical obliterada (Fig. 1-7). Nos homens ainda irriga ductos deferentes e ureter.

Artéria Uterina

A artéria uterina é o terceiro ramo da tripla divisão descrita anteriormente. Juntamente com seu ramo montante, a AII é a estrutura que divide as fossas paravesical e pararretal. A artéria uterina caminha em direção medial ao istmo uterino cruzando sobre o ureter. Tem importância nas histerectomias, especialmente nas

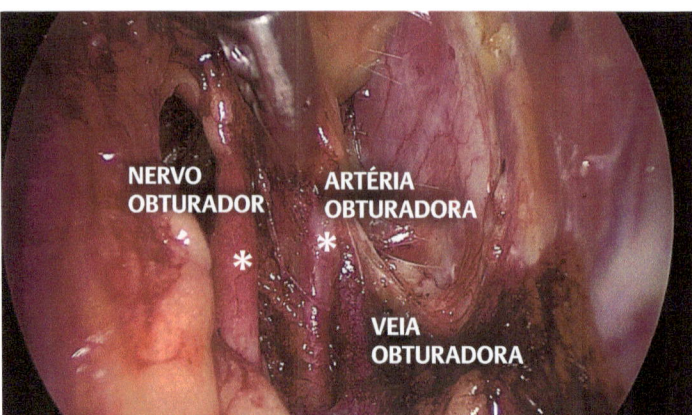

Fig. 1-4. Nervo, artéria e veia obturadores na fossa obturadora.

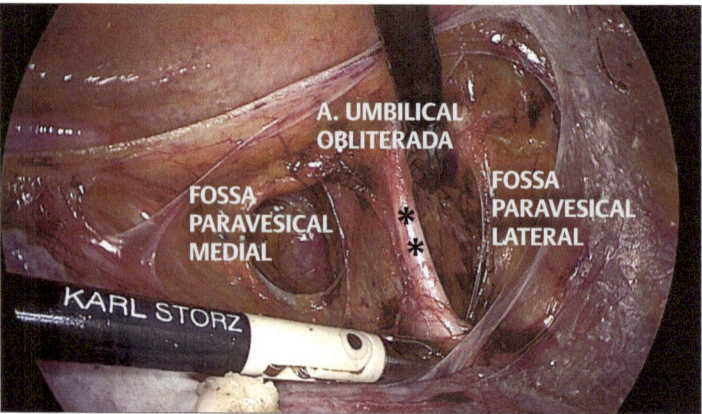

Fig. 1-6. Artéria umbilical obliterada (*) dividindo as fossas paravesicais medial e lateral.

histerectomias radicais (Fig. 1-8A).[9,10] De acordo com a extensão do procedimento cirúrgico a artéria uterina pode ser seccionada em diferentes pontos, desde a sua origem até a sua proximidade com o istmo. Nas miomectomias, principalmente nos casos de grandes espécimes, o clampeamento temporário ou definitivo da artéria uterina é opção que reduz o sangramento miometrial e permite ao cirurgião maior controle sobre o procedimento (Fig. 1-8B).[11,12] A veia correspondente de grande representação é denominada veia uterina profunda e caminha por baixo do ureter. Abaixo dela está localizado o plexo hipogástrico inferior.

Artéria Retal Média

A artéria retal média origina-se de um grupamento posterior do tronco anterior da AII (Fig. 1-9). Juntamente com ela parte a artéria vaginal em direção profunda. A artéria retal média caminha em direção caudal e muda sua orientação em direção medial para adentrar a fossa pararretal medial e anastomosar-se com os vasos do mesossigmoide. Tem grande importância nos casos de endometriose profunda, quando é necessária a ressecção de um segmento intestinal. A artéria retal média tem grande importância anatômica, pois é a primeira estrutura a atravessar o plexo hipogástrico inferior. Assim, quando necessário o sacrifício desta artéria, recomenda-se realizar o mais perto possível do sigmoide para diminuir as chances de lesão ao plexo nervoso inferior.

Artéria Vaginal

A artéria vaginal, como descrita anteriormente, origina-se juntamente com a artéria retal média. Enquanto esta orienta-se medialmente em direção ao retossigmoide, a artéria vaginal continua em direção caudal e profunda tangenciando a paracérvice até ramificar-se em pequenos ramos cervicais, vaginais e vesicais. Sua correspondente no homem é a artéria vesical inferior.

Artéria Pudenda

A artéria pudenda é uma artéria de difícil acesso, raramente observada em procedimentos ginecológicos convencionais (Fig. 1-10). É a principal responsável pelo suporte sanguíneo à região perineal. Dá origem às artérias uretrais, clitorianas, retais inferiores entre outras menores. Seu trajeto é um tanto quanto peculiar e foi motivo da descrição de Benjamin Alcock.[13] Posteriormente, o canal que foi descrito como trajeto da artéria foi utilizado como referência para a Síndrome de Alcock em situações distintas, quando o nervo pudendo se mostrava estrangulado. Pacientes com Síndrome de Alcock apresentam dor perineal ao sentarem.[14] Benjamin descreveu um trajeto dividido em três porções. A primeira porção descreve a artéria desde a sua origem, deixando a pelve pelo forame maior junto ao ligamento sacroespinhoso. Sua segunda porção é aquela em que a artéria se encontra entre o ligamento sacroespinhoso e o sacrotuberoso, ainda fora da pelve. Em sua terceira porção a artéria caminha entre a fáscia do músculo obturador até a membrana perineal transversa. Nódulos endometrióticos profundos

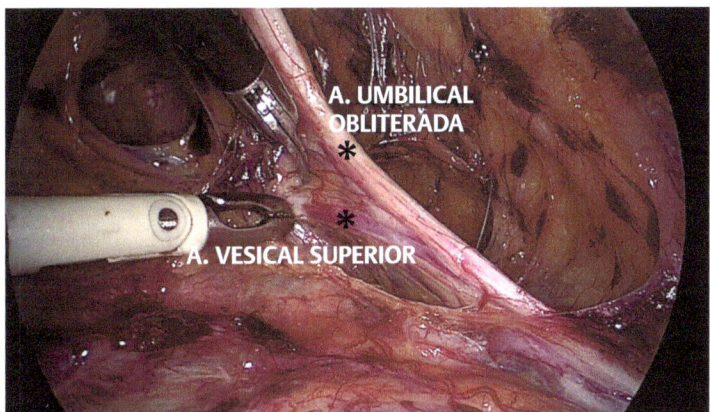

Fig. 1-7. Artérias umbilical obliterada e vesical superior.

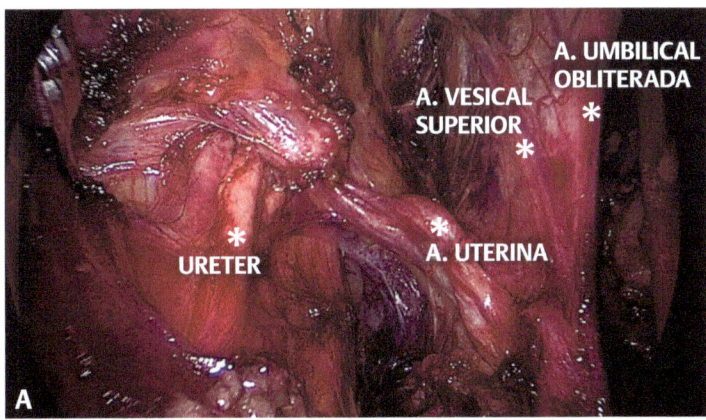

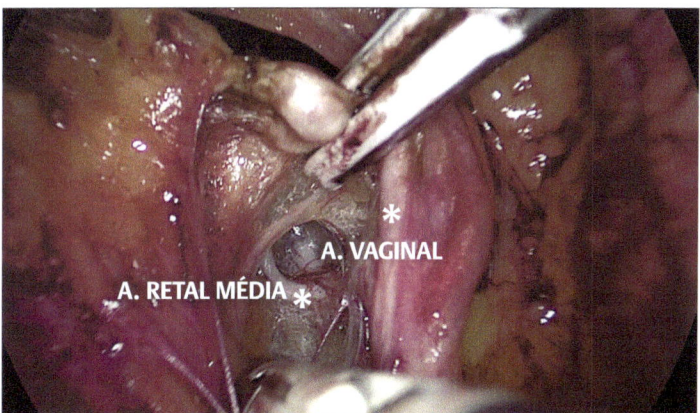

Fig. 1-9. Artéria retal média e vaginal, ambas originárias de um tronco único.

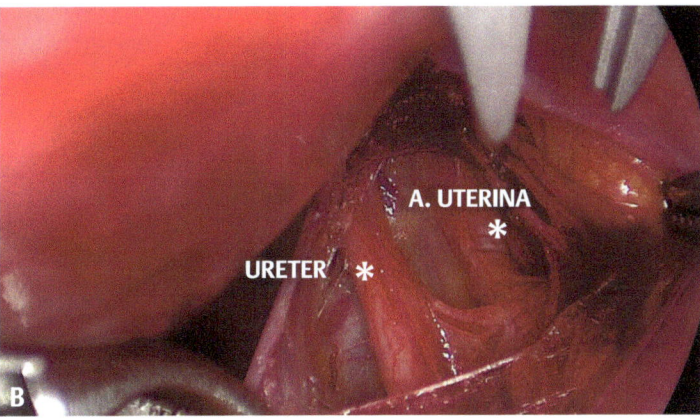

Fig. 1-8. Exemplo da relação entre a artéria uterina e o ureter em situações diferentes: (A) em histerectomia radical; (B) em miomectomia.

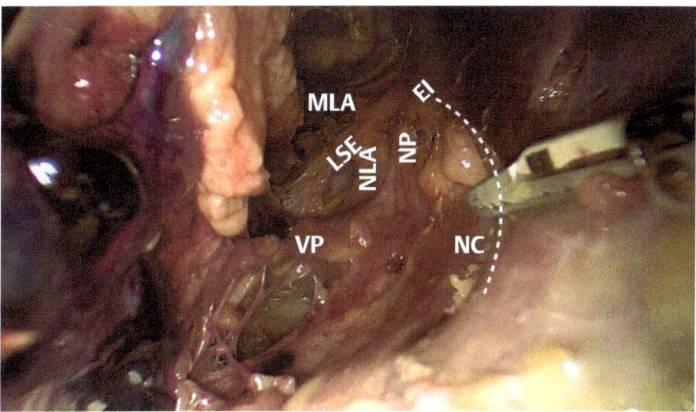

Fig. 1-10. Anatomia da região pudenda. MLA: músculo levantador do ânus; LSE: ligamento sacroespinal; NP: nervo pudendo; VP: vasos pudendos; NLA: nervo do levantador do ânus; NC: nervo ciático. Imagem cedida pelo Prof. Nucelio Lemos.

podem acometer esta região, sendo necessárias a abordagem e a liberação do nervo.

Artéria Glútea Inferior

A artéria glútea inferior origina-se de uma porção profunda e lateral do tronco anterior. Apresenta íntima relação com a espinha ciática, motivo pelo qual procedimentos de correção e prolapsos genitais podem causar hemorragias. Irriga todo o grupamento muscular responsável pelo quadril, glúteos e face posterior da coxa. Hematomas de repetição podem ser causados pelos rompimentos de aneurismas destas artérias.[15,16]

Tronco Posterior (Fig. 1-11)
Artéria Ileolombar

Origina-se do tronco posterior da artéria ilíaca interna, mas variantes também podem ocorrer da artéria externa ou da ilíaca interna. Em seu trajeto, percorre a sinostose sacroilíaca por baixo da artéria ilíaca externa e nervo obturador em direção ao aspecto posterior do m. psoas.[17]

Artéria Sacral Lateral

As artérias sacrais laterais são originárias do tronco posterior da artéria ilíaca interna e suprem o sacro, meninges e grupos musculares ao redor. São de difícil visualização e raramente são comuns aos procedimentos ginecológicos.

Artéria Glútea Superior

A a. glútea superior origina-se do tronco posterior da ilíaca interna e irriga o quadril e os músculos da coxa (Fig. 1-12). De difícil localização, estes vasos encontram-se na fossa lombossacra, o que obriga o cirurgião a dissecar e medianizar os vasos ilíacos externos. Rompem com facilidade e, por causa de sua retração, o sangramento pode ser de difícil manejo.

ANATOMIA DA REDE VENOSA PÉLVICA

Vasos de grossos calibres, tanto do sistema arterial quanto do sistema venoso, tendem a ser similares quanto ao tamanho, forma e distribuição. Diferem em alguns aspectos, como a formação de sua parede, sendo artérias de formações de paredes grossas e veias de parede delgada que sob mínima pressão tendem a colabar, dificultando a dissecção e aumentando, assim, a dificuldade e o perigo do procedimento cirúrgico. Na pelve, a máxima: "para cada artéria existe uma veia" pode não ser tão verídica, pois o sistema venoso pélvico é rico em anastomoses, confluências de pequenos vasos em diversas topografias que não são acompanhadas de veias. A importância deste detalhe está na necessidade do conhecimento anatômico preciso para que se possa realizar uma cirurgia anatômica de qualidade (Fig. 1-13).

DISCUSSÃO

Sangramentos intraoperatórios estão entre as maiores preocupações do cirurgião. Evitar é a palavra de ordem, mas, quando a complicação vascular está instalada, são necessárias calma, precisão e noção da anatomia e das formas de controle e reparo. Compressão imediata é gesto instintivo e, quando aplicada por alguns minutos, ajuda a controlar e diminuir o sangramento. A coagulação da área sangrante sem a identificação do território em questão pode trazer consequências e danos irreversíveis a estruturas ao redor. Uma vez sob controle, aspiração se faz necessária, seguida de leve descompressão local, para a identificação da área em questão e decisão de quais medidas serão necessárias para cessar o sangramento. Dependendo do volume de sangramento, origem venosa ou arterial, medidas de compressão e simples aplicação de eletrocirurgia podem ser suficientes. Se necessário, o cirurgião pode optar por clipes metálicos/vasculares e agentes hemostáticos para controle do sangramento. Suturas vasculares são delicadas e devem ser opção quando o vaso não permite ligadura definitiva. Estas suturas devem ser realizadas por cirurgiões de ampla *expertise*, pois um simples tremor pode tornar a lesão ainda maior, piorando o quadro.

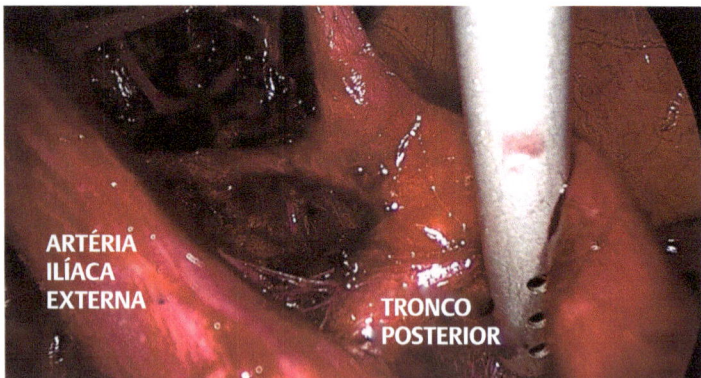

Fig. 1-11. Tronco posterior da artéria ilíaca interna em direção posterior entre as veias ilíacas interna e externa.

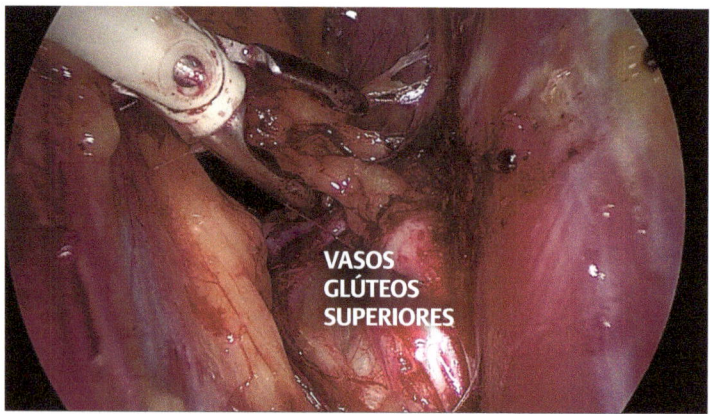

Fig. 1-12. Veia e artéria glútea superior.

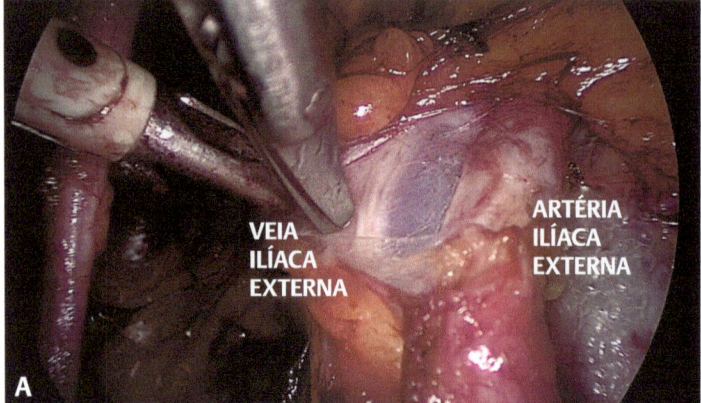

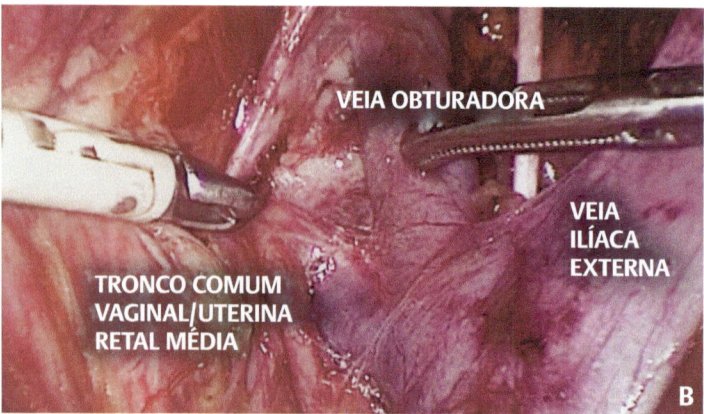

Fig. 1-13. Detalhes e variações do grupamento venoso: (A) parede colabada da veia ilíaca externa, (B) variação anatômica venosa da pelve.

CONCLUSÃO

Anatomia, estratégia e planejamento são exigências para uma cirurgia ideal. A *expertise* e o controle de situações de emergência, cada detalhe anatômico, técnica cirúrgica e gesto podem mudar o rumo de uma cirurgia. É imprescindível que o preparo e o conhecimento do cirurgião estejam de acordo com o grau e a dificuldade da cirurgia em questão.

REFERÊNCIAS BIBLIOGRÁFICAS

1. Ramirez PT, Frumovitz M. Laparoscopic hysterectomy for endometrial cancer: an established benefit no longer in question. *J Minim Invasive Gynecol* 2013 Jul;20(4):401-3.
2. Wattiez A, Puga M, Albornoz J, Faller E. Surgical strategy in endometriosis. *Best Pract Res Clin Obstet Gynaecol* 2013 Jun;27(3):381-92.
3. Ercoli A, Campagna G, Delmas V et al. Anatomical insights into sacrocolpopexy for multicompartment pelvic organ prolapse. *Neurourol Urodynam* 2016 Sep;35(7):813-8.
4. Mamatha H, Hemalatha B, Vinodini P et al. Anatomical Study on the Variations in the Branching Pattern of Internal Iliac Artery. *Indian J Surg* 2015 Dec;77(Suppl 2):248-52.
5. Kaya B, Damarer Z, Daglar K et al. Is there yet a role for internal iliac artery ligation in obstetric hemorrhage with the current gain in popularity of other uterus sparing techniques? *J Matern Fetal Neonatal Med* 2016 Aug 18;1-8.
6. Singh A, Kishore R, Saxena SS. Ligating Internal Iliac Artery: Success beyond Hesitation. *J Obstet Gynaecol India Springer India* 2016 Oct;66(Suppl 1):235-41.
7. Won H-S, Kim J-H, Lee U-Y et al. Topographical relationships between the obturator nerve, artery, and vein in the lateral pelvic wall. *Int Urogynecol J* 2015 Jul 27:1-6.
8. Talalwah Al W. A new concept and classification of corona mortis and its clinical significance. *Chin J Traumatol* 2016 Oct 1;19(5):251-4.
9. Querleu D, Morrow CP. Classification of radical hysterectomy. *Gynecol Oncol* 2009 Nov;115(2):314-5–authorreply315-6.
10. Cibula D, Abu-Rustum NR, Benedetti-Panici P et al. New classification system of radical hysterectomy: emphasis on a three-dimensional anatomic template for parametrial resection. *Gynecol Oncol* 2011 Aug;122(2):264-8.
11. Chang WC, Chou LY, Chang DY et al. Simultaneous laparoscopic uterine artery ligation and laparoscopic myomectomy for symptomatic uterine myomas with and without in situ morcellation. *Hum Reprod* 2011 Jun 13;26(7):1735-40.
12. Hickman LC, Kotlyar A, Shue S, Falcone T. Hemostatic Techniques for Myomectomy: An Evidence-Based Approach. *J Minim Invasive Gynecol* 2016 May;23(4):497-504.
13. Colebunders B, Matthew MK, Broer N et al. Benjamin Alcock and the pudendal canal. *Journal of reconstructive microsurgery* © Thieme Medical Publishers 2011;27:6.
14. Maestre-Verdú S, Medrano-Martínez V, Pack C et al. Alcock canal syndrome secondary to endometrial infiltration. *Neurologia* 2015 Aug 21.
15. Rafique B, Miranda BH, Gopee EL et al. Recurrent gluteal haematoma: two internal iliac artery-associated bleeding points. *J Surg Case Rep* 2016 Jun 17;2016(6).
16. Azaïs H, Bassil A, Giraudet G et al. How to manage peroperative haemorrhage when vaginally treating genital prolapse. *Eur J Obstet Gynecol Reprod Biol Elsevier* 2014 Jul;178:203-7.
17. Talalwah Al W, Dorazi Al SA, Soames R. The origin variability of the iliolumbar artery and iatrogenic sciatica. *Eur J Orthop Surg Traumatol* 2015 Jul;25 Suppl 1:S199-204.

RETROPERITÔNIO – ANATOMIA EM ONCOLOGIA GINECOLÓGICA

Guilherme Spagna Accorsi
Mileide Maria de Assunção Sousa
Geórgia Fontes Cintra
Marcelo de Andrade Vieira

INTRODUÇÃO

Os linfonodos pélvicos e para-aórticos são locais comuns de metástase das neoplasias malignas ginecológicas (útero, ovários e tubas uterinas, vulva e vagina) e talvez ajam como santuário para células tumorais em alguns pacientes. Não há dúvida de que a avaliação linfática forneça informações prognósticas importantes e auxilie no diagnóstico e tratamento das pacientes.[1,2]

A irrigação vascular do retroperitônio inclui a artéria aorta e seus ramos e a veia cava inferior e suas tributárias (Fig. 2-1). Os vasos linfáticos retroperitoneais formam uma rica e extensa cadeia e, como regra geral, acompanham as artérias. Os linfonodos dessa região são encontrados ao longo desses vasos.[1]

Na realização da linfadenectomia retroperitoneal, os limites anatômicos são a veia renal esquerda superiormente, os ureteres lateralmente (direito e esquerdo) e a bifurcação da aorta inferiormente.[3]

As lesões metastáticas acima da artéria mesentérica inferior até os vasos renais vêm sendo identificadas na apresentação inicial ou na recidiva dos cânceres ovariano, uterino ou cervical, levando alguns autores a advogar a favor da linfadenectomia que compreenda desde a bifurcação até a veia renal.[9]

A linfadenectomia é procedimento cirúrgico complexo que requer cirurgião experiente. Sendo assim, o ginecologista oncológico deve estar familiarizado com anatomia dos espaços retroperitoneais.

AORTA ABDOMINAL

A aorta entra no abdome pelo hiato aórtico no nível da vertebra T12 e termina bifurcando nas artérias ilíacas comuns no nível de L4-L5 (Fig. 2-2).

Durante a linfadenectomia para-aórtica, o primeiro grande vaso encontrado é a artéria mesentérica inferior (AMI) (Fig. 2-3). Ela origina-se na parede anterior, aproximadamente, 3-4 cm acima da bifurcação, e irriga o colo descendente e o reto. Inferior a ela, na região posterolateral, têm origem várias artérias lombares, até que finalmente a artéria sacral média surge na face posterior da aorta imediatamente proximal à bifurcação.[4,6] Nesta técnica, o intestino delgado e seu meso devem ser deslocados para a direita da paciente e o sigmoide para a esquerda com completa exposição do retroperitônio.

Acima da AMI, aproximadamente 2-3 da abaixo da artéria renal, originam-se as artérias gonadais. A artéria ovariana cruza com o ureter no seu pertuito em direção à pelve, e anomalias não são infrequentes, podendo ter origem diretamente dos vasos renais.

As artérias renais inserem-se na aorta, na altura de L2, e à direita geralmente passam posteriormente à veia cava, em direção ao rim direito.

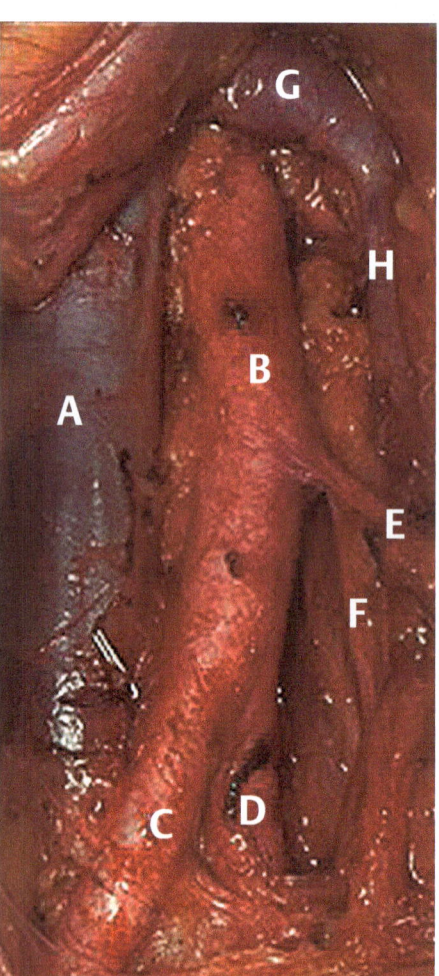

Fig. 2-1. Anatomia das estruturas retroperitoneais: (**A**) veia cava inferior; (**B**) artéria aorta; (**C**) artéria ilíaca comum direita; (**D**) artéria ilíaca comum esquerda; (**E**) artéria mesentérica inferior; (**F**) ureter esquerdo; (**G**) veia renal esquerda; (**H**) veia gonadal esquerda.

VEIA CAVA

A veia cava inferior (VCI) começa anteriormente à vertebra L5 pela união das veias ilíacas comuns, posteriormente à parte proximal da artéria ilíaca comum direita. A VCI ascende ao lado direito dos corpos vertebrais sobre o músculo psoas e deixa o abdome atravessando o *forame da veia cava*, no diafragma, na altura de T8 (Fig. 2-4).

Enquanto a veia gonadal esquerda desemboca na veia renal esquerda, seguindo o caminho do ureter, a veia ovariana direita drena para a VCI 1 cm abaixo da veia renal direita (Fig. 2-3A).[5]

As veias renais se inserem na VCI na mesma altura das artérias renais, a veia renal esquerda cruza sobre a face anterior da aorta e abaixo da artéria mesentérica superior antes de drenar para VCI.[8]

As veias lombares, similares às artérias, drenam diretamente na veia cava inferior.

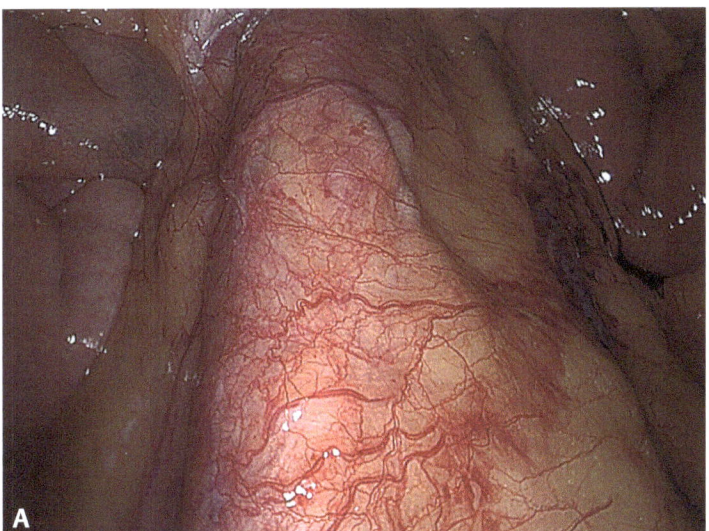
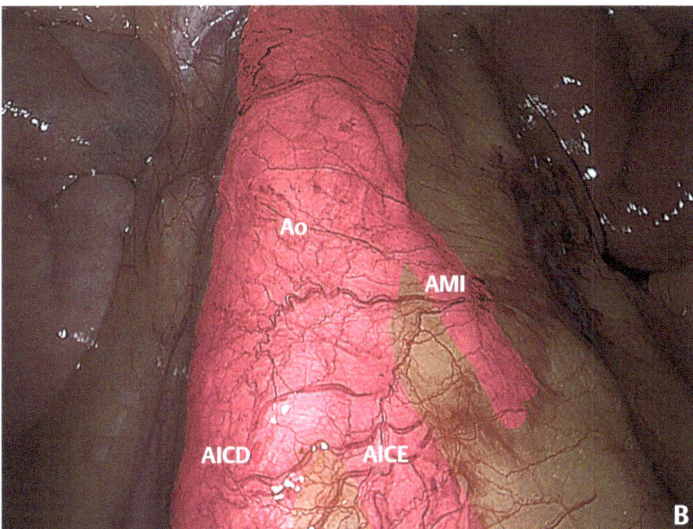

Fig. 2-2. (**A**) Artéria aorta por transparência. (**B**) Ramos da artéria aorta identificados. Ao: Artéria aorta; AICD: artéria ilíaca comum direita; AICE: artéria ilíaca comum esquerda; AMI: artéria mesentérica inferior.

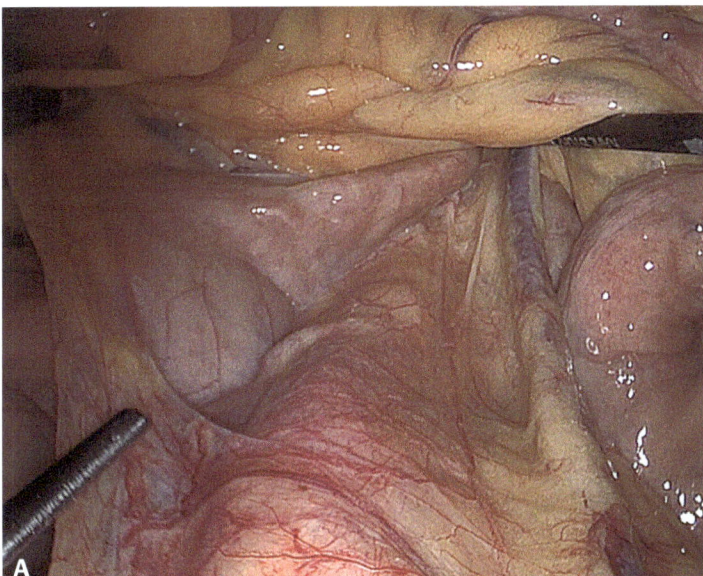
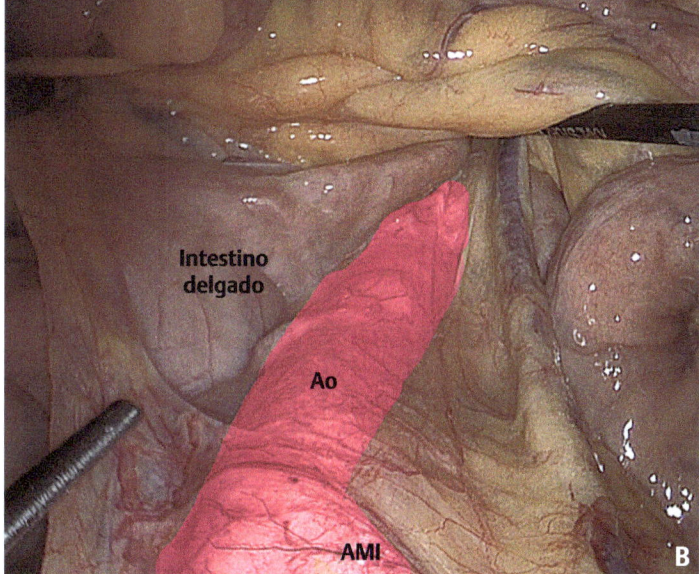

Fig. 2-3. (**A**) Visão do andar superior do abdome do traçado da aorta. (**B**) Primeiro ramo descendente da aorta (Ao) a artéria mesentérica inferior (AMI).

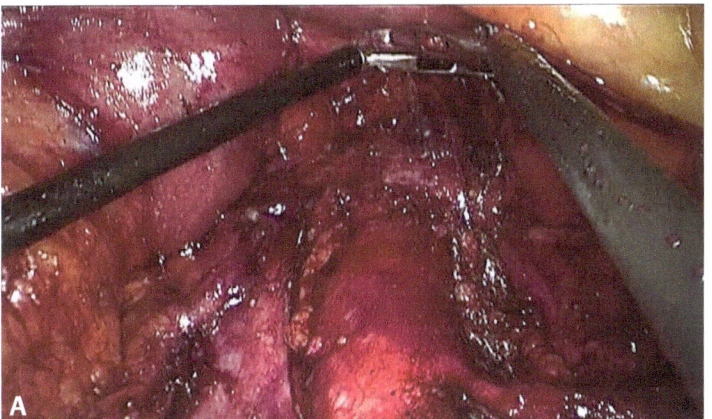
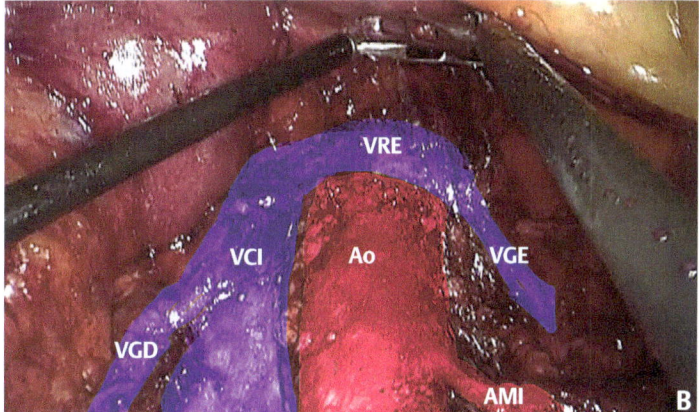

Fig. 2-4. (**A**) Veia cava inferior. (**B**) Ramos da VCI. VGD: Veia gonadal direita; VCI: veia cava inferior; VRE: veia renal esquerda; VGE: veia gonadal esquerda; Ao: artéria aorta; AMI: artéria mesentérica inferior.

LINFÁTICOS

Os linfonodos para-aórticos fazem parte do tronco linfático lombar. Eles são classificados de acordo com sua relação com os grandes vasos.

Linfonodos que estão à direita e anterior à VCI são denominados paracaval e pré-caval, respectivamente. Ao mobilizarmos a veia cava medialmente, é possível ressecar linfonodos localizados na sua face posterior, os retrocavais. Aqueles localizados entre a aorta e a VCI são designados como interaortocaval e são divididos em superficiais e profundos.[4,6] Aqueles que estão entre as artérias lombares são os profundos, e os anteriores às artérias são classificados como superficiais.

Finalmente aqueles que repousam sobre a aorta ou à esquerda dela são chamados de pré-aórtico e para-aórtico. Há ainda aqueles localizados na face posterior, denominados retroaórticos (Fig. 2-5).

A rede linfática pode ser classificada também de acordo com radicalidade da linfadenectomia realizada.[7] Divididos em quatro áreas ou níveis: nível 1: linfonodos ilíacos internos e externos (incluindo o obturador); nível 2: ilíaco comum (incluindo pré-sacral); nível 3: para-aórtico inframesentérico; e nível 4: para-aórtico infrarrenal.

URETER

Os ureteres são ductos musculares de 25-30 cm de comprimento com luzes estreitas que conduzem urina dos rins para a bexiga. Têm origem na pelve renal e seguem em direção à pelve. Em seu trajeto, abdominal aderem intimamente ao peritônio parietal seguindo as artérias gonadais em suas faces laterais (Fig. 2-6).

Os ramos arteriais para a porção abdominal do ureter originam-se regularmente das renais, das ovarianas, e, menos constantes, originam-se da aorta abdominal ou ilíaca comum. Esses ramos aproximam-se dos ureteres medialmente e se dividem em ascendente e descendente, formando uma anastomose longitudinal na parede do ureter.[8]

Os ureteres podem ser lesionados durante cirurgias abdominais, ginecológicas, retroperitoneais e pélvicas decorrentes, por isso a identificação dos ureteres é tempo cirúrgico importante (Fig. 2-7), e cirurgião deve prestar atenção à localização do ureter e ter cuidado ao retraí-lo lateralmente ou sem necessidade.

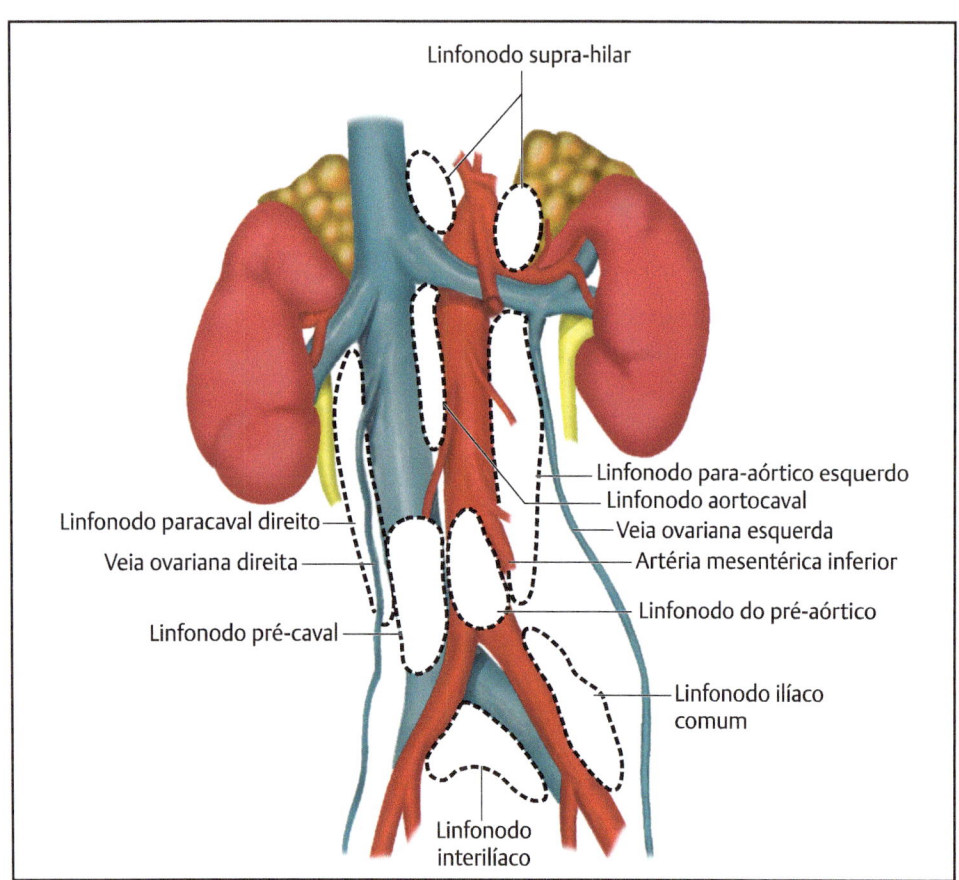

Fig. 2-5. Denominação dos linfonodos com base na relação com os grandes vasos retroperitoneais. (Adaptada de Te Linde – Atlas de Cirurgia Ginecológica, pág. 98).

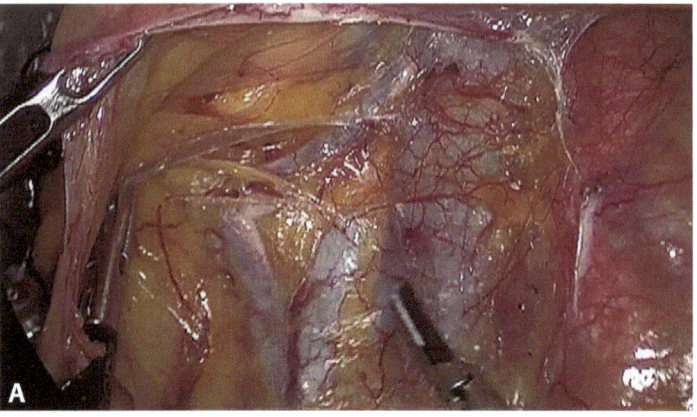
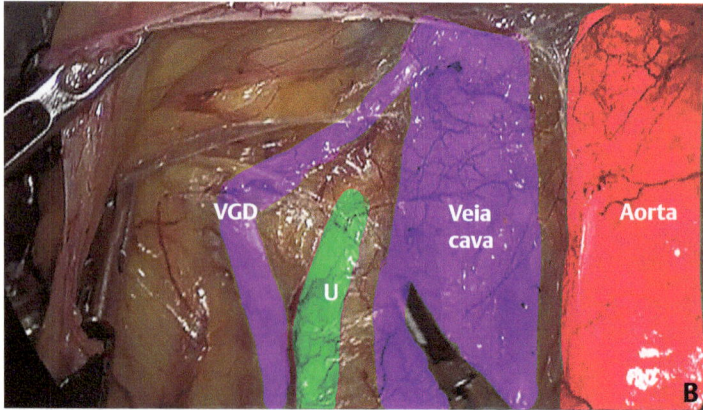

Fig. 2-6. (**A**) Exposição do retroperitônio. (**B**) Anatomia para-caval. VGD: Veia gonadal direita; U: ureter direito.

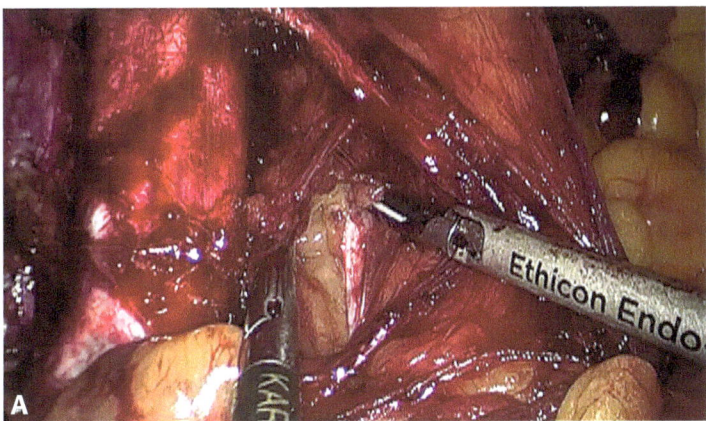
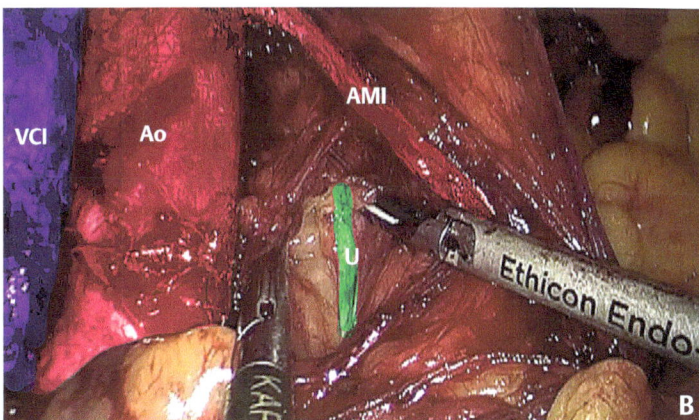

Fig. 2-7. (A) Exposição do ureter esquerdo. (B) Espaço para-aórtico infrarrenal. VCI: Veia cava inferior; Ao: artéria aorta; AMI: artéria mesentérica inferior; U: ureter esquerdo.

NERVOS

A inervação autonômica das vísceras abdominais recebe fibras simpática e parassimpática dos nervos esplâncnicos e do nervo vago, respectivamente, para formar o plexo aórtico abdominal.

O tronco simpático lombar emite nervos esplâncnicos lombares que seguem e formam os plexos autonômicos abdominais que circundam a parte abdominal da aorta.[9]

O plexo mesentérico inferior recebe fibras dos gânglios lombares do tronco simpático e raiz do plexo intermesentérico. Localiza-se circundando a artéria mesentérica inferior ou imediatamente abaixo dela.[10]

O plexo intermesentérico está entre as artérias mesentéricas superior e inferior e dá origem aos plexos renal, ovariano e uretérico.[10]

O plexo hipogástrico superior é continuação do plexo mesentérico inferior e intermesentérico (Fig. 2-8), localizado anterior à bifurcação da aorta. Dele têm origem os nervos hipogástricos esquerdo e direito que irão se comunicar ao plexo hipogástrico inferior.[10]

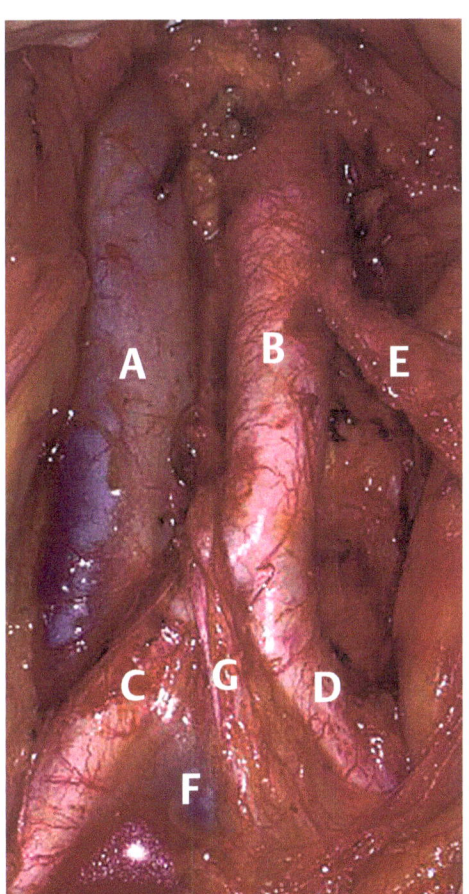

Fig. 2-8. Relação entre estruturas retroperitoneais. (A) Veia cava inferior; (B) artéria aorta; (C) artéria ilíaca comum direita; (D) artéria ilíaca comum esquerda; (E) artéria mesentérica inferior; (F) veia ilíaca comum esquerda; (G) plexo hipogástrico superior.

VARIAÇÕES ANATÔMICAS

Conhecer a anatomia é princípio fundamental na realização de uma cirurgia. Além disso, o médico-cirurgião deve conhecer também as principais variações anatômicas do local que vai abordar cirurgicamente, o que ajuda a diminuir a chance de lesões a estruturas nobres no intraoperatório e outras complicações (Fig. 2-9).

A linfadenectomia retroperitoneal infrarrenal ou inframesentérica pode ser seguramente realizada pela via laparoscópica.[11] Para se evitarem hemorragias, conversão para laparotomia e transfusão de sangue, o médico-cirurgião deve utilizar uma técnica cirúrgica apropriada com adequada exposição do retroperitônio e uma dissecção

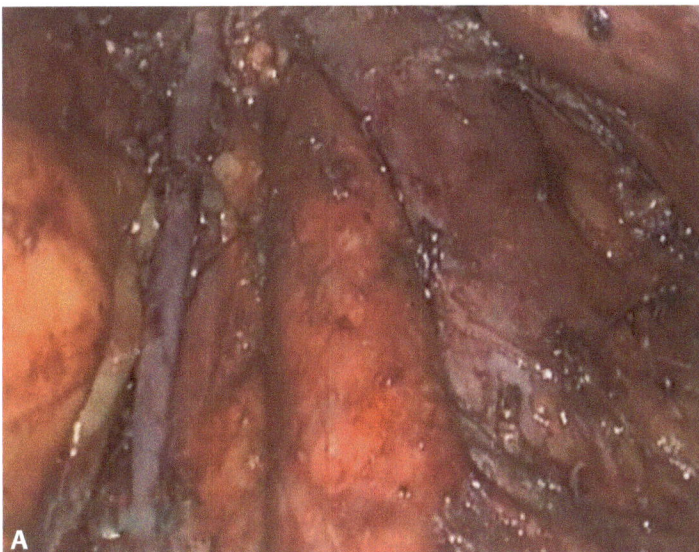
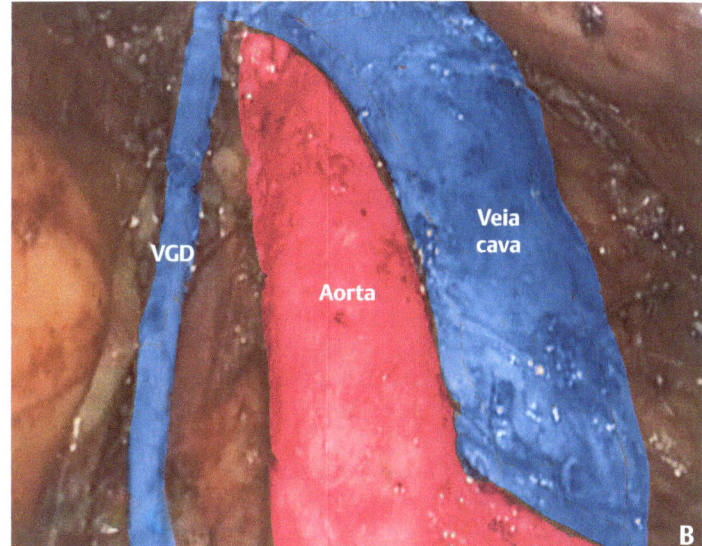

Fig. 2-9. (A) Variação anatômica com a veia cava. (B) Veia cava à esquerda inferior do lado esquerdo da aorta. VGD: veia gonadal direita.

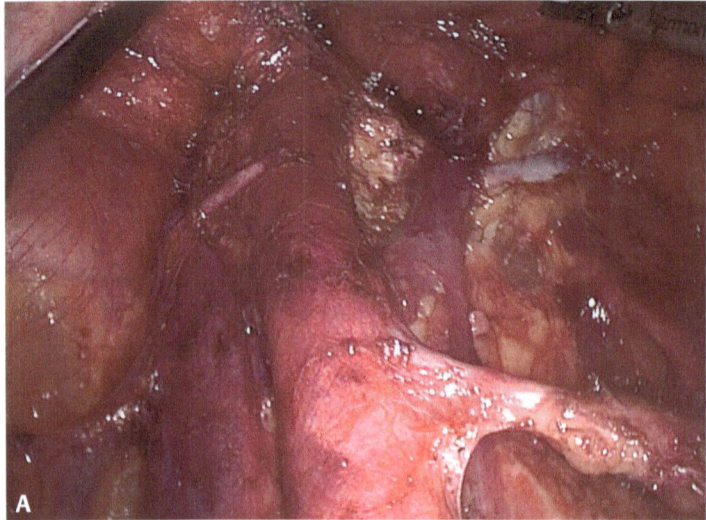 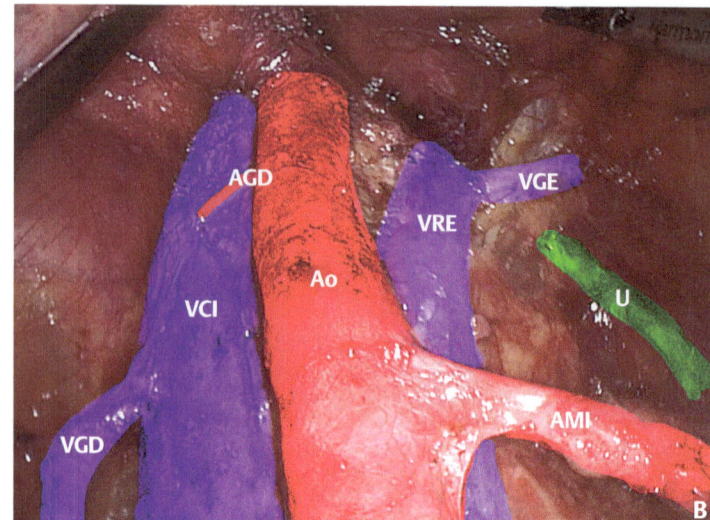

Fig. 2-10. (A) Retroperitônio; (B) anomalia veia renal esquerda. VGD: Veia gonadal direita; VCI: veia cava inferior; AGD: artéria gonadal direita; Ao: artéria aorta; VRE: veia renal esquerda; AMI: artéria mesentérica inferior; VGE: veia gonadal esquerda; U: ureter.

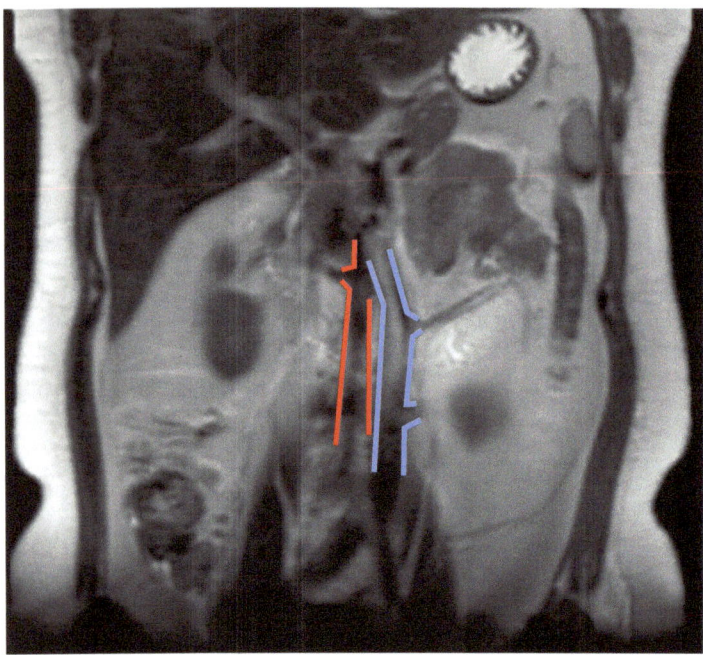

Fig. 2-11. Exame de imagem da paciente da Figura 2-9 (veia cava inferior à esquerda da aorta).

cuidadosa, em conjunto com o conhecimento da anatomia normal e principais variações anatômicas dessa região.[12]

Klemm et al. avaliaram um total de 86 pacientes submetidas à linfadenectomia retroperitoneal proveniente de neoplasias ginecológicas, além de 18 dissecções em cadáveres. Anormalidades arteriais e venosas foram identificados em 30,2% (26/86) das pacientes que foram submetidas à laparoscopia. A anormalidade mais frequente foi a presença de artérias renais atípicas (artérias polares – nove pacientes) e trajeto anormal das veias lombares, drenando diretamente na veia renal esquerda (15 pacientes). Em uma das pacientes foi identificada uma veia renal esquerda retroaórtica (Fig. 2-10).[13]

Na dissecção dos cadáveres, as anomalias vasculares foram as mais comuns em 44,8% (8/18), incluindo variações nos vasos renais e lombares e vasos ovarianos. Veia cava inferior duplicada foi o achado menos comum e foi detectado em apenas um caso.[13]

O diagnóstico de anormalidades retroperitoneais é raramente feito no preparo pré-operatório de rotina. Um estudo prospectivo foi realizado com 309 pacientes com câncer de ovário, endométrio e colo uterino tratadas com linfadenectomias pélvica e retroperitoneal sistemáticas. Foram encontradas anormalidades anatômicas em 47 pacientes, sendo 5 (1,6%) do trato urinário e 42 (13,6%) de origem vascular. Em sete pacientes das 47 que tinham anormalidades (14,9%) foi realizado o diagnóstico pré-operatório dessas variações anatômicas por pielografia e tomografia computadorizada (Fig. 2-11). Em três casos houve lesão acidental de vasos anormais durante a linfadenectomia sem sequelas pós-operatórias.[12]

REFERÊNCIAS BIBLIOGRÁFICAS

1. Fotopoulou C, El-Balat A, du Bois A et al. Systematic pelvic and paraaortic lymphadenectomy in early high-risk or advanced endometrial cancer. Arch Gynecol Obstet 2015 Dec;292(6):1321-7.
2. Lee M, Choi CH, Chun YK et al. Surgical manual of the Korean Gynecologic Oncology Group: classification of hysterectomy and lymphadenectomy. J Gynecol Oncol 2017 Jan;28(1):e5.
3. Zighelboim I, Ramirez PT, Gao F et al. Retroperitoneal lymph node resection in patients with cervical cancer. Surg Oncol 2006 Ago;15(2):79-83.
4. Panici PB, Calcagno M, Plotti F et al. Aortic lymphadenectomy in cervical cancer: anatomy, classification and technique. Gynecol Oncol 2007 Out;107(1 Suppl 1):S30-2.
5. Zivanovic O, Sheinfeld J, Abu-Rustum NR. Retroperitoneal lymph node dissection (RPLND). Gynecol Oncol 2008 Nov;111(2 Suppl):S66-9.
6. Winter R, Petru E, Haas J. Pelvic and para-aortic lymphadenectomy in cervical cancer. Baillieres Clin Obstet Gynaecol 1988 Dez;2(4):857-6.
7. Köhler C, Mustea A, Marnitz S et al. Perioperative morbidity and rate of upstaging after laparoscopic staging for patients with locally advanced cervical cancer: results of a prospective randomized trial. Am J Obstet Gynecol 2015 Out;213(4):503. e1-7.
8. O'Hanlan KA, Sten MS, O'Holleran MS et al. Infrarenal lymphadenectomy for gynecological malignancies: two laparoscopic approaches. Gynecol Oncol 2015 Nov;139(2):330-7.
9. Querleu D, Morrow CP. Classification of radical hysterectomy. Lancet Oncology 2008 Mar;9(3):297-303.
10. Mirilas P, Skandalakis JE. Surgical anatomy of the retroperitoneal spaces, Part III: Retroperitoneal blood vessels and lymphatics. Am Surg 2010 Feb;76(2):139-44.
11. Köhler C[1], Klemm P, Schau A et al. Introduction of transperitoneal lymphadenectomy in a gynecologic oncology center: analysis of 650 laparoscopic pelvic and/or paraaortic transperitoneal lymphadenectomies. Gynecol Oncol 2004 Oct;95(1):52-61.
12. Benedetti-Panici P, Maneschi F, Scambia G et al. Anatomic abnormalities of the retroperitoneum encountered during aortic and pelvic lymphadenectomy. Am J Obstet Gynecol 1994 Jan;170(1 Pt 1):111-6.
13. Klemm P, Fröber R, Köhler C, Schneider A. Vascular anomalies in the paraaortic region diagnosed by laparoscopy in patients with gynaecologic malignancies. Gynecol Oncol 2005 Feb;96(2):278-82.

SUTURA INTRACORPÓREA E NÓ DE ROEDER

CAPÍTULO 3

Adriana Liceaga
Luiz Flavio Cordeiro Fernandez
Jelis Arenas Pimentel
Armando Romeo

INTRODUÇÃO

O anodamento e a sutura laparoscópica são umas das habilidades mais complexas e avançadas em laparoscopia. Os nós devem ser tão seguros como aqueles realizados com a técnica aberta tradicional e devem realizar-se de forma simples e rápida.

O anodamento intracorpóreo e as técnicas de sutura em laparoscopia exigem que o cirurgião adquira um alto grau de habilidade bimanual e um grande conhecimento do manuseio da agulha e das sequências corretas dos nós para garantir a segurança e força adequadas para aproximar os tecidos. Qualquer cirurgião interessado em procedimentos laparoscópicos de alta complexidade deve dominar a técnica e executá-la de forma rápida e segura.

O objetivo deste capítulo é introduzir o leitor nos conceitos básicos de anodamento intra e extracorpóreo para ajudá-lo a entender os próprios desafios que a cirurgia laparoscópica traz e motivá-lo a treinar a técnica com base na prática repetitiva e sistemática em *endotrainers* na sua casa, e, para quem quer aprofundar-se mais, cursos realizados especificamente para dominar a técnica.

Na laparoscopia utilizam-se duas técnicas de anodamento: técnica intracorpórea e técnica extracorpórea.

Na técnica intracorpórea a preparação do nó realiza-se totalmente dentro da cavidade abdominal usando dois instrumentos: 2 porta-agulhas ou 1 porta-agulhas mais uma pinça auxiliar.

Na técnica extracorpórea a preparação do nó realiza-se completamente fora da cavidade abdominal. Empurra-se o nó para a cavidade abdominal com um abaixador de nós (um abaixador de nós para *demi-clè* e um abaixador para nós de Roeder).

Antes de apresentar as técnicas de anodamento é importante introduzir alguns conceitos importantes sobre os nós: classificação, nós estáveis e instáveis, sequências bloqueadoras.

Os nós classificam-se em nós básicos e nós completos. A classificação é definida de acordo com a força que possui o nó simples para contrapor-se à sua abertura parcial ou total. Daqui saem os nós básicos, sem força, e os nós completos que contrapõem força parcial ou total à sua abertura, mediante uma sequência bloqueadora (Quadro 3-1, Figs. 3-1 e 3-2).

Esta classificação dos nós realiza-se calculando a força de reação oferecida por cada nó, por cada combinação ou cada sequência e tem por objetivo determinar a mínima sequência bloqueadora e a técnica para realizá-la.

Existem 3 tipos de nós e 3 técnicas de anodamento para decorar e que conseguem bloquear o tecido de forma rápida e segura:

- Nó com técnica intracorpórea:
  - 4 sequências bloqueadoras monomanuais e 2 bimanuais – Sequência perfeita de seminós.
- Nó com técnica extracorpórea: Sequência bloqueadora de 4 semichaves (Fig. 3-3).
- Nó com técnica extracorpórea: Sequência bloqueadora de Roeder (Fig. 3-4).

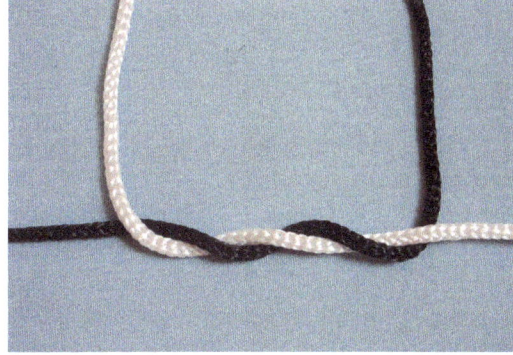

Fig. 3-1. Nó duplo quadrado – sequência horizontal de 2 seminós idênticos.

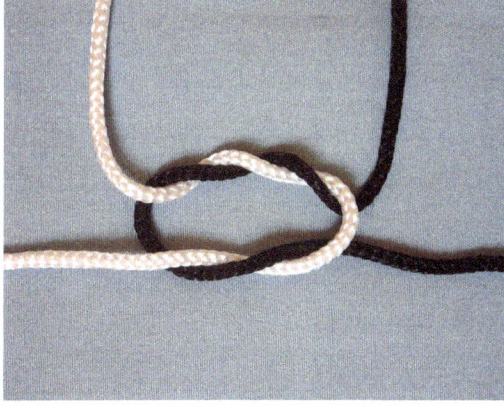

Fig. 3-2. Nó cirúrgico – sequência bloqueadora de seminós e/ou semichave.

Quadro 3-1. Classificação dos Nós

A cirurgia requer os seguintes tipos de nós:

Nós básicos
- Seminós
- Semichave/*demi-clè*

Nós completos
- Nó duplo quadrado (sequência horizontal de 2 seminós idênticos)
- Nó cirúrgico (sequência bloqueadora de seminós e/ou semichave)
- Nós de deslizamento/rolamento (sequência bloqueadora de semichaves/*demi-clè*)
- Nós de deslizamento/"empurrão": ROEDER

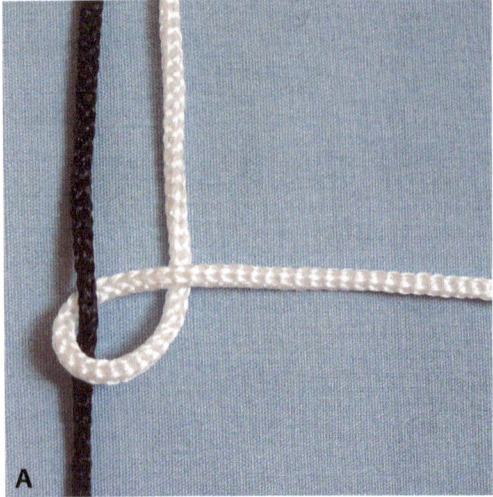
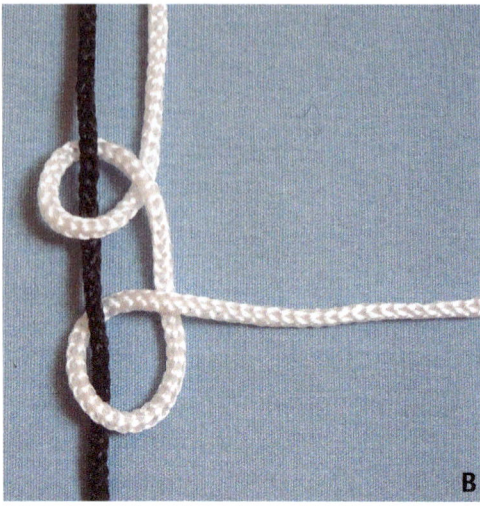

Fig. 3-3. (A e B) Técnica extracorpórea: sequência de semichave.

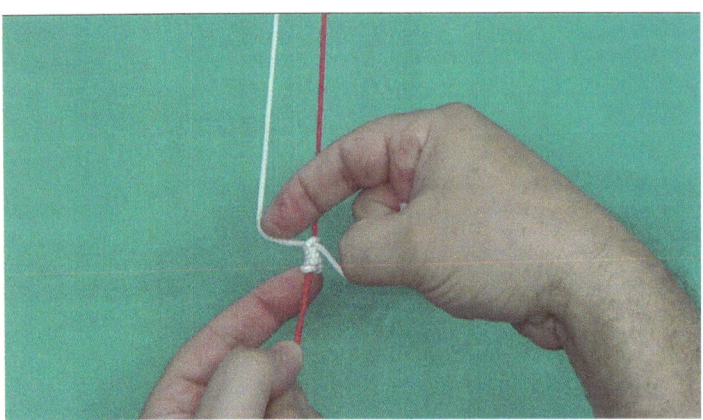

Fig. 3-4. Técnica extracorpórea: sequência bloqueadora de Roeder.

NÓS ESTÁVEIS E INSTÁVEIS

Ao longo de muitos anos no ensino de sutura temos comprovado que os nós podem comportar-se da seguinte maneira:

- Não opõem nenhuma resistência à abertura e podem abrir-se aplicando força mínima.
- Não opõem nenhuma resistência à abertura por um tempo e depois podem bloquear-se com a resistência máxima.
- Opõem resistência máxima e força à abertura desde o começo e causam a ruptura do fio.

Claramente esta última hipótese é nosso objetivo final. Este bloqueio é total em ambos os sentidos de abertura e consegue-se quando se realiza o nó com uma correta combinação de nós denominada: **sequência bloqueadora**.

A sequência bloqueadora é uma sequência ou uma combinação mono ou bimanual de seminós e/ou semichaves que dá ao nó um bloqueio total sem romper o fio. Esta força é chamada de força tênsil do nó ou carga de ruptura do fio perto do nó. O nó é totalmente bloqueado e é impossível de desfazer, nenhuma força será capaz de movê-lo (em ambos os sentidos). Uma força extrema próxima à carga de ruptura do fio poderá eventualmente romper o fio perto do nó.

Como podemos observar nas Figuras 3-5 e 3-6, a estabilidade de nó depende sempre da confecção do segundo nó, que tem uma importância fundamental para a estabilidade ou instabilidade do nó. A estabilidade e o cruzamento perfeitos traduzem-se num bloqueio do segundo nó sobre o primeiro em ambos os sentidos, enquanto, como se observa ao fechar os dois fios que compõem o nó, são simétricos e geram um fechamento cruzado perfeito entre eles.

No caso de instabilidade, o segundo nó gera, juntamente com o primeiro, uma assimetria perigosa que, ao apertar o segundo nó

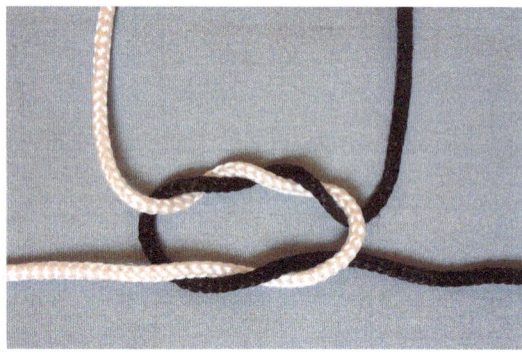

Fig. 3-5. Nó simétrico.

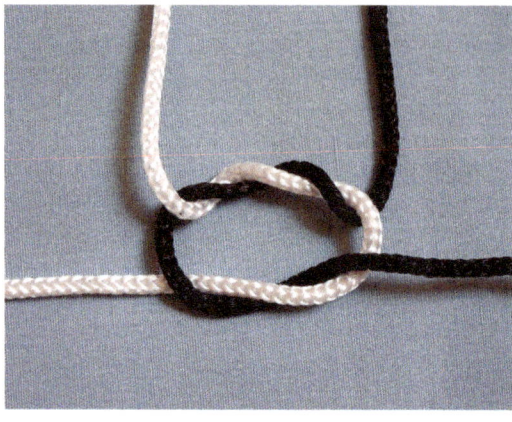

Fig. 3-6. Nó assimétrico.

sobre o primeiro, provoca uma abertura natural do primeiro que obriga a ambos os nós irem para trás antes de bloquearem-se e receberem o terceiro nó bloqueador definitivo. Esta abertura dos primeiros nós pode provocar ou não uma abertura pequena ou grande dos tecidos.

A estabilidade ou instabilidade do segundo nó sobre o primeiro e, portanto, de ambos está determinada pela utilização de uma das mãos (**anodamento monomanual**) ou duas mãos (**anodamento bimanual**) e da sequência de rotação no sentido horário e anti-horário com respeito ao horizonte do fio que o cirurgião utiliza durante a confecção da combinação bloqueadora intracorpórea.

SEQUÊNCIAS BLOQUEADORAS

Esquematizando os tipos de nós apresentamos seis sequências que temos verificado durante 15 anos em nossos cursos de sutura básica.[1]

SEQUÊNCIAS MONOMANUAIS

Entende-se por sequência monomanual uma sequência seguida totalmente com uma das mãos apenas, seja com a direita ou com a esquerda, alternando a rotação da mão em cada nó para criar assim uma combinação estável do nó.

Sequência Monomanual 1

Nó duplo quadrado + nó simples oposto + semichave ou seminó.
Esta é uma combinação básica de anodamento fácil e rápida.

Sequência Monomanual 2

Uma semichave + semichave idêntica + semichave com fio oposto trocando a tração dos fios invertendo o fio passivo pelo ativo e o ativo pelo passivo.

Esta combinação é uma sequência interessante, porém difícil de realizar na técnica intracorpórea, pois precisa de muita atenção para fechar a ferida corretamente, o segundo nó deve sempre deslizar-se em cima do primeiro e é preciso uma inversão na tração da sutura para realizar o terceiro nó bloqueador.

Sequência Monomanual 3

Nó duplo ou quadrado + nó simples oposto de rotação + semichave + semichave oposta.

Esta é uma combinação perfeita com duas semichaves finais invertidas que asseguram um bloqueio total do nó sem precisar saber se o anodamento dos dois primeiros nós foi feito com a regra ou não. Definitivamente consideramos que é uma sequência adequada para tudo.

Sequência Monomanual 4

Nó triplo + nó duplo oposto + seminó.
Combinação muito forte, pois desde o segundo nó se produz um bloqueio notável que dá segurança e tempo para realizar o terceiro nó final.

Nas sequências monomanuais as rotações do porta-agulhas dominante devem ser alternadas em cada nó. Se não lembrar das sequências utilizadas, deve-se terminar com duas semichaves opostas, invertendo o papel do fio (ativo com passivo e vice-versa).

SEQUÊNCIAS BIMANUAIS

São sequências realizadas alternando ambas as mãos, mas mantendo sempre a mesma rotação da mão (se a primeira rotação é no sentido horário, todas deverão realizar-se neste sentido e vice-versa). Como podemos observar, estas combinações também se chamam de seminós perfeitos, porque o alternar das mãos gera unicamente seminós, duplos, triplos ou únicos, mas sempre são seminós. Isto cria as combinações simétricas e estáveis que se bloqueiam facilmente.

Outro trabalho, que está sendo publicando na literatura por Almeida F, mostra que estas combinações bimanuais são as mais fáceis de aprender nos cursos de sutura, como já tínhamos observado anteriormente.

Sequência Bimanual 1

Nó duplo ou quadrado + seminó + seminó.
Combinação muito bloqueadora, precisa de habilidade notável das mãos direita (a posição central é muito vertical) e esquerda, mas garante um bloqueio total excelente.

Sequência Bimanual 2

Nó triplo + nó duplo + seminó.
É uma combinação muito forte mesmo na sequência monomanual, mas, quando se realiza a bimanual, é muito mais forte porque é muito segura com o segundo nó e totalmente bloqueada com o terceiro.

No anodamento bimanual realiza-se uma sequência perfeita de seminós, e as rotações do porta-agulhas dominante devem ser sempre iguais e sempre no mesmo sentido.

NÓ EXTRACORPÓREO SEMICHAVES

Para que uma sequência de semichaves converta-se numa sequência confiável, primeiro devem-se realizar duas semichaves idênticas, sempre as realizando com o fio ativo (fio branco – Fig. 3-7) e deslizando-as sempre sobre o fio passivo (fio vermelho - Fig. 3-7); a terceira realiza-se trocando o papel dos fios (o passivo converte-se no ativo e o ativo no passivo), de tal forma que agora a semichave realiza-se com o fio vermelho e desliza-se sobre o branco, bloqueando, assim, a sequência.

NÓ DE ROEDER

Hans Albert Roeder, otorrinolaringologista (1931), desenvolveu o nó de Roeder depois da morte de dois pacientes por sangramento na cirurgia de amígdalas.[2]

É um nó que se desliza, mas contém uma sequência bloqueadora que permite ao nó correr só numa direção até o lugar que dê o bloqueio, mesmo não estando sob visualização direta (Fig. 3-8).

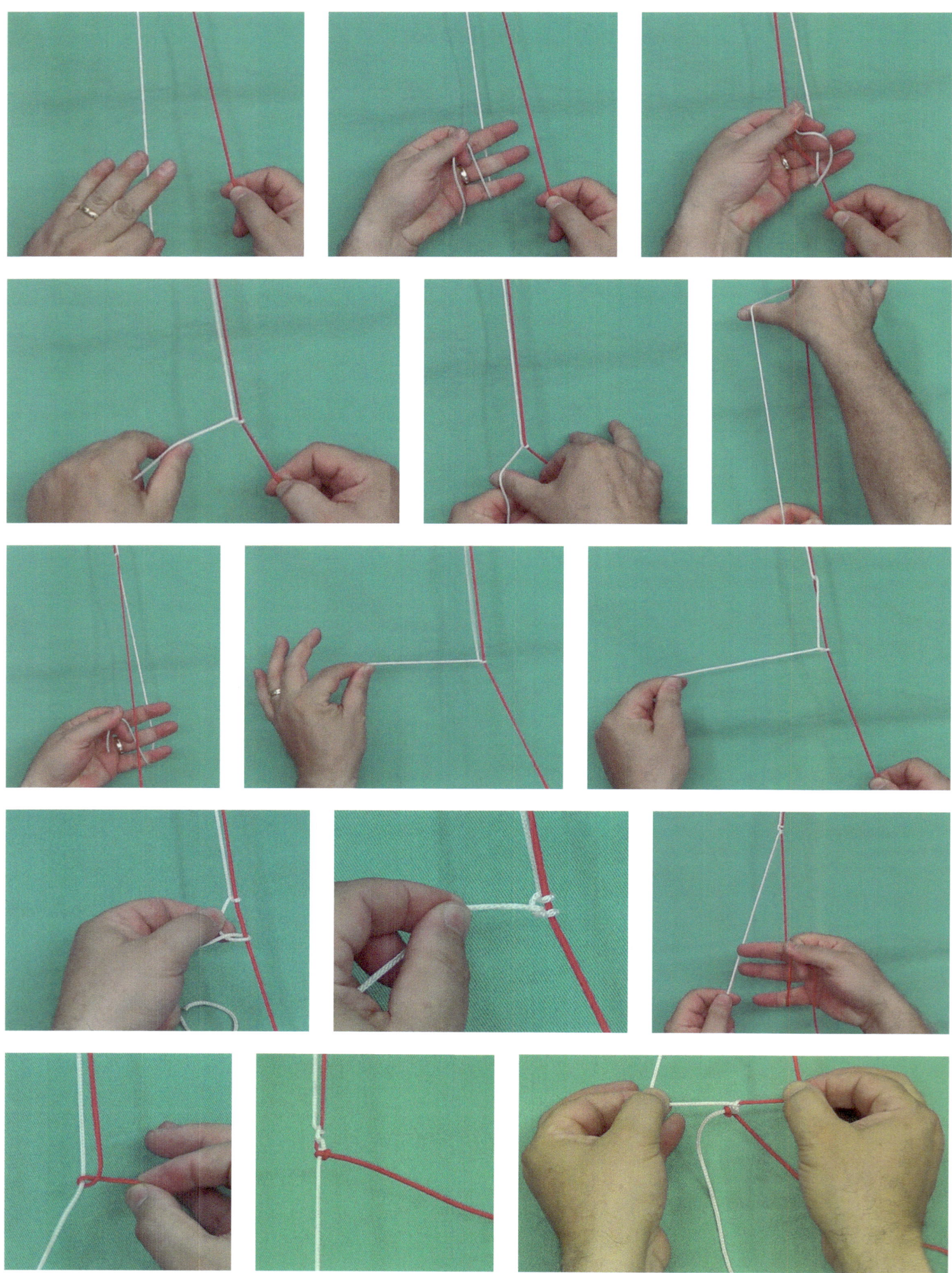

Fig. 3-7. Nó extracorpóreo semichaves.

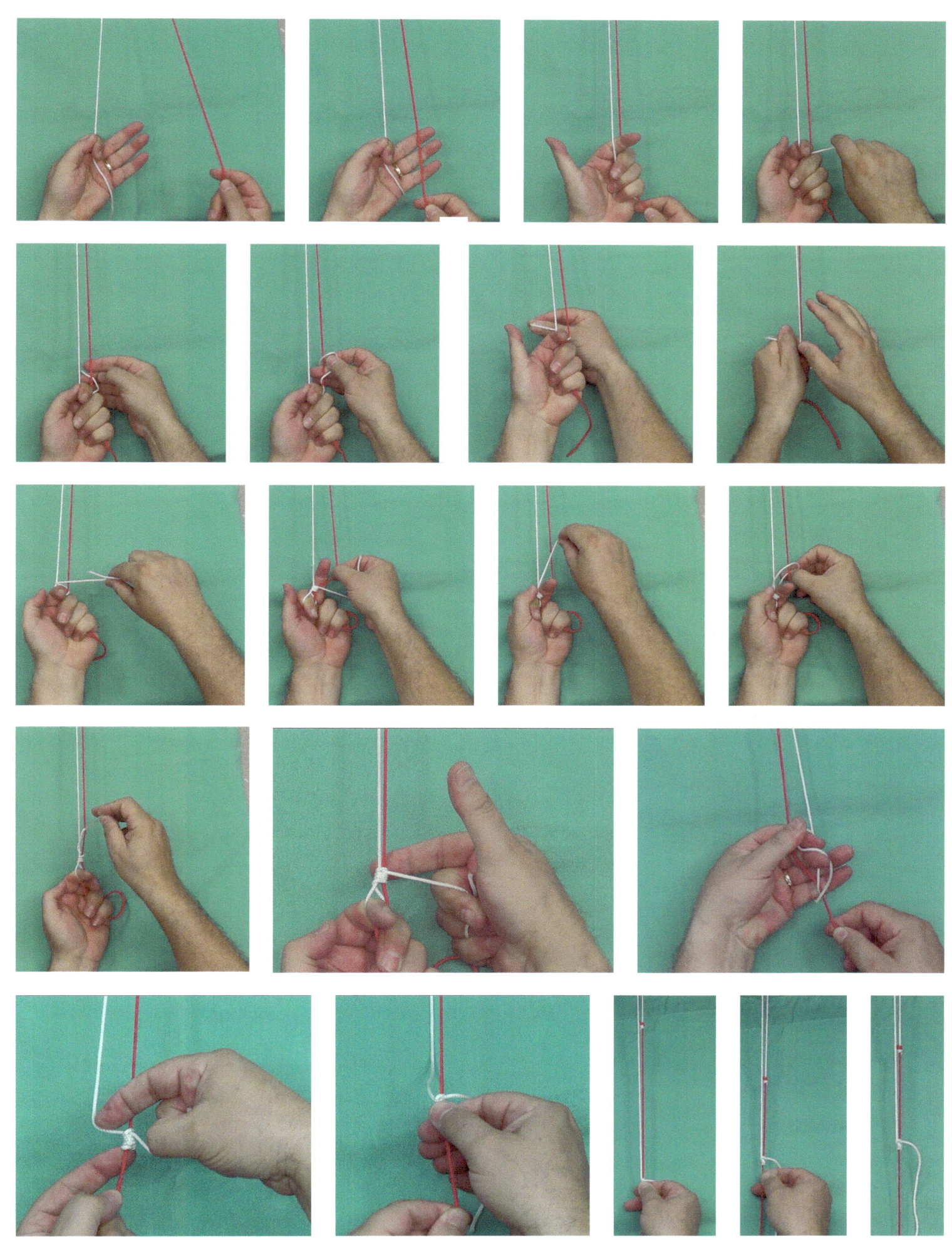

CAPÍTULO 3 ▪ SUTURA INTRACORPÓREA E NÓ DE ROEDER 17

Fig. 3-8. Nó de Roeder.

TÉCNICA DE ANODAMENTO PERFEITA – A REGRA DO GLADIADOR ROMEO

Esta regra aplica-se a todas as combinações ou sequências de anodamento intracorpóreo para dar ao segundo nó estabilidade e conseguir um bloqueio do terceiro e quarto nós.

Para realizar este anodamento com toda segurança é necessário ter habilidades bimanuais e dominar as regras do Gladiador Romeo, técnica fácil e replicável para anodar em laparoscopia.[3,4]

A regra toma o nome do criador Romeo A e da utilização do porta-agulhas com a ponta aberta, simulando o movimento do "polegar dirigido para", *pollux versus* que os antigos imperadores romanos utilizavam para salvar ou matar o gladiador ferido. A técnica foi apresentada na Clínica de Clermont Ferrand em 1998, em 2004 no IRCAD Estrasburgo e posteriormente em vários livros e tratados de laparoscopia. Pode-se aprender fácil e rapidamente em dois dias durante a fase dos nossos cursos, denominada: Fase de anodamento de sutura (Fig. 3-9).

A técnica realiza-se em duas fases, a primeira é a preparação para realizar o nó, por meio dos fundamentos do horizonte do fio e a casa base (Fig. 3-10), e a segunda é a técnica de **anodamento** que se realiza com a técnica do gladiador (Fig. 3-11).

Esta técnica e a fase de **anodamento intracorpóreo** são indispensáveis durante os cursos de sutura para aprender a dar-se nó, conseguir uma adequada coordenação motora e estereotaxia perfeita para controlar de forma elegante os pequenos movimentos indispensáveis para suturar. Estas habilidades também preparam o aluno para realizar uma adequada dissecção dos tecidos na cirurgia laparoscópica. Esta fase é relativamente fácil de adquirir, porém realizá-la fluidamente e 10 vezes mais rápido que no começo requer um treinamento contínuo de nível *Master Class*.

Uma vez terminada a fase de **anodamento e coordenação motora bimanual**, inicia-se a fase de posição e orientação da agulha. Esta fase é mais complexa, porque a agulha é um objeto tridimensional, e a câmera laparoscópica nos mostra unicamente uma agulha em duas dimensões (exceto com o uso de câmeras 3D de última geração). A falta de profundidade em laparoscopia apresenta um desafio para a adequada colocação da agulha no porta-agulhas e conseguir dar o ponto que se deseja. O ponto fixo do trocarte é outro problema para o cirurgião e por causa disso gerou-se nossa classificação pessoal de pontos em laparoscopia:

- Pontos possíveis com ângulos fáceis.
- Pontos possíveis com ângulos difíceis.
- Pontos impossíveis.

Este ponto ajuda-nos na segunda parte da regra do Gladiador Romeo e a teoria do ponto perfeito, que vamos descrever a seguir.

O PONTO PERFEITO

Para realizar um ponto é necessário entender que se trata de um problema de ângulos e eixos. A perfeita combinação deles gera o que chamamos de ponto ideal ou perfeito ou fácil.

Um ponto perfeito existe quando o eixo da ferida (F) está paralelo à projeção do eixo de rotação do porta-agulhas (P) no plano do eixo (F) da ferida, e o plano T da agulha está a 90 graus com respeito ao eixo P (Fig. 3-12).

O ponto perfeito não existe na realidade cirúrgica, mas deve-se procurar uma combinação perfeita que permita transformar um ponto difícil e/ou impossível num ponto possível, simples e fácil (Fig. 3-12B). Consegue-se isto modificando primeiro o eixo da ferida. Se o tecido for móvel, deve-se aproximar o máximo possível à condição "perfeita"; se não for possível mexer F, modifica-se o ângulo da agulha, abrindo-a a 110 graus, e, como última opção, procura-se o melhor ângulo para conseguir a condição ideal, seja com o porta-agulhas no trocarte direito, esquerdo ou um trocarte acessório, modificando o eixo de rotação do porta-agulhas. Antes de colocar os trocartes, é necessário planejar o melhor posicionamento dos mesmos para que o eixo P esteja numa posição fácil para suturar. O ponto perfeito é uma combinação geométrica e precisa de planejamento prévio à cirurgia de como será o posicionamento dos trocartes de acordo com os ângulos de sutura necessários para cada situação cirúrgica.

No treinamento dos alunos esta é a fase mais complexa pois precisa de um tempo maior e de diferentes exercícios que simulem os diferentes ângulos na cirurgia para que seja entendida corretamente.

O aprendizado da sutura é como as matemáticas, deve seguir um modelo rígido com disciplina, sem pular nenhum exercício do programa. Pensamos que só dessa forma é possível aprender a suturar, uma habilidade que não é possível aprender em um ou dois dias; se fosse assim todos os cirurgiões poderiam realizá-la facilmente, precisa-se do tempo necessário para dominar o anodamento e o ponto, quer dizer, a sutura laparoscópica.

Vários modelos foram feitos para seguir as diferentes fases do anodamento e do manuseio da agulha com exercícios cada vez mais complexos até chegar a simular ângulos que se apresentam especificamente nas distintas patologias de cada especialidade (Fig. 3-13).

O treinamento completo sempre prevê aplicações da sutura de fácil a complexo. Por este motivo os *endotrainers* devem ser específicos para o grau de dificuldade de cada treinamento. Inicia-se com o *E-knot* que precisa do uso de uma câmera WEB HD e de uma tela (*Laptop*) ou um *Smartphone* (Fig. 3-14). Tem a facilidade de permitir uma grande versatilidade para a colocação dos trocartes, o que o posiciona como um *endotrainer* avançado para usar em casa.

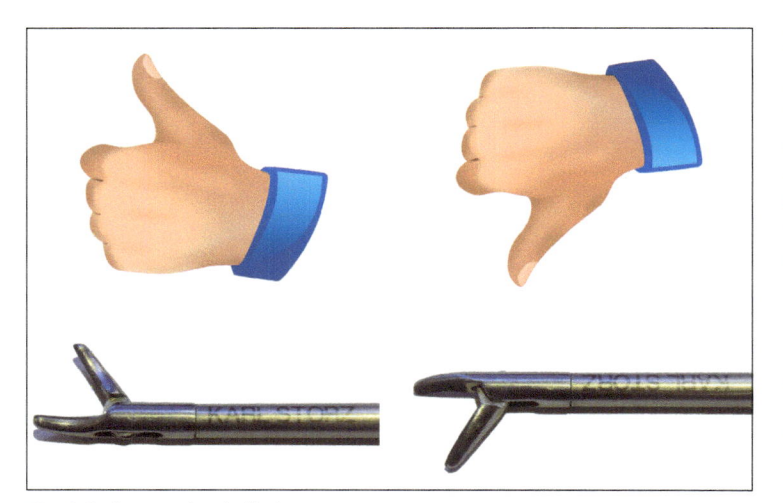

Fig. 3-9. A regra do gladiador.

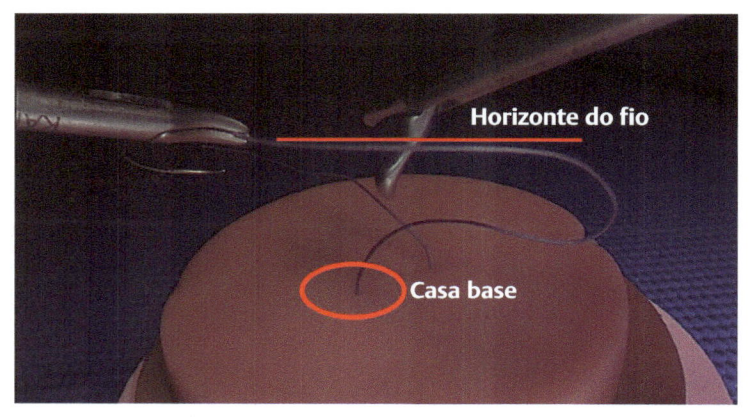

Fig. 3-10. Horizonte do fio e a casa base.

CAPÍTULO 3 ▪ SUTURA INTRACORPÓREA E NÓ DE ROEDER

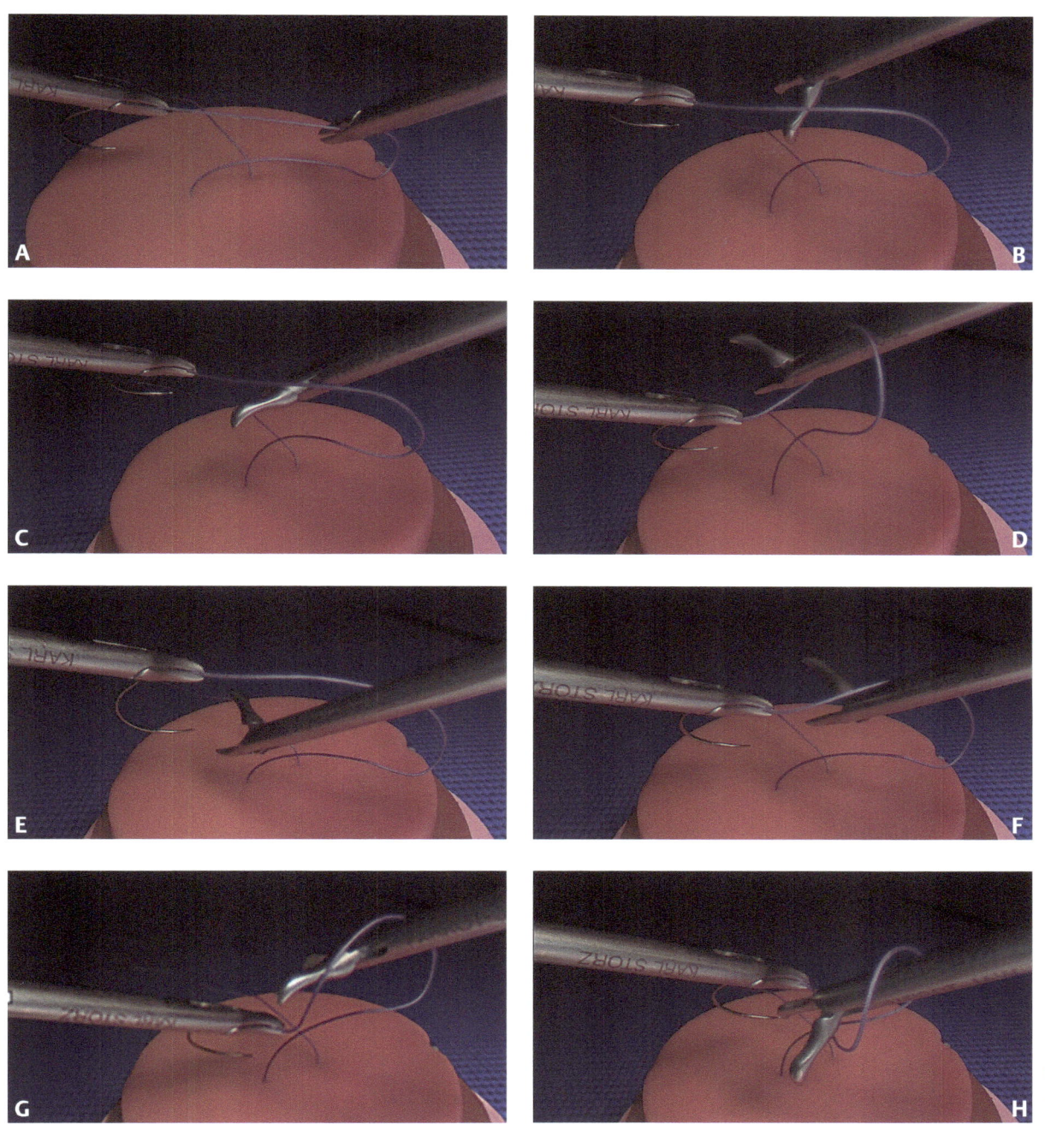

Fig. 3-11. Técnica de anodamento que se realiza com a técnica do gladiador.

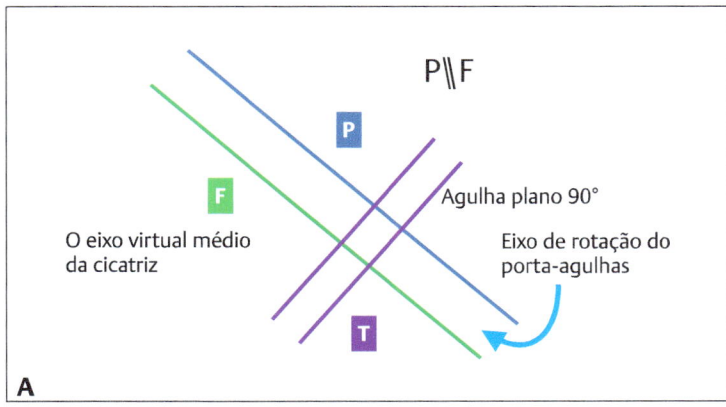

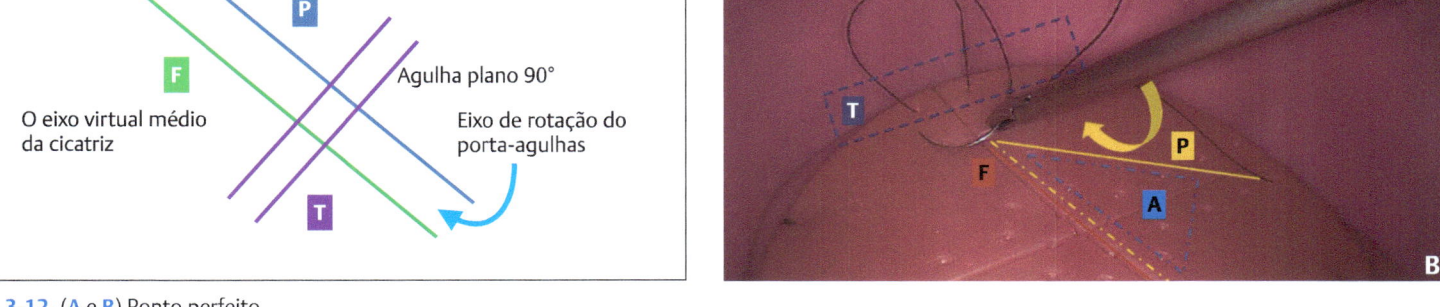

Fig. 3-12. (A e B) Ponto perfeito.

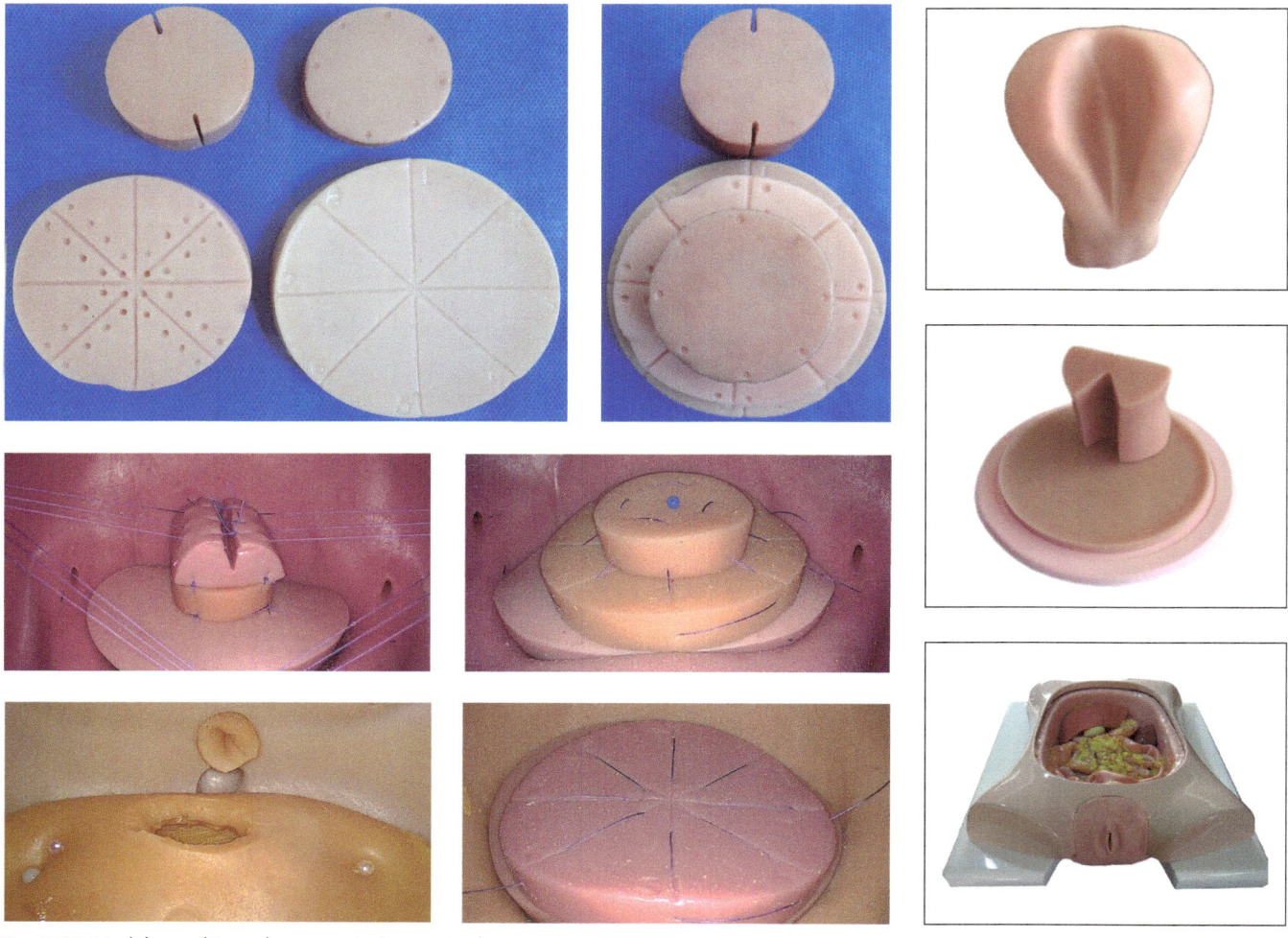

Fig. 3-13. Modelos multiangulares para treinamento de sutura.

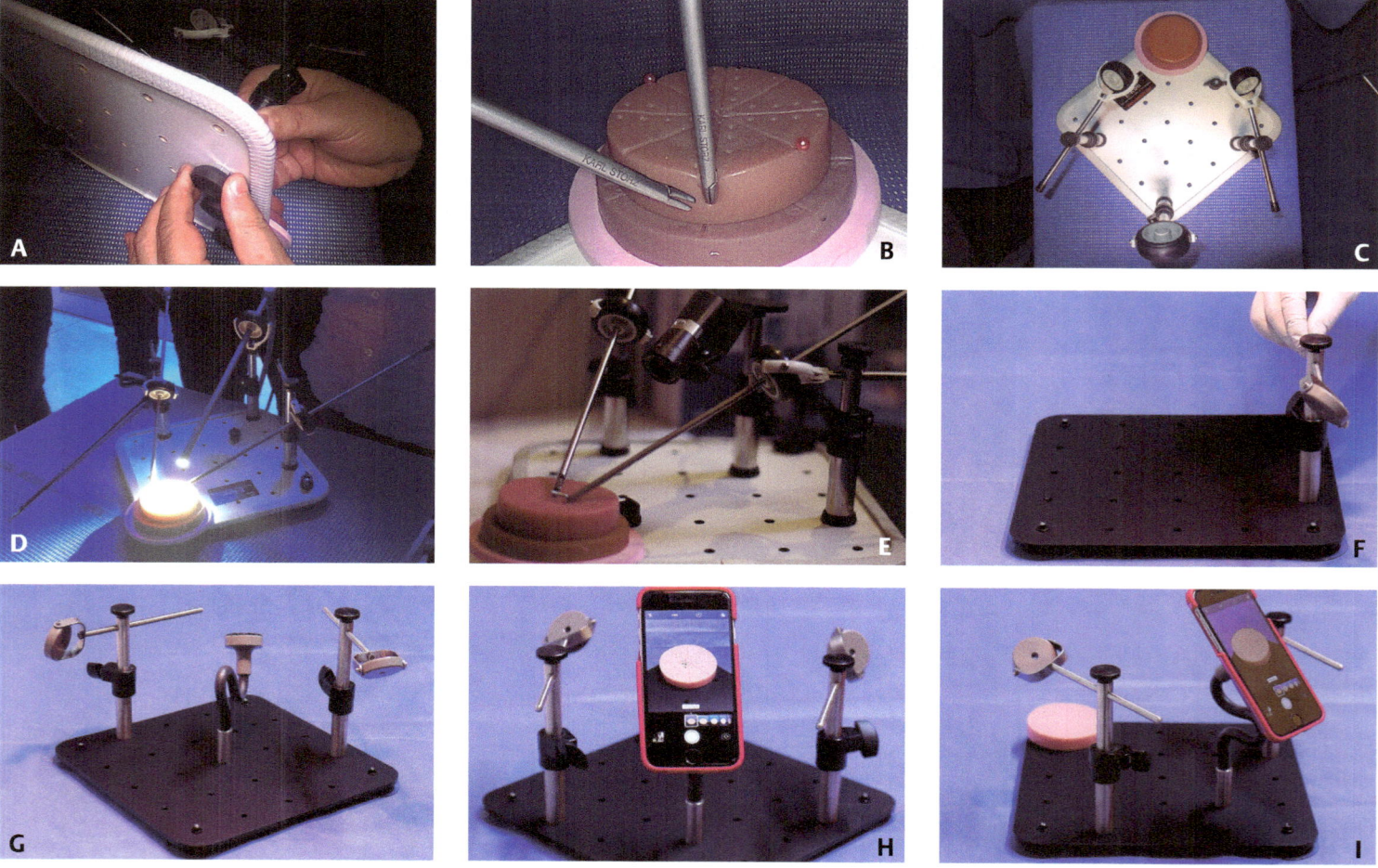

Fig. 3-14. (A-I) *Endotrainer E-knot*.

CAPÍTULO 3 ▪ SUTURA INTRACORPÓREA E NÓ DE ROEDER

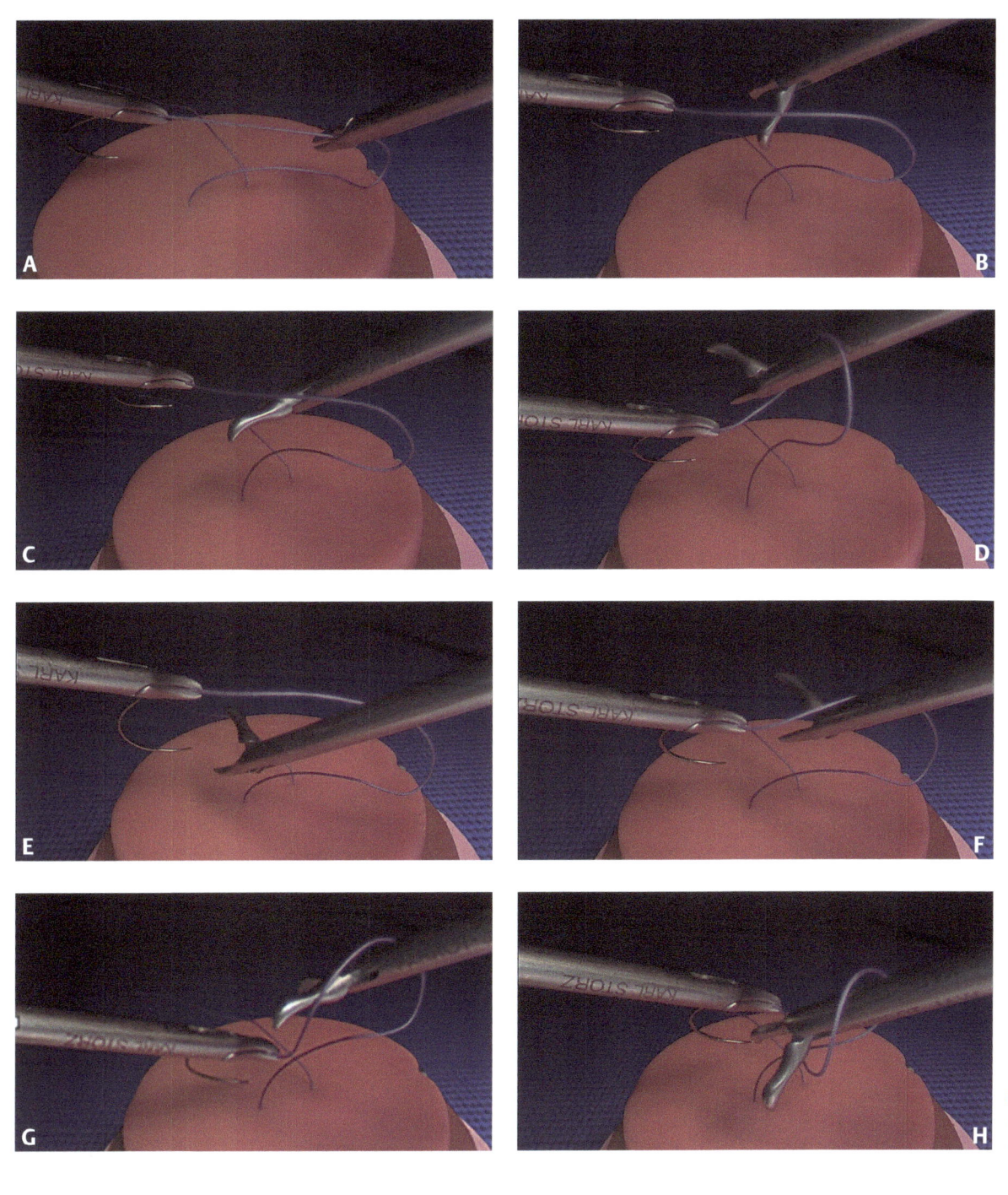

Fig. 3-11. Técnica de anodamento que se realiza com a técnica do gladiador.

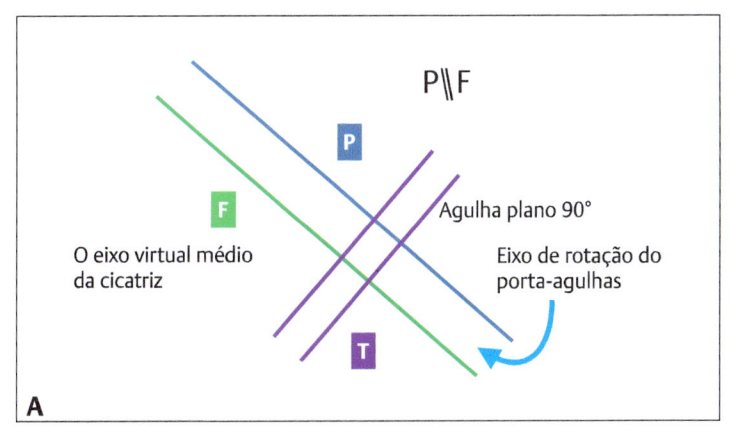

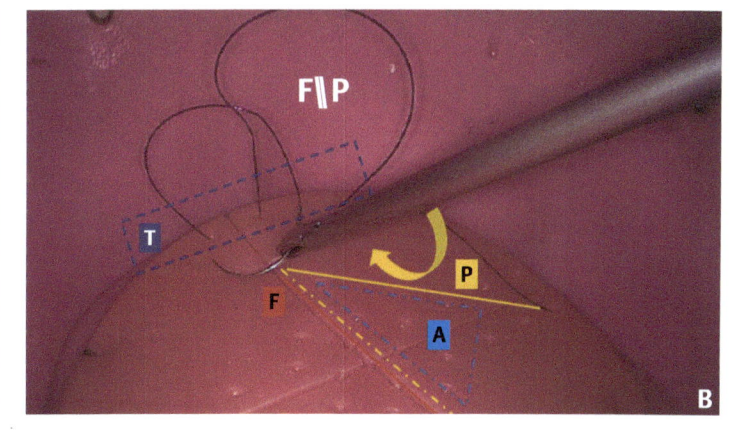

Fig. 3-12. (A e B) Ponto perfeito.

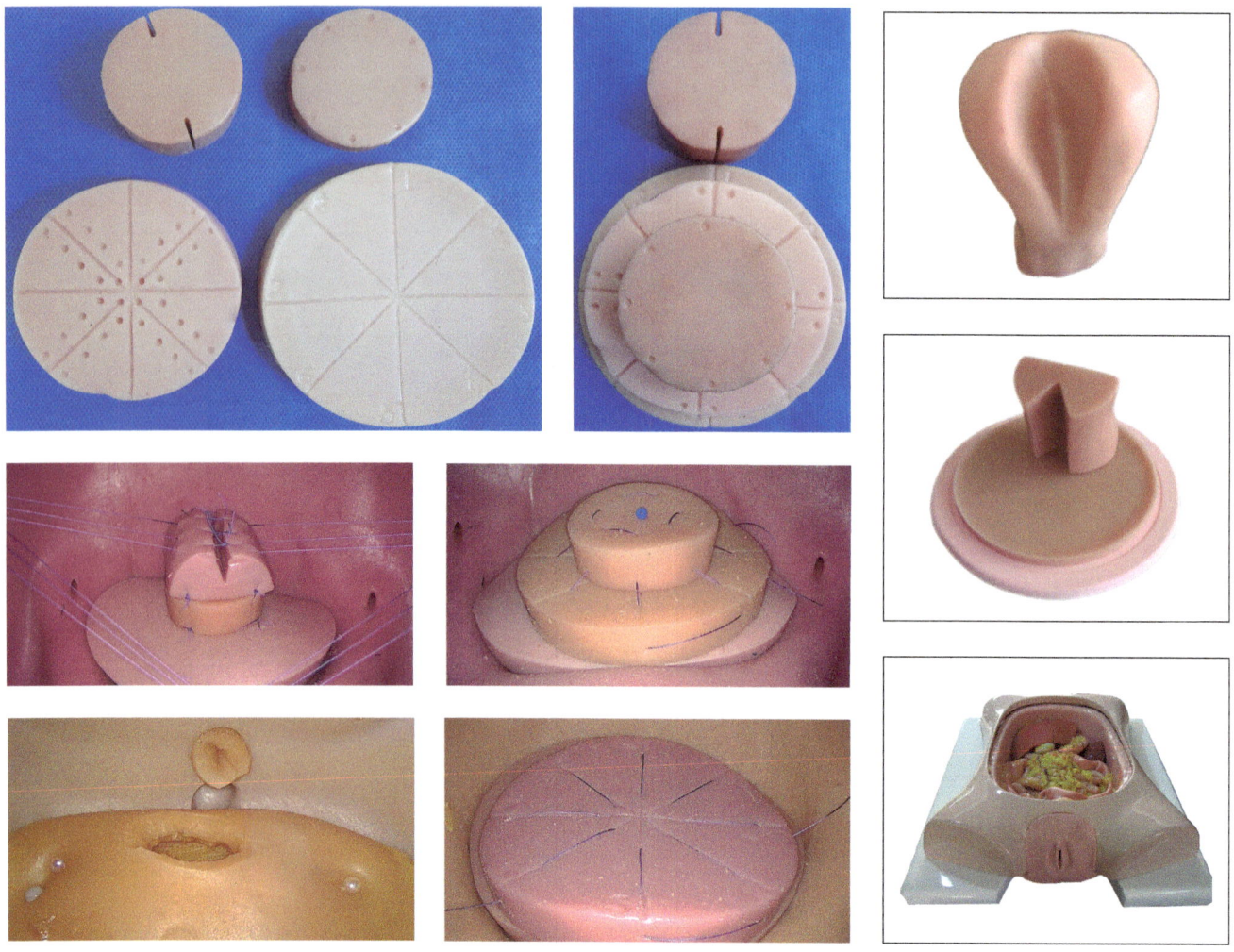

Fig. 3-13. Modelos multiangulares para treinamento de sutura.

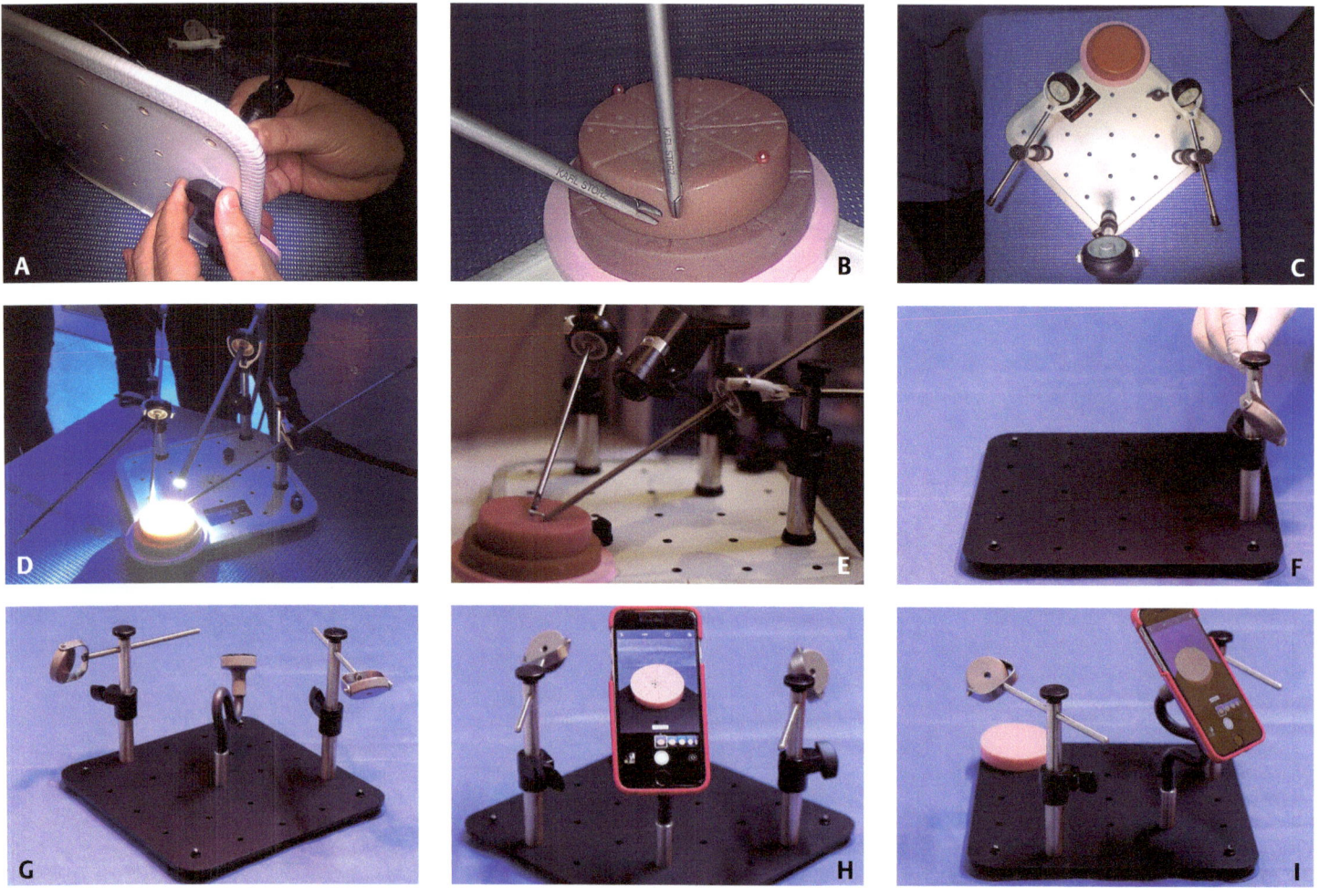

Fig. 3-14. (A-I) *Endotrainer E-knot*.

REFERÊNCIAS BIBLIOGRÁFICAS

1. Romeo A et al. What is the best Surgeon's knot? evaluation of the security of the different laparoscopic knot combinations. *JMIG* 2018 doi.org/10.1016/j.jmig.2018.01.032.
2. Hage JJ. On the Origin and Evolution of the Roeder Knot and Loop—A Geometrical Review. Surgical Laparoscopy, Endoscopy & Percutaneous Techniques February 2008;18(1):1-7
3. Romeo A, Minelli L. Manuale *dei Nodi e delle Tecniche d'annodamento in Laparosopia*. EGES Edizioni. Gennaio, 2006, pp 17-92.
4. Liceaga A, Fernandes LF, Romeo A. *Romeo's Gladiator Rule: knots, Stitches and knot tying techniques*. Endopress Tuttlingen Germany. 2013, pp 6-33.

Parte II PATOLOGIAS BENIGNAS

ENDOMETRIOSE – IMPLANTES SUPERFICIAIS

CAPÍTULO 4

Patrick Bellelis

INTRODUÇÃO

A endometriose representa uma afecção ginecológica comum, atingindo de 10 a 15% das mulheres no período reprodutivo e até 50% das mulheres com dor pélvica crônica e/ou infertilidade.[5,13] Estima-se que o número de mulheres com endometriose seja de 7 milhões nos EUA e de mais de 70 milhões no mundo e em países industrializados, é uma das principais causas de hospitalização ginecológica.[12]

Esta doença é definida pelo implante de estroma e/ou epitélio glandular endometrial em localização extrauterina,[7] podendo comprometer praticamente qualquer local no corpo feminino, mas mais comumente descrito em locais da cavidade abdominopélvica, entre eles ovários, peritônio, ligamentos uterossacros, região retrocervical, septo retovaginal, retossigmoide, íleo terminal, apêndice, bexiga e ureteres.[2-4,10,12,14]

Koninckx e Martin, em 1992,[9] dividiram esta doença em três afecções distintas: peritoneal, ovariana e de septo retovaginal, sendo esta última chamada de endometriose infiltrativa profunda. No primeiro caso, estariam incluídas as pacientes com implantes superficiais; no segundo os cistos ovarianos típicos da doença e no terceiro caso, a endometriose infiltrativa com lesões com mais de 5 mm de espessura.

A ressecção de implantes de endometriose superficial é um tema um tanto quanto controverso, principalmente porque estes referidos implantes não são detectados nos exames de imagens específicos para endometriose.[1] E como, cada vez menos realizamos laparoscopias diagnósticas, muitas mulheres podem até possuir implantes superficiais e serem consideradas como sem doença, principalmente se forem assintomáticas.

No entanto, a pergunta que ficaria é: em se deparando com lesões de endometriose superficial, como devemos proceder? Em uma eventual laparoscopia diagnóstica ou por algum outro motivo e encontrarmos endometriose superficial, devemos ressecar, deixar ou cauterizar?

Apesar de não existirem trabalhos controlados que realmente comprovem um benefício real, a exérese destes implantes superficiais é recomendada já que não aumentam o risco cirúrgico e do modesto impacto na melhora da fertilidade.[6,11]

PREPARO PRÉ-OPERATÓRIO

A exérese dos implantes superficiais de endometriose não requer um preparo pré-operatório específico. O que acontece é que, normalmente, a laparoscopia acaba sendo indicada por algum outro motivo, como a própria endometriose profunda.

Sendo assim, o preparo deverá ser feito de acordo com a indicação cirúrgica. Se for endometriose profunda, recomendamos um preparo intestinal para uma possível ressecção intestinal.[8]

MATERIAIS INDISPENSÁVEIS

Não são necessários materiais especiais para a execução deste procedimento. Somente são necessárias uma pinça de apreensão para pegar a lesão e uma tesoura ou *Hook* acoplado à energia monopolar para a exérese da própria lesão. Recomendamos também uma pinça bipolar que realize apreensão, para possíveis cauterizações.

POSICIONAMENTO DA PACIENTE

Paciente em posição semiginecológica, deitada diretamente sobre o colchão antiaderente, caixa de ovo. Pernas fixas em perneiras tipo bota com panturrilhas livres (Fig. 4-2). Normalmente não utilizamos ombreiras pelo risco de lesão de plexo braquial (Fig. 4-3).

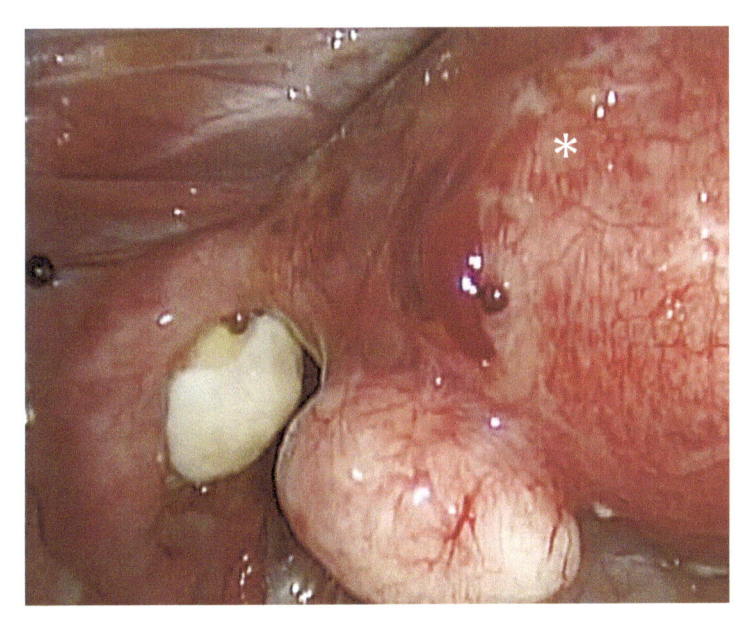

Fig. 4-1. Endometriose superficial em serosa uterina e ligamento redondo (*).

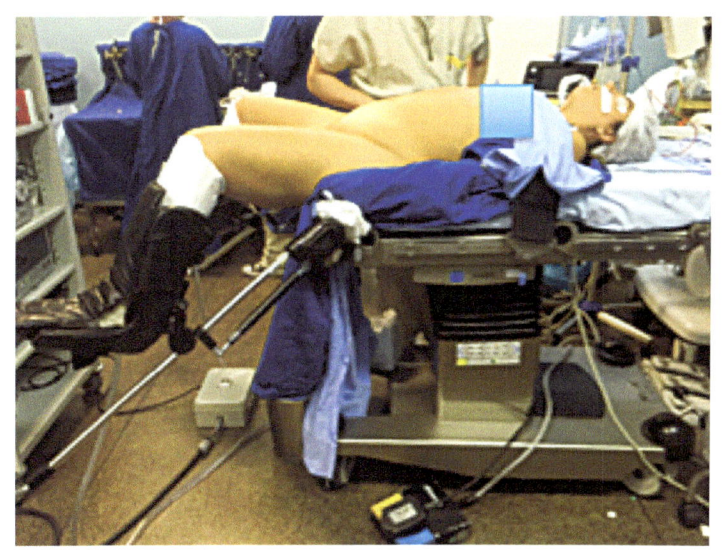

Fig. 4-2. Mesa cirúrgica.

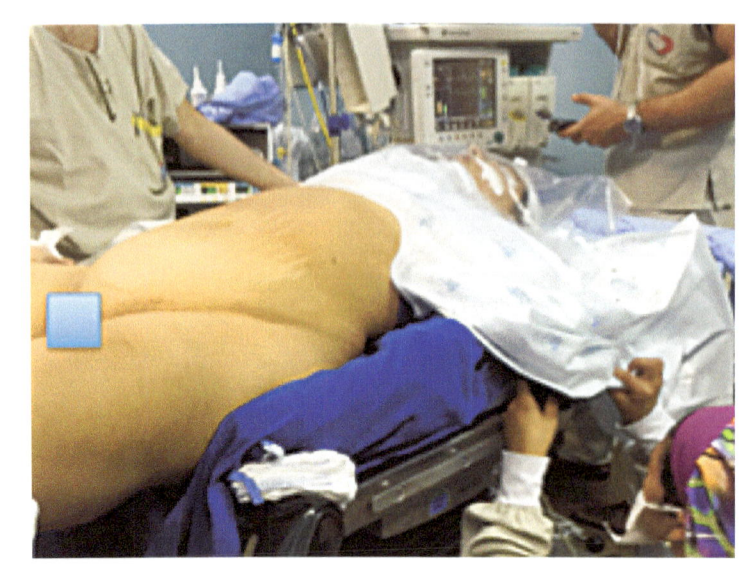

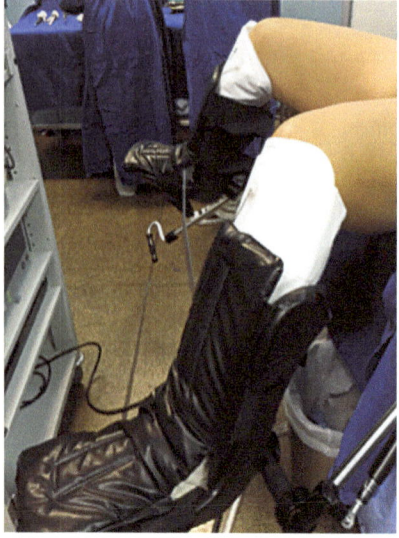

Fig. 4-3. Posicionamento da paciente com massageador pneumático e manta térmica.

POSICIONAMENTO DOS TROCARTES

O posicionamento dos trocartes tem por objetivo manter uma boa ergonomia do cirurgião, além de permitir um completo acesso da cavidade pélvica. Além disso, este tipo de acesso permite a realização de todos os tipos de procedimentos com dissecção, sutura, cauterização, morcelamento entre outros. Sugerimos este tipo de posicionamento para todos os tipos de cirurgia na cavidade pélvica:

- 1 trocarte de 11 ou 12 mm em cicatriz umbilical.
- 3 trocartes de 5 mm na região inferior do abdome (Fig. 4-4).

POSICIONAMENTO DA EQUIPE E SALA CIRÚRGICA (FIG. 4-5)

- O cirurgião encontra-se à esquerda da paciente, assim como o instrumentador.
- O primeiro auxiliar, que realizará a câmera, fica à direita da paciente.
- O segundo auxiliar ficará sentado, manipulando o útero, entre as pernas da paciente.
- A equipe de anestesia juntamente com o carrinho ficará atrás da cabeceira da paciente.
- A torre de laparoscopia ficará atrás do 2º auxiliar, entre as pernas da paciente.

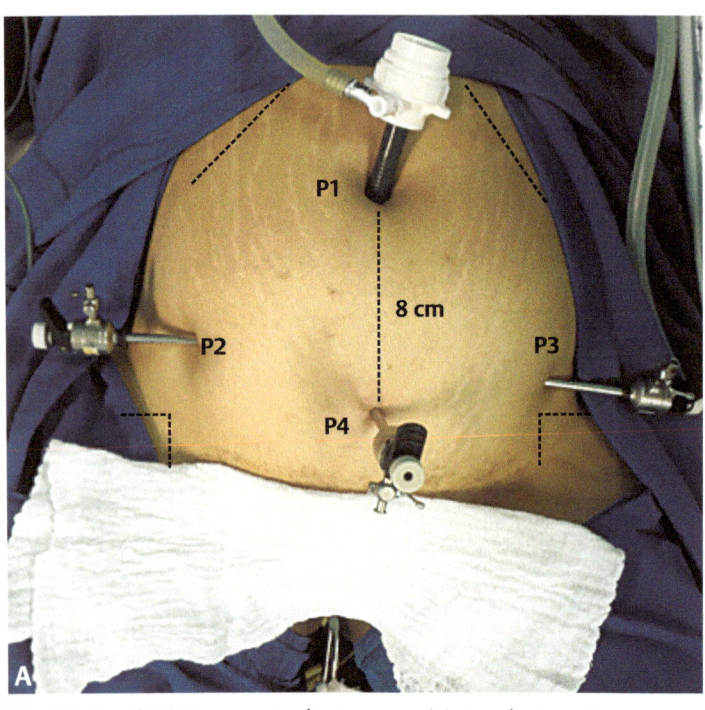

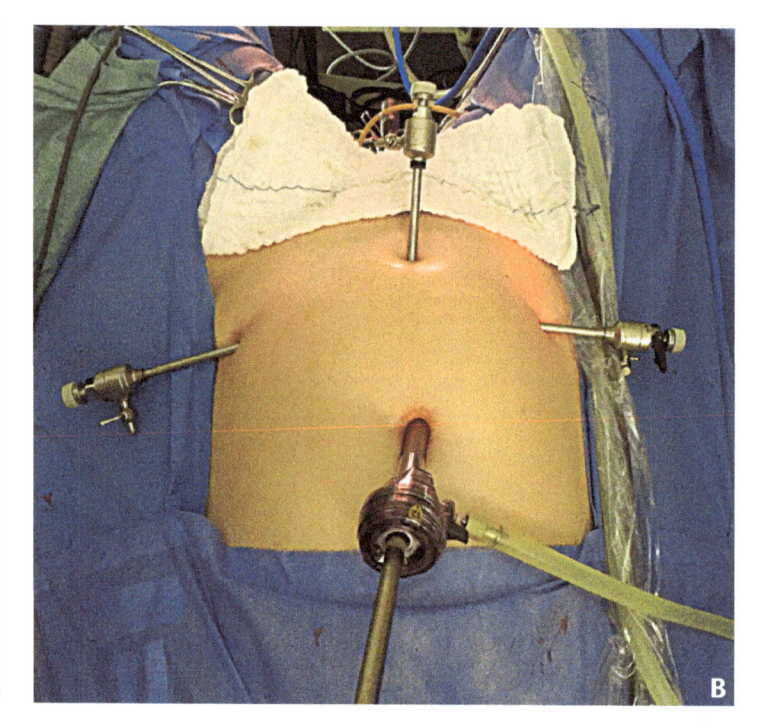

Fig. 4-4. (A e B) Posicionamento dos trocartes; (B) vista do cirurgião.

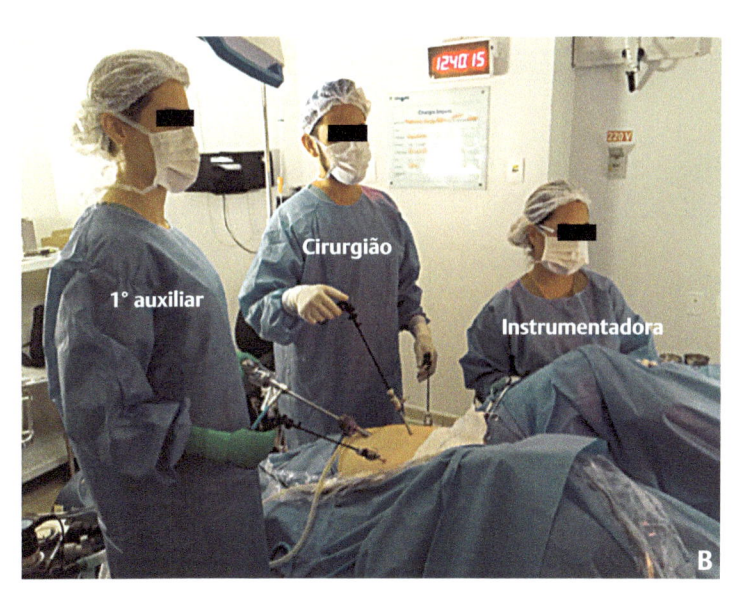

Fig. 4-5. (A e B) Posicionamento da equipe cirúrgica.

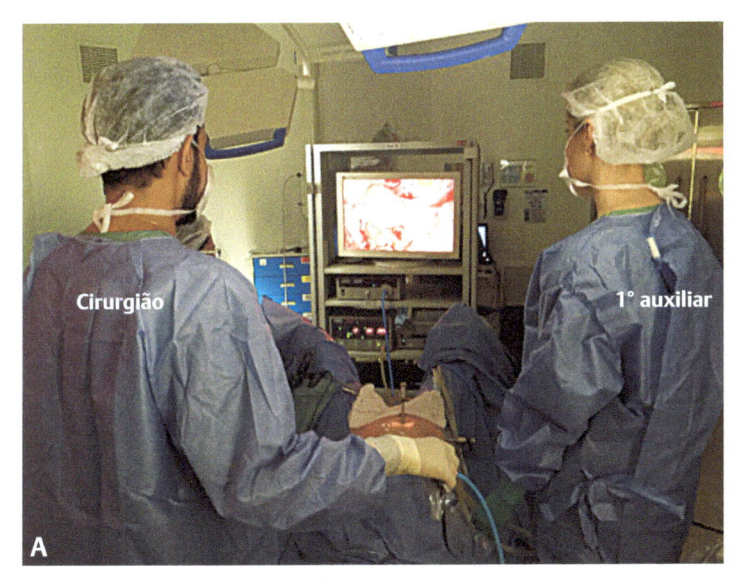

DESCRIÇÃO DA TÉCNICA CIRÚRGICA
Passo a Passo
Passo 1

Como já demonstrado em capítulos anteriores, o primeiro passo para o acesso à cavidade peritoneal é a realização do pneumoperitônio. Este primeiro acesso pode ser realizado de várias formas, sendo as principais:

- Agulha de Veress.
- Acesso aberto.
- Punção direta com trocarte.

Não existe diferença dos riscos de acidentes de punção entre estas principais técnicas, no entanto, se a paciente possuir cicatriz de laparotomia mediana prévia, sugerimos a utilização do ponto de Palmer, para diminuir a chance de acidentes de primeira punção.

Passo 2

Após termos acesso à cavidade peritoneal, devemos realizar um inventário da cavidade para que possamos ter a real dimensão da cirurgia a ser realizada.

Passo 3

Padronizamos que, em todas as cirurgias por endometriose, devemos realizar a suspensão temporária dos ovários. Desta forma, economizamos uma das mãos do auxiliar e, assim, podemos trabalhar de forma mais confortável.

Existem materiais desenvolvidos exclusivamente para este tipo de suspensão, como o *T-lift* (Fig. 4-6), mas pode ser realizada, também, com fios de sutura (Fig. 4-7).

Passo 4

Identificação e ressecção das lesões. A ressecção das lesões pode ser realizada com tesoura ou pelo uso de energia. Em alguns casos, podemos realizar somente a cauterização do foco (Fig. 4-8).

CONCLUSÃO
- Como em todas as pacientes com endometriose, devemos fazer uma propedêutica e preparo adequado e padronizado da paciente.
- O acesso, o posicionamento dos trocartes e o acesso à cavidade serão iguais em todas as pacientes com endometriose.
- Sugerimos a ressecção de todos os focos de endometriose.

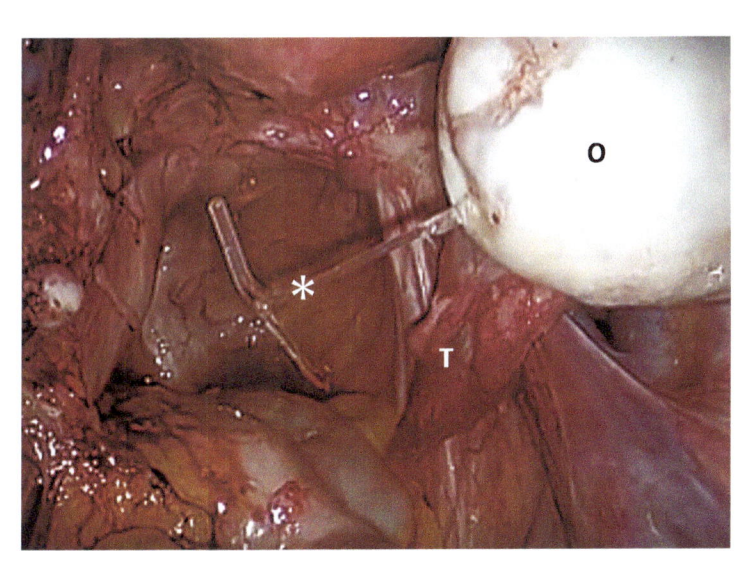

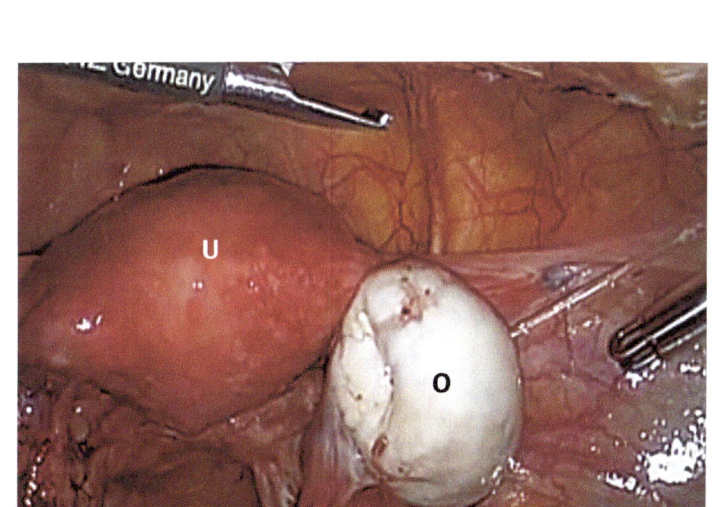

Fig. 4-6. Suspensão de ovário com o auxílio do *T-lift* (*). T: tuba uterina; U: útero; O: ovário.

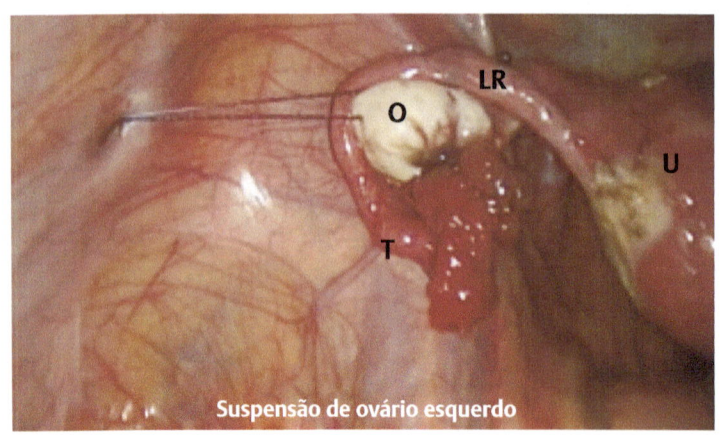

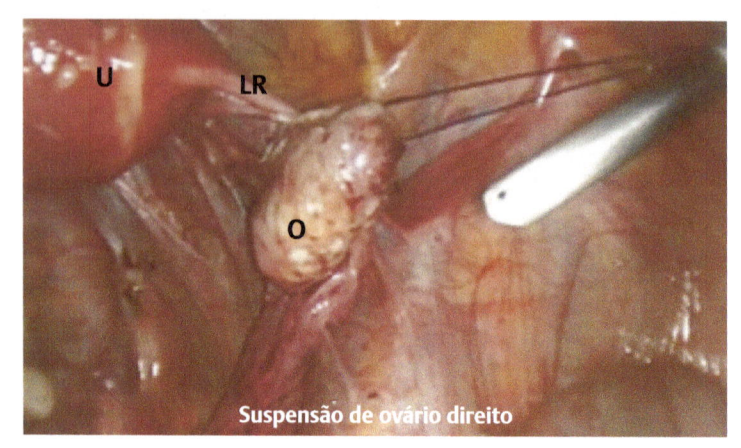

Fig. 4-7. Suspensão de ovários (O) com fios de sutura. T: tuba uterina; U: útero; LR: ligamento redondo.

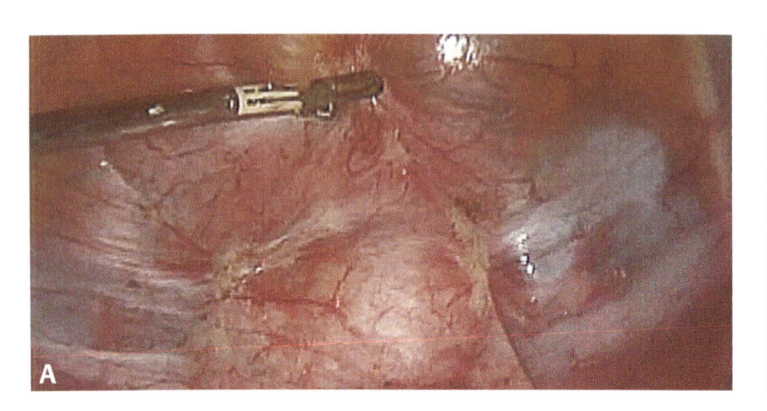

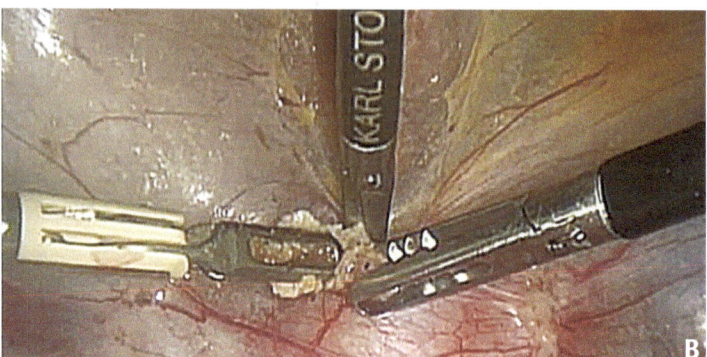

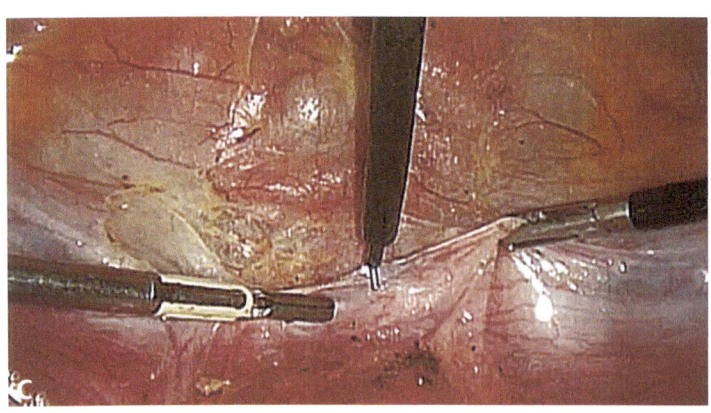

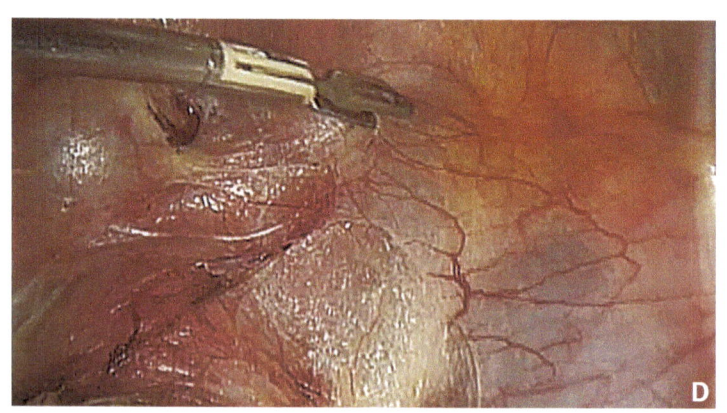

Fig. 4-8. (A) Identificação das lesões superficiais. (B) Tração e ressecção com o auxílio de tesoura. (C) Ressecção com auxílio de energia. (D) Aspecto final.

REFERÊNCIAS BIBLIOGRÁFICAS

1. Abrao MS, Gonçalves MO, Dias JA Jr et al. Comparison between clinical examination, transvaginal sonography and magnetic resonance imaging for the diagnosis of deep endometriosis. Hum Reprod 2007 Dec;22(12):3092-7.
2. Abrao MS, Podgaec S, Dias JA, Jr et al. Deeply infiltrating endometriosis affecting the rectum and lymph nodes. Fertility and Sterility 2006;86:543-547.
3. Acién P, Velasco I. Endometriosis: a disease that remains enigmatic. ISRN Obstet Gynecol 2013 Jul 17;242149.
4. Arruda MS, Petta CA, Abrao MS, Benetti-Pinto CL. Time elapsed from onset of symptoms to diagnosis of endometriosis in a cohort study of Brazilian women. Human Reproduction 2003;18:756-759.
5. Bellelis P, Dias JA, Podgaec S et al. Epidemiological and clinical aspects of pelvic endometriosis–a case series. Rev Assoc Med Bras 2010; 56:467-471.
6. Brichant G, Audebert A, Nisolle M. MINIMAL AND MILD ENDOMETRIOSIS: WHICH IMPACT ON FERTILITY? Rev Med Liege 2016 May;71(5):236-41.
7. Gao X, Yeh YC, Outley J et al. Health-related quality of life burden of women with endometriosis: a literature review. Curr Med Res Opin 2006;22:1787-1797.
8. Kondo W, Ribeiro R, Zomer MT, Hayashi R. Laparoscopic Double Discoid Resection With a Circular Stapler for Bowel Endometriosis. J Minim Invasive Gynecol 2015;22(6):929-31.
9. Koninckx PR, Martin DC. Deep endometriosis - a consequence of infiltration or retraction or possibly adenomyosis externa. Fertility and Sterility 1992;58:924-928.
10. Podgaec S, Goncalves MO, Klajner S, Abrao MS. Epigastric pain relating to menses can be a symptom of bowel endometriosis. Sao Paulo Medical Journal 2008;126:242-244.
11. Pop-Trajkovic S, Popović J, Antić V et al. Stages of endometriosis: does it affect in vitro fertilization outcome. Taiwan J Obstet Gynecol 2014 Jun;53(2):224-6.
12. Vercellini P, Fedele L, Aimi G et al. Association between endometriosis stage, lesion type, patient characteristics and severity of pelvic pain symptoms: a multivariate analysis of over 1000 patients. Hum Reprod 2007;22:266-271.
13. Viganò P, Parazzini F, Somigliana E, Vercellini P. Endometriosis: epidemiology and aetiological factors. Best Pract Res Clin Obstet Gynaecol 2004;18:177-200.
14. Vinatier D, Orazi G, Cosson M, Dufour P. Theories of endometriosis. Eur J Obstet Gynecol Reprod Biol 2001;96:21-34.

ENDOMETRIOSE PROFUNDA – REGRAS BÁSICAS DE DISSECÇÃO

CAPÍTULO 5

Fernanda de Almeida Asencio
Arnaud Wattiez

INTRODUÇÃO

A endometriose é uma doença definida pela presença de tecido endometrial (glândulas e estroma) fora da cavidade uterina, podendo ser encontrado nos ovários, tubas uterinas ou em outros órgãos pélvicos, com infiltração superficial ou profunda do peritônio.[1]

A endometriose profunda é caracterizada pela infiltração da superfície peritoneal pelo tecido endometrial em profundidade maior ou igual a 5 mm, e também pela presença de um padrão de distribuição multifocal.[2]

É uma doença comum e que afeta mulheres jovens. Dentre as manifestações clínicas mais frequentes estão dor pélvica crônica, dismenorreia, dispareunia e infertilidade.[3] Este quadro pode afetar, dramaticamente, a qualidade de vida dessas mulheres, prejudicando seus bem-estares físico, mental e social.

As estimativas de prevalência podem variar de acordo com a população estudada: na população em geral pode chegar a 10%, já em mulheres com subfertilidade a taxa de prevalência pode variar de 25 a 40%.[1] Segundo revisão da Cochrane, de 2014, esses valores podem ser potencialmente subestimados, pois, para diagnóstico de endometriose, são exigidas visualização e confirmação histopatológica da doença.

É amplamente aceito na literatura que o tratamento cirúrgico da endometriose profunda reduz a dor associada à doença e pode melhorar a infertilidade nos estádios de moderado a grave.[2-5] Estudos reforçam que os cirurgiões devem estar preparados para o tratamento adequado.[2] É mandatório dominar a anatomia, ter conhecimento das técnicas de dissecção e ter ciência dos riscos de disfunções urinária, intestinal e sexual no pós-operatório, quando não for possível a preservação nervosa durante a exérese das lesões. Pela técnica laparoscópica é possível realizar os procedimentos mais complexos de maneira efetiva e segura, porém, até mesmo em mãos de cirurgiões experientes complicações podem ocorrer.[2]

O manejo da endometriose é desafiador. Embora seja uma doença benigna, pode causar grave morbidade na vida de mulheres jovens. Por isso o tratamento da endometriose deve ser adaptado a cada mulher, visando a atender seus desejos e expectativas, assim como diminuir o risco de recorrência. Assim, o tratamento deve ser radical em relação à doença, porém conservador quanto à funcionalidade, respeitando as expectativas da paciente.

Durante o acompanhamento dessas mulheres existe a preocupação quanto ao retorno da doença. As taxas de recorrências sintomáticas de endometriose relatadas na literatura variam de 21,5% em dois anos a 50% em cinco anos após o tratamento. Portanto, os principais objetivos das intervenções cirúrgicas são a redução ou remoção dos implantes endometriais ectópicos, restauração da anatomia, redução da progressão da doença e alívio dos sintomas.[1]

A excisão completa das lesões pode diminuir as taxas de recorrência, porém pode aumentar o risco de distúrbios funcionais secundários. Por essa razão, deve-se encontrar o equilíbrio entre o tratamento radical e conservação da funcionalidade.[4]

PREPARO PRÉ-OPERATÓRIO

A paciente deve participar do planejamento cirúrgico pré-operatório, precisa estar ciente de todas as opções de tratamento, de todos os riscos e benefícios, e de que a decisão da melhor conduta será tomada no intraoperatório.

O preparo inicia 5 dias antes da cirurgia, com uma dieta de baixo teor de resíduos, para facilitar a mobilidade e manuseio das alças intestinais durante a cirurgia, permitindo uma exposição adequada. E nos casos de endometriose profunda com suspeita de acometimento intestinal, um *fleet* enema é prescrito no dia anterior à cirurgia.

Para o início da cirurgia, a paciente é colocada em posição semi-ginecológica, com os dois braços fixos ao longo do corpo e a região do cóccix na borda da cama cirúrgica. As pernas semi-flexionadas permitem mobilidade ao segundo auxiliar e fácil acesso para manipulação vaginal e retal, quando necessário no intraoperatório. O cuidado com posicionamento da paciente é de extrema importância para evitar compressão nervosa ou vascular, pois em alguns casos a cirurgia pode demorar mais que o tempo previsto (Fig. 5-1).

ESTRATÉGIA GERAL

Sistematizar uma estratégia para abordar cirurgicamente a endometriose é fundamental para tornar a cirurgia reprodutível, segura e rápida. Para fins didáticos dividimos em estratégia geral e específica. A seguir será descrito o passo a passo de cada uma delas.

Relembrando que o nosso objetivo principal é alcançar o equilíbrio entre o tratamento radical e preservação da funcionalidade, diminuindo o risco de disfunções e/ou complicações pós-operatórias.

A estratégia geral se baseia nos princípios de ergonomia, anatomia, exposição e dissecção, ou seja, passos básicos que devem estar presentes em todas as cirurgias.

Passo 1 – Entender a Doença

Um exame minucioso vaginal e retal deve ser realizado com a paciente anestesiada para avaliar e compreender a lesão de endometriose antes de iniciar a cirurgia.

Uma óptica de 10 mm zero grau é posicionada transumbilical, e dois trocartes acessórios de 5 mm são colocados nas fossas ilíacas direita e esquerda e um terceiro trocarte acessório na linha média suprapúbica (Fig. 5-2).[6] O passo seguinte é a inspeção sistemática

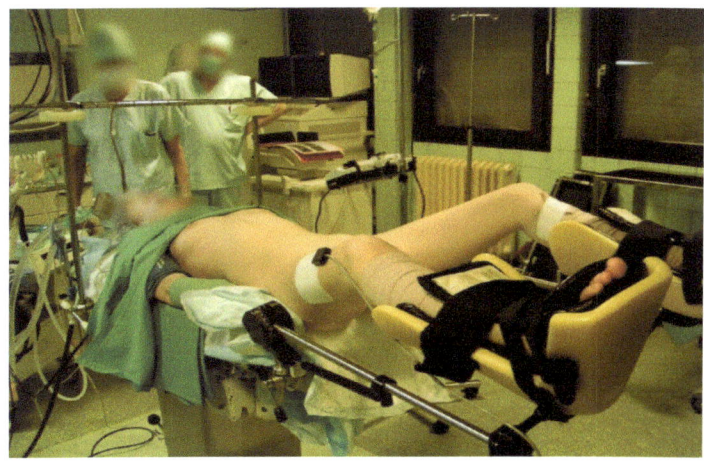

Fig. 5-1. Posicionamento da paciente.

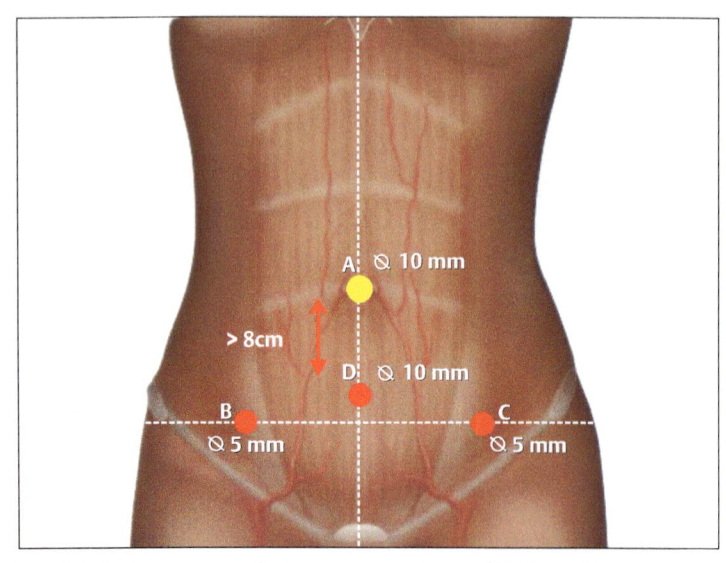

Fig. 5-2. Posicionamento dos trocartes. (Fonte: Ircad/Websurg).⁶

da cavidade abdominal, explorando toda a região do diafragma à procura de possíveis focos de endometriose e analisando bem a cavidade pélvica, procurando compreender a doença e planejar a estratégia cirúrgica (Figs. 5-3 e 5-4). Atenção especial deve ser dada na região do *cecum*, apêndice e junção ileocecal, pois podem estar envolvidos pela doença em 7% dos casos de endometriose profunda.⁴

Passo 2 – Lise de Aderências – Reconstrução da Anatomia

A lise de aderências é passo mandatário da nossa estratégia, já que visa a restaurar a anatomia pélvica, contribuindo para melhor entendimento do campo operatório e diminuindo riscos de lesões inadvertidas (Figs. 5-5 e 5-6).

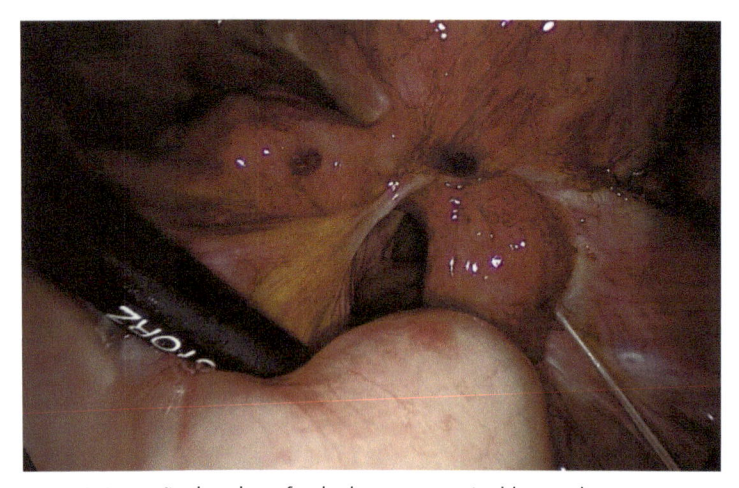

Fig. 5-3. Inspeção da pelve – fundo de saco posterior bloqueado.

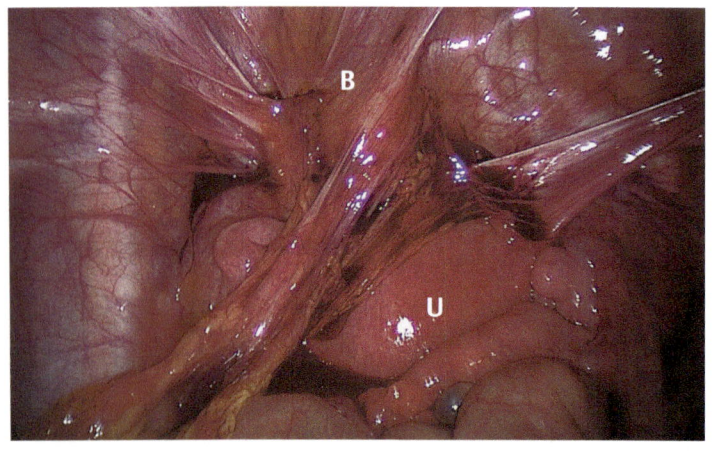

Fig. 5-4. Inspeção – fundo de saco anterior. U: útero; B: bexiga.

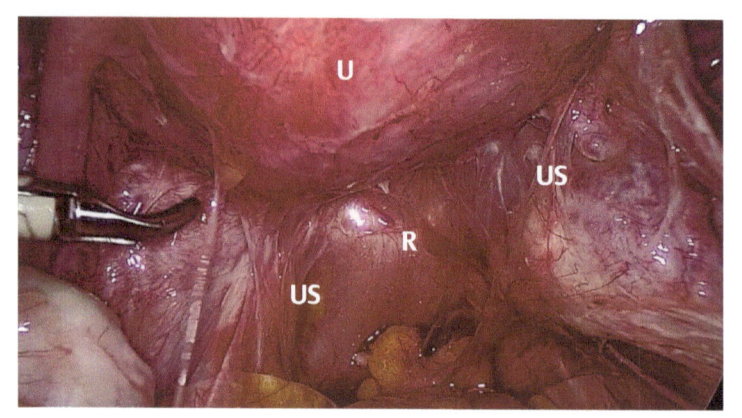

Fig. 5-5. Aderências extensas em fundo de saco posterior. R: reto; US: ligamento uterossacro; U: útero.

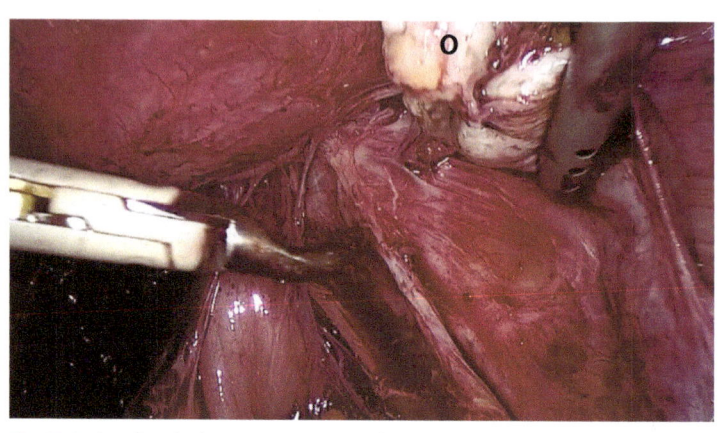

Fig. 5-6. Lise de aderências - reconstruindo a anatomia, liberando o ovário direito. O: ovário.

Passo 3 – Exposição

A exposição adequada do campo operatório é etapa obrigatória de todas as cirurgias, especialmente nos casos de endometriose profunda. Este passo tem como objetivo aprimorar a visão e ampliar o espaço de trabalho, assim como permitir que o cirurgião utilize as duas mãos e livre a mão do auxiliar, melhorando a ergonomia e, consequentemente, otimizando o tempo cirúrgico.

Sucessivas etapas são utilizadas para tal finalidade, começando pela utilização do manipulador uterino, posicionamento da paciente em Trendelenburg, visando à mobilização intestinal da pelve e a suspensão de órgãos, sempre que necessário.

O uso do manipulador uterino permite melhor apresentação do fundo de saco posterior, pelo posicionamento cranial e anterior do útero, manobra fundamental para o tratamento da endometriose profunda, para a identificação da doença e marcos anatômicos, evitando, assim, potenciais complicações intraoperatórias (Fig. 5-7).

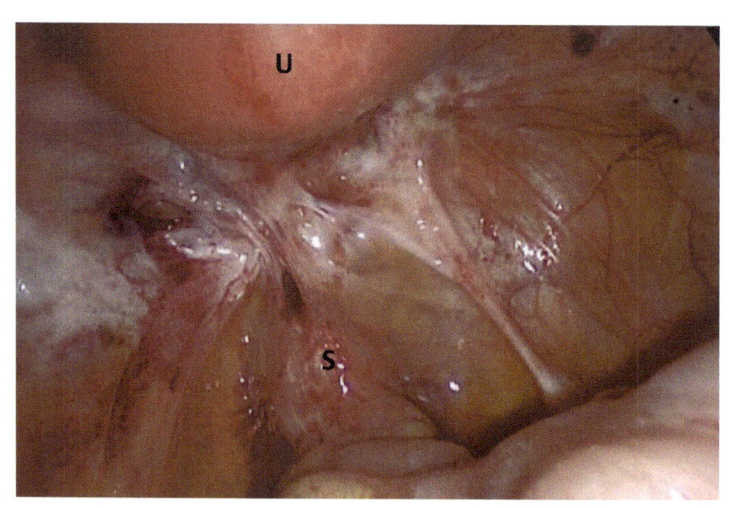

Fig. 5-7. Apresentação adequada do fundo de saco posterior – manipulador uterino: posicionamento uterino cranial e anterior. U: útero; S: sigmoide.

A fim de reclinar o intestino corretamente, a paciente deve ser colocada em posição de Trendelenburg de aproximadamente 30 graus, começando com uma pressão intraperitoneal de 15 mmHg. A manobra correta para liberar o intestino da pelve inicia deslocando o *cecum* cranialmente e à esquerda, e, em seguida, a última alça ileal também é mobilizada (Fig. 5-8). O cirurgião e o assistente devem então estar coordenados na sequência de movimentos para reclinar o intestino para fora da pelve utilizando pinças atraumáticas. A seguir, o ângulo de posicionamento de Trendelenburg pode então ser reduzido, até pouco antes de o intestino começar a retornar à pelve, que deve ser de cerca de 12-18 graus, dependendo de cada paciente, e a pressão intraperitoneal pode então ser reduzida para 12 mmHg.

A seguir, a fixação fisiológica do cólon sigmoide é liberada para permitir melhor visualização e livre acesso ao ureter, infundíbulo pélvico, anexo e fossa pararretal esquerda (Figs. 5-9 a 5-11).

Em casos de endometriomas ou cistos em ovários, ao realizar a lise de aderências, estes geralmente se rompem e acabam drenando seu conteúdo. Após a liberação dos ovários, o passo seguinte é a fixação temporária dos mesmos na parede pélvica anterior, pela sutura (com agulha reta transpassando a parede abdominal anterior ou agulha curva fixando o ovário na altura da inserção do ligamento redondo) ou com auxílio de um dispositivo de suspensão rápido e prático, chamado T-Lift, retirado no término do procedimento.

Esta manobra visa a melhorar a exposição da pelve, acesso ao ureter, às fossas pararretais e ao septo retovaginal, e ainda liberar a mão do auxiliar para ajudar o cirurgião (Figs. 5-12 a 5-15).

Passo 4 – Identificação dos Ureteres

Recomenda-se a identificação dos ureteres como ponto de partida da dissecção. Para tal, faz-se mais rápido na altura da sua entrada na cavidade pélvica, local onde dificilmente encontra-se lesão de endometriose e onde a sua relação anatômica raramente varia. É importante que, em todos os passos da cirurgia, o cirurgião mantenha o ureter sob supervisão, para tanto é necessário dominar a anatomia do ureter pélvico.

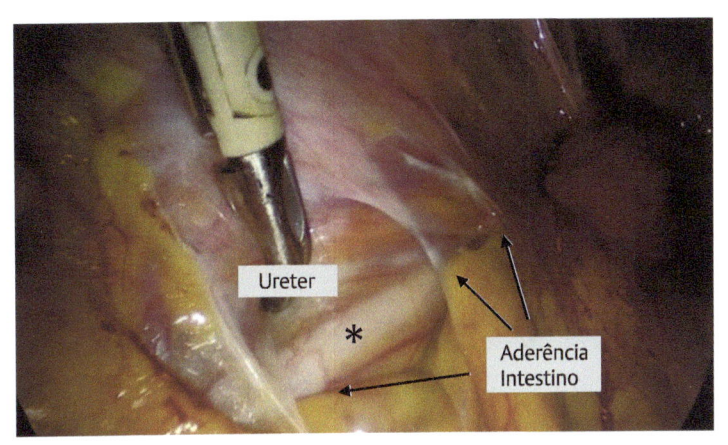

Fig. 5-11. Identificação do ureter esquerdo, após a lise de aderências. *: ureter.

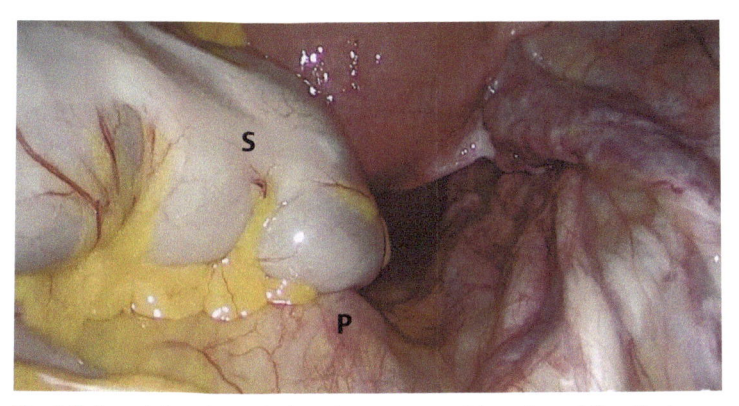

Fig. 5-8. Exposição adequada da pelve e promontório após mobilização do intestino delgado. S: sigmoide(s); P: promontório. (Fonte: Ircad/Websurg.)[6]

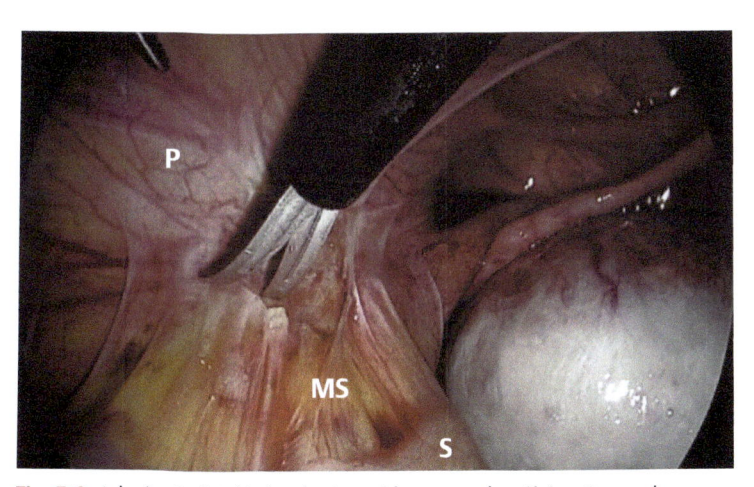

Fig. 5-9. Aderência fisiológica do sigmoide na parede pélvica. P: parede; MS: mesosigmoide; S: sigmoide.

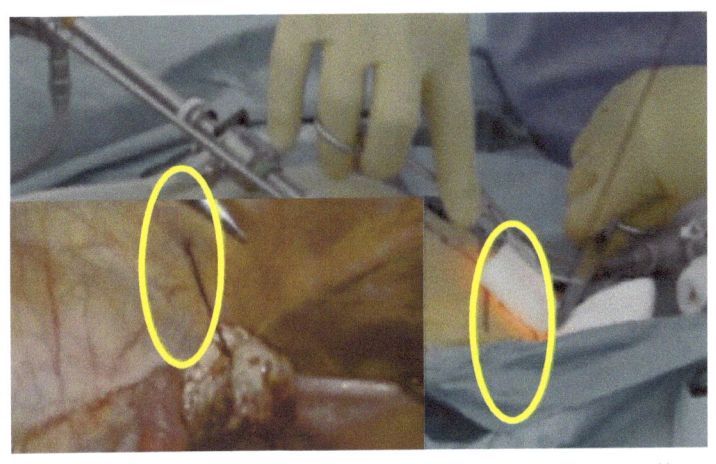

Fig. 5-12. Fixação transparietal dos ovários com agulha reta. (Fonte: Ircad/Websurg.)[6]

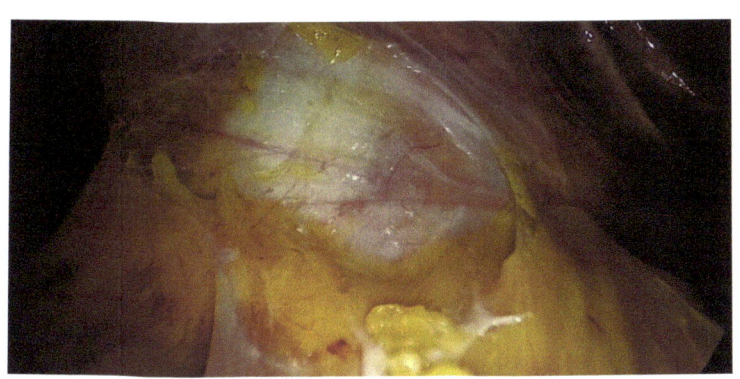

Fig. 5-10. Lise da aderência fisiológica do sigmoide.

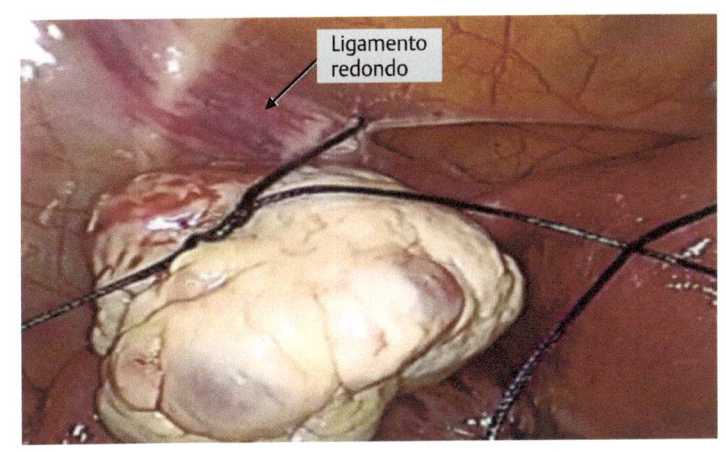

Fig. 5-13. Sutura temporária do ovário no ligamento redondo.

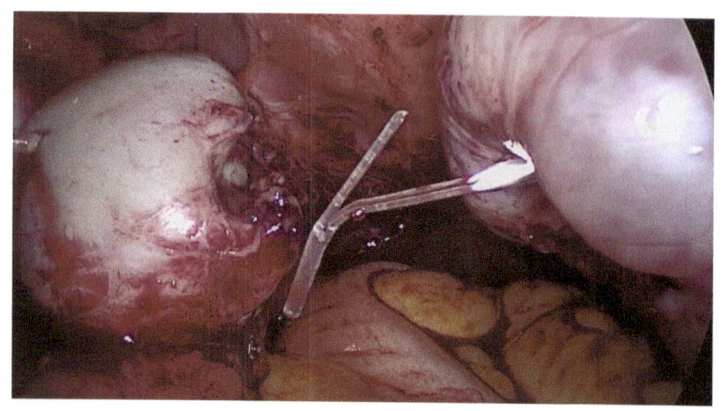

Fig. 5-14. Uso do dispositivo *T-Lift* transparietal transfixando o ovário. (Fonte: Ircad/Websurg.)⁶

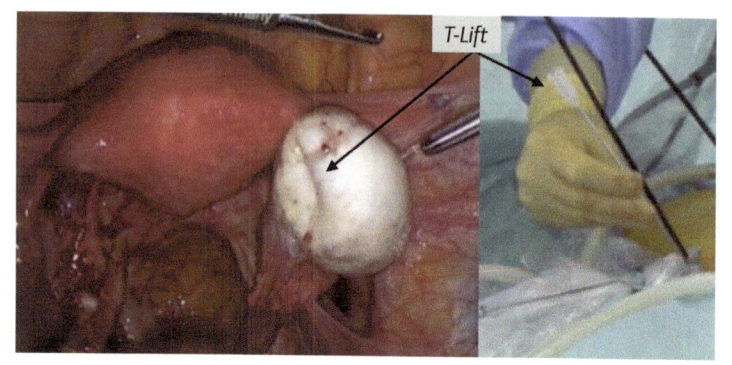

Fig. 5-15. Suspensão do ovário com uso de *T-Lift* transparietal. (Fonte: Ircad/Websurg.)⁶

Relembrando algumas considerações anatômicas para a identificação do ureter (Figs. 5-16 a 5-19).

Em seu trajeto no limite superior da pelve há uma particularidade: à esquerda o ureter cruza a artéria ilíaca comum esquerda, e à direita o ureter cruza a artéria ilíaca externa direita.

É a primeira estrutura encontrada medial ao infundíbulo pélvico.

A dissecção do ureter, sempre que necessária, deve ser preferencialmente realizada em sua face medial, assim promovendo a lateralização do ureter na pelve e diminuindo o risco de lesões inadvertidas, já que a endometriose tende a "tracionar" o ureter medialmente.

A dissecção na cirurgia é sinônimo de reconhecimento, e este é o passo mais importante da técnica, à medida que diminui a quantidade de incertezas antes de um ato definitivo, como a secção de uma estrutura. Portanto, a regra número um de uma boa dissecção é conhecer a anatomia, a regra número dois é utilizar a anatomia, e a última regra é não perder a anatomia.

Passo 5 – Reavaliar as Lesões

Após a lise de aderências e a reconstrução da anatomia pélvica, as lesões devem ser reavaliadas, seja pelo toque vaginal ou toque retal, para melhor compreendermos os planos anatômicos, as características e o grau de infiltração da lesão.

A cirurgia então prossegue, em função de cada caso. Em uma visão geral, a estratégia especifica é descrita a seguir.

ESTRATÉGIAS ESPECÍFICAS

Sempre seguir o objetivo de equilibrar a radicalidade e a conservação da funcionalidade, preservando ao máximo a vascularização e inervação de cada órgão acometido e que mereça ser abordado.

Endometriose Ovariana

Um dos achados mais frequentes da doença é o endometrioma, acometendo cerca de 22% das mulheres com dor pélvica crônica e

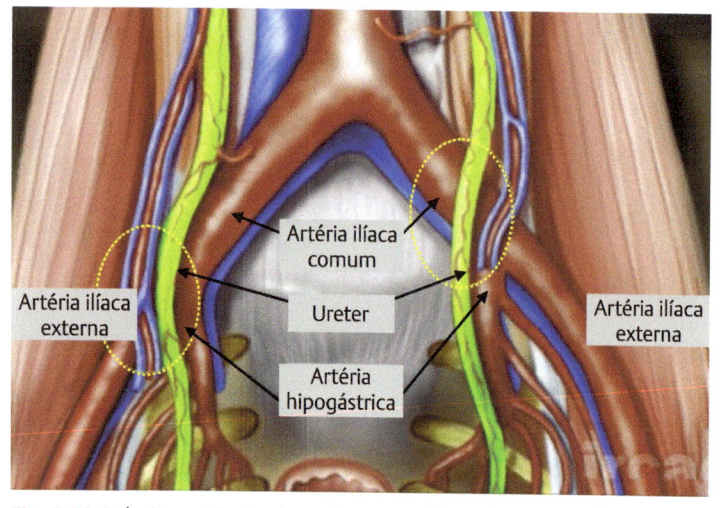

Fig. 5-16. Relação anatômica do ureter e vasos ilíacos. (Fonte: Ircad/Websurg.)⁶

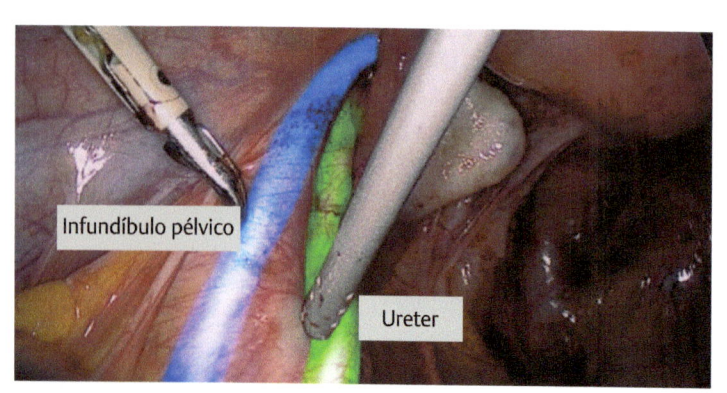

Fig. 5-17. Relação anatômica do ureter e infundíbulo pélvico do lado esquerdo. (Fonte: Ircad/Websurg.)⁶

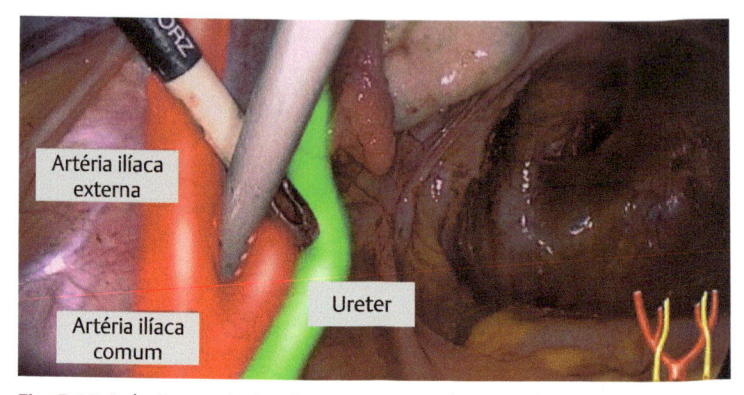

Fig. 5-18. Relação anatômica do ureter e vasos ilíacos do lado esquerdo. (Fonte: Ircad/Websurg.)⁶

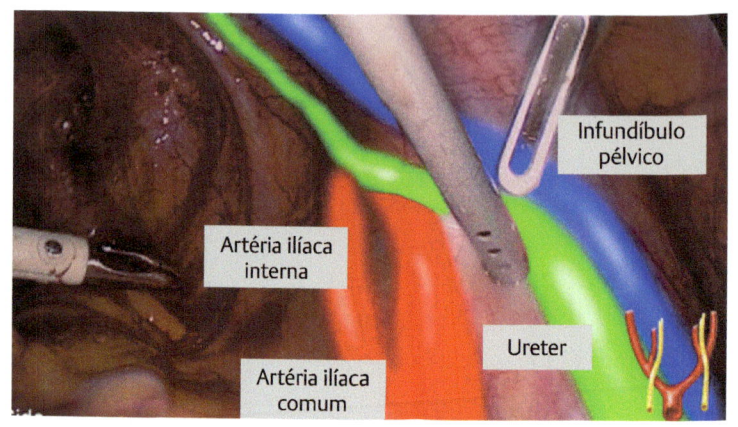

Fig. 5-19. Relação anatômica do ureter, infundíbulo pélvico e vasos ilíacos do lado direito. (Fonte: Ircad/Websurg.)⁶

infertilidade.² Na presença da endometriose ovariana, é frequente encontrarmos mais doença em outras localizações na pelve, por isso o endometrioma deve ser considerado um indicador de endometriose mais extensa, e o acometimento intestinal deve ser investigado.

O diagnóstico é estabelecido com a realização de ultrassonografia pélvica, com alta sensibilidade e especificidade, e sempre deve ser excluída a possibilidade de acometimento intestinal ou do trato urinário.

É discutível a avaliação da reserva ovariana em mulheres jovens e com desejo reprodutível.

A abordagem via laparoscópica é padrão-ouro para o tratamento de endometriomas sintomáticos ou quando maiores de 3 cm.[4]

Existem diversas técnicas descritas, mas basicamente o procedimento consiste em drenagem do cisto seguido da excisão de sua cápsula, ou fulguração ou vaporização da parede do cisto.[4] Drenagem isolada do cisto não é recomendada em razão da alta taxa de recorrência da doença.

Segundo a revisão da Cochrane, a cirurgia excisional proporciona melhores resultados do que o tratamento ablativo dos endometriomas. A remoção do endometrioma foi associado a um aumento significativo da gravidez espontânea em mulheres subférteis, com uma redução da recorrência da doença e da dor.[7]

Atenção deve ser dada às pacientes com queixa de infertilidade e que apresentem endometrioma, em especial no caso de bilateralidade e/ou recorrência da doença, pois há descrição na literatura de 2,4% de falência ovariana imediatamente após o tratamento cirúrgico de endometrioma bilateral.[4,8] Por causa dos achados, a paciente deve ser informada das diferentes linhas de manejo da doença, e o tratamento deve ser voltado à sua decisão e suas expectativas.

Com muita frequência, durante o procedimento cirúrgico, após o passo de lise de aderências e liberação dos ovários, ocorre a ruptura do cisto, e caso isto não ocorra espontaneamente, ele será drenado para posterior fixação temporária. A face interna do cisto deve ser lavada e inspecionada antes de realizar sua fixação. A cistectomia será o último passo da cirurgia, após liberar os ovários novamente.

O ponto-chave do sucesso da cistectomia é a identificação correta do plano de clivagem, espaço entre a cápsula do cisto e parênquima ovariano. Prosseguimos com aumento da incisão obtida com a ruptura do cisto ou punção prévia (Figs. 5-20 e 5-21). O próximo passo é a realização da eversão do cisto, a apreensão do seu fundo e incisão da cápsula, permitindo melhor visualização do plano de clivagem, seguindo com a remoção da cápsula do cisto (Figs. 5-22 a 5-25). Para tal são necessárias duas pinças graspers para realizar tração e contratração das margens incisadas (Figs. 5-26 e 5-27). A cápsula é, então, separada do parênquima pela técnica chamada de *stripping*.

A hemostasia pontual do leito ovariano deve ser empregada com o uso de energia bipolar, e a coagulação excessiva e às cegas deve ser evitada. Na grande maioria das vezes não é necessária a sutura do leito ovariano. Colocam-se barreiras antiaderentes no término da cirurgia para prevenir aderências pós-operatórias.

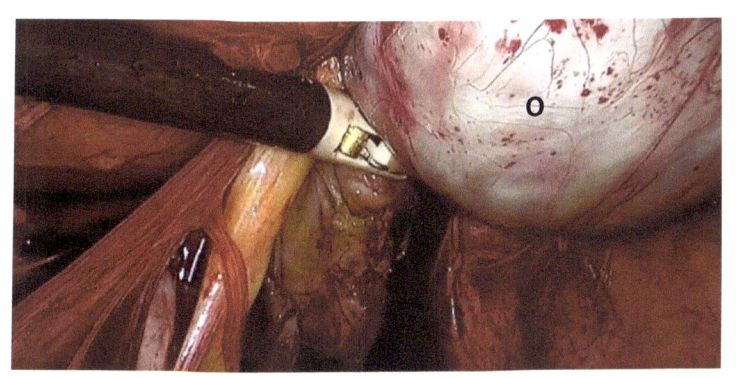

Fig. 5-20. Passo 1: lise de aderências e drenagem do cisto. O: ovário.

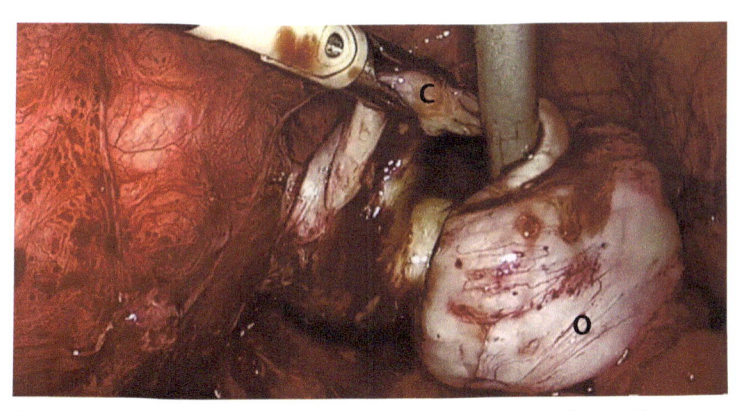

Fig. 5-21. Passo 2: drenagem completa do cisto e inspeção da cápsula. O: ovário; C: cápsula.

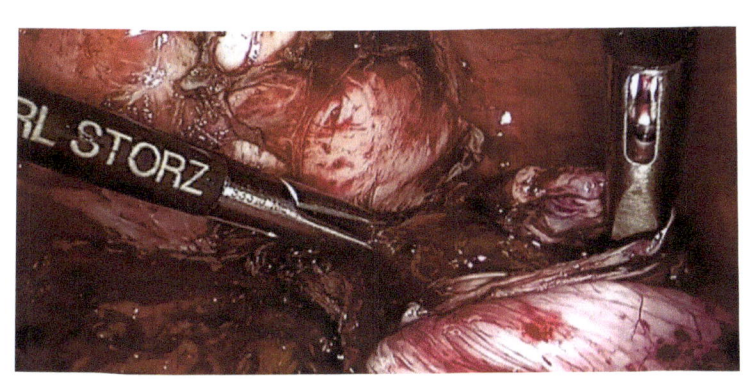

Fig. 5-22. Passo 3: apreensão do fundo do endometrioma.

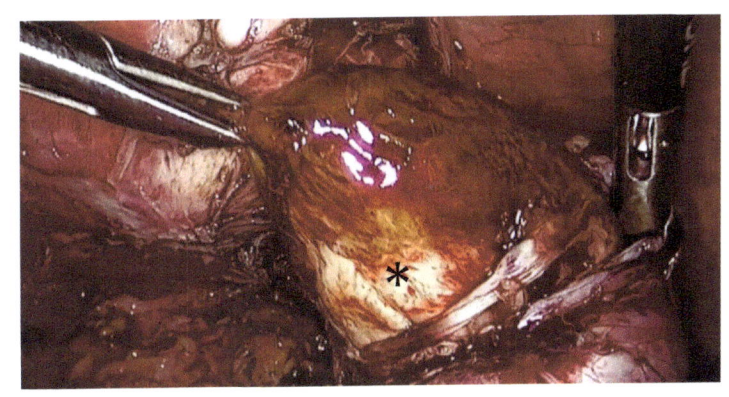

Fig. 5-23. Passo 4: eversão do cisto (*).

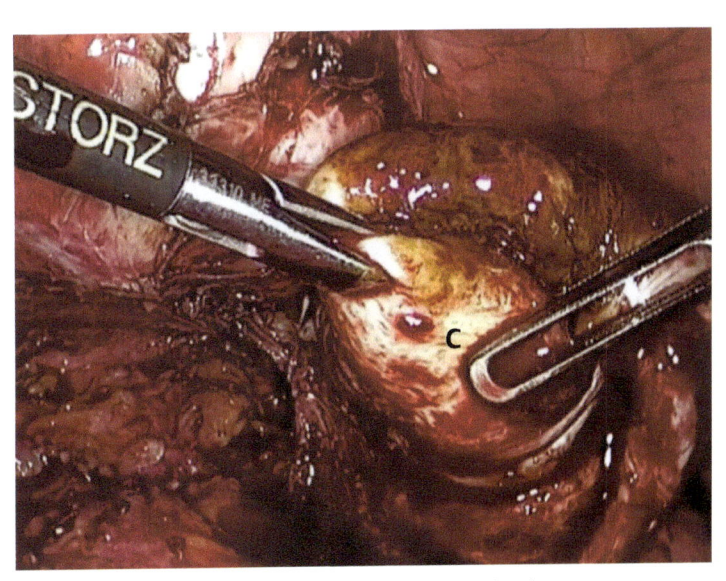

Fig. 5-24. Passo 5: exposição da cápsula do cisto. C: cápsula.

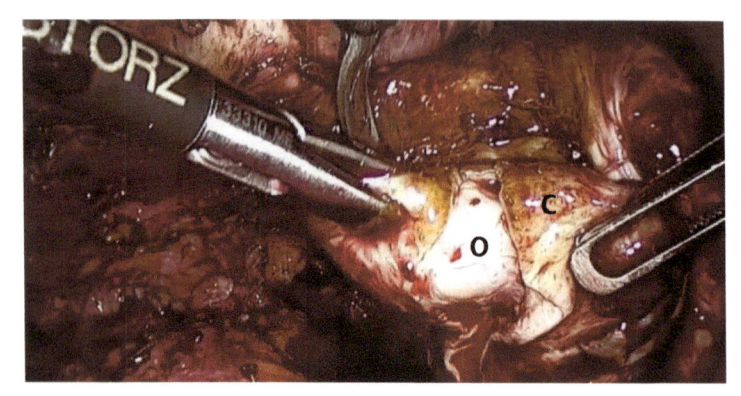

Fig. 5-25. Passo 6: secção da cápsula para encontrar o plano de clivagem.
C: cápsula; O: ovário.

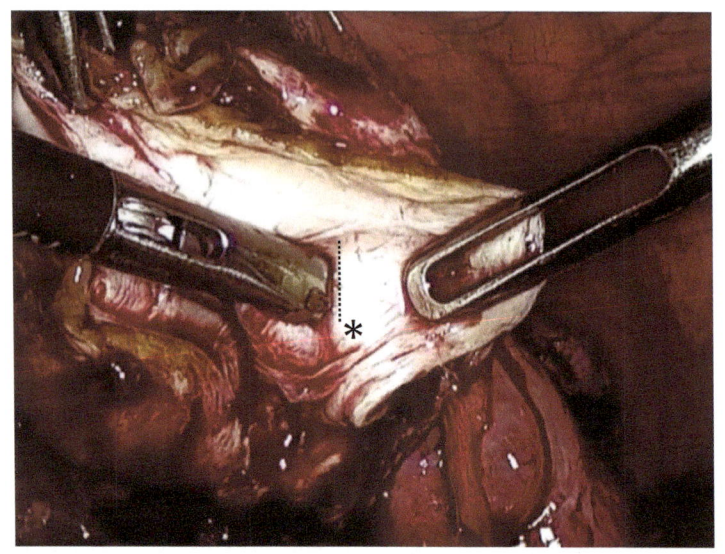

Fig. 5-26. Passo 7: encontrando o plano de clivagem *(linha tracejada)* – Tração e contratração para retirada da cápsula.

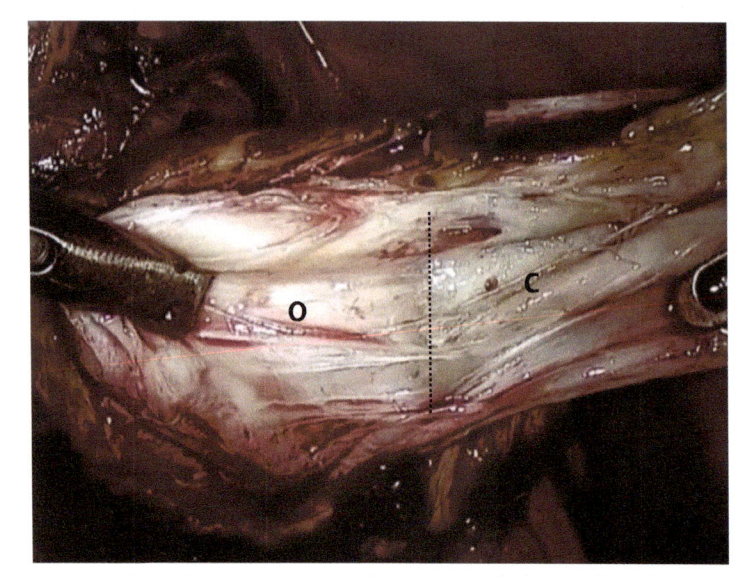

Fig. 5-27. Passo 8: tração e contratração para retirada da cápsula. Linha tracejada: plano clivagem; O: ovário; C: cápsula.

Endometriose de Fundo de Saco Posterior

Os locais mais acometidos pela endometriose na região do fundo de saco posterior são os ligamentos uterossacros, a parede vaginal posterior e a serosa anterior do retossigmoide.

O diagnóstico baseia-se na queixa clínica da paciente, na presença de nódulos retrocervicais palpáveis ou espessamento dos ligamentos uterossacros durante o exame físico e é confirmado por exames de imagem, como a ultrassonografia transvaginal com preparo intestinal. A sensibilidade desse exame pode chegar a 98% e sua especificidade a 100% quando realizados por profissionais experientes.[9] Outra opção para diagnóstico é a ressonância magnética da pelve, com sensibilidade de até 83% e especificidade de 98%.[9]

O envolvimento do ligamento uterossacro é a forma de apresentação mais comum da endometriose no fundo de saco posterior, podendo ser uni ou bilateral. A excisão da lesão via laparoscópica mostra-se eficiente para o tratamento da dor.[10]

Os marcos anatômicos para o tratamento de lesões dos ligamentos uterossacros incluem o ureter, artéria uterina, nervo hipogástrico e reto. Em lesões isoladas, como nodulações do ligamento, a dissecção começa com abertura do peritônio medial ao ureter, seguindo até artéria uterina e *torus* uterino. Atenção especial à artéria uterina para evitar sangramentos que podem ser de difícil controle.

Em caso de doença extensa, a dissecção não deve seguir além da veia uterina profunda, evitando lesões de nervos autonômicos responsáveis pelas funções urinária e intestinal. Nesses casos, recomenda-se, no pós operatório, a realização do teste de sensibilidade urinária antes de retirar a sonda vesical de demora.[4]

Em casos de envolvimento do septo retovaginal, é importante lembrar que o ureter tende a estar medianizado por causa da retração promovida pela lesão. Portanto, a ressecção da lesão inicia com a identificação do ureter bilateral, e muitas vezes a sua dissecção é necessária. Segue-se com a abertura do espaço pararretal medialmente ao nervo hipogástrico de cada lado e lateralmente ao reto, em direção ao nódulo retovaginal, com o objetivo de isolar o nódulo (Fig. 5-28).

Durante a dissecção da fossa pararretal algumas estratégias devem ser seguidas, como: 1. o tecido adiposo pertence ao intestino, 2. seguir as bolhas – *Follow the bubbles* e 3. evitar irrigar o campo cirúrgico para não perder o plano anatômico. Portanto, para que a irrigação não seja necessária, deve-se prevenir o sangramento. Porém, quando isto não for possível, a utilização de uma gaze pode ser uma alternativa para a limpeza do campo operatório, ajudando na hemostasia.

Para acessar o espaço pararretal primeiro precisa-se de exposição, para tal, o assistente promove uma tração cranial do retossigmoide com auxílio de uma pinça atraumática (Fig. 5-29). Uma área avascular no peritônio entre a parede intestinal e ureter deve ser encontrada. Abre-se uma janela, com uso de uma pinça de dissecção, energia bipolar e tração do tecido. Esta fenestração dará acesso ao espaço pararretal. Segue com a dissecção do mesmo, mantendo o ureter e nervo hipogástrico lateralizados e o retossigmoide medial (Figs. 5-30 a 5-33).

A dissecção termina ao encontrar tecido sadio na região lateral da parede vaginal. Segue-se, então, para dissecção da lesão e da parede anterior do reto, livrando-o de doença e deixando-a na parede vaginal para finalizar sua dissecção com ou sem abertura da vagina. Caso seja necessária a colpectomia, a sutura pode ser realizada com fio monofilamentar, pontos separados intra ou extracorpóreo (Figs. 5-34 e 5-35).

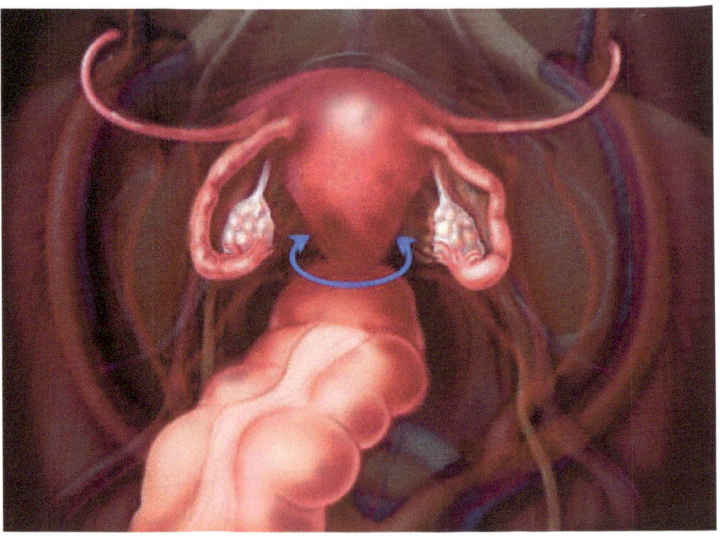

Fig. 5-28. Objetivo: Isolar o nódulo retrocervical. (Fonte: Ircad/W

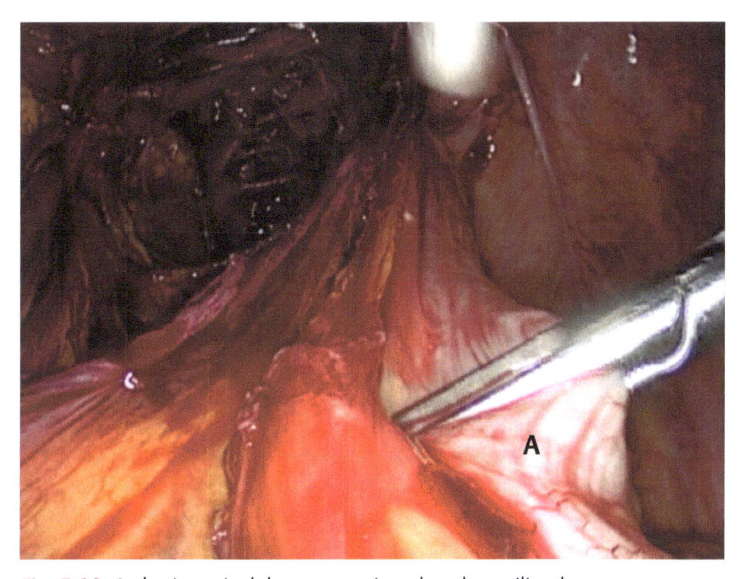

CAPÍTULO 5 ▪ ENDOMETRIOSE PROFUNDA – REGRAS BÁSICAS DE DISSECÇÃO

Fig. 5-29. A alça intestinal deve ser tracionada pelo auxiliar durante a abordagem do espaço pararretal. A: alça intestinal.

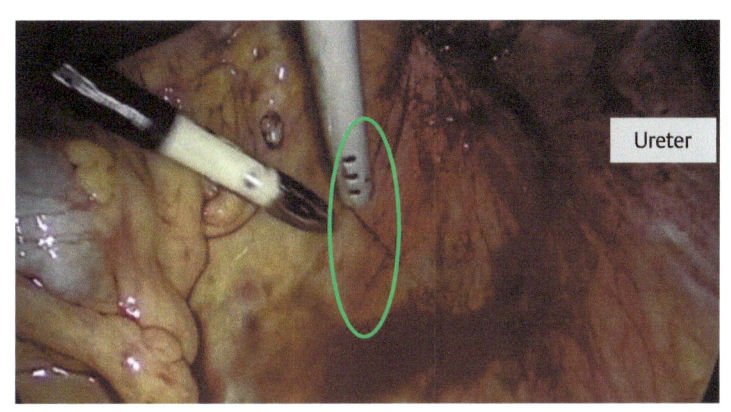

Fig. 5-30. Passo 1: encontrar a área avascular no peritônio do espaço pararretal.

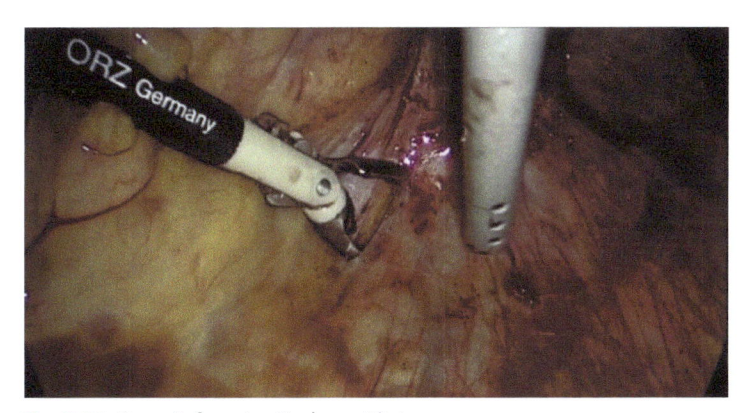

Fig. 5-31. Passo 2: fenestração do peritônio.

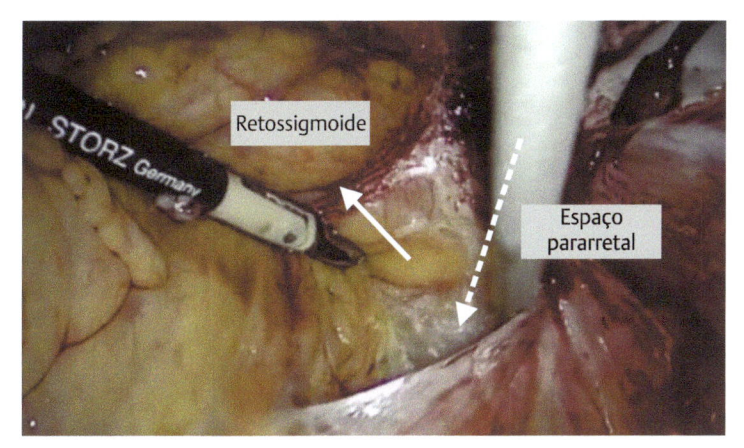

Fig. 5-32. Passo 3: dissecção. Princípios da dissecção – a gordura pertence ao intestino e siga as bolhas.

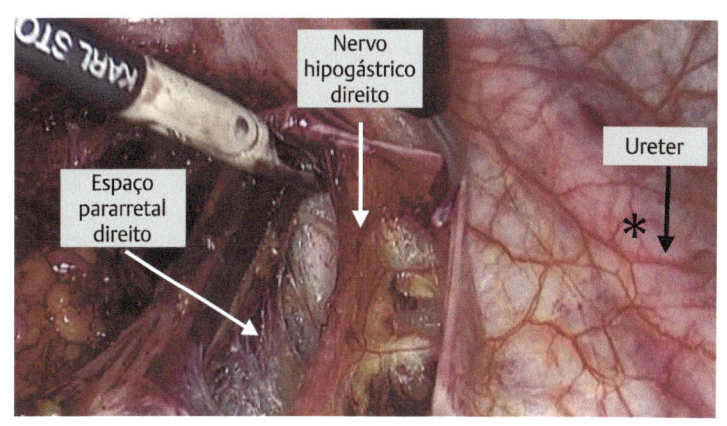

Fig. 5-33. Passo 4: dissecção – lateralização do nervo hipogástrico e ureter.

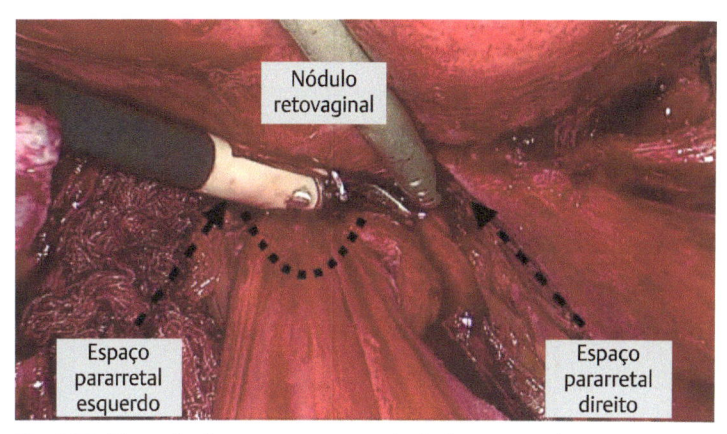

Fig. 5-34. Dissecção dos espaços pararretais direito e esquerdo.

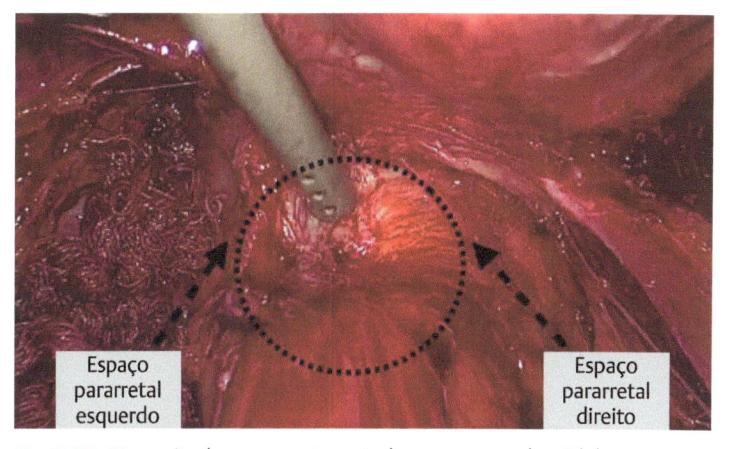

Fig. 5-35. Dissecção do espaço retovaginal e tratamento do nódulo retrocervical.

Endometriose do Trato Urinário

A endometriose do trato urinário não é muito frequente e representa 1,2% dos casos de endometriose em geral, mas sua incidência aumenta para 20% nos casos de endometriose severa.[11,12]

Os locais mais acometidos são: bexiga (84%), ureter (10%), rim (4%) e uretra (2%).[4]

A endometriose vesical é definida pela presença de glândulas endometriais e estroma no músculo detrusor. O quadro clínico inclui disúria, hematúria e infecção urinária de repetição.

A estratégia cirúrgica começa com a realização de uma cistoscopia e passagem de duplo J ureteral quando programada a cistectomia parcial em lesões próximas ao trígono vesical ou lesões que se estendem até regiões próximas aos óstios ureterais.

Quanto à escolha da técnica cirúrgica aplicada, dependerá do grau de acometimento e invasão da parede vesical. Nos casos de doença mais superficial, acometendo apenas o peritônio vesical, opta-se por uma abordagem mais conservadora, portanto a técnica de *shaving* ou ressecção superficial da lesão deve ser realizada.

Quando a lesão é mais profunda, porém não acomete a mucosa, a técnica de *mucosal skinning* deve ser realizada, e consiste na ressecção do nódulo de endometriose (Fig. 5-36) e parede muscular, preservando a integridade da mucosa vesical, seguido do reparo do defeito na parede muscular com fio monofilamentar 3/0, pontos simples ou contínuos, utilizando a sutura intracorpórea (Figs. 5-37 a 5-40).

Quando existe o acometimento da mucosa vesical, deve-se optar pela realização da cistectomia parcial. Após a exérese completa do nódulo de endometriose, segue com a sutura do defeito da parede em um ou dois planos, dependendo do tamanho da lesão, utilizando um fio monofilamentar 3/0 (Figs. 5-41 e 5-42). Recomendamos o teste do azul de metileno pela sonda vesical para confirmar integridade da sutura e nesses casos deixamos sondagem vesical de demora por 10 a 15 dias.

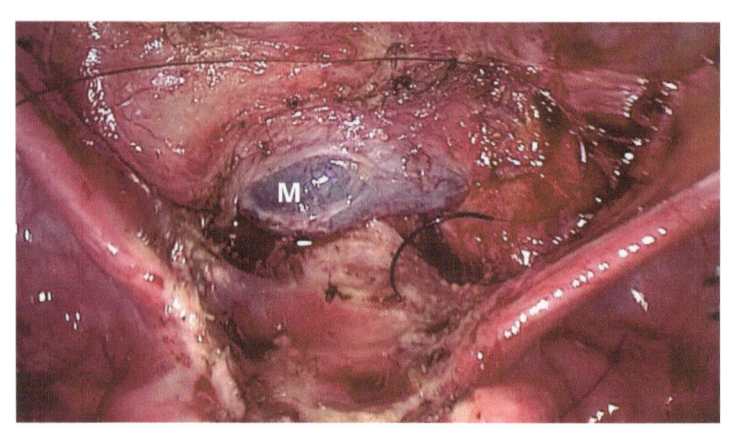

Fig. 5-39. Passo 3: preservação da mucosa vesical após retirada da lesão. M: mucosa vesical.

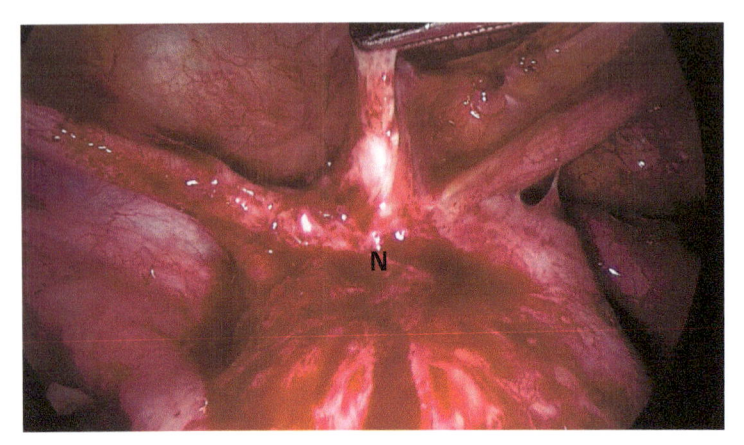

Fig. 5-36. Lesão vesical. N: nódulo de endometriose.

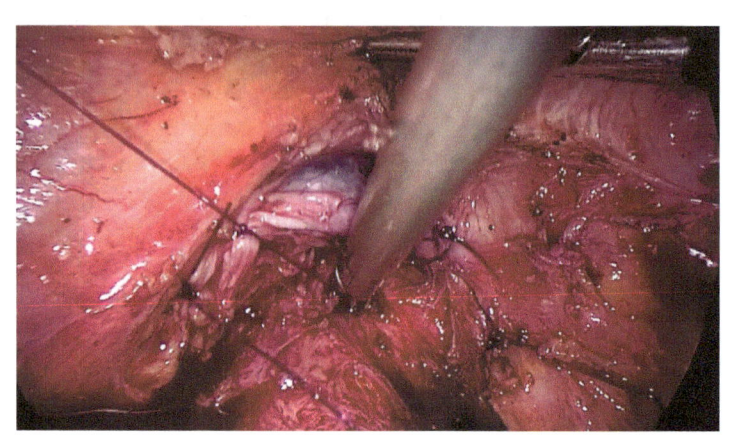

Fig. 5-40. Passo 4: sutura intracorpórea: pontos simples.

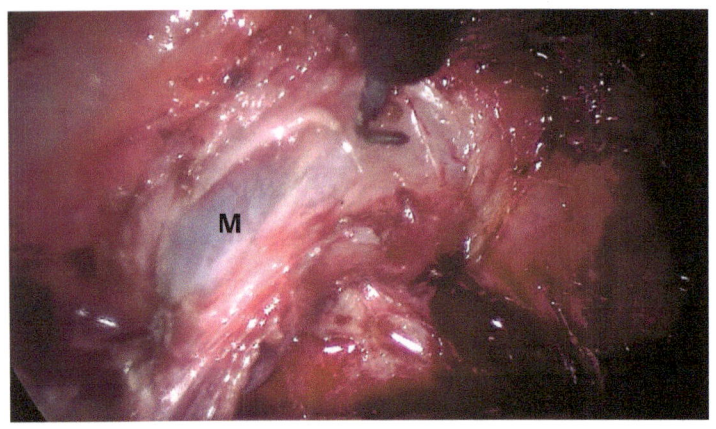

Fig. 5-37. Passo 1: *mucosal skinning* – exérese da lesão preservando a mucosa vesical. M: mucosa vesical.

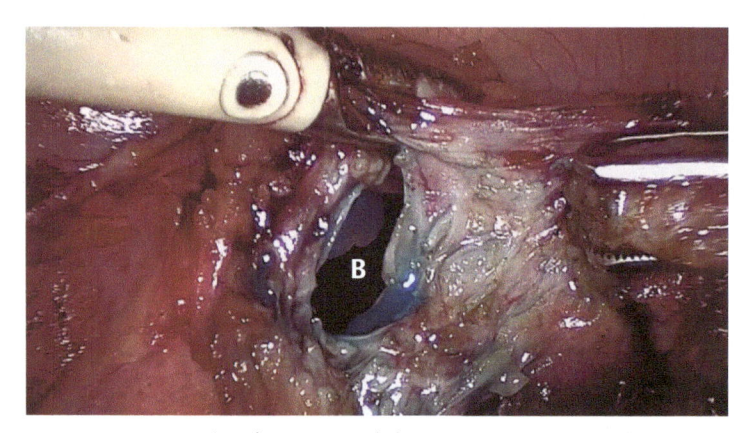

Fig. 5-41. Passo 1: início da ressecção da lesão – cistectomia parcial. B: cavidade vesical.

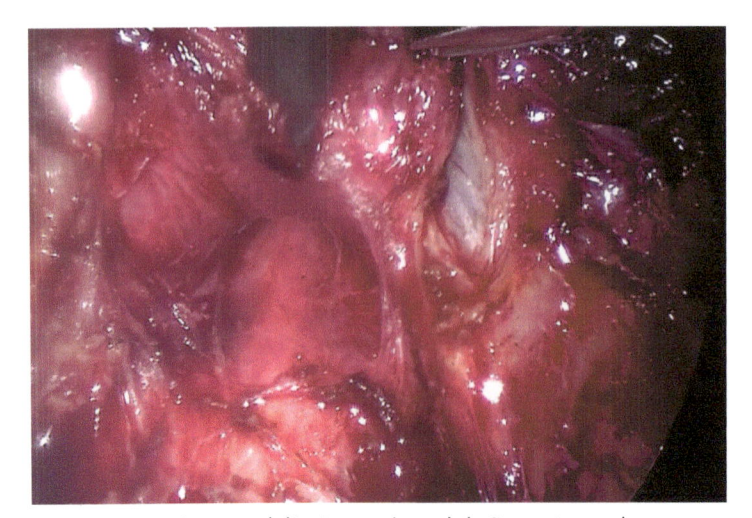

Fig. 5-38. Passo 2: *mucosal skinning* – exérese da lesão, contornando a mesma e preservando a mucosa vesical.

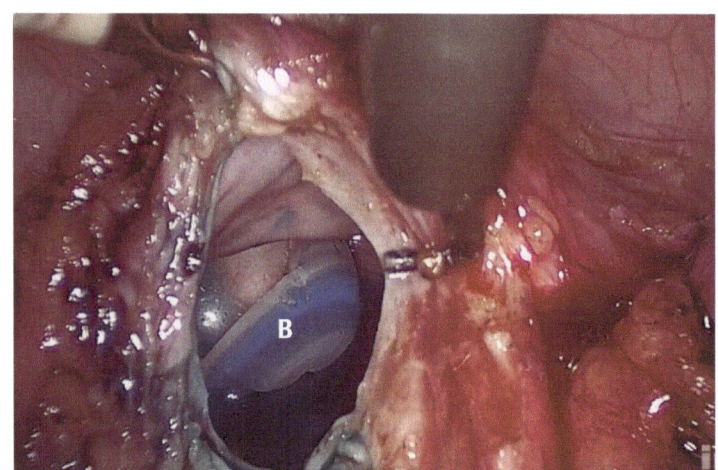

Fig. 5-42. Passo 2: ressecção completa da lesão – cistectomia parcial. B: cavidade vesical.

CAPÍTULO 5 ▪ ENDOMETRIOSE PROFUNDA – REGRAS BÁSICAS DE DISSECÇÃO

A endometriose ureteral compreende 10% das mulheres com endometriose do trato urinário. É comum seu acometimento unilateral, sendo mais incidente a esquerda na altura do canal ureteral. Frequentemente o ligamento uterossacro também está envolvido pela doença. É raro endometriose ureteral isolada.[13] Portanto, deve-se suspeitar de envolvimento ureteral em todas as pacientes com nódulo retrocervical palpável maior do que 3 cm.

A endometriose, caracteristicamente, promove retração e distorção do ureter, mudando seu posicionamento de lateral para medial. Após a identificação da lesão ureteral (Fig. 5-43), realiza-se dissecção do ureter em direção caudal ao ligamento uterossacro até o canal ureteral (Figs. 5-44 e 5-45). A ureterólise é considerada satisfatória quando o ureter se encontra livre da doença e do tecido fibrótico. Em caso de estenose, o ideal é deixar o ureter livre da lesão estenosante e com aparência normal na porção proximal e distal ao ponto estenótico.

Quando, após a ureterólise, o segmento afetado pela doença permanece estenosado e não permite a passagem do cateter duplo J, recomenda-se a ressecção da lesão e reanastomose terminoterminal do ureter. A sutura é feita com fio monofilamentar 4/0, 4 pontos simples às 3, 6, 9 e 12 horas para aproximar o ureter distal e proximal. O cateter duplo J deve ser removido após 8 semanas.[13]

Na presença de hidronefrose e obstrução ureteral deve ser inserido um cateter duplo J no ureter acometido, seguido de ureterólise, preservando a adventícia sempre que possível, local de vascularização do ureter.

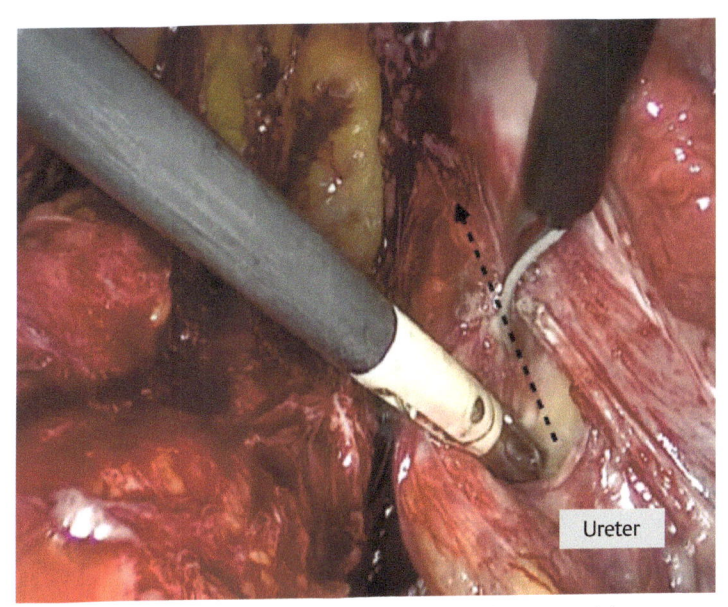

Fig. 5-45. Passo 2: ureterólise com direção da lesão (direção caudal ao ligamento uterossacro).

Endometriose Intestinal

O local mais comum de endometriose extragenital é o trato intestinal. Estima-se envolvimento de 3 a 37% dos casos de endometriose profunda. Seu acometimento é considerado somente quando o tecido endometrial infiltrar a parede do intestino, atingindo, pelo menos, o tecido adiposo subseroso ou adjacente aos ramos neurovasculares. Os focos de endometriose limitados à serosa devem ser classificados como doença peritoneal. Os locais comumente envolvidos do intestino são: retossigmoide e reto (65,7%), cólon sigmoide (17,4%), ceco e junção ileocecal (4,1%), apêndice (6,4%), e intestino delgado (4,7%).[5]

Os sintomas que sugerem envolvimento intestinal incluem diarreia, constipação, alterações perimenstruais do hábito intestinal, sangramento retal, dor à defecação, tenesmo, distensão abdominal, fezes de pequeno calibre e dor abdominal em cólica.

Nos casos de endometriose intestinal, recomenda-se o tratamento multidisciplinar, a depender da competência de cada cirurgião. A paciente deve ser orientada no pré-operatório sobre os riscos de disfunções intestinal e vesical após a cirurgia. Deve ser ainda orientada aos benefícios do tratamento radical da lesão e seu menor risco de recorrência, ou tratamento mais conservador que oferece menor risco de disfunção pós-operatória e maior chance de retorno da doença.

Lembre-se que a paciente de endometriose geralmente é jovem, sem comorbidades e que a doença tem caráter benigno, portanto o tratamento deve ser o mais econômico e eficiente possível.

O tratamento da doença em retossigmoide e reto inicia pela abordagem do espaço pararretal bilateral, começando com a identificação e lateralização dos ureteres. O assistente mantém a tração cefálica do reto para melhor apresentação tanto dos espaços pararretais quanto do espaço retovaginal. O peritônio é fenestrado em uma área avascular, com o uso de energia bipolar.

Seguindo as regras de dissecção, este espaço é desenvolvido com segurança. Dentre as principais regras temos: 1. o tecido gorduroso pertence ao intestino, portanto deve ser deslocado medialmente; 2. seguir as bolhas enquanto se aplicam forças divergentes para adequada dissecção do espaço, 3. coagulação precisa evitando sangramento e irrigação, assim impedindo a perda da visualização do plano de dissecção.

Uma vez dissecados os espaços pararretais, segue-se para espaço retovaginal para isolar o nódulo (Figs. 5-46 a 5-48).

A doença é liberada da parede vaginal, evitando abri-la sempre que não houver acometimento de sua mucosa. Uma vez o nódulo esteja isolado na parede intestinal, um probe retal pode ser utilizado para avaliar a profundidade, tamanho da lesão e se há presença de estenose.

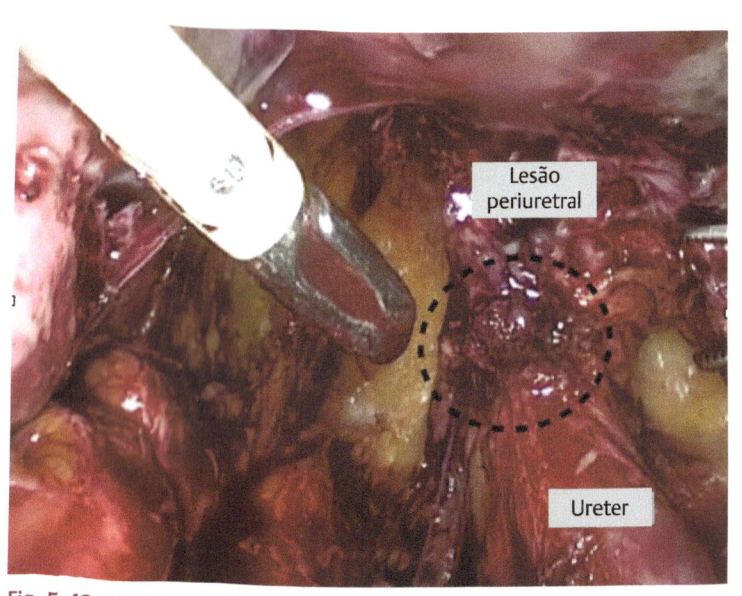

Fig. 5-43. Identificação de uma lesão periureteral no compartimento pararretal direito.

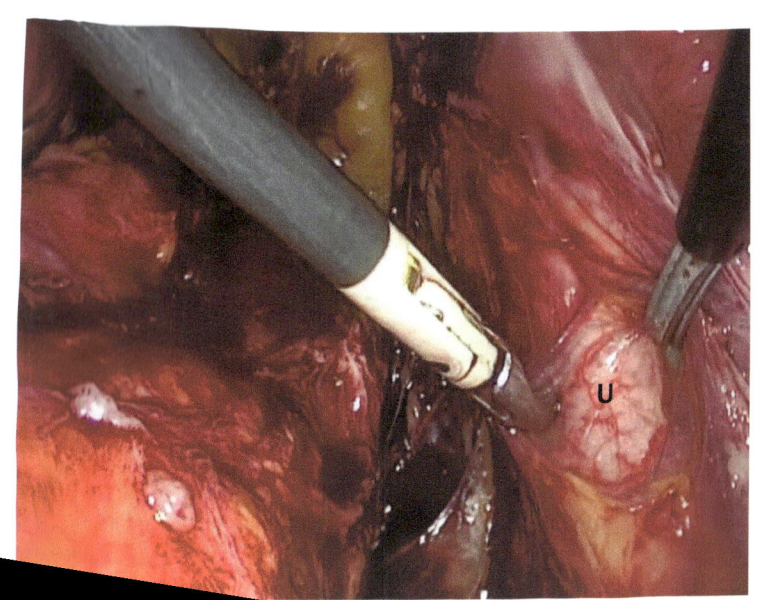

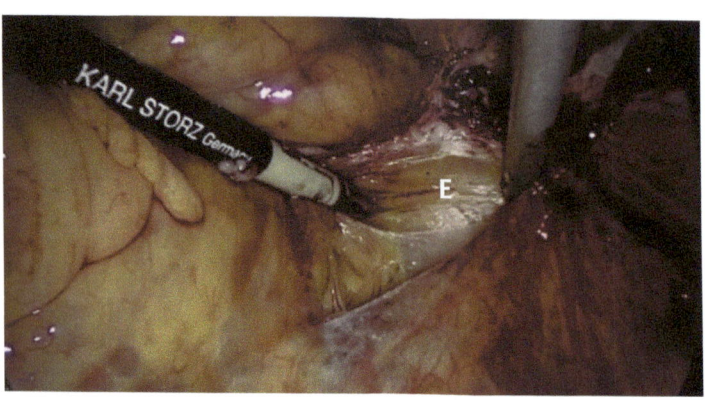

Fig. 5-46. Passo 1: dissecção do espaço pararretal em direção ao nódulo. E: espaço pararretal.

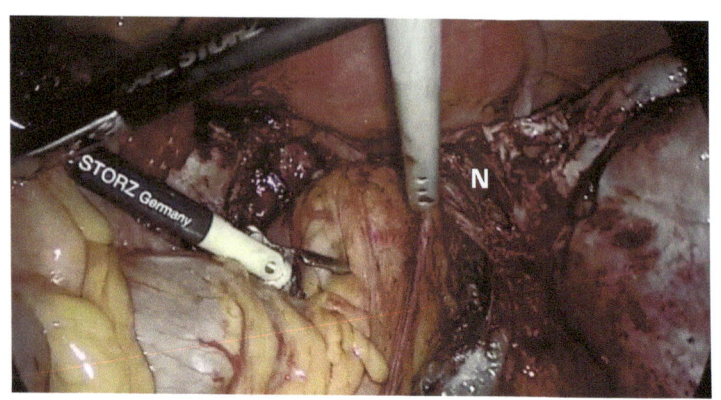

Fig. 5-47. Passo 2: nódulo retrocervical isolado. N: nódulo.

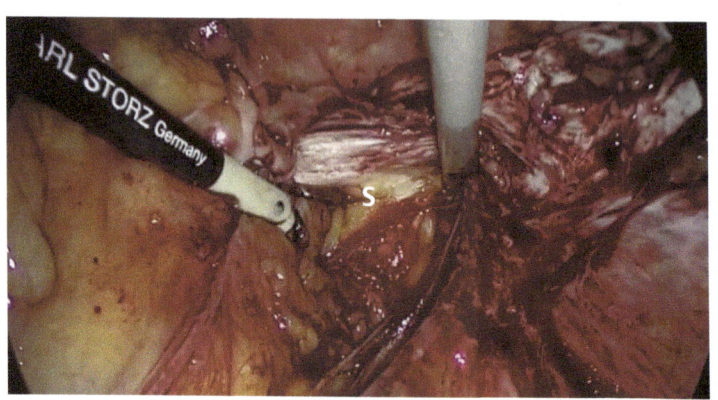

Fig. 5-48. Passo 3: dissecção do septo retovaginal e tratamento da lesão. S: septo.

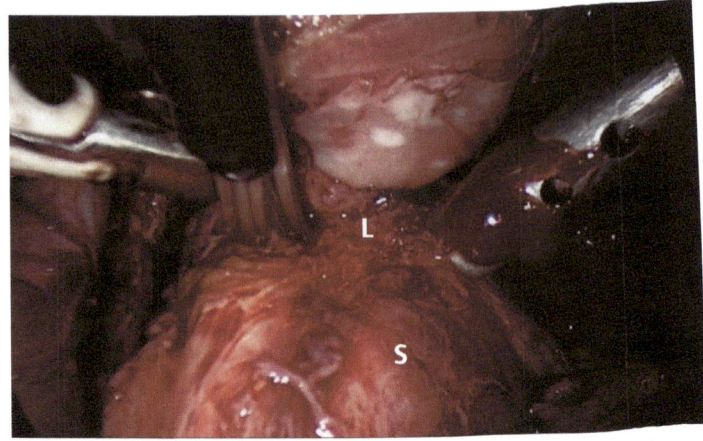

Fig. 5-49. Passo 4: *shaving* da lesão intestinal superficial. L: lesão; S: sigmoide. (Fonte: Ircad/Websurg.)[6]

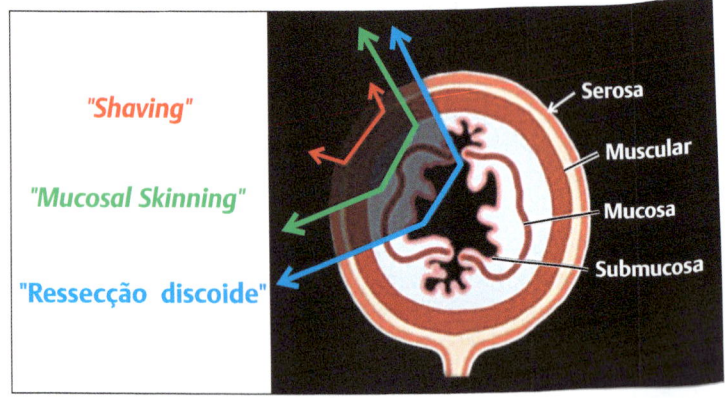

Fig. 5-50. Opções de tratamento de endometriose intestinal. (Fonte: Ircad/Websurg.)[6]

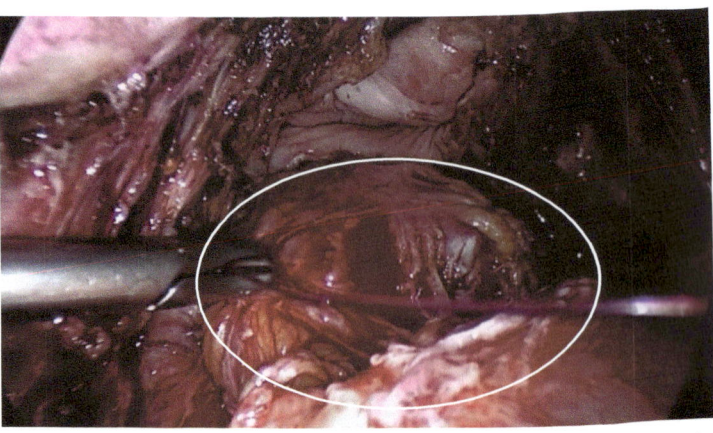

Fig. 5-51. Ressecção discoide: invaginação da lesão (demarcada com sutura) no grampeador circular via retal. (Fonte: Ircad/Websurg.)[6]

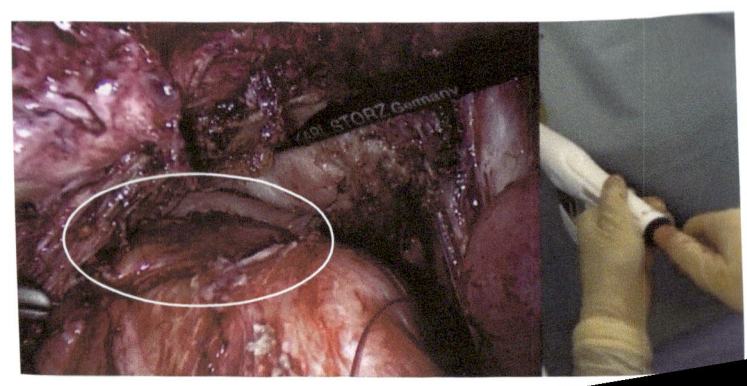

Fig. 5-52. Ressecção discoide: grampeamento circular. Websurg.)[6]

A abordagem conservadora começa pela lise de aderências, e em boa parte dos casos, quando não existe infiltração da parede intestinal, esse gesto é suficiente para o tratamento. Em casos de acometimento da serosa intestinal, não extenso, segue com a técnica de *shaving*, que consiste na retirada de lesões superficiais da parede intestinal (Fig. 5-49). Outra opção para esse tipo de lesão é a realização da *mucosal skinning*, técnica para retirada da doença sem atingir a mucosa, sem ultrapassá-la, seguida de sutura da parede para reparar seu defeito (Fig. 5-50).

Para lesões mais profundas e menores de 3 cm, opta-se pela técnica da ressecção nodular, por uma ressecção discoide, que pode ser realizada usando um grampeador circular (Figs. 5-51 e 5-52) ou por um grampeador linear (ressecção linear).

O tratamento radical fica reservado a pacientes com múltiplas lesões, estenose intestinal, infiltração da mucosa ou submucosa, lesão maior de 3 cm e/ou comprometimento da circunferência intestinal maior de 50%.

Quando indicado, a ressecção intestinal segmentar é realizada, seguindo o conceito anatômico. Assim, o mesentério deve ser dissecado perto da parede intestinal para preservar vasos, sistema linfático e nervos simpático e parassimpático. Um grampeador li-

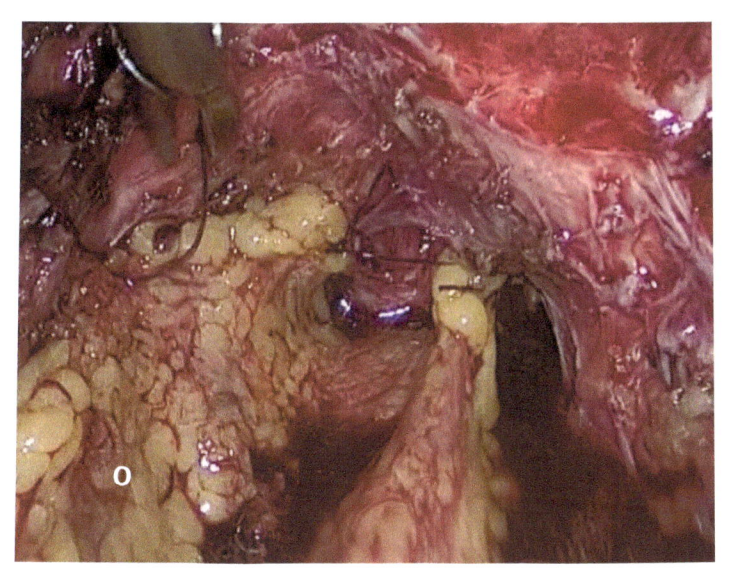

Fig. 5-53. Omentoplastia. O: omento.

near endoscópico é utilizado para ressecar o intestino, deixando uma margem de 1-2 cm a partir do nódulo.

Convencionalmente, ampliamos a incisão suprapúbica, até 5 cm, por onde será realizada a extração do segmento intestinal e posterior ressecção do mesmo, removendo toda a doença. Seguimos com a fixação da algiva do grampeador circular no coto proximal da alça intestinal, permitindo realizar a anastomose terminoterminal intracorpórea com o uso complementar de um grampeador circular transanal. Os dois anéis intestinais que restam no grampeador são verificados e devem estar íntregos.

Está provado que uma anastomose intracorpórea proporciona recuperação mais rápida da função intestinal, diminui uso de analgésicos no pós-operatório, o tempo de internação hospitalar e a morbidade.[14]

A ausência de tensão ou torção assim como a vascularização e a integridade da anastomose são sistematicamente verificadas no final do procedimento.

Quando coexistirem suturas de intestino e vagina, recomenda-se realizar um retalho de omento, ou omentoplastia, entre as linhas de sutura, com o objetivo de diminuir o risco de fístula (Fig. 5-53).

A ileostomia de proteção está sujeita a debate, e deve ser evitada, ficando reservada para casos de ressecção retal ultrabaixa (distância menor do que 6 cm da margem anal), ou quando há defeito da anastomose.

PÓS-OPERATÓRIO

O acompanhamento pós-operatório precisa ser cuidadosamente monitorado, em especial nos casos de doença extensa, pois pode estar associado à maior taxa de complicações.

Recomenda-se o teste de sensibilidade urinária antes de retirar a sonda vesical de demora em todos os casos de dissecção extensa. Se normal, a sonda vesical deve ser retirada; caso contrário deve ser realizado o exercício vesical, clampeando a sonda a cada 3 horas por 24 horas, e novo teste deve ser aplicado antes da retirada da sonda.[4]

A realização desse teste é importante, pois a presença de bexigoma no pós-operatório pode agravar ou propiciar uma disfunção urinária.

É essencial garantir adequada analgesia no pós-operatório e recomenda-se o início precoce da dieta e deambulação. Normalmente a paciente pode receber alta após 24 horas da cirurgia, e deve ser adequadamente orientada quanto aos riscos de complicações inerentes ao procedimento realizado.

REFERÊNCIAS BIBLIOGRÁFICAS

1. Brown J, Farquhar C. Endometriosis: an overview of Cochrane Reviews. *Cochrane Database of Systematic Reviews* 2014; (3): Art. No.: CD009590.
2. Kondo W, Ribeiro R, Trippia C, Zomer MT. Deep infiltrating endometriosis: anatomical distribution and surgical treatment. *Rev Bras Ginecol Obstet* 2012;34(6):278-84.
3. Duffy JMN, Arambage K, Correa FJS *et al*. Laparoscopic surgery for endometriosis. *Cochrane Database of Systematic Reviews* 2014;(4): Art. No.: CD011031.
4. Wattiez A, Puga M, Albornoz J, Faller E. Surgical strategy in endometriosis. *Best Practice & Research Clinical Obst and Gyn* 2013;381-392.
5. Malzoni M, Giovanni A, Exacoustos C *et al*. Feasibility and safety of laparoscopic-assisted bowel segmental resection for deep infiltrating endometriosis: A retrospective cohort study with description of technique. *J Minim Invasive Gynecol* 2016;23(4):512-25.
6. Ircad/Websurg. www.websurg.com.br - Acessado dia 04/12/2018.
7. Hart RJ, Hickey M, Maouris P *et al*. Excisional surgery versus ablative surgery for ovarian endometriomata (Review). *Cochrane Database Syst Rev* 2008;4:1-25.
8. Busacca M, Riparini J, Somigliana *et al*. Postsurgical ovarian failure after laparoscopic excision of bilateral endometriomas. *Am J Obstet Gynecol* 2006;95:421-425.
9. Abrao M, Gonçalves M, Dias J *et al*. Comparison between clinical examination, transvaginal sonography and magnetic resonance imaging for the diagnosis of deep endometriosis. *Hum Reprod* 2007;22:3092-3097.
10. Chapron C, Fauconnier A, Vieira M *et al*. Anatomical distribution of deeply infiltrating endometriosis: surgical implications and proposition for a classification. *Hum Reprod* 2003;18:157-161.
11. Kovoor E, Nassif J, Mendoza I *et al*. Endometriosis of the bladder: outcomes after laparoscopic surgery. *J Minim Invasive Gynecol* 2010;17:600-604.
12. Gabriel B, Nassif J, Trompoukis P *et al*. Prevalence and management of urinary tract endometriosis: a clinical case series. *Urology* 2011;78:1269-1274.
13. Mendoza IM, Kovoor E, Nassif J, Ferreira H. Laparoscopic surgery for severe ureteric endometriosis. *Eur J Obstet Gynecol Reproductive Biol* 2012;165:275-279.
14. Duepree HJ, Senagore AJ, Delaney CP *et al*. Laparoscopic resection of deep pelvic endometriosis with rectosigmoid involvement. *J Am Coll Surg* 2002;195:754-758.

CAPÍTULO 6
ENDOMETRIOSE OVARIANA

Ignacio Miranda-Mendoza

INTRODUÇÃO

Cerca de 17 a 44% das pacientes com endometriose apresentarão comprometimento ovariano (endometrioma ovariano).[2,13] Em um estudo recente sobre a prevalência de endometriose na França, foi descrito que cerca de 50% das cirurgias em pacientes com esta doença ocorre por causa do comprometimento ovariano pela endometriose.[23]

A endometriose ovariana é definida pela presença de lesão cística, de conteúdo líquido achocolatado, que se forma proveniente do sangramento menstrual dos implantes endometrióticos na superfície ovariana, gerando uma invaginação cística do seu parênquima e que habitualmente se encontra aderido à inserção dos ligamentos uterossacros (Fig. 6-1).[15] Além disso, em um terço dos casos, ambos os ovários estão afetados, gerando aderências firmes no fundo de saco posterior, região retrocervical, cólon e tubas.

O correto diagnóstico da endometriose é parte fundamental para que o cirurgião possa definir a melhor estratégia de tratamento. Portanto, os métodos não invasivos são necessários para precisar a localização e a extensão das lesões.

A ecografia transvaginal e a ressonância magnética são os exames mais utilizados para a identificação das lesões. A ecografia transvaginal tem sido proposta como o exame de primeira linha para o diagnóstico de endometriose.[15,16,22]

As características típicas dos cistos endometrióticos já foram descritas em várias publicações. Um cisto endometriótico "típico" é aquele unilocular ou multilocular (menos de 5 lóculos), cujo conteúdo é de baixa ecogenicidade (padrão em vidro fosco) e geralmente com pouca vascularização. Também têm sido descritos cistos endometrióticos atípicos, como os cistos uniloculares com conteúdo em vidro fosco e projeções papilares (protrusão sólida intracística com tamanho ≥ 3 mm) e sem fluxo no interior da projeção papilar. Na realidade não correspondem a verdadeiras papilas, mas sim imagens criadas por coágulos ou fibrina na parede do cisto, com uma superfície mais regular e forma mais arredondada.[15,16,22]

O tratamento clínico ou cirúrgico dos cistos de endometriose dependerá dos sintomas (dor ou compressão de outros órgãos) e das expectativas de fertilidade da paciente.[9,17] Tradicionalmente tem sido descrito que o tratamento cirúrgico da endometriose ovariana reduz a dor pélvica e pode melhorar o padrão reprodutivo neste grupo de mulheres.[7,11,14] No entanto, existe um questionamento atual com relação aos resultados reprodutivos em mulheres com endometriose ovariana comparados aos tratamentos avançados de reprodução assistida principalmente decorrente do dano à reserva ovariana secundária à doença e à cirurgia.[18] Existem estudos que demonstraram uma baixa reserva ovariana em decorrência da doença e logo após a cistectomia, mas os acompanhamentos foram apenas de 9 meses após o procedimento cirúrgico. Em um estudo recente fez-se menção que haveria uma recuperação dos marcadores de reserva ovariana ao longo dos 18 meses de pós-operatório.[1,19-21]

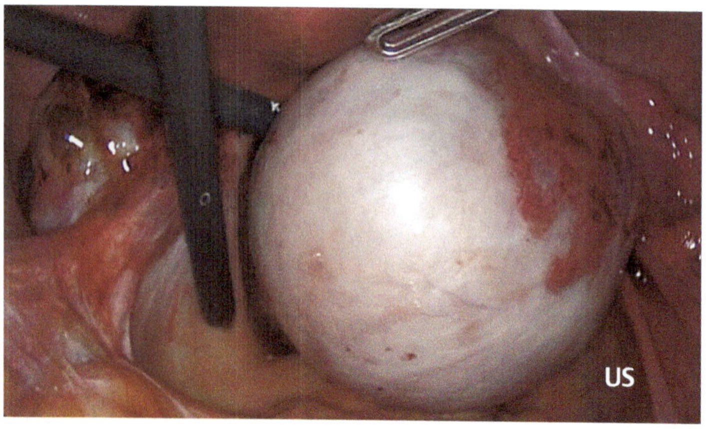

Por isso que cistos de endometriose com menos de 4 cm, assintomáticos, habitualmente deveriam ser avaliados por ultrassonografia e se manteriam em acompanhamento seriado durante o primeiro ano do diagnóstico com controles a cada 3 a 6 meses. Se a paciente tiver apenas um problema de infertilidade, deve receber um tratamento de reprodução avançada e não um tratamento cirúrgico, como se estabeleceu em uma recente revisão sistemática.[4] Caso não tenha desejo reprodutivo, é aconselhável indicar um tratamento clínico com contraceptivos orais ou progestágenos para diminuir a dor e, eventualmente, o tamanho do cisto.[5,6]

Naqueles casos em que os cistos aumentem para um diâmetro acima de 4 cm, tenham sintomatologia dolorosa que não melhore com o tratamento clínico, ou tenham características ecográficas suspeitas para malignidade, indica-se uma cirurgia para a ressecção completa do cisto. Esta cirurgia será realizada por laparoscopia e permitirá avaliar toda as cavidades abdominal e pélvica, ressecar o cisto ovariano e outros focos de endometriose na pelve, obter um estudo histológico definitivo, certificando o diagnóstico de endometriose e descartando a possibilidade de malignidade. Tem-se demonstrado que este tipo de cirurgia é efetivo para diminuição da dor e melhora da fertilidade.[8,9]

Com relação ao tratamento cirúrgico, existe uma revisão sistemática que incluiu dois trabalhos randomizados que demonstram que a cistectomia é superior à ablação no que diz respeito à taxa de recorrência, melhora da dor e taxa de gravidez espontânea em pacientes com infertilidade.[3,10]

Em outra revisão, demonstrou-se que a técnica de ressecção pode ser com cistectomia (*Stripping*), uso de energia plasmática ou ultrassônica, e que a hemostasia pode ser feita com energia bipolar ou sutura.[7] Todas as técnicas podem gerar um dano; portanto, o diagnóstico correto e o critério clínico são pontos fundamentais para indicar o procedimento cirúrgico.

MARCOS ANATÔMICOS

O ovário é um órgão intraperitoneal, produtor de hormônios sexuais e dos ovócitos na mulher. É de forma ovoide e tem a superfície ondulada e mede cerca de 40 × 10 mm. Sua consistência é firme e pesa cerca de 7 gramas. Quando se avalia o ovário por laparoscopia, aparece uma coloração branca nacarada. É fixo na pelve e ao útero por meio de três ligamentos (suspensor, infundíbulo ovárico e próprio do ovário) e seu meso-ovário. Em uma

Fig. 6-1. Cisto endometriótico em ovário direito aderido à inserção do ligamento uterossacro (US) direito.

mulher nulípara, encontra-se na fossa ovariana, que se define por seus limites anatômicos:

- *Posterior:* vasos ilíacos internos e ureter.
- *Anterior:* fixação pélvica do ligamento largo.
- *Cefálico:* vasos ilíacos externos.
- *Caudal:* ureter e os vasos uterinos e umbilicais.

No espaço retroperitoneal da fossa ovariana transitam os nervos e vasos obturadores, o que poderia explicar a dor irradiada da face interna do músculo em mulheres com endometriose localizada na fossa ovariana. Além disso, muito próximo da borda médio-caudal passam os vasos uterinos e o ureter.

Na endometriose ovariana a lesão cística se adereà inserção do ligamento uterossacro e fossa ovariana. Quando são cistos endometrióticos bilaterais, esses se aderem entre si, formando a clássica imagem retrouterina de *kissing ovaries* (Fig. 6-2).[12,15]

Os vasos ovarianos habitualmente nascem da parede anterior da aorta em nível de L2 (variação: artéria renal) e descem até a pelve caudal e lateral no ligamento suspensório do ovário, acompanhados das veias, vasos linfáticos e o plexo nervoso ovariano. Ao chegar na pelve, cruza os vasos ilíacos externos 2 cm lateral ao ureter. Entram pelo polo inferior do ovário e anastomosam-se com os ramos da artéria uterina (Fig. 6-3).[12]

PREPARO PRÉ-OPERATÓRIO

Solicitam-se os exames pré-operatórios habituais, como hemograma, coagulograma, glicemia, parcial de urina com urocultura e teste de sensibilidade de antibióticos. Mas, em alguns casos específicos, agregam-se o hormônio antimulleriano e um mapeamento de endometriose realizado por um especialista, a fim de identificar outras estruturas afetadas pela endometriose, principalmente o comprometimento intestinal.

O preparo geral que realizamos nas pacientes com endometriose ovariana é similar ao que utilizamos na endometriose profunda para obter uma boa exposição pélvica. O objetivo é obter um cólon sigmoide e reto bastante vazio para melhorar a exposição pélvica.

O preparo começa 48 horas antes da cirurgia e deve ingerir um *fleet* oral seguido de uma dieta sem resíduos pelas 48 horas. Ao entrar no hospital realiza-se um *fleet* enema 4 horas antes da cirurgia.

MATERIAIS INDISPENSÁVEIS

O instrumental necessário é o mesmo que utilizamos para os diferentes procedimentos realizados na laparoscopia. Os trocartes são habitualmente um umbilical de 10 mm e três trocartes acessórios de 5 mm (um suprapúbico e dois acessórios). Na caixa laparoscópica deve ter 2 pinças cirúrgicas, 2 pinças fenestradas, 2 porta-agulhas e uma pinça Kelly. A dissecção e secção se realizam com uma pinça bipolar Kelly na mão esquerda e uma tesoura na mão direita, que pode conectar-se à energia monopolar. Em alguns casos também utilizamos a energia ultrassônica, que permite uma boa dissecção e coagulação dos tecidos afetados pela endometriose. Deve-se ter um bom manipulador uterino que permita a exposição dos fundos de saco anterior e posterior, além de uma boa mobilidade uterina. No nosso serviço utilizamos a sonda Sumi®.

Recomendamos uma óptica de 10 mm para melhorar a luminosidade e visão, já que esta diminui drasticamente os pequenos sangramentos pela inflamação e angiogênese da endometriose e a secreção achocolatada da lesão ovariana. Às vezes pode ser necessária uma óptica de 30° já que nos permite avaliar de uma melhor forma as abordagens laterais, superiores e inferiores durante o procedimento.

Idealmente utilizamos um dispositivo chamado *T-Lift*® que nos permite melhorar a exposição da pelve ao fixar momentaneamente os ovários, em alguns casos que se requer a dissecção do septo retovaginal ou fossas pararretais.[21] Nos casos de não ter o *T-Lift*®, pode-se realizar esta fixação momentânea com uma agulha com fio de prolene (Fig. 6-4).

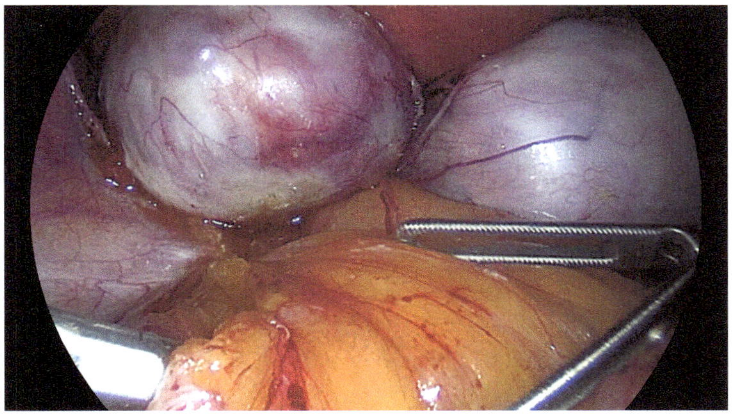

Fig. 6-2. *Kissing Ovaries.* Cistos endometrióticos ovarianos bilaterais aderidos ao *torus* uterino e à parede anterior do retossigmoide.

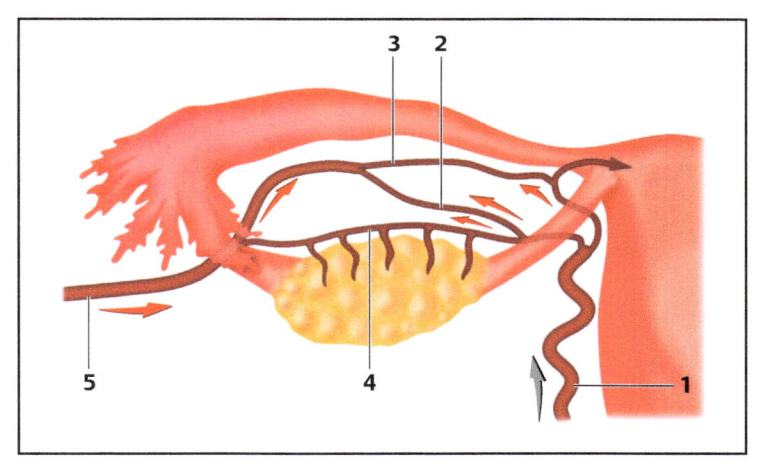

Fig. 6-3. Irrigação do ovário. Modificado de Kamina.[12] 1. Vasos uterinos; 2 e 3. vasos mesossalpinge; 4. vasos ovarianos; 5. infundíbulo pélvico.

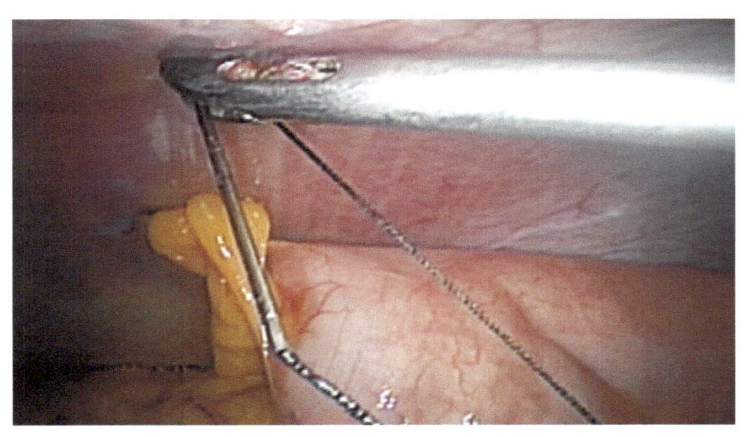

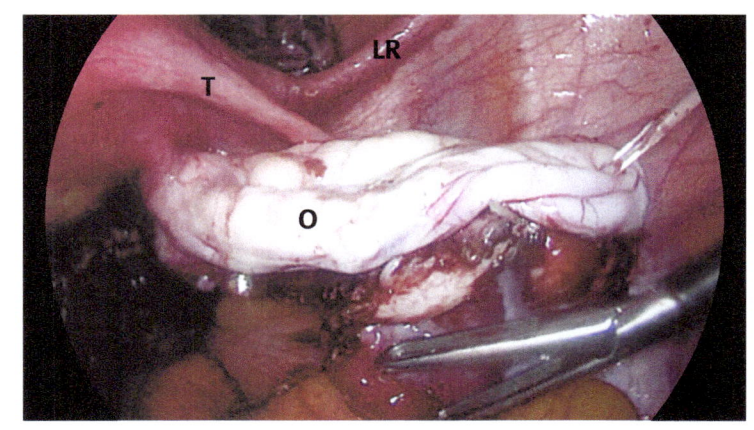

Fig. 6-4. Exposição da pelve mediante fixação momentânea dos ovários com agulha *T-Lift*. O: ovário; LR: ligamento redondo; T: tuba uterina.

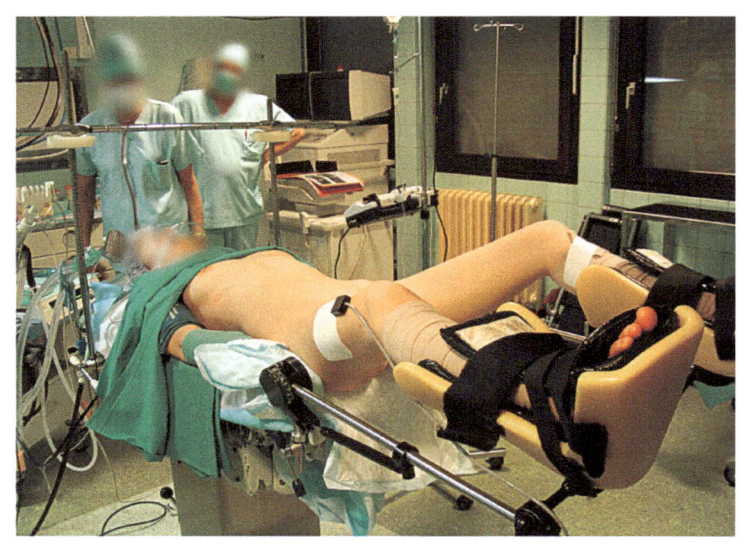

POSICIONAMENTO DA PACIENTE

Utilizamos sempre a posição clássica de Lloyd Davies. Colocam-se os braços ao longo do corpo para não ter risco de hiperextensão do plexo braquial durante a cirurgia. Estes envolvem-se em um campo cirúrgico e passam por baixo de seu corpo para protegê-los de que não se movam durante a cirurgia. As mãos e seus dedos se envolvem suavemente para que não se comprimam durante eventuais mudanças no posicionamento das pernas (Fig. 6-5).

Idealmente utilizamos um colchão antideslizante dado que, com o posicionamento habitual para a exposição em Trendelenburg, a paciente tende a escorregar para cima perdendo as abordagens genital e urinária da posição de Lloyd Davies. No caso de não ter o antideslizante, podem-se utilizar ombreiras, cuidando para não comprimir o plexo braquial (Fig. 6-5).

As extremidades inferiores estão em semiflexão e abduzidas para obter abordagens vaginal e urinária para realizar a cistoscopia e, concomitantemente, a manipulação uterina. Devem-se utilizar meias de compressão elástica ou botas pneumáticas, para diminuir o risco de tromboembolismo, e manta térmica na região torácica, para evitar hipotermia.

POSICIONAMENTO DOS TROCARTES

Habitualmente colocamos os trocartes de maneira clássica para a cirurgia ginecológica, com um trocarte de 10-12 mm na cicatriz umbilical e três trocartes acessórios nas fossas ilíacas e região hipogástrica. O trocarte da região hipogástrica pode ser mais alto ou mais baixo de acordo com a dificuldade da cirurgia para melhorar a ergonomia (Fig. 6-6), sempre deixando um espaço entre 8 a 10 cm com o trocarte umbilical para que não interfira nos instrumentos com a óptica.

POSICIONAMENTO DA EQUIPE E SALA CIRÚRGICA

A sala cirúrgica conta com três monitores para que o cirurgião e cada assistente possam olhar diretamente sua tela e, assim, trabalhar ergonomicamente. O cirurgião posiciona-se no lado esquerdo da paciente, o primeiro auxiliar no lado direito, e o segundo auxiliar entre as extremidades inferiores da paciente para abordagem vaginal e mobilização uterina (Fig. 6-7).

DESCRIÇÃO DA TÉCNICA CIRÚRGICA

Passo a Passo

Entrada na Cavidade Peritoneal

Pode realizar-se de diferentes formas. Confecção do pneumoperitônio com agulha de Veress, entrada direta ou aberta.

Exploração

Realiza-se uma exploração das cavidades abdominal e pélvica.

Restauração da Anatomia

A estratégia da cirurgia em restaurar a anatomia pélvica nos casos que existam aderências epiploicas, intestinais ou anexiais. Habitualmente na endometriose encontram-se outras lesões que requerem tratamento.

Exposição

Durante a restauração da anatomia também realizamos uma melhor exposição pélvica. Esta consiste em ancorar os anexos uterinos e, às vezes, o reto na parede abdominal para expor totalmente a pelve, não perdendo, assim, a ajuda do primeiro auxiliar nesta função. Para isso utilizamos uma agulha com fio de prolene ou o dispositivo chamado *T-Lift®* que permite ancorar momentaneamente a parede abdominal, enquanto realizam-se a cirurgia e a posterior liberação quando esta termina (Fig. 6-4).

Liberação Anexial e Cistectomia

Procede-se a liberação do anexo aderido ao ligamento uterossacro ipsolateral, onde habitualmente drena-se o líquido achocolatado, que se aspira. Na zona de abertura do cisto realizamos uma divulsão ou pequena secção, fazendo com que esta abertura se amplie e permita exteriorização da cavidade do cisto. Localizamos bem os planos e, desta forma, realizamos a técnica de *stripping,* tracionando e separando ambos os planos (Fig. 6-8). Uma vez realizada a ressecção completa do cisto, retira-se em uma bolsa endoscópica e encaminha-se para estudo anatomopatológico.

Fig. 6-5. Posicionamento da paciente.

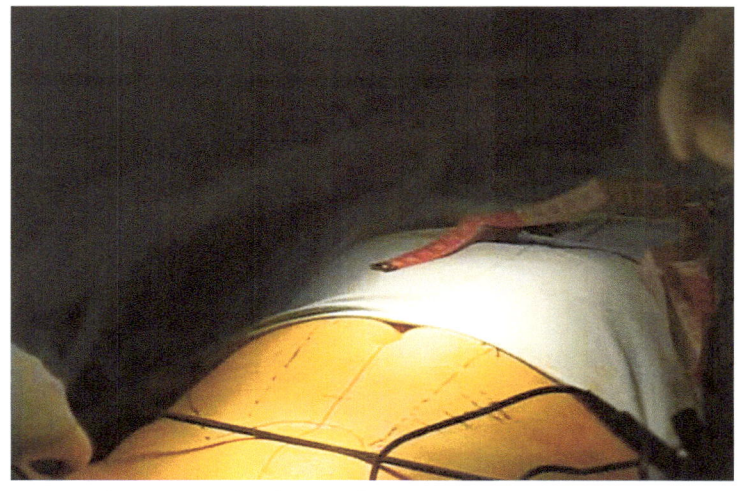

Fig. 6-6. Planejamento da colocação dos trocartes.

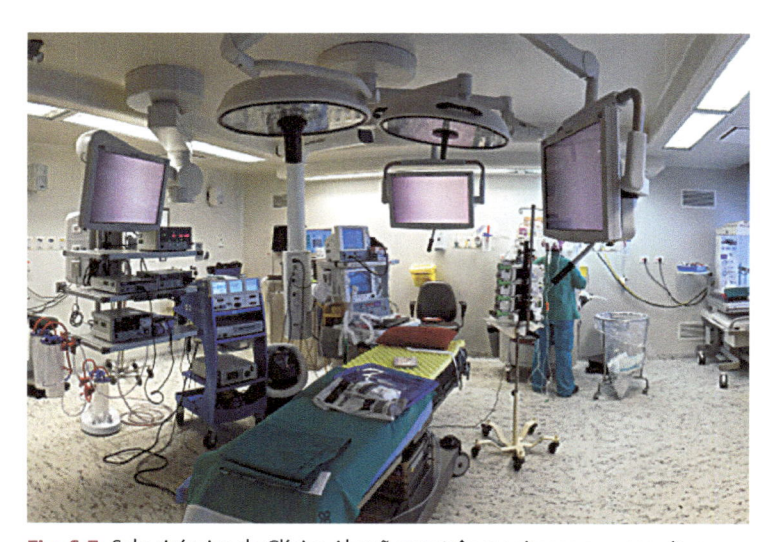

Fig. 6-7. Sala cirúrgica da Clínica Alemã com três monitores que permitem o trabalho ergonômico dos cirurgiões.

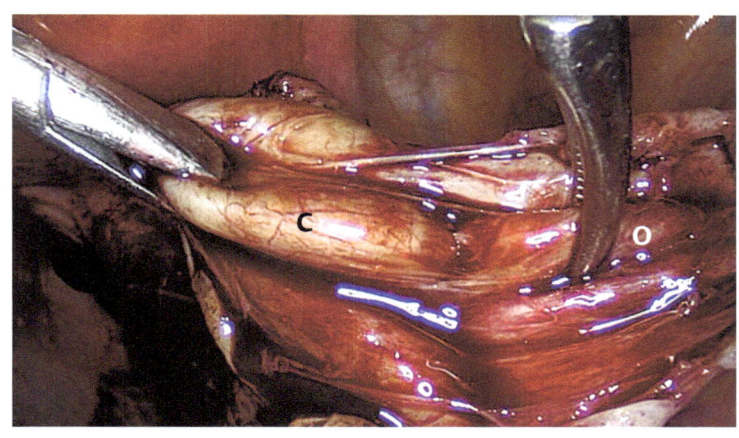

Fig. 6-8. Cistectomia ovariana direita. Dissecção dos planos pela tração do ovário e do cisto (*Stripping*). C: cápsula; O: ovário.

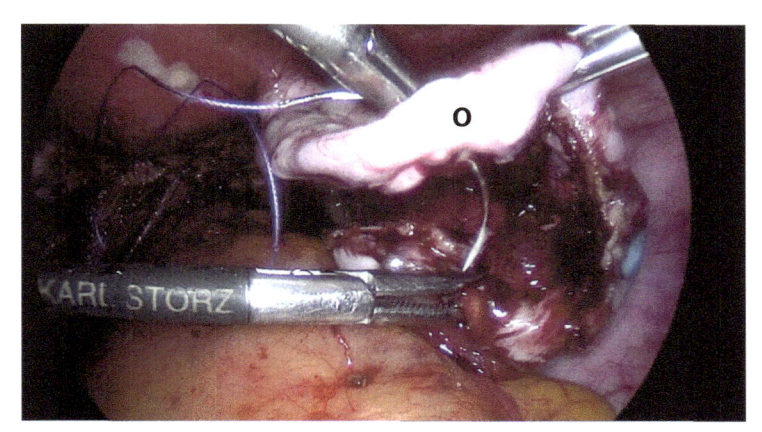

Fig. 6-9. Aproximação do ovário após cistectomia. O: ovário.

Hemostasia e Sutura

A hemostasia deve ser realizada de forma muito cuidadosa, utilizando o mínimo possível de energia para não lesionar o tecido ovariano. Às vezes colocamos um ponto de aproximação para melhorar a hemostasia e o fechamento anatômico do ovário (Fig. 6-9).

Hemostasia da Pelve e Lavado

Lembrar que a lavagem da cavidade peritoneal deve ser abundante com 1.000 mL de soro fisiológico.

PÓS-OPERATÓRIO

Vai depender fundamentalmente da abordagem pélvica e dissecção que tenha sido realizada. Abordagem ovariana apenas, a paciente estará de alta no dia seguinte. Caso tenha sido realizada abordagem intestinal e/ou vesical, ou ureteral, o tempo de permanência no hospital dependerá da recuperação da paciente.

PONTOS-CHAVE

Pinças cirúrgicas que permitam a técnica de *stripping*.

CONCLUSÃO

O tratamento cirúrgico da endometriose ovariana deve-se realizar naqueles cistos maiores que 4 cm, que tenham sintomatologia de dor que não cede com o tratamento clínico ou tenham características ecográficas suspeitas de malignidade. A cistectomia completa é a técnica ideal para a diminuição da dor, recidiva, fertilidade e sempre deve-se levar em conta o dano da reserva ovariana ocasionada pela doença e pela abordagem cirúrgica.[8,9] A laparoscopia nos permite avaliar toda cavidade abdominal e pélvica, ressecar o cisto ovariano e outros focos de endometriose na pelve, obter um estudo histológico definitivo, certificando o diagnóstico de endometriose e descartando a malignidade da lesão. É importante levar em conta os detalhes anatômicos e os princípios cirúrgicos clássicos na estratégia para o tratamento cirúrgico.

REFERÊNCIAS BIBLIOGRÁFICAS

1. Ata B, Uncu G. Impact of endometriomas and their removal on ovarian reserve. *Curr Opin Obstet Gynecol* 2015 Jun;27(3):235-41.
2. Balasch J, Creus M, Fabregues F et al. Visible and non-visible endometriosis at laparoscopy in fertile and infertile women and in patients with chronic pelvic pain: a prospective study. *Hum Reprod* 1996 Feb;11(2):387-91.
3. Beretta P, Franchi M, Ghezzi F et al. Randomized clinical trial of two laparoscopic treatments of endometriomas: cystectomy versus drainage and coagulation. *Fertil Steril* 1998;70(6):1176-80.
4. Brink Laursen J, Schroll JB, Macklon KT, Rudnicki M. Surgery versus conservative management of endometriomas in subfertile women. A systematic review. *Acta Obstet Gynecol Scand* 2017 Jun;96(6):727-735.
5. Brown J, Farquhar C. An overview of treatments for endometriosis. *Jama* 2015;313(3):296-7.
6. Brown J, Farquhar C. Endometriosis: an overview of Cochrane Reviews. *Cochrane Database Syst Rev* 2014;3:Cd009590.
7. Cranney R, Condous G, Reid S. An update on the diagnosis, surgical management, and fertility outcomes for women with endometrioma. *Acta Obstet Gynecol Scand* 2017 Jun;96(6):633-643. Epub 2017 Mar 11. Review.
8. Duffy J, Arambage K, Correa FJ et al. *Laparoscopic surgery for endometriosis.* The Cochrane Library. 2014.
9. Dunselman GA VN, Becker C, Calhaz-Jorge C et al. ESHRE guideline: management of women with endometriosis. *Hum Reprod* 2014;29(3):400-12.
10. Hart RJ, Hickey M, Maouris P, Buckett W. Excisional surgery versus ablative surgery for ovarian endometriomata. *Cochrane Database Syst Rev* 2008(2):CD004992.
11. Jones KD, Sutton CJ. Pregnancy rates following ablative laparoscopic surgery for endometriomas. *Hum Reprod* 2002 Mar;17(3):782-5.
12. Kamina P. *Anatomie opératoire. Gynécologie et obstétrique.* Ed Maloine. 2000;(1):103.
13. Meuleman C, Vandenabeele B, Fieuws S et al. High prevalence of endometriosis in infertile women with normal ovulation and normospermic partners. *Fertil Steril* 2009 Jul;92(1):68-74.
14. Milingos S, Kallipolitis G, Loutradis D et al. Factors affecting postoperative pregnancy rate after endoscopic management of large endometriomata. *Int J Gynaecol Obstet* 1998 Nov;63(2):129-37.
15. Muzii L, Di Tucci C, Di Feliciantonio M et al. Management of Endometriomas. Seminars in Reproductive Medicine; 2017: Thieme Medical Publishers.
16. Nisenblat V, Bossuyt PMM, Farquhar C et al. Imaging modalities for the none-invasive diagnosis of endometriosis. *Cochrane Database Syst Rev* 2016;2:CD009591.
17. Practice bulletin no. 114: management of endometriosis. *Obstet Gynecol* 2010;116(1):223-36.
18. Raffi F, Metwally M, Amer S. The impact of excision of ovarian endometrioma on ovarian reserve: a systematic review and meta-analysis. *J Clin Endocrinol Metab* 2012 Sep;97(9):3146-54.
19. Raffi F1, Metwally M, Amer S. The impact of excision of ovarian endometrioma on ovarian reserve: a systematic review and meta-analysis. *J Clin Endocrinol Metab* 2012 Sep;97(9):3146-54.
20. Roman H, Bubenheim M, Auber M et al. Antimullerian hormone level and endometrioma ablation using plasma energy. *JSLS* 2014 Jul-Sep;18(3).
21. Somigliana E, Berlanda N, Benaglia L et al. Surgical excision of endometriomas and ovarian reserve: a systematic review on serum antimullerian hormone level modifications. *Fertil Steril* 2012 Dec;98(6):1531-8.
22. Van Holsbeke C, Van Calster B, Guerriero S et al. Endometriomas: their ultrasound characteristics. *Ultrasound Obstet Gynecol* 2010;35(6):730-40.
23. Von Theobald P, Cottenet J, Iacobelli S, Quantin C. Epidemiology of Endometriosis in France: A Large, Nation-Wide Study Based on Hospital Discharge Data. *Biomed Res Int* 2016;2016:3260952. Epub 2016 Apr 11.

ENDOMETRIOSE INTESTINAL – RESSECÇÃO SEGMENTAR

CAPÍTULO 7

Luiz Flavio Cordeiro Fernandez
Marco Antônio Bassi
Maurício Simões Abrão

INTRODUÇÃO

O acometimento intestinal pela endometriose, definido pelo envolvimento da camada muscular pela doença, está presente em 8 a 12% dos casos de endometriose profunda, sendo o sigmoide e o reto os responsáveis por quase 90% destas situações.[1]

A endometriose intestinal, assim como as demais localizações de endometriose profunda, está associada a sintomas álgicos (dismenorreia, dispareunia de profundidade e dor acíclica) e infertilidade. Pode ainda ser responsável por sintomas intestinais cíclicos, como o aumento do número de evacuações, diarreia, disquezia, hematoquezia, ou, mesmo, obstrução intestinal. A maioria dos sintomas está pouco relacionada com o grau de envolvimento do órgão (número, tamanho e locais de lesões).[2]

A suspeita clínica de endometriose exige a realização de exame de imagem para presunção diagnóstica e eventual planejamento cirúrgico, caso este se faça necessário. Neste contexto, a ultrassonografia especializada deve ser o exame de escolha, sendo este capaz de grande acurácia no diagnóstico de endometriose intestinal, além de fornecer informações fundamentais para a elaboração cirúrgica, como tamanho e número de lesões, distância da borda anal e, por fim, camada e circunferência comprometidas.[3-5] Entretanto, apesar de ser a modalidade de exame mais barata nesta investigação, tem como limitação o fato de ser examinador dependente. Desta forma, outras modalidades de exames podem ser utilizadas de acordo com a disponibilidade das mesmas, como ressonância magnética e ecoendoscopia baixa ou ecocolonoscopia.[6,7]

Estas variáveis devem ser consideradas na indicação da melhor estratégia terapêutica. A ressecção intestinal está indicada em pacientes com sintomas álgicos exuberantes (escala analógica de dor superior a 7) não responsivos à terapia medicamentosa ou mesmo com contraindicação ao uso da mesma, com lesão de diâmetro superior a 3 cm acometendo ao menos a camada muscular interna, ou na presença de múltiplas lesões.[8] Tal indicação, baseia-se no fato de que, em pacientes sintomáticas, a ressecção colorretal melhora os sintomas ginecológicos e digestivos, assim como atenua os níveis de dor, melhorando a qualidade de vida.[9,10]

PREPARO PRÉ-OPERATÓRIO

Na véspera da cirurgia, a paciente adota regime de dieta líquida, tendo o seu intestino preparado com uso de lactulose em duas tomadas, associado à hidratação vigorosa. Para a conclusão do preparo adequado, utiliza-se preparo retrógrado com *fleet* enema até a obtenção de fezes claras.

POSICIONAMENTO DA PACIENTE

A paciente, sob anestesia geral e bloqueio periférico (peridural ou raquidiana), é posicionada em decúbito dorsal horizontal e em posição semiginecológica.

DESCRIÇÃO DA TÉCNICA CIRÚRGICA
Passo a Passso

Realiza-se a sondagem vesical de demora e coloca-se o manipulador uterino. Efetua-se o pneumoperitônio. Introduz-se trocarte de 11 mm em cicatriz umbilical para a introdução da óptica. Normalmente usam-se ópticas de zero grau, mas as de 30 graus podem ser utilizadas para situações específicas.

Colocam-se dois trocartes auxiliares de 5 mm, o primeiro na fossa ilíaca esquerda, lateralmente aos vasos epigástricos superficiais e profundos, e o outro trocarte na região suprapúbica, respeitando uma distância mínima de 10 cm da cicatriz umbilical para que não haja conflito dos instrumentos com a óptica. Um último trocarte de 12 mm é colocado na fossa ilíaca direita, lateralmente aos vasos epigástricos, para posterior introdução do grampeador linear. Eventualmente, um trocarte de 5 mm pode ser colocado em flanco direito, a cerca de 8 cm da cicatriz umbilical para favorecer a exposição do cólon.

Procede-se à inspeção da cavidade pélvica-abdominal, identificando as lesões e a extensão do comprometimento pela endometriose.

Inicia-se pela liberação da goteira parietocólica esquerda, identificando o ureter esquerdo, assim como os vasos ilíacos esquerdos (Fig. 7-1). Em seguida, realiza-se uma janela do mesossigmoide pela face direita do mesentério, identificando os nervos hipogástricos, deixando-os preservados dorsalmente (Fig. 7-2).

Explora-se o espaço pré-sacral, posteriormente ao sigmoide, área comumente livre de doença, prosseguindo bilateralmente nos espaços pararretais mediais de Okabayashi. A ligadura de vasos do reto e/ou do sigmoide é realizada de acordo com a altura da lesão. Por fim, aborda-se a parte central, geralmente, local onde as lesões de endometriose se encontram aderidas à região retrocervical, no entanto, já com as estruturas laterais liberadas, identificadas e preservadas (Fig. 7-3). Adentra-se no septo retovaginal, abaixo da reflexão peritoneal, até a identificação de parede intestinal sã, livre de doença, com margem de cerca de 2 cm de reto, para que seja realizada a secção da alça.

Posiciona-se o grampeador linear 45-60 mm, efetivando a secção do órgão (Fig. 7-4). Neste momento, outras lesões associadas, pélvica ou extrapélvica, são excisadas, quando necessário.

Amplia-se a incisão em fossa ilíaca direita para cerca de 5 cm, cautelosamente, preservando a artéria epigástrica inferior ou realiza-se uma incisão em região hipogástrica de cerca de 5-7 cm – mini-Pfannenstiel (Fig. 7-5). Exterioriza-se a alça intestinal, adaptando o comprimento de alça a ser ressecado ao tamanho da lesão identificada (Fig. 7-6). Introduz-se a ogiva do grampeador circular de 29-33 mm (Fig. 7-7). Reintroduz-se o intestino na cavidade abdominopélvica e se procede ao fechamento desta incisão (Fig. 7-8).

Introduz-se o grampeador circular via retal e realiza-se a anastomose terminoterminal, checando a continuação das tênias cólicas, evitando a rotação da alça (Fig. 7-9). Confere-se a integridade da anastomose realizada pelas provas de segurança, para as quais é introduzida seringa de 60 cc em reto com ar e, com a pelve cheia de soro, avalia-se a saída ou não de ar pela linha de grampeamento (prova do borracheiro) (Fig. 7-10). Em seguida, injeta-se soro com azul de metileno também com seringa de 60 cc pelo reto e, novamente, avalia-se o extravasamento ou não do contraste pela linha de sutura.

Conclui-se o procedimento com a checagem vigorosa da hemostasia, colocação de dreno abdominal, retirada dos trocartes e fechamento das incisões (Fig. 7-11).

CAPÍTULO 7 ■ ENDOMETRIOSE INTESTINAL – RESSECÇÃO SEGMENTAR

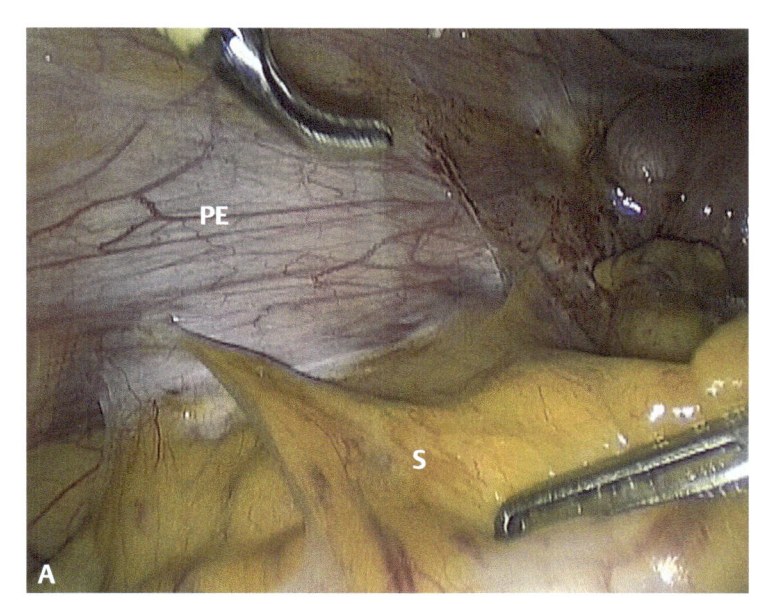

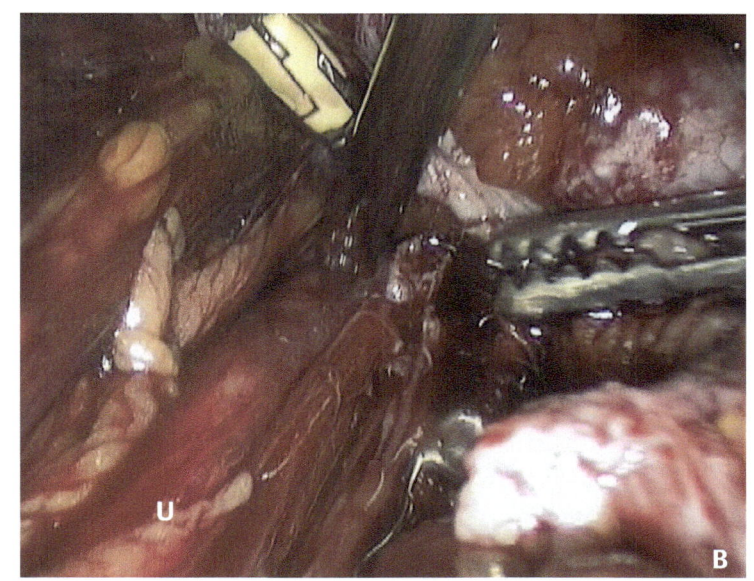

Fig. 7-1. (A) Liberação de goteira parietocólica esquerda (PE). S: sigmoide. (B) Identificação de ureter esquerdo (U).

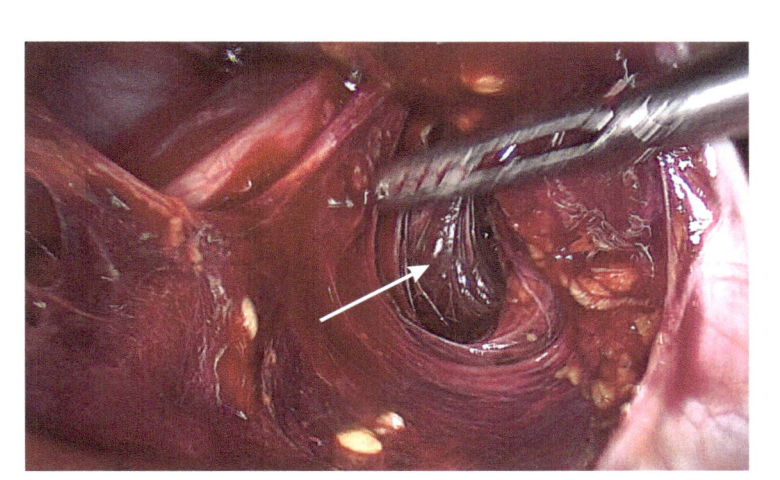

Fig. 7-2. Realização da janela do mesentério com preservação nervosa *(seta)*.

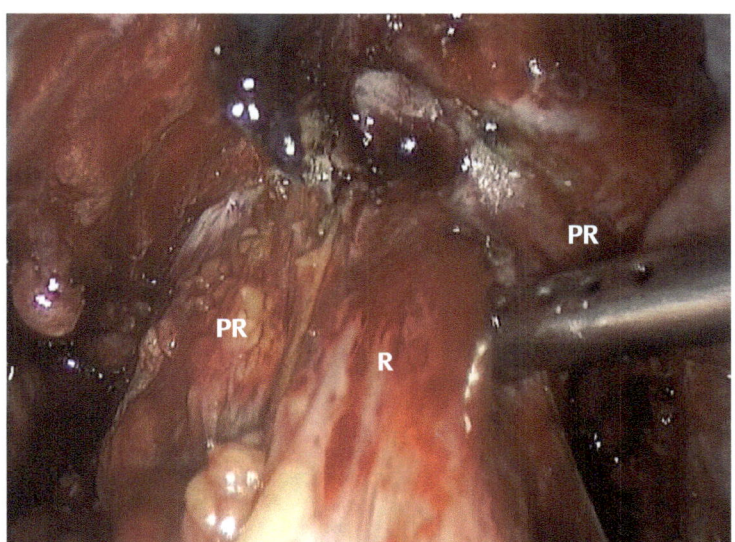

Fig. 7-3. Dissecção central da lesão de endometriose, após exploração dos espaços pararretais bilaterais (PR). R: reto.

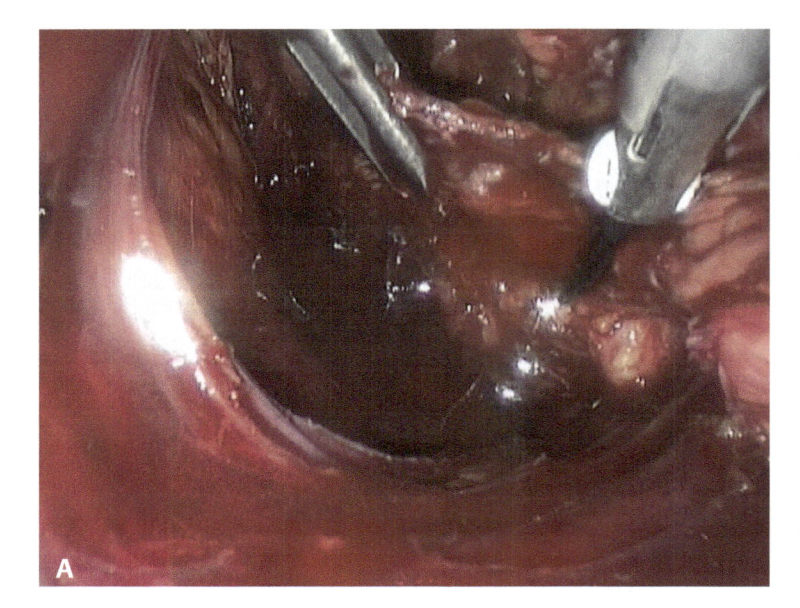

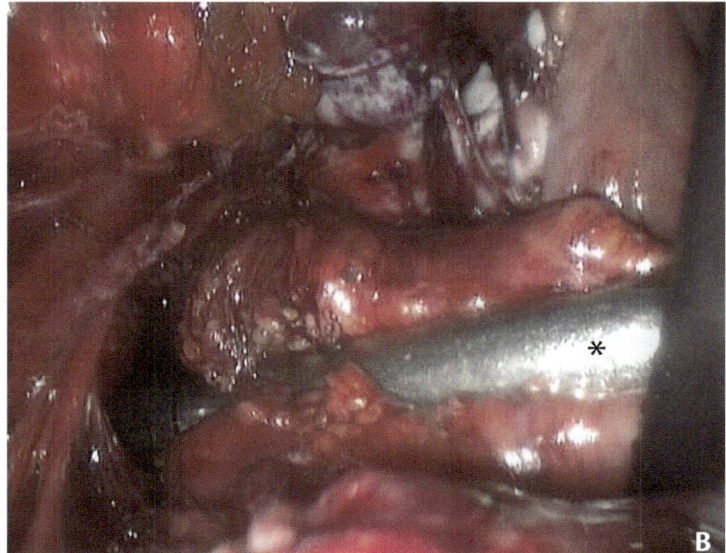

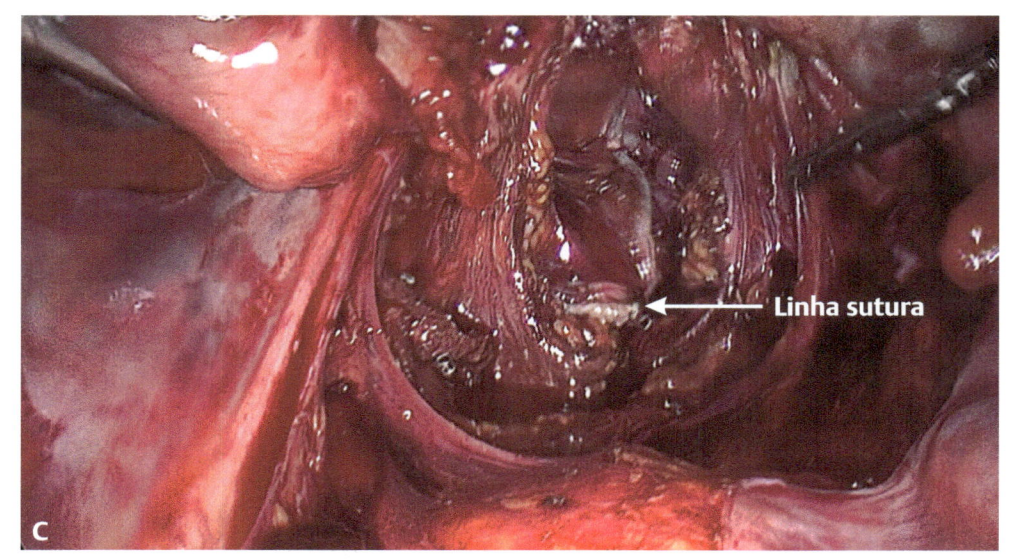

Fig. 7-4. (**A**) "Limpeza" lateral do reto (preparo para grampeamento); (**B**) posicionamento do grampeador linear (*); (**C**) visão pós-grampeamento com preservação nervosa.

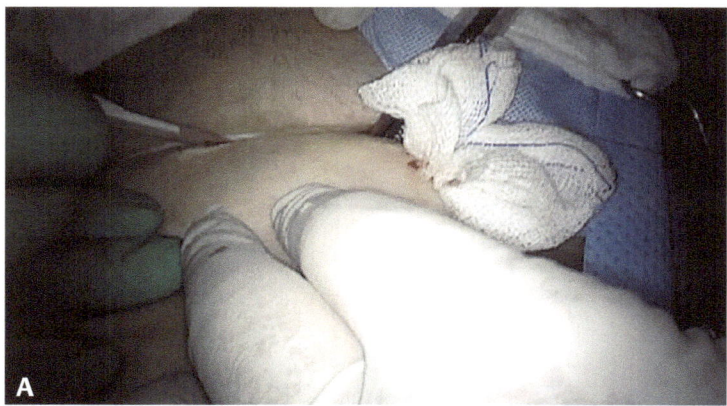

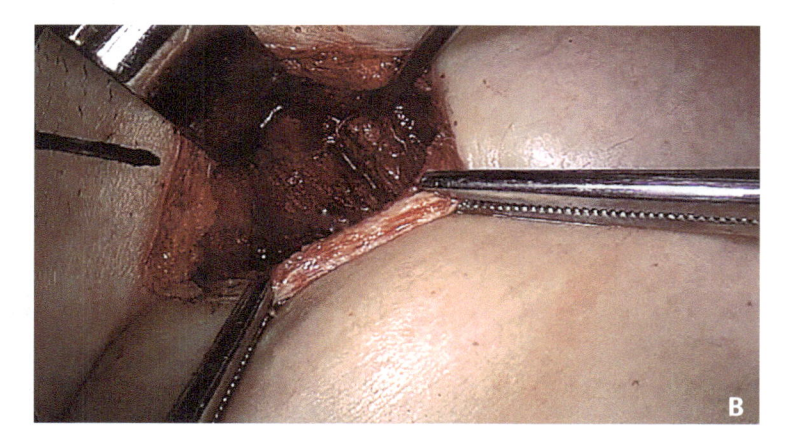

Fig. 7-5. (**A**) Incisão mini-Pfannenstiel; (**B**) abertura da cavidade.

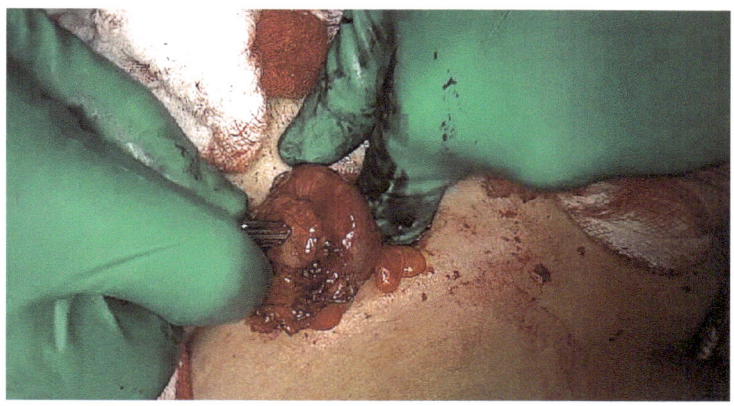

Fig. 7-8. Reintrodução da alça na cavidade abdominopélvica.

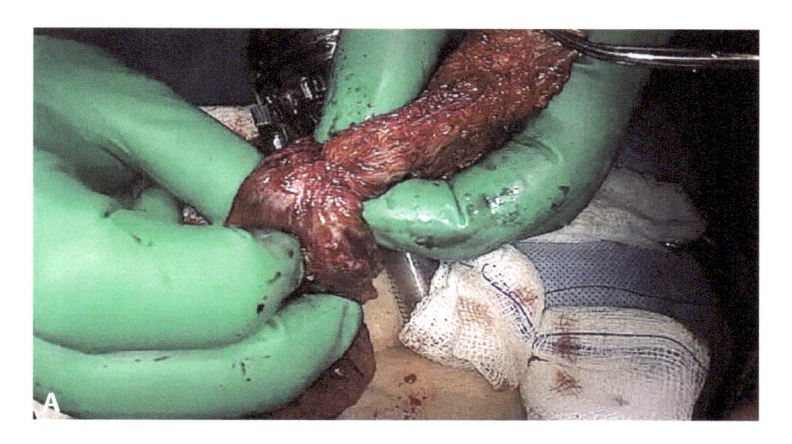

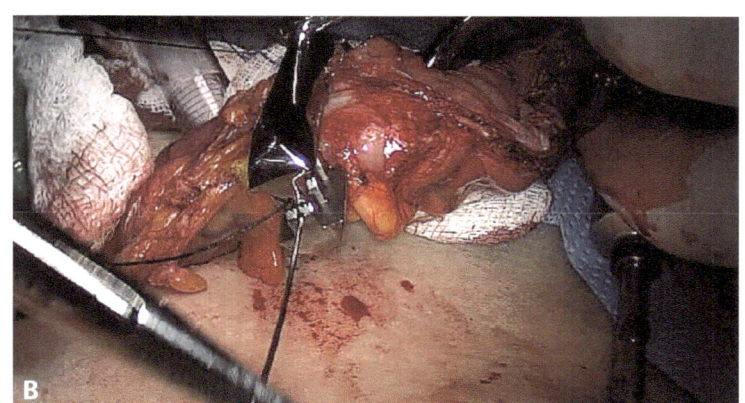

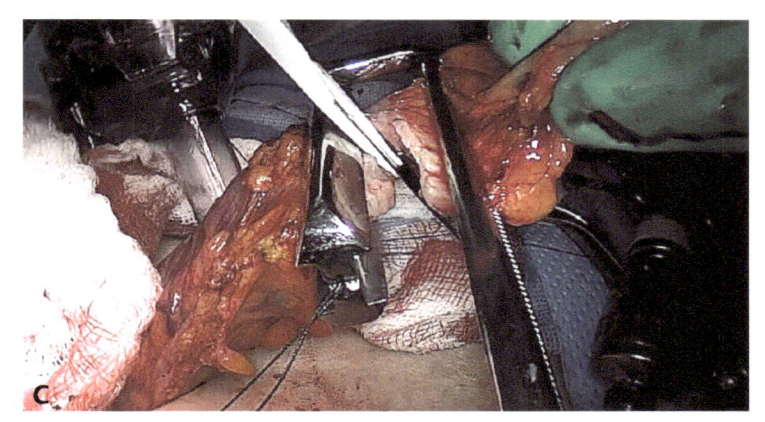

Fig. 7-6. (A) Exteriorização do segmento comprometido; (B) confecção de bolsa para introdução de ogiva; (C) ressecção segmentar.

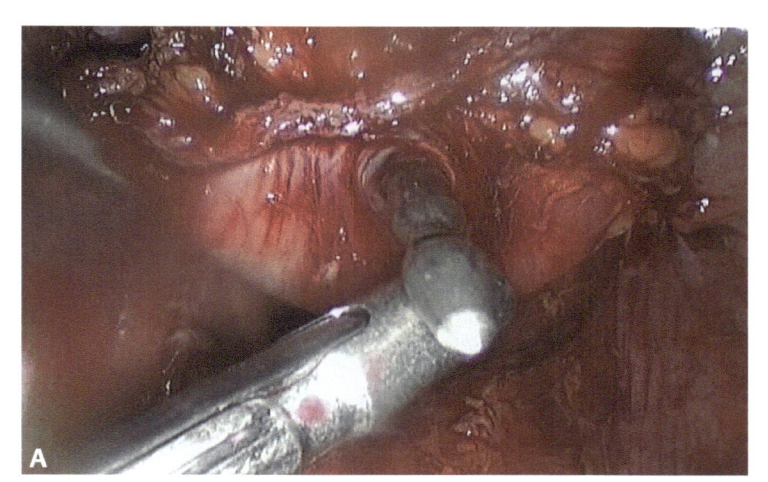

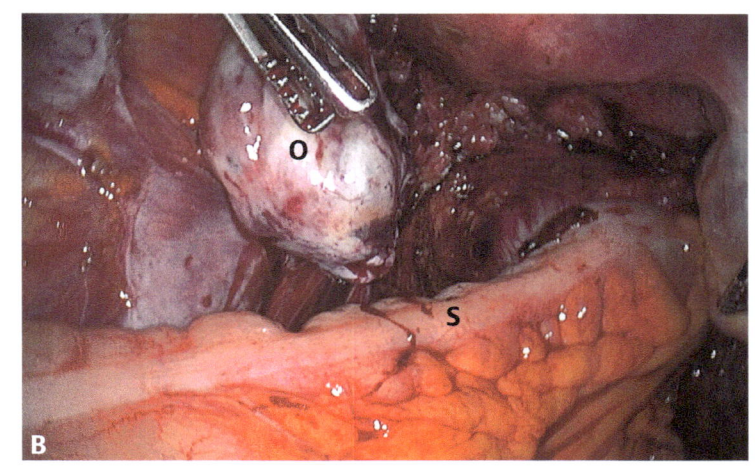

Fig. 7-9. (A) Realização da anastomose; (B) alinhamento das tênias colônicas. O: ovário; S: sigmoide.

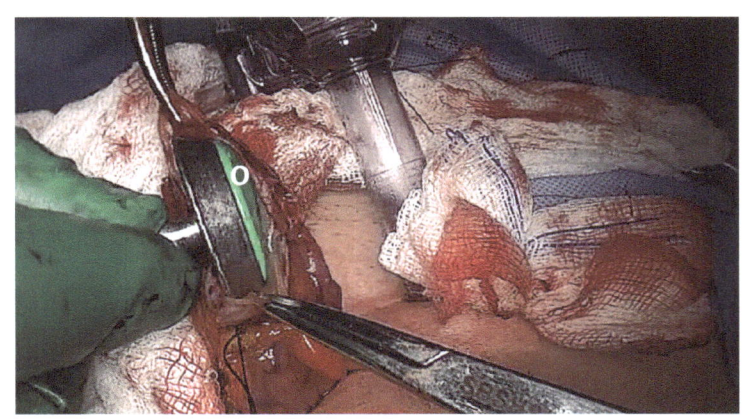

Fig. 7-7. Introdução da ogiva (O) do grampeador circular.

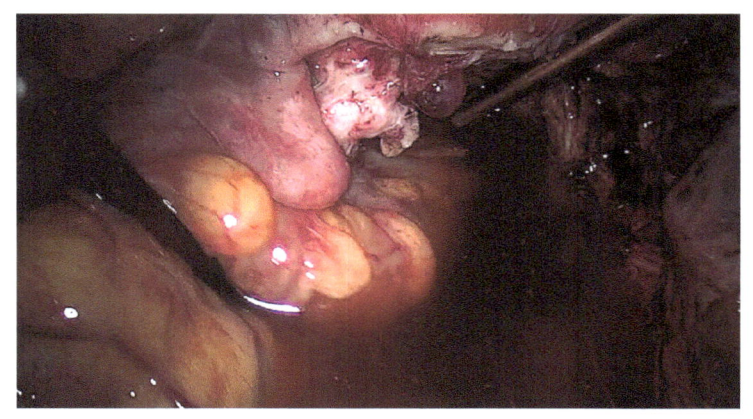

Fig. 7-10. Prova do "borracheiro".

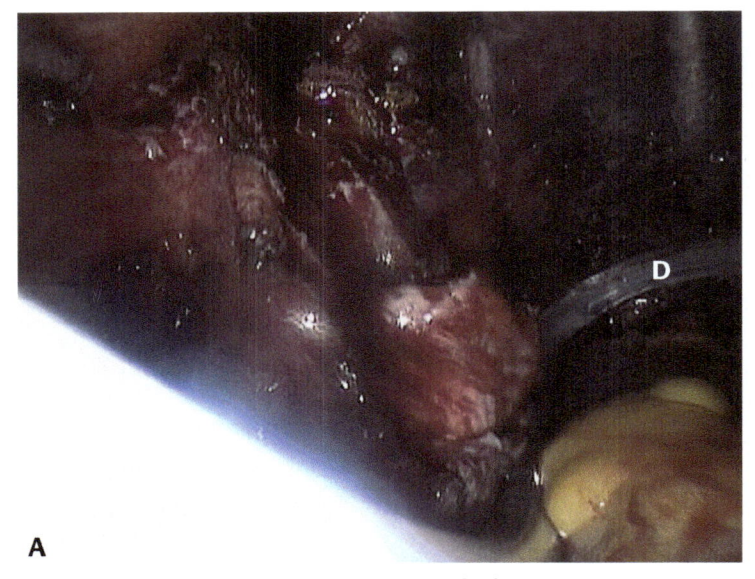

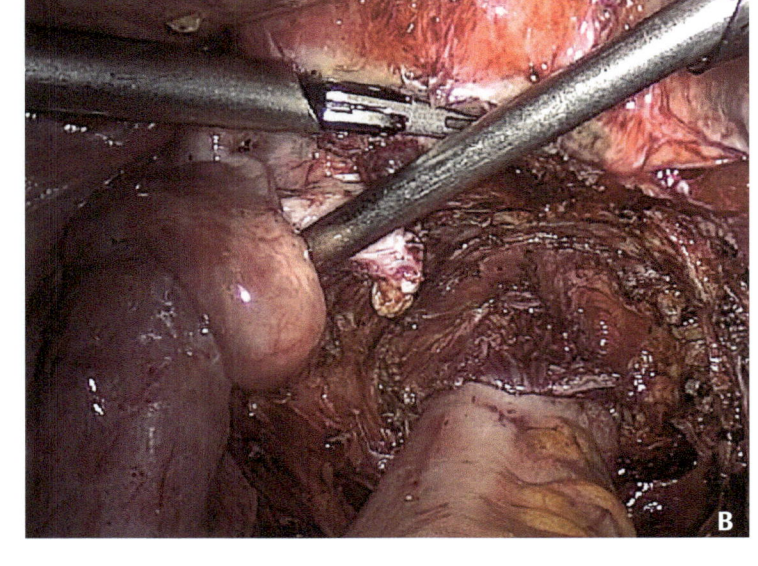

Fig. 7-11. (A) Colocação do dreno (D); (B) visão final.

CONCLUSÃO

A indicação do tratamento cirúrgico da endometriose intestinal deve seguir um algoritmo individualizado, sendo indicado para aquelas pacientes com sintomas, afetando consideravelmente sua qualidade de vida ou com risco de obstrução intestinal. Sua realização apenas para fins de fertilidade deve ser ponderada discutindo com a paciente seus limitados benefícios, *versus* a morbidade associada, devendo ser considerada em falhas sucessivas de técnicas de reprodução assistida. Pacientes assintomáticas não necessitam de cirurgia e devem ser seguidas clínica e radiologicamente. Quando indicado o tratamento cirúrgico, a ressecção segmentar deve ser proposta na presença de doença intestinal multifocal ou lesões únicas com dimensão superior a 3 cm.[8]

REFERÊNCIAS BIBLIOGRÁFICAS

1. Chapron C, Fauconnier A, Vieira M *et al.* Anatomical distribution of deeply infiltrating endometriosis: surgical implications and proposition for a classification. *Human Reproduction* 2003;18:157-61.
2. Fauconnier A, Chapron C, Dubuisson JB *et al.* Relation between pain symptoms and the anatomic location of deep infiltrating endometriosis. *Fertility Sterility* 2002;78:719-26.
3. Abrao MS, Goncalves MO, Dias JA Jr *et al.* Comparison between clinical examination, transvaginal sonography and magnetic resonance imaging for the diagnosis of deep endometriosis. *Human Reproduction* 2007;22:3092-7.
4. Goncalves MO, Podgaec S, Dias JA Jr *et al.* Transvaginal ultrasonography with bowel preparation is able to predict the number of lesions and rectosigmoid layers affected in cases of deep endometriosis, defining surgical strategy. *Human Reproduction* 2010;25:665-71.
5. Piketty M, Chopin N, Dousset B *et al.* Preoperative work-up for patients with deeply infiltrating endometriosis: transvaginal ultrasonography must definitely be the first-line imaging examination. *Human Reproduction* 2009;24:602-7.
6. Chamie LP, Blasbalg R, Goncalves MO *et al.* Accuracy of magnetic resonance imaging for diagnosis and preoperative assessment of deeply infiltrating endometriosis. *Int J Gynaecol Obstetrics* 2009;106:198-201.
7. Abrao MS, Neme RM, Averbach M *et al.* Rectal endoscopic ultrasound with a radial probe in the assessment of rectovaginal endometriosis. *J Am Associat Gynecol Laparoscopists* 2004;11:50-4.
8. Abrao MS, Petraglia F, Falcone T *et al.* Deep endometriosis infiltrating the recto-sigmoid: critical factors to consider before management. *Hum Reprod Update* 2015;21:329-39.
9. Darai E, Thomassin I, Barranger E *et al.* Feasibility and clinical outcome of laparoscopic colorectal resection for endometriosis. *Am J Obstet Gynecol* 2005;192:394-400.
10. Bassi MA, Podgaec S, Dias JA Jr *et al.* Quality of life after segmental resection of the rectosigmoid by laparoscopy in patients with deep infiltrating endometriosis with bowel involvement. *J Minim Invasive Gynecol* 2011;18:730-3.

ENDOMETRIOSE INTESTINAL – *SHAVING* RETAL

William Kondo
Monica Tessmann Zomer
Nicolas Bourdel
Michel Canis

INTRODUÇÃO

A endometriose intestinal é definida pela presença de endometriose profunda, acometendo pelo menos a camada muscular do intestino.[1] Estima-se que sua prevalência seja de 45 a 56% em mulheres com endometriose profunda e de 57,1% em mulheres com endometrioma ovariano.[2-4]

O tratamento clínico tem um papel importante no manejo da dor relacionada com a doença, mas tem um efeito temporário.[5] As mulheres com dor severa refratária a tratamento clínico, com infertilidade associada e/ou com estenose intestinal devem ser consideradas candidatas a tratamento cirúrgico.

O diagnóstico das formas profundas de endometriose é realizado com exames de imagem, seja ultrassonografia pélvica transvaginal com preparo intestinal ou ressonância magnética de pelve.[6,7] Ambos os exames são radiologistas-dependentes, mas a experiência do radiologista é ainda mais importante nos exames de ultrassonografia. Uma vez realizado o mapeamento da doença, o planejamento cirúrgico deve ser discutido com a paciente, e a decisão final do tipo de cirurgia a ser realizada normalmente é tomada no intraoperatório.[8,9] Os nódulos pequenos de endometriose profunda intestinal podem ser tratados de forma conservadora (*shaving*, *mucosal skinning*, ressecção discoide ou ressecção linear), e os nódulos maiores ou múltiplos muitas vezes necessitam de ressecção segmentar intestinal.

Neste capítulo abordaremos os detalhes técnicos da ressecção tipo *shaving/mucosal skinning* para o tratamento de endometriose intestinal na parede anterior do retossigmoide.

PREPARO PRÉ-OPERATÓRIO

A realização de preparo intestinal de maneira rotineira antes de cirurgias intestinais eletivas é questionável.[10-12]

Particularmente, realiza-se o preparo pré-operatório das pacientes que serão submetidas a procedimento cirúrgico intestinal da seguinte forma:[13]

- Dieta líquida nas 24 horas que antecedem o procedimento cirúrgico.
- Jejum 4 horas antes do procedimento cirúrgico.
- Dois comprimidos de bisacodil via oral no dia anterior da cirurgia.
- *Fleet* enema via retal cerca de 4 a 6 horas antes da cirurgia.

Naturalmente, quando se planeja uma ressecção do tipo *shaving* ou *mucosal skinning*, o objetivo do procedimento é de ressecar completamente a lesão endometriótica sem a abertura da camada mucosa da parede intestinal. Desta forma, teoricamente não haveria necessidade de se realizar um preparo intestinal. No entanto, sabemos que, à medida que se realiza o *shaving*, o cirurgião pode aprofundar a ressecção e eventualmente acabar abrindo a mucosa. Neste caso o preparo intestinal tem um papel importante no sentido de se ter a ampola retal com menor quantidade de resíduo para que se minimize a contaminação no caso de abertura inadvertida da luz intestinal.

MATERIAIS INDISPENSÁVEIS

A utilização do bisturi ultrassônico nos procedimentos cirúrgicos de endometriose intestinal facilita significativamente o procedimento e normalmente reduz o tempo cirúrgico. Especificamente para a realização do *shaving* retal é importante que se tenha à disposição um par de porta-agulhas de boa qualidade, pois, normalmente, o fechamento da parede intestinal é realizado com sutura manual.

POSICIONAMENTO DA PACIENTE

A paciente é posicionada em decúbito dorsal. As nádegas devem ficar cerca de 5 a 10 cm para fora da mesa cirúrgica a fim de possibilitar adequada mobilização uterina com o manipulador uterino. Os braços devem ser mantidos ao longo do corpo para evitar abdução exagerada do braço da paciente, o que pode causar lesões de plexo. As coxas devem estar abduzidas e levemente flexionadas. As pernas idealmente devem ser posicionadas em perneiras tipo bota para evitar compressão da panturrilha.

POSICIONAMENTO DOS TROCARTES

A instalação dos trocartes é a posição clássica à francesa, com um trocarte de 10 ou 11 mm em cicatriz umbilical e três trocartes acessórios de 5,5 mm, sendo dois dispostos em fossas ilíacas (2 cm medial à espinha ilíaca anterossuperior) e um na linha mediana, cerca de 10 cm abaixo do trocarte umbilical. Este último deve estar preferencialmente um pouco cranial com relação aos trocartes laterais, caso o abdome da paciente possibilite (Fig. 8-1). Desta forma o ângulo para a sutura é mais favorecido.

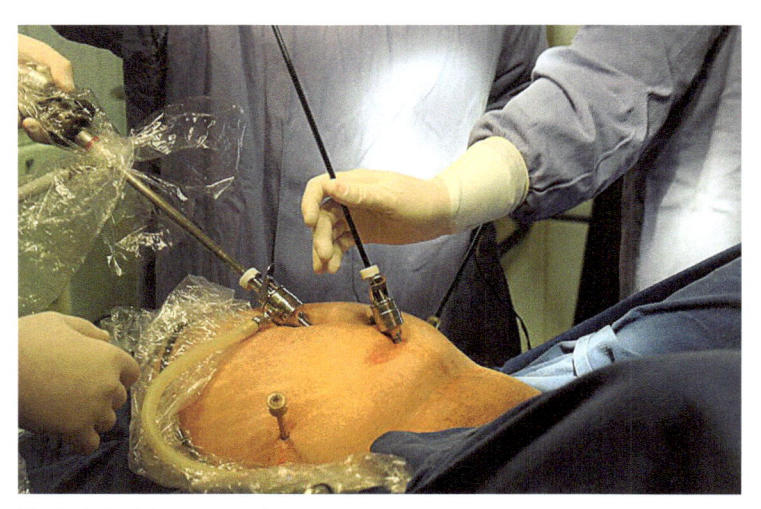

Fig. 8-1. Posicionamento dos trocartes.

POSICIONAMENTO DA EQUIPE E SALA CIRÚRGICA

O primeiro cirurgião posiciona-se à esquerda da paciente, assim como a instrumentadora. O primeiro auxiliar se posiciona à direita da paciente, e o segundo auxiliar, que manipulará o útero, deve estar entre as pernas da paciente.

O *rack* é posicionado junto à perna direita da paciente. As fontes de energia ficam na altura do ombro direito da paciente.

DESCRIÇÃO DA TÉCNICA CIRÚRGICA
Passo a Passo

Normalmente o tempo intestinal do procedimento cirúrgico de endometriose profunda acontece ao final da cirurgia. Após a realização do tratamento do(s) endometrioma(s), quando presente(s), da identificação e dissecção ureteral e da ressecção dos implantes de endometriose em outros sítios,[14] a lesão de endometriose é separada da região retrocervical. e o fórnice vaginal posterior é ressecado, caso haja infiltração vaginal, deixando a lesão aderida à parede anterior do retossigmoide (Fig. 8-2). A realização da ressecção tipo *shaving* é realizada de acordo com os seguintes passos:

Passo 1

Preparo do mesorreto/mesossigmoide (Fig. 8-3): o tecido gorduroso nas laterais da alça intestinal é removido para que reste apenas o nódulo de endometriose em contato com a parede intestinal.

Passo 2

Shaving da parede intestinal (Fig. 8-4): quando se planeja realizar um *shaving* retal, o objetivo é de se remover completamente a lesão de endometriose da parede intestinal (diferente do *shaving* realizado antes da ressecção discoide, por exemplo – ver Capítulo "Tratamento Cirúrgico de Endometriose Intestinal – Ressecção Discoide" –, em que o objetivo é de diminuir a espessura da parede intestinal para o posterior grampeamento discoide). Desta forma, o ideal é que se realize a separação da lesão da parede intestinal com o menor dano tecidual

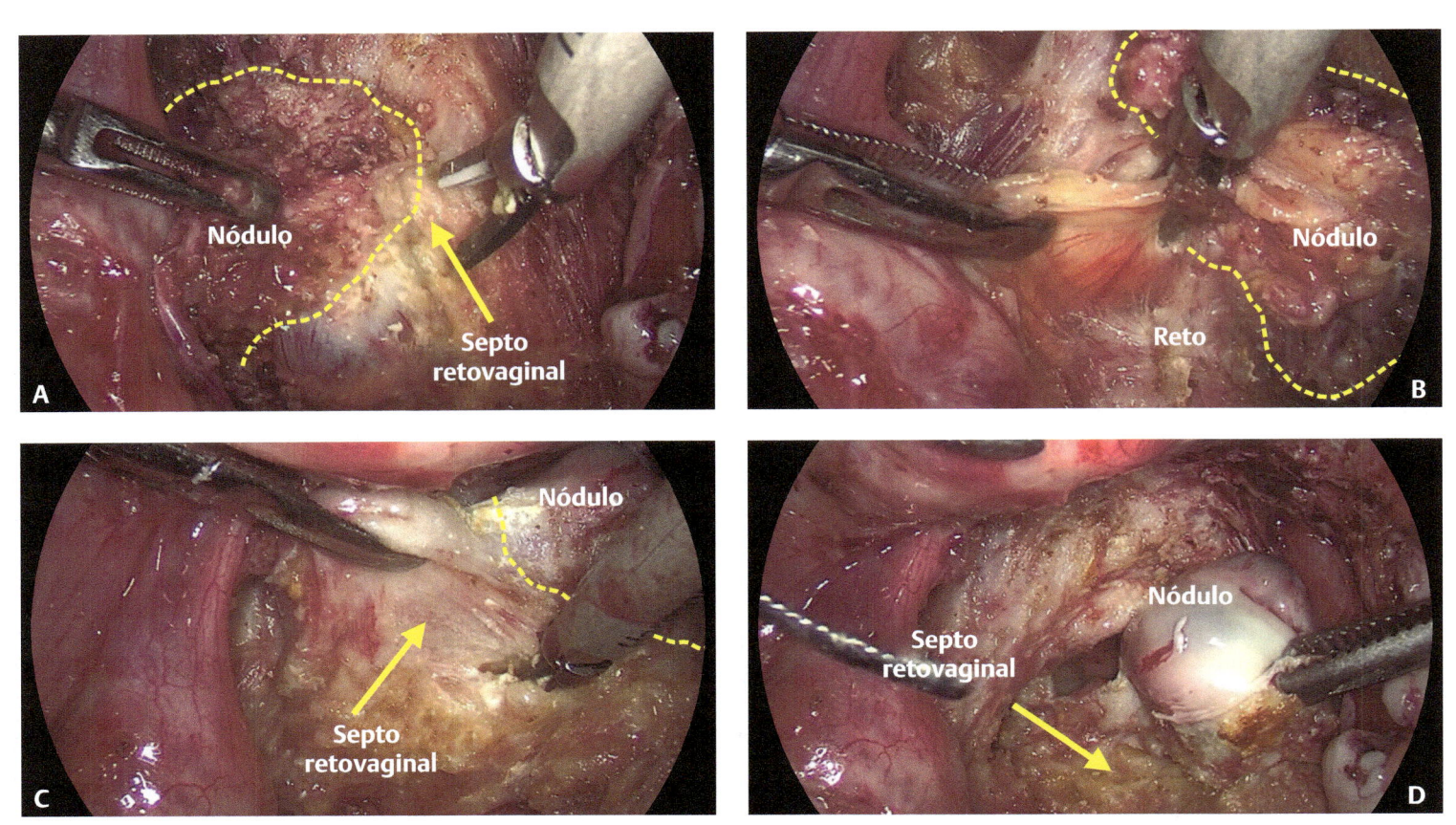

Fig. 8-2. (**A**) Identificação do septo retovaginal sadio *(seta)* à direita do nódulo *(linha tracejada)*. (**B** e **C**) Identificação do septo retovaginal sadio *(seta)* à esquerda do nódulo *(linha tracejada)*. (**D**) Ressecção do fórnice vaginal posterior que está acometido por endometriose.

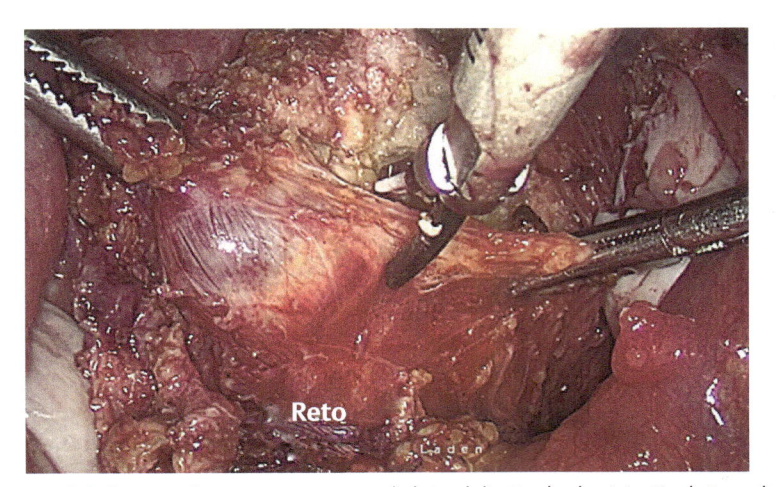

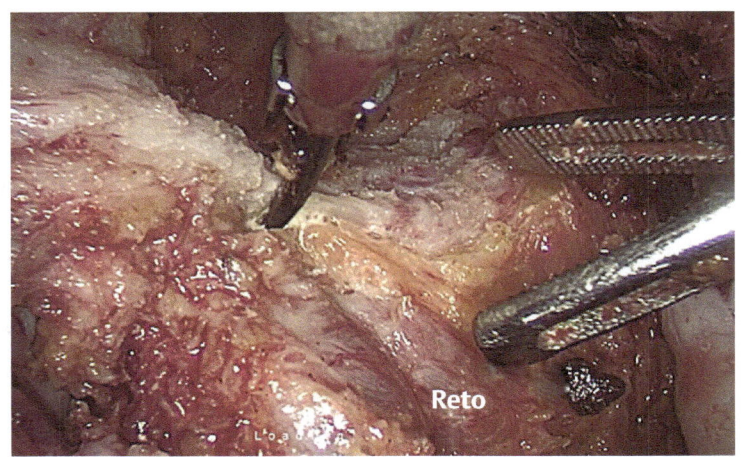

Fig. 8-3. Preparo do meso-reto na parede lateral direita da alça intestinal. A gordura perirretal ao redor do nódulo de endometriose é removida rente ao nódulo para que reste apenas o nódulo de endometriose sobre a parede intestinal.

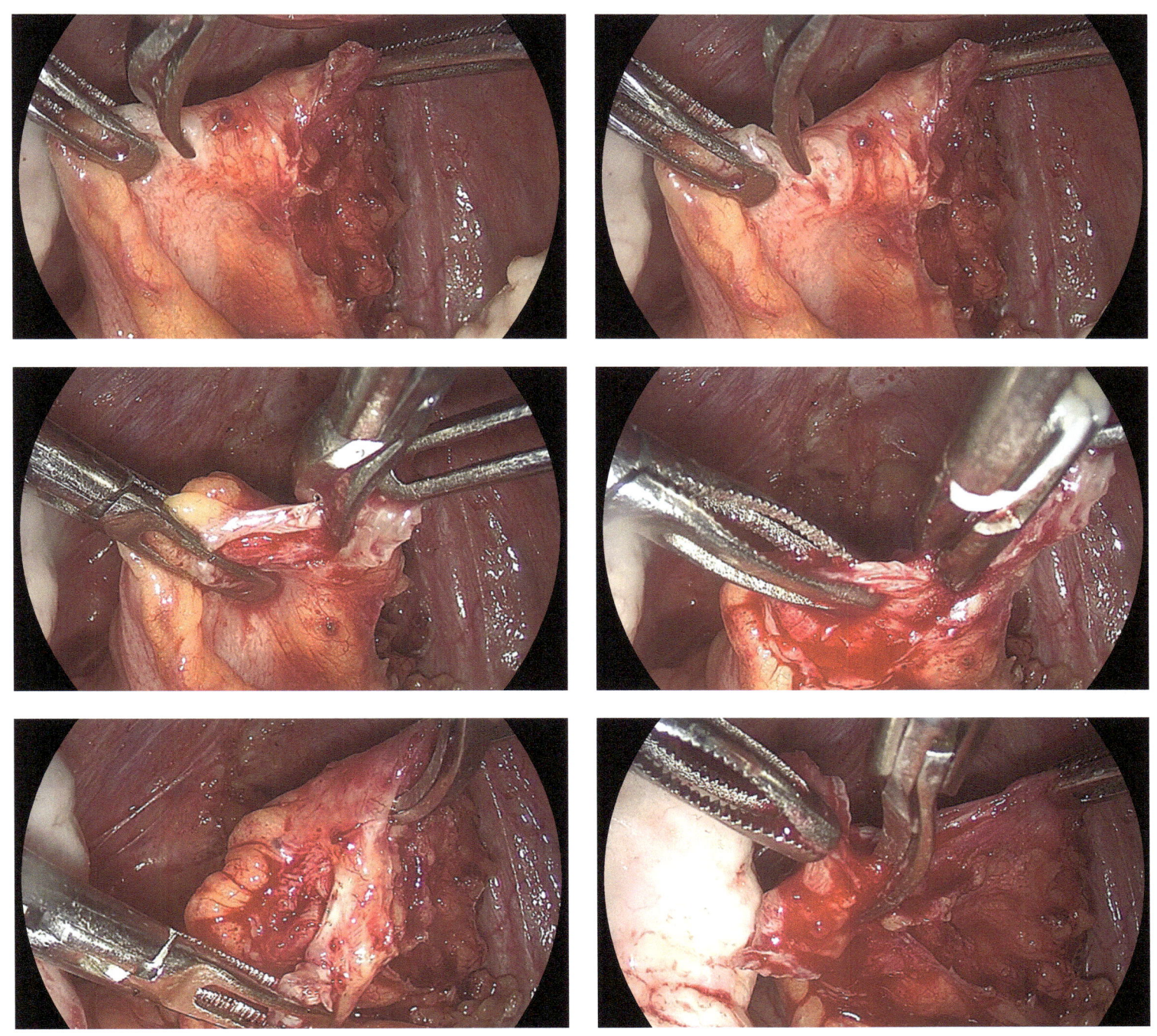

Fig. 8-4. Pequeno nódulo de endometriose na parede do reto. A parede retal é apreendida com uma pinça atraumática e o nódulo é separado da parede intestinal utilizando tesoura a frio. Pequenos vasos são hemostasiados seletivamente com pinça bipolar.

lateral possível (Fig. 8-5), uma vez que a borda sadia da parede intestinal que estava em contato com o nódulo vai ser suturada posteriormente (Fig. 8-6). Normalmente realizamos a secção da parede intestinal com tesoura a frio associada à hemostasia seletiva de vasos mais calibrosos (Fig. 8-4). Uma alternativa é a utilização do bisturi ultrassônico, acionando a energia em curtos períodos de tempo; com isso, há maior efeito de corte com menor dano térmico lateral (Fig. 8-7).

Neste tempo da cirurgia, quando a lesão intestinal é um pouco maior, pode ocorrer a abertura acidental da mucosa intestinal. Quando isto ocorre, a mucosa pode ser suturada em um plano (Fig. 8-8) e depois a muscular suturada em outro plano (Fig. 8-9). Uma alternativa seria "converter" o *shaving* em uma ressecção discoide; em vez de suturar a camada muscular da parede intestinal, o cirurgião pode apenas passar um ponto na área de abertura da mucosa intestinal, passar o grampeador circular por via transanal e remover completamente toda a área da parede anterior do intestino que foi submetida ao *shaving*.

Passo 3

A parede intestinal é suturada com fio monofilamentar de polidioxanona 3-0 utilizando pontos em X. Esta sutura deve incluir a camada seromuscular da parede intestinal e englobar uma boa quantidade de tecido sadio (Figs. 8-6 e 8-9).

Passo 4

A manobra do borracheiro (Michelin *test*) é realizada ao final do procedimento cirúrgico para confirmar a integridade da linha de sutura. Desfaz-se o Trendelenburg para que se possa preencher a cavidade pélvica com solução salina. O cirurgião apreende o sigmoide a montante da área de sutura, e o assistente injeta ar sob pressão via retal utilizando uma seringa de 60 mL. A presença de borbulhamento na linha de sutura indica que ela não está completamente íntegra. Neste caso pode-se injetar azul de metileno diluído em soro fisiológico para se identificar o exato local de extravasamento para que se realize mais um ponto neste local.

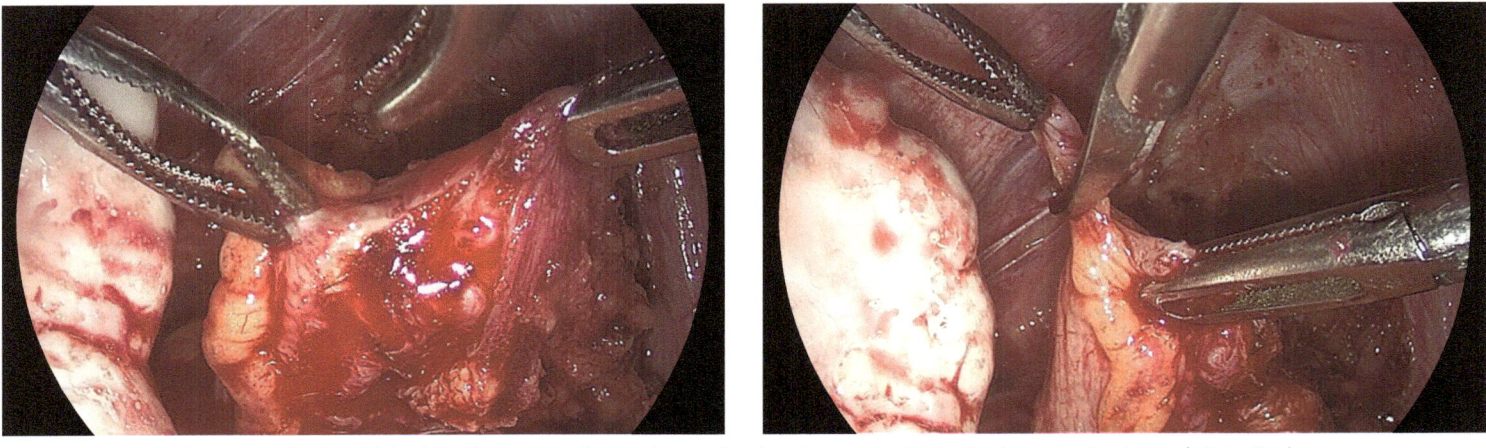

Fig. 8-5. Terminando a ressecção do nódulo de endometriose da parede anterior do reto com o mínimo de dano térmico à parede intestinal.

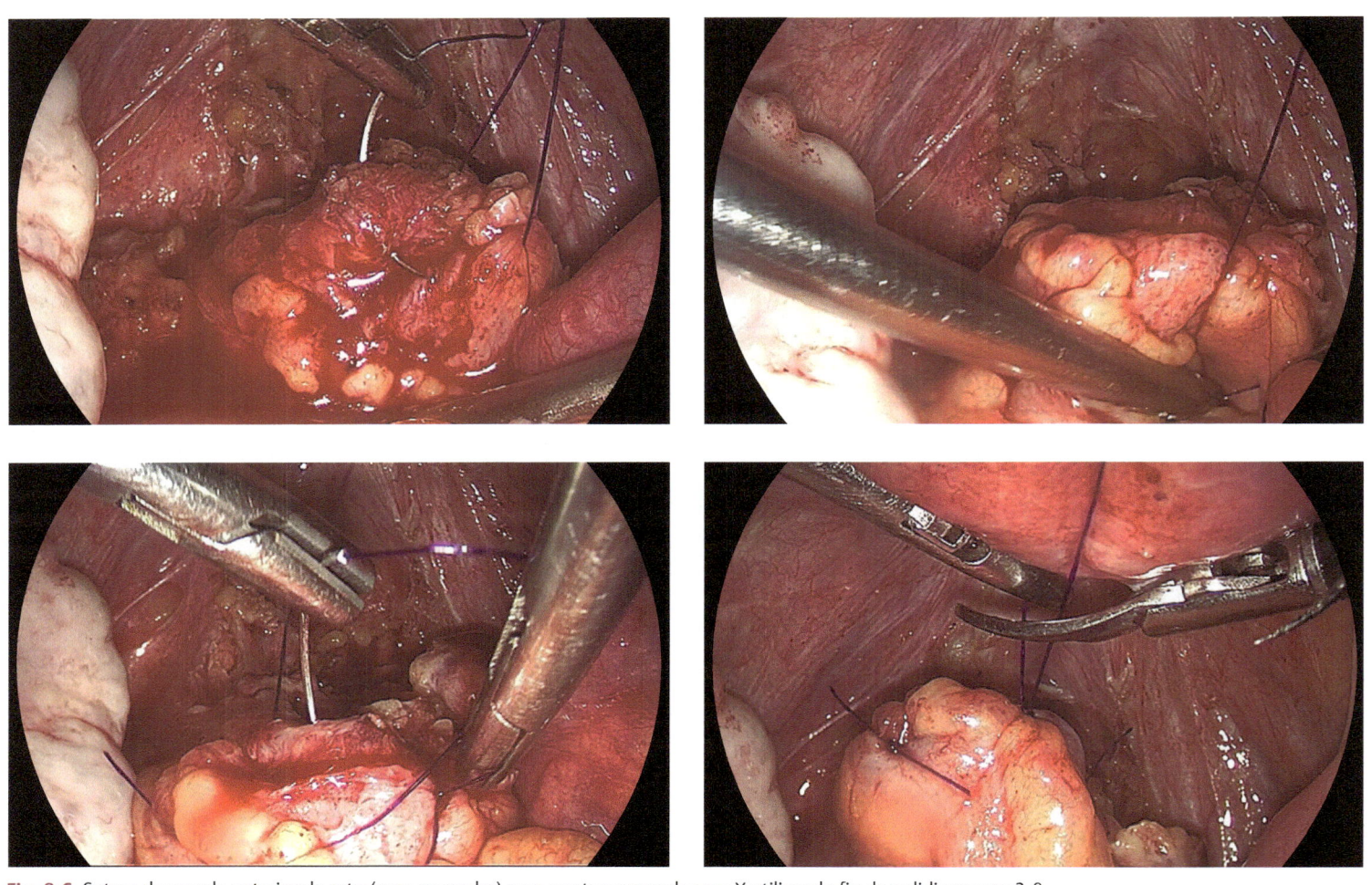

Fig. 8-6. Sutura da parede anterior do reto (sero-muscular) com pontos separados em X utilizando fio de polidiaxonona 3-0.

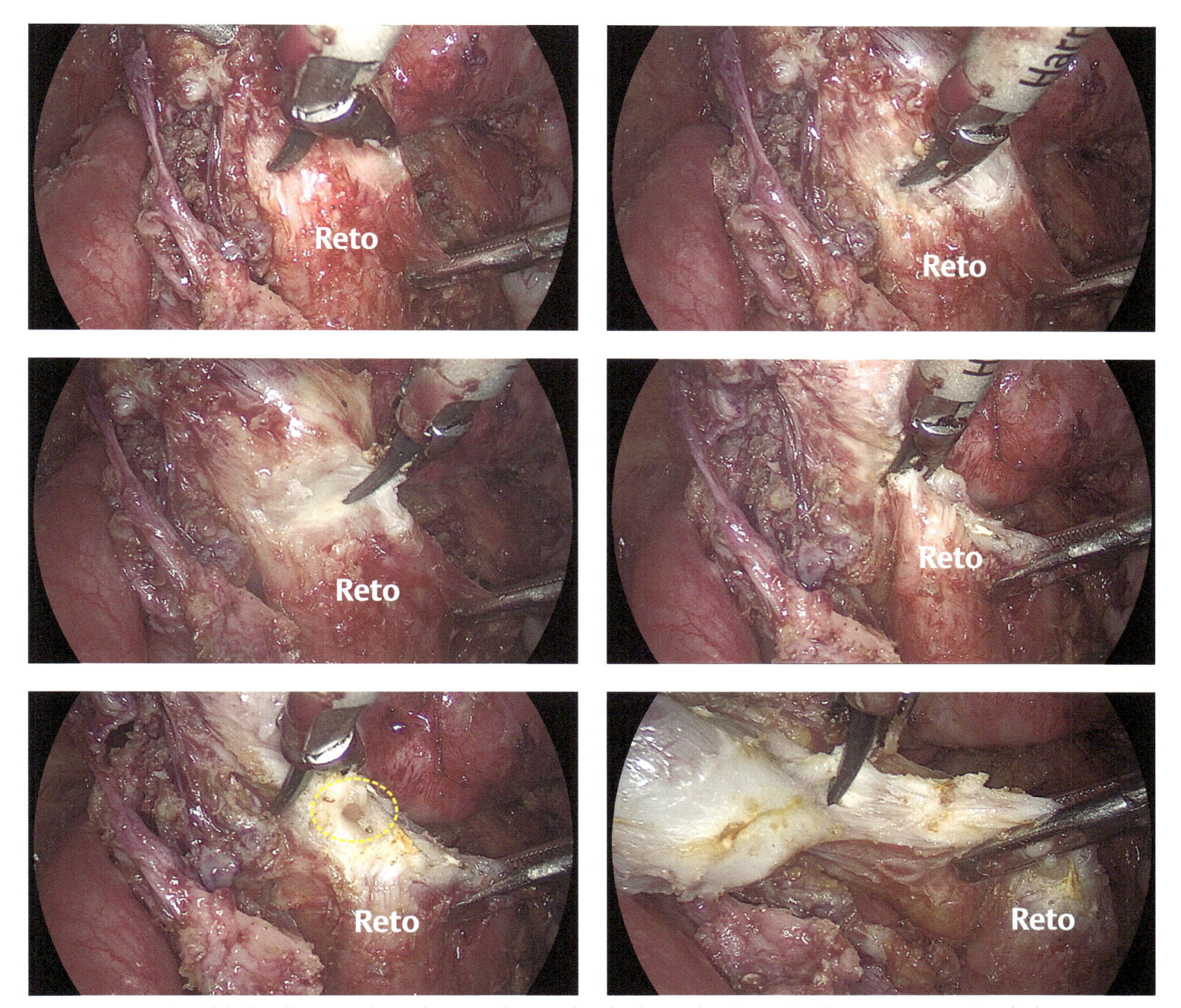

CAPÍTULO 8 ■ ENDOMETRIOSE INTESTINAL – *SHAVING* RETAL

Fig. 8-7. Separação do nódulo de endometriose da parede anterior do reto utilizando o bisturi ultrassônico. Identifica-se uma pequena área de abertura na mucosa retal *(círculo)* durante a ressecção do nódulo.

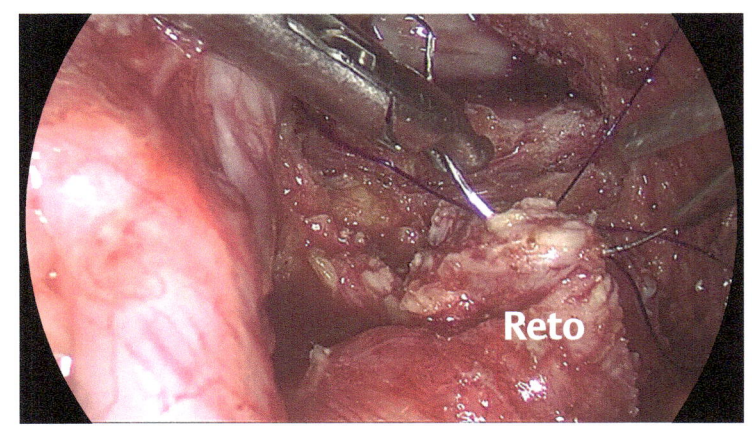

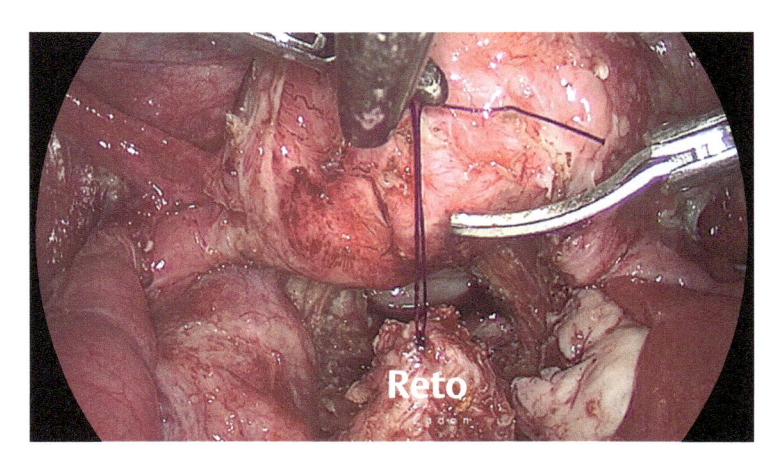

Fig. 8-8. Sutura da abertura na mucosa retal com fio de polidiaxonona 3-0.

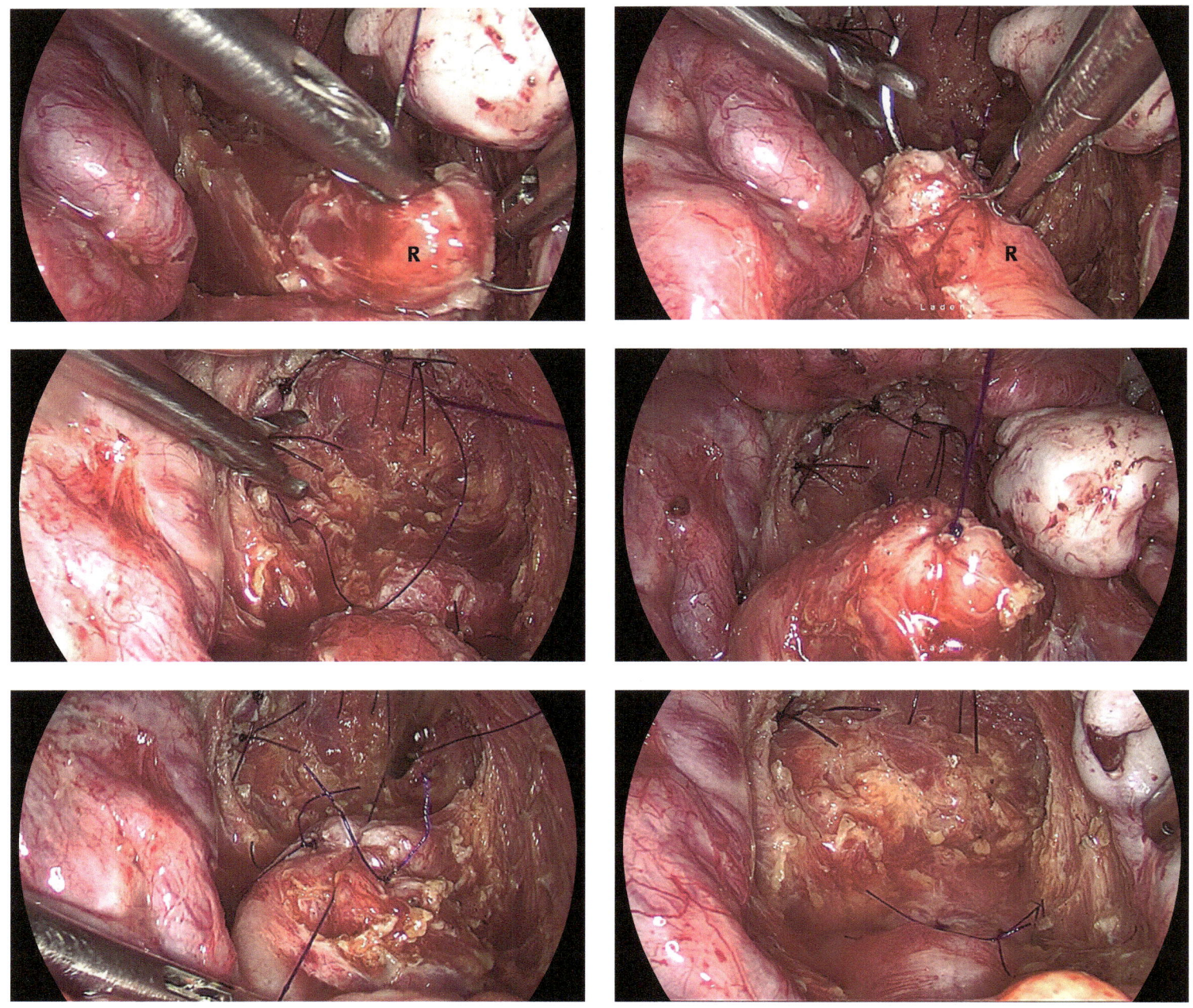

Fig. 8-9. Sutura da parede anterior do reto (sero-muscular) com pontos separados em X utilizando fio de polidiaxonona 3-0. R: reto.

PÓS-OPERATÓRIO

No pós-operatório, a paciente é estimulada a deambular precocemente, e dieta livre é oferecida 4 a 6 h após o procedimento cirúrgico, caso ela tolere bem e não apresente náuseas ou vômitos. Profilaxia para TVP é realizada com clexane 40 mg SC ao dia durante uma semana. A paciente pode receber alta hospitalar no dia seguinte da cirurgia se aceitar bem a dieta.[13]

CONCLUSÃO

A ressecção tipo *shaving* é uma possibilidade para o tratamento de lesões pequenas de endometriose profunda acometendo a camada muscular do intestino. Trata-se de um procedimento seguro e efetivo, com baixo risco de complicações pós-operatórias quando realizado seguindo os passos cirúrgicos supracitados.

REFERÊNCIAS BIBLIOGRÁFICAS

1. Chapron C, Fauconnier A, Vieira M et al. Anatomical distribution of deeply infiltrating endometriosis: surgical implications and proposition for a classification. *Hum Reprod* 2003 Jan;18(1):157-61.
2. Kondo W, Ribeiro R, Trippia C, Zomer MT. Deep infiltrating endometriosis: anatomical distribution and surgical treatment. *Rev Bras Ginecol Obstet* 2012 Jun;34(6):278-84.
3. Piketty M, Chopin N, Dousset B et al. Preoperative work-up for patients with deeply infiltrating endometriosis: transvaginal ultrasonography must definitely be the first-line imaging examination. *Hum Reprod* 2009 Mar;24(3):602-7.
4. Kondo W, Ribeiro R, Trippia CH, Zomer MT. Association between ovarian endometrioma and deep infiltrating endometriosis. *Rev Bras Ginecol Obstet* 2012 Sep;34(9):420-4.
5. Vercellini P, Crosignani PG, Somigliana E et al. Medical treatment for rectovaginal endometriosis: what is the evidence? *Hum Reprod* 2009 Oct;24(10):2504-14.
6. Kondo W, Zomer MT, Pinto EP et al. Deep infiltrating endometriosis: imaging features and laparoscopic correlation. *J Endometriosis* 2011;3(4):197-212.
7. Trippia CH, Zomer MT, Terazaki CRT et al. Relevance of imaging examinations in the surgical planning of patients with bowel endometriosis. *Clin Med Insights Reprod Health* 2016 Feb 21;10:1-8.
8. Kondo W, Ribeiro R, Trippia C, Zomer MT. Laparoscopic Treatment of Deep Infiltrating Endometriosis Affecting the Rectosigmoid Colon: Nodulectomy or Segmental Resection? *Gynecol Obstetric* 2013;S3:001.
9. Kondo W, Zomer MT, Ribeiro R et al. Laparoscopic treatment of deep infiltrating endometriosis of the intestine - technical aspects. *Braz J Video-Surg* 2012;5(2):23-39.
10. Güenaga KF, Matos D, Wille-Jørgensen P. Mechanical bowel preparation for elective colorectal surgery. *Cochrane Database Syst Rev* 2011 Sep 7;(9):CD001544.

11. Dahabreh IJ, Steele DW, Shah N, Trikalinos TA. Oral Mechanical Bowel Preparation for Colorectal Surgery: Systematic Review and Meta-Analysis. *Dis Colon Rectum* 2015 Jul;58(7):698-707.
12. Chan MY, Foo CC, Poon JT, Law WL. Laparoscopic colorectal resections with and without routine mechanical bowel preparation: A comparative study. *Ann Med Surg* (Lond) 2016 Jul 6;9:72-6.
13. Kondo W, Ribeiro R, Zomer MT. Fast-Track Surgery In Intestinal Deep Infiltrating Endometriosis. *J Minim Invasive Gynecol* 2014 Mar-Apr;21(2):285-90.
14. Kondo W, Bourdel N, Zomer MT et al. Surgery for deep infiltrating endometriosis. Technique and rationale. *Frontiers in Bioscience* E5 2013 Jan;1:316-32.

ENDOMETRIOSE INTESTINAL – RESSECÇÃO DISCOIDE

William Kondo
Reitan Ribeiro
Monica Tessmann Zomer

INTRODUÇÃO

A endometriose intestinal é definida pela presença de endometriose profunda acometendo pelo menos a camada muscular da parede intestinal.[1] Trata-se de uma condição relativamente frequente dentre as mulheres portadoras de endometriose profunda, mas que têm indicações cirúrgicas específicas.[2]

É de suma importância que se realize uma avaliação pré-operatória específica com exames de imagem (ultrassonografia pélvica transvaginal com preparo intestinal e/ou ressonância magnética de pelve) a fim de mapear completamente a doença.[3,4] Desta forma, é possível prever o grau de dificuldade cirúrgica e a melhor estratégia para abordar a doença, bem como ter uma ideia sobre a técnica cirúrgica provável de ressecção intestinal a ser realizada. Uma vez indicado o procedimento cirúrgico, a experiência do cirurgião associada aos achados intraoperatórios vai indicar qual a técnica mais apropriada para o tratamento da lesão de endometriose intestinal em questão.[2,5]

Neste capítulo abordaremos os detalhes técnicos da ressecção discoide utilizando grampeador circular para o tratamento de endometriose intestinal na parede anterior do retossigmoide.

PREPARO PRÉ-OPERATÓRIO

A realização de preparo intestinal de maneira rotineira antes de cirurgias intestinais eletivas é questionável.[6-8]

Particularmente, realizamos o preparo pré-operatório das pacientes que serão submetidas a procedimento cirúrgico intestinal da seguinte forma:[9]

- Dieta líquida nas 24 horas que antecedem o procedimento cirúrgico.
- Jejum 4 horas antes do procedimento cirúrgico.
- Dois comprimidos de Bisacodil via oral no dia anterior da cirurgia.
- *Fleet* enema via retal cerca de 4 a 6 horas antes da cirurgia.

MATERIAIS INDISPENSÁVEIS

A utilização do bisturi ultrassônico nos procedimentos cirúrgicos de endometriose intestinal facilita significativamente o procedimento e normalmente reduz o tempo cirúrgico. Especificamente para a realização da ressecção discoide é necessário um grampeador circular intraluminal de 29 mm ou 33 mm que vai ser utilizado para o grampeamento intestinal.

POSICIONAMENTO DA PACIENTE

A paciente é posicionada em decúbito dorsal. As nádegas devem ficar cerca de 5 a 10 cm para fora da mesa cirúrgica a fim de possibilitar adequada mobilização uterina com o manipulador uterino e também a passagem do grampeador circular intraluminal via transanal no momento da ressecção intestinal. Os braços devem ser mantidos ao longo do corpo para evitar abdução exagerada do braço da paciente, o que pode causar lesões de plexo. As coxas devem estar abduzidas e levemente flexionadas. As pernas idealmente devem ser posicionadas em perneiras do tipo bota para evitar compressão da panturrilha.

POSICIONAMENTO DOS TROCARTES

A instalação dos trocartes é a posição clássica à francesa, com um trocarte de 10 ou 11 mm em cicatriz umbilical e três trocartes acessórios de 5,5 mm, sendo dois dispostos em fossas ilíacas (2 cm medial à espinha ilíaca anterossuperior) e um na linha mediana, cerca de 10 cm abaixo do trocarte umbilical. Este último deve estar preferencialmente um pouco cranial com relação aos trocartes laterais, caso o abdome da paciente possibilite (Fig. 9-1). Desta forma o ângulo para a sutura é mais favorecido.

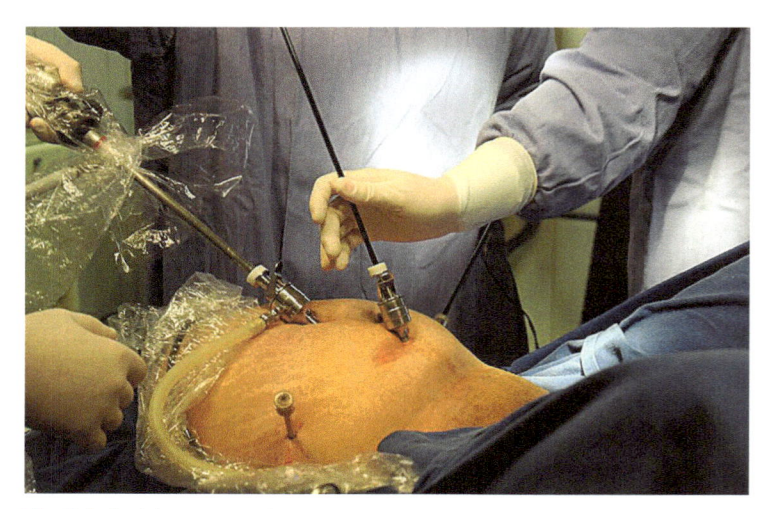

Fig. 9-1. Posicionamento dos trocartes.

POSICIONAMENTO DA EQUIPE E SALA CIRÚRGICA

O primeiro cirurgião posiciona-se à esquerda da paciente, assim como (o)a instrumentador(a). O primeiro auxiliar posiciona-se à direita da paciente, e o segundo auxiliar, que manipulará o útero, deve estar entre as pernas da paciente.

O *rack* é posicionado junto à perna direita da paciente. As fontes de energia ficam na altura do ombro direito da paciente.

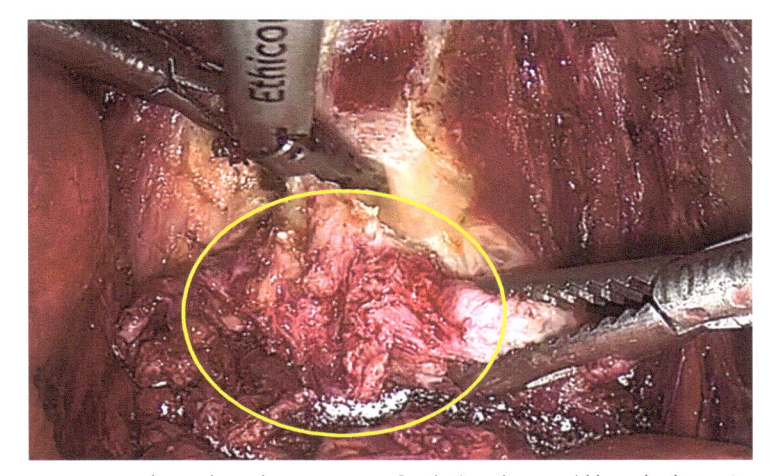

Fig. 9-2. Implante de endometriose profunda *(em destaque)* liberado da região retrocervical e da parede posterior da vagina, permanecendo aderido à parede anterior do reto.

DESCRIÇÃO DA TÉCNICA CIRÚRGICA
Passo a Passo

Normalmente o tempo intestinal do procedimento cirúrgico de endometriose profunda acontece no final da cirurgia. Após a realização da ressecção dos implantes de endometriose em outros sítios,[10] a lesão de endometriose é deixada aderida à parede anterior do retossigmoide (Fig. 9-2). A realização da ressecção discoide pode ser dividida didaticamente da seguinte forma:

Passo 1

Preparo do mesorreto/mesossigmoide (Fig. 9-3): o tecido gorduroso nas laterais da alça intestinal é removido para que o grampeamento ocorra em tecido intestinal exclusivamente.

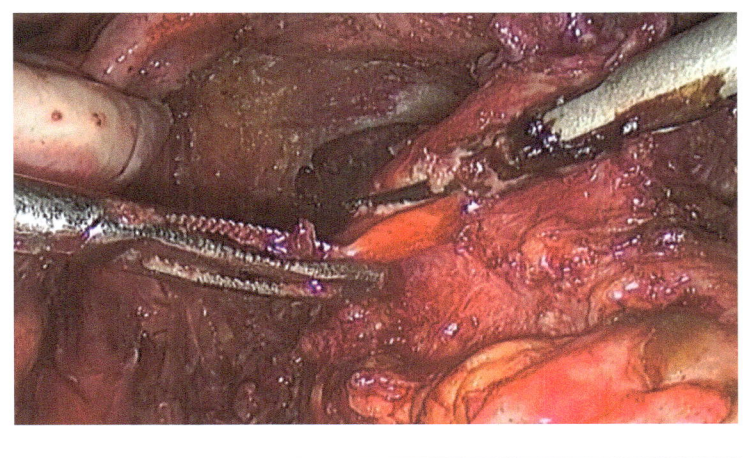

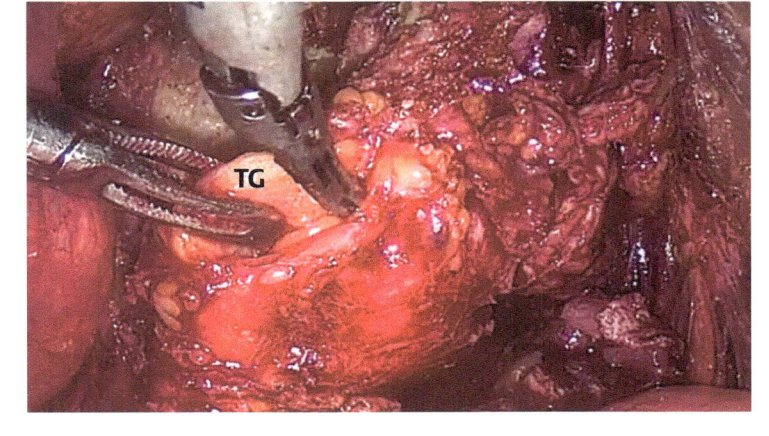

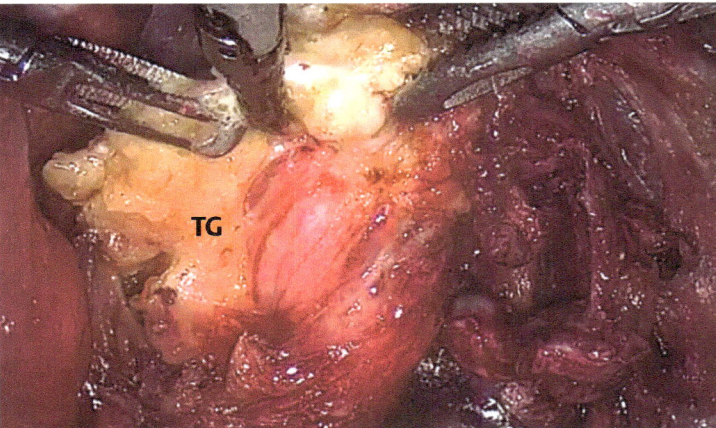

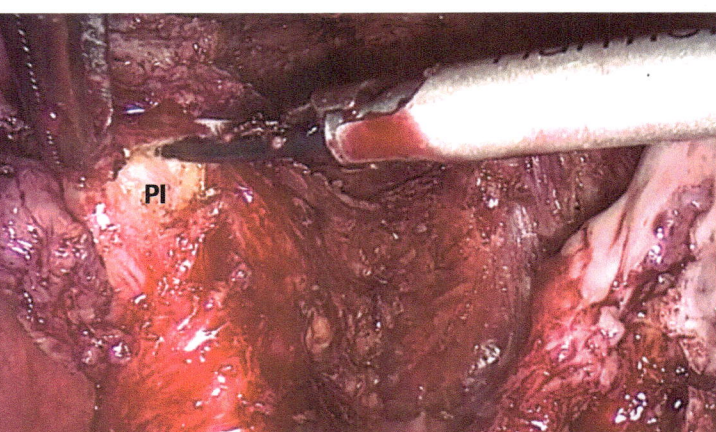

Fig. 9-3. Liberação do tecido gorduroso (TG) do mesossigmoide lateralmente à esquerda e à direita a fim de deixar apenas a parede intestinal (PI) visível ao grampeamento.

Passo 2

Shaving da parede intestinal (Fig. 9-4): a parte fibrótica da lesão de endometriose deve ser removida da parede intestinal deixando apenas uma fina camada de doença/fibrose na parede da alça, o que facilita a entrada da parede anterior do retossigmoide dentro do grampeador circular. Desta forma o cirurgião é capaz de remover uma lesão de até 30 a 35 mm com um grampeamento.

Passo 3

Passagem de um ponto (simples ou em X) na parede anterior do retossigmoide com fio monofilamentar (*mononylon* 2-0), que será utilizado para direcionar a porção da parede anterior do intestino a ser removida com o grampeador circular (Fig. 9-5).

Passo 4

Introdução do grampeador circular intraluminal por via transanal. Quando o grampeador chega ao nível da área a ser removida, deve-se começar a abertura do grampeador. À medida que a ogiva vai se distanciando do grampeador, cria-se um vácuo que promove a invaginação da parede anterior do retossigmoide para dentro do grampeador (Fig. 9-6).

Passo 5

O cirurgião que está no tempo laparoscópico do procedimento deve guiar a porção intestinal a ser removida utilizando o fio previamente passado na parede intestinal. O cirurgião que está manuseando o grampeador circular deve começar a fechar o grampeador, enquanto o laparoscopista ajusta a porção intestinal a ser removida no grampeamento (Fig. 9-6).

Passo 6

Após o fechamento completo do grampeador circular, deve-se garantir que não houve apreensão da parede posterior do retossigmoide, evitando-se, assim, o grampeamento circunferencial intestinal. A seguir, deve-se disparar o grampeador removendo a parede anterior do retossigmoide (Fig. 9-7).

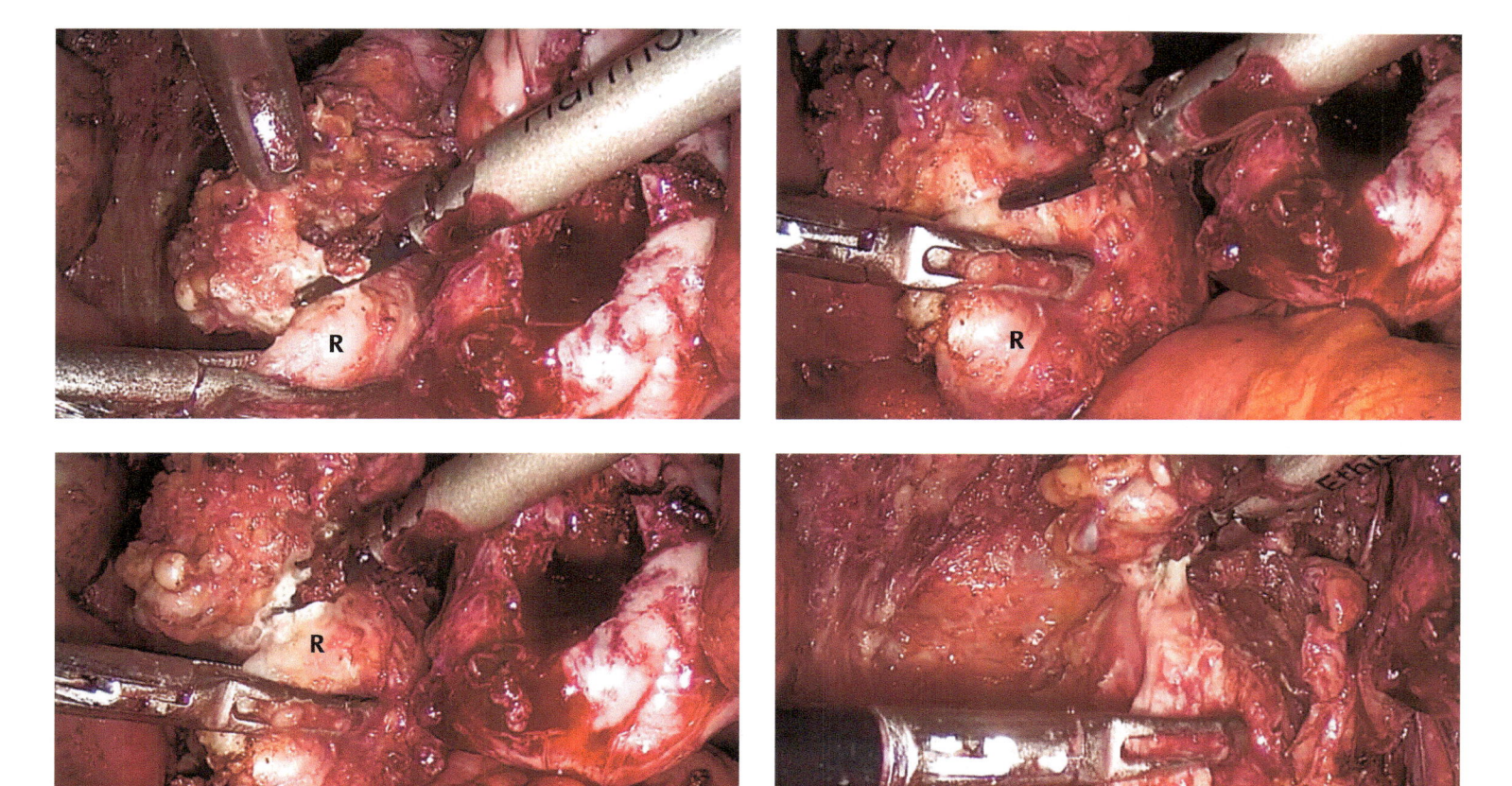

Fig. 9-4. Ressecção da lesão de endometriose da parede anterior do retossigmoide incluindo a porção mais fibrótica (*shaving* do retossigmoide), se possível, para diminuir ao máximo a espessura da parede anterior intestinal a ser ressecada com o grampeador circular intraluminal. R: retossigmoide.

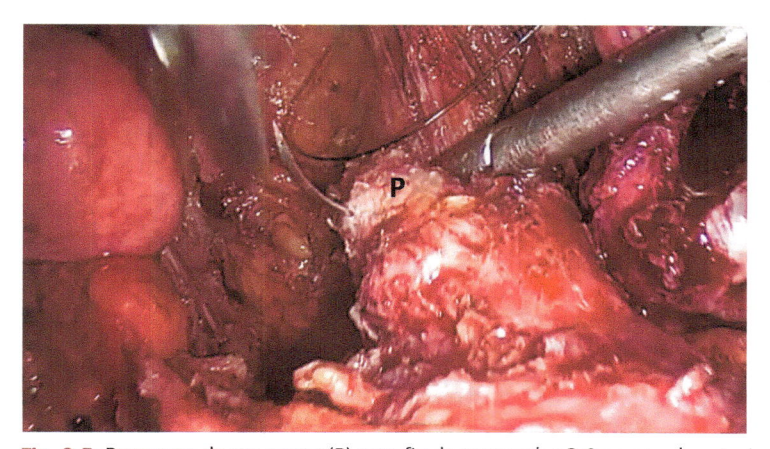

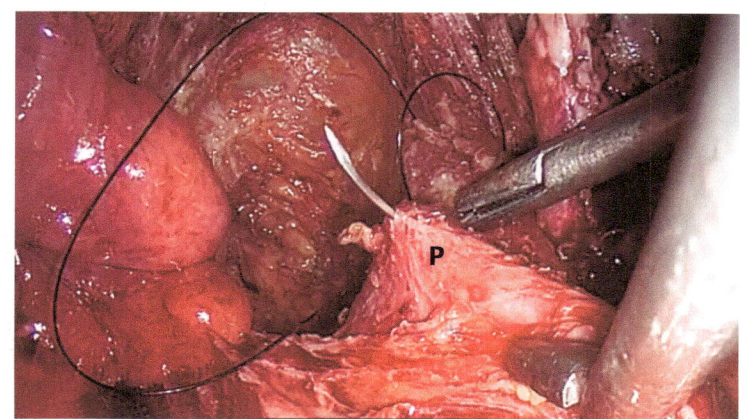

Fig. 9-5. Passagem de um ponto (P) com fio de *mononylon* 2-0 na parede anterior do retossigmoide, incluindo a porção mais caudal e mais cranial da parede intestinal a ser removida no grampeamento.

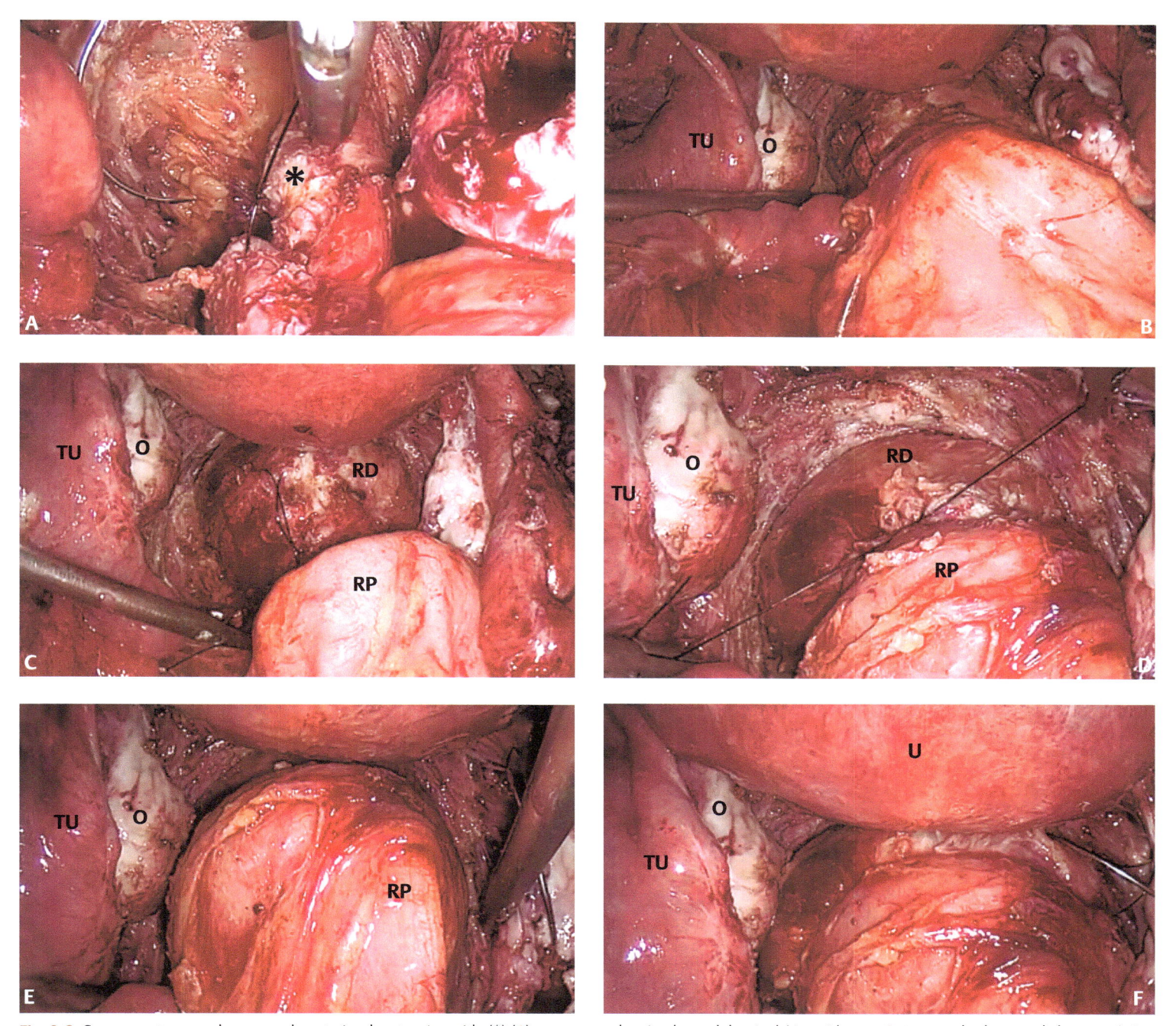

Fig. 9-6. Com o ponto passado na parede anterior do retossigmoide (*) (**A**), o grampeador circular endoluminal é inserido por via transanal sob controle laparoscópico (**B**). (**C**) O grampeador circular é aberto e, à medida que a ogiva é avançada, pode-se observar a criação de um "vácuo", que corresponde ao local onde se invaginará a parede anterior do retossigmoide a ser ressecada. (**D**) O fio previamente passado é amarrado e, utilizando 2 porta-agulhas, o laparoscopista vai promover a invaginação da parede anterior do retossigmoide para dentro do grampeador circular (**E**). (**F**) Aspecto final após o fechamento do grampeador circular. O: ovário; TU: tuba uterina; RP: reto proximal; RD: reto distal.

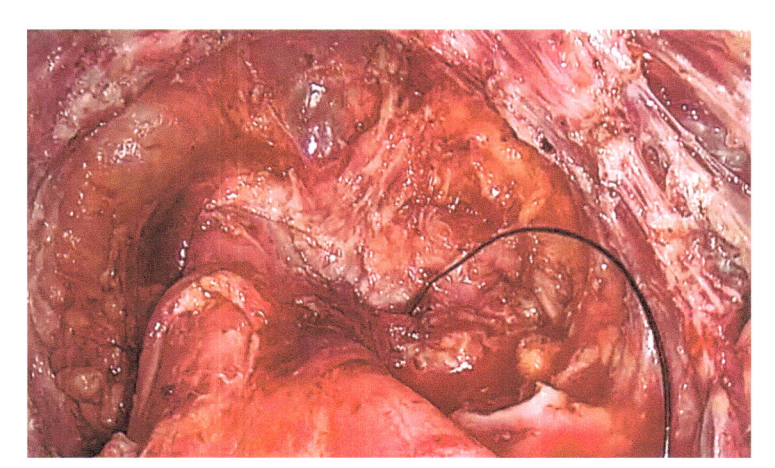

Fig. 9-7. Aspecto da linha de grampeamento na parede anterior do retossigmoide após a ressecção com o grampeador circular.

Passo 7

Passagem de um ponto em X com fio de polipropileno ou polidioxanona 3-0 em cada ângulo do grampeamento, uma vez que nos ângulos haja sobreposição da parede intestinal no grampeamento, formando um Y nas laterais. Este ponto em X nas laterais garante o reforço desse ângulo, que é o ponto mais importante de fraqueza que pode levar a uma deiscência no pós-operatório (Fig. 9-8).

A manobra do borracheiro (Michelin *test*) é realizada ao final do procedimento cirúrgico para confirmar a integridade da linha de grampeamento. Desfaz-se o Trendelenburg para que se possa preencher a cavidade pélvica com solução salina. O cirurgião apreende o sigmoide a montante da anastomose, e o assistente injeta ar sob pressão via retal utilizando uma seringa de 60 mL (Fig. 9-9). A presença de borbulhamento na linha de anastomose indica que ela não está completamente íntegra. Neste caso pode-se injetar azul de metileno diluído em soro fisiológico para se identificar o exato local de extravasamento para que se realize uma sutura de reforço na área de defeito na linha de grampeamento.

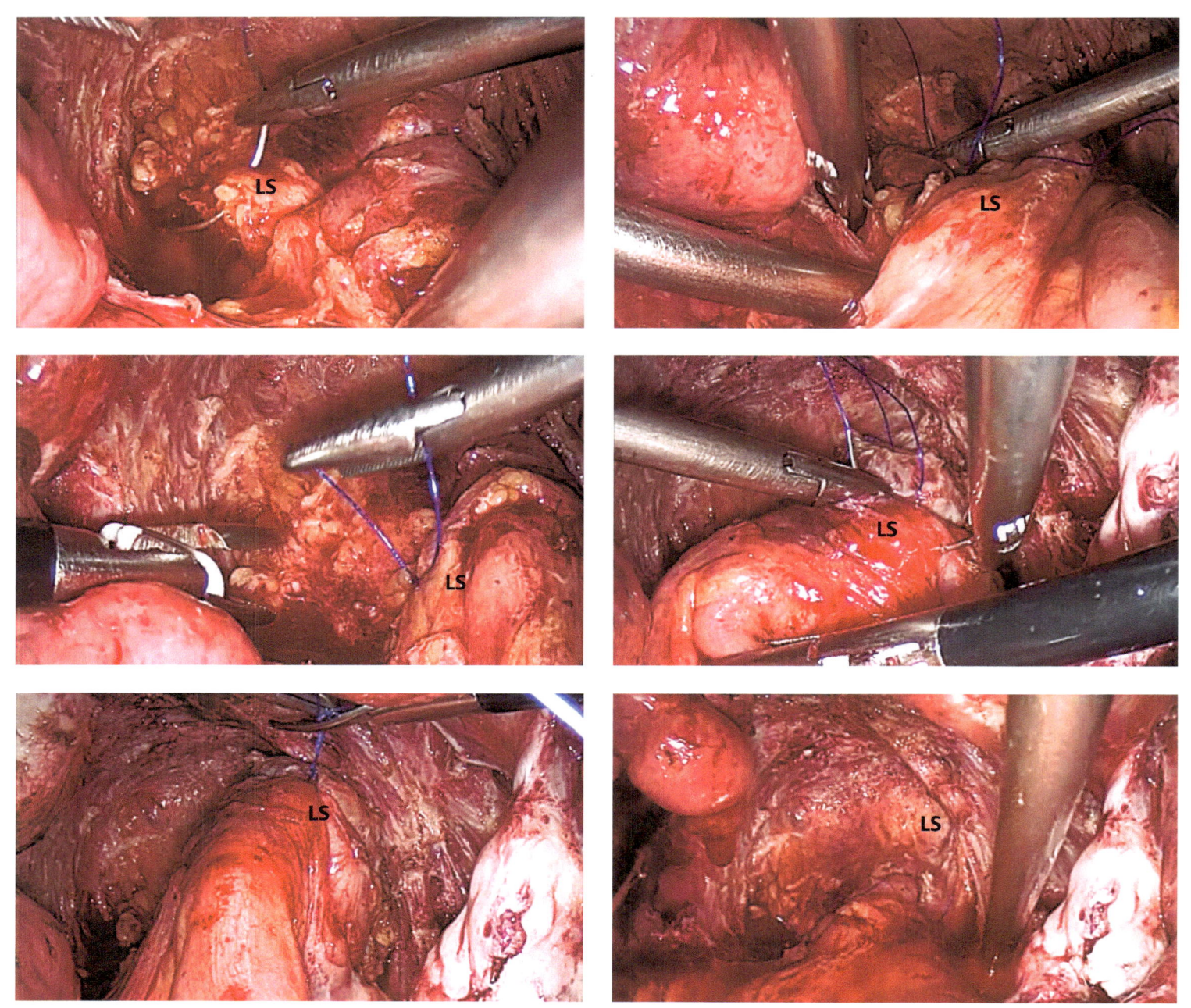

Fig. 9-8. Reforço dos ângulos da linha de grampeamento com pontos em X utilizando fio de polipropileno ou polidioxanona 3-0. LS: linha de sutura.

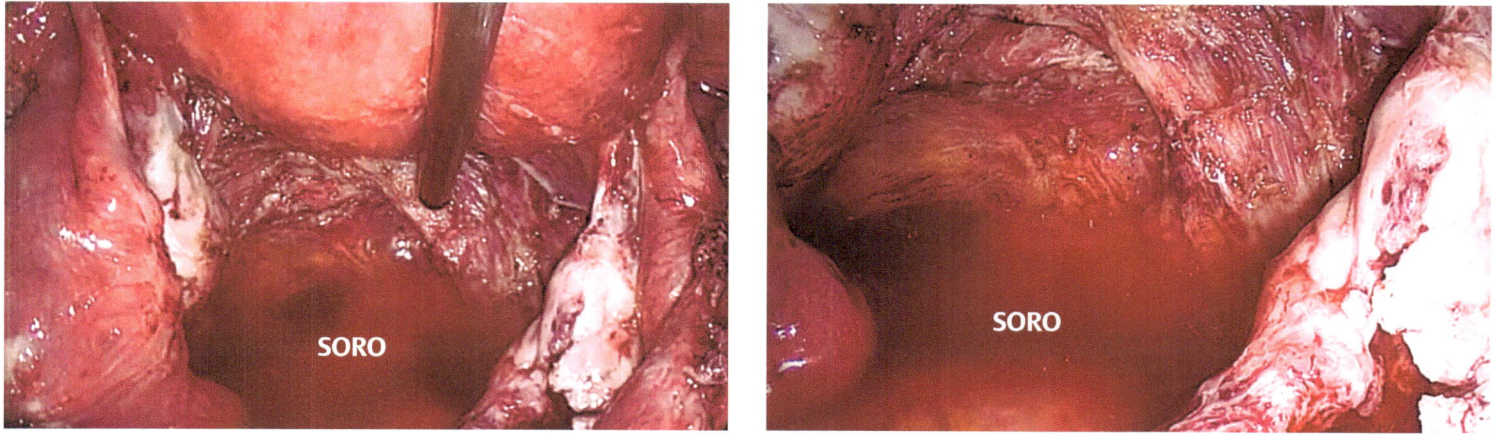

Fig. 9-9. Manobra do borracheiro para confirmar a integridade da linha de sutura (LS).

PÓS-OPERATÓRIO

No pós-operatório, a paciente é estimulada a deambular precocemente, e dieta líquida é oferecida 4 a 6 horas após o procedimento cirúrgico, caso ela tolere bem e não apresente náuseas ou vômitos. Profilaxia para TVP é realizada com clexane 40 mg SC ao dia durante uma semana. A paciente pode receber alta hospitalar no dia seguinte da cirurgia se aceitar bem a dieta líquida e não apresentar sangramento intestinal.[9] Dieta líquido-pastosa é mantida até o retorno para reavaliação ambulatorial, que deve ocorrer entre 5 a 7 dias de pós-operatório.

CONCLUSÃO

A ressecção discoide com grampeador circular intraluminal é uma alternativa técnica para o tratamento cirúrgico de lesões de endometriose intestinal de até 25 a 30 mm de diâmetro. Trata-se de um procedimento seguro e efetivo, com baixo risco de complicações pós-operatórias quando realizado seguindo os passos cirúrgicos supracitados.

REFERÊNCIAS BIBLIOGRÁFICAS

1. Chapron C, Fauconnier A, Vieira M et al. Anatomical distribution of deeply infiltrating endometriosis: surgical implications and proposition for a classification. *Hum Reprod* 2003 Jan;18(1):157-61.
2. Kondo W, Ribeiro R, Trippia C, Zomer MT. Laparoscopic Treatment of Deep Infiltrating Endometriosis Affecting the Rectosigmoid Colon: Nodulectomy or Segmental Resection? *Gynecol Obstetric* 2013;S3:001.
3. Kondo W, Zomer MT, Pinto EP et al. Deep infiltrating endometriosis: imaging features and laparoscopic correlation. *J Endometriosis* 2011;3(4):197-212.
4. Trippia CH, Zomer MT, Terazaki CRT et al. Relevance of imaging examinations in the surgical planning of patients with bowel endometriosis. *Clin Med Insights Reprod Health* 2016 Feb 21;10:1-8.
5. Kondo W, Zomer MT, Ribeiro R et al. Laparoscopic treatment of deep infiltrating endometriosis of the intestine - technical aspects. *Braz J Video-Surg* 2012;5(2):23-39.
6. Güenaga KF, Matos D, Wille-Jørgensen P. Mechanical bowel preparation for elective colorectal surgery. *Cochrane Database Syst Rev* 2011 Sep 7;(9):CD001544.
7. Dahabreh IJ, Steele DW, Shah N, Trikalinos TA. Oral Mechanical Bowel Preparation for Colorectal Surgery: Systematic Review and Meta-Analysis. *Dis Colon Rectum* 2015 Jul;58(7):698-707.
8. Chan MY, Foo CC, Poon JT, Law WL. Laparoscopic colorectal resections with and without routine mechanical bowel preparation: A comparative study. *Ann Med Surg (Lond)* 2016 Jul 6;9:72-6.
9. Kondo W, Ribeiro R, Zomer MT. Fast-Track Surgery In Intestinal Deep Infiltrating Endometriosis. *J Minim Invasive Gynecol* 2014 Mar-Apr;21(2):285-90.
10. Kondo W, Bourdel N, Zomer MT et al. Surgery for deep infiltrating endometriosis. Technique and rationale. *Frontiers in Bioscience E5* 2013 Jan;1:316-32.

ENDOMETRIOSE INTESTINAL – TÉCNICA DE ROUEN

Basma Darwish
Jean-Jacques Tuech
Valérie Bridoux
Horace Roman

INTRODUÇÃO

A endometriose profunda infiltrativa do reto pode ser manejada cirurgicamente pelo emprego de duas abordagens cirúrgicas[1] que incluem a ressecção segmentar colorretal[2] e a excisão nodular sem abertura do reto (*shaving*) ou por meio da remoção do nódulo junto com a parede retal adjacente (excisão discoide de espessura completa).[3-5] Muitos cirurgiões empregam a técnica radical de ressecção segmentar colorretal, acreditando fortemente que esta abordagem reduza muito o risco de recorrência da doença.[2,6,7] No entanto, uma abordagem mais conservadora pode ser realizada, quando possível, por meio da excisão seletiva de nódulos retais possibilitando a conservação do reto[1,3-5] nesta doença benigna que acomete mulheres jovens. Isto reduz o risco de disfunção digestiva pós-operatória relacionada com a redução do volume retal decorrente da ressecção do reto, como constipação, aumento da frequência de defecações ou incontinência anal.[8] O risco de disfunção digestiva parece ser maior quando a ressecção colorretal envolve os retos baixo e médio, necessitando uma anastomose colorretal ou coloanal baixa. No entanto, dificuldades técnicas aparecem quando se tem o objetivo de realizar uma técnica conservadora em casos em que o reto baixo está infiltrado por volumosos nódulos endometrióticos. Em resposta a esse desafio, iniciamos uma nova técnica, em 2009, usando o grampeador Contour® Transtar™ (Ethicon Endo-Surgery; Cincinnati), realizando uma técnica combinada laparoscópica e transanal para excisão em disco de espessura total de grandes nódulos de endometriose, infiltrando os retos baixo e médio (técnica chamada de Rouen Technique).

MATERIAIS INDISPENSÁVEIS

O grampeador Contour® Transtar™ é um dispositivo recentemente desenvolvido para realizar ressecção retal transanal com grampeador (STARR = *stapled transanal rectal resection*) (Fig. 10-1),[9] um procedimento cirúrgico realizado desde 2004 no tratamento da síndrome da defecação obstruída, causada por prolapso retal ou retocele.[10] O procedimento STARR tem o objetivo de melhorar a função retal e envolve a ressecção circunferencial de espessura total da parede retal redundante e a restauração da sua continuidade. O grampeador Contour® Transtar™ permite uma ressecção transanal uma vez que corte e grampeie simultaneamente a parede retal.

Em 2009, o uso do grampeador foi ampliado para casos de nódulos de endometriose profunda, envolvendo os retos médio e baixo.[11] Sua principal indicação é a excisão de grandes nódulos endometrióticos com mais de 30 mm de diâmetro, localizados até 10 cm de distância da borda anal. O procedimento inicialmente necessita de um *shaving* profundo do nódulo retal, deixando a parede anterior do reto fina e macia. Os focos de endometriose remanescentes na

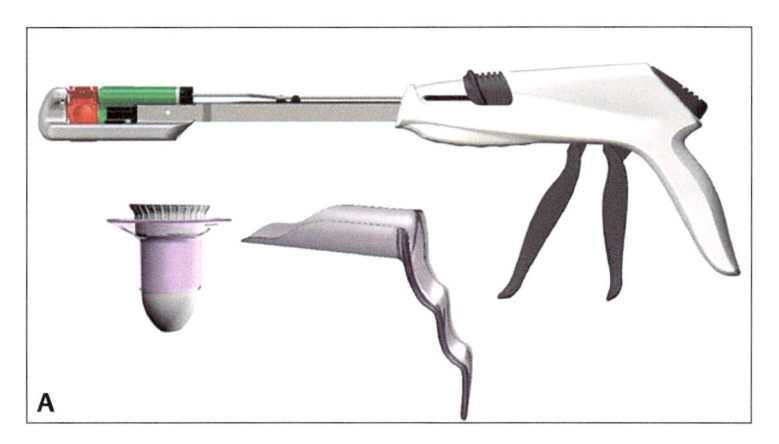

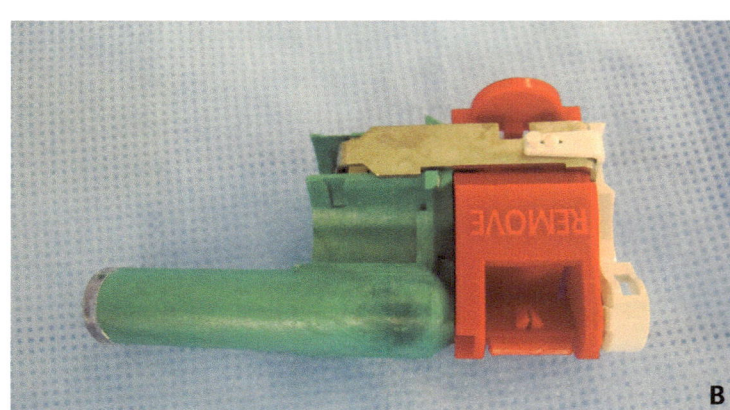

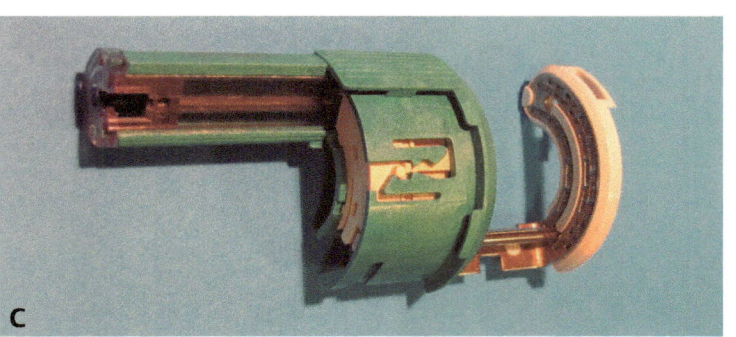

Fig. 10-1. (**A**) O *kit* do grampeador Contour® Transtar™-STR5G (Ethicon EndoSurgery Inc., Cincinnati, OH, EUA); (**B** e **C**) cargas adicionais.

parede retal podem ser removidos por via transanal com o grampeador Contour Transtar.

PREPARO PRÉ-OPERATÓRIO

Antes da cirurgia, as pacientes assinam o termo de consentimento para o procedimento planejado incluindo uma possível ressecção intestinal, colostomia ou ileostomia no caso de ressecção vaginal concomitante e para conversão para laparotomia, caso necessário.

Preparo intestinal completo é realizado, similar àquele realizado pelos cirurgiões digestivos previamente à cirurgia intestinal. Isto facilita a visão e a manipulação das alças intestinais. A intervenção inclui uma abordagem combinada laparoscópica e transanal. A intervenção é realizada sob anestesia geral, com profilaxia antibiótica administrada na indução anestésica.

PROCEDIMENTO LAPAROSCÓPICO

A intervenção inicia-se pelo tempo laparoscópico, que é completamente realizado pelo cirurgião ginecologista. A paciente é posicionada em posição de litotomia, e as pernas são mantidas em posição em perneiras de Allen. O preparo abdominal e o vaginal são realizados subsequentemente. Cateter de Foley é posicionado, e o manipulador uterino é introduzido. O cirurgião fica posicionado à esquerda da paciente, o primeiro assistente à direita, e o segundo assistente entre as pernas para mobilizar o manipulador uterino. A cirurgia é realizada utilizando um trocarte óptico de 10 mm posicionado em uma incisão infraumbilical e três trocartes acessórios de 5 mm, dois laterais e um suprapúbico. A patologia pélvica é avaliada, e os procedimentos ginecológicos, incluindo adesiólise, excisão de nódulo vaginal, cistectomia ovariana para endometriomas e excisão ou ablação de implantes peritoneais, são realizados.

O tempo laparoscópico tem o objetivo de realizar um *shaving* retal similar ao descrito por Donnez *et al.*[3] (Fig. 10-2). Os ureteres são identificados e dissecados bilateralmente. Ambos os espaços pararretais são abertos distalmente aos limites laterais do nódulo retal, e o espaço retovaginal é alcançado distal ao limite inferior do nódulo que é separado da parede do reto, usando o Ultracision Harmonic Scalpel (Ethicon Endosurgery, Cincinnati, EUA) ou o PlasmaJet (Plasma Surgical Limited, Abingdon, UK). A fim de remover a lesão endometriótica da parede retal sem a perfurar, o nódulo é ressecado tão profundo quanto possível (Fig. 10-3). O *shaving* retal também pode ser realizado usando o PlasmaJet, um dispositivo que usa energia térmica altamente controlada. Neste caso, a parede anterior do reto é pintada perpendicularmente com o jato de energia até que um *shaving* retal profundo seja obtido. Nos casos em que a vagina esteja envolvida, o nódulo é excisado, e o defeito vaginal é suturado, usando 2 ou 3 pontos interrompidos com fio absorvível. O *shaving* retal profundo é mandatário quando se realiza uma abordagem conservadora. Isto faz com que a parede anterior do reto fique mais amolecida, permitindo que possa ser invaginada para dentro do grampeador transanal durante o tempo transanal do procedimento.

PROCEDIMENTO TRANSANAL

A paciente é posicionada subsequentemente em uma posição de litotomia com os quadris em hiperflexão. Este tempo da cirurgia é realizado pelo cirurgião digestivo. O exame transanal é realizado para identificar a distância da lesão intestinal até a margem anal. O dilatador anal circular (CAD = *circular anal dilator*) do grampeador Contour® Transtar™-STR5G (Ethicon EndoSurgery Inc., Cincinnati, OH, EUA) é gentilmente introduzido no ânus e fixado à pele perianal com 4 suturas cardinais.

Posicionamento de Sutura em Paraquedas

Usando uma visão concomitante transanal e laparoscópica, um ponto de prolene 2-0 de tração é posicionado no centro do nódulo, junto com dois ou três pontos de suporte a fim de trazer completamente o nódulo para dentro dos pontos (Fig. 10-4). O cirurgião garante que estes pontos passados por via transanal não atravessem outras vísceras adjacentes à parede intestinal e confirma o correto posicionamento dos pontos no nódulo que está na parede intestinal. Dois pontos similares são posicionados no lado esquerdo e no lado direito do nódulo e amarrados frouxamente para ganhar boa tração no tecido apreendido. Pinças hemostáticas do tipo mosquito

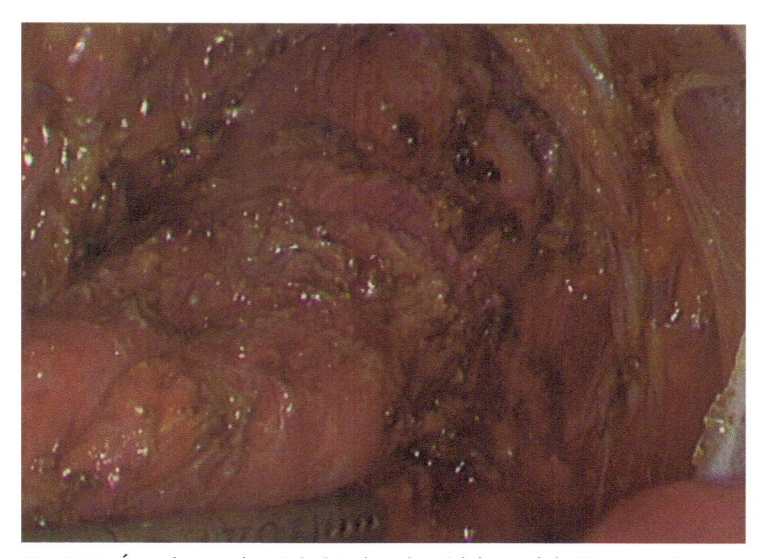

Fig. 10-3. Área da parede retal afetada pelo nódulo retal de 30 mm após o *shaving*.

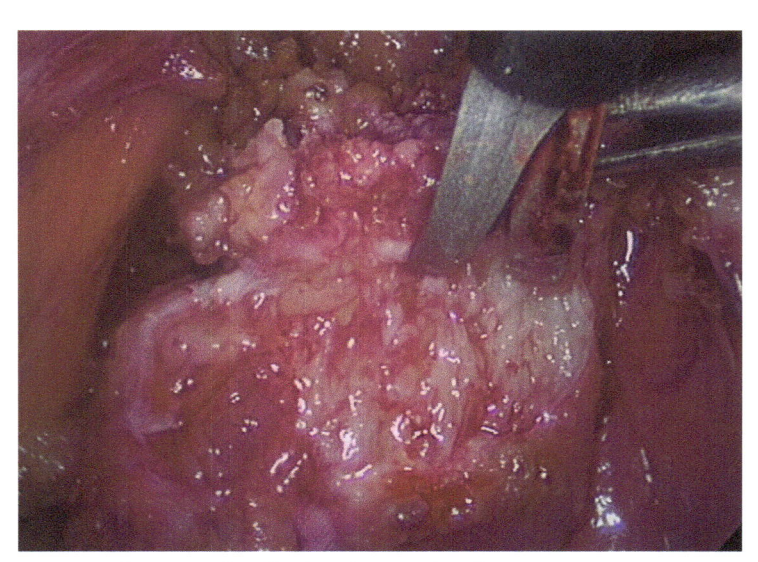

Fig. 10-2. *Shaving* retal profundo até a camada submucosa.

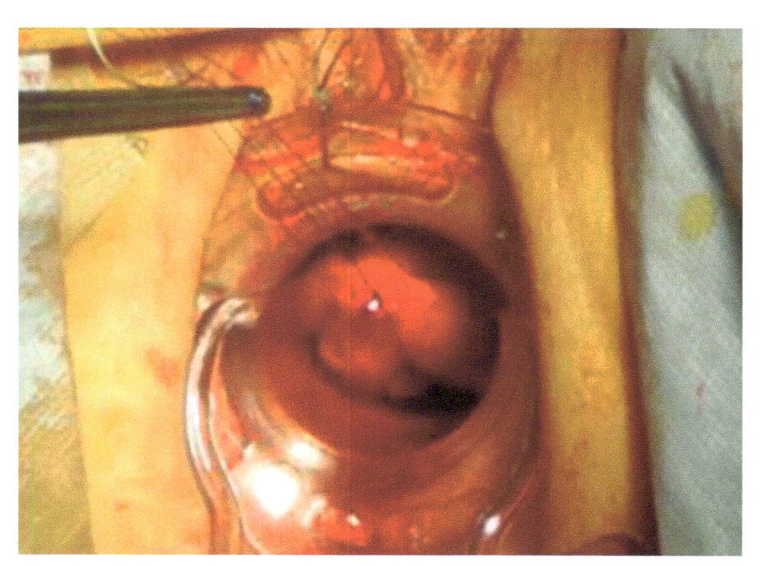

Fig. 10-4. Dois ou três pontos de tração com prolene 2-0 são passados no centro, do lado esquerdo e do lado direito do nódulo e amarrados frouxamente para garantir boa tração no tecido incluído na sutura.

são utilizadas para manter a tração nos fios. Deve-se tomar cuidado em inserir um anuscópio dentro do canal anal para garantir que não seja apreendido tecido da parede retal oposta inadvertidamente, o que pode levar a um fechamento parcial ou total do reto.

Excisão do Nódulo

O grampeador Contour® Transtar™ com a ponta lubrificada e a abertura dos grampos na posição às 3 horas é introduzido no reto. O instrumento é então rodado no sentido anti-horário, e o nódulo é gentilmente puxado para dentro das mandíbulas do grampeador até que tecido normal seja identificado dentro da porção proximal do grampeador (Fig. 10-5). Os fios da sutura em paraquedas são tracionados para baixo em direção do eixo do grampeador Contour®, contornando o nódulo junto com uma margem de tecido normal dentro das mandíbulas do grampeador. O dispositivo de segurança do grampeador é liberado, e o mesmo é fechado ao redor do tecido (Fig. 10-6). Este fechamento é mantido por um período de 15 segundos a fim de maximizar a compressão e garantir a hemostasia. O grampeador é disparado e posteriormente removido. Durante este tempo é importante garantir que a quantidade de tecido normal englobada no grampeador não seja excessiva uma vez que isto possa impedir a correta deposição dos grampos durante o grampeamento.

A carga do grampeador é então trocada, e o dispositivo reintroduzido no reto. O procedimento é repetido com suturas laterais em

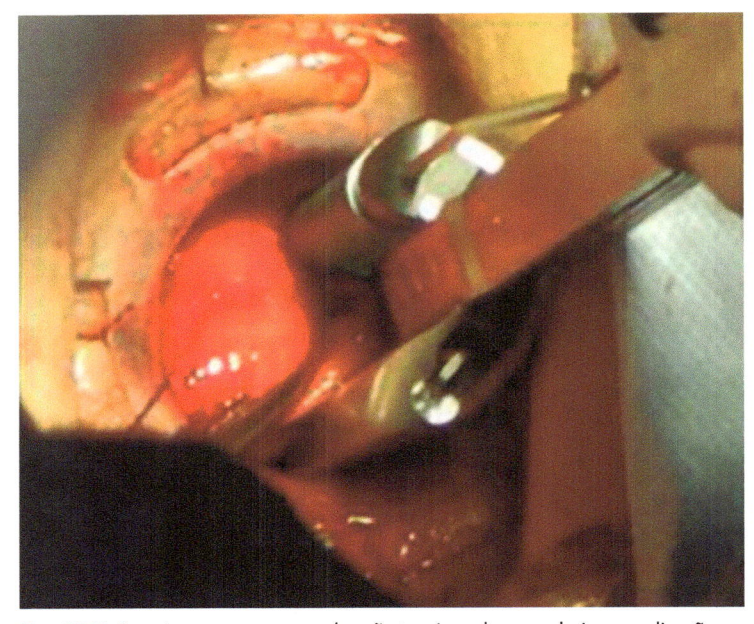

Fig. 10-5. As suturas em paraquedas são tracionadas para baixo em direção ao eixo do grampeador Contour®, contornando o nódulo com uma margem de tecido normal dentro da mandíbula do grampeador. O dispositivo de segurança é liberado, e o grampeador é fechado ao redor do tecido.

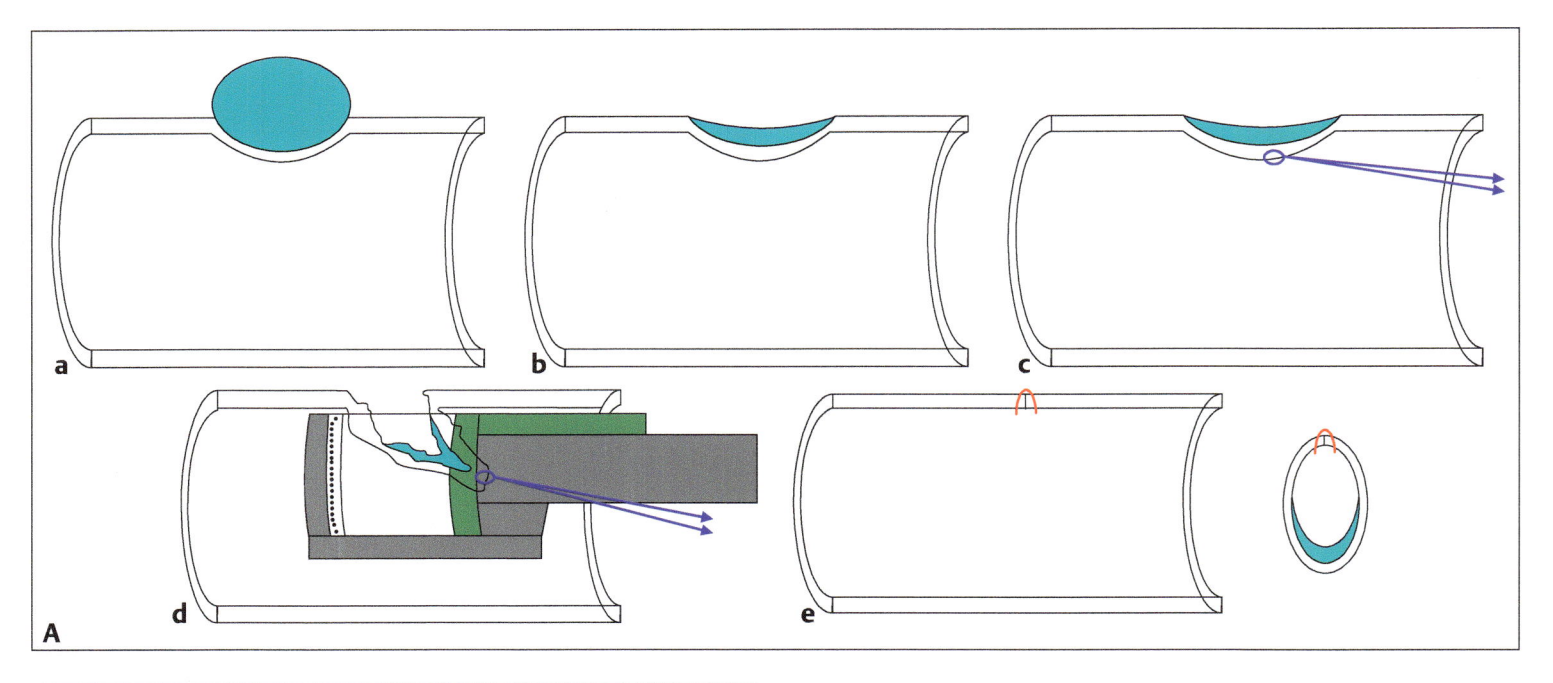

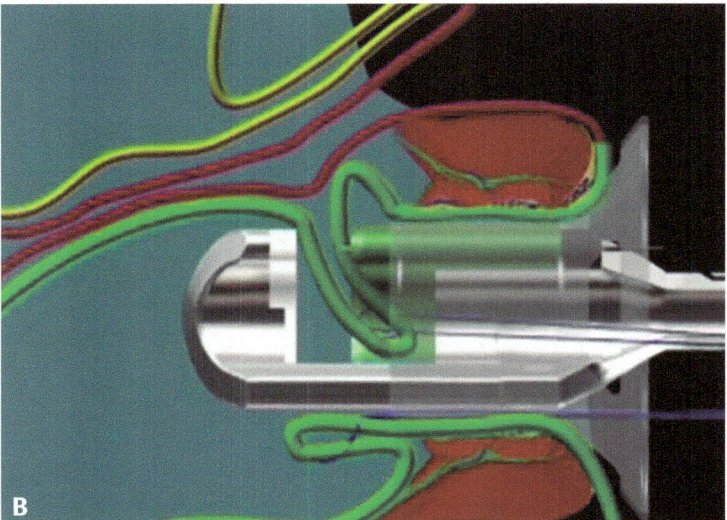

Fig. 10-6. (**A**) Os passos envolvidos na excisão combinada laparoscópica e transanal de nódulos retais: a) nódulo de endometriose profunda (em turquesa) infiltrando o reto; b) *shaving* retal removendo a maior parte do nódulo da parede retal; c) sutura em paraquedas (em azul) aplicada no centro da área previamente submetida ao *shaving*; d) excisão transanal da área submetida ao *shaving* (em cinza o grampeador Contour® Transtar™, em verde a carga); e) sutura retal (em vermelho) e o espécime removido incluindo a área submetida ao *shaving* (em turquesa). (**B**) Visão esquemática do Contour® Transtar™ realizando a excisão transanal da área submetida ao *shaving* (linha verde)

caso de necessidade, até que uma ressecção do nódulo de espessura total com tecido normal ao seu redor seja obtida. A linha de grampeamento final é inspecionada com relação a sangramento, e uma sutura de segurança pode ser realizada com pontos interrompidos de vicryl 3-0. Pontos de reforço ao longo da linha de grampeamento são aplicados, quando necessário, e são frequentemente importantes em cada ângulo final da linha de grampos (Fig. 10-7).

O espécime ressecado é inspecionado para garantir a ressecção completa do nódulo e enviada para exame histopatológico para garantir que as margens estejam livres de doença (Figs. 10-8 a 10-10).

No final do procedimento, um teste do borracheiro é realizado preenchendo a cavidade pélvica com solução salina morna e insuflando o reto com ar utilizando uma seringa de 60 mL para checar a integridade da linha de grampos (Fig. 10-11). Um *flap* de omento é utilizado para cobrir a área do reto operada e é fixado à parede pélvica com pontos. Finalmente, um dreno pélvico (ou mais, se necessário) é posicionado na pelve, e um estoma de proteção é rotineiramente confeccionado quando a vagina é aberta concomitantemente.

QUAIS SÃO AS COMPLICAÇÕES POTENCIAIS?

As complicações imediatas observadas em nossa série são aquelas sabidamente relacionadas com o manejo da endometriose retal.

Em nossa série de 42 casos, fístulas retovaginais ocorreram em 12% das mulheres apresentando principalmente com grandes nódulos de endometriose profunda infiltrando o reto médio e a vagina. As fístulas retovaginais ocorreram apesar da interposição sistemática de um *flap* de omento pediculado entre as 2 linhas de grampo e da realização de uma colostomia de proteção por meses. Embora possa parecer que esta taxa de fístulas retovaginais seja surpreendentemente alta, isto envolve um grupo específico de pacientes com

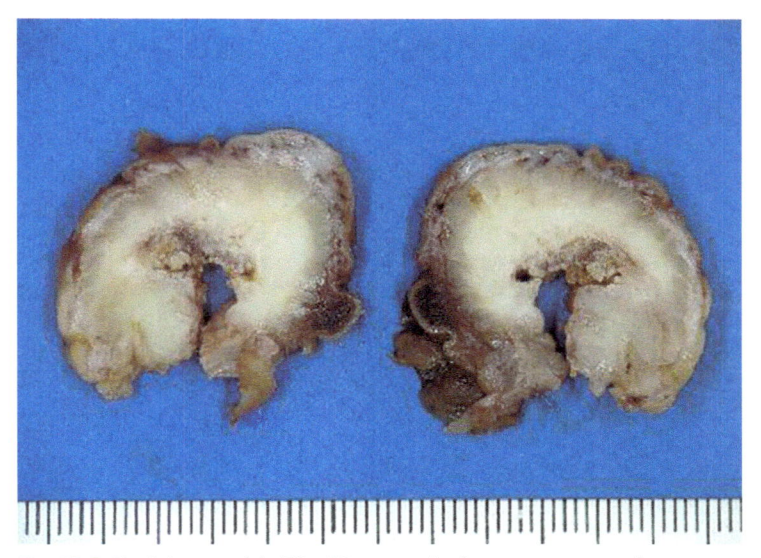

Fig. 10-9. Espécime retal de 55 × 50 mm excisado com o grampeador Contour® Transtar™ (visão em corte transversal).

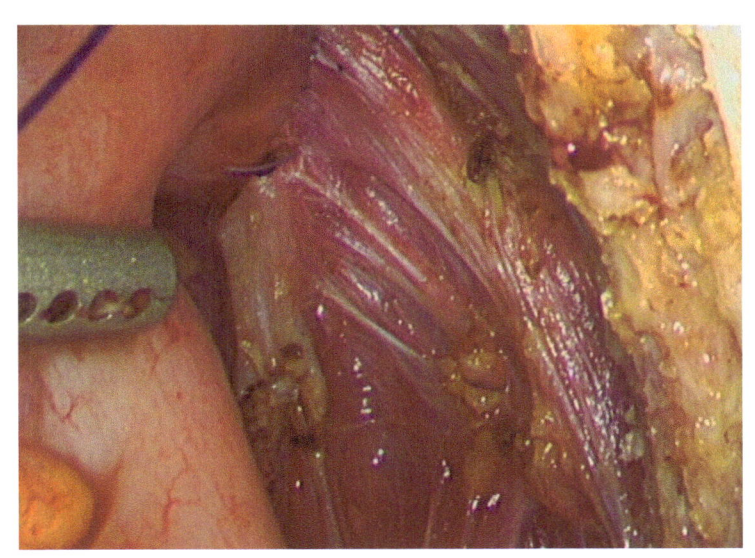

Fig. 10-7. Pontos de reforço com fio absorvível ao longo da linha de grampeamento do lado direito da mesma.

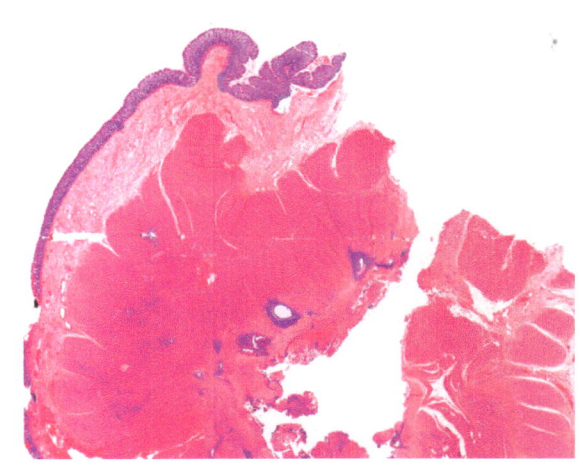

Fig. 10-10. Exame histológico do espécime retal de 55 × 50 mm, mostrando infiltração da camada muscular do reto por endometriose.

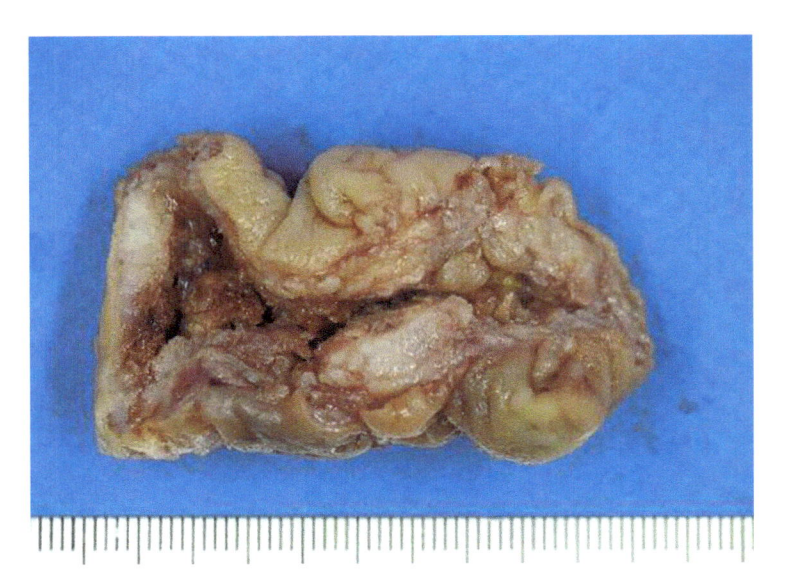

Fig. 10-8. Espécime retal de 55 × 50 mm excisado com o grampeador Contour® Transtar™ (visão interna).

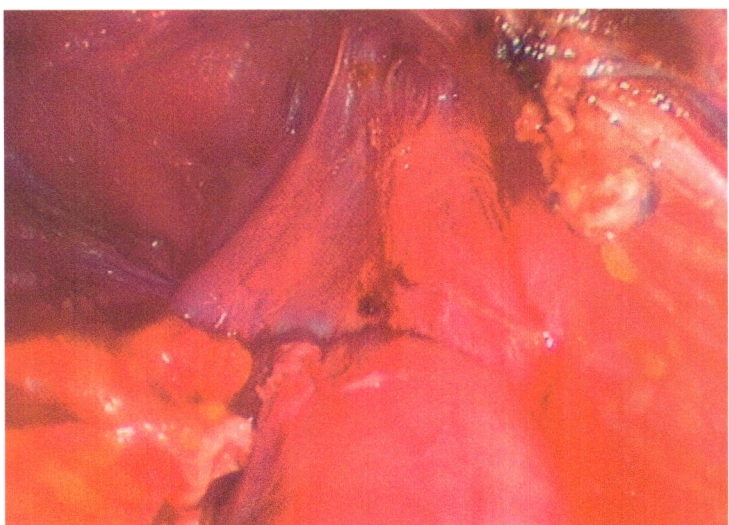

Fig. 10-11. Visão laparoscópica da sutura transanal da parede anterior do reto médio.

nódulos retais localizados a uma distância média da borda anal de 5,5 cm, com um diâmetro médio de infiltração do reto de mais de 30 mm em 93% dos casos, com envolvimento vaginal concomitante em 83% dos casos medindo mais do que 30 mm de diâmetro em 69% dos casos. Aparentemente, nenhuma série similar de pacientes foi publicada até hoje na literatura para possibilitar comparação com nossos resultados.

A excisão transanal pode falhar em nódulos envolvendo mais de 50 a 60% da circunferência retal, ou quando o *shaving* realizado na parede retal não consegue diminuir a espessura do reto e a amolecer. Quando o *shaving* não possibilita o afinamento suficiente da parede retal, pode ser impossível introduzi-la dentro das mandíbulas do grampeador ou fechar completamente as cargas. Nestes casos, o procedimento transanal deve ser convertido em uma excisão em disco transvaginal ou em uma ressecção colorretal.

Quanto maior a altura do nódulo (maior distância da borda anal), mais difícil a realização dos pontos em paraquedas de tração. Em um caso no início da experiência, a sutura em paraquedas foi tentada utilizando uma agulha reta introduzida laparoscopicamente no centro da área previamente submetida ao *shaving* retal. Como a agulha foi empurrada pela parede posterior do reto, tanto a parede anterior quanto a posterior foram puxadas para dentro do grampeador resultando no fechamento do reto. Ao final, foi realizada uma ressecção colorretal com anastomose colorretal. Esta é uma complicação que pode acontecer mesmo quando a sutura em paraquedas é realizada completamente por via transanal.

QUAIS SÃO AS VANTAGENS DA TÉCNICA?

Dados recentes publicados por nosso grupo sugeriram que, em mulheres com endometriose infiltrativa do reto, a adoção de uma política que favorece a conservação do reto leva a uma melhora dos resultados funcionais digestivos pós-operatórios.[12,13] O primeiro fator de melhora seria a redução do risco de denervação. A realização de uma ressecção colorretal necessita a secção do mesorreto e do mesocólon para possibilitar a remoção do segmento intestinal para fora do abdome. Apesar das tentativas de se limitar a extensão do espécime colorretal removido, uma quantidade longa de mesocólon normalmente é removida. Isto pode levar a uma denervação do cólon imediatamente acima da anastomose,[14] uma situação que pode ser completamente evitada por meio da excisão transanal. Um segundo fator se refere à redução do risco de estenose da linha de anastomose que pode levar à recorrência da disquezia e da constipação, seja imediatamente ou após o fechamento do estoma. O uso do grampeador circular transanal para realizar a anastomose colorretal pode levar à estenose progressiva da linha de grampos. Isto parece ser mais frequente em mulheres tratadas por endometriose retal (até 19%)[15] do que aquelas tratadas por outras doenças, e pode ser em decorrência da inflamação pélvica crônica associada à endometriose severa. Com o uso de grampeadores transanais para realizar a excisão discoide de espessura total de grandes nódulos retais é menos provável a ocorrência de estenose,[11] uma vez que a sutura não envolva a circunferência completa do intestino. Resultados preliminares do estudo randomizado ENDORE, que tem o objetivo de comparar a ressecção colorretal à cirurgia conservadora em endometriose profunda afetando o reto, parecem mostrar resultados factíveis e seguros desta técnica.[16]

Além do mais, acreditamos que a excisão em disco transanal usando o grampeador Contour® Transtar™ apresenta várias vantagens quando comparada a outros procedimentos de excisão discoide previamente descritos na literatura. Nezhat *et al.*[5] foram os primeiros a relatar uma série de oito pacientes tratadas com excisão discoide laparoscópica do cólon para endometriose da parede anterior do reto, usando sutura laparoscópica. Esta técnica necessita de abertura da luz intestinal, com o risco de contaminação séptica da cavidade peritoneal. O defeito retal circular resultante do procedimento pode aumentar durante o manuseio e o fechamento, e o seu fechamento é um tempo difícil, por causa da localização da abertura retal profundamente na pelve, abaixo do promontório sacral.

Alguns anos mais tarde, um estudo relatou o uso do grampeador circular para a excisão de nódulos retais.[17] A principal vantagem deste método com relação à nossa técnica é que pode ser realizado para nódulos localizados acima de 10 cm da margem anal. O uso do grampeador circular é limitado a pequenos nódulos, uma vez que o dispositivo seja capaz de acomodar 7 cm³ de tecido. Em geral, a parede retal removida não representa mais do que um terço da circunferência do reto ou é menos do que 2 cm em diâmetro. Além disso, quando tecido da parede posterior é incluída no grampeamento, o grampeador circular pode criar uma ponte de mucosa posteriormente levando à criação de dois lumens separados. Problemas similares com este dispositivo no procedimento STARR podem ser atribuídos aos seguintes fatores: o grampeador comumente utilizado para prolapso hemorroidário (PPH 01, Ethicon Endo-Surgery; Cincinnati, OH, EUA) tem limitações, como a quantidade de parede retal que ele pode ressecar e o fato de que o uso de um grampeador circular necessita de retração da parede retal oposta, e a ressecção é realizada "às cegas" após a inserção transanal do grampeador.

Por estas razões, o grampeador Contour Transtar™ apresenta distintas vantagens permitindo o ajuste da quantidade de parede retal a ser ressecada e melhorando a visualização do procedimento. Em nossa série, o dispositivo possibilitou a ressecção de espécimes de até 80 × 60 mm situados nos retos médio e baixo, com bons resultados digestivos funcionais (Fig. 10-12).

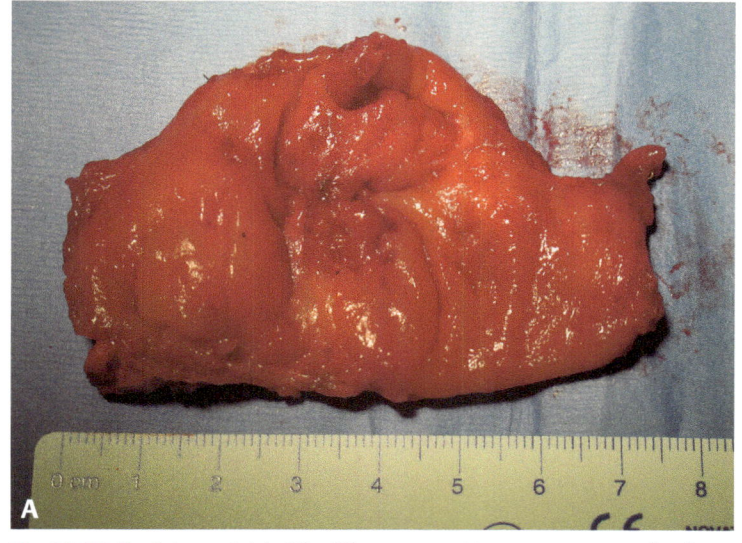

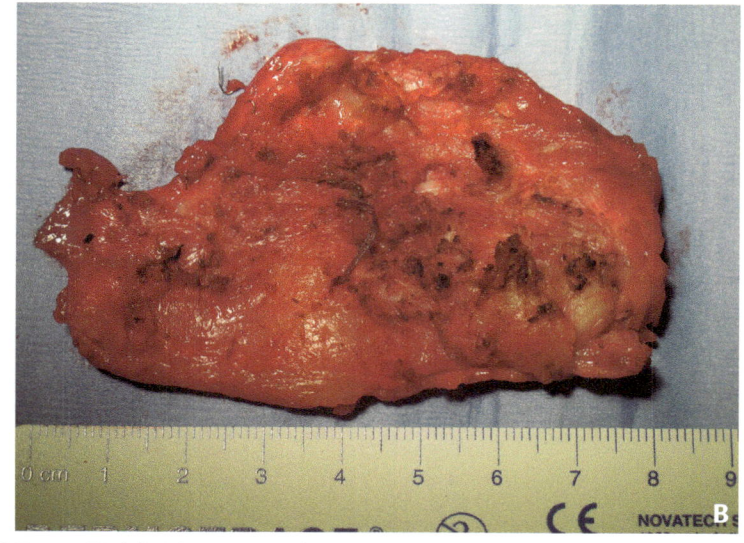

Fig. 10-12. Espécime retal de 80 × 60 mm removido com o grampeador Contour® Transtar™. (**A**) Visão interna, (**B**) visão externa.

É CUSTO EFETIVO?

O *kit* do grampeador Contour® Transtar™-STR5G com uma carga adicional (CR30G) (Fig. 10-1) custa em média o dobro do grampeador circular transanal e de cargas já desenvolvidas para anastomose colorretal. O procedimento, particularmente tendo em mente os benefícios da conservação retal, pode ser considerado acessível e custo-efetivo.

EXPERIÊNCIA DOS AUTORES COM ESTA TÉCNICA

Entre 2009 e 2016, nós realizamos com sucesso este procedimento em 42 mulheres operadas por endometriose profunda infiltrativa sintomática acometendo retos médio e baixo (Quadro 10-1). Elas representam 9% das 479 mulheres tratadas durante o mesmo período, incluindo vários procedimentos (*shaving*, excisão discoide ou ressecção segmentar intestinal) para nódulos retais, e 38% das 111 mulheres

Quadro 10-1. Características das Pacientes, Procedimentos Cirúrgicos e Resultados Principais

Variáveis	Ressecção discoide usando a técnica de Rouen N = 42 (%)		
Avaliação pré-operatória			
Dismenorreia	40 (95,2)		
Sintomas cíclicos associados à dismenorreia			
Disquezia	29 (69,1)		
Hematoquezia	12 (28,6)		
Constipação	22 (52,4)		
Diarreia	20 (47,6)		
Inchaço	22 (52,4)		
Disúria	10 (23,8)		
Avaliação das funções intestinais			
Escore KESS de constipação* (valor total)	14 ± 7		
Escore GIQLI** (valor total)	86,4 ± 19,6		
Escore de Wexner	1,6 ± 1,8		
Falta da capacidade de adiar a defecação > 15 min	14/35 (40)		
Dados intraoperatórios			
Maior diâmetro do disco removido (mm)			
Média (M)	59 ± 11		
Mediana (variação)	40 – 100		
Altura do nódulo retal (mm)			
Média (M)	55 ± 13		
Mediana (variação)	30 – 80		
Tamanho do nódulo retal 1-2,9 cm	3 (7,1)		
≥ 3 cm	39 (92,8)		
Foco de endometriose encontrado na peça final	22 (52,4)		
Tempo operatório (min)	238 ± 70		
Escore AFSr	53,2 ± 28,6		
Obliteração complete do fundo de saco de Douglas	26 (61,9)		
Resultados pós-operatórios			
Seguimento (meses)	24 ± 22		
Complicações pós-operatórias			
Fístula retovaginal	5 (11,9)		
Abscesso pélvico necessitando re-intervenção	2 (4,8)		
Abscesso pélvico tratado com intervenção clínica	2 (4,8)		
Hemorragia retal necesitando colonoscopia	0		
Atonia vesical transitória	6 (14,3)		
Complicações relacionadas ao estoma	12 (28,6)		
Resultados de fertilidade (N = 32)			
Tentativas pós-operatórias de gestações	12 (28,6)		
Gravidez	8 (66,7)		
Tentativa da gestação (N = 21)			
Espontânea	4 (33,3)		
Reprodução assistida	4 (33,3)		
Resultados funcionais	**Características básicas**	**Seguimento (1 ano)**	**Seguimento (3 anos)**
Escore Kess	14 ± 7	10,9 ± 6,6	11,5 ± 8,3
GIQLI	86,4 ± 19,6	103,8 ± 22,4	107,4 ± 25,6

*Questionário Knowles-Eccersley-Scott-Symptom
**Índice Gastrointestinal de qualidade de vida

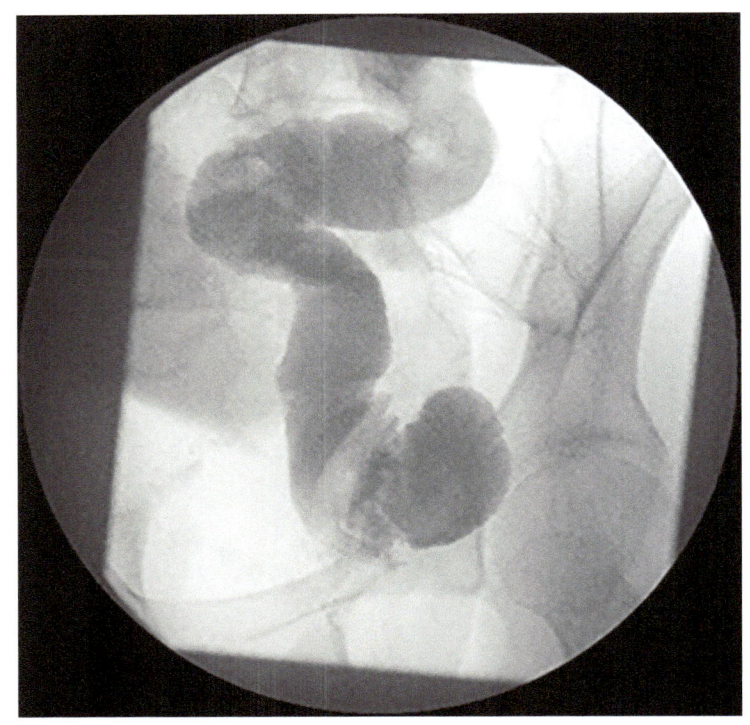

Fig. 10-13. Enema baritado 2 meses após a excisão de um espécime retal de 80 × 60 mm, mostrando excesso de parede posterior do reto. A paciente não apresenta sintomas digestivos funcionais indesejados.

operadas pela técnica de excisão discoide de nódulos retais. Para cinco pacientes que se apresentaram com lesões de endometriose em retos médio e baixo, a excisão discoide transanal usando o grampeador Contour® Transtar™ não pôde ser realizada. Em duas pacientes a fibrose da parede retal não possibilitou o fechamento do grampeador, em outros dois casos a presença de estenose retal severa impediu o posicionamento correto do grampeador, enquanto que em outra paciente houve a obliteração inadvertida do reto decorrente do grampeamento concomitante das paredes anterior e posterior do reto. Nos dois primeiros casos a excisão discoide transvaginal foi realizada e, nos outros casos, ressecção segmentar colorretal.

Nas 42 mulheres que se beneficiaram da excisão discoide transanal usando o grampeador Contour® Transtar™, o tamanho do nódulo em mais do que 92% dos casos excedeu 30 mm em diâmetro, com localização entre 30 e 80 mm (55 ± 13 mm) da borda anal. O maior diâmetro dos espécimes variou de 40 a 100 mm (59 ± 11 mm). Nos casos em que ocorre vazamento da linha de sutura durante o teste de integridade da anastomose, suturas de reforço podem ser posicionadas por via transanal ou laparoscopicamente (Fig. 10-7).

O acompanhamento pós-operatório médio foi de 24 ± 22 meses. O valor mediano do índice de qualidade de vida gastrointestinal (GIQLI = Gastrointestinal Quality of Life Index) com 1 ano e 3 anos de acompanhamento foi de 103,8 ± 22,4 e 107,4 ± 25,6, respectivamente (valores medianos em controles saudáveis se encontram próximo de 126, com escores inferiores a 100 para pacientes que sofrem de doenças gastrointestinais),[18] enquanto que o valor mediano do questionário KESS (Knowles-Eccersley-Scott-Symptom) foi de 10,9 ± 6,6 com 1 ano e de 11,5 ± 8,3 com 3 anos de acompanhamento (variação de 1 a 20; a variação em controle saudável é de 0 a 6).[19]

A Figura 10-13 mostra o controle pós-operatório com enema baritado em uma paciente em que a área retal excisada foi de 80 × 60 mm. O procedimento resultou na remoção com sucesso de um grande nódulo no reto médio responsável por uma estenose retal demonstrada na colonoscopia virtual via tomografia computadorizada (Fig. 10-14). O excesso de parede retal posterior tem pouco impacto na função retal, a paciente está livre de dor e relata uma evacuação diária.

Com base nesta experiência, recomendamos a excisão discoide transanal combinada usando o grampeador Contour® Transtar™ em todos os casos de nódulos de retos médio e baixo infiltrando até

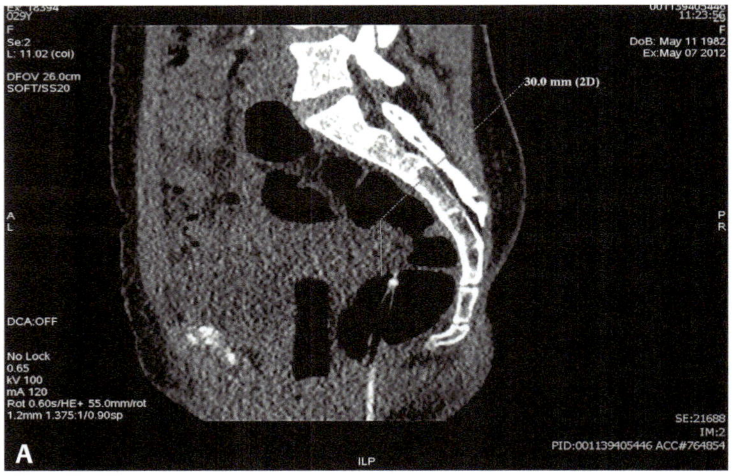

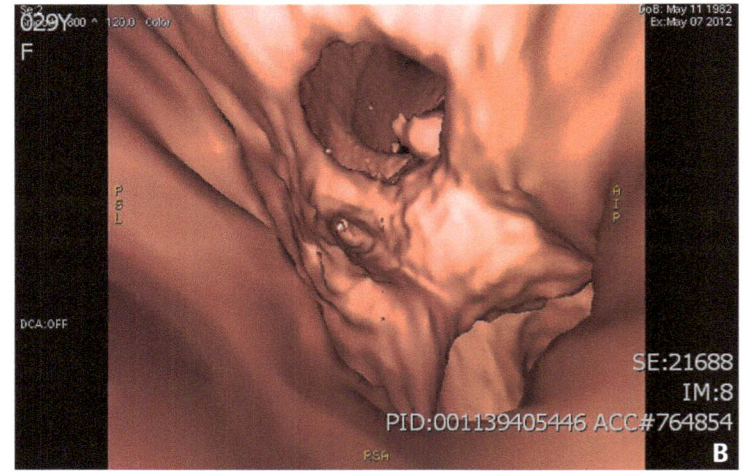

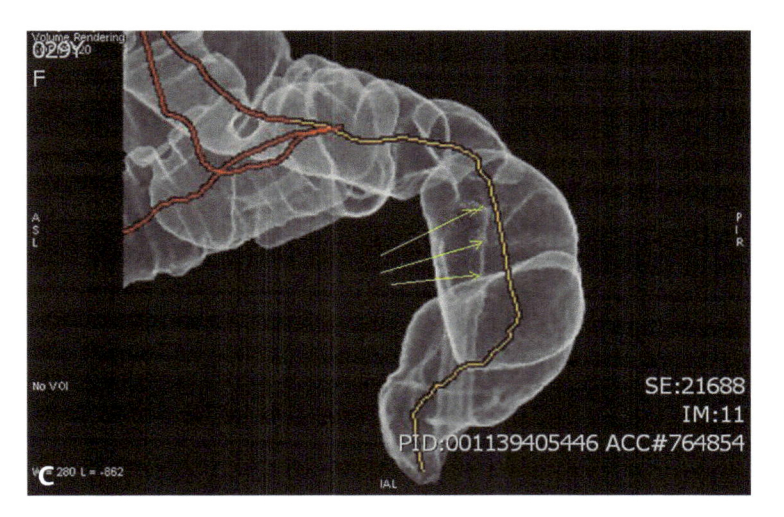

Fig. 10-14. Tomografia computadorizada e colonoscopia virtual realizadas antes da excisão de um nódulo retal de 80 × 60 mm. (**A**) Visão sagital;
(**B**) colonoscopia; (**C**) reconstrução 3D, setas amarelas indicam a endentação na parede anterior do reto por causa da infiltração pela endometriose profunda.

50 a 60% da circunferência retal.[20] O comprimento da parede retal envolvida pode ser de até 50 a 60 mm, mas se deve tomar cuidado antecipadamente em realizar um *shaving* profundo do reto por via laparoscópica, deixando a parede retal macia o suficiente para ser puxada para dentro da mandíbula do grampeador (Fig. 10-3). Esta técnica também é útil para mulheres com múltiplos nódulos colorretais, em que a excisão do nódulo retal pode ser realizada associada a uma ressecção segmentar de sigmoide curta, evitando assim uma ampla ressecção colorretal.

QUAIS SÃO OS PRINCIPAIS DISPOSITIVOS NO MERCADO E COMO ELES SE DIFEREM DOS OUTROS?

O principal dispositivo disponível no mercado é o grampeador circular, desenhado para anastomose colorretal. Como previamente comentado, o grampeador Contour® Transtar™ permite a remoção de espécimes muito maiores do que aqueles removidos com o grampeador circular, mas como o comprimento médio do circular é de 25 cm, ele permite a excisão discoide de nódulos retais acima de 10 cm da borda anal. Durante os últimos 7 anos, nós realizamos com sucesso excisões discoides com o grampeador circular EEA™ 31 mm (Single-Use Stapler with 4.8 mm Staples, DST series, Tyco Healthcare, Covidien, Dublin, Ireland) em 69 mulheres apresentando endometriose intestinal acometendo o reto alto. O maior espécime removido mediu 40 × 30 mm (Fig. 10-15), o que é muito menos do que o maior espécime removido com o grampeador Contour® Transtar™, em que os 2 diâmetros ortogonais mediram em média 80 × 60 mm (Fig. 10-12).

Tendo em mente os benefícios da conservação do reto nos casos de endometriose em retos médio e baixo, situação inatingível com a ressecção segmentar colorretal, acreditamos que o uso do grampeador Contour® Transtar™ durante a excisão combinada laparoscópica e discoide transanal seja uma técnica promissora e que possa ser utilizada de uma maneira mais difundida por equipes cirúrgicas multidisciplinares em centros terciários de referência. Os resultados preliminares do estudo randomizado ENDORE[16] mostram que uma cirurgia conservadora é factível em 93% dos nódulos retais grandes, sem diferença estatisticamente significativa em termos de resultados funcionais entre as abordagens radical e conservadora, o que confirma que esta técnica é factível, segura e valiosa para o arsenal terapêutico do cirurgião em uma abordagem multidisciplinar da endometriose retal.

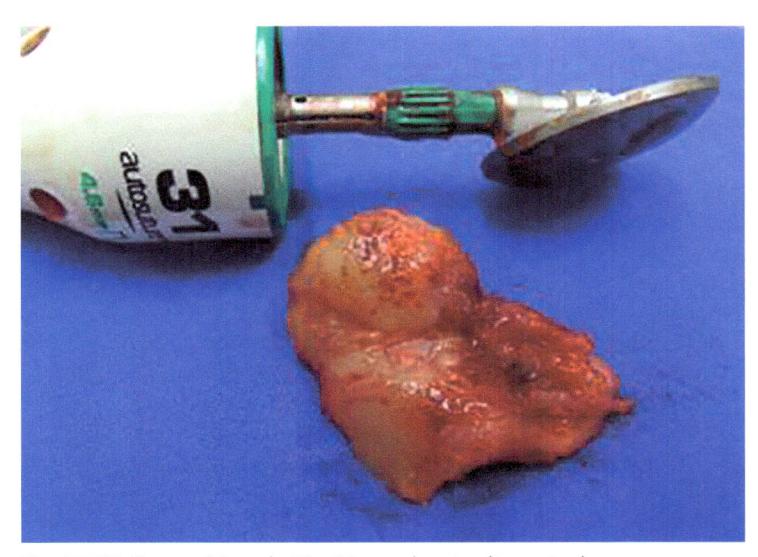

Fig. 10-15. Um espécime de 30 x 20 mm do reto alto excisado com grampeador circular EEA™ 31 mm.

REFERÊNCIAS BIBLIOGRÁFICAS

1. Roman H, Vassilieff M, Gourcerol G et al. Surgical management of deep infiltrating endometriosis of the rectum: pleading for a symptom-guided approach. *Hum Reprod* 2011a;26:274-81.
2. Dousset B, Leconte M, Borghese B et al. Complete surgery for low rectal endometriosis. Long-term results of a 100-case prospective study. *Ann Surg* 2010; 251: 887-95.
3. Donnez J, Nisolle M, Casanas-Roux F et al. Rectovaginal septum, endometriosis or adenomyosis: laparoscopic management in a series of 231 patients. *Hum Reprod* 1995; 10: 630-5.
4. Donnez J, Squifflet J. Complications, pregnancy and recurrence in a prospective series of 500 patients operated on by the shaving technique for deep rectovaginal endometriotic nodules. *Hum Reprod* 2010;25:1949-58.
5. Nezhat C, Nezhat F, Ambroze W, Pennington E. Laparoscopic repair of small bowel and colon. A report of 26 cases. *Surg Endosc* 1993;7:88-9.
6. Minelli L, Fanfani F, Fagotti A et al. Laparoscopic colorectal resection for bowel endometriosis: feasability, complications, and clinical outcome. *Arch Surg* 2009;144:234-9.
7. Daraï E, Dubernard G, Coutant C et al. Randomized trial of laparoscopically assisted versus open colorectal resection for endometriosis: morbidity, symptoms, quality of life, and fertility. *Ann Surg* 2010;251:1018-23.
8. Gervaz P, Rotholz N, Wexner SD et al. Colonic J-pouch function in rectal cancer patients: impact of adjuvant chemoradiotherapy. *Dis Colon Rectum* 2001;44:1667-75.
9. Lenisa L, Schwandner O, Stuto A et al. STARR with Contour Transtar: prospective multicentre European study. *Colorectal Dis* 2009;11:821-7.
10. Boccasanta P, Venturi M, Stuto A et al. *Dis Colon Rectum* 2004;47:1285-96.
11. Bridoux V, Roman H, Kianifard B et al. Combined transanal and laparoscopic approach for the treatment of deep endometriosis infiltrating the rectum. *Hum Reprod* 2012;27:418-26.
12. Roman H, Vassilieff M, Tuech JJ et al. Postoperative digestive function after radical versus conservative surgical philosophy for deep endometriosis infiltrating the rectum. *Fertil Steril* 2013 May; 99(6):1695-704. Epub 2013 Mar 7.
13. Armengol-Debeir L, Savoye G, Leroy AM et al. Pathophysiological approach to bowel dysfunction after segmental colorectal resection for deep endometriosis infiltrating the rectum: a preliminary study. *Hum Reprod* 2011; 26:2330-5.
14. Lee WY, Takahashi T, Pappas T et al. Surgical autonomic denervation results in altered colonic motility: an explanation for low anterior resection syndrome? *Surgery* 2008;143:778-83.
15. Maytham GD, Dowson HM, Levy B et al. Laparoscopic excision of rectovaginal endometriosis : report of a prospective study and review of the literature. *Colorectal Dis* 2010;12:1105-12.
16. Roman H, Tuech JJ, Slim K, Canis M. Functional Outcomes of Surgical Management of Deep Endometriosis Infiltrating the Rectum (ENDORE). NCT01291576 Available on http://clinicaltrials.gov/ct2/show/NCT01291576?term=NCT01291576&rank=1; 2014.
17. Gordon SJ, Maher PJ, Woods R. Use of the CEEA stapler to avoid ultra-low segmental resection of a full-thickness rectal endometriotic nodule. *J Am Assoc Gynecol Laparosc* 2001;8:312–316.
18. Slim K. First validation of the French version of the Gastrointestinal Quality of Life Index (GIQLI). *Gastroenterol Biol Clin* 1999;23:25-31.
19. Knowles CH, Scott SM, Legg PE et al. Level of classification performance of KESS (symptom scoring system for constipation) validated in a prospective series of 105 patients. *Dis Colon Rectum* 2002;45:842-3.
20. Roman H, Abo C, Huet E et al. Full-Thickness Disc Excision in Deep Endometriotic Nodules of the Rectum: A Prospective Cohort. *Dis Colon Rectum* 2015 Oct;58(10):957-66.

ENDOMETRIOSE INTESTINAL – RESSECÇÃO LINEAR

Paulo Ayroza Ribeiro
Helizabet Salomão Ayroza Ribeiro
Raquel Silveira
Anna Luiza Lobão
Fabio Ohara

INCIDÊNCIA

Estima-se que cerca de 6 a 10% da população feminina em idade reprodutiva padeça de endometriose, com maior frequência na terceira década de vida,[1] e 20 a 30% destas apresentam a forma profunda.[2] Sua prevalência varia de acordo com a população estudada, podendo alcançar 16% em mulheres assintomáticas e até 30% em mulheres inférteis.[3]

Os números atuais mostram a existência de 176 milhões de mulheres afetadas por endometriose ao redor do mundo.[4] No Brasil, de acordo com dados do Ministério da Saúde, mais de seis milhões de mulheres têm endometriose. Alguns registros epidemiológicos sugerem aumento gradual na incidência de endometriose decorrente de fatores ambientais,[5] além de possivelmente relacionado com a diminuição das taxas de gestação e aumento do número de ciclos menstruais, como reflexo da adaptação das mulheres à vida moderna.[6]

O envolvimento intestinal é designado quando há acometimento de pelo menos a camada muscular da parede do intestino, enquanto que o envolvimento apenas da serosa ainda é considerado lesão peritoneal superficial e se associa em 80% dos casos à tríade dismenorreia,[7] dispareunia e sintomas intestinais.[8] A endometriose intestinal ocorre em 3,8 a 37% dos casos, sendo a localização colorretal responsável por 70-93% de todas as formas intestinais.[9]

Quanto à histologia, os nódulos de endometriose profunda diferem das endometrioses peritoneal e ovariana, uma vez que os nódulos contenham grande proporção de tecido fibroconjuntivo (41%) e fibras musculares lisas (35%), quando comparados àqueles constituídos por epitélio e estroma endometriais.[10]

A cirurgia é essencial no tratamento da doença, e, com o desenvolvimento de técnicas cirúrgicas minimamente invasivas, a laparoscópica constitui o padrão ouro no manejo da endometriose.[11]

O tratamento cirúrgico com ressecção completa dos focos de endometriose, inclusive com ressecção intestinal, parece melhorar a qualidade de vida e os índices de fertilidade,[12-22] e a literatura recente demonstra melhora sustentável da qualidade de vida por 4 a 5 anos após a intervenção cirúrgica.

Antes da escolha da melhor técnica cirúrgica no tratamento da endometriose intestinal, é importante levar em consideração a sua multifocalidade (lesões a menos de 2 cm da principal lesão) e o envolvimento multicêntrico (presença de lesões de endometriose além de 2 cm da principal lesão).[23] A escolha pela técnica com ressecção intestinal é fundamentada na retirada completa dos focos de endometriose, suportada pelo argumento de que a excisão discoide não removeria a doença, já que não seguiria o padrão oncológico de tratamento.[24] Os que advogam a técnica conservadora têm como justificativa a redução de riscos envolvidos na ressecção colorretal, como complicações pós-operatórias e aumento na taxa de alterações funcionais digestivas e urinárias.[25]

Ainda fica pouco claro se a inclusão das pacientes para cada tipo de cirurgia está baseada em evidências acerca do procedimento ou na rotina e experiência do cirurgião em cada tipo de abordagem.[26,27]

Por ser uma condição benigna com tendência limitada à progressão e como o tratamento cirúrgico não é isento de riscos, a decisão de submeter a paciente a esse tratamento merece ser ponderada. Deve-se levar em consideração as necessidades de cada paciente, as características da lesão e a morbidade operatória em mulheres jovens e ativas.[20,28,29]

Analisando a qualidade de vida, observou-se impacto positivo quando as mulheres portadoras de endometriose profunda intestinal foram submetidas ao tratamento cirúrgico laparoscópico com ressecção intestinal.[15,16,21,30-33]

Quanto à radicalidade da cirurgia, atualmente é questionada sua real necessidade, visto que existem evidências da melhora da qualidade de vida, mesmo em pacientes que tiveram ressecções com margens comprometidas.[34]

A cirurgia conservadora para endometriose intestinal utilizando a técnica da nodulectomia parece ser uma boa opção, visto que preserva a anatomia dos órgãos, nervos e suprimento sanguíneo, além de um maior número de gestações posteriores, baixas taxas de complicações e recorrências. Tais fatores confluem para uma melhora na qualidade de vida dessas mulheres.[35]

Em nosso serviço a nodulectomia tradicional (*shaving*, mucosal *skining* ou empregando o grampeador circular transretal) foi substituída há mais de uma década pela nodulectomia com o emprego do grampeador linear por via abdominal. Descreveremos, a seguir, os critérios utilizados em nosso serviço para a escolha de uma técnica ou outra, bem como os aspectos técnicos desta modalidade cirúrgica e seus resultados.

ESCOLHA RACIONAL

Os debates acerca da escolha da melhor técnica para o tratamento da endometriose intestinal são frequentes e comumente com base em preferências individuais. Tornou-se histórica a preferência dos cirurgiões colorretais pela técnica de ressecção segmentar, enquanto os cirurgiões ginecologistas especializados em cirurgia pélvica e no tratamento da endometriose profunda habitualmente defendem de forma fervorosa as técnicas menos invasivas. Tal postura, em favor das técnicas menos radicais, vem ganhando mais adeptos, em especial, após as publicações de artigos comparando a morbidade e as complicações associadas a cada modalidade cirúrgica.

Estes estudos, apesar de demonstrarem os benefícios da nodulectomia, não definem critérios claros para a escolha desta ou daquela técnica, respaldando a escolha ainda em preferências individuais do cirurgião.

Revisando a literatura de forma crítica identificam-se alguns critérios que podem ser úteis na escolha da técnica cirúrgica. Estas variáveis podem ser divididas em pré-operatórias e intraoperatórias, sendo as pré-operatóriascom base em dados clínicos, de diagnóstico por imagem e endoscópico, e as intraoperatórias com base na macroscopia das lesões e na palpação das áreas comprometidas.

Descrevem-se a seguir alguns critérios que utilizamos como exclusão para a nodulectomia, ou seja, a presença destas variáveis habitualmente contraindica a nodulectomia e nos faz considerar a ressecção segmentar do retossigmoide com melhor opção. Ressaltamos que nenhum destes critérios é absoluto e inquestionável e que a decisão deve ser sempre com base no bom senso e individualizada para cada paciente.

Critérios Pré-operatórios (Clínicos, Radiológicos e Endoscópicos)
- Doença inflamatória colorretal existente.
- Fatores de risco para câncer colorretal.
- Número de lesões intestinais identificadas (≥ 2).
- Segmento comprometido (sigmoide).
- Extensão da lesão (> 3 cm).
- Porcentagem da circunferência comprometida (> 40%).
- Camada comprometida da parede intestinal (submucosa ou mucosa).
- Estenose suspeita ou confirmada.
- Presença de pólipos ou hiperplasia adjacente às lesões de endometriose.

Critérios Intraoperatórios
- Presença de lesões multicêntricas ou multifocais.
- Extensão da lesão ou fibrose maior que a suspeitada previamente.
- Dificuldade para introdução do *probe* retal em área de estenose.
- Caracterização de estenose abaixo do grampeador.

MATERIAIS INDISPENSÁVEIS
Para a realização deste procedimento utiliza-se o instrumental habitual de videocirurgia. Sugere-se o emprego de endocâmeras de alta resolução, sendo o mínimo recomendável as câmeras HD.

- Pinça coaguladora ultrassônica (harmônico).
- Grampeador linear 35 ou 45 (carga azul habitualmente).
- *Probe* retal.

DESCRIÇÃO DA TÉCNICA CIRÚRGICA
Passo a Passo
Para o preparo das margens do nódulo aplica-se o procedimento denominado *shaving* ao redor do nódulo, cujo objetivo é reduzir a quantidade de tecido adiposo sobre a serosa do reto, local do futuro grampeamento. Recomenda-se emprego de instrumento harmônico, aplicando cuidadosamente a energia ultrassônica para dissecar ao redor do nódulo, removendo o tecido adiposo até a serosa. Por se tratar de dispositivo que aquece suas extremidades, deve-se tomar cuidado especial para evitar dano térmico à serosa intestinal. Alguns cirurgiões referem preferência ao uso da energia elétrica para este procedimento.

Após o *shaving* do nódulo e confirmação das dimensões do mesmo, introduz-se o *probe* retal para confirmar a existência de luz suficiente abaixo do nódulo e decisão pela técnica de nodulectomia com ressecção linear.

Após esta confirmação inicia-se a remoção do nódulo aplicando o grampeador linear endoscópico de forma progressiva na parede anterior do segmento intestinal que contém o nódulo. Habitualmente são necessários 3 ou 4 disparos do grampeador para retirar todo o nódulo. Lesões pequenas podem ser tratadas com apenas 2 disparos do grampeador, mas, em nossa experiência, 3 ou 4 disparos são necessários para remover nódulos de 2 a 3 cm.

O primeiro disparo deve ser feito sempre em ângulos de 45 graus com a parede do segmento intestinal comprometido, evitando invadir a luz intestinal desnecessariamente. Este primeiro disparo não deve utilizar mais do que 50% do comprimento do grampeador (Figs. 11-1 a 11-5).

A seguir, um ou dois disparos do grampeador são aplicados de forma paralela ao eixo do segmento intestinal comprometido (Figs. 11-6 e 11-7).

Após circundarmos o nódulo com a linha de grampo, e tendo a certeza de que todo o nódulo já esta acima da linha de grampeamento, inicia-se a última linha de grampeamento, que deve ir da linha de grampeamento até a serosa do reto livre de doença e imediatamente adjacente ao nódulo. Esta linha de grampeamento deve ser oblíqua ao eixo do reto em ângulo aproximado de 45 graus (Figs. 11-8 e 11-9).

Após a liberação total do nódulo pode-se observar a linha de sutura linear intacta (Figs. 11-10 e 11-11). Em caso de dúvida o *probe* retal pode ser introduzido novamente para garantir a existência de luz retal ampla e não estenosada pelo grampeamento.

DICAS E TRUQUES
A ressecção linear é técnica de nodulectomia simples e de fácil aplicação por qualquer cirurgião, ginecologista ou não. Esta técnica presenta duas grandes vantagens em relação ao grampeador circular transretal: a) não apresenta risco elevado de hemorragia retal após o grampeamento (em comparação aos 10% relatados na literatura quando da utilização do grampeamento circular transretal) e b) permite identificação macroscópica precisa do nódulo ressecado com identificação das margens e verificação de possível lesão residual.

As principais recomendações são:

A) Utilizar rigorosamente os métodos de diagnóstico por imagem para definir a extensão e profundidade dos nódulos.
B) Não utilizar toda a extensão do grampeador nos grampeamentos de entrada e saída do nódulo.
C) Emprego rotineiro do *probe* retal para medir o diâmetro do reto abaixo da linha de grampeamento.

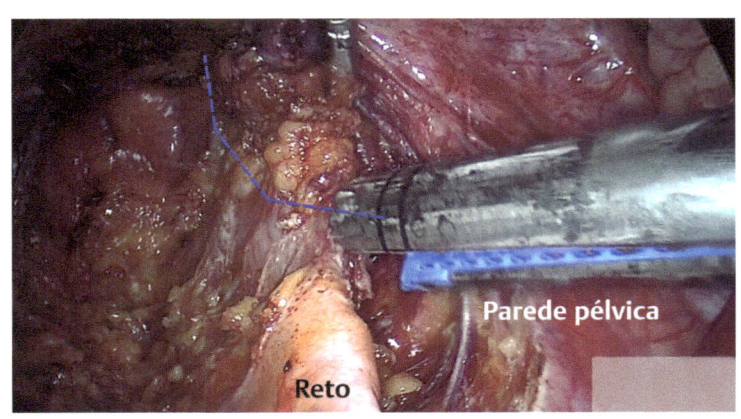

Fig. 11-1. Ilustração esquemática da estratégia do local da secção do reto.

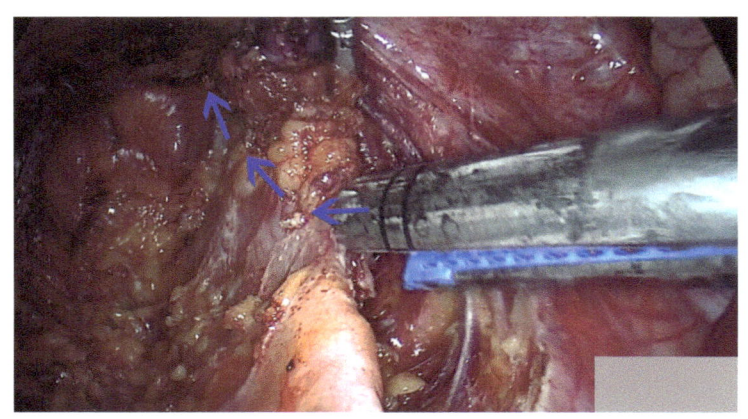

Fig. 11-2. Sentido do local da secção do reto.

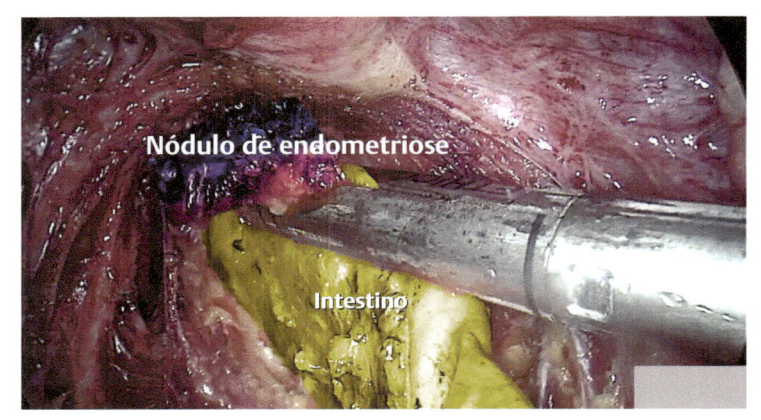

Fig. 11-3. Limite de ressecção do nódulo de endometriose.

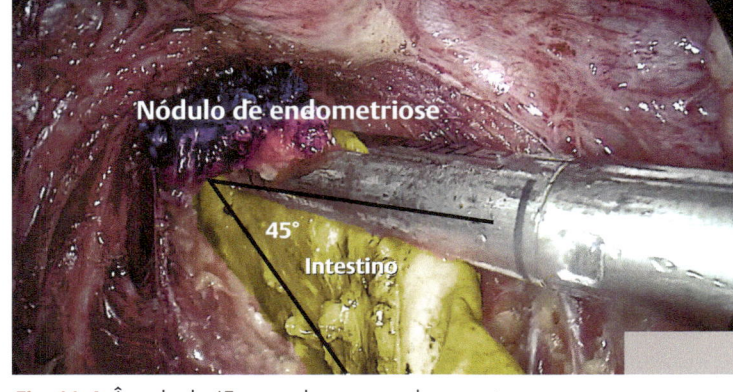

Fig. 11-4. Ângulo de 45 graus do grampeador no reto.

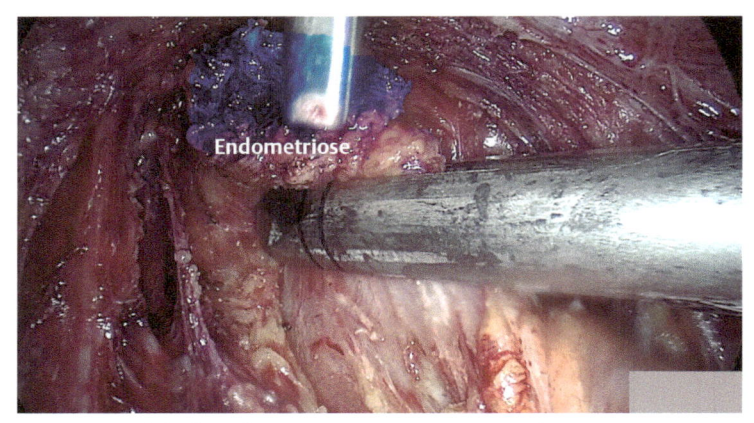

Fig. 11-5. Nódulo de endometriose e ressecção marginal.

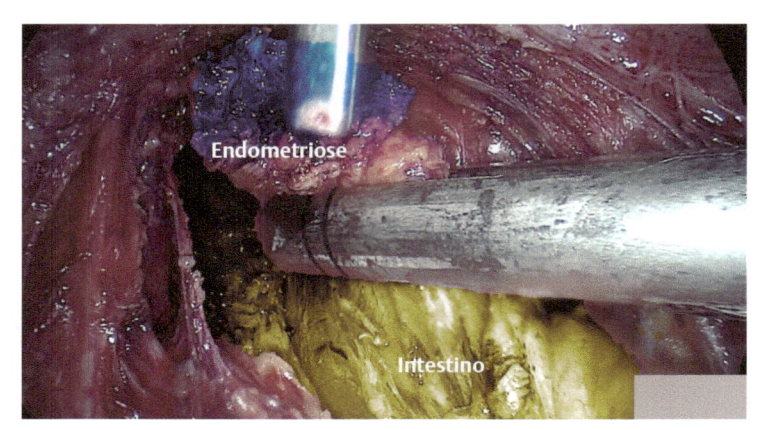

Fig. 11-6. Delimitação da distância da secção do reto.

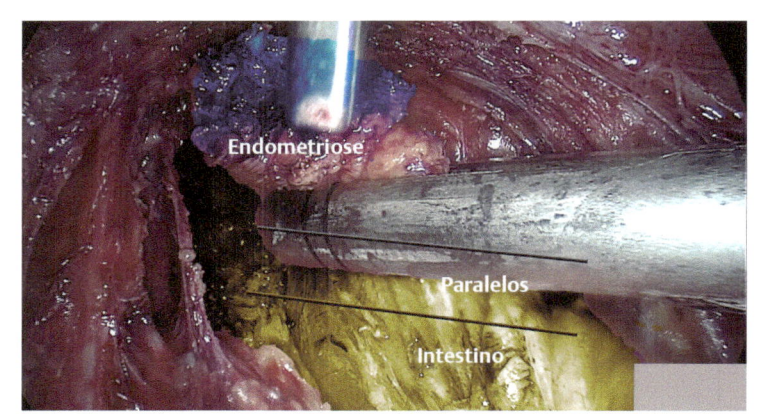

Fig. 11-7. Ângulo perpendicular entre o grampeador e alça intestinal.

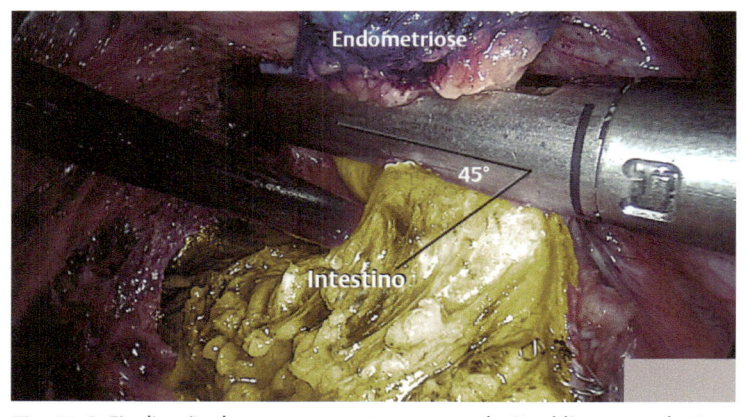

Fig. 11-8. Finalização do grampeamento com angulação oblíqua em relação ao reto.

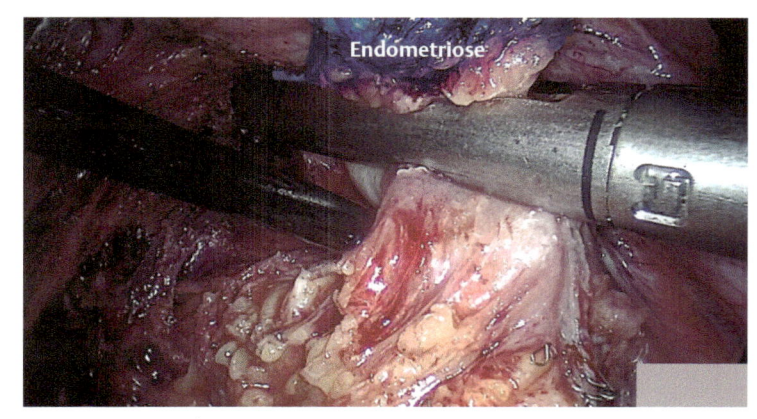

Fig. 11-9. Secção do reto.

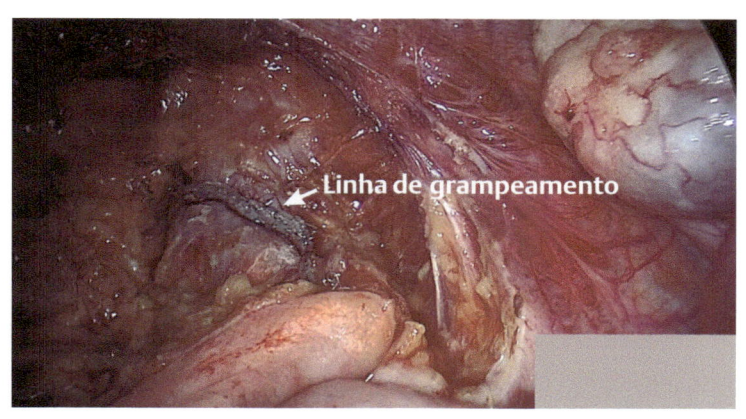

Fig. 11-10. Visualização final da linha de grampeamento do reto.

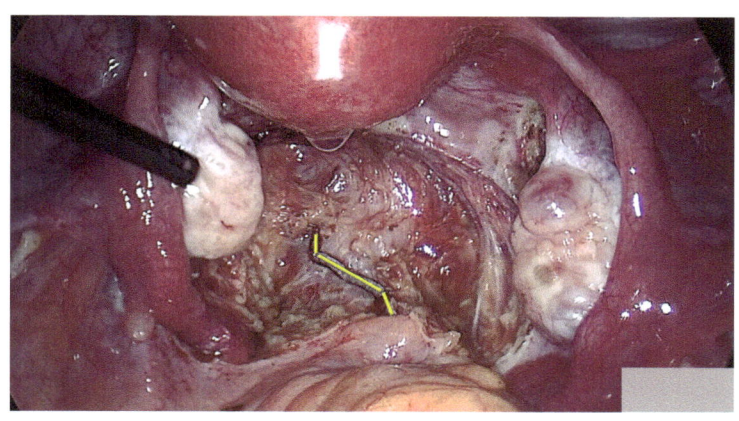

Fig. 11-11. Marcação da linha de grampeamento do reto.

RESULTADOS

Analisando uma série de 252 pacientes submetidas ao tratamento laparoscópico da endometriose intestinal no período de 2012 a 2015, observamos que 121 (48%) pacientes foram tratadas com a técnica do grampeamento linear (Grupo Linear) e 131 (52%) pacientes com a ressecção segmentar do retossigmoide (Grupo Segmentar), observamos que os dados demográficos são similares entre os grupos.

A técnica de ressecção linear apresentou menor extensão do segmento intestinal removido com média de 1,8 cm e *range* de 0,9 a 3,2 cm ($p < 0,001$) e a distância da borda anal foi similar em ambos os grupos com média de 9,5 cm. Outro dado positivo foi a redução da média do tempo cirúrgico observada na técnica linear em relação à segmentar (74 minutos *vs.* 128 minutos, $p < 0,05$)

O tempo de hospitalização de 4 dias foi menor na técnica de ressecção linear em comparação à ressecção segmentar (6 dias, $p < 0,01$). Em relação às complicações observadas, as complicações relacionadas com denervação, em especial retenção e atonia vesical, foram similares entre as duas técnicas (1%). No entanto, a taxa de fístula retal e de vazamento "leakage" na linha de grampeamento foi menor na técnica linear (0,8% linear *vs.* 1,5% segmentar).

CONCLUSÃO

Nossa experiência e os dados aqui apresentados confirmam que a técnica de nodulectomia com Ressecção Linear é segura e eficaz no tratamento dos nódulos de endometriose intestinal de até 3 cm de extensão.

Esta técnica apresenta menor tempo cirúrgico, menor duração da hospitalização, e as complicações são menos frequentes do que as observadas na ressecção segmentar.

REFERÊNCIAS BIBLIOGRÁFICAS

1. Eskenazi B, Warner ML. Epidemiology of endometriosis. *Obstet Gynecol Clin North Am* 1997;24(2):235-58.
2. Chapron C, Jacob S, Dubuisson JB et al. Laparoscopically assisted vaginal management of deep endometriosis infiltrating the rectovaginal septum. *Acta Obstet Gynecol Scand* 2001;80(4):349-54.
3. ACOG. ACOG pratice bulletins. Medical management of endometriosis. *Int J Gynecol Obstet* 2001;71(11):183-96.
4. Adamson BJ. Creating healthy work environments: a strategic perspective. *Healthc Pap* 2010;10(3):29-32.
5. Bruner-Tran KL, Yeaman GR, Crispens MA et al. Dioxin may promote inflammation-related development of endometriosis. *Fertil Steril* 2008;89(5 Suppl):1287-98.
6. Treloar SA, Bell TA, Nagle CM et al. Early menstrual characteristics associated with subsequent diagnosis of endometriosis. *Am J Obstet Gynecol* 2010;202(6):534.
7. Chapron C, Fauconnier A, Vieira M et al. Anatomical distribution of deeply infiltrating endometriosis: surgical implications and proposition for a classification. *Hum Reprod* 2003;18(1):157-61.
8. Fauconnier A, Chapron C. Endometriosis and pelvic pain: epidemiological evidence of the relationship and implications. *Hum Reprod Update* 2005;11(6):595-606.
9. Remorgida V, Ferrero S, Fulcheri E et al. Bowel endometriosis: presentation, diagnosis, and treatment. *Obstet Gynecol Surv* 2007;62(7):461-70.
10. Bazot M, Lafont C, Rouzier R et al. Diagnostic accuracy of physical examination, transvaginal sonography, rectal endoscopic sonography, and magnetic resonance imaging to diagnose deep infiltrating endometriosis. *Fertil Steril* 2009; 92(6):1825-33.
11. Catenacci M, Sastry S, Falcone T. Laparoscopic surgery for endometriosis. *Clin Obstet Gynecol* 2009;52(3):351-61.
12. Thomassin I, Bazot M, Detchev R et al. Symptoms before and after surgical removal of colorectal endometriosis that are assessed by magnetic resonance imaging and rectal endoscopic sonography. *Am J Obstet Gynecol* 2004;190(5):1264-71.
13. Darai E, Thomassin I, Barranger E et al. Feasibility and clinical outcome of laparoscopic colorectal resection for endometriosis. *Am J Obstet Gynecol* 2005;192(2):394-400.
14. Redwine DB, Wright JT. Laparoscopic treatment of complete obliteration of the cul-de-sac associated with endometriosis: long-term follow-up of en bloc resection. *Fertil Steril* 2001;76(2):358-65.
15. Dubernard G, Piketty M, Rouzier R, Houry S, Bazot M, Darai E. Quality of life after laparoscopic colorectal resection for endometriosis. *Hum Reprod.* 2006;21(5):1243-7.
16. Darai E, Bazot M, Rouzier R et al. Outcome of laparoscopic colorectal resection for endometriosis. *Curr Opin Obstet Gynecol* 2007;19(4):308-313.
17. Redwine DB, Koning M, Sharpe DR. Laparoscopically assisted transvaginal segmental resection of the rectosigmoid colon for endometriosis. *Fertil Steril* 1996;65(1):193-7.
18. Urbach DR, Reedijk M, Richard CS et al. Bowel resection for intestinal endometriosis. *Dis Colon Rectum* 1998;41(9):1158-64.
19. Seracchioli R, Poggioli G, Pierangeli F et al. Surgical outcome and long-term follow up after laparoscopic rectosigmoid resection in women with deep infiltrating endometriosis. *BJOG* 2007;114(7):889-95.
20. Wattiez A, Puga M, Albornoz J, Faller E. Surgical strategy in endometriosis. *Best Pract Res Clin Obstet Gynaecol* 2013;27(3):381-92.
21. Ribeiro PAA, Sekula VG, Abdalla-Ribeiro HS et al. Impact of laparoscopic colorectal segment resection on quality of life in women with deep endometriosis: one year follow-up. *Qual Life Res* 2013.
22. Schwenk W, Haase O, Neudecker J, Muller JM. Short term benefits for laparoscopic colorectal resection. *Cochrane Database Syst Rev* 2005; 3:CD003145.
23. Kavallaris A, Kohler C, Kuhne –Heid H, Schneider A. Histopathological extent of rectal invasion by rectovaginal endometriosis. *Hum Reprod* 2003;18(6):1323-7.
24. Roman H, Opris I, Resch B et al. Histopathologic features of endometriotic rectal nodules and the implications for management by rectal nodule excision. *Fertil Steril* 2009; 92(4):1250-2.
25. Roman H, Loisel C, Resch B et al. Delayed functional outcomes associated with surgical management of deep rectovaginal endometriosis with rectal involvement: giving patients an informed choice. *Hum Reprod* 2010;25(4):890-9.
26. De Cicco C, Corona R, Schonman R et al. Bowel resection for deep endometriosis: a systematic review. *BJOG* 2011;118(3):285-91.
27. Roman H, Vassilieff M, Tuech JJ et al. Postoperative digestive function after radical versus conservative surgical philosophy for deep endometriosis infiltrating the rectum. *Fertil Steril* 2013;99(6):1695-704.
28. Fedele L, Bianchi S, Zanconato G, Bettoni G, Gotsch F. Long-term follow-up after conservative surgery for rectovaginal endometriosis. *Am J Obstet Gynecol.* 2004; 190(4):1020-4.
29. Ford J, English J, Miles WA, Giannopoulos T. Pain, quality of life and complications following the radical resection of rectovaginal endometriosis. *BJOG* 2004; 111(4):353-6.
30. Abbott JA, Hawe J, Clayton RD, Garry R. The effects and effectiveness of laparoscopic excision of endometriosis: a prospective study with 2-5 year follow-up. *Hum Reprod* 2003;18(9):1922-7.
31. Angioni S, Peiretti M, Zirone M et al. Laparoscopic excision of posterior vaginal fornix in the treatment of patients with deep endometriosis without rectum involvement: surgical treatment and long-term follow-up. *Hum Reprod* 2006;21(6):1629-34.
32. Dubernard G, Rouzier R, David-Montefiore E et al. Use of the SF-36 questionnaire to predict quality-of-life improvement after laparoscopic colorectal resection for endometriosis. *Hum Reprod* 2008;23(4):846-51.
33. Mabrouk M, Montanari G, Guerrini M et al. Does laparoscopic management of deep infiltrating endometriosis improve quality of life? A prospective study. *Health Qual Life Outcomes* 2011;9:98.
34. Mabrouk M, Spagnolo E, Raimondo D et al. Segmental bowel resection for colorectal endometriosis: is there a correlation between histological pattern and clinical outcomes? *Hum Reprod* 2012;27(5):1314-9.
35. Haggag H, Solomayer E, Juhasz-Boss I. The treatment of rectal endometriosis and the role of laparoscopic surgery. *Curr Opin Obstet Gynecol* 2011;23(4):278-82.

CAPÍTULO 12

ENDOMETRIOSE ILEOCECAL

Univaldo Etsuo Sagae
Doriane Maria dos Reis Lima
Gustavo Kurachi
Namir Cavalli

INTRODUÇÃO

A endometriose se caracteriza por ser uma doença multifocal, isto é, pode acometer qualquer órgão peritoneal, principalmente os localizados na pelve, além de ter vários aspectos morfológicos.[1,2]

Estima-se que a endometriose intestinal esteja presente em 5 a 12% de mulheres com lesões endometrióticas pélvicas.[3] Em geral compromete os órgãos pélvicos, mas em algumas ocasiões tem sido descrita em outros órgãos, exceto o baço. Apesar de bem variada, segundo muitos autores, a incidência no intestino delgado, apêndice e ceco afetados ocorre em 2 a 16%, 3 a 18% e 2 a 5% dos casos, respectivamente.[4,5]

A endometriose no intestino tende a afetar principalmente a serosa intestinal, e apenas 10% envolvem até a camada da mucosa.[4,6,7] A soma da incidência no apêndice, íleo e ceco é de apenas 3 a 10%.[8,9] Alguns autores descrevem taxas até de 39% (Figs. 12-1 a 12-3).[10,11]

O preparo do cólon torna-se obrigatório nos casos de endometriose intestinal por causa do risco possível de abertura das alças e contaminação peritoneal do conteúdo fecal. A preferência depende da escolha da equipe, em nossa experiência utilizamos o emprego de fosfosoda via oral, dieta liquida pré-operatória sem resíduos e antibiótico profilático.

TRATAMENTO CIRÚRGICO

Na presença de lesões intestinais, a cirurgia é indicada em todos os casos onde há algum tipo de estenose ou subestenose por causa do risco de obstrução e também por causar sintomas dolorosos, distensão, alteração do hábito intestinal e por não responder ao tratamento hormonal.[12-14]

Cirurgia do Íleo e Cólon Direito

O conhecimento de que o intestino pode ser reparado laparoscopicamente com sucesso deve aumentar a confiança do cirurgião. A abordagem do íleo e cólon direito é mais complexa. A experiência em suturas é sugerida para laparoscopistas que executam cirurgia de endometriose avançada com comprometimento intestinal.

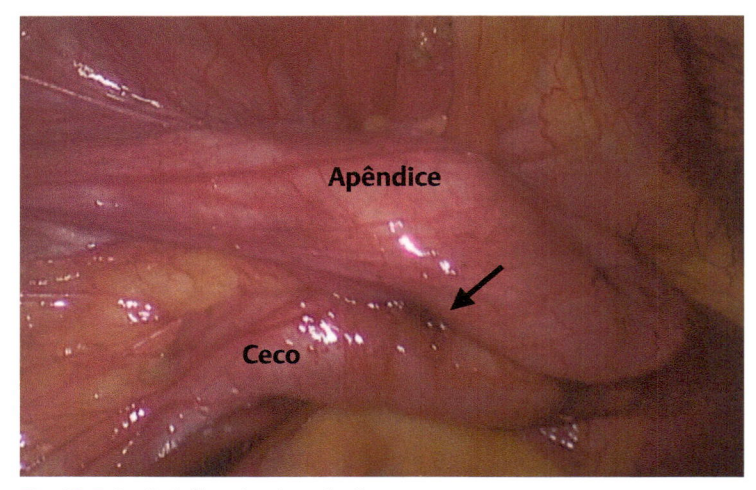

Fig. 12-2. Lesão infiltrativa do apêndice e ceco.

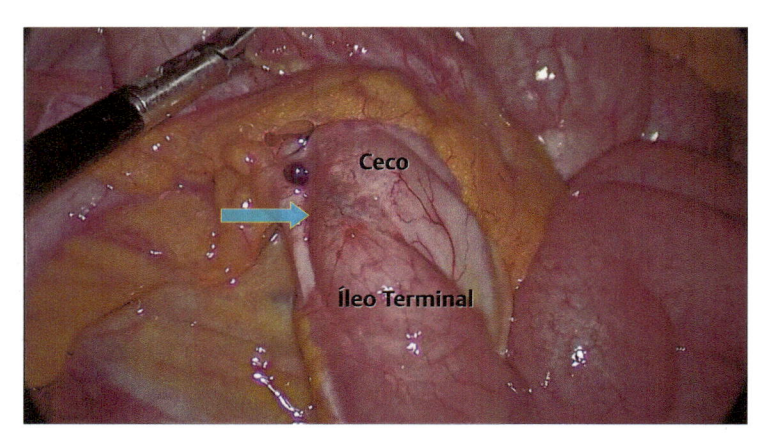

Fig. 12-1. Lesão infiltrativa e bolhosa no íleo terminal.

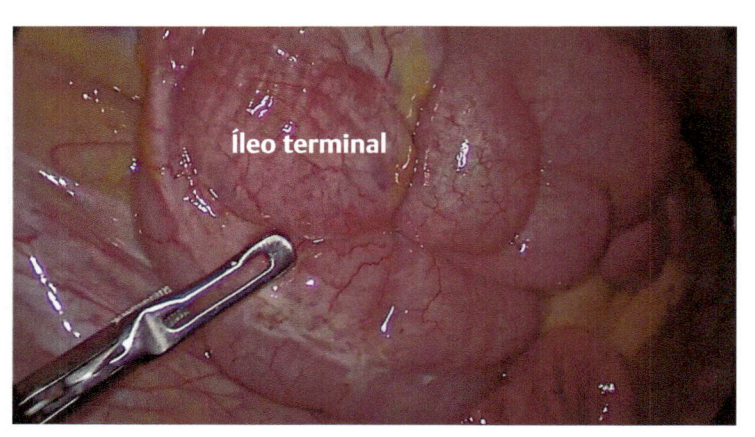

Fig. 12-3. Lesão superficial no íleo em forma de placa

MATERIAIS INDISPENSÁVEIS

Para este procedimento são necessárias pinças especiais. Utilizam-se pinça de apreensão intestinal, porta-agulhas, grampeadores, seladores, tesoura ou Hook acoplado à energia monopolar para dissecção e clipes metálicos. Óptica de 0 ou 30 graus (Fig. 12-4).

POSICIONAMENTO DA PACIENTE

Durante todo o procedimento a paciente encontra-se em posição de Trendelenburg (Fig. 12-5).

POSICIONAMENTO DOS TROCARTES

Utilizamos de forma tradicional uma punção umbilical de 11 ou 12 mm na cicatriz umbilical e duas punções de 5 mm na porção inferior do abdome. Sendo que podemos utilizar um portal acessório de 11 mm por onde pode passar o grampeador na região lateral direita, conforme visto na Figura 12-6.

POSICIONAMENTO DA EQUIPE

O cirurgião posiciona-se à esquerda da paciente. O primeiro auxiliar e o instrumentador posicionam-se à direita da paciente. O segundo auxiliar, que fará a câmera, posiciona-se atrás do cirurgião.

DESCRIÇÃO DA TÉCNICA CIRÚRGICA

Para facilitar o planejamento cirúrgico, costuma-se dividir a endometriose intestinal em quatro categorias, com base no grau de envolvimento da parede intestinal: serosa, intramural, transmural e segmentar.[15]

Os procedimentos cirúrgicos são escarificação, ressecção local e ressecção segmentar.

Para as lesões no íleo, como no cólon, devem ser adotados igualmente os critérios de escarificação ou *shaving* nas lesões superficiais e menores, ressecção local com sutura manual e ressecção segmentar em casos de lesões maiores, obstrutivas e múltiplas.

As lesões superficiais que envolvam a serosa ou adventícia são extirpadas por uma incisão elíptica ao redor do tecido fibrótico branco, avermelhado ou achocolatado, com tesoura acoplada ao bisturi monopolar ou *laser* de CO_2, potência fraca, elevando a lesão com uma pinça microdentada e separando-a do músculo circular de aparência normal.

Lesões infiltrativas profundas devem ser ressecadas em disco ou ressecção segmentar. Em casos severos e multifocal, a ressecção segmentar se impõe, podendo também ser realizada a ressecção intra ou extracorpórea e uso de sutura manual ou mecânica.

Lesões no ceco e cólon direito, por se tratar de um órgão de grosso calibre e o conteúdo fecal ser líquido, o aconselhável é a ressecção local e sutura de preferência manual ou grampeada, com baixo risco de complicações, como estenose, deiscência e hemorragia.

A anastomose íleo-ileal pode ser realizada intracorpórea com endogrampeador, de preferência isoperistáltica, uma tendência que tem mostrado resultado superior com menos trauma, menos tensão e risco de lesão na arcada vascular, íleo paralítico e deiscência.

Seguimos os seguintes passos para ressecar ileais:

1. Secção do mesoíleo com selador rente à alça, preservando a arcada vascular (Fig. 12-7).
2. Secção do íleo no segmento sadio com endogrampeador linear (Fig. 12-8).
3. Pareamento dos cotos isoperistálticos e abertura da alça para colocação do grampeador (Fig. 12-9).
4. Anastomose com grampeador após posicionamento adequado das mandíbulas (Fig. 12-10).
5. Fechamento da brecha com fio PDS 000, pontos contínuos, simples, plano único (Fig. 12-11).
6. Final da anastomose. Laterolateral isoperistáltica (Fig. 12-12).
7. Colocação da peça em um saco plástico (Fig. 12-13).

Na retirada da peça preferimos uma incisão de 3-4 cm na região do fundo de saco vaginal (Fig. 12-14). Após a retirada da peça é realizada uma sutura intracorpórea (Fig. 12-15).

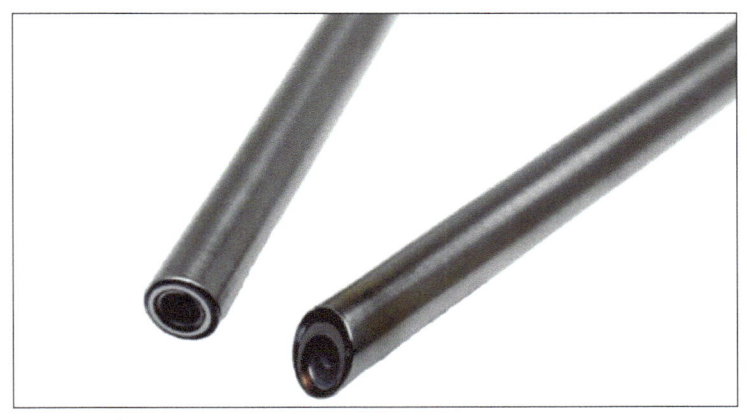

Fig. 12-4. Óptica de 0 e 30 graus. Fonte. Tonglu BA Medical Devices Co., Ltda.

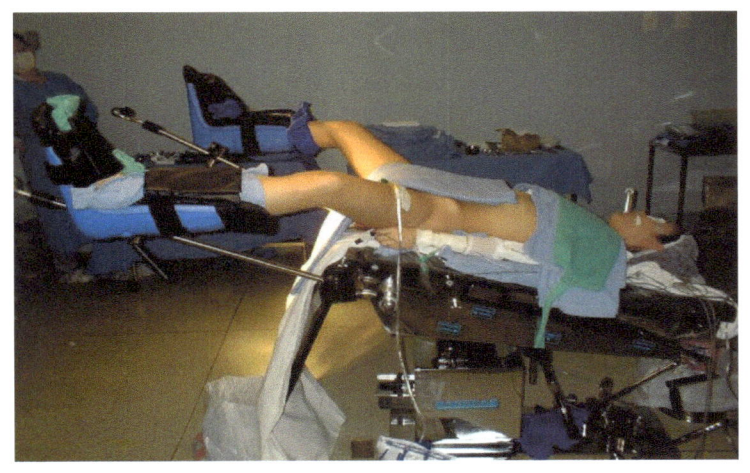

Fig. 12-5. Posicionamento da paciente. Posição de Trendelenburg.

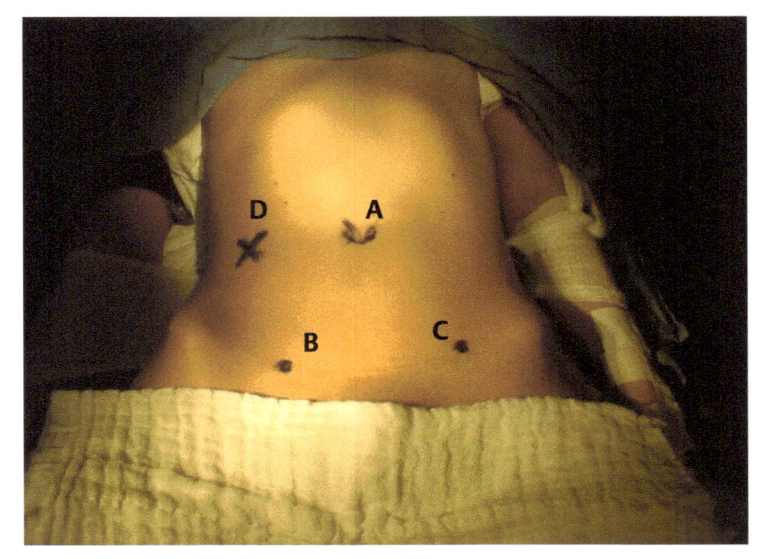

Fig. 12-6. Portais: A: cicatriz umbilical – câmera; B e C: portais acessórios; D: portal para abordagem intestinal.

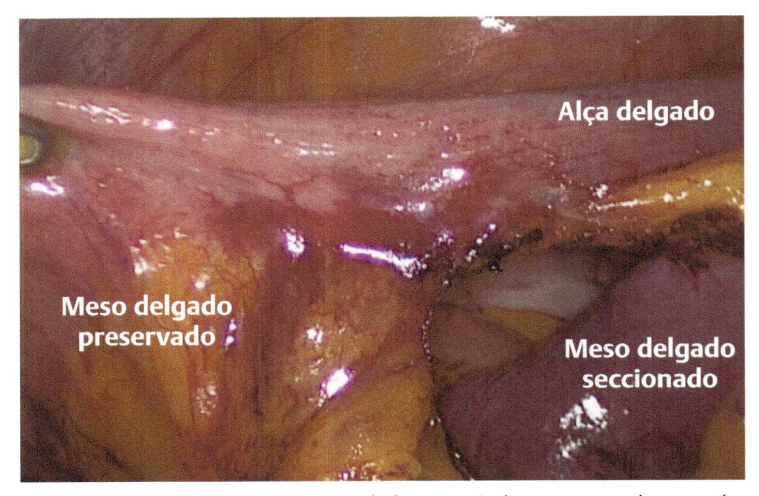

Fig. 12-7. Secção do mesoíleo com selador rente à alça, preservando a arcada vascular.

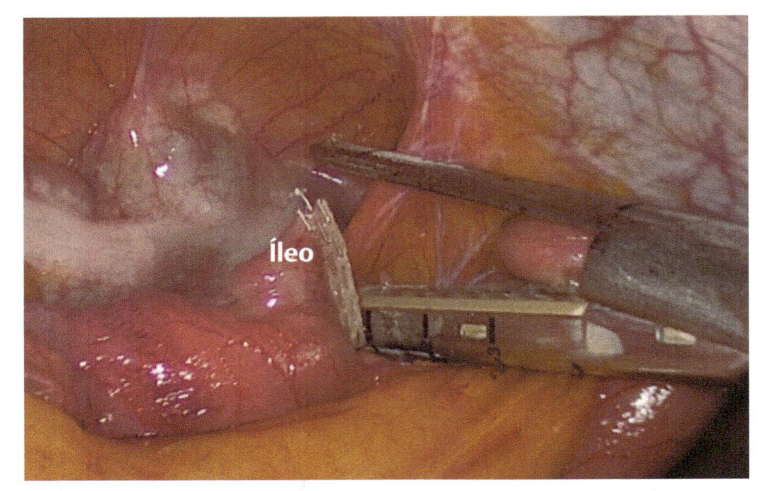

Fig. 12-8. Secção do íleo no segmento sadio com endogrampeador linear.

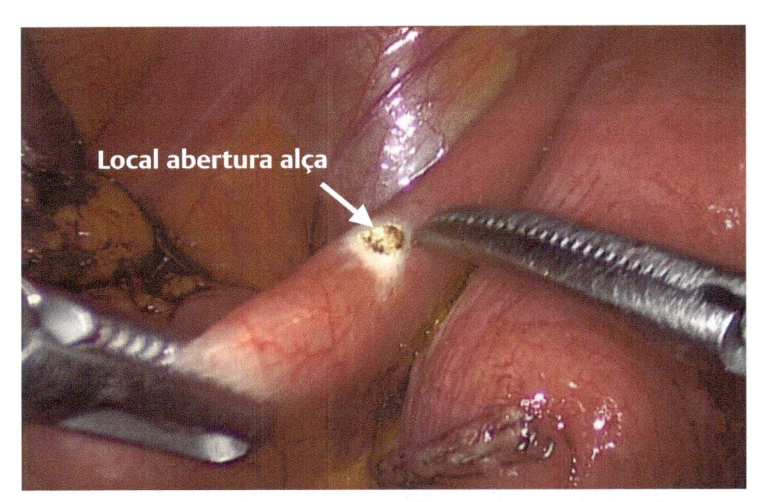

Fig. 12-9. Pareamento dos cotos isoperistálticos e abertura da alça para colocação do grampeador.

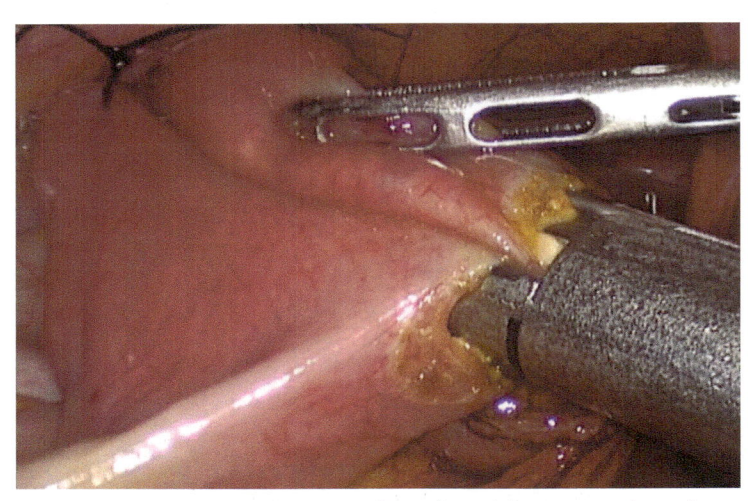

Fig. 12-10. Anastomose com grampeador após posicionamento adequado das mandíbulas.

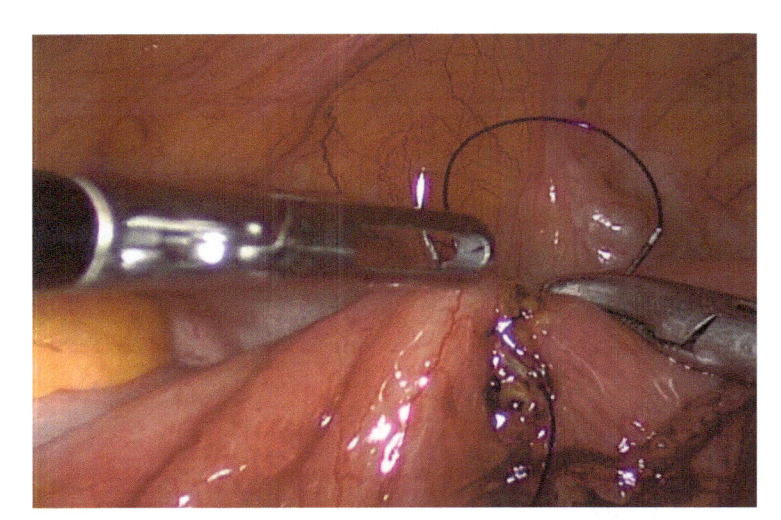

Fig. 12-11. Fechamento da brecha com fio PDS 000, pontos contínuos, simples, plano único.

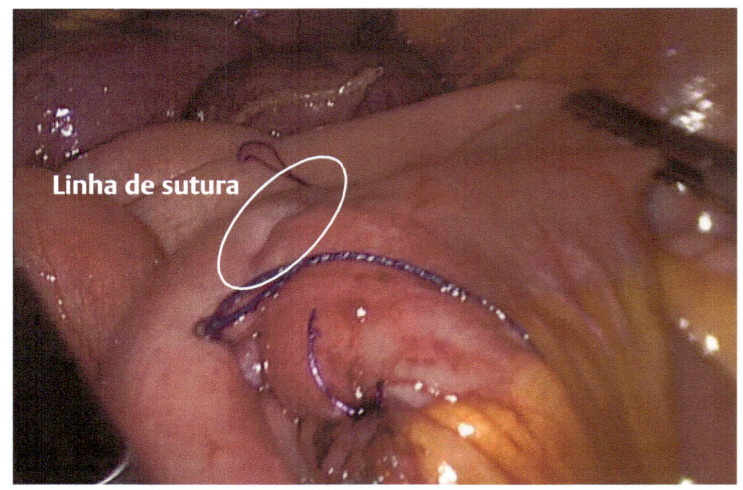

Fig. 12-12. Final da anastomose. Laterolateral isoperistáltica.

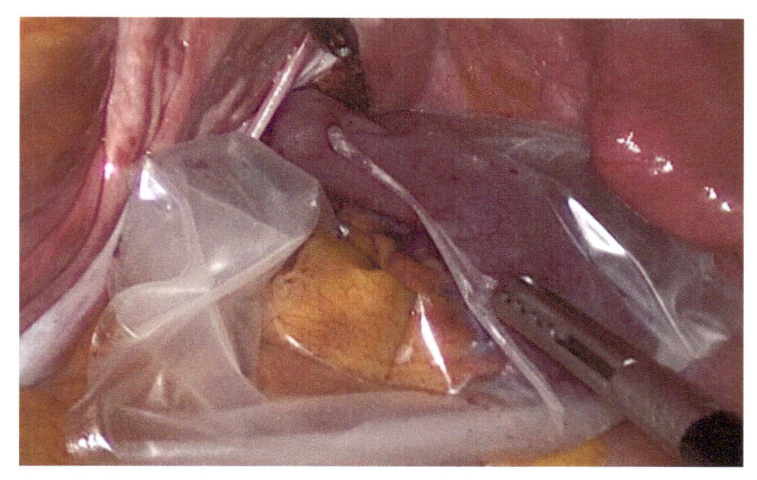

Fig. 12-13. Colocação da peça em um saco plástico.

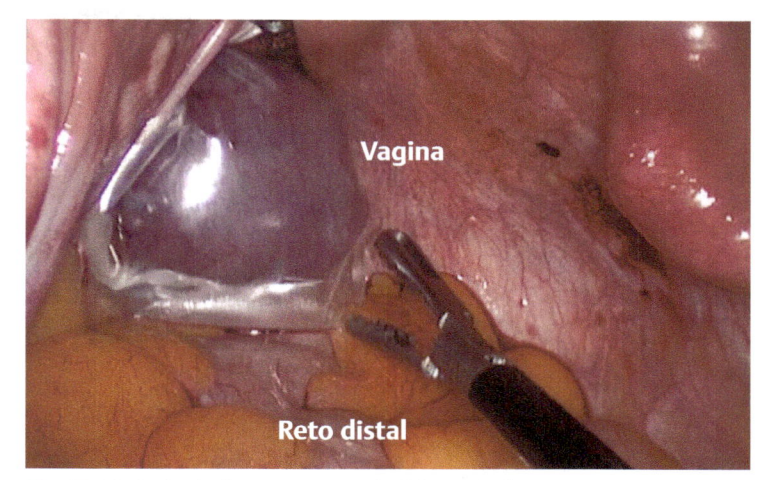

Fig. 12-14. Retirada da peça por uma incisão vaginal.

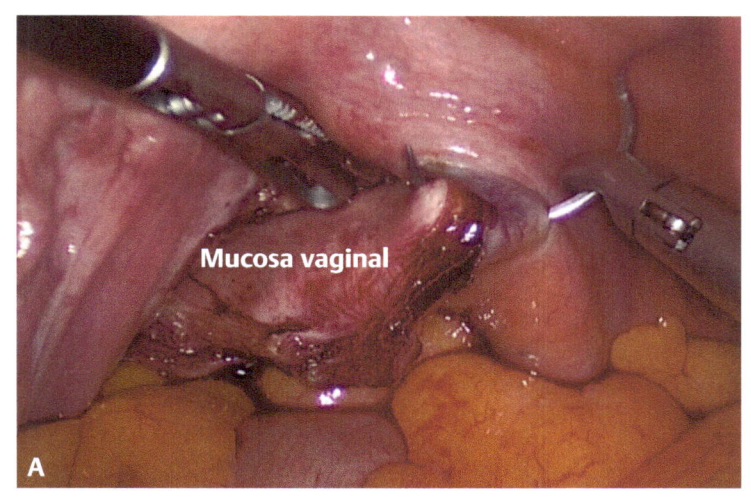

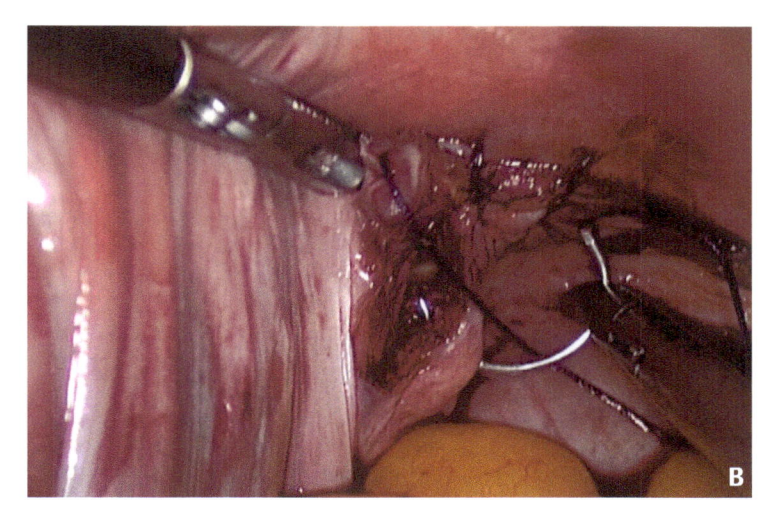

Fig. 12-15. (A e B) Fechamento da incisão vaginal por via laparoscópica com fio de Vicryl 0 contínuo, plano único.

CONCLUSÃO

A laparoscopia mudou o conceito para menor agressão e manipulação cirúrgica, tornando-se a nova maneira de operar. Não existia até o momento uma padronização laparoscópica cirúrgica muito eficaz na endometriose intestinal ileal. Estamos compartilhando nossa padronização no intuito de tornar o procedimento mais rápido e com baixa incidência de complicações.

Nos casos de endometriose do íleo e cólon direito, o procedimento deve ser realizado por profissionais especialistas, com experiência em ressecção intestinal e laparoscopia avançada.

REFERÊNCIAS BBLIOGRÁFICAS

1. Redwine DB, Sharpe DR. Laparoscopic segmental resection of the sigmoid colon for endometriosis. *J Laparoendosc Surg* 1991;1(4):217-20.
2. Jansen RP, Russell P. Nonpigmented endometriosis: clinical, laparoscopic, and pathologic definition. *Am J Obstet Gynecol* 1986;155(6):1154-9.
3. Weed JC, Ray JE. Endometriosis of the bowel. *Obstet Gynecol* 1987;69:727-30.
4. Teke Z, Aytekin FO, Atalay AO, Demirkan NC. Crohn's disease complicated by multiple stenoses and internal fistulas clinically mimicking small bowel endometriosis. *World J Gastroenterol* 2008; 14: 146-151.
5. Tong YL, Chen Y, Zhu SY. Ileocecal endometriosis and a diagnosis dilemma: A case report and literature review. World J Gastroenterol 2013; 19(23):3707-10.
6. Bianchi A, Pulido L, Espin F et al. Endometriose. *Cir Esp* 2007; 81:170-6.
7. Kavallaris A, Köhler C, Kühne-Heid R, Schneider A. Histopathological extent of rectal invasion by rectovaginal endometriosis. *Hum Reprod* 2003;18:1323-1327.
8. Tumay V, Ozturk E, Ozturk H. Appendiceal endometriosis mimicking acute appendicitis. *Acta Chir Belg* 2006;106:712-3.
9. Astroza G, Faundes V, Nanjarí R et al. Appendiceal endometriosis differentially diagnosed from acute appendicitis case report. *Chin Med J* (Engl) 2010;123:1610-1.
10. Fedele L, Berlanda N, Corsi C et al. Ileocecal endometriosis: clinical and pathogenetic implications of an underdiagnosed condition. *Fertil Steril* 2014 Mar;101(3):750-3. Epub 2014 Jan 11.
11. Chapron C, Fauconnier A, Vieira M et al. Anatomical distribution of deeply infiltrating endometriosis: surgical implications and proposition for a classification. *Hum Reprod* 2003;18:157-161.
12. Vercellini P, Pietropaolo G, de Giorgi O et al. Treatment of symptomatic rectovaginal endometriosis with an estrogenprogestogen combination versus low-dose norethindrone acetate. *Fertil Steril* 2005;84:1375-87.
13. Vercellini P, Crosignani PG, Somigliana E et al. Medical ter atment for rectovaginal endometriosis: what is the evidence? *Hum Reprod* 2009;24:2504-14.
14. Ferrero S, Camerini G, Ragni N et al. Norethisterone acetate in the treatment of colorectal endometriosis: a pilot study. *Hum Reprod* 2010;25:94-100.
15. Redwine DB. Treatment of Endometriosis-Associated Pain. In: *Infertility and Reproductive Medicine Clinics of North America*. Philadelphia, WB Saunders Co., 1992, pp 701-706, 708-713.

CAPÍTULO 13

ENDOMETRIOSE VESICAL

Marco Puga
Ignacio Miranda-Mendoza
Beatriz Navarro
Arnaud Wattiez

INTRODUÇÃO

A endometriose vesical se define como a implantação anormal do tecido endometrial no músculo detrusor.[1] Existem diversas publicações com diferentes prevalências desta doença, entretanto a incidência desta enfermidade é baixa, representando 1 a 2% de todos os casos de endometriose.[1-7]

A infiltração por endometriose afeta a parede vesical, gerando um nódulo fibroso adenomiótico que compromete a serosa e a muscular e, em algumas vezes, pode infiltrar a mucosa vesical.[1,8,9]

A apresentação é variada podendo gerar sintomas específicos urinários, como disúria, tenesmo, hematúria e hidronefrose. Porém, é importante destacar os sintomas mais frequentes da endometriose vesical que são a dismenorreia e a dor hipogástrica crônica.[4,6,7]

Em 70% das vezes os nódulos se localizam na cúpula vesical permitindo uma ressecção completa que leva a alívio dos sintomas e baixo nível de recidiva. Apenas 20-30% localizam-se no trígono vesical. Estes casos apresentam uma maior complexidade e podem estar associados a comprometimento ureteral, dificultando a ressecção e aumento do risco de complicações.[4,6-12]

REPAROS ANATÔMICOS

A parede da bexiga é composta por três camadas, serosa, muscular e mucosa. Ao se realizar uma cistoscopia podemos observar duas regiões extremamente importantes para a endometriose vesical, o trígono e a cúpula vesical respectivamente (Fig. 13-1).

O trígono é uma área triangular onde os meatos adentram no uroepitélio. Está junto à parede vaginal em sua porção anterior da divisão vesicovaginal.[13] A cúpula vesical encontra-se na porção superior da bexiga e aumenta com o enchimento vesical. A irrigação da bexiga advém de ramos da artéria ilíaca interna e sua inervação do plexo hipogástrico inferior.[13]

PREPARO PRÉ-OPERATÓRIO

O preparo que realizamos para endometriose profunda consiste em uma dieta sem resíduos, *fleet* oral 48 h antes da cirurgia e um *fleet* enema 4 h antes da cirurgia. Em pacientes com endometriose vesical, realizamos uma cistoscopia antes da cirurgia ou no momento da mesma, para avaliar a localização do nódulo e sua relação com o trígono vesical (Fig. 13-2). Quando o nódulo está muito próximo dos meatos ureterais utilizamos um cateter duplo J que é altamente recomendado, particularmente durante a cistectomia parcial para diminuir o risco parcial de lesão ureteral (Fig. 13-3).[7,8] O comprometimento mucoso por endometriose não é frequente (maiores detalhes no tópico 8.2 estratégia específica).

Fig. 13-1. Anatomia urinária.

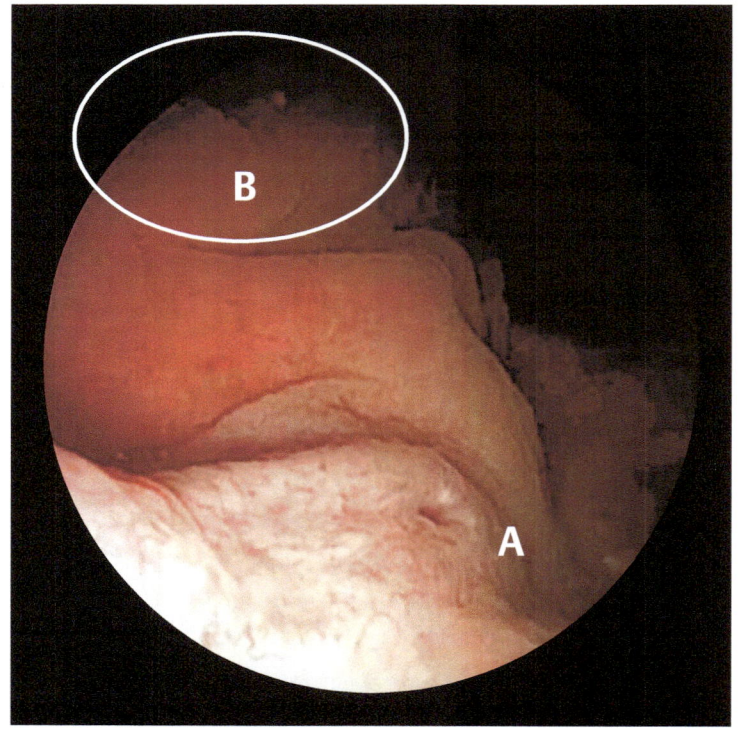

Fig. 13-2. Cistoscopia pré-operatória com nódulo endometriótico no trígono vesical. (A) Meato ureteral esquerdo. (B) Nódulo endometriótico.

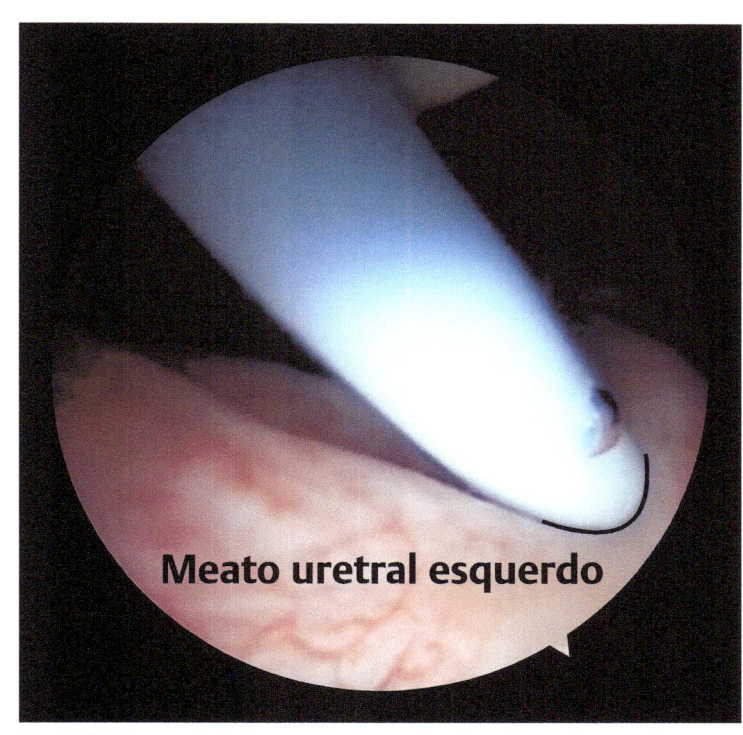

Fig. 13-3. Cateter duplo J no ureter esquerdo colocado por cistoscopia no início da cirurgia.

MATERIAIS INDISPENSÁVEIS

O instrumental é fundamental para o sucesso na realização da cirurgia. Consideradas *standards,* usamos em endometrioses profundas as seguintes pinças: tipo Manhes, 2 pinças fenestradas Joan, uma pinça de dissecção tipo Kelly, uma pinça com dentes forte tipo Tiger-Jaws e 2 porta-agulhas (Karl Storz, Tüttlingen, Germany). A dissecção e a secção nós realizamos com Bipolar ROBI (Karl Storz, Tüttlingen, Germany) e uma pinça Hook acoplada ao cabo monopolar. O uso de energia ultrassônica é altamente atrativo neste tipo de dissecção e rotineiramente ela é incluída em nosso material. Deve-se ter um manipulador uterino para exposição do fundo de saco e espaço vesicouterino. Nós utilizamos o Manipulador de Pelosi com Ponta fina ou Sumi.

Rotineiramente utilizamos uma óptica de 0°, porém em nódulos de maior tamanho o uso de uma óptica de 30° facilita a abordagem lateral, superior e inferior durante o procedimento.

A exposição do campo cirúrgico é facilitada com a suspensão sistemática de alguns órgãos, como o sigmoide e os ovários.[14,15] Para isso utilizamos agulhas de prolene ou dispositivos específicos criados para este fim, como o *T-Lift®* (*T-Lift®*, Vectec, France) (Figs. 13-4 e 13-5).

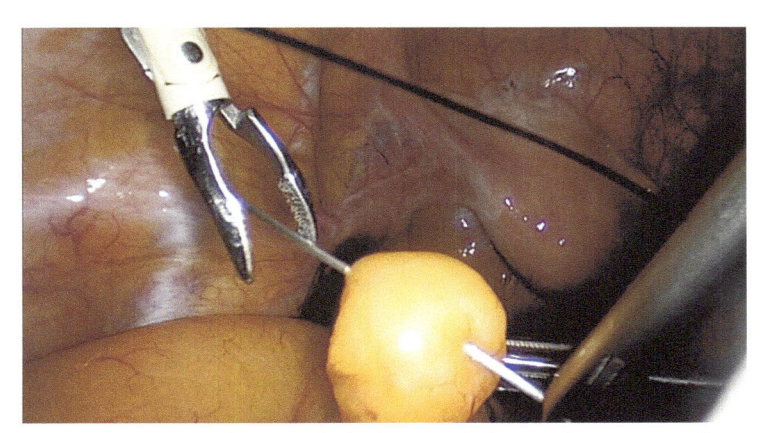

Fig. 13-4. Suspensão do sigmoide desde seu apêndice epiploico com agulha de prolene.

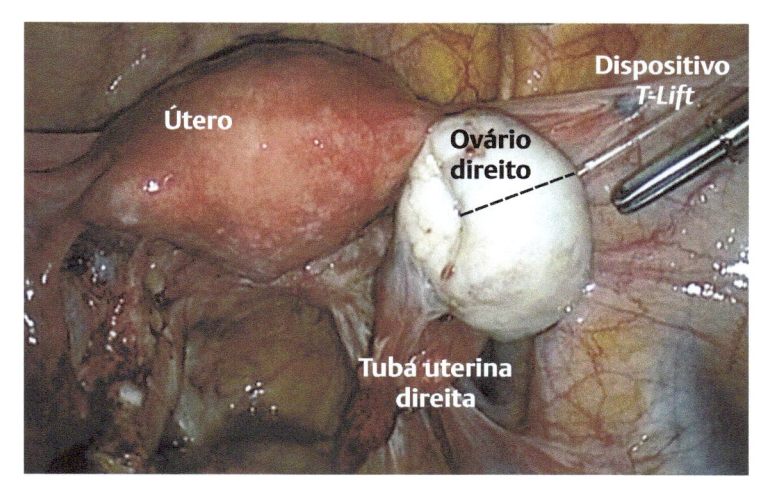

Fig. 13-5. Suspensão do ovário direito à parede abdominal com *T-Lift*.

POSICIONAMENTO DA PACIENTE

O posicionamento da paciente é realizado prévio à indução anestésica. A paciente é colocada na posição de Lloyd Davies. Os braços se mantêm ao longo do corpo para evitar a hiperextensão dos mesmos superiores e, consequentemente, posteriores lesões do plexo braquial. Estes são envolvidos em um campo cirúrgico e são passados por debaixo do corpo da paciente evitando assim que os braços se movimentem durante a cirurgia. Mãos e dedos se envolvem para evitar sua compressão durante as mudanças de posições de suas extremidades inferiores (Fig. 13-6).

O uso de colchão antideslizante é altamente recomendado em cirurgias de longa duração. O deslizamento da paciente pode ser causado pelo Trendelenburg e dificulta a abordagem genital e urinária colocando em risco a paciente com risco de compressão e extensão dos plexos e nervos periféricos. Em caso de não possuir estes colchões uma alternativa é o uso de ombreiras ou a fixação torácica em X, tendo o cuidado de evitar a compressão excessiva torácica, assim como do plexo braquial.

As extremidades inferiores permanecem em semiflexão e abdução para facilitar a abordagem vaginal e urinária, realização de cistoscopia e permitir a movimentação do útero. Utilizamos sistematicamente medidas compressivas pneumáticas antiembólicas em casos de risco moderado/alto de eventos tromboembólicos. O uso de manta térmica na região torácica também é uma rotina de nossa unidade.

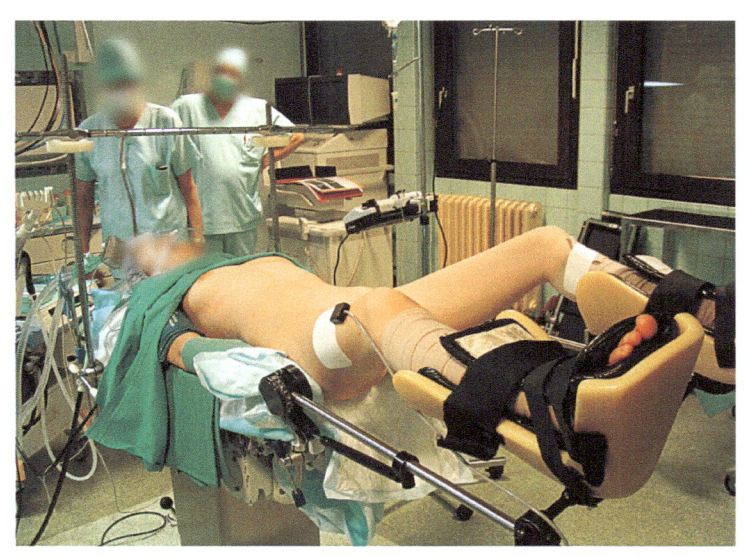

Fig. 13-6. Posição da paciente. Braços fechados ao longo do corpo da paciente, pernas semi-flexionadas e coxins ao redor da cabeça.

POSICIONAMENTO DOS TROCARTES

Os trocartes são colocados de maneira *standard* em todos os casos de endometriose profunda. O trocarte de 10-12 mm é posicionado ao nível umbilical. E três outros trocartes acessórios são colocados em ambas as fossas ilíacas e hipogástrio. Este último se coloca na mesma altura dos laterais ou um pouco mais cefálico para melhorar a ergonomia, mas nunca menos de 8 mm do outro trocarte, para evitar a colisão de instrumentos e ópticas.[16]

POSICIONAMENTO DA EQUIPE E SALA CIRÚRGICA

A sala operatória ideal é composta por três monitores, um para o cirurgião principal e um para cada assistente (Fig. 13-7).

O cirurgião principal fica posicionado do lado esquerdo da paciente, o primeiro auxiliar do lado direito, e o segundo auxiliar entre as pernas da paciente para abordar a vagina e realizar a mobilização uterina.

No manejo da endometriose vesical é interessante termos uma torre acessória para a realização da cistoscopia concomitante para poder marcar e localizar o nódulo vesical e assim colocar os cateteres duplos J, quando indicados.

DESCRIÇÃO DA TÉCNICA CIRÚRGICA

Passo a passo

Estratégia Geral

Em endometriose profunda seguimos sempre uma sequência de passos que denominamos de estratégia cirúrgica. O objetivo é sistematizar a técnica, fazê-la reprodutível e mais segura. A técnica em detalhe já foi publicada por nosso grupo previamente.[17] Analisaremos alguns de seus pontos principais no manejo da endometriose vesical.[18]

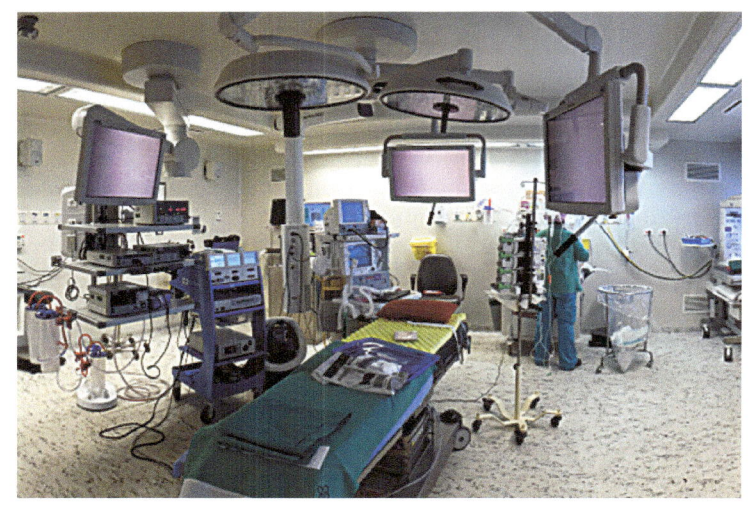

Fig. 13-7. Sala cirúrgica da Clínica Alemana.

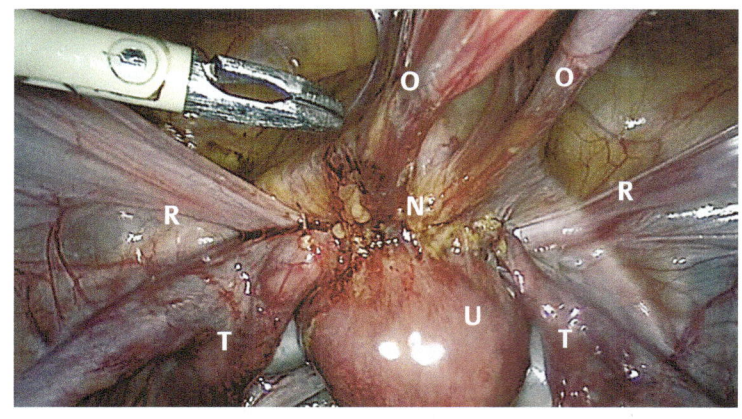

Fig. 13-8. Inventário da cavidade. Típico aspecto de um nódulo vesical (N) com retração das artérias umbilicais obliteradas, ligamentos redondos e útero. U: útero; O: artérias umbilicais obliteradas; R: ligamento redondo; T: tubas; N: nódulo vesical.

Exame Ginecológico

Sob anestesia é realizado um toque vaginal sistemático e meticuloso. Em muitos casos o exame ginecológico ambulatorial no consultório não é fácil e muitas vezes limitado por dor e incômodo. A informação obtida no exame sob anestesia é muito relevante e pode guiar a estratégia cirúrgica.

Inventário da Cavidade

A primeira punção para realização do pneumoperitônio pode ser feita de diferentes formas: com auxílio da agulha de Veres ao nível umbilical ou no ponto de Palmer, entrada direta ou aberta.[16]

Na entrada realiza-se o inventário sistemático das cavidades abdominal e pélvica. Esta é uma etapa fundamental da cirurgia que independe do achado pré-operatório e pode dimensionar o tamanho real da doença (Fig. 13-8).

Restaurar a Anatomia

Na endometriose frequentemente encontramos aderências com o epíploo, alças intestinais e anexos. Muitas pacientes apresentam outras lesões que requerem tratamento, como os cistos endometrióticos nos ovários e nódulos no compartimento posterior (retovaginal, uterossacros etc.). Antes de realizar qualquer dissecção profunda, realizamos lise de aderências de maneira sistemática, restabelecendo a anatomia normal. Habitualmente a fascia de Told é aberta, e o sigmoide é liberado de sua aderência à parede pélvica, permitindo assim o acesso ao infundíbulo pélvico. Isto facilita a visualização do ureter e a posterior abertura da fossa pararretal. Durante este tempo cirúrgico encontram-se cistos endometrióticos que são drenados, e as aderências anexiais liberadas (Fig. 13-9).

Exposição

Uma vez restabelecida a anatomia o seguinte passo é a melhor exposição das estruturas anatômicas. Com este objetivo habitualmente fixam-se os anexos uterinos e às vezes o retossigmoide à parede abdominal para expor totalmente a pelve e assim não perder o primeiro assistente nesta função. Utilizamos agulhas de Prolene 0 ou um dispositivo especificamente desenhado para esta função, chamado de T-Lift®. Esta apreensão à parede abdominal é transitória e retirada posteriormente ao final da dissecção (Figs. 13-4 e 13-5).

Abertura do Espaço Paravesical

Em casos de endometriose profunda inicia-se a dissecção por via lateral abrindo o retroperitônio. Em caso de endometriose vesical, o espaço paravesical é dissecado medial à artéria umbilical obliterada, deixando o nódulo endometriótico fixo à parede anterior do útero (Fig. 13-10).

Este é um espaço avascular que em geral só é dividido pelas artérias vesicais superiores e em alguns casos poderá ser sacrificado (Fig. 13-11).

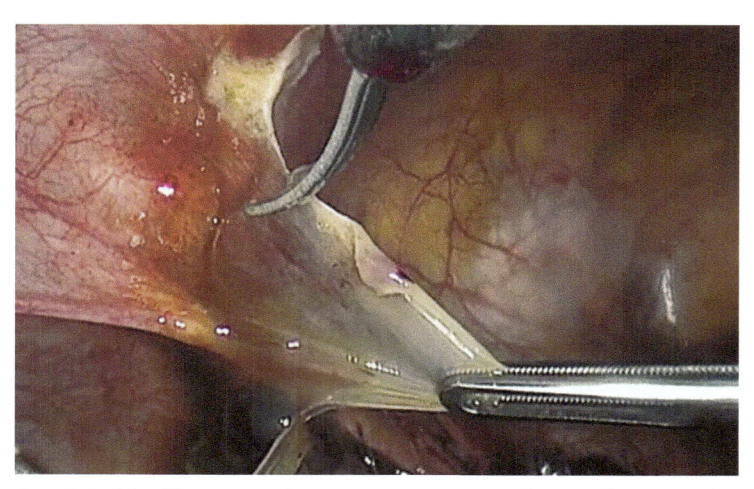

Fig. 13-9. Adenólise. Tentando restaurar a anatomia pélvica melhor possível antes de ressecar o nódulo.

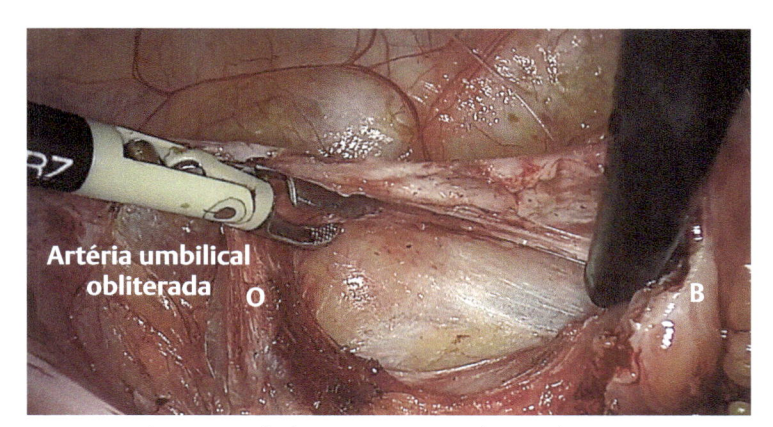

Fig. 13-10. Abertura ampla do espaço paravesical esquerdo por tração e contratração. Observa-se um ROBI empurrando lateralmente a artéria umbilical obliterada (O) e a tesoura medialmente à bexiga (B).

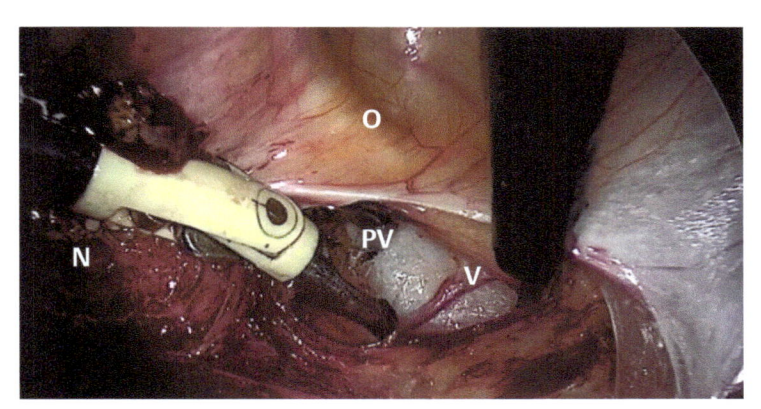

Fig. 13-11. Abertura do espaço paravesical direito onde se observa a artéria vesical superior. N: nódulo endometriótico; O: artéria umbilical obliterada direita; PV: espaço paravesical; V: artéria vesical superior.

Estratégia para Abordagem de Nódulo Vesical

Para estabelecer o controle lateral do nódulo, o procedimento continua desde a liberação da parede anterior uterina. O objetivo consiste em deixar o nódulo aderido à parede vesical, liberando de maneira progressiva com Hook e energia monopolar desde o útero. Após a realização desta etapa a paciente é reexaminada via vaginal para certificar que o espaço vesicuterino esteja completamente livre de doença com o nódulo aderido à parede vesical.

Basicamente existem duas maneiras de tratamento de nódulo endometriótico que infiltra o detrusor: ressecção superficial muscular (*skinning*) ou a ressecção vesical parcial.[18] A primeira corresponde à ressecção do nódulo e do músculo detrusor preservando a mucosa. A segunda, a parede vesical, é ressecada em sua totalidade, e o lúmen vesical é exposto. A escolha da técnica a ser utilizada depende principalmente do tamanho da lesão, profundidade e a evidência de comprometimento mucoso durante a cistoscopia.

Skinning da Mucosa

O nódulo aderido à parede vesical é claramente identificado via laparoscópica. Em caso de lesões pequenas e profundas o uso do cistoscópio é útil. O objetivo é a ressecção completa da lesão, preservando a mucosa vesical. Para isto a bexiga é distendia com 150-180 mL de solução fisiológica corada com azul de metileno. As lesões são demarcadas e ressecadas de maneira progressiva com auxílio da energia monopolar pelo eletrodo do tipo Hook. O músculo detrusor é dividido, e a lesão é tracionada pelo auxiliar com pinças tipo Manhes e em algumas vezes pelo cirurgião utilizando uma pinça bipolar separando o tecido da mucosa pela transparência de sua coloração que se torna azul. Uma vez ressecada a lesão a mucosa vesical protrui pelo defeito muscular (Fig. 13-12).

O defeito muscular é corrigido em geral com pontos separados de fio do tipo monofilamento 3.0 Monocryl, o PDS, com agulha de 20 a 25 mm. A sutura contínua é uma alternativa para correção de defeitos vesicais contínuos.[18,19]

Cistectomia Parcial

O procedimento inicia-se da mesma maneira com um *skinning* da mucosa delimitando a lesão e seccionando progressivamente o músculo detrusor em um território de tecido sadio para garantir a ressecção completa da lesão. O nódulo é tracionado pelo assistente com pinças serrilhadas do tipo Manhes. Em caso de lesões volumosas o uso de pinças do tipo *tiger-jaws* ou *Museaux* (Karl Storz, Tüttlingen, Germany) pode ser útil para exercer uma maior tração. Segue delimitando a lesão ao máximo que se consiga até que a abertura da mucosa seja inevitável (Fig. 13-13). Neste momento é recomendado retirar a sonda vesical Foley para melhor visualização. Em casos de nódulos próximos ao trígono vesical a identificação ureteral é mandatória. A abertura da mucosa vesical permite a visualização dos cateteres ureterais e de todo o seu trajeto intramural evitando uma lesão nesta altura. O nódulo é removido completamente e colocado em um saco endoscópico para ser retirado e enviado à anatomia patológica.

A cistorrafia pode ser realizada com sutura contínua ou pontos separados em 1 ou 2 planos. Durante o *skinning* da mucosa prefere-se utilizar fio monofilamentar monocryl ou PDS 3.0 com agulha de 20-26 mm. Uma alternativa que temos é o fio serrilhado (V-Lock® ou Stratafix®). Entretanto, toma-se o cuidado de peritonizar a sutura evitando que ela fique exposta e favoreça aderências intestinais neste local.

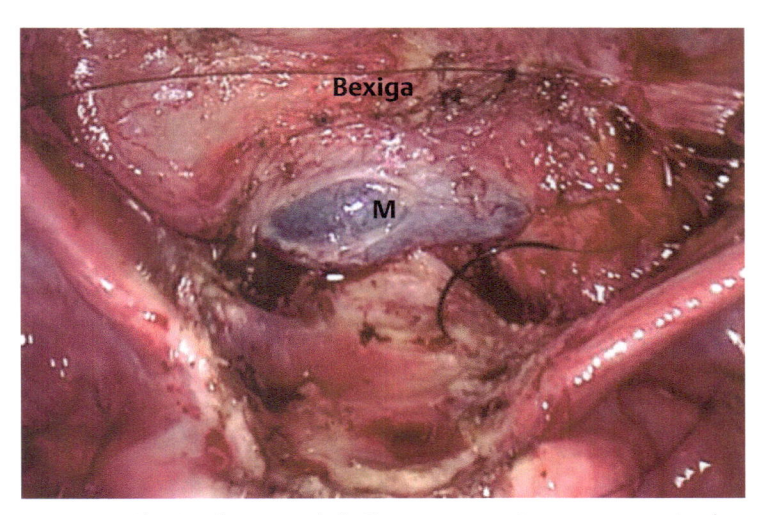

Fig. 13-12. *Skinning* da mucosa (M). Observa-se uma área em que o músculo detrusor foi ressecado e sua mucosa vesical protruindo por trás do defeito. Observa-se sutura monofilamentar 3.0, a mesma que se realiza na cistorrafia.

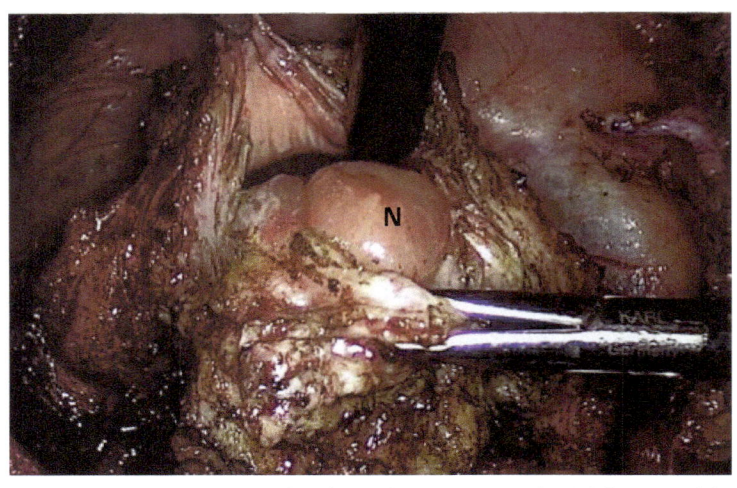

Fig. 13-13. Cistectomia parcial onde se observa um grande nódulo ao nível do trígono com a mucosa vesical aberta. N: nódulo.

Apesar do uso do cateter duplo J, durante a cistorrafia, deve-se ter cuidado especial durante a sutura dos meatos e do trajeto ureteral para evitar sutura destes.[20,21] Por esta razão, quando suturamos próximos aos ureteres, nesta topografia, preferem-se pontos separados em vez de pontos em forma de X ou sutura contínua.[20,21]

Teste de Segurança

Em todos os casos de sutura vesical realiza-se teste de segurança da parede vesical. A bexiga é distendida com 150-180 mL de solução fisiológica tingida com uma ampola de azul de metileno. Em caso de fragilidade da parede vesical pontos de reforços podem ser realizados. É necessário o uso de uma sonda vesical de três vias, pois permite instilação de soro fisiológico, caso a paciente apresente hematúria no pós-operatório.[18-20]

Revisão da Hemostasia e Lavagem da Cavidade

O procedimento finaliza-se com uma lavagem exaustiva da cavidade e revisão meticulosa da hemostasia. Realiza-se uma cistoscopia de controle para avaliar a sutura e a distância entre os meatos ureterais. O uso de drenagem pélvica não é rotineiro em nosso grupo, principalmente por realizarmos o teste de segurança em todas as pacientes. Entretanto, poderia ser utilizado em casos de cirurgia associada a ressecções e anastomoses ureterais.

PÓS-OPERATÓRIO

Uma sonda vesical de grosso calibre é mantida por 5 a 10 dias. Antibioticoterapia empírica é uma opção com macrodantina 100 mg/dia ou ciprofloxacino 250-500 mg/dia.

Apesar de não termos evidência científica que comprove o benefício, preferimos realizar uma cistografia com baixa pressão para retirar a sonda urinária.

Em casos que a ressecção vesical é realizada em seu plano posterior próximo aos ligamentos uterossacros, previamente à retirada da sonda vesical é realizado um teste urinário de resíduo vesical. O objetivo é descartar pacientes que tenham sofrido alguma denervação dos plexos hipogástricos ou esplâncnicos que predispõe à retenção urinária. Para isso fechamos a sonda Foley por no máximo 3 horas, e, se a sensibilidade vesical for normal, retira-se a sonda Foley e mede-se o resíduo pós-miccional. Se o teste de resíduo for inferior a 100 mL é considerado normal.

PONTOS-CHAVE

Na cistoscopia pré-operatória o objetivo principal é identificar a localização da doença, estabelecer o trajeto mucoso e a relação dos meatos ureterais e a necessidade de instalação de cateteres duplos J.

A realização de uma estratégia cirúrgica permite fazer uma cirurgia mais segura e rápida.

Existem diversas técnicas para suturar a parede vesical, em nenhuma foi demonstrado superioridade. Pois, todas exigem ter experiência e treinamento em sutura endoscópica para garantir uma hermeticidade da parede vesical.

O teste de segurança é fundamental e deve ser realizado sistematicamente.

CONCLUSÃO

A endometriose vesical é uma enfermidade de baixa prevalência que se apresenta frequentemente com sintomas inespecíficos.[4,6,7] Semelhante ao restante das endometrioses profundas o manejo laparoscópico é uma alternativa que permite uma solução radical desta enfermidade com melhoria significativa dos sintomas e com benefícios da cirurgia minimamente invasiva.[1-12]

A estratégia cirúrgica é fundamental no êxito da cirurgia, e a endometriose vesical é uma exceção.[17]

Uma série de passos ordenados e sistemáticos é a chave para realizar este procedimento de maneira segura e efetiva.[18]

A técnica específica para ressecar este nódulo depende de diversos fatores, entretanto deve-se considerar em muitos casos a não abertura da mucosa vesical, o que apresenta um benefício significativo para as pacientes.[7]

A cistectomia parcial é um procedimento reprodutível e seguro se realizada por cirurgiões treinados em endometriose. O trabalho conjunto de ginecologistas, cirurgião e urologistas especialistas dedicados à cirurgia de endometriose é uma garantia de melhores resultados.

REFERÊNCIAS BIBLIOGRÁFICAS

1. Donnez J, Spada F, Squifflet, Nisolle M. Bladder endometriosis must be considered as bladder adenomyosis. *Fertil Steril* 2000;74:1175-81
2. Walid MS, Heaton RL. Laparoscopic partial cystectomy for bladder endometriosis. *Arch Gynecol Obstet* 2009 Jul;280(1):1315.
3. Nezhat CH, Malik S, Osias J et al. Laparoscopic management of 15 patients with infiltrating endometriosis of the bladder and a case of primary intravesical endometrioid adenosarcoma. *Fertil Steril* 2002 Oct;78(4):8725.
4. Kovoor E, Nassif J, Miranda-Mendoza I, Wattiez A. Endometriosis of bladder: outcomes after laparoscopic surgery. *J Minim Invasive Gynecol* 2010 SepOct;17(5):6004.
5. Miranda-Mendoza I, Kovoor E, Nassif J et al. Laparoscopic surgery for severe ureteric endometriosis. *Eur J Obstet Gynecol Reprod Biol* 2012 Dec;165(2):275-9.
6. Schonman R, Dotan Z, Weintraub AY et al. Deep endometriosis inflicting the bladder: long term outcomes of surgical management. *Arch Gynecol Obstet* 2013 Dec;288(6):13238.
7. Gabriel B, Nassif J, Trompoukis P et al. Prevalence and management of urinary tract endometriosis: a clinical case series. *Urology* 2011 Dec;78(6):126974.
8. Van Kaam KJ, Schouten JP, Nap AW et al. Fibromuscular differentiation in deeply infiltrating endometriosis is a reaction of resident fibroblasts to the presence of ectopic endometrium. *Hum Reprod* 2008 Dec;23(12):2692-700.
9. Kavallaris A, Köhler C, Kühne-Heid R, Schneider A. Histopathological extent of rectal invasion by rectovaginal endometriosis. *Hum Reprod* 2003 Jun;18(6):1323-7.
10. Chapron C, Bourret A, Chopin N et al. Surgery for bladder endometriosis: long-term results and concomitant management of associated posterior deep lesions. *Hum Reprod* 2010 Apr;25(4):884-9.
11. Seracchioli R, Mabrouk M, Montanari G et al. Conservative laparoscopic management of urinary tract endometriosis (UTE): surgical outcome and long-term follow-up. *Fertil Steril* 2010 Aug;94(3):856-61.
12. Cordeiro GP, Puñal PA, Blanco GB, Grille LJ. Bladder endometriosis: report of 7 new cases and review of the literature. *Arch Esp Urol* 2014 Sep;67(7):6469.
13. Kamina P. *Anatomie Clinique*. Tome 4. Section II(5) Organes de la miction. 3. Ed. France, Vessie, Pag 45-58. 3 Edition. Maloine 2014. France
14. Wattiez A, Puga M, Fernandes R et al. Making the most in exposure the T-lift ™device". Mar 2014;14(03). http://www.websurg.com/doi-vd01en4118.htm
15. Wattiez A, Albornoz J, Faller E, Puga M. How to improve exposure in laparoscopy: organ suspension with the T-Lift™ device" Dec 2012;12(12). http://www.websurg.com/doi-vd01en3718.htm
16. Wattiez A, Leroy J, Vázquez A et al. Alternative ways of entry: different techniques to go into the abdominal cavity safely. Jan 2012;12(01). http://www.websurg.com/doi-vd01en3557.htm
17. Wattiez A, Puga M, Albornoz J, Faller E. Surgical Strategy in Endometriosis. *Best Pract Res Clin Obstet Gynaecol* 2013 Jun;27(3):381-92.
18. Puga M. *Bladder Endometriosis Strategy & Techniques* 2014 Jan;14(01). http://www.websurg.com/doi-lt03enpuga003.htm
19. Wattiez A, Faller E, Albornoz J, Puga M. *Mucosal skinning for bladder endometriosis* 2012 Nov;12(11) http://www.websurg.com/doi-vd01en3766.htm
20. Wattiez A, Puga M, Alves J et al. *Laparoscopic partial bladder resection of a big endometriotic nodule* 2013 Jul;13(07). http://www.websurg.com/doi-vd01en3984.htm
21. Wattiez A, Albornoz J, Puga M, Faller E. *Laparoscopic partial cystectomy for big bladder endometriosis nodule* 2012 Oct 2012;12(10) http://www.websurg.com/doi-vd01en3809.htm

ENDOMETRIOSE URETERAL – URETERÓLISE E RESSECÇÃO SEGMENTAR

CAPÍTULO 14

José Anacleto Dutra de Resende Júnior
Rodrigo Ribeiro Vieiralves

INTRODUÇÃO

O envolvimento do aparelho urinário devido à endometriose é raro, afetando 1 a 2% das mulheres portadoras desta doença, comprometendo geralmente a bexiga (80 a 85% dos casos). A endometriose ureteral é mais rara (15% dos casos) sendo o acometimento ureteral próximo de sua inserção na bexiga, logo acima da junção vesicoureteral, próximo ao seu cruzamento com a artéria uterina.[1-6] Acreditamos que esta prevalência esteja subestimada em razão dos dados escassos na literatura e da não sistematização da técnica cirúrgica empregada mundialmente. Levando em consideração nossa experiência prática, acreditamos que o envolvimento extrínseco do ureter e a necessidade de ureterólise é muito superior aos dados da literatura, podendo ultrapassar 30% de todas as cirurgias para endometriose profunda multicompartimental, principalmente quando nos deparamos com infiltração intestinal (reto/sigmoide) e/ou infiltração de paramétrio. Desta forma, o conhecimento e o manejo desta doença são de fundamental importância para aqueles que se propõem realizar tratamento abrangente nas diversas apresentações da endometriose.

ANATOMIA DO URETER

O ureter conecta a pelve renal com a bexiga, apresentando cerca de 20 a 30 cm de extensão. É um conduto tubular, com estrutura muscular lisa que denota a capacidade de peristalse. O ureter é inteiramente retroperitoneal dividido para fins didáticos em duas porções: abdominal e pélvica. Sua porção abdominal mantém uma relação importante com o músculo psoas e vasos gonadais percorrendo lateralmente estes últimos em todo seu trajeto abdominal. Antes de penetrar na pelve, passa anteriormente aos vasos ilíacos e já na sua porção pélvica acompanha inicialmente a artéria ilíaca interna (Fig. 14-1).

Na mulher, a porção pélvica do ureter penetra no paramétrio e situa-se entre a artéria uterina (acima) e artéria vaginal (abaixo). Neste ponto, deve-se ter muito cuidado na sua identificação, podendo ocorrer lesões iatrogênicas do ureter durante a realização de cirurgias pélvicas.

Com relação à vascularização do ureter, este é irrigado por várias artérias ao longo do seu trajeto, desde a artéria renal, gonadal, aorta e ilíaca comum até mais distalmente, em sua porção pélvica pelas artérias ilíaca interna, vesicais superiores, uterinas, retais médias, vaginais e vesicais inferiores (Fig. 14-1). Ao se aproximarem do ureter os ramos arteriais cursam com um trajeto longitudinal ao longo deste já no interior da adventícia (bainha ureteral), formando feixes anastomóticos. Desta forma a dissecção cirúrgica do ureter deve objetivar a preservação da adventícia, a fim de evitar a isquemia decorrente.

CLASSIFICAÇÃO

A endometriose pode infiltrar o ureter de forma intrínseca ou extrínseca. No envolvimento extrínseco, a endometriose compromete a adventícia e/ou submucosa e representa 80 a 90% das ocorrências. No envolvimento intrínseco, a doença compromete a mucosa e submucosa podendo se apresentar como estenose ureteral, representando o restante dos casos.[5,7]

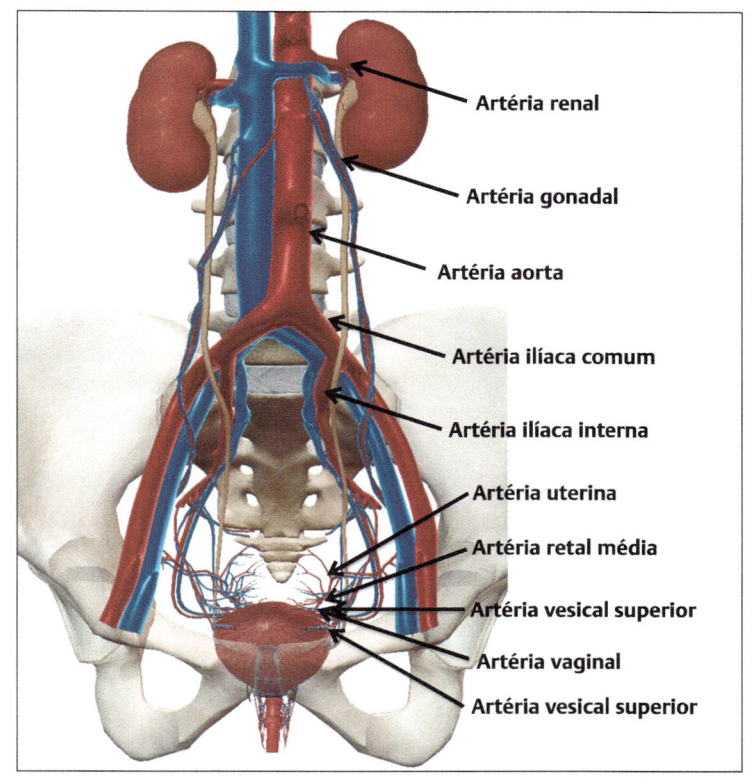

Fig. 14-1. Vascularização dos ureteres e suas relações com os grandes vasos.

INVESTIGAÇÃO

A anamnese e o exame físico são fundamentais para sugerir comprometimento urológico na endometriose. Clinicamente pode ser assintomática ou manifestar-se como cólica renal e hematúria durante o período menstrual. Em alguns casos a endometriose poderá evoluir com comprometimento da luz ureteral (intrínseca) ou envolvimento circunferencial/anelar (extrínseca) e alteração ou perda funcional do rim (ou rins) decorrente da obstrução insidiosa. Avaliação complementar por exames de imagem é de fundamental importância no planejamento cirúrgico. A ressonância magnética da pelve avalia e identifica componentes hemorrágicos típicos dos endometriomas, mapeando implantes de endometriose profunda em locais não acessíveis ao ultrassom, sendo o principal método na avaliação do envolvimento ureteral. Em casos suspeitos de alteração da função renal, a cintilografia renal estática e dinâmica deve ser solicitada para estudo da mesma, bem como uma investigação endoscópica (ureteroscopia) para planejamento cirúrgico (Fig. 14-2).

A cistoscopia prévia para avaliação de endometriose vesical se faz necessária principalmente quando os métodos de imagens (ressonância ou ultrassonografia) demonstram lesões suspeitas de endometriose no compartimento anterior (ao útero). Nos casos de lesões infiltrativas até a mucosa vesical, cabe definir a localização exata, tamanho e distância desta dos óstios ureterais, bem como sua

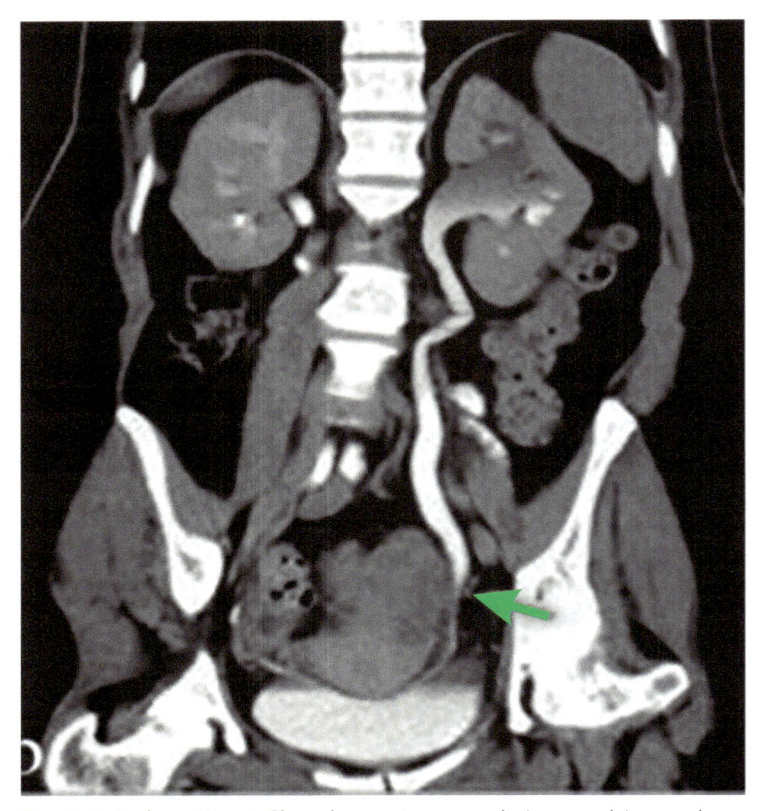

Fig. 14-2. Endometriose infiltrando o ureter esquerdo (seta verde) gerando uretero-hidronefrose.

projeção no trajeto do ureter intramural. Tais achados podem ser decisivos na abordagem cirúrgica que pode variar de uma simples ureterólise até uma ureterectomia com anastomose ureteroureteral ou um reimplante ureterovesical. A realização da cistoscopia concomitante com o toque vaginal se faz importante para avaliar doença ou áreas de aderências localizadas no septo vesicuterino que pode dar indícios da necessidade de cistectomia parcial ou *shaving* de bexiga com reforço com sutura (Fig. 14-3).

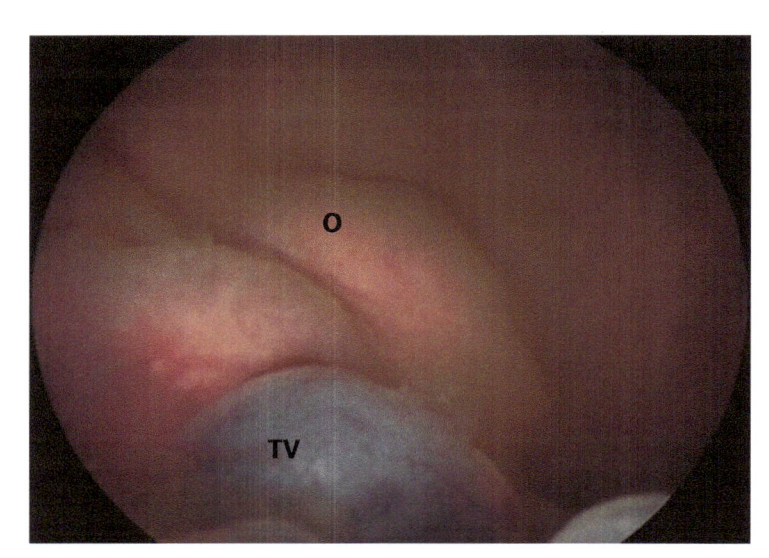

Fig. 14-3. Cistoscopia identificando endometriose infiltrativa no trígono vesical (TV) e no óstio ureteral direito (O).

PREPARO PRÉ-OPERATÓRIO

É aconselhável realizar ambulatorialmente um exame de sedimentos urinários (EAS) e urinocultura, visando a garantir uma urina estéril durante o procedimento.

A profilaxia antimicrobiana deve ser realizada durante a indução anestésica. A profilaxia tromboembólica com bandagem compressiva (botas pneumáticas) dos membros inferiores está indicada.

TRATAMENTO CIRÚRGICO

O tratamento da endometriose deve ser individualizado. A abordagem laparoscópica, assistida por robô ou não, vem se tornando a primeira opção por inúmeros cirurgiões.[8,9] Observamos que, pelo treinamento contínuo, a realização de casos cada vez mais complexos se torna mais vantajosa quando efetuados por laparoscopia, onde todos os benefícios advindos desta técnica são explorados ao máximo.

MATERIAIS INDISPENSÁVEIS

No que se refere à laparoscopia, não são necessárias, para este procedimento, pinças especiais. Uma pinça de apreensão atraumática, pinça Maryland, tesoura laparoscópica, porta-agulhas e contraporta-agulhas laparoscópicos, além do Hook com energia monopolar, são os materiais básicos exigidos. Pinça bipolar ou ultrassônica quando disponíveis auxiliarão na dissecção e controle da hemostasia, diminuindo o tempo cirúrgico.

Pensando sempre na possibilidade de uma intervenção conjunta, laparoscopia e cistoscopia/ureteroscopia, cistoscópio, ureteroscópio, fio-guia hidrofílico, cateter ureteral devem estar disponíveis. Caso haja uma manipulação mais intensa ou ressecção segmentar do ureter, o implante de cateter duplo J será mandatório, visando a garantir um ureter pérvio e cicatrização adequada. Vale ressaltar que a radioscopia dinâmica com "Arco em C" deverá estar disponível para controle de posicionamento dos cateteres.

POSICIONAMENTO DA PACIENTE

A posição do paciente dependerá do sítio de comprometimento ureteral. Considerando o comprometimento distal (mais comum) o paciente deverá ficar em posição de Lloyd Davies, deitado diretamente sobre o colchão antiaderente caixa de ovo. Preferencialmente as pernas deverão estar envoltas por meias pneumáticas e ser fixadas em perneiras do tipo bota, evitando compressão contínua das panturrilhas.

POSICIONAMENTO DA EQUIPE E TROCARTES

A primeira punção é realizada pela cicatriz umbilical onde se coloca um trocarte de 10 mm para introdução da óptica (Fig. 14-4 – círculo preto), e a paciente permanece em decúbito dorsal. Após a exploração da cavidade, a paciente é então colocada em posição de Lloyd Davies (Trendelenburg), e então realizam-se as punções de 5 mm do cirurgião (Fig. 14-4 – círculos azuis) e a do 1º auxiliar (Fig. 14-4 – círculo vermelho). O segundo auxiliar fica entre as pernas da paciente para manipular o útero após a colocação do manipulador uterino (Fig. 14-4 – 2º auxiliar). Nesta posição é possível realizar ureterólises, anastomoses ureteroureterais e reimplantes ureterovesicais tanto à direita (Fig. 14-4A) e à esquerda (Fig. 14-4B).

DESCRIÇÃO DA TÉCNICA CIRÚRGICA
Passo a Passo – Ureterólise, Ureterectomia e Anastomose Terminoterminal ou Reimplante Ureteral

Nas endometrioses que comprometem o ureter, podemos nos deparar com envolvimento ureteral por fibrose e sem infiltração muscular (extrínseca) ou endometriose infiltrando a camada muscular e/ou mucosa (intrínseca). Após a ureterólise de todo ureter comprometido e das suas porções proximais e distais à doença é que se avalia a abordagem (Figs. 14-5 a 14-8). É sempre importante realizar uma ureteroscopia (Figs. 14-9 e 14-10) para avaliar o aspecto interno deste ureter e, se necessário, realizar biópsia de congelação para confirmar ou descartar possibilidade de endometriose intrínseca.

Nos casos de doença extrínseca; a maioria das lesões; com a realização de uma ureterólise cuidadosa, com tesoura a "frio", podemos retirar toda a doença sem a necessidade de ressecar algum segmento do ureter (Figs. 14-11 e 14-12). Habitualmente recomenda-se que após uma ureterólise trabalhosa se deve realizar uma dilatação deste segmento estreitado com um cateter-balão dilatador ureteral por via endoscópica (Fig. 14-13). (por cistoscopia ou ure-

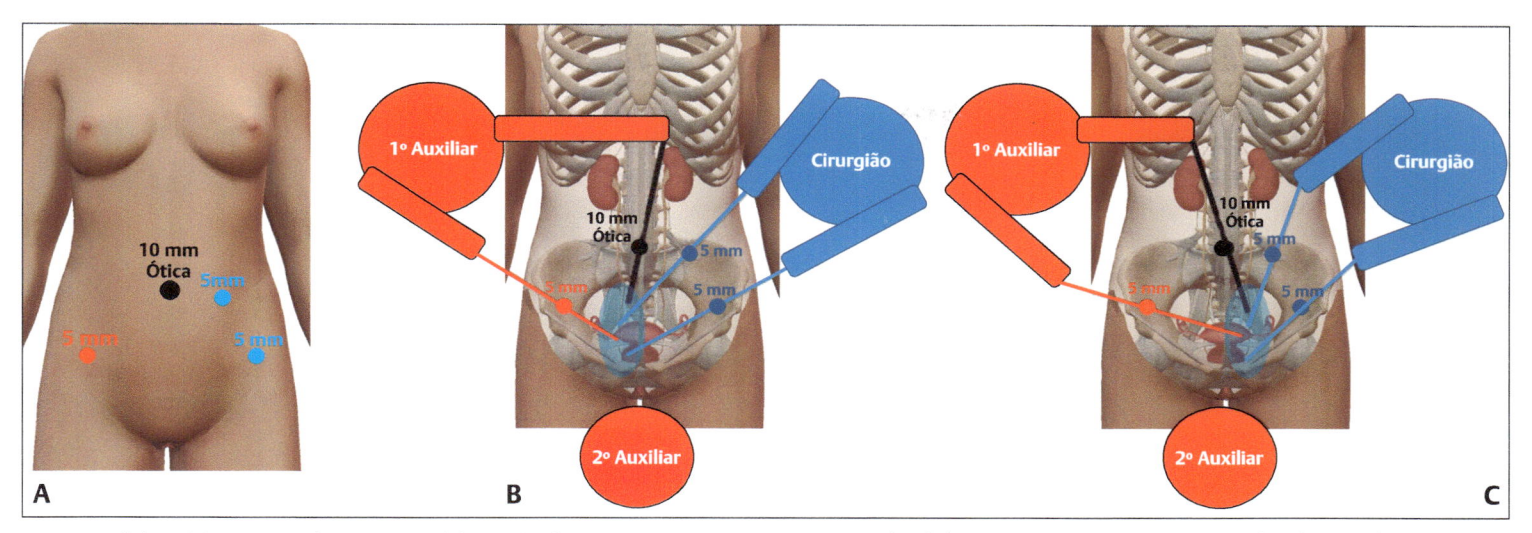

Fig. 14-4. (A) Posicionamento dos trocartes. **(B)** Posição dos cirurgiões para acesso ao ureter distal direito **(C)** e para acesso ao ureter distal esquerdo.

teroscopia) e depois implantação de cateter duplo J que permanece por aproximadamente 30 a 60 dias.

Na confirmação de lesão intrínseca com a ureteroscopia, faz-se necessária a realização de ureterectomia do segmento comprometido (Figs. 14-14 a 14-16) (habitualmente distante 3 a 4 cm da JUV) e avaliação da melhor técnica cirúrgica.[10] Nos casos em que se consegue um coto de ureter distal (próximo a JUV) maior que 1 cm, pode-se optar por realizar uma ureteroureterostomia terminoterminal (Fig. 14-17), nova ureteroscopia após a anastomose (Fig. 14-18) e implante de cateter duplo J.[11,12]

Nos casos em que o coto ureteral distal fica muito pequeno (menor que 1 cm) ou a lesão endometriótica infiltra o ureter intramural e bexiga (óstio ureteral), faz-se necessária a realização do reimplante ureterovesical (Figs. 14-19 a 14-26).[13,14]

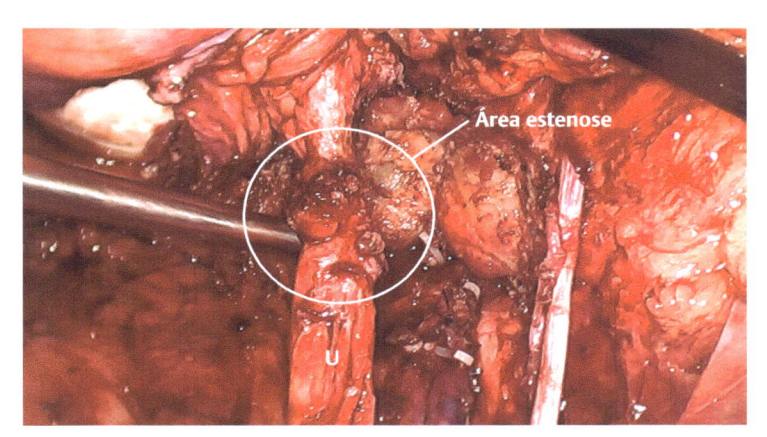

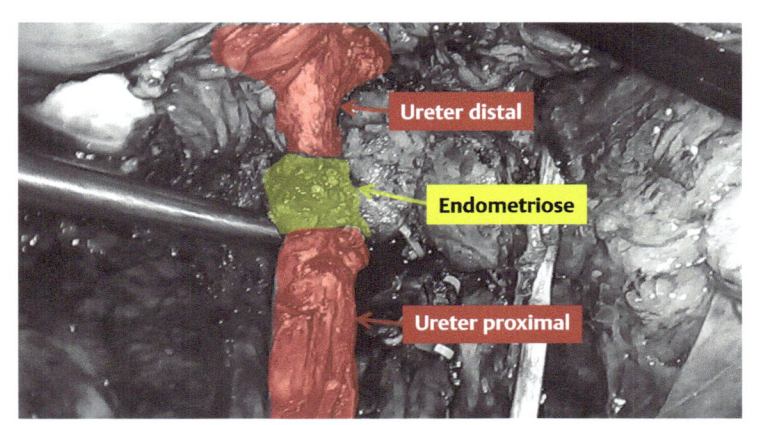

Fig. 14-5. Ureterólise com identificação dos segmentos proximal e distal à endometriose.

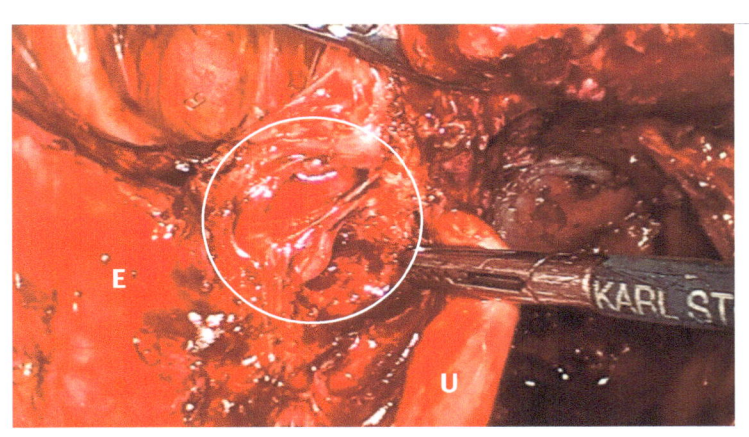

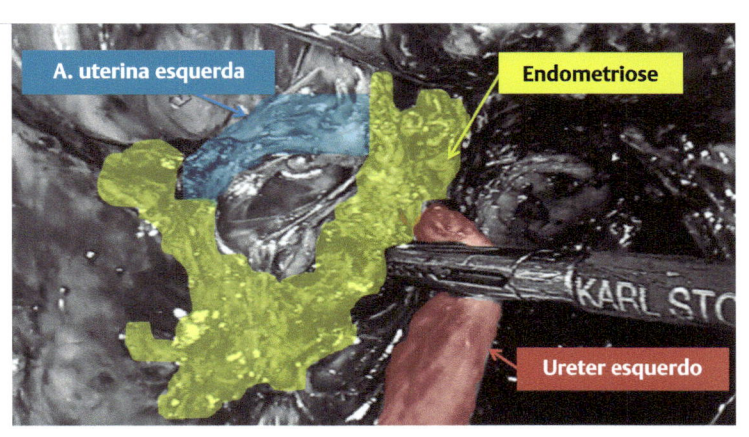

Fig. 14-6. Endometriose (E) de paramétrio esquerdo envolvendo ureter (U) no cruzamento da artéria uterina.

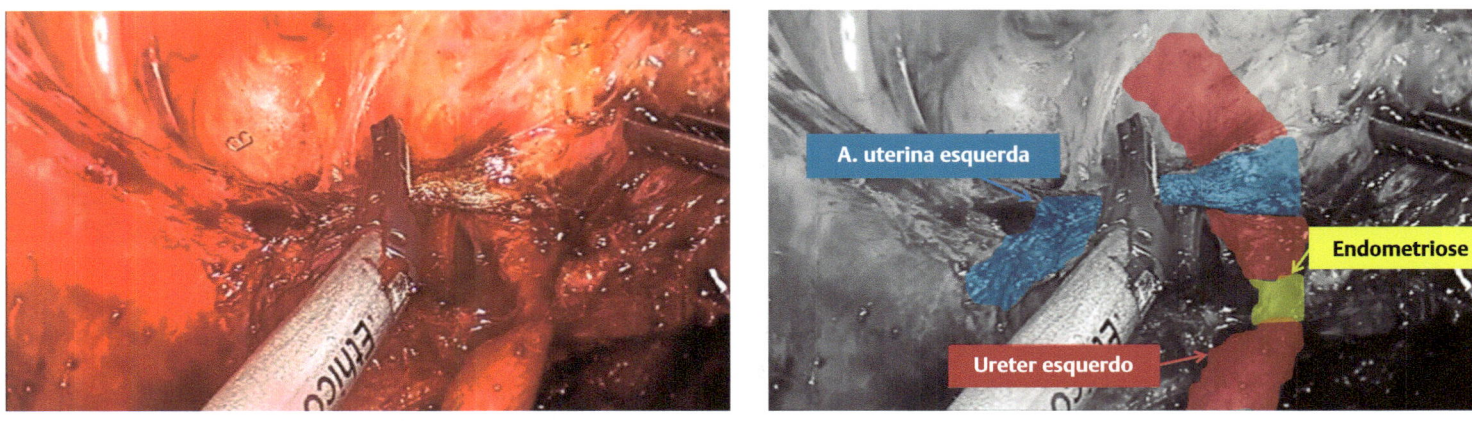

Fig. 14-7. Ligadura da artéria uterina para acessar o ureter distal e identificação da junção ureterovesical (JUV).

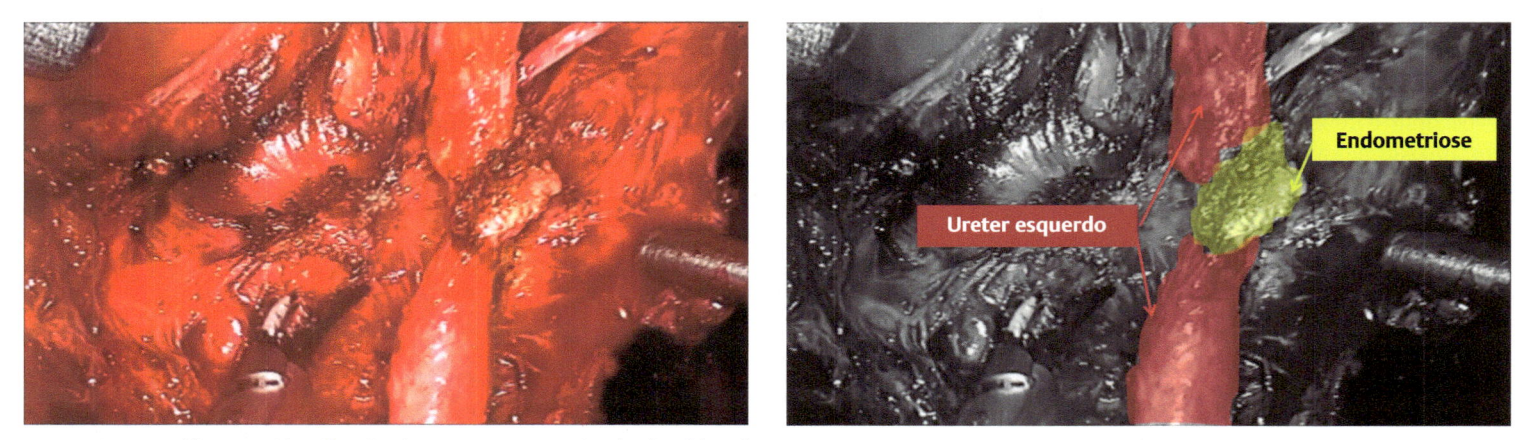

Fig. 14-8. Ureterólise com identificação dos segmentos proximal e distal à endometriose.

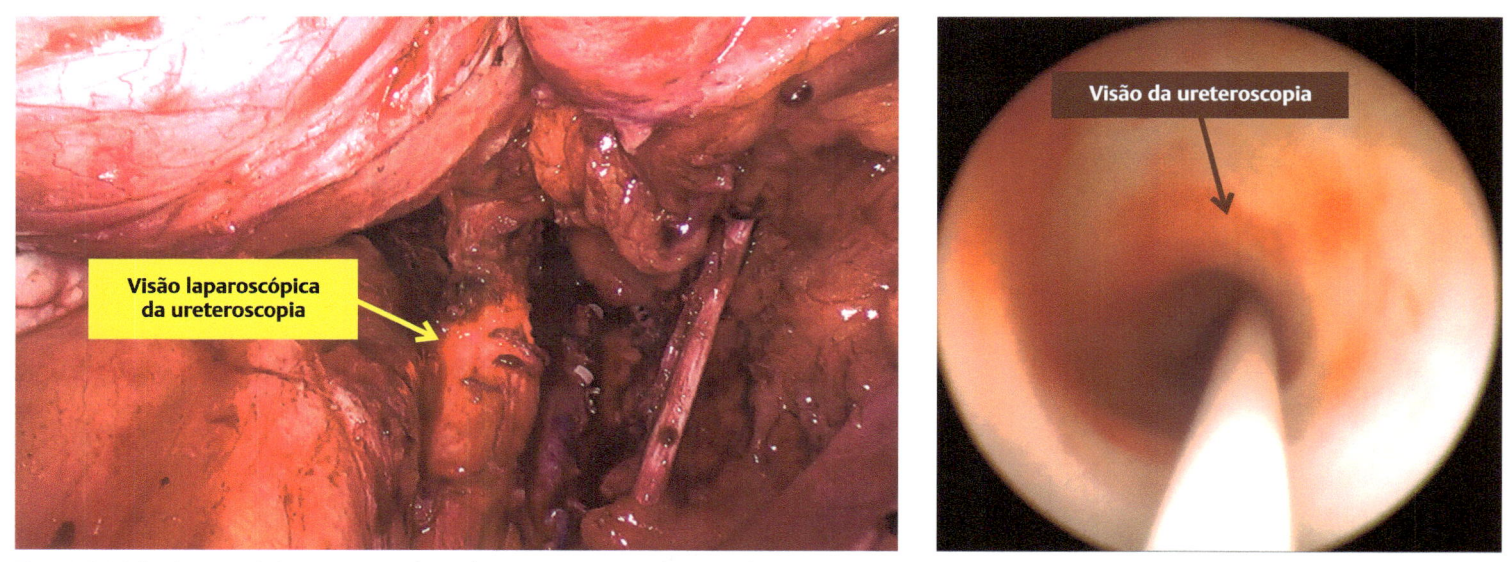

Fig. 14-9. Visões laparoscópica e ureteroscópica do segmento ureteral com endometriose extrínseca.

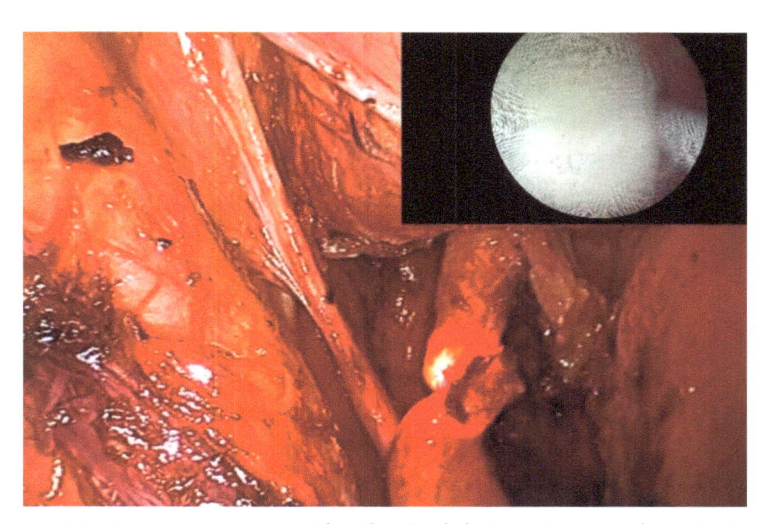

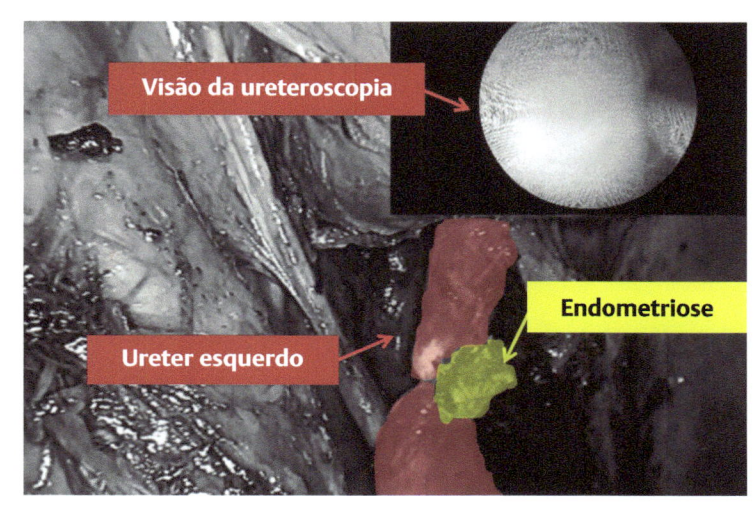

CAPÍTULO 14 ▪ ENDOMETRIOSE URETERAL – URETERÓLISE E RESSECÇÃO SEGMENTAR

Fig. 14-10. Ureteroscopia com identificação da lesão intrínseca e obstrução à passagem do ureterorrenoscópio.

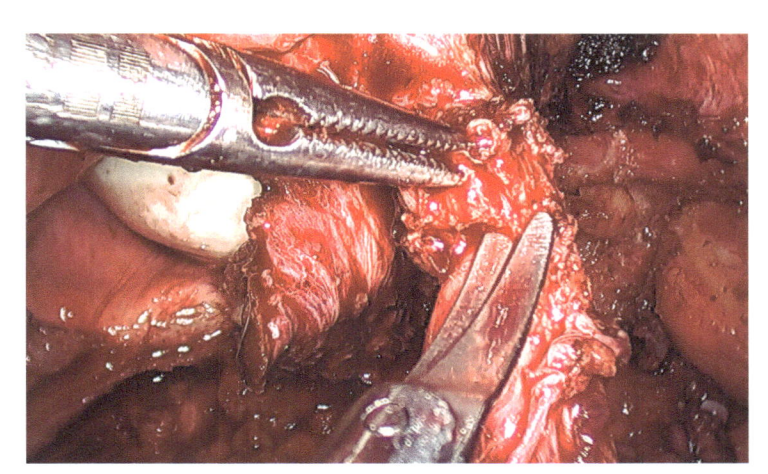

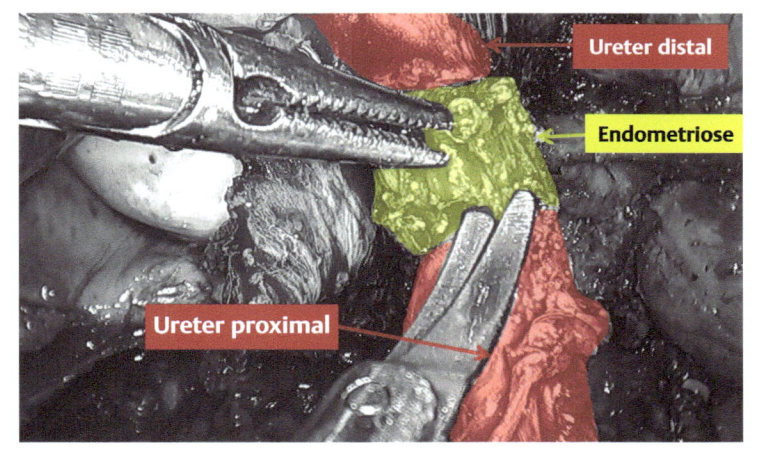

Fig. 14-11. Dissecção do ureter com tesoura (sem uso de energia). Início da liberação da endometriose extrínseca.

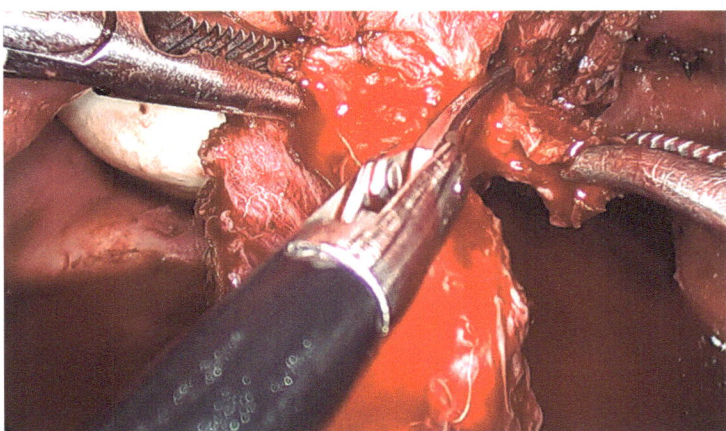

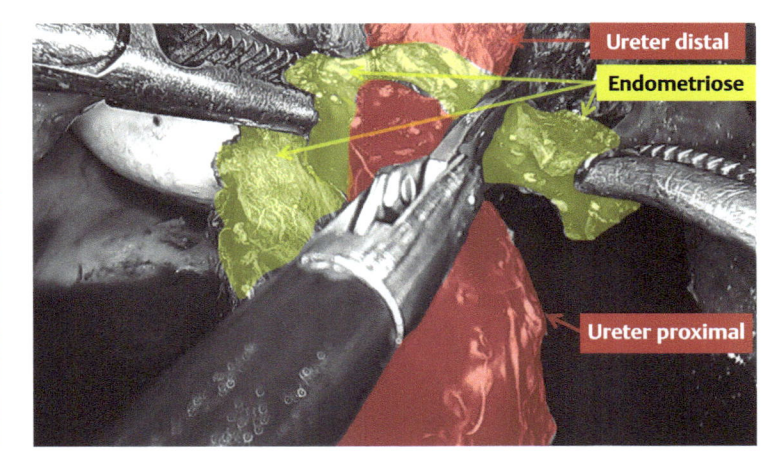

Fig. 14-12. Dissecção do ureter com liberação da endometriose extrínseca.

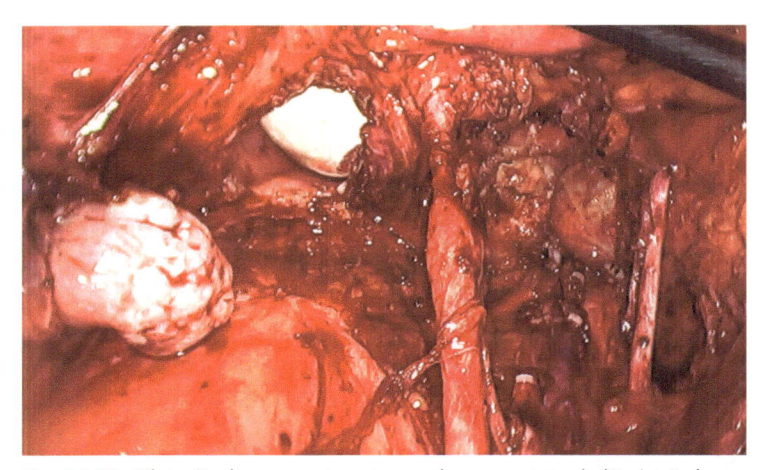

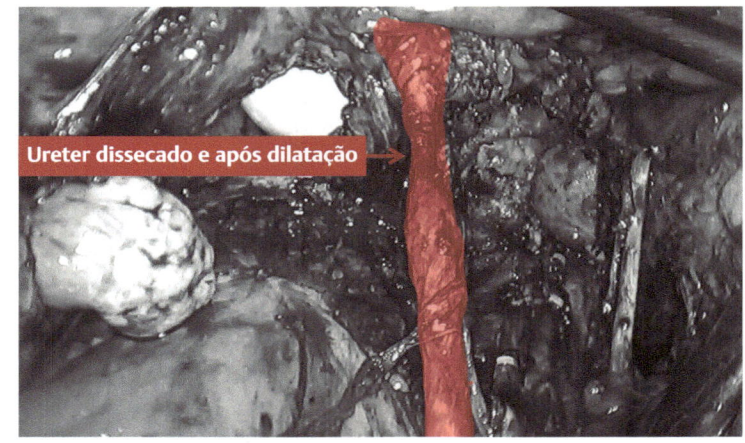

Fig. 14-13. Dilatação do segmento estenosado com cateter-balão (visão laparoscópica) e posterior implante do cateter duplo J.

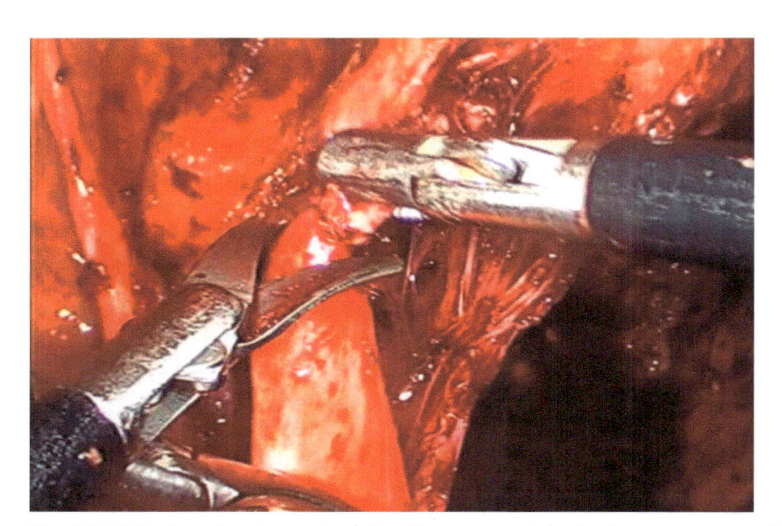

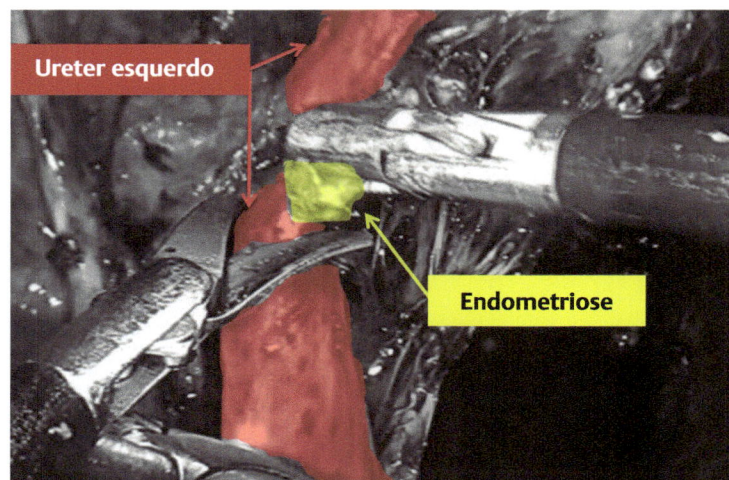

Fig. 14-14. Ureterectomia proximal. Secção com espatulação do ureter proximal à lesão.

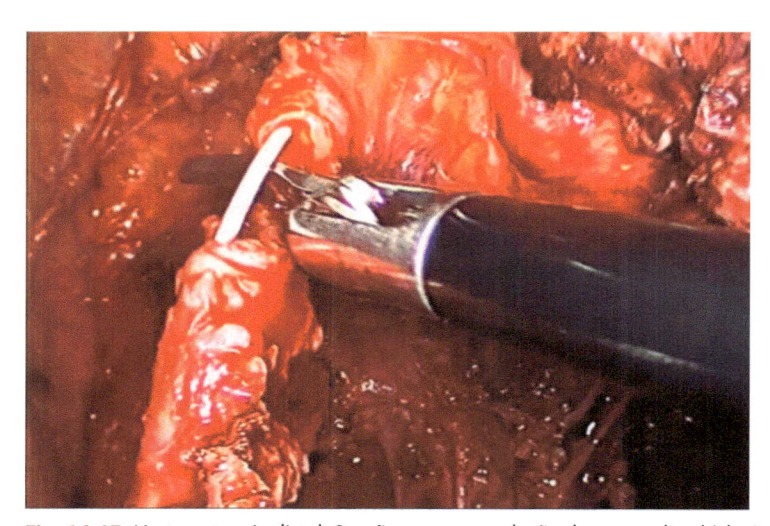

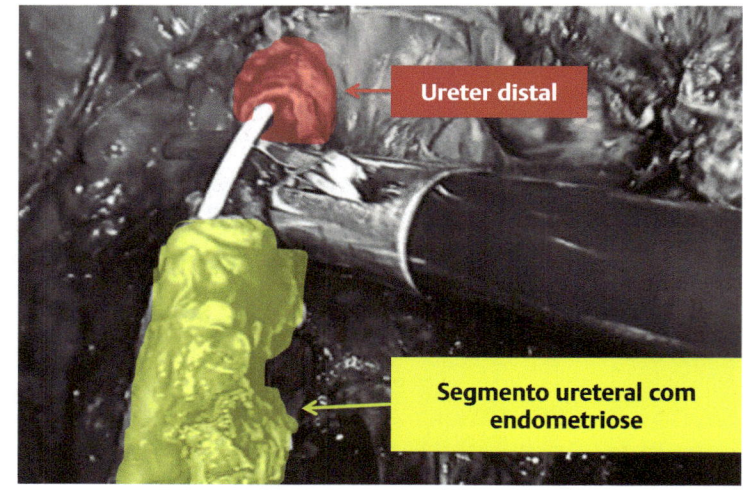

Fig. 14-15. Ureterectomia distal. Secção com espatulação do ureter distal à lesão e separação do segmento com endometriose.

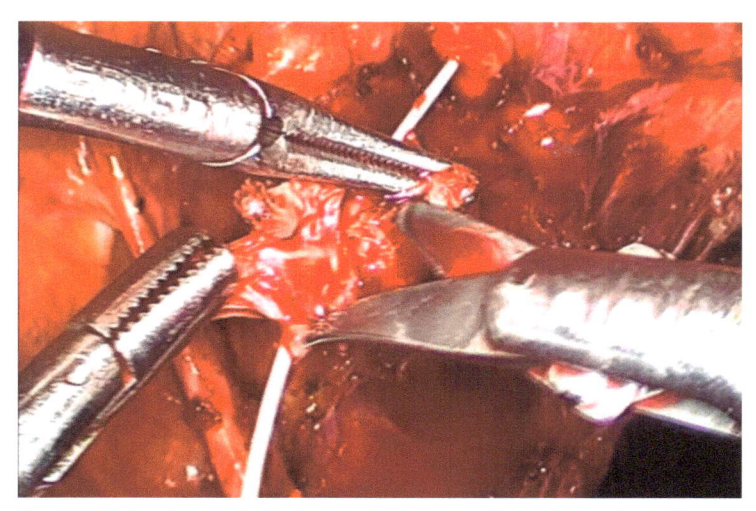

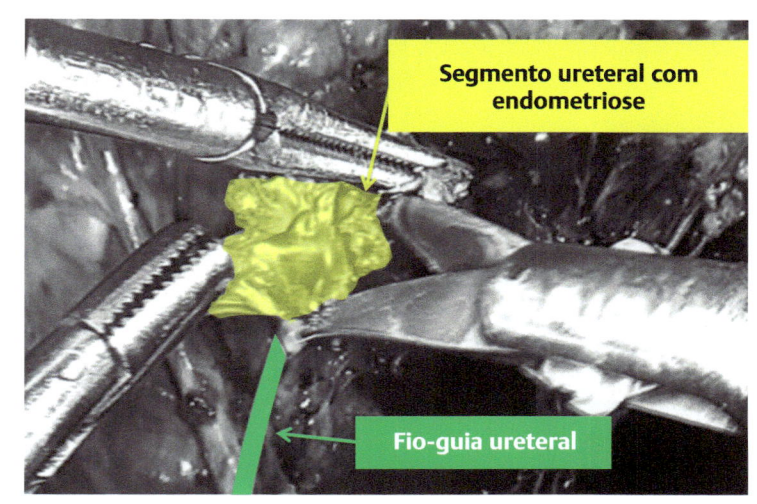

CAPÍTULO 14 ■ ENDOMETRIOSE URETERAL – URETERÓLISE E RESSECÇÃO SEGMENTAR

Fig. 14-16. Secção e retirada do segmento com endometriose sobre o fio-guia ureteral.

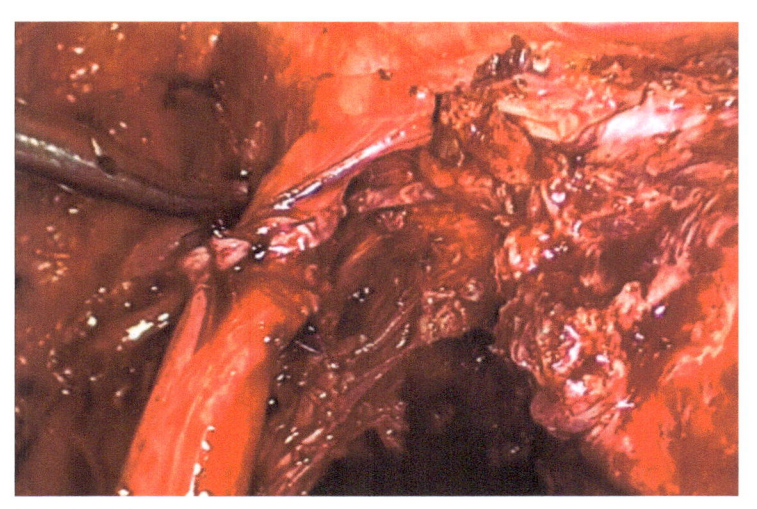

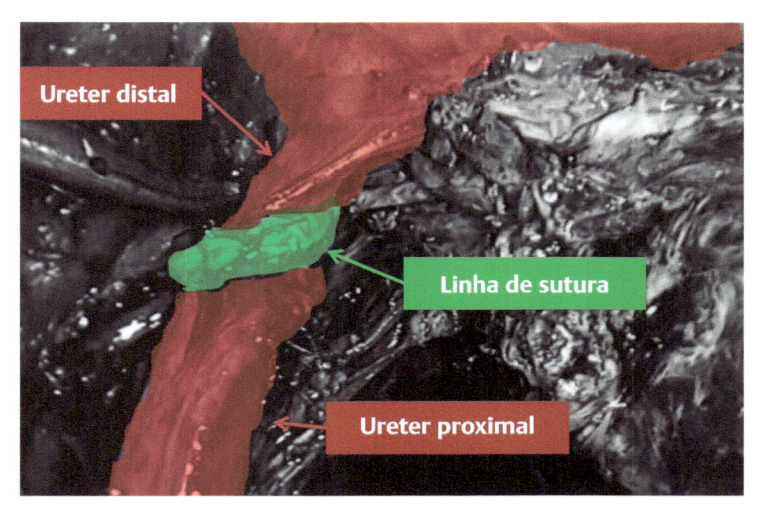

Fig. 14-17. Anastomose ureteroureteral.

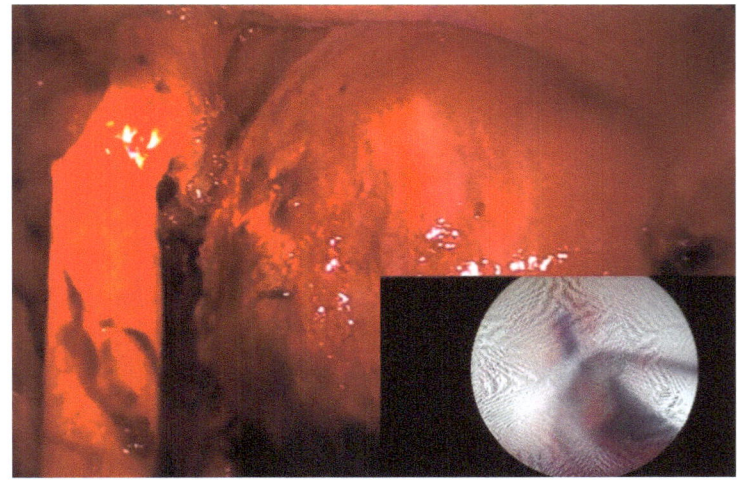

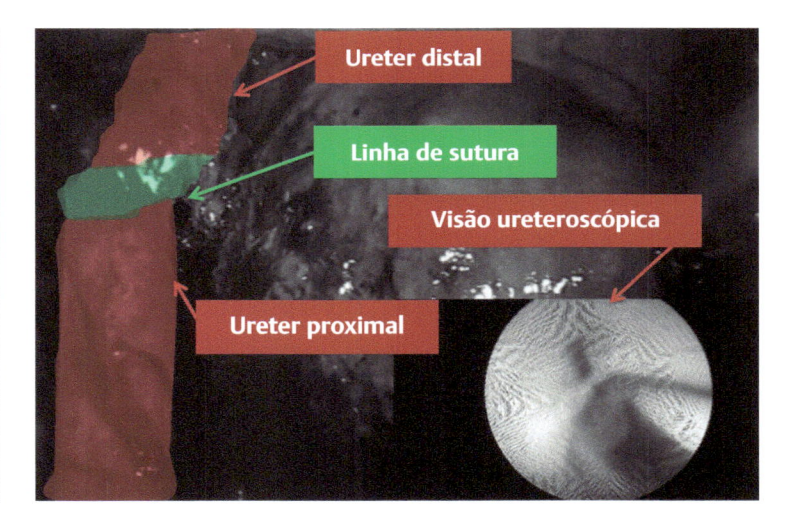

Fig. 14-18. Ureteroscopia da linha de sutura da anastomose ureteroureteral.

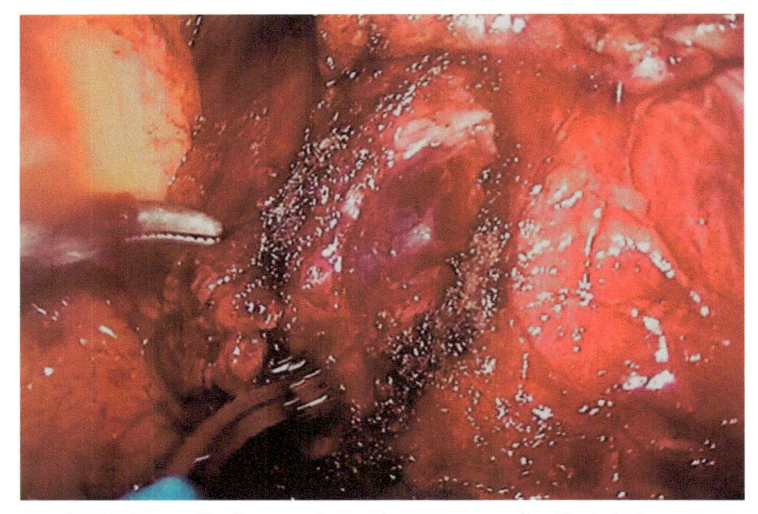

Fig. 14-19. Dissecção da musculatura detrusora e confecção da bolha mucosa.

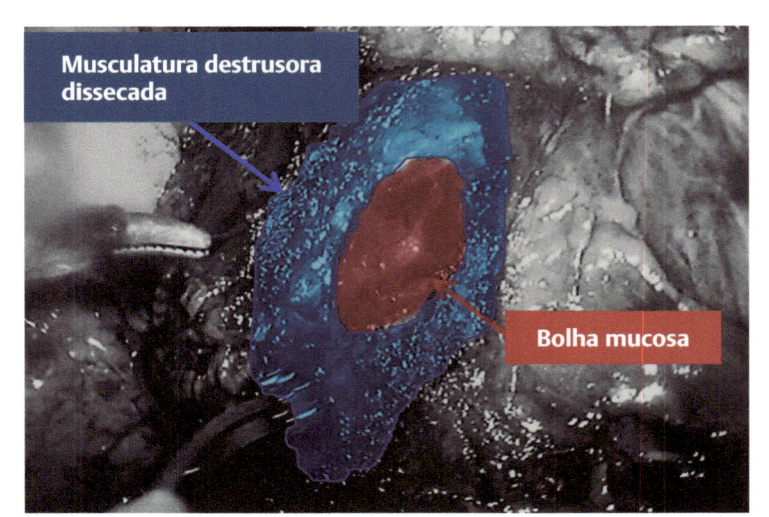

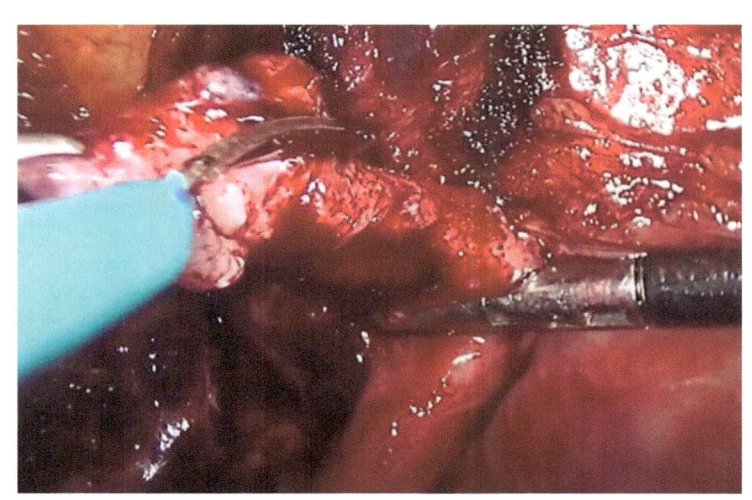

Fig. 14-20. Espatulação do ureter a ser implantado.

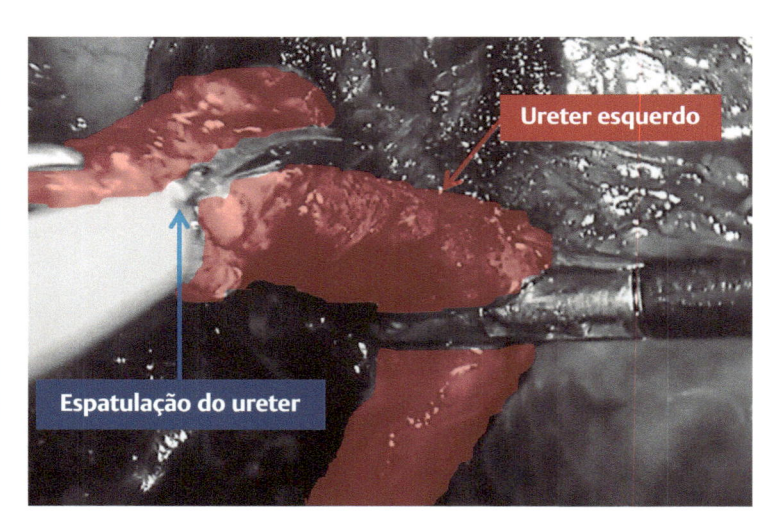

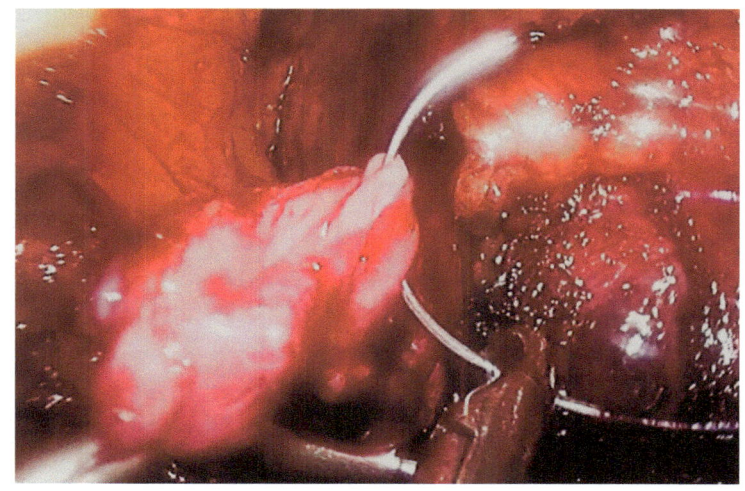

Fig. 14-21. Início da anastomose com sutura no ureter.

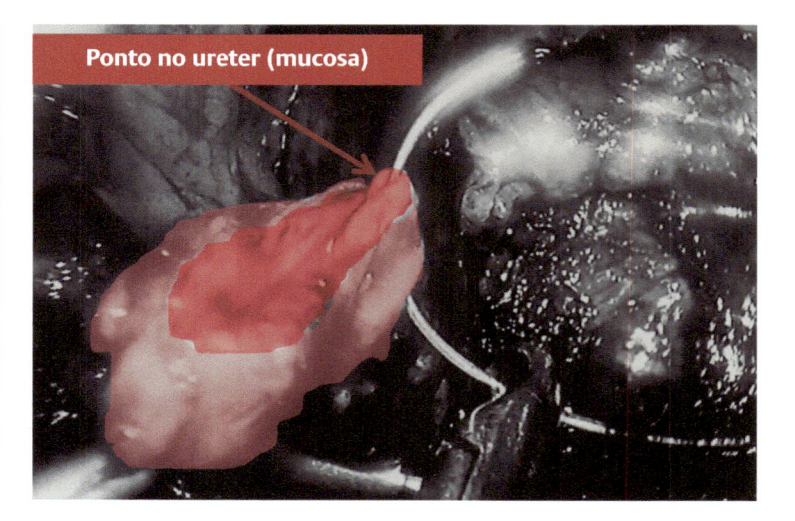

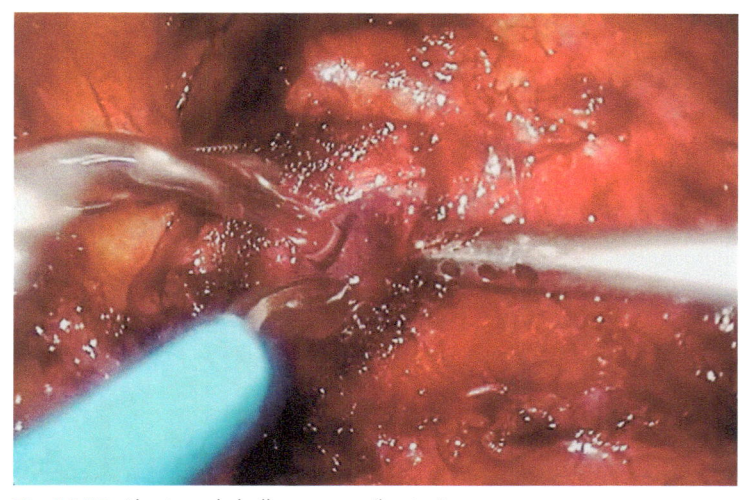

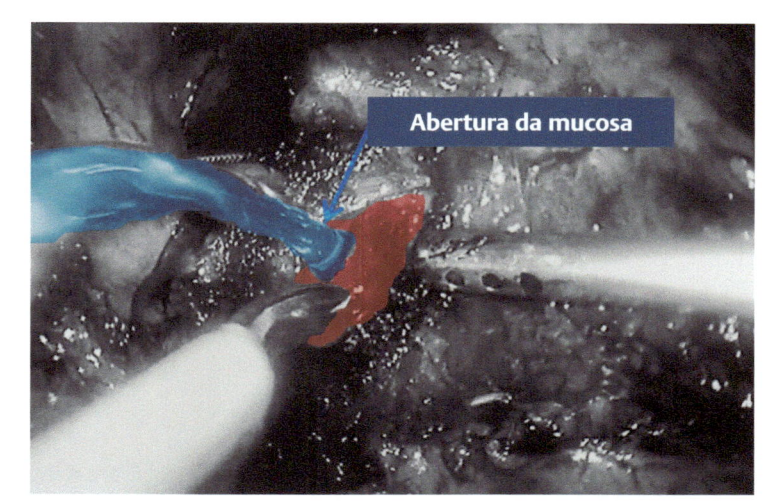

CAPÍTULO 14 ■ ENDOMETRIOSE URETERAL – URETERÓLISE E RESSECÇÃO SEGMENTAR

Fig. 14-22. Abertura da bolha mucosa (bexiga).

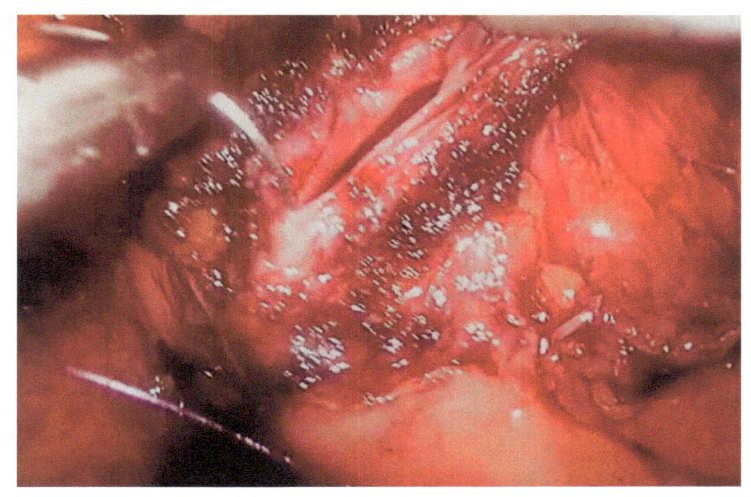

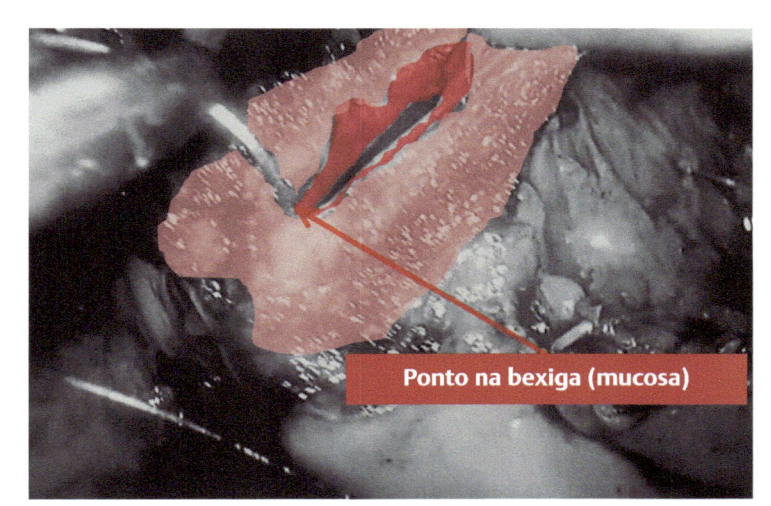

Fig. 14-23. Início da anastomose com sutura na bexiga.

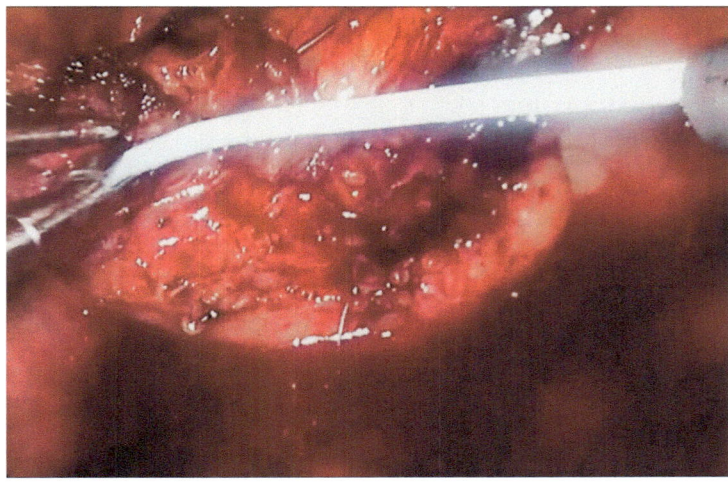

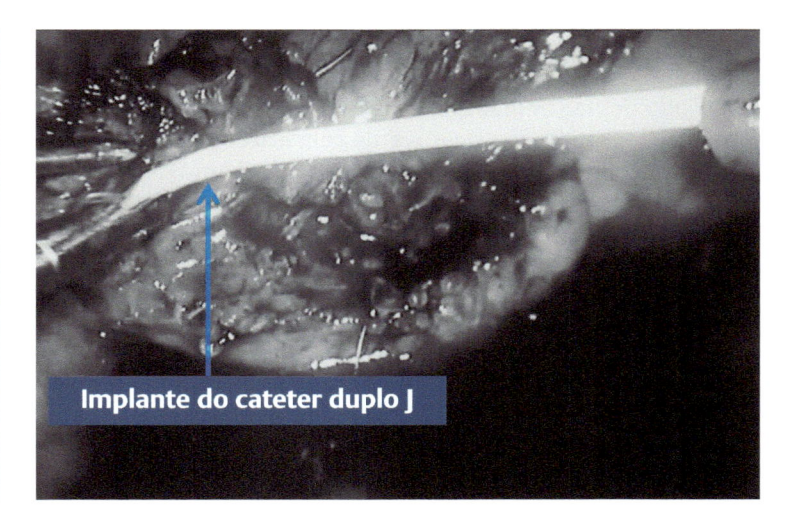

Fig. 14-24. Implante do cateter duplo "J".

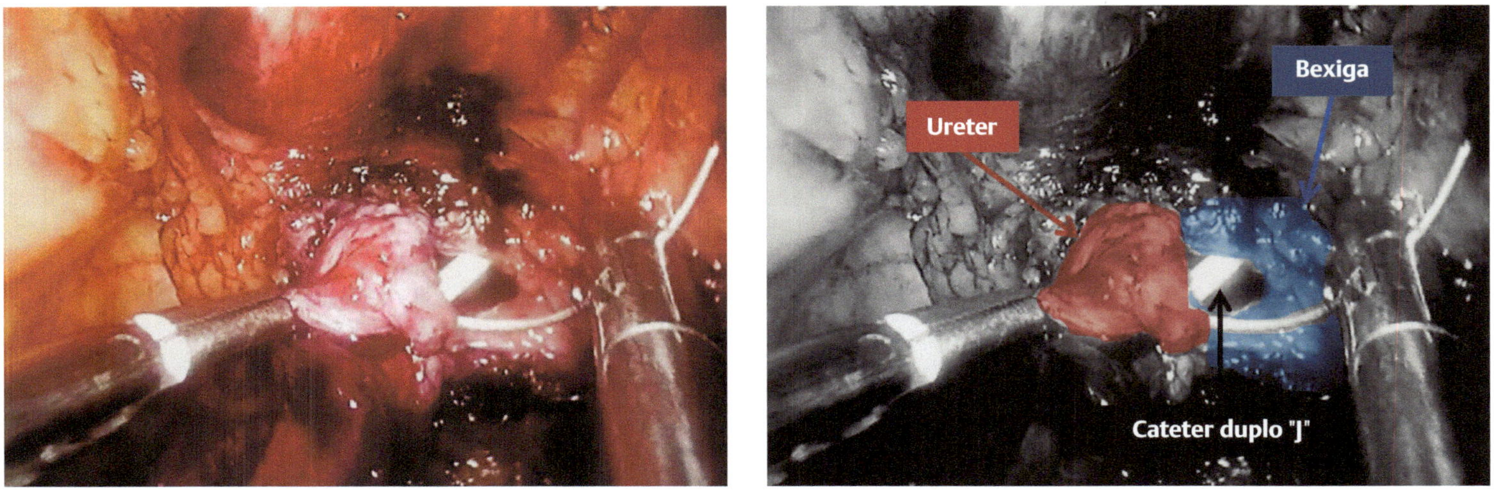

Fig. 14-25. Término da anastomose ureterovesical.

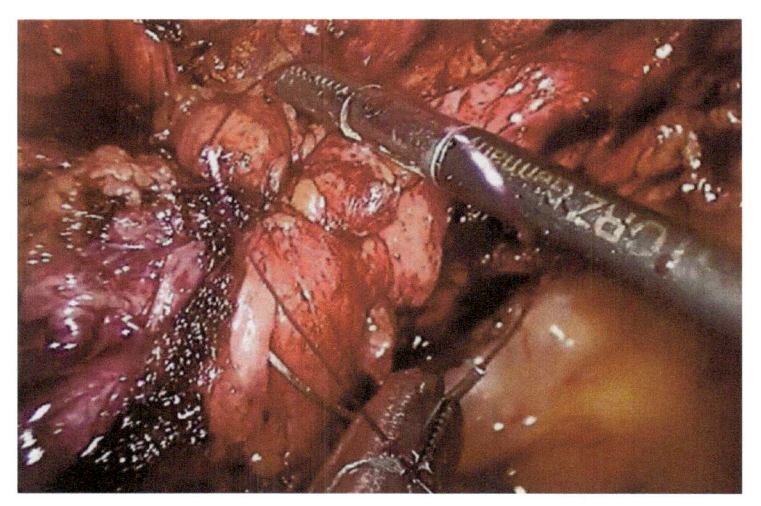

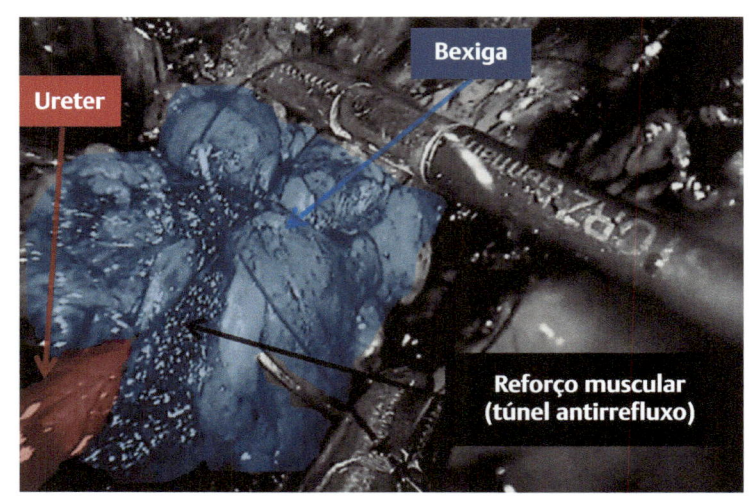

Fig. 14-26. Sutura de reforço da musculatura detrusora sobre a anastomose ureterovesical e sobre o ureter distal (túnel antirrefluxo).

PÓS-OPERATÓRIO

Como em toda cirurgia transperitoneal, deve ser respeitado o período de íleo adinâmico após procedimento. A evolução da dieta deve ser progressiva de acordo com a aceitação do paciente o que habitualmente acontece em menos de 8 horas. Deambulação precoce é fundamental nesse contexto, evitando-se também eventos tromboembólicos. A administração precoce de enoxaparina (iniciando 12 horas após o término da cirurgia) também está indicada, salvo contraindicações. A antibioticoprofilaxia deve ser restrita ao período transoperatório não se devendo postergá-la por mais de 24 horas.[15]

COMPLICAÇÕES

Considerando-se uma equipe multidisciplinar experiente, as complicações serão proporcionais à extensão da lesão. Especificamente quanto à endometriose ureteral, nos casos em que há necessidade de ureterólise extensa, podem-se observar isquemia ureteral e fistulas urinárias com formação de urinomas. Nos casos de ressecção ureteral e anastomoses (anastomose ureteroureteral ou reimplante ureteral) pode ocorrer deiscência anastomótica com formação de fistulas urinárias. Entretanto, o implante de cateter duplo J reduz drasticamente tal complicação. Outra complicação frequente é a estenose no local da anastomose.[9,11,14]

CONCLUSÃO

O tratamento cirúrgico laparoscópico da endometriose ureteral é factível desde que o cirurgião esteja treinado à cirurgia laparoscópica e tenha conhecimento da anatomia ureteral e suas relações anatômicas. Neste contexto pode ser considerando um procedimento seguro apresentando baixos índices de complicações pós-operatórias e baixa morbidade.

REFERÊNCIAS BIBLIOGRÁFICAS

1. Vercellini P, Pisacreta A, Pesole A et al. Is ureteral endometriosis an asymmetric disease? *BJOG Int J Obstet Gynaecol* 2000 Apr;107(4):559-61.
2. Resende Júnior JAD, Buere RT, Guerra CS et al. *Prevalence of Preoperative Urodynamic Abnormalities in Women with Deep Infiltrating Endometriosis: a Descriptive Study*. [cited 2015 Dec 10]; Available from: http://www.ics.org/Abstracts/Publish/218/000602_poster.pdf
3. Resende Júnior JAD, Buere RT, Guerra CGS, Raymundo TS. *Urinary Symptoms and Urodynamic Findings in Women with Parametrial Endometriosis:an Exploratory Study*. [cited 2017 Jan 4]; Available from: https://www.ics.org/Abstracts/Publish/218/000608_poster.pdf
4. Resende Júnior JAD, Buere RT, Guerra CS et al. *Dysfunctional Voiding and Urodynamic Changes in Women with Bladder Endometriosis*. [cited 2015 Dec 10]; Available from: http://www.ics.org/Abstracts/Publish/218/000613_poster.pdf
5. Donnez J, Nisolle M, Squifflet J. Ureteral endometriosis: a complication of rectovaginal endometriotic (adenomyotic) nodules. *Fertil Steril* 2002 Jan;77(1):32-7.
6. Seracchioli R, Raimondo D, Di Donato N et al. Histological evaluation of ureteral involvement in women with deep infiltrating endometriosis: analysis of a large series. *Hum Reprod Oxf Engl* 2015 Apr;30(4):833-9.
7. Yohannes P. Ureteral endometriosis. *J Urol* 2003 Jul;170(1):20–5.
8. Hanssens S, Nisolle M, Leguevaque P et al. [Robotic-assisted laparoscopy for deep infiltrating endometriosis: the Register of the Society of European Robotic Gynaecological Surgery]. *Gynecol Obstet Fertil* 2014 Nov;42(11):744-8.
9. Uccella S, Cromi A, Casarin J et al. Laparoscopy for ureteral endometriosis: surgical details, long-term follow-up, and fertility outcomes. *Fertil Steril* 2014 Jul;102(1):160-6.e2.

10. Pérez-Utrilla Pérez M, Aguilera Bazán A, Alonso Dorrego JM et al. Urinary tract endometriosis: clinical, diagnostic, and therapeutic aspects. *Urology* 2009 Jan;73(1):47-51.
11. Lee Z, Llukani E, Reilly CE et al. Single surgeon experience with robot-assisted ureteroureterostomy for pathologies at the proximal, middle, and distal ureter in adults. *J Endourol* 2013 Aug;27(8):994-9.
12. Musch M, Hohenhorst L, Pailliart A et al. Robot-assisted reconstructive surgery of the distal ureter: single institution experience in 16 patients. *BJU Int* 2013 May;111(5):773-83.
13. Lusuardi L, Hager M, Sieberer M et al. Laparoscopic treatment of intrinsic endometriosis of the urinary tract and proposal of a treatment scheme for ureteral endometriosis. *Urology* 2012 Nov;80(5):1033-8.
14. Schonman R, Dotan Z, Weintraub AY et al. Long-term follow-up after ureteral reimplantation in patients with severe deep infiltrating endometriosis. *Eur J Obstet Gynecol Reprod Biol* 2013 Nov;171(1):146-9.
15. Melnyk M, Casey RG, Black P, Koupparis AJ. Enhanced recovery after surgery (ERAS) protocols: Time to change practice? *Can Urol Assoc J* 2011 Oct;5(5):342-8.

ENDOMETRIOSE URETERAL – REIMPLANTE

Anibal Wood Branco
William Kondo

INTRODUÇÃO

A endometriose profunda infiltrativa pode envolver o trato urinário,[1] sendo a bexiga o órgão mais afetado (80 a 84%), seguido do ureter (15%), rim (4%) e uretra (2%).[2]

Dois tipos de endometriose ureteral devem ser considerados: intrínseco e extrínseco. O primeiro surge de metástases linfáticas ou venosas e pode-se apresentar como uma condição obstrutiva ou causar hematúria cíclica, quando a mucosa ureteral está envolvida.[3,4] O segundo é a forma mais comum e é caracterizado pelo envelopamento contínuo do ureter pela endometriose, que causa compressão e fibrose periureteral, com comprometimento da função renal em 30% dos casos.[5] Notadamente, lesões retrocervicais volumosas com mais de 30 mm têm risco aumentado de comprometimento ureteral.[6]

O diagnóstico de endometriose ureteral pode ser difícil, pois não se apresenta com sintomas específicos.[7] Durante a investigação pré-operatória, pode passar despercebida, especialmente nos casos em que não há hidronefrose.

O tratamento clínico tem benefício limitado em pacientes com endometriose ureteral, uma vez que tenha o objetivo de aliviar os sintomas, mas não necessariamente eliminar a doença.[8] A fibrose, presente praticamente em todos os casos de endometriose ureteral, responde muito mal ao tratamento clínico, e as taxas de recorrência são substanciais. O tratamento da uropatia obstrutiva é cirúrgico, incluindo ureterólise, ressecção segmentar ureteral com anastomose término-terminal uretero-ureteral, reimplante ureteral ou nefrectomia, em casos extremos de exclusão renal.[8,9]

Neste capítulo, descreveremos a técnica cirúrgica passo a passo do reimplante ureteral laparoscópico no tratamento de endometriose ureteral.

PREPARO PRÉ-OPERATÓRIO

O procedimento de reimplante ureteral não requer nenhum preparo especial para a paciente, exceto nos casos em que há hidronefrose severa em que pode ser tentada a passagem de um cateter duplo J antes do procedimento cirúrgico enquanto se aguarda a realização do procedimento cirúrgico definitivo de reimplante ureteral, com o intuito de aliviar a uropatia obstrutiva e diminuir o risco de perda adicional de função renal em caso de demora para a realização da cirurgia definitiva. Nesta situação é importante lembrar que em algumas ocasiões pode haver dificuldade ou até mesmo impossibilidade na passagem do cateter duplo J.

MATERIAIS INDISPENSÁVEIS

O instrumental para a realização do procedimento de reimplante ureteral é o convencional de qualquer procedimento laparoscópico. O único material específico seria o cateter duplo J.

POSICIONAMENTO DA PACIENTE

A paciente é posicionada em decúbito dorsal. As nádegas devem ficar cerca de 5 a 10 cm para fora da mesa cirúrgica a fim de possibilitar adequada mobilização uterina com o manipulador uterino. Os braços devem ser mantidos ao longo do corpo para evitar abdução exagerada do braço da paciente, o que pode causar lesões de plexo. As coxas devem estar abduzidas e levemente flexionadas. As pernas idealmente devem ser posicionadas em perneiras do tipo bota para evitar compressão da panturrilha.

POSICIONAMENTO DOS TROCARTES

A instalação dos trocartes é a posição clássica à francesa, com um trocarte de 10 ou 11 mm em cicatriz umbilical e três trocartes acessórios de 5,5 mm, sendo dois dispostos em fossas ilíacas (2 cm medial à espinha ilíaca anterossuperior) e um na linha mediana, cerca de 10 cm abaixo do trocarte umbilical. Este último deve estar preferencialmente um pouco cranial com relação aos trocartes laterais, caso o abdome da paciente possibilite. Desta forma o ângulo para a sutura é mais favorecido (Fig. 15-1).

POSICIONAMENTO DA EQUIPE E SALA CIRÚRGICA

O primeiro cirurgião posiciona-se à esquerda da paciente, assim como o(a) instrumentador(a). O primeiro auxiliar posiciona-se à direita da paciente, e o segundo auxiliar, que manipulará o útero, deve estar entre as pernas da paciente.

O *rack* é posicionado junto à perna direita da paciente. As fontes de energia ficam na altura do ombro direito da paciente.

DESCRIÇÃO DA TÉCNICA CIRÚRGICA
Passo a Passo

O pneumoperitônio é confeccionado com agulha de Veress posicionada na cicatriz umbilical ou no hipocôndrio esquerdo (ponto de Palmer). Os trocartes são posicionados conforme descrito anteriormente. Após o inventário da cavidade, procede-se à confirmação dos achados previamente identificados nos exames de imagem de mapeamento de endometriose realizados na investigação pré-operatória. A sistematização do tratamento da endometriose profunda já está bem descrita na literatura.[10]

Uma vez realizado o tratamento da endometriose, vamos nos concentrar nos passos cirúrgicos do reimplante ureteral.

O ureter deve ser mobilizado desde acima dos vasos ilíacos para possibilitar uma anastomose sem tensão, sempre preservan-

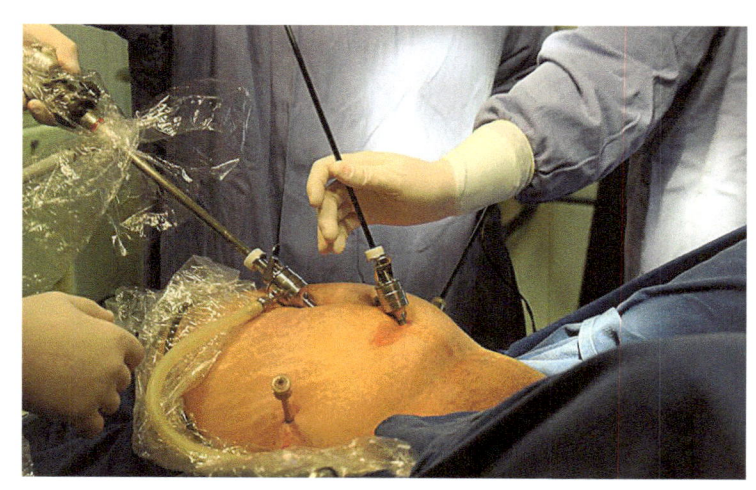

Fig. 15-1. Posicionamento dos trocartes.

do a gordura periureteral, evitando, assim, a desvascularização do mesmo (Fig. 15-2).

A secção do ureter deve ser o mais distal possível, em área de ureter sadio, proximal à área infiltrada pela endometriose (Fig. 15-2). O primeiro passo após a secção ureteral seria realizar a espatulação do ureter, que tem o objetivo de ampliar a área a ser suturada para evitar estenose (Fig. 15-3). Além disso, a realização da espatulação neste momento diminui o risco de rotação do ureter na hora da anastomose.

A bexiga deve ser mobilizada tanto distal quando lateralmente no espaço de Retzius para possibilitar uma anastomose ureterovesical sem tensão. Este é um plano avascular contendo tecido conectivo frouxo (Fig. 15-4).

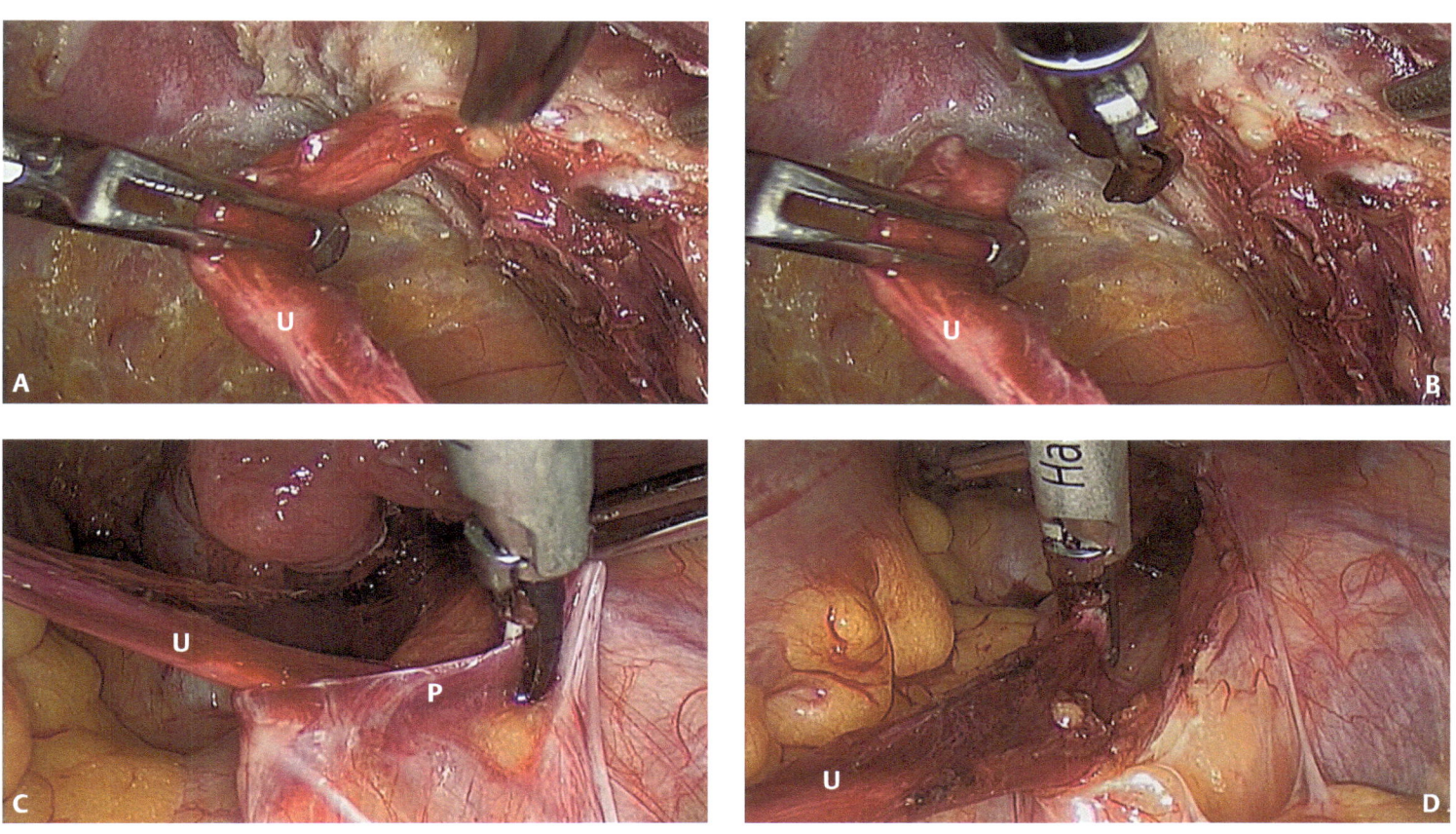

Fig. 15-2. (A e B) Secção do ureter à montante da lesão. (C e D) Mobilização do ureter com a preservação do tecido periureteral. U: ureter; P: peritônio.

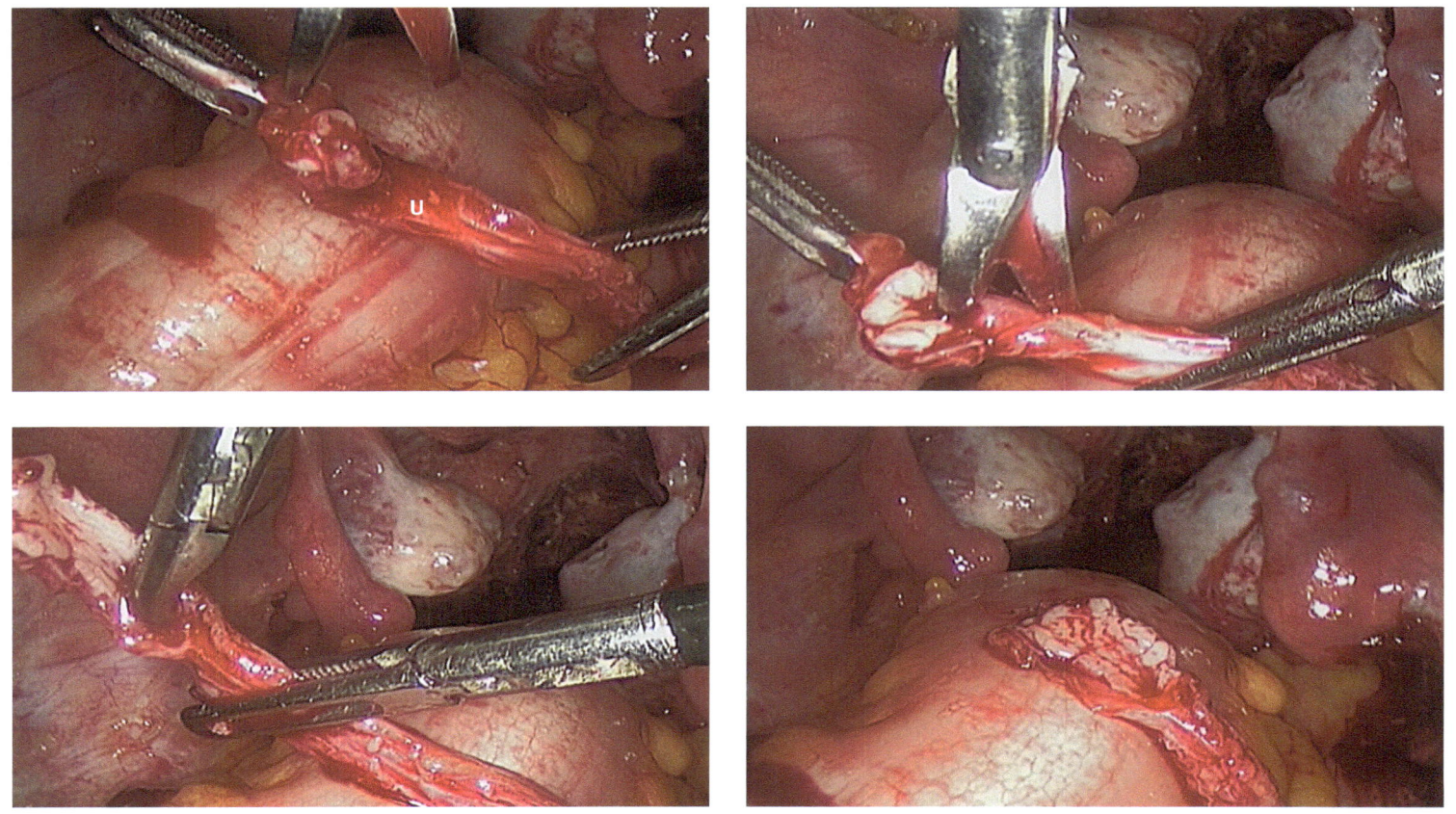

Fig. 15-3. Espatulação do ureter aumentando a área a ser anastomosada com a bexiga.

A bexiga é preenchida com solução salina 0,9% antes de se realizar a abertura da musculatura detrusora. Com isso, é possível manter a mucosa vesical íntegra durante a abertura da parede da bexiga, que pode ser realizada com energia ultrassônica ou monopolar (Fig. 15-5). A mucosa é aberta com tesoura a frio, havendo, então, o extravasamento da solução salina para a cavidade pélvica.

Um cateter duplo J é passado de maneira retrógrada no ureter (Fig. 15-6). O guia pode ser passado por um abocath 14 introduzido por via transparietal ou pelo próprio trocarte acessório de 5,5 mm. Caso a paciente já esteja com um cateter duplo J, é interessante realizar a troca no intraoperatório, posicionando um novo cateter que permanecerá no pós-operatório.

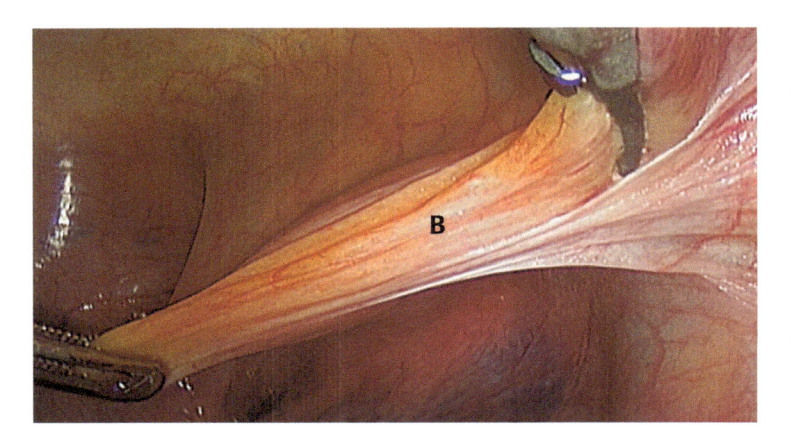

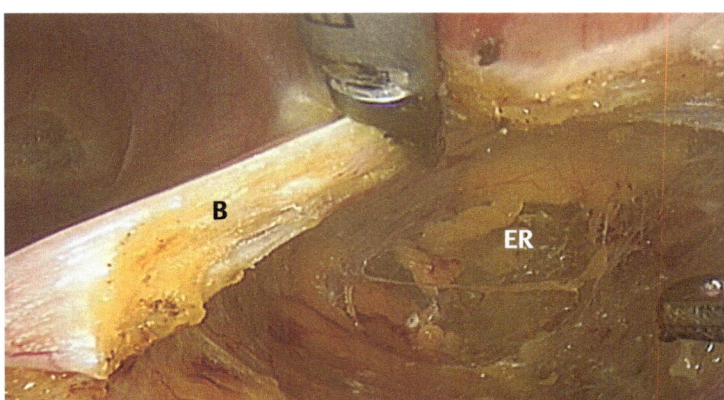

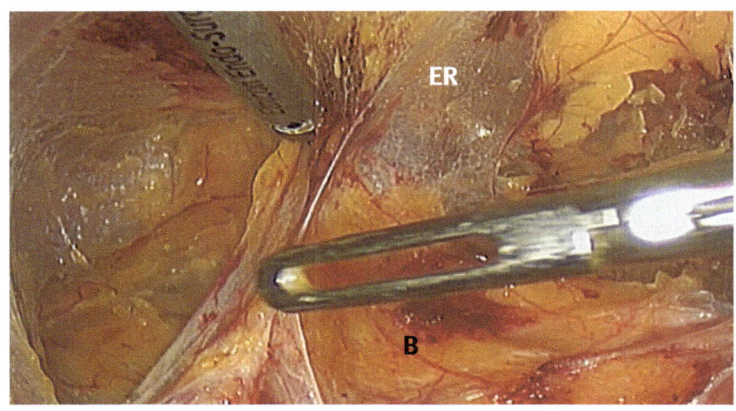

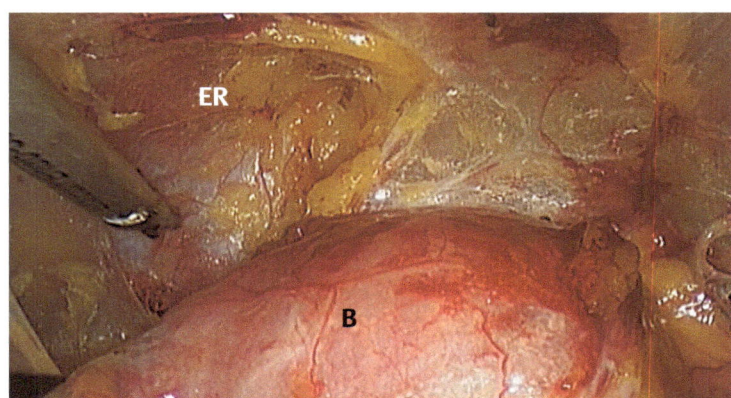

Fig. 15-4. Mobilização da bexiga no espaço de Retzius (ER). B: bexiga.

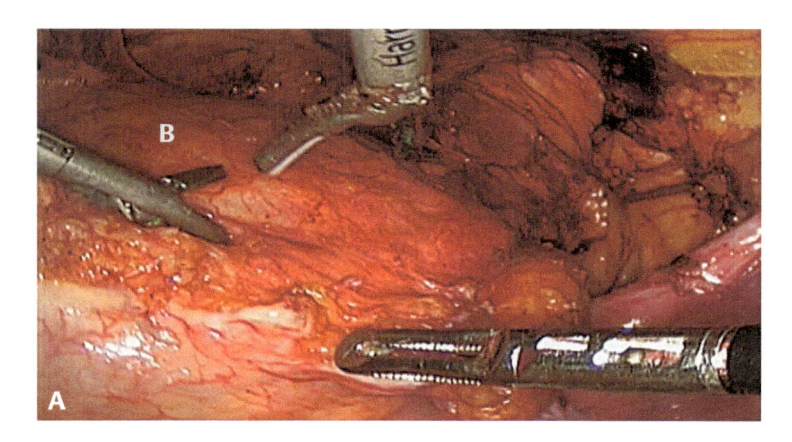

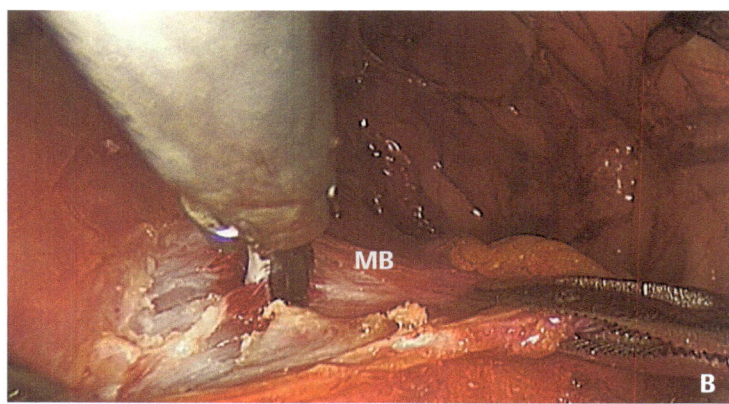

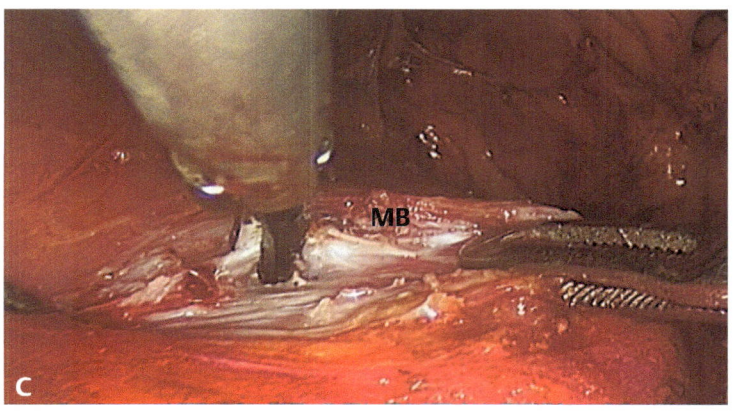

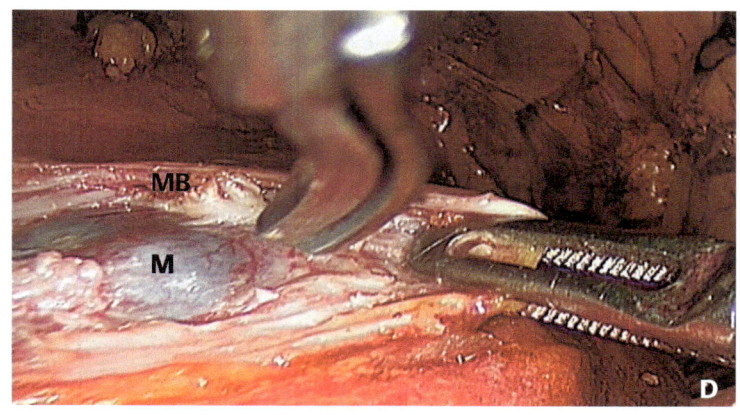

Fig. 15-5. (A) Injeção de cerca de 250 mL de solução salina no interior da bexiga. **(B-D)** Abertura da musculatura detrusora preservando a mucosa vesical íntegra. B: bexiga distendida; MB: muscular da bexiga; M: mucosa vesical.

A anastomose ureterovesical será realizada com duas linhas de sutura contínuas, iniciando às 6 h e terminando às 12 h, em sentido horário (do lado esquerdo da anastomose) e em sentido anti-horário (do lado direito da anastomose). Apesar de o fio utilizado para a anastomose ser absorvível (vicryl ou PDS, 3-0 ou 4-0), é recomendável que se deixe o nó externamente à anastomose. Desta forma, os pontos devem ser passados de fora para dentro no ureter e de dentro para fora na bexiga ou de fora para dentro na bexiga e de dentro para fora no ureter (Fig. 15-7).

O primeiro ponto da linha de sutura que configurará a lateral esquerda da anastomose é realizado na posição às 6 h, no ângulo esquerdo do ureter espatulado, de fora para dentro, e no ângulo in-

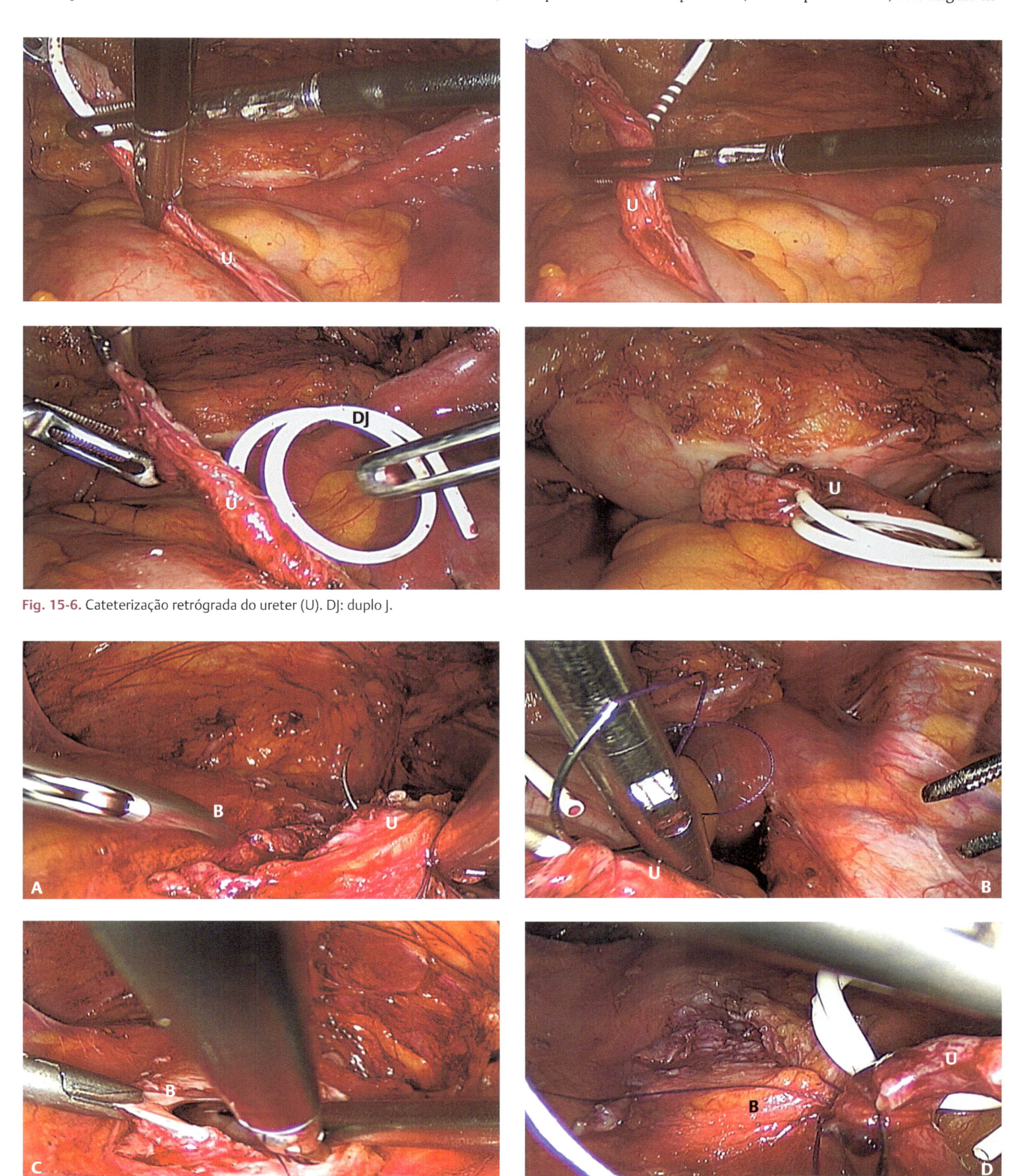

Fig. 15-6. Cateterização retrógrada do ureter (U). DJ: duplo J.

Fig. 15-7. Anastomose ureterovesical passando a agulha de fora para dentro na bexiga (A) e de dentro para fora no ureter (B). (C) Abertura da mucosa da bexiga e (D) aproximação do nó às 6 h. B: bexiga; U: ureter.

ferior esquerdo da abertura da bexiga, de dentro para fora, incluindo necessariamente a mucosa tanto do ureter quanto da bexiga. Uma sutura contínua até a posição às 12 horas é realizada, e o último ponto deve ser às 12 h, de dentro para fora na bexiga e não deve ser amarrado (Fig. 15-8). Neste momento a extremidade distal do cateter duplo J já pode ser inserida dentro da bexiga. A lateral direita da anastomose é realizada de forma semelhante, iniciando às 6 h no ângulo direito do ureter espatulado e no ângulo inferior direi-

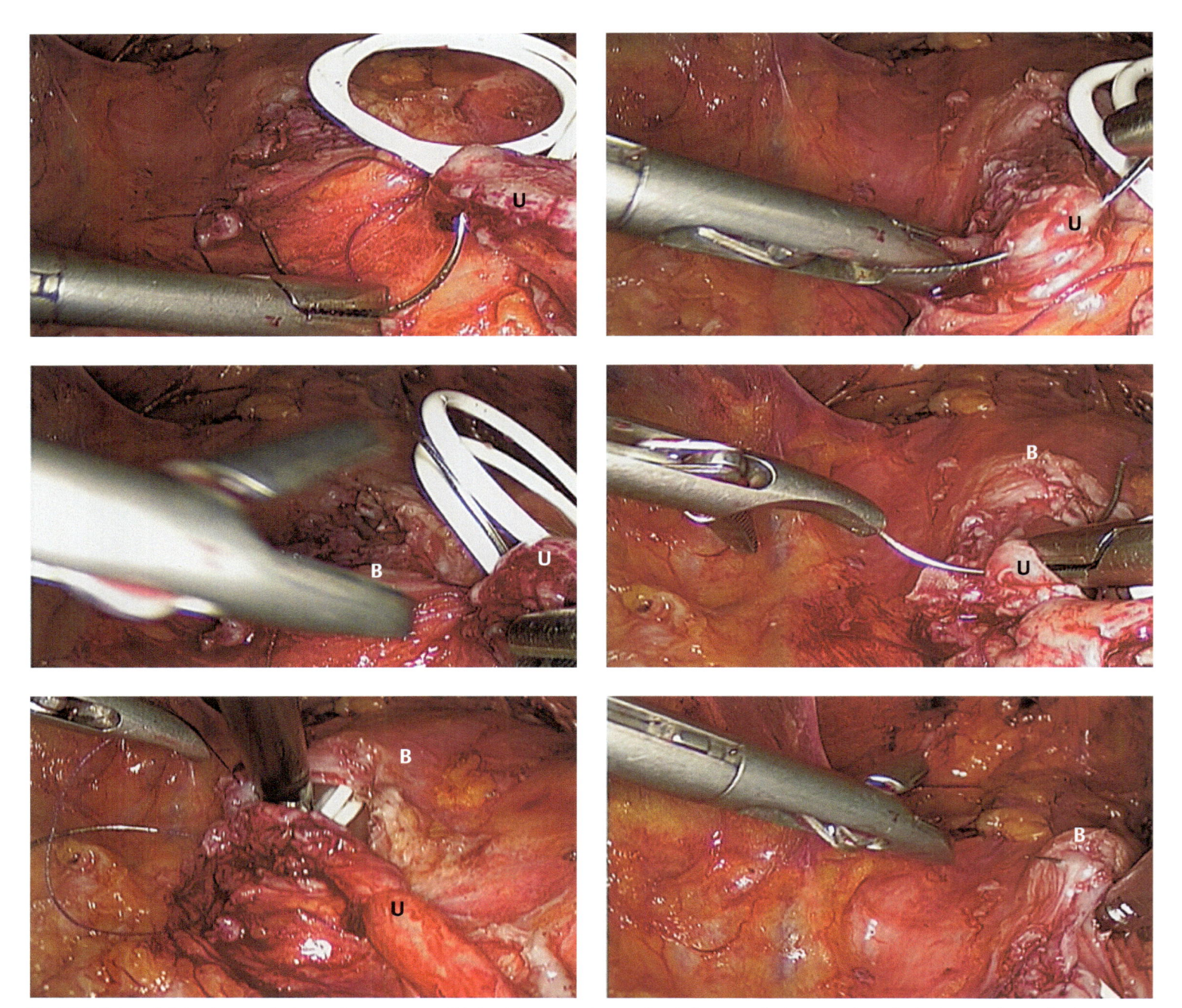

Fig. 15-8. Sutura da lateral esquerda da anastomose em sentido horário, passando a agulha de fora para dentro no ureter e de dentro para fora na bexiga. B: bexiga; U: ureter.

to da bexiga e terminando às 12 h (Fig. 15-9). O fio do semicírculo esquerdo será, então, amarrado com o fio do semicírculo direito, deixando novamente o nó externamente, promovendo uma anastomose segura com três nós, sendo 2 às 6 h e um às 12 h (Fig. 15-9).

O mecanismo antirrefluxo é realizado conforme a técnica de Lich-Gregoire,[8,11,12] usando pontos simples de vicryl 3-0 ou PDS, suturando a musculatura detrusora sobre a área da anastomose. Neste tempo do procedimento é importante que os pontos incluam

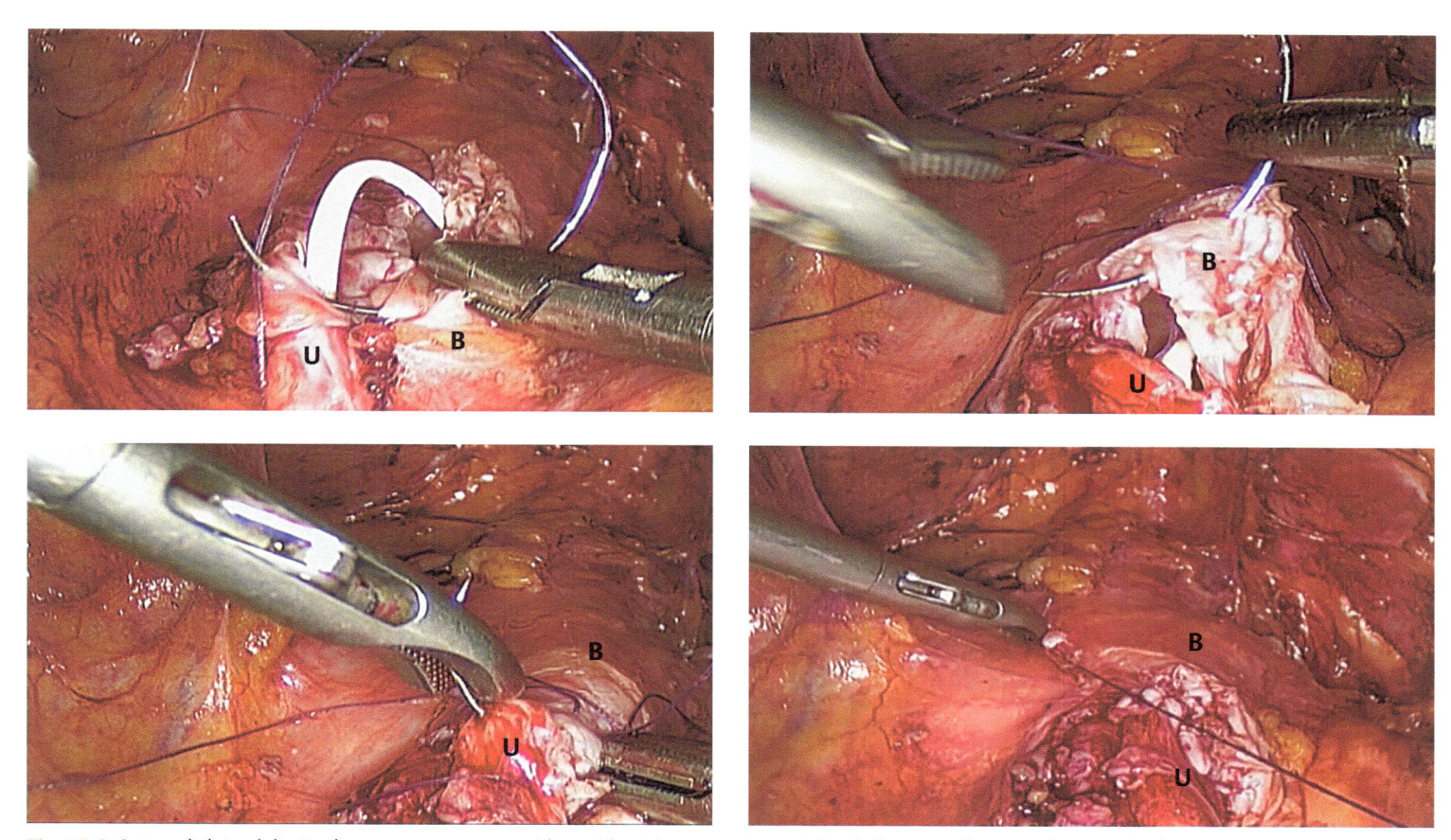

Fig. 15-9. Sutura da lateral direita da anastomose em sentido anti-horário, passando a agulha de fora para dentro na bexiga e de dentro para fora no ureter. Ambos os fios são amarrados na posição às 12 h. B: bexiga; U: ureter.

somente a camada muscular da bexiga, recobrindo a anastomose ureterovesical em uma extensão equivalente a 3 a 5 vezes o tamanho da anastomose, a fim de que o mecanismo antirreflexo seja efetivo (Fig. 15-10).

Para diminuição adicional da tensão na linha de anastomose, a bexiga pode ser fixada com um ou dois pontos à musculatura do psoas ipsolateral ao reimplante, utilizando a técnica chamada de psoas hitch (Fig. 15-11).

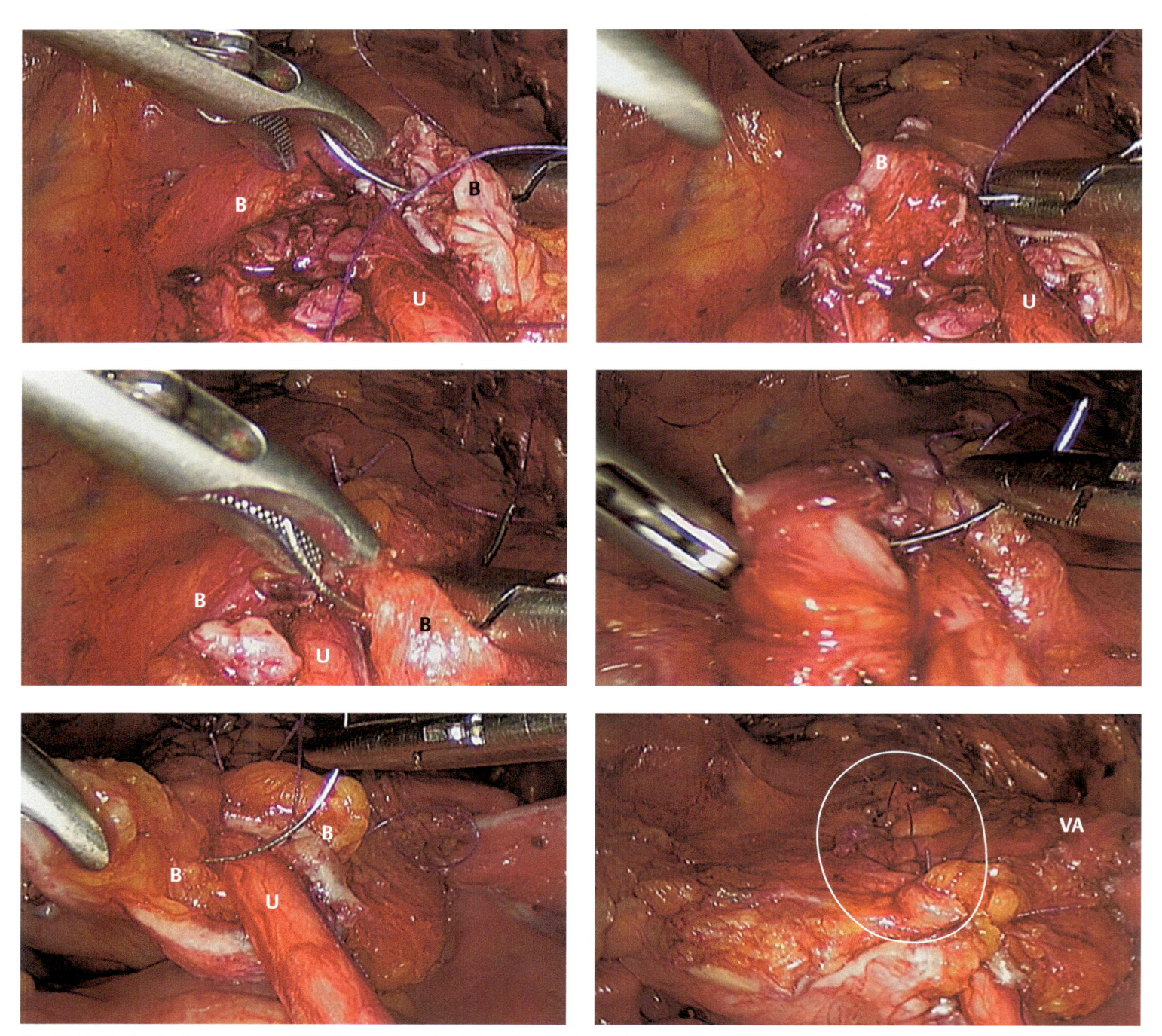

Fig. 15-10. Confecção do mecanismo antirreflexo. A extensão da área de musculatura detrusora a ser suturada sobre a anastomose deve corresponder a 3 a 5 × o diâmetro da anastomose ureterovesical para que o mecanismo seja efetivo. B: bexiga; U: ureter; VA: válvula antirrefluxo.

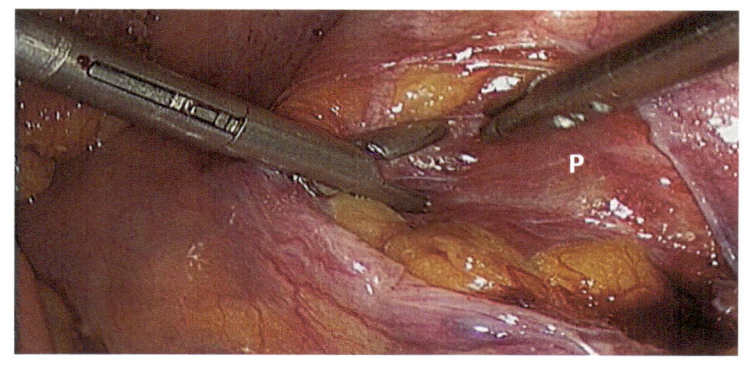

Fig. 15-11. Dissecção do psoas onde a parede lateral da bexiga pode ser suturada para diminuir a tensão da anastomose (*psoas hitch*). P: psoas.

PÓS-OPERATÓRIO

A paciente pode receber dieta leve 6 horas após o procedimento cirúrgico se a tolerar bem e não apresentar náuseas ou vômitos. Normalmente a alta hospitalar pode ocorrer no dia seguinte ao procedimento cirúrgico, caso haja evolução satisfatória. Nos casos de hematúria em decorrência da anastomose ou da manipulação pela passagem do cateter duplo J, é recomendável manter a paciente internada até que a hematúria se torne bem translúcida, a fim de evitar uma obstrução da sonda de Foley por um coágulo com a paciente fora do ambiente hospitalar.

A sonda vesical calibrosa (18 Fr) deve ser mantida nas primeiras 2 semanas para reduzir distensão da anastomose promovida pelo enchimento da bexiga.

O cateter duplo J deverá ser mantido por um período de 60 dias a fim de moldar a anastomose ureterovesical (de modo que os pontos do mecanismo antirrefluxo não estenosem a anastomose), quando poderá ser removido por cistoscopia.

CONCLUSÃO

A uropatia obstrutiva decorrente de endometriose profunda é uma condição pouco frequente, mas que pode acontecer em uma porcentagem razoável de pacientes com lesões volumosas de endometriose. Trata-se de uma condição de tratamento cirúrgico absoluto, para que não culmine com exclusão renal e perda da função deste rim.

A técnica cirúrgica é relativamente simples, uma vez respeitados os detalhes técnicos que são muito importantes para o sucesso do procedimento.

REFERÊNCIAS BIBLIOGRÁFICAS

1. Camanni M, Bonino L, Delpiano EM et al. Laparoscopic conservative management of ureteral endometriosis: a survey of eighty patients submitted to ureterolysis. *Reprod Biol Endocrinol* 2009;7:109.
2. Donnez J, Spada F, Squifflet J, Nisolle M. Bladder endometriosis must be considered as bladder adenomyosis. *Fertil Steril* 2000;74(6):1175-81.
3. Fujita K. Endometriosis of the ureter. *J Urol* 1976;116(5):664.
4. Llarena Ibarguren R, Lecumberri Castaños D, Padilla Nieva J et al. Urinary endometrioma. *Arch Esp Urol* 2002;55(10):209-15.
5. Pérez-Utrilla Pérez M, Aguilera Bazán A, Alonso Dorrego JM et al. Urinary tract endometriosis: clinical, diagnostic, and therapeutic aspects. *Urology* 2009;73(1):47-51.
6. Kondo W, Branco AW, Trippia CH et al. Retrocervical deep infiltrating endometriotic lesions larger than thirty millimeters are associated with an increased rate of ureteral involvement. *J Minim Invasive Gynecol* 2013;20(1):100-3.
7. Berlanda N, Vercellini P, Carmignani L et al. Ureteral and vesical endometriosis. Two different clinical entities sharing the same pathogenesis. *Obstet Gynecol Surv* 2009;64(12):830-42.
8. Kondo W, Branco AW, Branco Filho AJ et al. How do I treat the ureter in deep infiltrating endometriosis by laparoscopy? *Bras J Video-Sur*2011;4(4):181-97.
9. Ghezzi F, Cromi A, Bergamini V, Bolis P. Management of ureteral endometriosis: areas of controversy. *Curr Opin Obstet Gynecol* 2007;19(4):319-24.
10. Kondo W, Bourdel N, Zomer MT et al. Surgery for deep infiltrating endometriosis. Technique and rationale. *Frontiers in Bioscience E5* 2013 Jan;1:316-32.
11. Tsai YC, Yang SSD. Laparoscopic ureteral reimplantation for vesicoureteral reflux: a mini-Review. *JTUA* 2007; 18(2):75-9.
12. Branco AW, Branco Filho AJ, Kondo W. Laparocopic ureteral reimplantation in ureteral stenosis after gynecologic laparoscopic surgery. *Int Braz J Urol* 2005;31(1):51-3.

ENDOMETRIOSE PROFUNDA – NEUROANATOMIA PÉLVICA

Nucelio Luiz de Barros Moreira Lemos
Alexandra Raffaini Luba
Christine Plöger-Schor

INTRODUÇÃO

A infiltração pela endometriose pélvica profunda (EPP) já foi descrita em praticamente todos os órgãos pélvicos, incluindo os nervos do plexo lombossacral. Neste caso, além dos sintomas clássicos de dismenorreia, dispareunia de profundidade e dor pélvica crônica, a endometriose produzirá sintomas característicos dos encarceramentos intrapélvicos, como ciatalgia, dor perineal (ou pudenda), dor glútea, proctalgia ou urgência miccional. Outro problema nervoso associado à endometriose é a lesão iatrogênica dos nervos intrapélvicos, que será o foco deste capítulo.

O tratamento radical da EPP por laparoscopia já é bem estabelecido e de eficácia comprovada, principalmente nos casos mais sintomáticos,[1,2] sendo esta a filosofia cirúrgica adotada pela maioria dos centros de referência no Brasil e no mundo.[3] No entanto, durante os procedimentos radicais, pode ocorrer a lesão iatrogênica dos nervos autonômicos da pelve, acarretando disfunções urinária e anorretal, em até 38,5% das pacientes, a depender do local das lesões.[4-7]

Possover et al. foram os primeiros a descrever uma técnica para preservação nervosa durante o tratamento da EPP e a batizaram "Técnica LANN" (do inglês Laparoscopic Neuronavigation – Neuronavegação Laparoscópica),[8] uma vez que a mesma se baseie no uso de neuroestimulação intraoperatória para identificação e dissecção dos nervos intrapélvicos. Os autores observaram uma drástica redução em sua taxa de retenção urinária, que caiu para 0,61%.

Desde então, vários grupos passaram a desenvolver e adotar técnicas de Neuropreservação, promovendo a preservação da função autonômica da pelve, com taxas de cura e intervalo livre de doença equivalentes ao tratamento tradicional.[9-13]

Outros autores demonstraram a reprodutibilidade da dissecção intraoperatória e exposição dos nervos pélvicos ao nível das fossas pararretais e paramétrios, com o objetivo de preservá-los por meio da visualização direta, de forma análoga à utilizada na preservação ureteral – dissecam-se os nervos em uma zona livre de doença, seguindo-os até onde estiverem em íntimo contato com a endometriose.[9,14,15]

Uma alternativa à exposição dos nervos é o uso de pontos de referência anatômicos, no intuito de evitar a dissecção em áreas que são, sabidamente, trajeto de nervos, como é o caso da retossigmoidectomia com preservação do mesorreto.[12]

A exposição laparoscópica do plexo hipogástrico inferior é factível para os cirurgiões treinados e com bom conhecimento da neuroanatomia pélvica. Além disso, a simples conscientização sobre a presença dos nervos pélvicos e seus pontos de referência já diminui sobremaneira o risco de lesão intraoperatória.[9] Assim, o objetivo deste capítulo é revisar a anatomia dos feixes nervosos intrapélvicos e descrever os passos da Técnica LANN, bem como os pontos de referência para a preservação nervosa na cirurgia radical da EPP.

NEUROANATOMIA PÉLVICA

Podemos dizer, de maneira didática, que a pelve é inervada por dois conjuntos de nervos: os nervos somáticos e os nervos autonômicos. Existem ainda alguns nervos que, embora não inervem estruturas da pelve, passam por ela ou estão em áreas de risco quando se faz o acesso cirúrgico à pelve, e por isso serão mencionados.

Nervos Somáticos

Os ramos posteriores dos nervos sacrais e coccígeos se dirigem à parede posterior da pelve e são responsáveis, principalmente, pela inervação sensitiva da região e pela inervação da musculatura de estabilização do dorso. Os ramos anteriores dos nervos espinhais L4 a S4 formam o plexo sacral, e os ramos anteriores de S4-5 e coccígeos formam o plexo coccígeo. Do plexo coccígeo originam-se nervos que se dirigem para o m. do assoalho da pelve e para a pele da região posterior adjacente ao cóccix e borda posterior do ânus. Do plexo sacral partem estruturas importantes, com amplos territórios de inervação: o n. ciático, o n. glúteo superior, o n. glúteo inferior (estes dois são, na maior parte dos casos, ramos extrapélvicos do primeiro), o n. pudendo e os nervos dos músculos levantadores do ânus.

A técnica de neuronavegação laparoscópica (LANN) foi descrita recentemente,[8] abrindo portas para o acesso à porção retroperitoneal do plexo lombossacral de forma segura e objetiva pela cirurgia minimamente invasiva. Desde então diversas causas de aprisionamento de nervos foram descritas, e um novo campo na medicina foi criado: a Neuropelveologia.[16]

Nervos da Parede Anterior do Abdome
Ílio-hipogástrico, Ilioinguinal e Genitofemoral

Estes são ramos sensitivos do plexo lombossacral que adentram o espaço retroperitoneal, emergindo pela borda lateral do músculo psoas e seguindo anterior e distalmente para deixar o abdome através dos canais femoral e inguinal (Fig. 16-1). O encarceramento fibrótico desses ramos está relacionado com a alodinia na região inguinal pós-herniorrafia.[17,18]

Nervo Ílio-Hipogástrico

O nervo ílio-hipogástrico emerge do primeiro nervo lombar (L1), na porção superolateral do m.psoas maior, cruza obliquamente a face anterior do m. quadrado lombar em direção à crista ilíaca, quando perfura a face posterior do m. transverso do abdome.

Nervo Ilioinguinal

Menor que o anterior, emerge com este a partir de L1, da face lateral do m.psoas maior logo abaixo do n. ílio-hipogástrico, percorrendo o mesmo caminho até deixar a cavidade abdominal pelo canal inguinal.

Nervo Genitofemoral

Formado por fibras de L1 e L2, emerge na borda medial do músculo psoas maior, próximo à coluna vertebral, e segue oblíqua e distalmente sobre o músculo, logo abaixo do peritônio, deixando a cavidade abdominal pelo canal femoral.

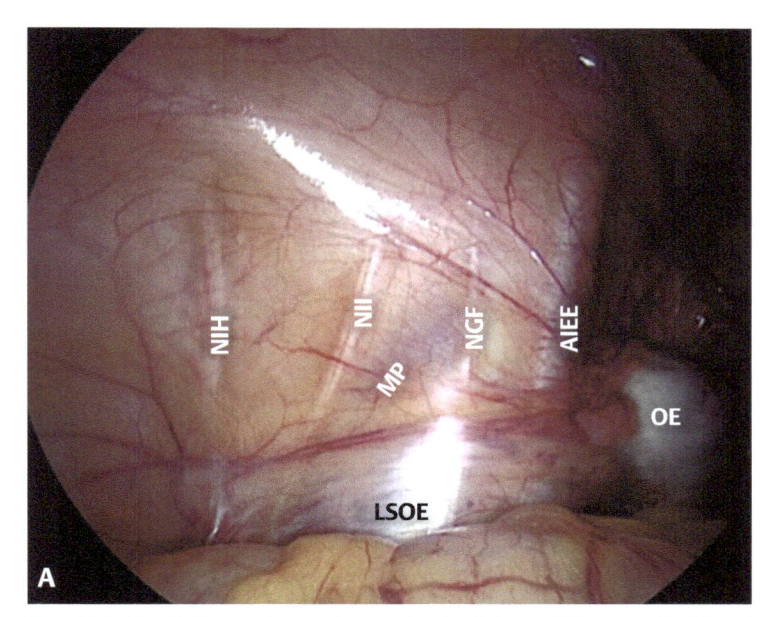

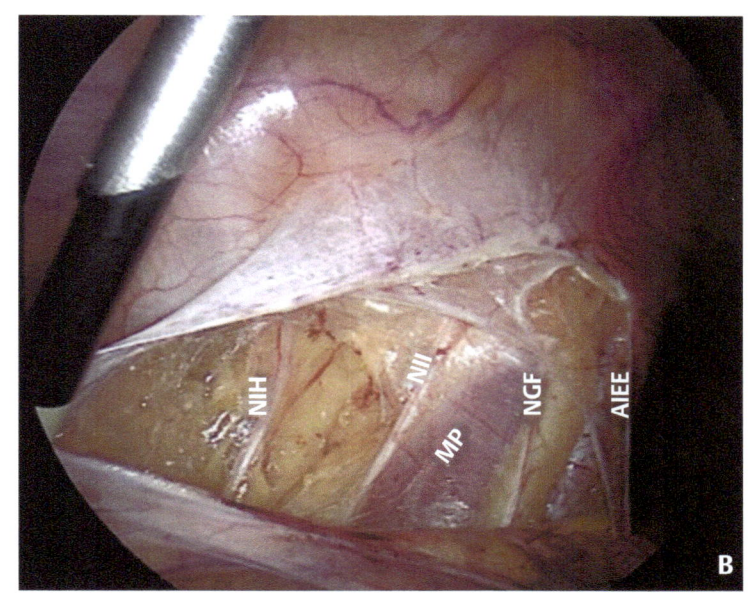

Fig. 16-1. (A e B) Nervos da parede anterior do abdome. NIH: nervo ilio-hipogástrico; NII: nervo ilioinguinal; MP: músculo psoas maior; NGF: nervo genitofemoral; AIEE: artéria ilíaca externa esquerda; LSOE: ligamento suspensor do ovário esquerdo; OE: ovário esquerdo.

Nervo Femoral

Advém das divisões dorsais das raízes L2, L3 e L4 e tem a maior porção motora e sensitiva do plexo lombar. O nervo femoral entra no abdome pelas fibras laterais do músculo psoas maior na sua porção inferior e continua distalmente entre ele e o músculo ilíaco, sob a fáscia deste, deixando a cavidade pelo canal femoral para inervar o músculo quadríceps femoral e a pele que recobre a face anterior da coxa (Fig. 16-2).

Nervos do Espaço Obturatório

O espaço obturatório pode ser desenvolvido pela abertura do peritônio parietal, entre os vasos ilíacos externos e o músculo psoas maior (Fig. 16-3). Além de ser cruzado pelo nervo obturatório, o espaço abriga a confluência do tronco lombossacral e das raízes S1 a S4, que aí formam os principais troncos nervosos do plexo sacral – nervos ciático, pudendo, dos levantadores do ânus, glúteo superior e cutâneo-femoral posterior. Os dois últimos, na maior parte dos casos, originam-se do ciático após sua passagem pelo forame isquiático maior, no espaço glúteo profundo.

Nervo Obturatório

O nervo obturatório emerge dos ramos ventrais de L2, L3 e L4, da borda medial do músculo psoas maior, próximo à linha pectínea. Segue em sentido distal e passa posteriormente aos vasos ilíacos comuns e lateralmente aos ilíacos internos, que o separam do ureter. Caminha sobre a parede lateral da pelve menor, anteriormente aos vasos obturatórios até o canal obturatório, através do qual deixa a pelve emitindo

Fig. 16-2. Nervo femoral. NF: nervo femoral; MP: músculo psoas maior; CE: cólon esquerdo.

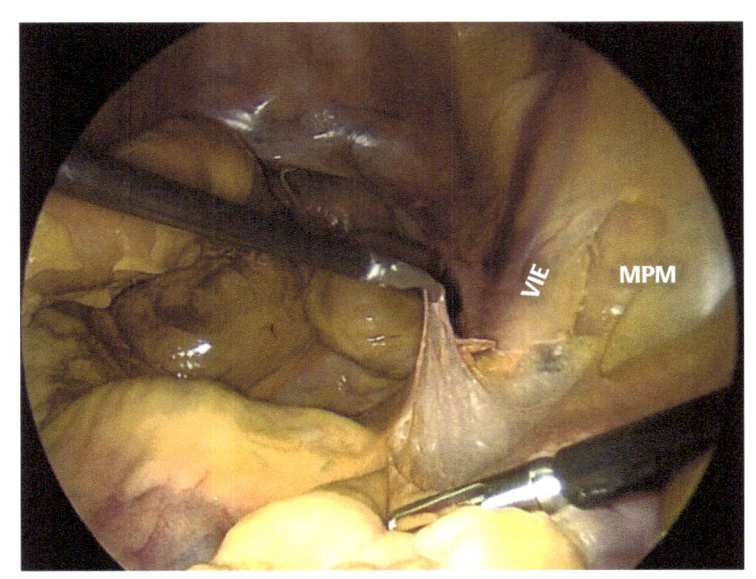

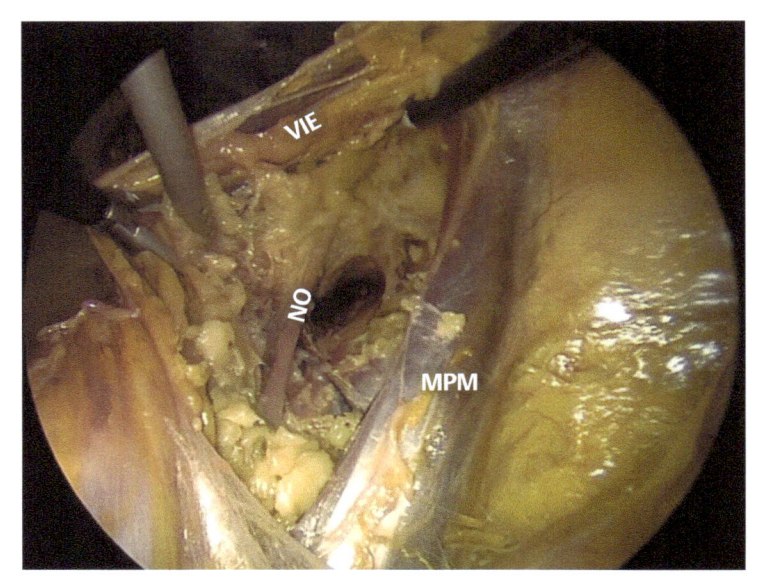

Fig. 16-3. Desenvolvimento do espaço obturatório. VIE: vasos ilíacos externos; MPM: músculo psoas maior; NO: nervo obturatório.

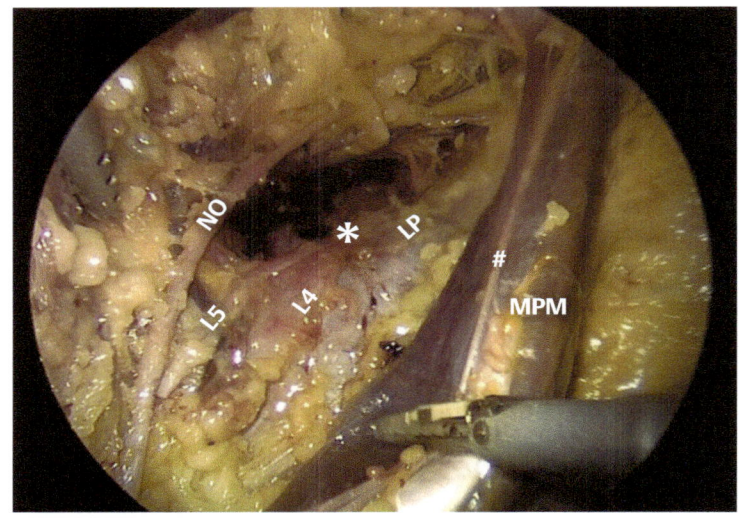

Fig. 16-4. Nervo obturatório (NO), músculo psoas maior (MPM); raízes L4 e L5 formando o tronco lombossacral (*); nervo genitofemoral (#). LP: linfonodos pélvicos.

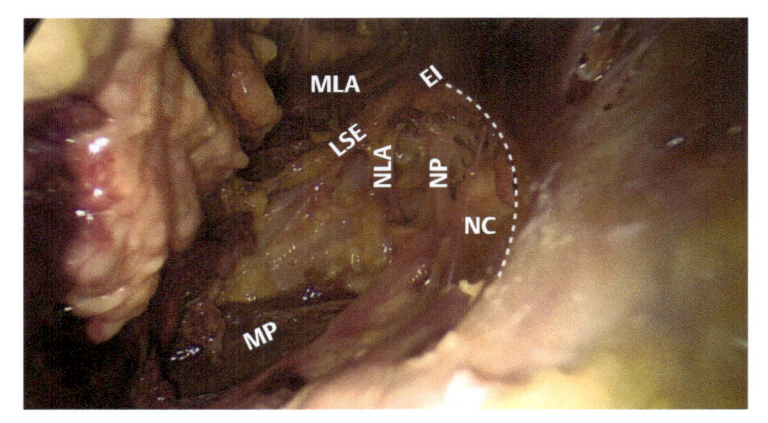

Fig. 16-6. Nervo pudendo (NP); ligamento sacroespinal (LSE); espinha isquiática (EI); músculo levantador do ânus (MLA); nervo do músculo levantador do ânus (NLA); nervo ciático (NC); incisura isquiática *(linha tracejada)*.

ramos que inervam de forma sensitiva a pele medial da coxa e de forma motora os músculos adutores do quadril (Fig. 16-4).

Tronco Lombossacral

O tronco lombossacral é formado por ramos de L4 e L5. Emerge medialmente ao músculo psoas maior e segue distalmente sobre L5 e a sinostose sacroilíaca em direção ao espaço obturatório, para unir-se às porções distais das raízes S1, S2, S3, dando origem ao nervo ciático (Fig. 16-5).

Nervo Ciático

O nervo ciático é o maior nervo do corpo e no seu início apresenta 2 cm de espessura. É formado por fibras de L4 e L5 advindas do tronco lombossacral e por fibras de S1, S2 e S3. Deixa a pelve pelo hiato suprapiriforme do forame ciático maior, limitado anteriormente pela incisura isquiática do osso ilíaco e posteriormente pelo músculo piriforme. O nervo emite ramos sensitivos para região glútea superior, posterolateral da coxa, perna, tornozelo e pé e ramos motores para os músculos extensores do quadril, abdutores e rotacionais, flexores do joelho, além de todos os músculos para o tornozelo e pé. Em algumas pessoas, os nervos glúteo superior, cutâneo-femoral posterior e cutâneo-femoral lateral emergem antes da saída do nervo ciático da pelve.

Nervo Pudendo

O nervo pudendo tem sua origem nos ramos ventrais de S2, S3 e S4, caminha entre os músculos piriforme e coccígeo e deixa a pelve pela porção inferior do canal do pudendo ou canal de Alcock. O nervo emite ramos sensitivos para a região glútea inferior e pele da região perineal e ramos motores para os músculos perineais e para as fibras anteriores do músculo levantador do ânus. As fibras posteriores do músculo levantador do ânus são inervadas pelo nervo do músculo levantador do ânus, formado por ramos motores e sensitivos das raízes S3 e S4 (Fig. 16-6).[19-21]

Nervos Autonômicos

Nervos dos Espaços Pressacral e Pararretal

O plexo hipogástrico superior, formado por fibras do tronco simpático para-aórtico, dá origem aos nervos hipogástricos. Estes nervos caminham sobre a fáscia hipogástrica em direção anterior e distal. Após cruzar aproximadamente dois terços da distância entre o sacro e a cérvice uterina ou a próstata, suas fibras se ramificam novamente para encontrarem os nervos esplâncnicos pélvicos (descritos a seguir), dando origem ao plexo hipogástrico inferior (Fig. 16-7).

Os nervos hipogástricos carregam os sinais simpáticos que causam o relaxamento do músculo detrusor e contração dos esfíncteres internos da uretra e do ânus, promovendo a continência. Eles também carregam aferência nociceptiva e proprioceptiva das vísceras pélvicas.[18,22]

O limite lateral do espaço pressacral é a fáscia hipogástrica, formada pelas fibras mediais da fáscia endopélvica, com origem na face anterior do osso sacro e justamedialmente aos forames sacrais.[19,21] As raízes nervosas sacrais (que têm componentes somáticos – já descritos – e autonômicos) podem ser encontradas imediatamen-

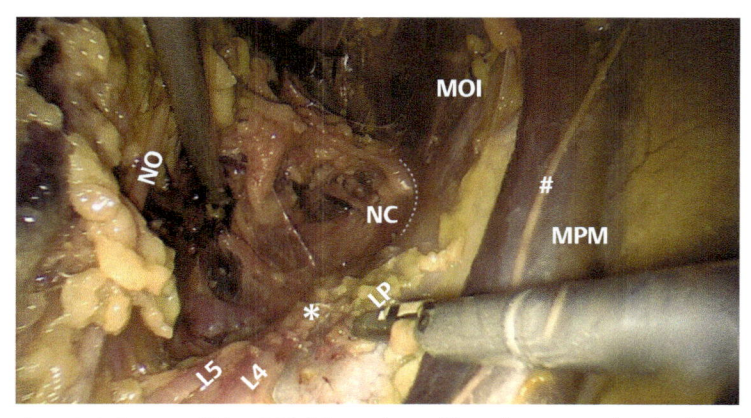

Fig. 16-5. O nervo ciático (NC) é formado por fibras de L4 e L5 advindas do tronco lombossacral (*) e por fibras de S1, S2 e S3. Deixa a pelve pelo hiato suprapiriforme do forame ciático maior, limitado anteriormente pela incisura isquiática do osso ilíaco *(linha tracejada)* e posteriormente pelo músculo piriforme. MPM: músculo psoas maior; NO: nervo obturatório; MOI: músculo obturador interno; LP: linfonodo pélvico.

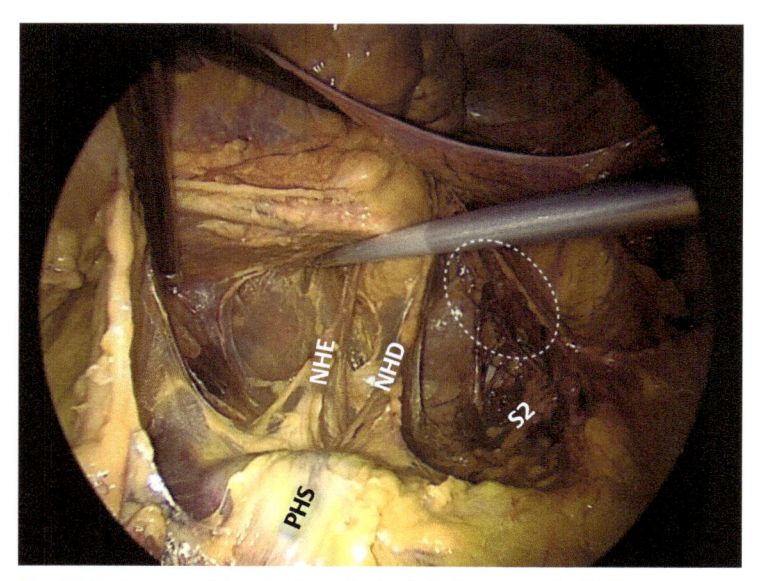

Fig. 16-7. Os nervos hipogástricos direito (NHD) e esquerdo (NHE) unem-se aos nervos esplâncnicos pélvicos para formar o plexo hipogástrico inferior. PHS: plexo hipogástrico superior.

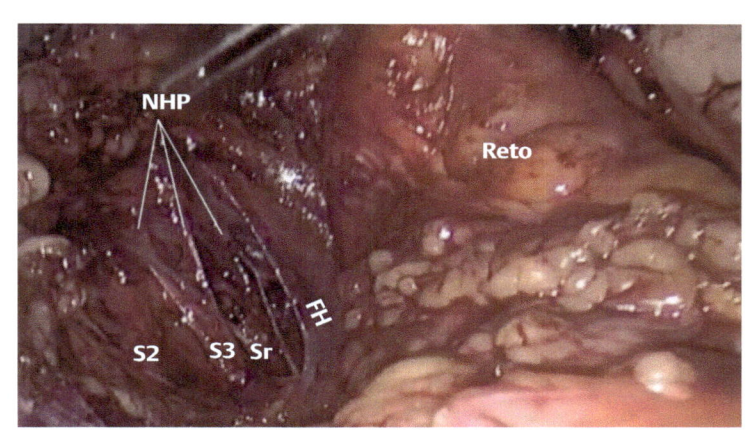

Fig. 16-8. Raízes sacrais e nervos esplâncnicos pélvicos (NHP) à esquerda. FH: feixe hipogástrico.

te laterais a essa fáscia (Fig. 16-8). Essas fibras deixam os forames sacrais e seguem em sentidos anterior e distal, repousando sobre o músculo piriforme e cruzando os vasos ilíacos internos lateralmente para se reencontrarem formando os nervos do plexo sacral. Antes de cruzarem os vasos ilíacos internos, emitem os delgados ramos parassimpáticos, denominados nervos esplâncnicos pélvicos, que promovem a contração do músculo detrusor e oferecem a inervação parassimpática extrínseca do cólon descendente, sigmoide e reto.[19] Esses nervos também carregam os sinais aferentes nociceptivos das vísceras pélvicas. Os nervos esplâncnicos pélvicos se reúnem aos nervos hipogástricos para formarem o plexo hipogástrico inferior na fossa pararretal. A anatomia dos nervos autonômicos da pelve pode ser explorada pela laparoscopia.[15]

NEUROFISIOLOGIA DO ASSOALHO PÉLVICO
Neurofisiologia do Trato Urinário

O controle voluntário do trato urinário envolve uma série de estruturas dos sistemas nervoso central e periférico. Como o foco deste capítulo é a preservação dos nervos periféricos, nos concentraremos na descrição do papel destas estruturas – o plexo hipogástrico superior (pressacral), os nervos hipogástricos, os nervos esplâncnicos pélvicos, o plexo hipogástrico inferior e os nervos pudendos.

A inervação simpática da uretra e da bexiga se origina nos gânglios para-aórticos de T10 a L3, formando o plexo hipogástrico superior que, por sua vez, dá origem aos nervos hipogástricos direito e esquerdo. Os estímulos parassimpáticos são carregados pelos nervos esplâncnicos pélvicos, originados de S2 a S4.[23,24] A inervação eferente somática do esfíncter estriado uretral e do músculo pubovaginal é carregada pelos nervos pudendos, enquanto as porções posteriores do músculo levantador do ânus são inervadas pelo nervo do levantador do ânus.[19,20]

As divisões somática e simpática do sistema nervoso promovem a continência, e a porção parassimpática, o esvaziamento. Durante a maior parte do tempo, estímulos simpáticos basais são disparados constantemente pelos nervos hipogástricos, mantendo a contração tônica do esfíncter interno da uretra e o relaxamento do detrusor. Quando a bexiga se enche além de um determinado limiar, os receptores de estiramento no trígono vesical geram impulsos nervosos que são carregados pelos nervos hipogástricos à coluna torácica e daí ao centro pontino da micção, este, por sua vez, deflagra o reflexo pontino da micção, que ativa os núcleos parassimpáticos do cone medular, e estes disparam impulsos pelos nervos esplâncnicos pélvicos, que ativam os receptores muscarínicos da bexiga. Concomitantemente, o centro pontino da micção diminui a atividade dos nervos pudendos e suprime o estímulo simpático, causando o relaxamento dos esfíncteres externo e interno da uretra.[23,25,26]

Neurofisiologia Anorretal

A continência fecal e a evacuação são mecanismos complexos que envolvem os músculos do assoalho pélvico e os sistemas nervosos somático e autônomo (simpático e parassimpático).

A inervação simpática do cólon descendente, sigmoide e reto proximal provém dos nervos esplâncnicos lombares (L1-L3), que fazem sinapse no gânglio mesentérico inferior e seguem a irrigação arterial para as paredes intestinais. Já as fibras simpáticas do reto distal, canal anal e esfíncter anal interno têm a mesma origem, mas descem do gânglio mesentérico inferior para o plexo hipogástrico superior e formam os nervos hipogástricos, compondo, a partir daí, o plexo hipogástrico inferior, acompanhando a fáscia do músculo pubococcígeo e adentrando o ânus, entre os esfíncteres interno e externo, para integrarem-se ao plexo mioentérico (de Auerbach). As áreas proximais à flexura esplênica do cólon são inervadas pelo vago.[27-29] A liberação de noradrenalina pelas fibras simpáticas causam contração do esfíncter interno do ânus e do canal anal.[30]

Os sinais parassimpáticos advêm dos nervos esplâncnicos pélvicos (S2-S4). Estes nervos cruzam uma curta distância nas fossas pararretais para encontrarem-se com os nervos hipogástricos e formarem os plexos hipogástricos inferiores (esquerdo e direito), inervando os dois terços proximais do reto. A liberação de acetilcolina por estas fibras estimula o plexo mioentérico e a motilidade do reto.[24,31]

A inervação autonômica é feita pelos nervos pudendos (S2-S4), que inervam o esfíncter externo do ânus e as porções anteriores do músculo levantador do ânus, e pelo nervo do músculo levantador do ânus, que inerva as porções posteriores.[19,20,23]

PRESERVAÇÃO NERVOSA POR VISUALIZAÇÃO DIRETA, UTILIZANDO A TÉCNICA LANN

A técnica LANN baseia-se no conceito de preservação dos feixes nervosos por meio da dissecção e exposição dos mesmos, a partir de porções proximais às lesões endometrióticas.[8] Este conceito é similar ao utilizado na preservação dos ureteres, onde se inicia a dissecção em uma área livre de doença, antes da entrada dos mesmos na área endometriótica, no intuito de facilitar a identificação nas regiões onde há distorção anatômica.[15]

Os nervos esplâncnicos pélvicos são finos feixes nervosos que podem ser facilmente confundidos por trabéculas conjuntivas retroperitoneais; por isso, só podem ser identificados em sua origem dorsal, no momento em que emergem das raízes sacrais. A técnica LANN consiste na utilização de estimulação nervosa intraoperatória para identificar as raízes sacrais.[8,15]

Para dissecar as raízes sacrais, deve-se incisar o peritônio na altura do promontório e desenvolver o espaço pré-sacral, cujo limite lateral é a fáscia hipogástrica. Ao abrir-se esta fáscia, encontra-se o músculo piriforme com as raízes sacrais sobre ele. Com a neuroestimulação intraoperatória, identificam-se as raízes pela resposta motora e, seguindo-as distalmente, identificam-se os nervos esplâncnicos pélvicos e o plexo hipogástrico inferior (Fig. 16-9).[15,30]

Após a exposição dos nervos esplâncnicos pélvicos, a porção nervosa dos paramétrios e dos pilares vesicais pode ser identificada, permitindo o estabelecimento dos limites de uma ressecção parametrial segura.[8]

A magnificação da imagem, a facilitação da dissecção pela pressão positiva do pneumoperitônio, que reduz significativamente o sangramento, e a luz direcionada, que permite uma melhor visualização de estruturas profundas, são fatores que favorecem o uso da laparoscopia na dissecção retroperitoneal, permitindo o desenvolvimento da técnica LANN e do conhecimento da neuroanatomia pélvica. Além disso, esta técnica se mostrou reprodutível e mais rápida que a ressecção tradicional.[15,31-33]

Vale ressaltar que esta estratégia funciona muito bem em pacientes com endometriose próxima, mas não infiltrando os nervos; no entanto, não é possível liberar os nervos esplâncnicos pélvicos envoltos pela endometriose, uma vez que esta produz firmes aderências que impossibilitem a dissecção dos nervos sem a destruição dos mesmos, dado o diâmetro delgado destes. Nestes casos, recomendam-se a dissecção e a exposição bilateral dos nervos esplâncnicos pélvicos, na tentativa de estimar o tamanho do dano que será infringido ao ressecar-se a endometriose. Esta situação deve ser discutida no pré-operatório com a paciente e, caso esta

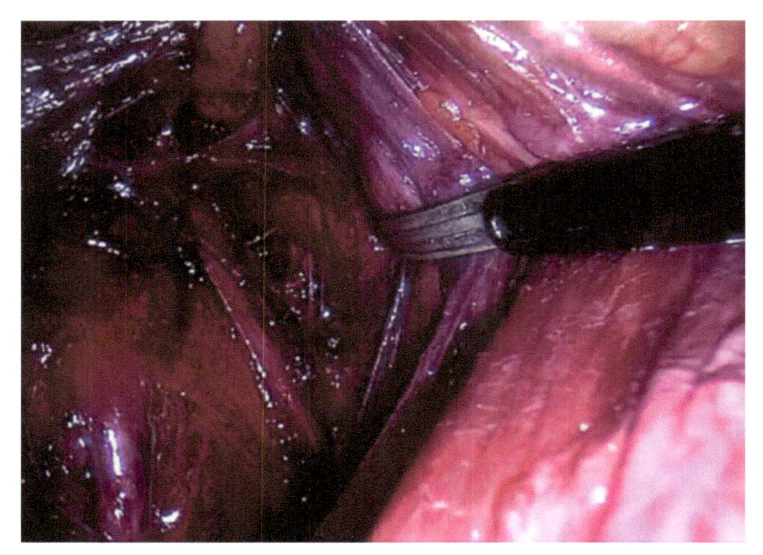

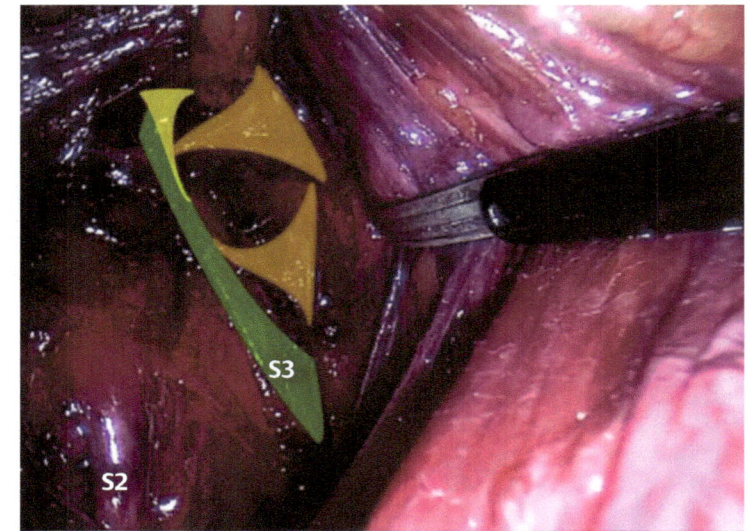

Fig. 16-9. Nervos esplâncnicos pélvicos brotando de S3 do lado esquerdo. A referência à direita marca os feixes mais horizontais, para o reto, em bege, e as mais verticais, para a bexiga, em amarelo.

informe que prefere a disfunção urinária à dor, recomenda-se que ela seja treinada para o cateterismo intermitente e decida se esta é realmente sua opção. Na maioria dos casos com acometimento bilateral dos nervos esplâncnicos e plexo hipogástrico inferior, a remoção incompleta da doença parece ser a decisão mais sensata.[15]

PRESERVAÇÃO NERVOSA PELO USO DE REFERÊNCIAS ANATÔMICAS: TÉCNICA "NON-TOUCH"

A técnica LANN, descrita anteriormente, é uma técnica que requer maior treinamento do cirurgião, imagem de alta definição e neuroestimulação intraoperatória – condições nem sempre disponíveis. Nos casos em que estas condições não são atendidas, pode-se optar pelo uso de pontos de referência, para evitar as áreas de maior densidade nervosa e, portanto, maior risco de lesão. Estas técnicas são chamadas Non-Touch (do inglês, "sem tocar"), uma vez que envolvam a redução da radicalidade com o objetivo de evitar as iatrogenias, em detrimento do aumento do risco de remanescência de focos de doença ativa. Vamos, agora, entender estas referências.

A Figura 16-10 mostra a visão peritoneal do fundo de saco posterior de uma paciente cujos nervos esplâncnicos foram dissecados. Observe a área de dissecção (perímetro tracejado) sob o peritônio, abaixo da fáscia pressacral. A Figura 16-11 mostra a dissecção do nervo e plexo hipogástricos à esquerda, para facilitar a compreensão da anatomia retroperitoneal nesta região.

Por estas imagens, fica fácil entender que dissecções mais profundas na fossa pararretal sem a prévia exposição do plexo hipogástrico inferior são uma manobra de alto risco de lesão nervosa.[15]

Em dissecções do septo retovaginal, as dissecções laterais aos limites do reto podem lesionar os nervos esplâncnicos pélvicos. O cirurgião deve, portanto, tentar realizar todas as suas dissecções utilizando a parede anterior do reto como limite.

RESSECÇÃO INTESTINAL E PRESERVAÇÃO NERVOSA

Nódulos intestinais podem ser removidos por diversas técnicas, incluindo o *shaving* (raspagem das camadas superficiais com tesoura fria ou harmônica), a nodulectomia, a ressecção em disco ou a ressecção segmentar.[34]

A primeira intervenção descrita para o tratamento da endometriose intestinal foi a nodulectomia,[1] antes do desenvolvimento dos grampeadores laparoscópicos. No entanto, muitos autores argumentam contra esta técnica, alegando que a mesma pode deixar doença residual e aumentar a taxa de recidiva de sintomas,[35] especialmente quando a infiltração se dá além da camada muscular interna.[36] Além disso, com o advento da sutura mecânica, as ressecções segmentares tornaram-se cada vez mais factíveis e padronizadas no tratamento do câncer colorretal, tornando-se a técnica mais frequente também para o tratamento da endometriose intestinal.[37]

No entanto, quase 45% dos pacientes relatam piora ou surgimento de disfunções anorretais após ressecções segmentares no tratamen-

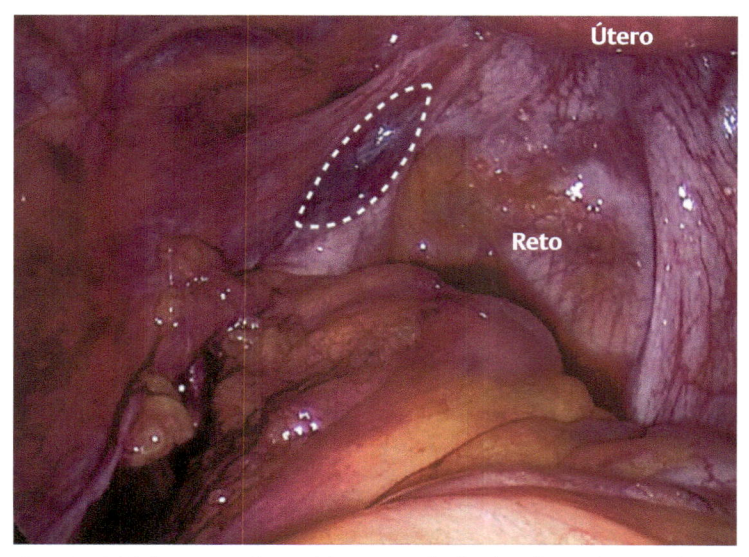

Fig. 16-10. Visão transperitoneal da topografia do plexo hipogástrico inferior e esquerdo (área tracejada).

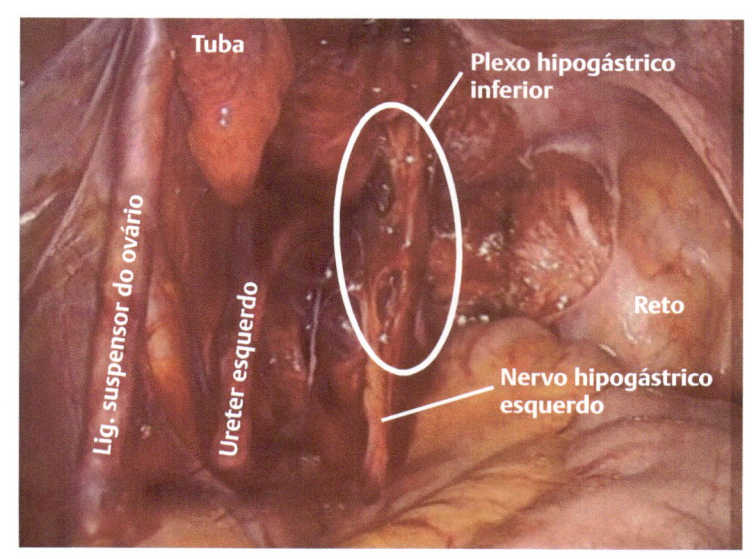

Fig. 16-11. Nervo e plexo hipogástrico inferior após a peritoniectomia das fossas ovárica e pararretal à esquerda.

to da endometriose.[38] Isto pode decorrer da estenose da anastomose, denervação retal, intussuscepção colorretal pela anastomose e lentificação pós-operatória do trânsito intestinal.[39] Por outro lado, a nodulectomia parece uma abordagem mais direcionada a uma doença benigna, uma vez que a endometriose, crê-se, infiltre a parede intestinal a partir da serosa, em direção à mucosa.

Desta forma, as suas vantagens sobre a ressecção segmentar incluem, ao menos teoricamente, a menor desvascularização e denervação da parede do reto e dos cólons sigmoide e descendente, uma vez que a dissecção na fossa pararretal, no mesorreto e no mesossigmoide seja muito menor, diminuindo, portanto, o risco de lesão aos nervos esplâncnicos pélvicos e aos plexos hipogástricos inferiores, tanto por secção direta como por dissipação de energia.[15] Este modelo explica porque Fanfani et al. observaram um risco de 14% de retenção urinária em pacientes submetidas à ressecção segmentar,[5] enquanto nenhuma das pacientes submetidas à nodulectomia apresentou tal intercorrência. Os escores de função intestinal também são melhores em pacientes submetidas à nodulectomia.[40,41] Assim, a nodulectomia deve ser preferida sobre a ressecção segmentar, sempre que possível.[3,34,40,41]

NEUROPATIAS COMPRESSIVAS INTRAPÉLVICAS

Neuropatia compressiva ou síndrome do encarceramento nervoso é uma condição clínica causada pela compressão mecânica de nervos periféricos, que leva à dor, parestesia e fraqueza muscular no(s) dermátomo(s) do(s) nervo(s) afetado(s).[42] Esta definição clássica se refere, no entanto, ao encarceramento de nervos somáticos apenas.

O encarceramento de nervos autonômicos, por sua vez, origina sintomas viscerais e vegetativos, como aumento da frequência urinária ou urgência, disúria, dor retal, cólicas abdominais e calafrios. Dessa forma, como os plexos intrapélvicos dão origem a nervos somáticos e viscerais, sua compressão gera dor nos respectivos dermátomos dos nervos somáticos, frequentemente associada a disfunções urinárias e/ou intestinais.

De maneira geral, os principais sintomas do encarceramento intrapélvico são:

- Ciatalgia associada a sintomas urinários, como urgência, frequência ou disúria, sem causas ortopédicas óbvias.
- Dor glútea associada à dor perineal, vaginal ou peniana.
- Disúria.
- Disfunções sexuais, como hiperorgasmia (orgasmos frequentes e/ou em situações inadequadas), disorgasmia (dor ao orgasmo), ejaculação dolorosa ou a disfunção erétil ou da lubrificação.
- Sintomas urinários refratários.
- Dores pélvica e perineal refratárias.

Investigação

Uma vez levantada a suspeita de um acometimento nervoso intrapélvico, faz-se mandatória a caracterização da topografia da lesão, que, na maioria das vezes, baseia-se na anamnese e exame neurológico, em que se caracteriza a combinação dos dermátomos acometidos e sintomas geniturinários e evacuatórios, a fim de caracterizar qual o nervo acometido. Durante o exame dos dermátomos, é essencial comparar a sensibilidade, dermátomo por dermátomo, em cada lado, dado que a imensa maioria dos encarceramentos intrapélvicos é unilateral. Devem-se testar os dermátomos de T10 a S5, bem como os dermátomos de todos os nervos somáticos intrapélvicos descritos anteriormente (Fig. 16-12).[17,43]

Assim, essencial o inquérito detalhado dos sintomas para identificação da topografia das lesões, sendo a ressonância magnética com neurografia e tratografia um exame subsidiário confirmatório.[44]

A ressonância magnética, em muitos casos, permite a elucidação da etiologia da compressão (Fig. 16-13).

A confirmação diagnóstica é realizada com o bloqueio seletivo da raiz suspeita, guiada por tomografia, radioscopia ou ultrassonografia. bloqueio diagnóstico é capaz de relacionar uma estrutura nervosa com a dor sentida pelo paciente e, dessa forma, nortear o diagnóstico topográfico. Dependendo do local da dor, é muito difícil estabelecer, com certeza, qual o nervo responsável pela queixa dolorosa apenas pela história clínica e pelo exame físico, por isso, o bloqueio diagnóstico é uma excelente ferramenta diagnóstica. Esses bloqueios, quando realizados com a ajuda da ultrassonografia ou fluroscopia, têm sua acurácia melhorada (Fig. 16-14). Uma vez que uma estrutura seja suspeita de ser a causa do quadro doloroso, pode ser feito um bloqueio percutâneo com anestésico local e, caso haja melhora de pelo menos 50% da dor, este bloqueio é considerado positivo, e esta estrutura é diagnosticada como a fonte da dor.

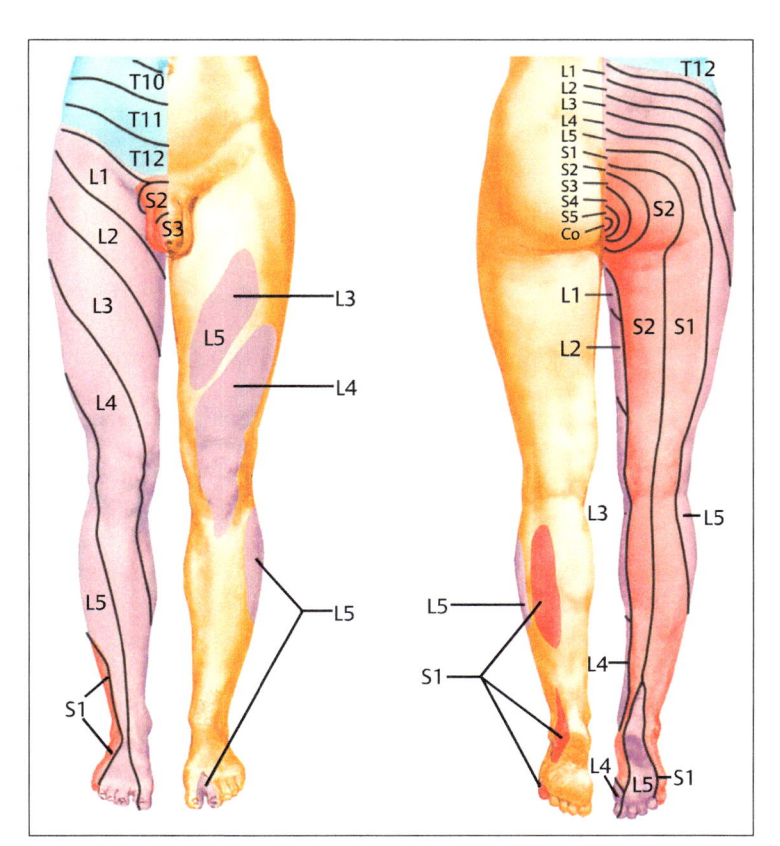

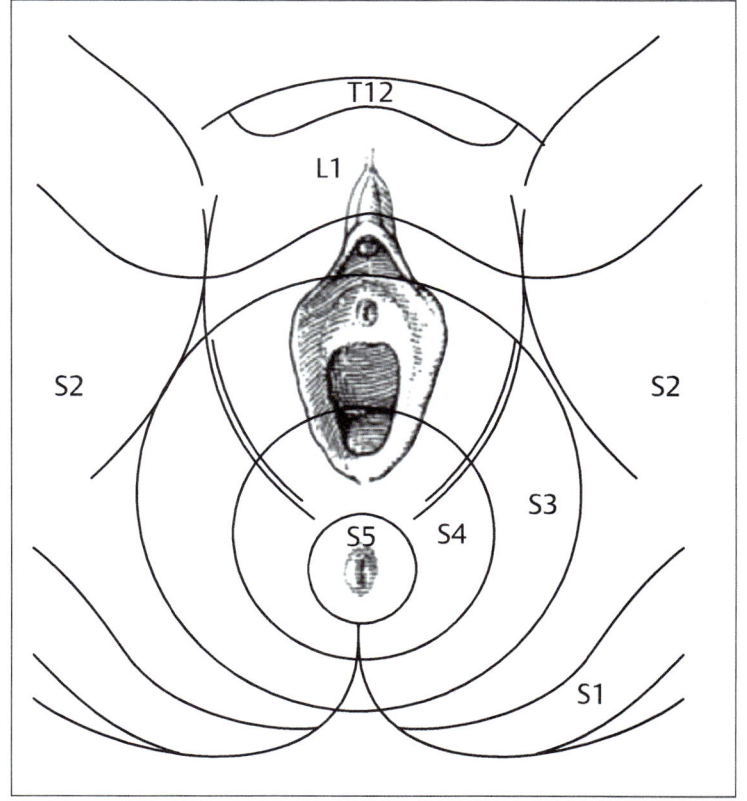

Fig. 16-12. Dermátomos das raízes nervosas cujos tratos cruzam a pelve. Estas são, portanto, as raízes sujeitas a encarceramentos nervosos intrapélvicos.

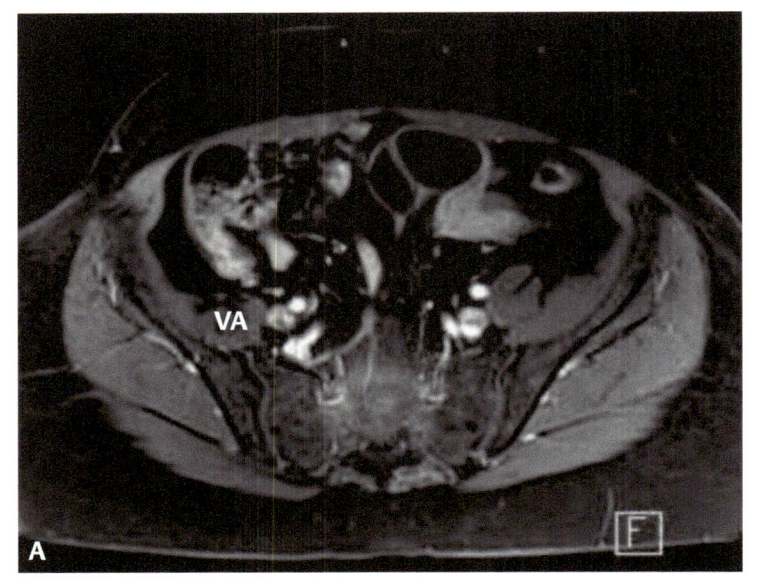

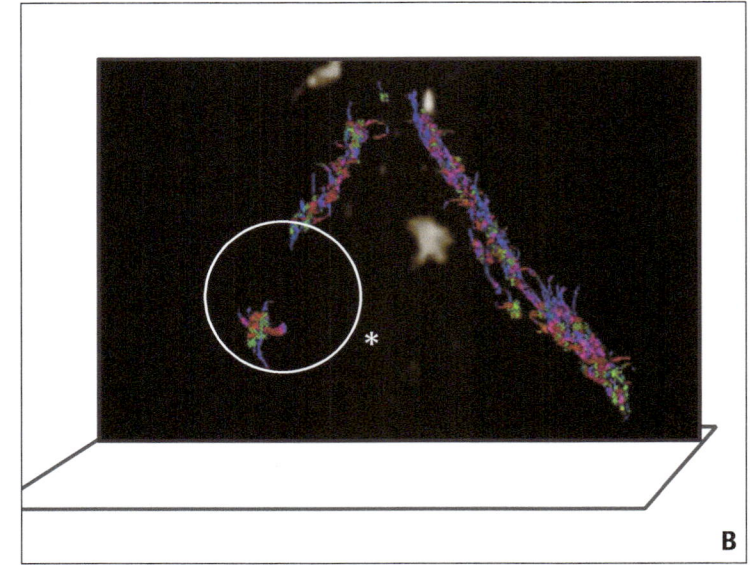

Fig. 16-13. (A) Ressonância magnética revelando vaso anômalo (VA) em íntimo contato com S1. (B) Tratografia de S1 revela zona de inatividade metabólica (*) o nervo à direita, associada ao afilamento e mudança da direção dos tratos. (Imagens cedidas por Suzan Menasce Goldman e Homero Faria).

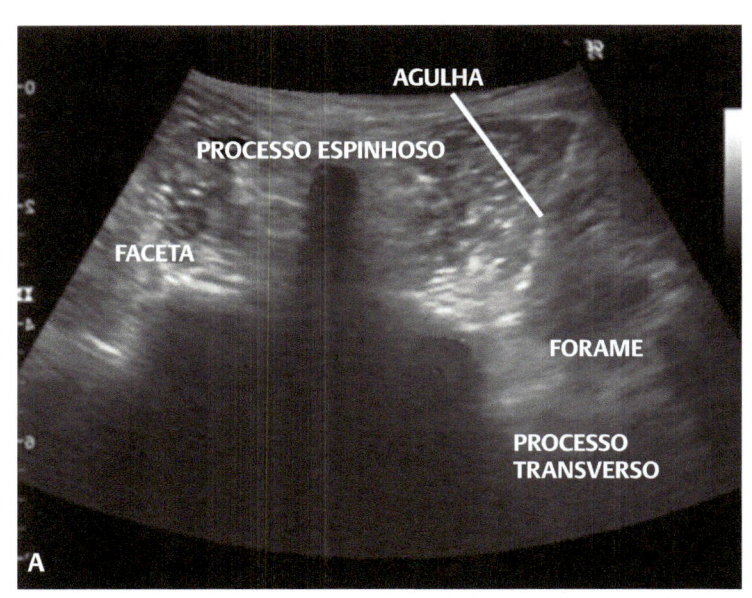

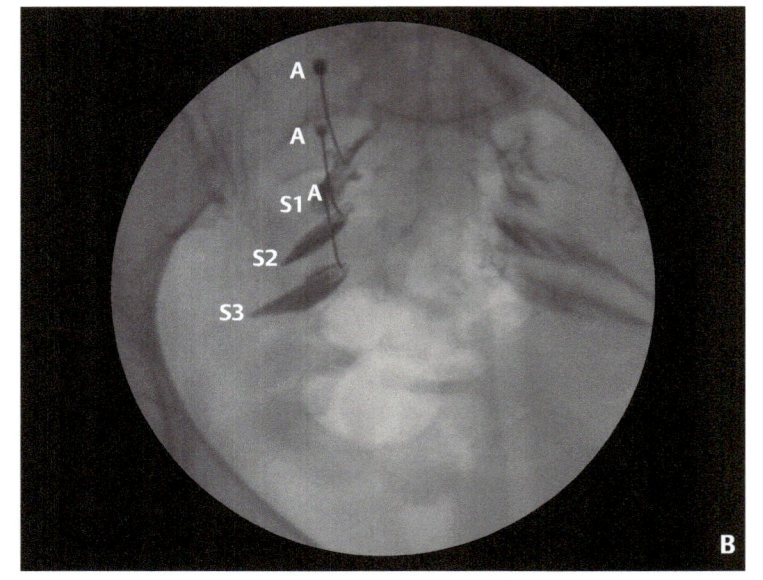

Fig. 16-14. Bloqueio diagnóstico guiado por ultrassonografia (A) e radioscopia (B). A: agulha.

ETIOLOGIA DOS ENCARCERAMENTOS PÉLVICOS

Endometriose

O acometimento do nervo ciático pela endometriose foi descrito, pela primeira vez, em 1955.[45] Desde então, no entanto, suas referências na literatura se limitavam a esparsos relatos ou pequenas séries de caso[46-59] até que Possover *et al.* publicam grandes séries desta apresentação da doença,[60] demonstrando que a baixa incidência se deva, provavelmente, à falha no diagnóstico.[17]

Nos casos de encarceramento por endometriose, os sintomas costumam ser cíclicos, com piora nos períodos pré-menstrual e menstrual e melhora ou até desaparecimento no período intermenstrual (Fig. 16-15).[43,44,61]

Além da anamnese, exames ginecológico e neurológico descritos anteriormente, a ressonância magnética se faz necessária para o estadiamento da endometriose e para diagnóstico diferencial entre endometriose e compressão vascular (descrita a seguir) que também causa sintomas cíclicos.

Uma vez realizado o diagnóstico topográfico pré-operatório, indica-se a laparoscopia com exploração de todos os segmentos suspeitos do plexo nervoso, com exérese radical de todos os focos de endometriose e processos fibróticos. A precisão do diagnóstico topográfico pré-operatório é, também, de suma importância para evitar dissecção desnecessária de nervos saudáveis, o que pode, por si só, induzir fibrose e lesões perineurais.[43,44,60]

Como, além dos sintomas sugestivos de encarceramento nervoso, a doença normalmente apresenta sintomas clássicos da endometriose (dor pélvica cíclica, dispareunia e infertilidade além dos distúrbios gastrointestinais),[62] é frequente que o ginecologista não se atente à ciatalgia ou dor perineal, ou a atribua a causas ortopédicas. Em outros casos, o quadro neuropático pode ser muito exuberante, fazendo com que a paciente sequer busque o auxílio do ginecologista ou seja encaminhada por este a um ortopedista ou neurocirurgião. Em ambas as situações, o diagnóstico e, portanto, o tratamento tende a ser incompleto, acarretando persistência dos sintomas.[17,44,60]

Assim, a real epidemiologia do encarceramento de nervos intrapélvicos por endometriose é desconhecida, pois a comorbidade é frequentemente negligenciada, na maioria das vezes subdiagnosticada e provavelmente muito mais frequente que o relatado. Em média, os pacientes passam por 4 procedimentos cirúrgicos, buscando tratamento para a dor, até terem o diagnóstico correto.[44,60] Além disso, aproximadamente 40% das mulheres com endometriose referem dor unilateral no membro inferior e,[63] em 30% das mulheres com endometriose, a dor em membros inferiores foi comprovada como de origem neuropática.[64]

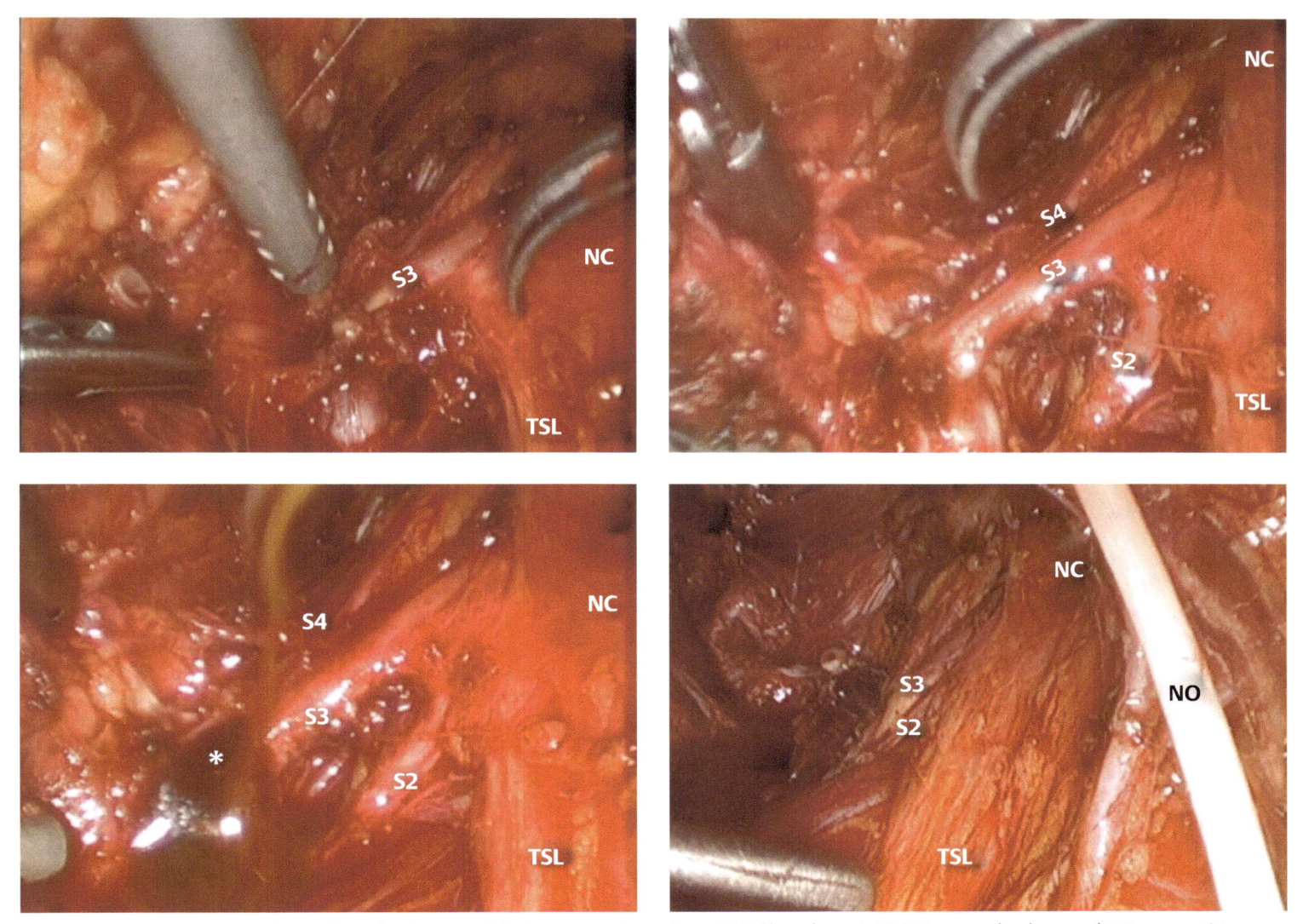

Fig. 16-15. Encarceramento endometriótico do plexo sacral direito, com endometrioma (*) infiltrando a raiz S3. TSL: tronco lombossacral; NC: nervo ciático; NO: nervo obturatório.

Fibrose

Uma das causas mais frequentes de encarceramento de nervos intrapélvicos, a fibrose pode ser induzida pela endometriose, decorrer de manipulação cirúrgica, abscessos pélvicos, hematomas, traumas de parto ou por trauma repetido.[17,43]

Os procedimentos que oferecem maior risco para promover fibrose com consequente encarceramento de nervos são os reconstrutivos para correção de prolapso de órgãos pélvicos.[65]

A endometriose também pode induzir a formação de fibrose retroperitoneal encarcerando nervos. Se estes sintomas neuropáticos não forem identificados na consulta pré-operatória e os nervos encarcerados não forem descomprimidos durante a cirurgia, a persistência dos sintomas neuropáticos é quase certa. Como a ciatalgia é um sintoma que raramente é atribuída a um problema abdominal, estas pacientes são, com frequência, taxadas como psiquiátricas, uma vez que não apresentem uma causa ortopédica para a dor.[44]

A mais conhecida forma de encarceramento nervoso intrapélvico é a neuropatia do pudendo, que foi descrita por Amarenco *et al.* em ciclistas,[66] secundária ao espessamento do ligamento sacrotuberal pelo trauma continuado no assento da bicicleta.

Nos encarceramentos fibróticos, a dor tende a ser contínua, às vezes com piora em movimentos específicos (Fig. 16-16). Quando o ponto de compressão é palpável ao exame físico, sinal de Tinel é positivo. No caso da neuralgia do pudendo, por exemplo, o ponto-gatilho do sinal de Tinel é a espinha isquiática.

Encarceramento Vascular

Bastante conhecida como causa de dor cíclica, a síndrome da congestão pélvica leva à dor pélvica sem causa inflamatória, geralmente intensificada nos períodos menstrual, pré-menstrual e gestacional e exacerbada por fadiga e ortostatismo.[67]

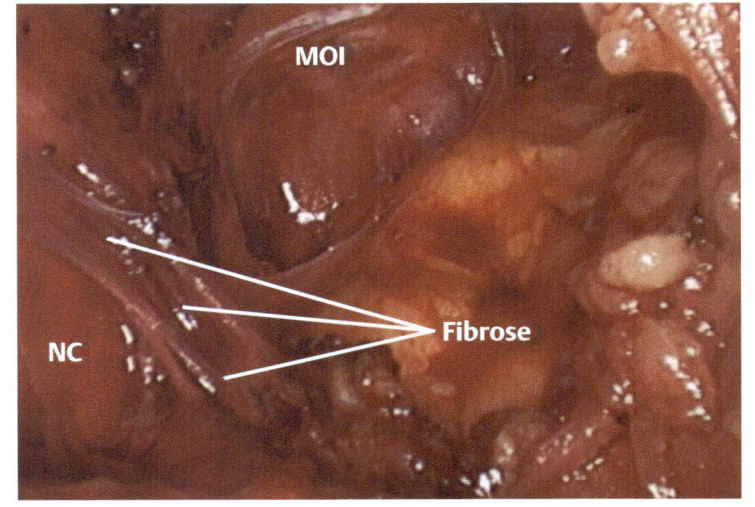

Fig. 16-16. Encarceramento fibrótico do nervo ciático esquerdo. MOI: músculo obturador interno; NC: nervo ciático.

No entanto, ainda é pouco conhecido fato de que de os vasos dilatados ou malformados podem encarcerar os nervos do plexo sacral contra a parede pélvica, promovendo sintomas, como ciatalgia ou disfunções urinária e intestinal refratárias (Fig. 16-17).[60,68]

Nestes casos, a congestão pélvica pré-menstrual faz com que os vasos se dilatem e acentuem a compressão do plexo, fazendo com que os sintomas sejam mais intensos neste período.

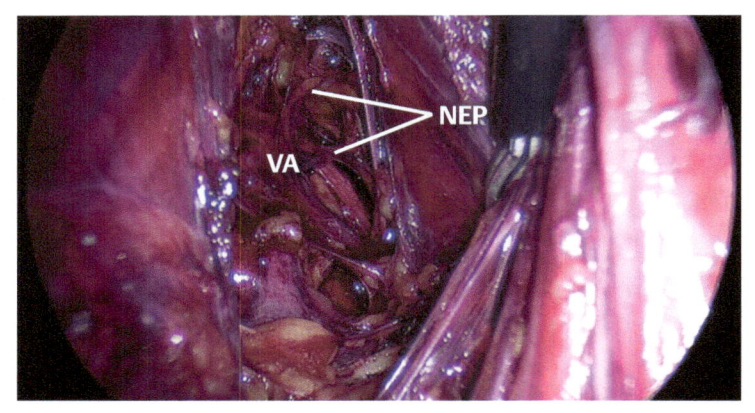

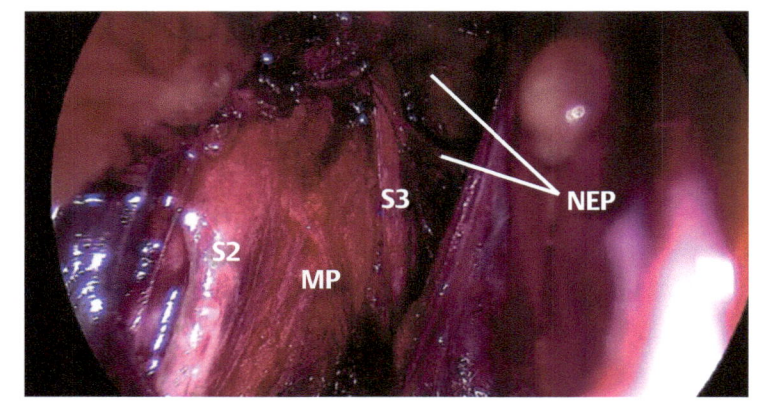

Fig. 16-17. Compressão de S2 e S3 à esquerda por uma tributária varicosa (VA) da veia ilíaca interna. MP: músculo piriforme; NEP: nervos esplâncnicos pélvicos.

Compressão Muscular

Há diversas variações anatômicas dos músculos piriforme, glúteo médio e obturador interno descritas no espaço glúteo profundo que podem encarcerar ramos do nervo ciático.[69-75] O advento da abordagem laparoscópica para os nervos pélvicos revelou fibras intrapélvicas do piriforme que podem encarcerar, também, raízes sacrais.[43] Geralmente essas fibras têm origem no sacro, lateralmente aos forames sacrais. Algumas pessoas, porém, apresentam fibras que se originam medialmente aos forames, envolvendo as raízes sacrais. Assim, a contração do músculo pode causar o pinçamento das raízes sacrais (Fig. 16-18).

Diferenciar a síndrome do piriforme intra e extrapélvica pode ser desafiador. Os sintomas urinários e intestinais são bons parâmetros para localizar o encarceramento intrapélvico, mas estes sintomas não estão sempre presentes. Nestes casos, a ressonância magnética com a neurografia do ciático é essencial.

Neoplasias

As neoplasias primárias podem originar-se no plexo sacral. O Schwannoma, em especial, originado do envoltório de mielina dos nervos periféricos – lesão benigna e encapsulada e de crescimento lento – é a mais comum das neoplasias primárias dos nervos periféricos e normalmente aparece como uma massa isolada em regiões aleatórias, sendo o plexo sacral um dos sítios mais frequentes.[76]

Quando corretamente diagnosticados, os Schwanomas do plexo sacral podem ser facilmente tratados por via laparoscópica, com mínima morbidade e rápida recuperação (Fig. 16-19).[77]

Os tumores dos nervos da fossa obturatória, no entanto, podem ser confundidos com linfonodos ou linfomas. Nestes casos, a tomada de uma conduta radical pode levar a sérios déficits neurológicos desnecessários.[78]

Raramente este tumor evolui para lesão maligna e metastática. A RM é o exame padrão para os diagnósticos diferenciais de acometimento nervoso e, identificada a lesão, a mesma deve ser retirada e encaminhada à anatomia patológica para confirmação diagnóstica.[79]

DOR NEUROPÁTICA PRIMÁRIA, TRANSECÇÃO NERVOSA E DOR NEUROPÁTICA SECUNDÁRIA

Todas as causas de neuropatias pélvicas descritas anteriormente têm origem extraneural, mas as radiculopatias intrapélvicas também podem resultar de disfunções intrínsecas dos nervos.

As transecções dos nervos podem ser iatrogênicas, durante cirurgias, ou traumáticas, e podem induzir a formação de neuromas, resultando em dor fantasma ou anestesia do dermátomo correspondente ao nervo afetado. O exemplo clássico de dor fantasma é a secundária a amputações de membro inferior, em que ramos dos nervos ciático e femoral são seccionados e o/a paciente, apesar de não mais o ter, relata dor no pé. De forma semelhante, a secção do nervo pudendo pode induzir dor e anestesia perineal, assim como atrofia unilateral dos músculos perineais, geralmente resultando em incontinência urinária e/ou fecal por perda de força nos esfíncteres externos da uretra e do ânus e na porção anterior do músculo levantador do ânus.

Nos encarceramentos nervosos, a isquemia crônica leva a alterações citoarquiteturais (endoneurais) dos neurônios,[80] que podem não ter recuperação completa após tratamento cirúrgico e levar à dor neuropática. Quanto maior o tempo de encarceramento, maior a chance de aparecimento de dor neuropática após o tratamento com liberação do nervo.[80-83]

A dor neuropática também pode resultar de distúrbios metabólicos (diabetes, hipotireoidismo, amiloidose, Doença de Fabry) ou carenciais (beribéri, pelagra), de uremia, ou ter origem tóxica (álcool, organofosforado), medicamentosa (isoniazida, cloranfenicol, flagil, vincristina), infecciosa (HIV, tuberculose) ou inflamatória (S. de Guillain-Barré).

Por fim, em alguns casos, ainda que a topografia da lesão seja diagnosticada, a etiologia não é identificada.

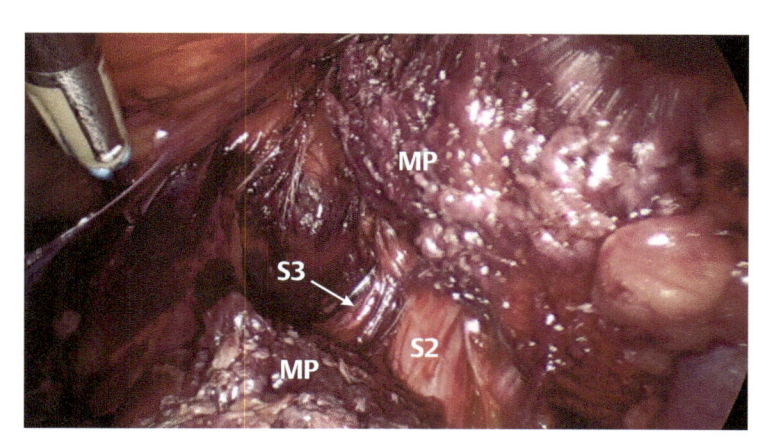

Fig. 16-18. Encarceramento muscular – o músculo piriforme apresentava um feixe anômalo medial aos forames sacrais, que foi seccionado (MP), revelando as raízes S2 e S3.

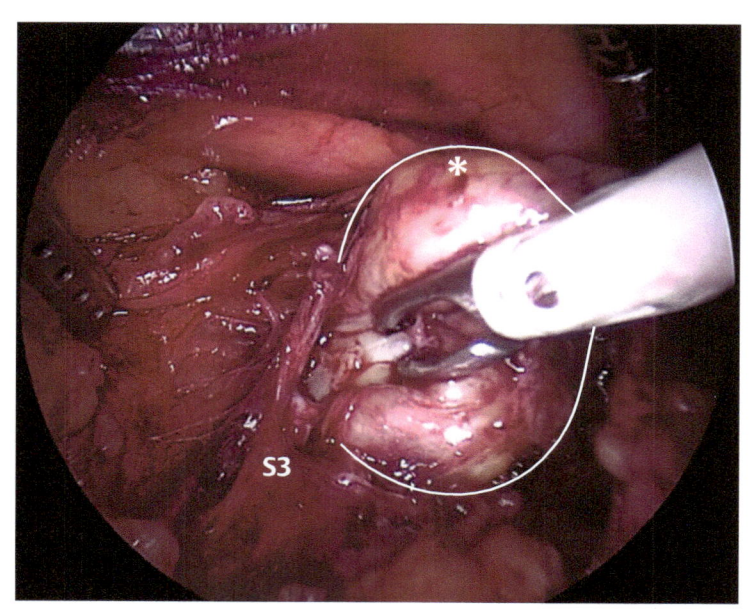

Fig. 16-19. Schwannoma (*) na raiz nervosa S2.

Tratamento

Devem-se considerar, sempre, no tratamento, a causa da dor neuropática, a idade do paciente, as comorbidades e os efeitos indesejáveis frequentemente vistos com estas medicações. Muitas vezes, há necessidade de associação das várias formas terapêuticas. Não rara, ainda, é a indicação de administração de medicamentos na região intratecal ou a realização de tratamento neurocirúrgico funcional (simpatectomia, cordotomia anterolateral). Nas situações de dor crônica recomendam-se readaptação social do paciente e controle de suas aberrações psicocomportamentais.

Descompressão Nervosa

Dado o risco de degeneração neuronal descrito anteriormente, uma vez diagnosticada uma compressão nervosa, a descompressão mecânica é mandatória, no intuito de aliviar a pressão sobre o nervo e normalizar o fluxo sanguíneo.

Em geral, a descompressão deve ser cirúrgica, apesar de, em alguns casos de compressão muscular ou fibrótica, a fisioterapia pélvica, por meio de manobras de liberação miofascial e quiropraxia, possa resolver o sintoma de forma não invasiva.[84-86]

De forma geral, após a descompressão cirúrgica, cerca de 30% dos pacientes apresentam resolução total do problema, 50% apresentam redução de pelo menos 50% da intensidade da dor segundo a Escala Visual Analógica (EVA), 15% não relatam nenhuma alteração no quadro e 5% se queixam de piora da dor.[17,43,65]

Nos casos em que não há remissão completa, são necessários os tratamentos adjuvantes, descritos a seguir.

Tratamento Farmacológico

Não há recomendações específicas para o tratamento de dores neuropáticas de origem intrapélvica; no entanto, esse tipo de dor faz parte do grupo de neuropatias periféricas, para o qual há maior evidência de tratamento farmacológico na literatura. Podem ser usados antidepressivos, anticonvulsivantes, anestésicos locais, antagonistas de N-metil-D-aspartato (NMDA), opioides, canabinoides, toxina botulínica, capsaicina, entre outros.[87-89] A maioria desses fármacos foi originalmente desenvolvida para outras indicações (por exemplo, depressão e epilepsia) e, posteriormente, foi verificada sua eficácia no controle da dor neuropática. Diferentemente da dor nociceptiva, a dor neuropática nem sempre tem um tratamento com forte nível de evidência. Dentre os medicamentos utilizados para o seu controle, destacam-se:

- Anticonvulsivantes:
  - Carbamazepina 400 a 1.600 mg/dia.
  - Oxcarbamazepina 600 a 1.200 mg/dia.
  - Difenil-Hidantoína 300 a 400 mg/dia.
  - Valproato de Sódio 500 a 1.500 mg/dia.
  - Lamotrigina 50 a 400 mg/dia.
  - Topiramato 50 a 200 mg/dia.
  - Gabapentina 900 a 2.400 mg/dia.
  - Pregabalina 150 a 300 mg/dia.
- Antidepressivos:
  - Amitriptilina 50 a 150 mg/dia.
  - Nortriptilina 50 a 150 mg/dia.
  - Maprotilina 50 a 150 mg/dia.
  - Duloxetina 60 mg/dia.
- Neurolépticos:
  - Flufenazina 2 a 20 mg/dia.
  - Levomepromazina 25 a 500 mg/dia.
  - Clorpromazina 50 a 600 mg/dia.
- Antiarrítmicos:
  - Lidocaína 5 mg/kg/h/6h.
  - Mexiletina 600 mg/dia.
- Relaxantes musculares de ação central:
  - Baclofeno 10 a 30 mg/dia
- Opioides:
  - Tramadol 100 a 300 mg/dia.
  - Oxcodona 20 a 60 mg/dia.
  - Sulfato de Morfina 20 a 90 mg/dia.
  - Metadona 150 a 400 mg/dia.
  - Fentanil transdérmico até 75 mg/dia.
- Anestésicos locais:
  - Capsaicina.
  - Anti-inflamatórios.

Fisioterapia

Nas disfunções pélvicas decorrentes da compressão nervosa, os principais objetivos da fisioterapia são reduzir a dor, educar sobre a disfunção, informar sobre as intervenções no estilo de vida e treinar os músculos do assoalho pélvico. Este inclui ensinar a maneira correta de contrair, a conscientização desse grupo muscular, a coordenação, o controle motor, a força, a resistência e o relaxamento da musculatura.[90,91]

Com o objetivo de reduzir a queixa dolorosa da paciente após descompressão nervosa cirúrgica, a crioterapia tem-se mostrado como recurso terapêutico eficaz quando aplicada no canal vaginal. É recomendado encher um dedo de luva não estéril (ou um preservativo) com gelo e inserir na vagina da paciente por menos de 20 minutos.[92]

A eletroestimulação também constitui um recurso importante no tratamento da dor. De acordo com a forma de aplicação, estimula as fibras nervosas grossas mielinizadas de condução rápida, desencadeando, ao nível central, os sistemas analgésicos descendentes de caráter inibitório sobre a transmissão nociceptiva conduzida pelas fibras não mielinizadas de pequeno calibre, gerando desta forma, redução de dor.[93,94]

Técnicas de terapia manual para liberação miofascial devem ser aplicadas quando há sinais de tensão muscular do assoalho pélvico, com a presença de pontos gatilhos, decorrentes da dor provocada pela compressão nervosa. Sua técnica envolve massagem firme no músculo levantador do ânus com movimentos de deslizamento na direção da origem e inserção, pressão pontual nos pontos gatilhos no limite da dor do paciente, além de movimentos perpendiculares à fibra.[84]

As técnicas descritas para o fortalecimento e conscientização da musculatura do assoalho pélvico incluem *biofeedback* e eletroestimulação. Estes representam uma importante forma de prevenção e tratamento para as disfunções do assoalho pélvico.

O *Biofeedback* é um dos recursos mais utilizados pela fisioterapia uroginecológica, uma vez que não possui efeitos colaterais. Essa técnica permite a conscientização objetiva da função fisiológica que se encontra inconsciente no indivíduo, facilitando o aprendizado correto da contração muscular do assoalho pélvico. Pode ser utilizado ainda para treinamento e hipertrofia da musculatura. Além disso, o *Biofeedback* auxilia na motivação da paciente durante o tratamento, melhorando a adesão ao programa de fisioterapia.[95,96]

A eletroestimulação, quando aplicada no canal vaginal, atua de forma passiva, possuindo efeito importante sobre o despertar proprioceptivo e estimulando, assim, o aprendizado correto da contração perineal. Além disso, tem mostrado resultados terapêuticos efetivos em pacientes com disfunção do assoalho pélvico, contribuindo para um treino de força e resistência muscular, aumentando o número de unidades motoras ativadas e gerando hipertrofia das fibras. Esses benefícios alcançados promovem contração forte e rápida dos músculos, aumentando a pressão uretral e prevenindo a perda de urina durante aumento abrupto na pressão intra-abdominal.[97]

Tratamentos Intervencionistas

Os procedimentos intervencionistas são uma opção importante para o tratamento das dores neuropáticas pélvica e perineal. Especialmente, para os pacientes em que o tratamento conservador não trouxe o alívio esperado da dor, ou para aqueles cujos efeitos adversos das medicações são intoleráveis.

O bloqueio percutâneo de nervos específicos, além de servir para diagnosticar a estrutura nervosa responsável pela dor, conforme descrito anteriormente, também tem efeito terapêutico. Além do anestésico local, é possível usar corticoide de depósito, no intuito de prolongar o efeito analgésico. O volume de anestésico local injetado pode ser drasticamente reduzido, assim como a chance de complicações, se os bloqueios forem guiados por ultrassonografia,[98,99] tomografia, fluoroscopia ou estimulador de nervo periférico.[100]

Caso o alívio da dor do paciente seja temporária, é possível aplicar técnicas mais duradouras, como a radiofrequência, a crioablação ou a neurólise por agentes químicos, como o fenol.

No caso de neuralgia causada por encarceramento nervoso por um músculo, existe a possibilidade de infiltração desse músculo com anestésico local, num primeiro momento, seguido de fisioterapia específica.[101,102] Caso esse músculo volte a se contrair, resultando novamente em compressão nervosa, é possível realizar a injeção de toxina botulínica, para um relaxamento mais prolongado; essas técnicas estão mais bem descritas no capítulo de dor miofascial.

A Radiofrequência Pulsada (RFP) é uma técnica alternativa à radiofrequência convencional, e sua vantagem seria um alívio da dor mais prolongado e sem lesão neural. Durante a aplicação da RFP, é gerada uma corrente de alta frequência, em pulsos, e isto permite que o calor gerado no tecido se dissipe durante os períodos de latência, não ultrapassando 45°C, que seria uma temperatura neurodestrutiva.[103] Dessa forma, mantendo-se a temperatura em até 42°C, não há destruição neural e, por isso, pode ser aplicada, inclusive, em nervos mistos, ou seja, sensitivos e motores. O mecanismo de ação da RFP está relacionado com o campo elétrico formado, que alteraria a sinalização dolorosa de uma forma neuromodulatória, mas ainda não foi totalmente elucidado.[103,104] A RFP pode ser aplicada distalmente, no nervo responsável pela dor do paciente, ou proximal, em sua saída no forame intervertebral.

O bloqueio dos Gânglios da Raiz Dorsal (GRD), correspondentes ao nervo responsável pelo quadro doloroso, pode ser realizado com anestésico local, guiado por fluoroscopia. Caso o bloqueio alivie, ao menos, 50% da dor, é possível aplicar RFP, posteriormente.[99]

Neurólise com Fenol já foi descrita em diversos alvos, especialmente para tratar dor oncológica, mas também para dor não oncológica, e pode trazer alívio prolongado da dor. Deve-se tomar o cuidado de não injetar próximo a nervos motores, pelo risco de paralisia flácida. Neurite química é outra complicação possível, apesar de incomum.[105]

A Crioablação é uma técnica que promove analgesia prolongada. A aplicação do frio no tecido bloqueia a condução nervosa de forma semelhante ao anestésico local. A analgesia de longa duração é decorrente do congelamento, que lesiona a estrutura nervosa e causa degeneração Walleriana. No entanto, como a bainha de mielina e o endoneuro permanecem intactos, o nervo pode se regenerar após um período de tempo. Uma de suas vantagens, em relação a outras técnicas de neurólise, como o fenol, por exemplo, é a ausência de neurite pós-procedimento.[100]

As principais complicações descritas com esses procedimentos são as mesmas de qualquer injeção: hematoma, infecção e lesão nervosa.

Neuromodulação

"O termo "Neuromodulação" abrange um largo espectro de processos elétricos e químicos direcionados a diversos pontos do corpo humano, com o objetivo de atingir um objetivo determinado."[106]

Um outro termo comumente utilizado para estas terapias é "neuroestimulação", que, a nosso ver, deve reservar-se a processos de estimulação nervosa, ao passo que "neuromodulação" refere-se à regulação da atividade nervosa, seja por meio da estimulação quanto inibição.

Assim, nos casos em que os tratamentos menos invasivos falham, a neuromodulação passa a ser a alternativa, por meio do implante laparoscópico ou percutâneo de eletrodos, a depender do nervo a ser modulado (Fig. 16-20). Nos casos de neuropatia pós-des-

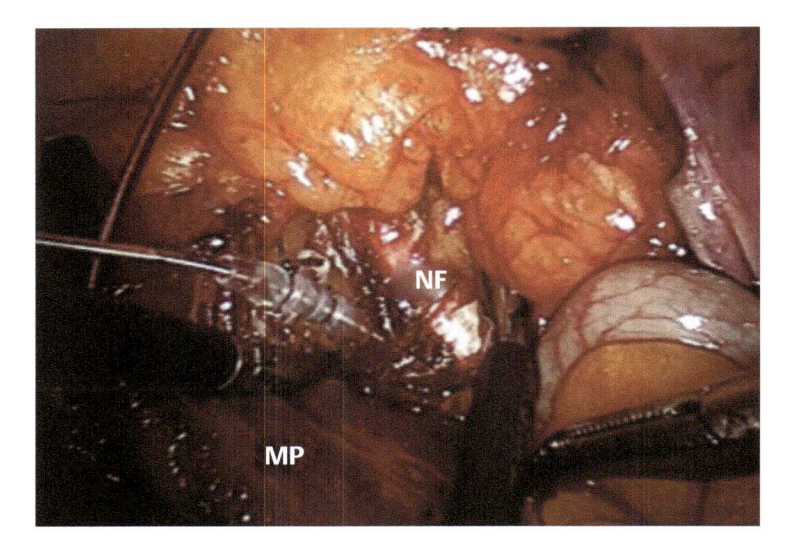

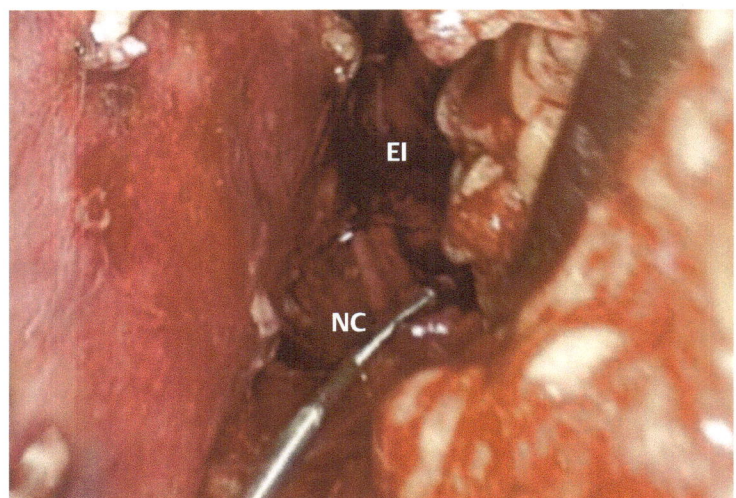

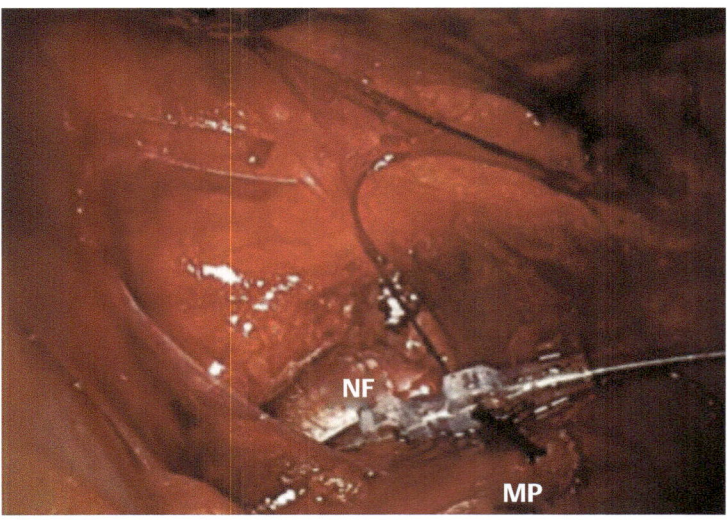

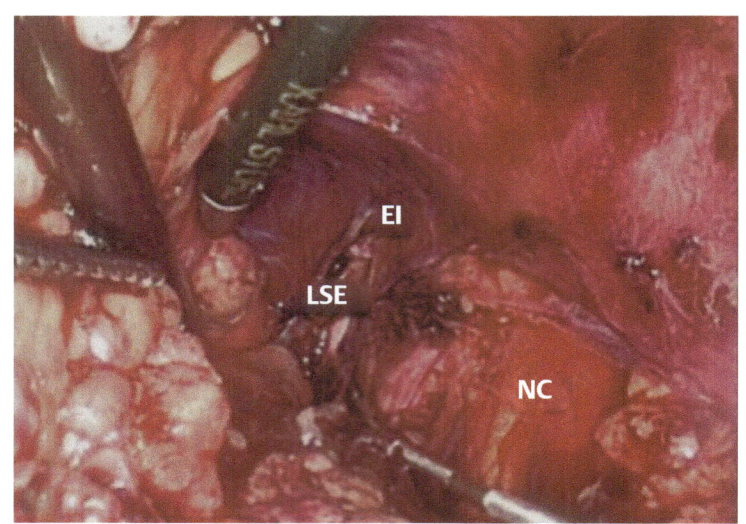

Fig. 16-20. Implante laparoscópico de neuromoduladores para a reabilitação de pacientes com lesão medular. MP: músculo psoas; NF: nervo femoral; NC: nervo ciático; EI: espinha isquiática; LSE: ligamento sacroespinal.

compressiva, o eletrodo deve sempre ser posicionado proximalmente ao ponto onde ocorreu o encarceramento nervoso, obviamente após a descompressão do nervo.[60,107]

CONCLUSÃO

A pelve é cruzada pela maior parte das fibras do plexo lombossacral. O conhecimento da anatomia dessas fibras, bem como seu território de inervação é essencial ao ginecologista cirúrgico, permitindo-lhe identificar sintomas sugestivos de encarceramentos nervosos e evitar a lesão dessas fibras durante a realização de cirurgias radicais.

REFERÊNCIAS BIBLIOGRÁFICAS

1. Nezhat C, Nezhat F, Pennington E et al. Laparoscopic disk excision and primary repair of the anterior rectal wall for the treatment of full-thickness bowel endometriosis. Surg Endosc 1994 Jun; 8(6):682-5.
2. Redwine DB, Wright JT. Laparoscopic treatment of complete obliteration of the cul-de-sac associated with endometriosis: long-term follow-up of en bloc resection. Fertil Steril 2001 Aug; 76(2):358-65.
3. Koninckx PR, Ussia A, Adamyan L et al. Deep endometriosis: definition, diagnosis, and treatment. Fertil Steril 2012 Sept; 98(3):564-71.
4. Gabriel B, Nassif J, Trompoukis P et al. Prevalence and outcome of urinary retention after laparoscopic surgery for severe endometriosis--does histology provide answers? Int Urogynecol J 2012 Jan;23(1):111-6.
5. Fanfani F, Fagotti A, Gagliardi ML et al. Discoid or segmental rectosigmoid resection for deep infiltrating endometriosis: a case-control study. Fertil Steril 2010 July;94(2):444-9.
6. Ballester M, Chereau E, Dubernard G et al. Urinary dysfunction after colorectal resection for endometriosis: results of a prospective randomized trial comparing laparoscopy to open surgery. Am J Obstet Gynecol 2011 Apr;204(4):303.e1-6.
7. Dubernard G, Rouzier R, David-Montefiore E et al. Urinary complications after surgery for posterior deep infiltrating endometriosis are related to the extent of dissection and to uterosacral ligaments resection. J Minim Invasive Gynecol 2008 Mar-Apr;15(2):235-40.
8. Possover M, Quakernack J, Chiantera V. The LANN technique to reduce postoperative functional morbidity in laparoscopic radical surgery. J Am Coll Surg 2005 Dec;201(6):913-917.
9. Kavallaris A, Banz C, Chalvatzas N et al, Bohlmann M. Laparoscopic nerve-sparing surgery of deep infiltrating endometriosis: description of the technique and patients' outcome. Arch Gynecol Obstet 2011 Jul;284(1):131-5.
10. Ceccaroni M, Clarizia R, Alboni C et al. Laparoscopic nerve-sparing transperitoneal approach for endometriosis infiltrating the pelvic wall and somatic nerves: anatomical considerations and surgical technique. Surg Radiol Anat 2010 Jul;32(6):601-4
11. Spagnolo E, Zannoni L, Raimondo D et al. Urodynamic evaluation and anorectal manometry pre- and post-operative bowel shaving surgical procedure for posterior deep infiltrating endometriosis: a pilot study. J Minim Invasive Gynecol 2014 Nov-Dec;21(6):1080-5.
12. Mangler M, Herbstleb J, Mechsner S et al. Long-term follow-up and recurrence rate after mesorectum-sparing bowel resection among women with rectovaginal endometriosis. Int J Gynaecol Obstet 2014 Jun;125(3):266-9.
13. Che X, Huang X, Zhang J et al. Is nerve-sparing surgery suitable for deeply infiltrating endometriosis? Eur J Obstet Gynecol Reprod Biol 2014 Apr;175:87-91.
14. Volpi E, Ferrero A, Sismondi P. Laparoscopic identification of pelvic nerves in patients with deep infiltrating endometriosis. Surg Endosc 2004 Jul;18(7):1109-12.
15. Lemos N, Souza C, Marques RM et al. Laparoscopic anatomy of the autonomic nerves of the pelvis and the concept of nerve-sparing surgery by direct visualization of autonomic nerve bundles. Fertil Steril 2015 Nov;104(5):p11-12.
16. Possover M, Forman A, Rabischong B et al. Neuropelveology: New Groundbreaking Discipline in Medicine. Journal of minimally invasive gynecology 2015;22(7):1140-41.
17. Lemos N, Possover M. Laparoscopic approach to intrapelvic nerve entrapments. Journal of Hip Preservation Surgery 2015.
18. Possover M. Use of the LION procedure on the sensitive branches of the lumbar plexus for the treatment of intractable postherniorrhaphy neuropathic inguinodynia. Hernia 2013, 17(3):333-337.
19. Wallner C, Maas CP, Dabhoiwala NF et al. Innervation of the pelvic floor muscles: a reappraisal for the levator ani nerve. Obstet Gynecol 2006 Sep;108(3 Pt 1):529-34.
20. Grigorescu BA, Lazarou G, Olson TR et al. Innervation of the levator ani muscles: description of the nerve branches to the pubococcygeus, iliococcygeus, and puborectalis muscles. Int Urogynecol J Pelvic Floor Dysfunct 2008 Jan;19(1):107-16.
21. Wallner C, van Wissen J, Maas CP et al. The contribution of the levator ani nerve and the pudendal nerve to the innervation of the levator ani muscles; a study in human fetuses. European Urology 2008, 54(5):1136-1142.
22. Vodušek DB, Boller F. Introduction. Handb Clin Neurol 2015;130:3-7.
23. DeGroat WC, Yoshimura N. Anatomy and Physiology of the Lower Urinary Tract. In: Handbook of Clinical Neurology. 3rd Series. Ed. Elsevier. Oxford, Reino Unido, 2015.
24. Mauroy B, Demondion X, Bizet B et al. The female inferior hypogastric (= pelvic) plexus: anatomical and radiological description of the plexus and its afferences – applications to pelvic surgery. Surg Radiol Anat 2007;29(1):55-66.
25. Petros PE, Ulmsten U. An Integral Theory of female urinary incontinence. Acta Obstet Gynecol Scand 1990;69 (Suppl 153):1-79.
26. Petros PE, Ulmsten UI. An integral theory and its method for the diagnosis and management of female urinary incontinence. Scand J Urol Nephrol Suppl 1993;153:1-93.
27. Chung EA, Emmanuel AV. Gastrointestinal symptoms related to autonomic dysfunction following spinal cord injury. Prog Brain Res 2006;152:317-33.
28. Kinugasa Y, Arakawa T, Murakami G et al. Nerve supply to the internal anal sphincter differs from that to the distal rectum: an immunohistochemical study of cadavers. Int J Colorectal Dis 2014 Apr;29(4):429-36.
29. Moszkowicz D, Peschaud F, Bessede T et al. Internal anal sphincter parasympathetic-nitrergic and sympathetic-adrenergic innervation: a 3-dimensional morphological and functional analysis. Dis Colon Rectum 2012 Apr;55(4):473-81.
30. Cook TA, Brading AF, Mortensen NJ. The pharmacology of the internal anal sphincter and new treatments of ano-rectal disorders. Aliment Pharmacol Ther 2001 Jul;15(7):887-98.
31. Possover M, Rhiem K, Chiantera V. The "Laparoscopic Neuro-Navigation" - LANN: from a functional cartography of the pelvic autonomous neurosystem to a new field of laparoscopic surgery. Min Invas Ther & Allied Technol 2004;13:362-367.
32. Possover M, Chiantera V, Baekelandt J. Anatomy of the Sacral Roots and the Pelvic Splanchnic Nerves in Women Using the LANN Technique. Surg Laparosc Endosc Percutan Tech 2007 Dec;17(6):508-10.
33. Ceccaroni M, Clarizia R, Bruni F et al. Nerve-sparing laparoscopic eradication of deep endometriosis with segmental rectal and parametrial resection: the Negrar method. A single-center, prospective, clinical trial. Surg Endosc 2012 Jul;26(7):2029-45.
34. Abrão MS, Petraglia F, Falcone T et al. Deep endometriosis infiltrating the recto-sigmoid: critical factors to consider before management. Hum Reprod Update 2015 May-Jun;21(3):329-39.
35. Remorgida V, Ragni N, Ferrero S et al. How complete is full thickness disc resection of bowel endometriotic lesions? A prospective surgical and histological study. Hum Reprod 2005;20:2317-20.
36. Abrão MS, Podgaec S, Dias JA Jr et al.Endometriosis lesions that compromise the rectum deeper than the inner muscularis layer have more than 40% of the circumference of the rectum affected by the disease. J Minim Invasive Gynecol 2008;15:280-285.
37. De Cicco C, Schonman R, Craessaerts M et al. Laparoscopic management of ureteral lesions in gynecology. Fertil Steril 2009;92:1424-7.
38. Dubernard G, Piketty M, Rouzier R et al. Quality of life after laparoscopic colorectal resection for endometriosis. Hum Reprod 2006;21(5):1243-7.
39. Armengol-Debeir L, Savoye G, Leroi AM et al. Pathophysiological approach to bowel dysfunction after segmental colorectal resection for deep endometriosis infiltrating the rectum: a preliminary study. Hum Reprod 2011;26(9):2330-5.
40. Kamergorodsky G, Lemos N, Rodrigues FC et al. Evaluation of pre- and post-operative symptoms in patients submitted to linear stapler nodulectomy due to anterior rectal wall endometriosis. Surg Endosc 2015 Aug;29(8):2389-93.

41. Roman H, Bridoux V, Tuech JJ et al. Bowel dysfunction before and after surgery for endometriosis. *Am J Obst Gynecol* 2013 Dec;209(6):p524-530.
42. Bouche P. Compression and entrapment neuropathies. *Handb Clin Neurol* 2013;115:311-66.
43. Possover M. Laparoscopic management of endopelvic etiologies of pudendal pain in 134 consecutive patients. *J Urol* 2009 Apr;181(4):1732-6.
44. Lemos N, D'Amico N, Marques R et al. Recognition and treatment of endometriosis involving the sacral nerve roots. *Int Urogynecol J* 2016 Jan;27(1):147-50.
45. Denton RO, Sherrill JD. Sciatic syndrome due to endometriosis and endoneurial involvement in rectovaginal endometriotic or of sciatic nerve. *South Med J* 1955;48:1027–1031.
46. Motamedi M, Mousavinia F, Naser Moghadasi A et al. Endometriosis of the lumbosacral plexus: report of a case with foot drop and chronic pelvic pain. *Acta Neurol Belg* 2015 Dec;115(4):851-2.
47. Langebrekke A, Qvigstad E. Endometriosis entrapment of the obturator nerve after previous cervical cancer surgery. *Fertil Steril*. 2009 Feb;91(2):622-3,
48. Ekpo G, Senapati S, Advincula AP. Laparoscopic excision of endometriosis of the obturator nerve: a case report. *J Minim Invasive Gynecol* 2007 Nov-Dec;14(6):764-6.
49. Possover M, Baekelandt J, Flaskamp C et al. Laparoscopic neurolysis of the sacral plexus and the sciatic nerve for extensive endometriosis of the pelvic wall. *Minim Invasive Neurosurg* 2007 Feb;50(1):33-6.
50. Reddy S, Porter D, Patton JT et al. Endometriosis of the superior gluteal nerve. *Skeletal Radiol* 2007 Sep;36(9):879-83.
51. Possover M, Chiantera V. Isolated infiltrative endometriosis of the sciatic nerve: a report of three patients. *Fertil Steril* 2007 Feb;87(2):417.e17-9.
52. Volpi E, Seinera P, Ferrero A, Dompè D. Laparoscopic neurolysis of the pelvic sciatic nerve in a case of catamenial footdrop. *J Minim Invasive Gynecol* 2005 Nov-Dec;12(6):525-7.
53. Koga K, Osuga Y, Harada M et al. Sciatic endometriosis diagnosed by computerized tomography-guided biopsy and CD10 immunohistochemical staining. *Fertil Steril* 2005 Nov;84(5):1508.
54. Nehme-Schuster H, Youssef C, Roy C et al. Alcock's canal syndrome revealing endometriosis. *Lancet* 2005 Oct 1;366(9492):1238.
55. Vercellini P, Chapron C, Fedele L et al. Evidence for asymmetric distribution of sciatic nerve endometriosis. *Obstet Gynecol* 2003 Aug;102(2):383-7.
56. Papapietro N, Gulino G, Zobel BB et al. Cyclic sciatica related to an extrapelvic endometriosis of the sciatic nerve: new concepts in surgical therapy. *J Spinal Disord Tech* 2002 Oct;15(5):436-9.
57. Calzada-Sierra DJ, Fermín-Hernández E, Vasallo-Prieto R et al. Bilateral cyclic sciatica caused by endometriosis. Apropos of a case. *Rev Neurol* 1999 Jul 1-15;29(1):34-6.
58. Abrão MS, Podgaec S, Carvalho FM, Pinotti JA. Endometriosis in the presacral nerve. *Int J Gynaecol Obstet* 1999 Feb;64(2):173-5.
59. Zager EL, Pfeifer SM, Brown MJ et al. Catamenial mononeuropathy and radiculopathy: a treatable neuropathic disorder. *J Neurosurg* 1998 May;88(5):827-30.
60. Possover M, Schneider T, Henle KP. Laparoscopic therapy for endometriosis and vascular entrapment of sacral plexus. *Fertil Steril* 2013;95(2):756-8.
61. Lemos N, Kamergorodsky G, Ploger C et al. Sacral nerve infiltrative endometriosis presenting as perimenstrual right-sided sciatica and bladder atonia: case report and description of surgical technique. *J Minim Invasive Gynecol* 2012 May-Jun;19(3):396-400.
62. Fedele L, Bianchi S, Raffaelli R, Zanconato G, Zanette G. Phantom endometriosis of the sciatic nerve. *Fertil Steril* 1999;72(4):727-9.
63. Missmer SA, Bove GM. A pilot study of the prevalence of leg pain among women with endometriosis. *J Body Mov Ther* 2011 Jul;15(3):304-8.
64. Pacchiarotti A, Milazzo GN, Biasiotta A et al. Pain in the upper anterior-lateral part of the thigh in women affected by endometriosis: study of sensitive neuropathy. *Fertil Steril* 2013 Jul;100(1):122-6.
65. Possover M, Lemos N. Risks, symptoms, and management of pelvic nerve damage secondary to surgery for pelvic organ prolapse: a report of 95 cases. *Int Urogynecol J* 2011 Dec;22(12):1485-90.
66. Amarenco G, Lanoe Y, Perrigot M, Goudal H. Un nouveau syndrome canalaire: la compression du neil honteux interne dans le canal d'Alcock ou paralysie perineale du cycliste. *La Presse Medicale* 1987;16:399.
67. Ganeshan A, Upponi S, Hon LQ et al. Chronic pelvic pain due to pelvic congestion syndrome: the role of diagnostic and interventional radiology. *Cardiovasc Intervent Radiol* 2007 Nov-Dec;30(6):1105-11.
68. Lemos N, Marques RM, Kamergorodsky G et al. Vascular entrapment of the sciatic plexus causing catamenial sciatica and urinary symptoms. *Int Urogynecol J* 2016 Feb;27(2):317-319.
69. Beaton LE, Anson BJ. The Sciatic Nerve And The Piriformis Muscle: Their Interrelation A Possible Cause Of Coccygodynia. *J Bone Joint Surg Am* 1938;20:686-688.
70. Knudsen JS, Mei-Dan O, Brick MJ. Piriformis Syndrome and Endoscopic Sciatic Neurolysis. *Sports Med Arthrosc* 2016 Mar;24(1):e1-7.
71. Natsis K, Totlis T, Konstantinidis GA et al. Anatomical variations between the sciatic nerve and the piriformis muscle: a contribution to surgical anatomy in piriformis syndrome. *Surg Radiol Anat* 2014 Apr;36(3):273-80.
72. Güvençer M, Iyem C, Akyer P et al. Variations in the high division of the sciatic nerve and relationship between the sciatic nerve and the piriformis. *Turk Neurosurg* 2009 Apr;19(2):139-44.
73. Meknas K, Christensen A, Johansen O. The internal obturator muscle may cause sciatic pain. *Pain* 2003 Jul;104(1-2):375-80.
74. Indrekvam K, Sudmann E. Piriformis muscle syndrome in 19 patients treated by tenotomy--a 1- to 16-year follow-up study. *Int Orthop* 2002;26(2):101-3.
75. Solheim LF, Siewers P, Paus B. The piriformis muscle syndrome. Sciatic nerve entrapment treated with section of the piriformis muscle. *Acta Orthop Scand* 1981 Feb;52(1):73-5.
76. Andonian S, Karakiewicz PI, Herr HW. Presacral cystic schwannoma in a man. *Urology* 2003;62: 551.
77. Possover M, Kostov P. Laparoscopic management of sacral nerve root schwannoma with intractable vulvococcygodynia: report of three cases and review of literature. *J Minim Invasive Gynecol* 2013 May-Jun;20(3):394-7.
78. Ningshu L, Min Y, Xieqiao Y et al. Laparoscopic management of obturator nerve schwannomas: experiences with 6 cases and review of the literature. *Surg Laparosc Endosc Percutan Tech* 2012 Apr;22(2):143-7.
79. Mendeszoon MJ, Cuningham N, Crockett RS. Schwannoma: a case report. *The Foot and Anckle Online Journal* 2009;v2:n10.
80. Rempel D, Dahlin L. Pathophysiology of Nerve Compression Syndromes: Response of Peripheral Nerves to Loading. *J Bone Joint Surg Am* 1999 Nov;81(11):1600 -10 .
81. Yoshizawa H, Kobayashi S, Morita T. Chronic nerve root compression. Pathophysiologic mechanism of nerve root dysfunction. *Spine* (Phila Pa 1976) 1995 Feb 15;20(4):397-407.
82. Sommer C, Galbraith JA, Heckman HM, Myers RR. Pathology of experimental compression neuropathy producing hyperesthesia. *J Neuropathol Exp Neurol* 1993 May;52(3):223-33.
83. Munger BL, Bennett GJ, Kajander KC. An experimental painful peripheral neuropathy due to nerve constriction. I. Axonal pathology in the sciatic nerve. *Exp Neurol* 1992 Nov;118(2):204-14.
84. Srinivasan AK, Kaye JD, Moldwin R. Myofascial dysfunction associated with chronic pelvic pain: management strategies. *Curr Pain Headache Rep* 2007 Oct;11(5):359-64.
85. Spitznagle TM, Robinson CM. Myofascial pelvic pain. *Obstet Gynecol Clin North Am* 2014 Sep;41(3):409-32.
86. FitzGerald MP, Kotarinos R. Rehabilitation of the short pelvic II:treatment of the patient with the short pelvic floor. *Int Urogynecol J* 2003 Jan;14:269-275.
87. Finnerup NB, Attal N, Haroutounian S et al. Pharmacotherapy for neuropathic pain in adults: a systematic review and meta-analysis. *Lancet Neurol* 2015 Feb;14(2):162-73.
88. Haanpää M, Attal N, Backonja M et al. NeuPSIG guidelines on neuropathic pain assessment. *Pain* 2011 Jan;152(1):14-27.
89. Attal N, Cruccu G, Baron R et al. European Federation of Neurological Societies. EFNS guidelines on the pharmacological treatment of neuropathic pain: 2010 revision. *Eur J Neurol* 2010 Sep;17(9):1113-e88.
90. Bo K, Berghmans B, Morkved S, Van Kampen M. Evidence-Based Physical Therapy for the Pelvic Floor. 2nd Ed. China: Elsevier; 2007.
91. Weiss JM. Pelvic floor miofascial trigger points: manual therapy for interstitial cystitis and the urgency-frequency syndrome. *J Urol* 2001, Dec;166:2226-2231.
92. Ribeiro AM, Ferreira CH, Mateus-Vasconcelos CLE et al. Physical therapy in the management of pelvic floor muscles hypertonia in a woman with hereditary spastic paraplegia. *Case Rep Obstet Gynecol* 2014;2014:306028.

93. Robinson, Andrew J, Lynn Snyder-Mackler. *Clinical Electrophysiology: Electrotherapy and Electrophysiologic Testing*. Third ed. Lippincott Williams & Wilkins, 2007.
94. Fitzwater JB, Kuehl TJ, Schrier JJ. Electrical stimulation in the treatment of pelvic pain due to levator ani spasm. *J Reprod Med* 2003 Aug;48(8):573-7.
95. Fitz FF, Resende APM, Stüpp L et al. Efeito da adição do biofeedback ao treinamento dos músculos do assoalho pélvico para tratamento da incontinência urinária de esforço. *Rev Bras Ginecol Obstet* 2012;34(11):505-10.
96. Moreno, AL. *Fisioterapia em Uroginecologia*. São Paulo: Manole; 2004.
97. Palma, P (ed). *Urofisioterapia aplicações clínicas das técnicas fisioterapêuticas nas disfunções miccionais e do assoalho pélvico*. Campinas/SP: Personal Link Comunicações; 2009.
98. Shanthanna H. Successful treatment of genitofemoral neuralgia using ultrasound guided injection: a case report and short review of literature. *Case Rep Anesthesiol* 2014;2014:371703.
99. Peng PWH, Tumber PS. Ultrasound-Guided Interventional Procedures for Patients with Chronic Pelvic Pain – A Description of Techniques and Review of Literature. *Pain Physician* 2008;11:215-224.
100. Trescot AM. Cryoanalgesia in Interventional Pain Management. *Pain Physician*. 2003;6:345-360.
101. Ingber RS. Iliopsoas myofascial dysfunction: a treatable cause of "failed" low back syndrome. *Arch Phys Med Rehabil* 1989;70(5):382-6.
102. Lewit K. Manipulative Therapy in Rehabilitation of the Motor System. In: John P. Butler (ed). *Myofascial Pain and Dysfunction*. Volume 2. The Trigger Point Manual Butterworths, London. Lippincott Williams & Wilkins; 1985. p. 138, 276, 315.
103. Rozen D, Parvez U. Pulsed radiofrequency of lumbar nerve roots for treatment of chronic inguinal herniorraphy pain. *Pain Physician* 2006;9(2):153-6.
104. Cahana A, Zundert JV, Macrea L et al. Pulsed Radiofrequency: Current Clinical and Biological Literature Available. *Pain Medicine* 2006;7(5):411-23.
105. Weksler N, Klein M, Gurevitch B et al. Phenol neurolysis for severe chronic nonmalignant pain: is the old also obsolete? *Pain Med* 2007;8(4):332-7.
106. Home page da "International Neuromodulation Society". Consultada em 21 de abril de 2014.
107. Possover M, Baekelandt J, Chiantera V. The laparoscopic approach to control intractable pelvic neuralgia: from laparoscopic pelvic neurosurgery to the LION procedure. *Clin J Pain* 2007 Nov-Dec;23(9):821-5.

OOFORECTOMIA LAPAROSCÓPICA

Ricardo Bassil Lasmar
Bernardo Portugal Lasmar
Daniela Baltar da Rosa Zagury

INTRODUÇÃO

A histerectomia é uma das cirurgias mais realizadas no mundo. No Brasil, segundo o Datasus, foram realizadas 85.683 histerectomias totais, para doença benigna, de julho/15 a jun/2016. Destas, 25.919 (33%) tiveram a ooforectomia uni ou bilateral associada. Apenas 0,6% (538) de todas as histerectomias foram por via laparoscópica. Grande parte das ooforectomias é realizada em conjunto com a histerectomia, sem doença anexial existente. No entanto, foram realizadas neste período 18.521 ooforectomias uni ou bilaterais isoladamente.

O manejo dos cistos anexiais benignos em geral é caracterizado pela preservação do parênquima ovariano (ooforoplastia), porém alguns fatores podem levar à opção de exérese gonadal, como idade, *status* menopáusico, fatores de risco para "doenças malignas" etc.

A videolaparoscopia tem vantagem na abordagem anexial, pois permite um acesso fácil e amplo aos ovários, atuando pontualmente e de forma eficaz tanto na preservação quanto na retirada completa dos ovários.

DIAGNÓSTICO

As massas anexiais tendem a ser oligossintomáticas. Desta forma, o diagnóstico é comumente feito a partir de exames de rotina. O endometrioma ovariano, por outro lado, pode estar associado à sintomatologia álgica importante, pois é um marcador de endometriose profunda.

De uma maneira geral, as indicações de ooforectomia são:

- Torção ovariana com necrose. É comum edema importante em caso de torção anexial, porém este é revertido com a reversão da torção, não havendo necessidade de ooforectomia, na maioria dos casos.
- Ooforectomia profilática em grupos de alto risco.
- Tumores benignos não passíveis de conduta conservadora, seja pela destruição do parênquima ovariano ou pela idade da paciente.
- Abscesso tubovariano sem resposta ao tratamento antimicrobiano.
- Tumores ovarianos malignos.

Na maioria dos casos o diagnóstico é feito por ultrassonografia transvaginal, devendo ser complementado, em casos de dúvida diagnóstica, pela ressonância magnética da pelve. Esta última possui melhor acurácia diagnóstica, os cistos dermoides apresentarão conteúdo gorduroso típico, com perda do sinal lipídico na sequência T1 com saturação de gordura, enquanto que os endometriomas apresentarão imagem de baixo sinal em T1 e T2, com elevado sinal em T1 com saturação de gordura.

MATERIAIS INDISPENSÁVEIS

Além do instrumental básico para laparoscopia, deverão ter à disposição instrumental de secção e de selamentos de vasos.

A cirurgia pode ser realizada com tesoura laparoscópica e pinça bipolar, assim como seladora, tipo *ligasure* ou energia ultrassônica, sendo que estes dois últimos instrumentos fazem hemostasia e corte.

O manipulador uterino facilita a exposição do ovário a ser retirado, porém não é indispensável.

Alguns tumores ovarianos devem ser retirados da cavidade pélvica de forma íntegra, por isso são envolvidos em *endobag*.

O *endobag* permite que tumores císticos sejam esvaziados dentro dele, sem extravasamento ou contaminação da cavidade abdominal.

A retirada do ovário poderá ser feita pela punção umbilical, por uma punção suprapúbica de 10 mm ou pelo fundo de saco vaginal posterior.

POSICIONAMENTO DA PACIENTE

A paciente é posicionada em litotomia com os membros inferiores ligeiramente afastados e acomodadas em perneiras com botas, para permitir a livre manipulação uterina por via vaginal.

Quando não se aplica o manipulador uterino, a paciente poderá ficar com os membros inferiores estendidos sobre a mesa cirúrgica.

É sempre necessário fazer Trendelenburg de pelo menos 30°.

POSICIONAMENTO DOS TROCARTES

A primeira punção é umbilical, sendo que em raros casos, por causa do volume ovariano, há necessidade de punção mais alta.

As punções auxiliares variam em cada serviço, mas pelo menos mais duas punções são necessárias, sendo que, na maioria das vezes, são realizadas mais três punções, duas de 3 ou 5 mm e uma de 10 mm.

Há serviços que fazem duas punções de 3 ou 5 mm à esquerda, e uma punção de 3, 5 ou 10 mm à direita. No nosso serviço, regularmente utilizamos uma punção de 3 ou 5 mm em cada lado e uma de 10 mm suprapúbica. A altura das punções laterais dependerá do tamanho do tumor ovariano e do tipo de cirurgia a ser complementada.

POSICIONAMENTO DA EQUIPE

O cirurgião posiciona-se à esquerda da paciente, tendo o auxiliar com a câmera ao lado direito do cirurgião, o instrumentador do seu lado esquerdo, e o primeiro auxiliar à direita da paciente.

Na ausência da câmera, o primeiro auxiliar faz as duas funções.

O manipulador uterino é mobilizado pelo cirurgião, primeiro auxiliar ou instrumentador.

POSICIONAMENTO DO EQUIPAMENTO CIRÚRGICO

O *rack* é posicionado entre os membros inferiores da paciente.

DESCRIÇÃO DA TÉCNICA CIRÚRGICA
Passo a Passo

Após a investigação da cavidade pélvico-abdominal, da presença de outro ovário, desloca-se o útero pelo manipulador, para o lado oposto ao do ovário que será abordado, expondo-se desta forma o infundíbulo pélvico e ligamento uterovárico. Identificação do ureter, que passa aproximadamente 1,5 centímetro abaixo do infundíbulo (Figs. 17-1 e 17-2). Para a realização da ooforectomia, com preservação da tuba, deve-se iniciar pela coagulação e secção do ligamento

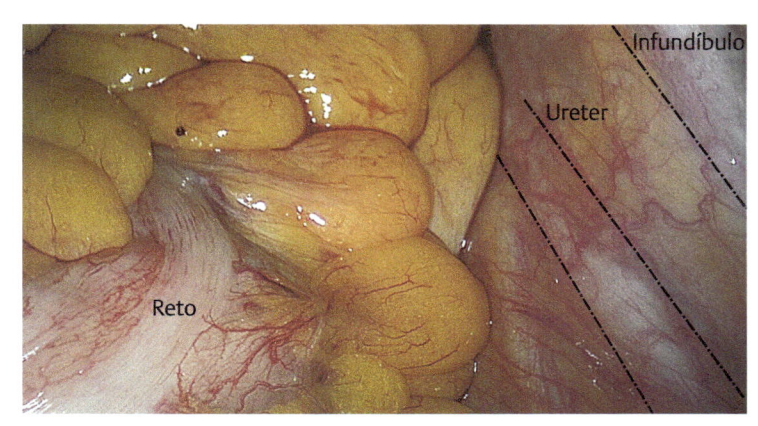

Fig. 17-1. Relação do ureter com outras estruturas pélvicas.

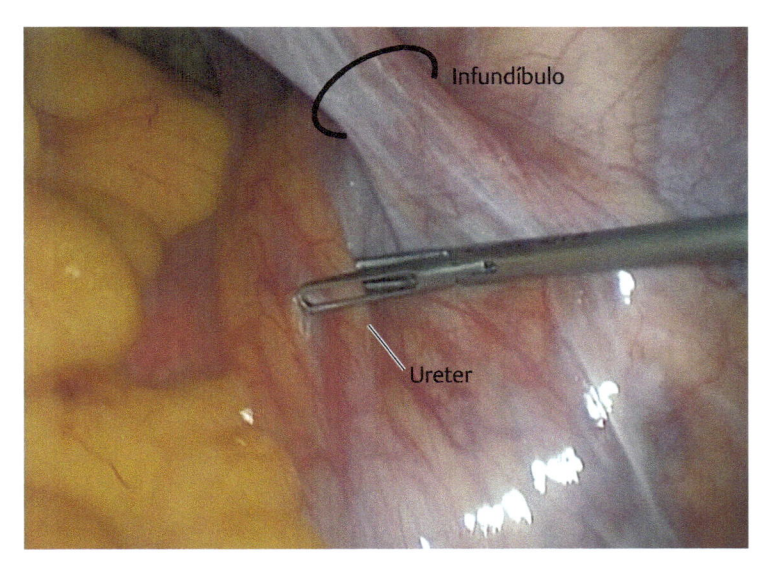

Fig. 17-2. Relação do ureter com o infundíbulo pélvico.

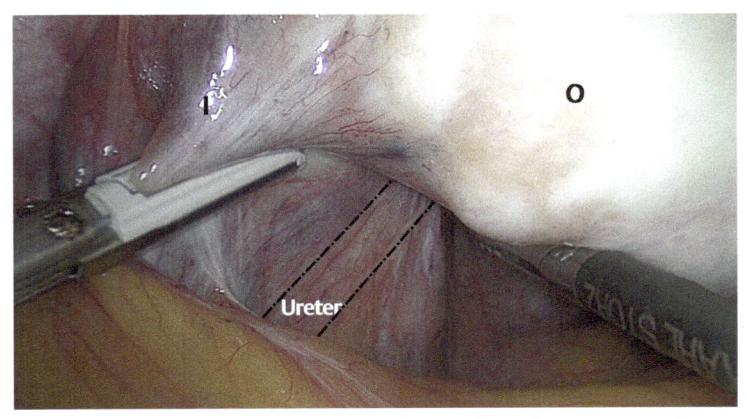

Fig. 17-3. Selamento do infundíbulo (I) sob visão direta do ureter. O: ovário.

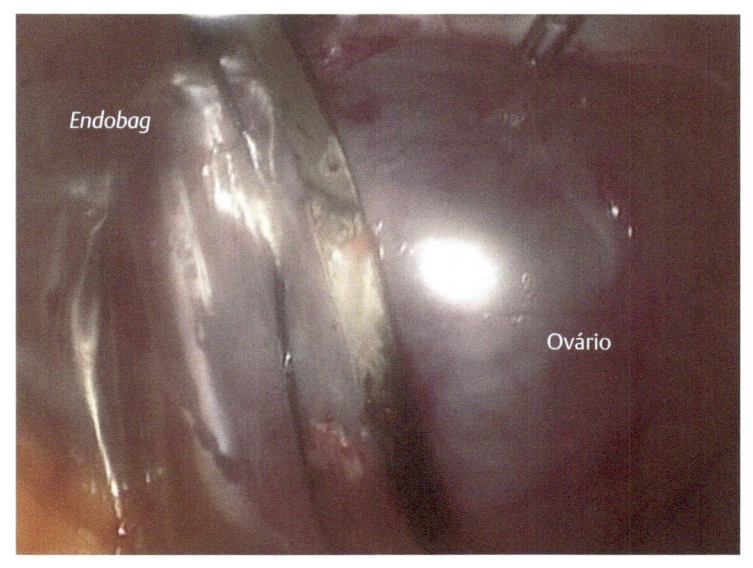

Fig. 17-4. Introdução do ovário no *endobag*.

uterovárico. Deste ponto, deve-se ressecar o mesovário, próximo à borda ovariana, garantindo a permanência da vascularização da tuba, até a porção lateral do mesmo. Deve-se evitar a cauterização excessiva neste ponto, pois pode levar à isquemia da tuba.

Na maior parte das vezes é realizada a salpingo-oforectomia, ou seja, a retirada da tuba junto com o ovário. Nesta abordagem, pode-se iniciar o procedimento pela ligadura ou selamento e secção do infundíbulo pélvico (Fig. 17-3), certificando-se de fazê-lo afastado da parede pélvica, para evitar oclusão ou lesão térmica do ureter (é mandatória a identificação prévia do ureter). Em caso de massas muito volumosas, e/ou quando houver distorções anatômicas, é importante a abertura do folheto peritoneal, com identificação do ureter e isolamento do infundíbulo pélvico. O procedimento é finalizado pelo selamento e secção do ligamento uterovárico, seguindo-se da retirada da peça com ou sem proteção por *endobag* (Fig. 17-4).

DICAS E TRUQUES

Antes de iniciar o procedimento cirúrgico investigue o andar superior, fígado, diafragma e epíploo; olhe o apêndice.

Em caso de benignidade da lesão identifique se existe o ovário contralateral, principalmente na paciente na menacme e sem prole, pois a paciente pode ter sido submetida à cirurgia prévia, sem ter sido informada sobre o acontecido.

Cistos volumosos, benignos, não dermoide, podem ser esvaziados pela punção direta com o trocarte suprapúbico, e a aspiração ser realizada pela torneira de gás.

Nos teratomas maduros (dermoides) o esvaziamento do conteúdo líquido deverá ser realizado já com as bordas do *endobag* abertas na punção de 10 mm (umbilical ou suprapúbica). Desta forma, evita-se a contaminação da cavidade abdominal.

COMPLICAÇÕES

As complicações mais frequentes são sangramento, no momento da intervenção cirúrgica, que é resolvida com a coagulação bipolar. Sangramento no pós-operatório imediato leva a dor e distensão abdominal, abdome cirúrgico, o que acarretará nova abordagem de urgência para hemostasia, com pinça bipolar, clipe ou ponto. A artéria ovariana é ramo direto da artéria aorta, podendo, portanto, causar sangramento importante no per e/ou pós-operatório imediato.

A lesão isquêmica do ureter é mais rara na ooforectomia do que na anexectomia, mas nos casos de reintervenção por sangramento se faz necessária a identificação do ureter para coagulação do vaso ou área com sangramento.

PONTOS-CHAVE

- Realizar inventário completo da cavidade abdominopélvica.
- Confirmar a presença do ovário contralateral.
- Identificar o ureter antes e após a ligadura/selamento do infundíbulo pélvico.
- Utilizar *endobag* quando houver necessidade de evitar contato do conteúdo ovariano com a cavidade.

CONCLUSÃO

A laparoscopia facilitou de forma importante a abordagem das patologias anexiais, seja de forma conservadora ou radical. A ooforectomia laparoscópica com utilização de *endobag* permite a ressecção de cistos de grande volume sem que ocorra a contaminação da cavidade abdominopélvica. A cirurgia anexial pode variar desde a ooforoplastia até a salpingo-oforectomia, devendo-se ter sempre em mente a localização do ureter e a adequada ligadura dos vasos ovarianos, para minimizar complicações.

BIBLIOGRAFIA

Berek JS. *Berek & Novak. Tratado de Ginecologia*. 15 ed. Rio de Janeiro: Guanabara Koogan S.A, 2014.

Evans EC, Matteson KA, Orejuela FJ *et al*.Society of Gynecologic Surgeons Systematic Review Group. Salpingo-oophorectomy at the Time of Benign Hysterectomy: A Systematic Review. *Obstet Gynecol* 2016 Sep;128(3):476-85.

Magrina JF, Espada M, Munoz R *et al*. Robotic adnexectomy compared with laparoscopy for adnexal mass. *Obstet Gynecol* 2009;114:581.

Medeiros LR, Fachel JM, Garry R *et al*. Laparoscopy versus laparotomy for benign ovarian tumors. *Cochrane Database Syst Rev* 2005.

Michael S, Baggish M, Karran M. *Atlas de anatomia pélvica e cirurgia ginecológica*. 3 ed. Revinter, 2012.

GRAVIDEZ ECTÓPICA – SALPINGOSTOMIA LINEAR

Raquel Papandreus Dibi

INTRODUÇÃO

A gravidez ectópica por definição acontece toda vez que o ovo fecundado se implanta em qualquer área que não seja a cavidade endometrial uterina. Sua incidência no Brasil não é conhecida, o que se sabe é que a incidência da gestação ectópica (GE) tem aumentado nas últimas décadas. A explicação para este aumento se faz tanto pelo melhor diagnóstico, pela dosagem da subunidade beta da gonadotrofina coriônica (BhCG), dos ecógrafos de maior precisão e do uso da endoscopia ginecológica, como pela disseminação das infecções genitais por clamídia e gonococos.[1,2]

A ectópica representando causa importante de morbimortalidade materna no primeiro trimestre de gestação. Apesar de não estarem presentes em todos os casos de gestação ectópica (GE), a identificação de fatores de risco é importante para sugerir investigação e o diagnóstico precoce.[3]

- *Alto risco:* mulheres com GE prévia, cirurgia tubária.
- *Moderado risco:* mulheres com infecções genitais, infertilidade ou mais de um parceiro sexual.
- *Leve risco:* cirurgia pélvica ou abdominal prévia, tabagismo, ducha vaginal ou idade precoce da 1ª relação sexual. A localização mais comum da gestação ectópica é nas tubas, podendo acontecer em outros sítios (Fig. 18-1).

A sintomatologia mais comum é a dor pélvica e o sangramento vaginal irregular, porém o BhCG associado à ultrassonografia transvaginal é necessário para o diagnóstico. O diagnóstico diferencial inclui apendicite aguda, abortamento tópico, torção anexial, doença inflamatória pélvica, cisto ovariano roto, abscesso tubovariano e cálculo renal.[4] Por se tratar de uma emergência, o diagnóstico deve ser rápido, e o tratamento estabelecido o mais breve possível.

A salpingostomia linear laparoscópica é uma das opções cirúrgicas que pode ser realizada no tratamento da gestação ectópica. As taxas de gestação após salpingostomia, conforme alguns estudos, são maiores em relação à salpingectomia.[5,6]

A salpingostomia é a opção cirúrgica preferida quando se trata de tuba única, porém o sucesso cirúrgico é maior quando há níveis baixos de hCG, ausência de batimentos cardiofetais e tuba íntegra.[4] O tratamento cirúrgico conservador (salpingostomia) pode ser associado ao tratamento medicamentoso com metrotexato para evitar a persistência do tecido trofoblástico. A dose recomendada é de MTX 1 mg/kg IM até 24 horas pós-operatório.[3]

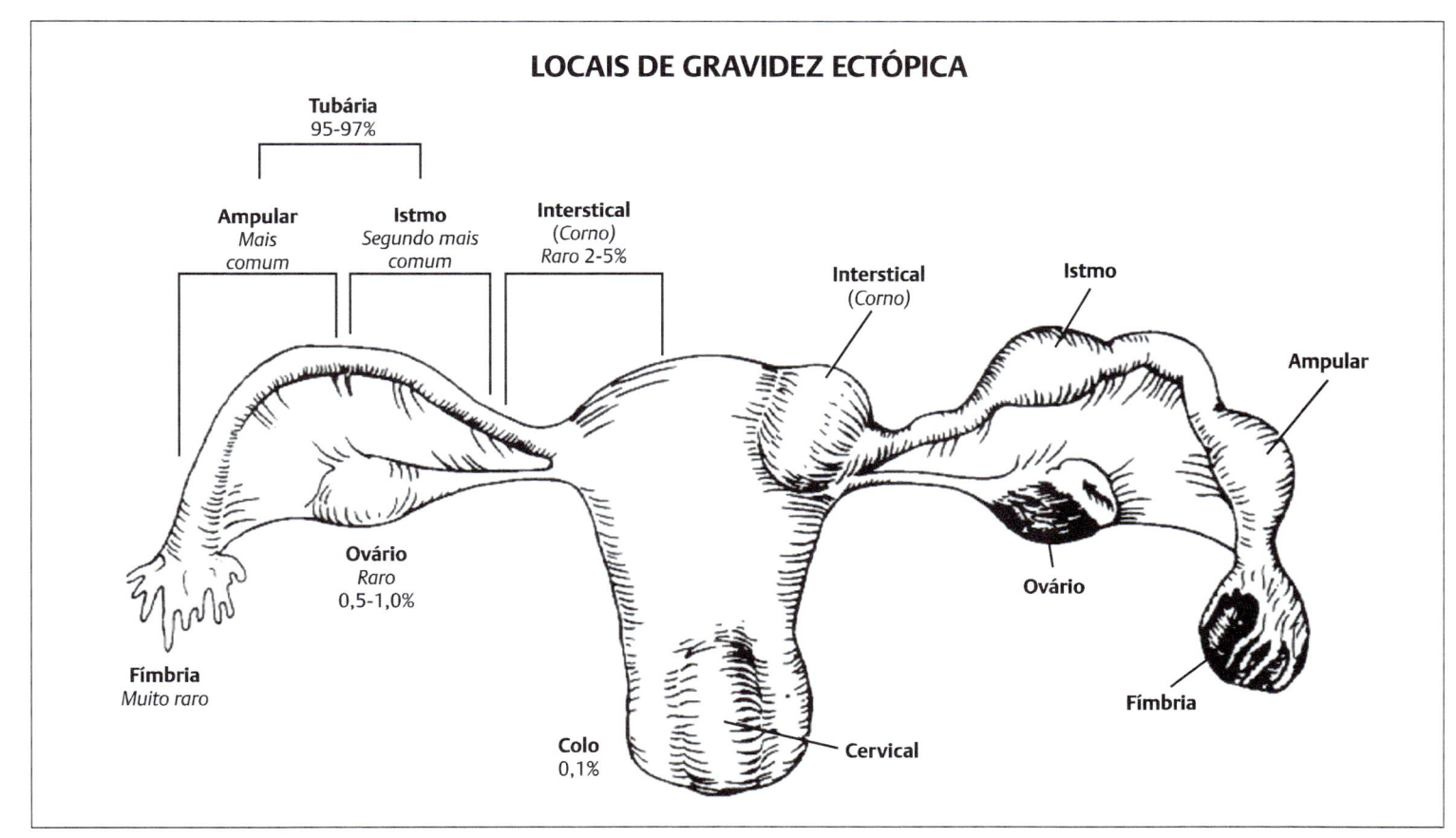

Fig. 18-1. Localizações e taxas encontradas de gravidez ectópica.

PREPARO PRÉ-OPERATÓRIO

O preparo pré-operatório segue a rotina básica pré-operatória da cirurgia laparoscópica, com alguns cuidados especiais. Como o pneumoperitônio causa uma redução no retorno venoso, a volemia da paciente com GE que será submetida à salpingostomia laparoscópica deverá ser rigorosamente cuidada pelo anestesista e equipe. Importante ter tipagem sanguínea (inclusive pelo risco de isoimunização em gestação futura de pacientes Rh-negativas) e, também solicitar reserva de sangue. A ruptura da tuba uterina pode causar sangramento abdominal importante, muitas vezes necessitando de transfusão sanguínea.[7]

MATERIAIS INDISPENSÁVEIS

Para a realização deste procedimento é importante um aspirador que funcione bem (aspiração de sangue e coágulos). Inicialmente com uma pinça de apreensão atraumática se suspende a tuba para abordagem na borda antimesentérica. A incisão na tuba pode ser feita com pinça monopolar ou ultrassônica.

A retirada do material trofoblástico deve ser feita por *endobag* que pode ser confeccionado com punho de luva.

POSICIONAMENTO DA PACIENTE

Durante o posicionamento da paciente, é importante observar se não há compressão de nervos, vasos, membros ou proeminências ósseas. A mesa deve estar fixa, assim como a paciente (cuidar da hiperextensão de membros). Posição de decúbito dorsal com litotomia baixa, posicionando preferencialmente com braços ao longo do corpo (os braços ficam fixos ao longo do corpo com o uso de um lençol que deve ser passado por debaixo da mesa cirúrgica e ao redor dos braços, fixando por sob as nádegas da paciente). Evitar o contato da paciente com partes metálicas da mesa. As pernas devem ser fixadas nas perneiras (preferencialmente perneiras do tipo bota, mantendo sempre as panturrilhas livres.

POSICIONAMENTO DOS TROCARTES

Um trocarte de 10 mm na cicatriz umbilical, um trocarte de 5 mm em FIE e um trocarte de 5 mm em FID. O uso de outro trocarte de 5 mm no hipocôndrio direito ou esquerdo (dependendo do lado que o cirurgião opera) pode facilitar o tempo cirúrgico.

POSICIONAMENTO DA EQUIPE E SALA CIRÚRGICA

O cirurgião posiciona-se à esquerda da paciente, e o primeiro auxiliar e instrumentador à direita (esta ordem pode ser invertida no caso de cirurgiões canhotos). O segundo auxiliar fica no manipulador uterino.

A torre de vídeo deve ficar entre as pernas da paciente, o segundo auxiliar fica sentado para que não atrapalhe a visão do cirurgião e do câmera (primeiro auxiliar).

DESCRIÇÃO DA TÉCNICA CIRÚRGICA

Passo a Passo

Aspiração do sangue, avaliação da tuba colateral e identificação da tuba com gestação ectópica (Figs. 18-2 e 18-3).

Apresentação da tuba com o uso de uma pinça atraumática para incisão na borda antimesentérica da tuba com energia monopolar ou ultrassônica (Fig. 18-4).

Abertura da tuba com identificação do tecido trofoblástico (Fig. 18-5). Neste momento as pinças atraumáticas juntamente com o aspirador podem ordenhar o material (Fig. 18-6).

A hidrodissecção pode diminuir o sangramento e o tempo cirúrgico (Fig. 18-7).

Retirada do material trofoblástico, ensacado (neste caso foi utilizado um dedo de luva) pelo trocarte de 11 mm umbilical (Figs. 18-8 e 18-9), apreensão do saco pelo trocarte das fossas ilíacas direcionando-o para cicatriz umbilical.

Não é necessária a sutura laparoscópica após a salpingoplastia, a cicatrização da tuba ocorre por segunda intenção (Fig. 18-10).

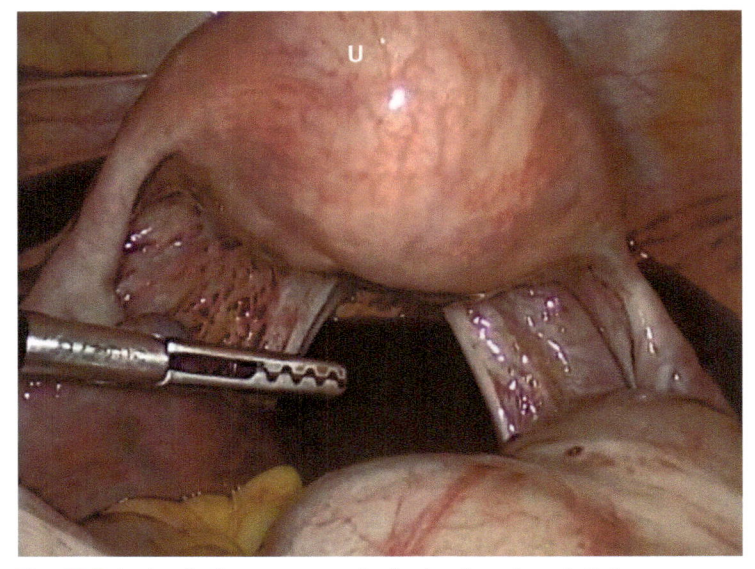

Fig. 18-2. Aspiração do sangue e avaliação da tuba colateral. U: útero.

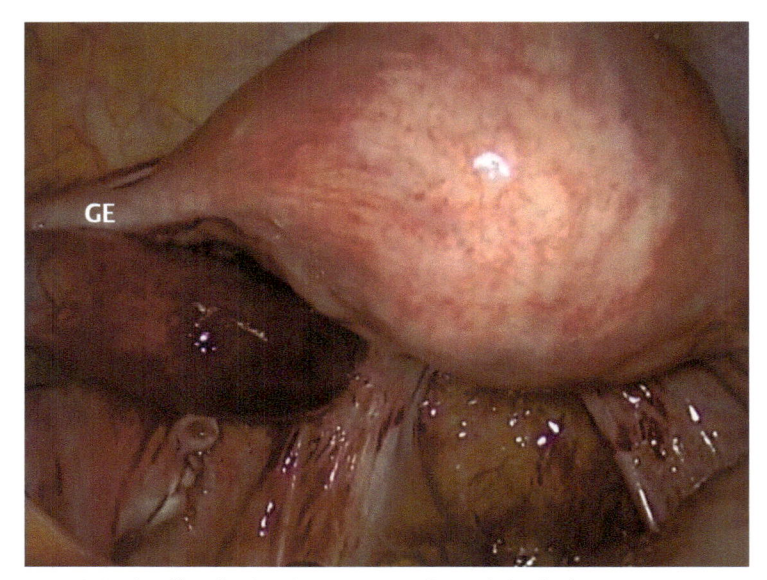

Fig. 18-3. Identificação da tuba com gestação ectópica (GE).

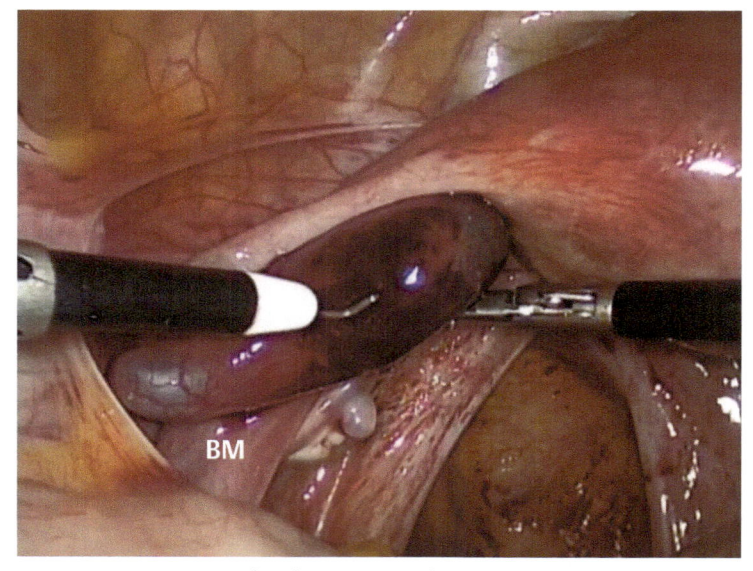

Fig. 18-4. Apresentação da tuba com o uso de uma pinça atraumática para incisão na borda antimesentérica da tuba com energia monopolar. BM: borda mesentérica.

CAPÍTULO 18 ■ GRAVIDEZ ECTÓPICA – SALPINGOSTOMIA LINEAR

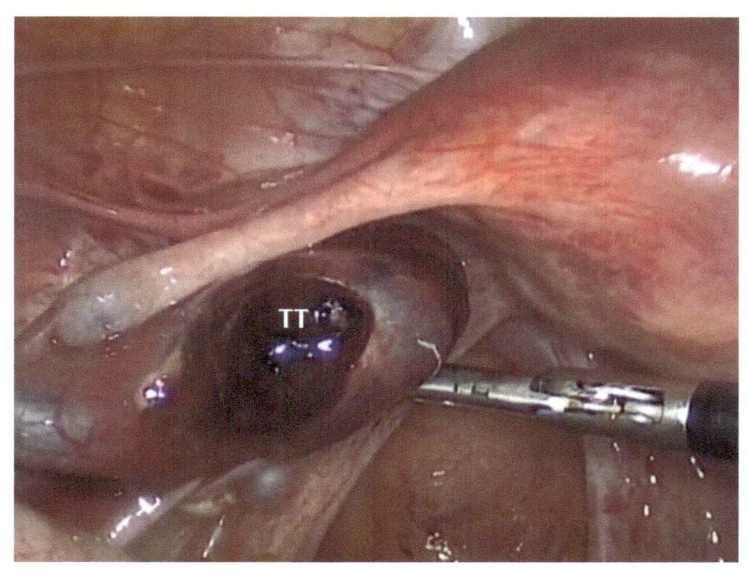

Fig. 18-5. Abertura da tuba com identificação do tecido trofoblástico (TT).

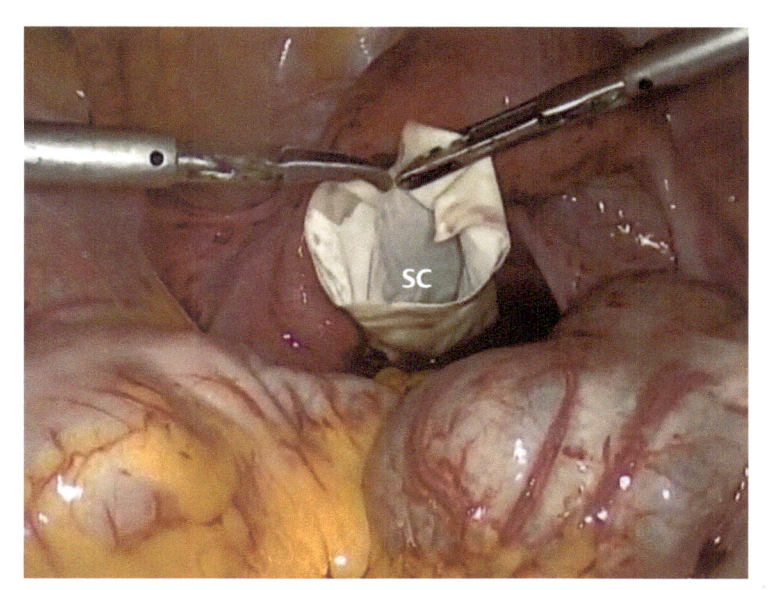

Fig. 18-8. Introdução do saco coletor (SC) na cavidade.

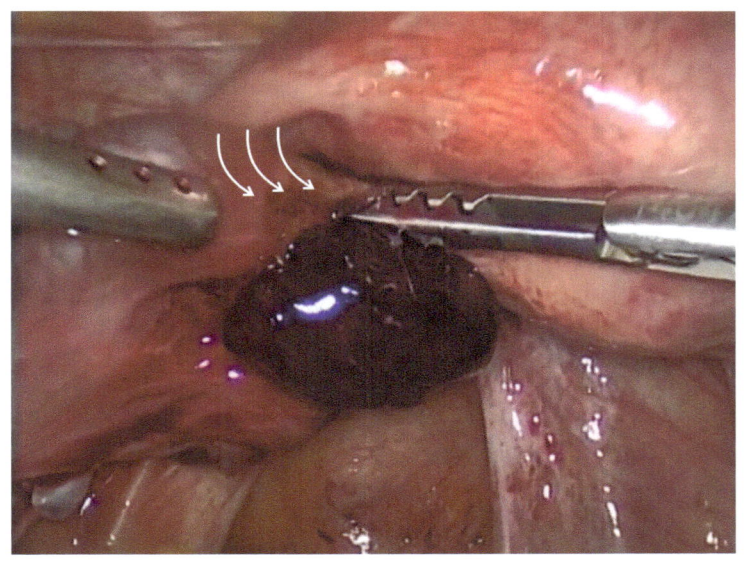

Fig. 18-6. Ordenhamento do material da tuba uterina no sentido das setas.

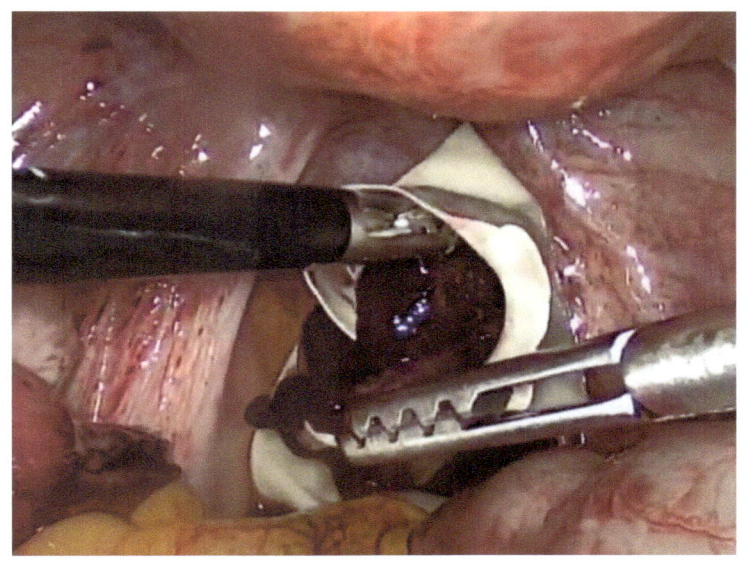

Fig. 18-9. Ensacamento do material extraído da tuba uterina.

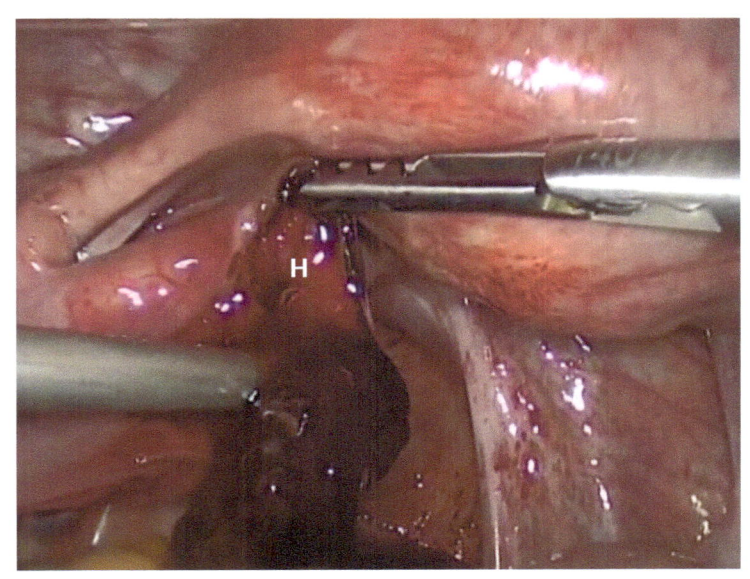

Fig. 18-7. Demonstração da hidrodissecção (H) da tuba uterina.

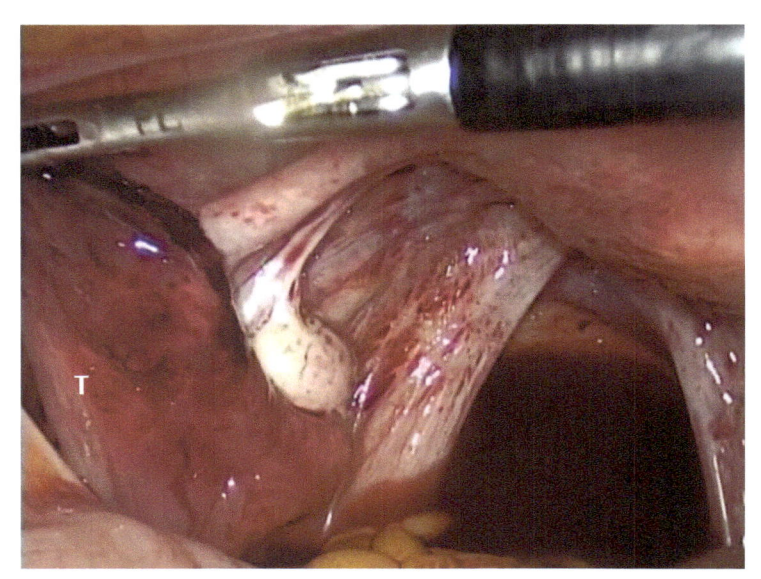

Fig. 18-10. Visualização final da tuba (T) após a salpingoplastia.

DICAS E TRUQUES

- Avaliar sempre a tuba colateral, quando existir.
- Antes de iniciar o procedimento, aspirar todo o sangue da cavidade (o sangue costuma captar muita luz e assim diminuir a acuidade visual).
- Atentar para o alinhamento adequado do trocarte de 5 mm em fossa ilíaca com o trocarte de 11 mm da óptica, pois a retirada da peça pode ser realizada sob visão pelo trocarte de 11 mm (cuidado para a perneira não estar alta).

PÓS-OPERATÓRIO

Pacientes submetidas à salpingostomia linear sem intercorrências podem ter alta hospitalar assim que tenham se recuperado da anestesia. É importante a realização do BhCG sérico no pós-operatório até que esteja indetectável, pois a salpingostomia como tratamento cirúrgico aumenta a chance de persistência do tecido trofoblástico.[4,7,8]

PONTOS-CHAVE

- A salpingostomia linear não requer material especial; portanto, é um procedimento factível nas emergências gineco-obstétricas do Brasil que tenham torre convencional de videolaparoscopia.
- A retirada do material trofoblástico deve ser feita de maneira protegida (*endobag*).
- A sutura tubária após a salpingostomia não é necessária.

CONCLUSÃO

A salpingostomia linear laparoscópica é um procedimento de baixa complexidade que pode ser realizado por ginecologistas treinados em videolaparoscopia básica. A avaliação pré-operatória adequada, optando por esta técnica principalmente em pacientes com tuba única e desejo reprodutivo futuro (ver indicações de salpingostomia linear no início do capítulo) e o acompanhamento pós-operatório com BhCG seriado diminuem as complicações do procedimento. Em relação à técnica cirúrgica, as evidências não demonstram melhora no futuro reprodutivo em pacientes que foram submetidas à sutura tubária após a salpingostomia, portanto não é necessária.[9]

REFERÊNCIAS BIBLIOGRÁFICAS

1. Aral SO. Sexually transmitted diseases: magnitude, determinants and consequences. *Int J STD AIDS* 2001;12:211-5.
2. Fernandes AMS, Ribeiro LP, Moraes FH et al. Prevalência de gestação ectópica de tratamento cirúrgico em hospital público de 1995-2000. *Rev Assoc Med Bras* 2004;50(4):413-6.
3. Ministério da saúde Gestação de Alto Risco. Manual Técnico 5. ed. Ministério da Saúde Brasília 2010.
4. Crispi CP et al. *Tratado de Endoscopia Ginecológica: Cirurgia Minimamente Invasiva*. 3. ed. Rio de Janeiro: Revinter; 2012.
5. Bangsgaard N1, Lund CO, Ottesen B, Nilas L. Improved fertility following conservative surgical treatment of ectopic pregnancy. *BJOG* 2003 Aug;110(8):765-70.
6. Elson J, Tailor A, Banerjee S et al. Expectant management of tubal ectopic pregnancy: prediction of successful outcome using decision tree analysis. *Ultrasound Obstet Gynecol* 2004;23(6):552-56.
7. Pouly JL, Mahnes H, Mage G et al. Conservative laparoscopic treatment of 321 ectopic pregnancies. *Fertil Steril* 1986 Dec;46(6):1093-7.
8. Maymon R, Shulman A, Halperin R et al. Ectopic pregnancy and laparoscopy: review of 1197 patients treated by salpingectomy or salpingotomy *Eur J Obstet Gynecol Reprod Biol* 1995 Sep;62(1):61-7. Review
9. Fujishita A, Masuzaki H, Khan K et al. Laparoscopic salpingotomy for tubal pregnancy: comparison of linear salpingotomy with and without suturing. *Human Reproduction* 2004;19(5):1195-1200.

TRATAMENTO CIRÚRGICO DA DOENÇA INFLAMATÓRIA PÉLVICA

Gil Kamergorodsky

INTRODUÇÃO

A doença inflamatória pélvica é uma afecção extremamente importante, pois, afetando mulheres em idade reprodutiva, pode causar sequelas muito graves relacionadas com perda da fertilidade. Ocorre em mulheres sexualmente ativas e pode incluir desordens inflamatórias severas como endometrite, salpingite, ooforite, abscesso tubo-ovariano, peritonite, peri-hepatite e Síndrome de Fitz-Hugh e Curtis (Fig. 19-1).[1] O tratamento de doença inflamatória pélvica tem como objetivos o alívio de sintomas agudos, erradicação da infecção e minimização do risco de sequelas em longo prazo. Estas sequelas incluem dor pélvica crônica, gravidez ectópica, fator de infertilidade tubária e falhas de implantação em tentativas de fertilização, que pode ocorrer em até 25% das pacientes.[2]

O Centers for Disease Control and Prevention (CDC) desenvolveu um *guideline* para o tratamento da doença inflamatória pélvica, que utiliza terapia empírica com antibióticos de amplo espectro para cobertura de patógenos comum da doença, como anaeróbios, *N. gonorheae e C. trachomatis* (Quadro 19-1). A remoção do dispositivo intrauterino não melhora os resultados clínicos e, em muitos casos, é deixado no lugar.[3] A indicação de tratamento cirúrgico para esta patologia deve ser com base na ausência de resposta ao tratamento com antibacterianos, caracterizada pela persistência ou aumento do abscesso, assim como na impossibilidade ou insucesso na drenagem guiada por exames de imagem. Quando há ruptura do abscesso, a peritonite torna-se difusa com a possibilidade de evoluir para sepse e, nesse caso, é fundamental o tratamento cirúrgico em caráter de urgência.

PRINCÍPIOS GERAIS NA ABORDAGEM CIRÚRGICA

Historicamente o tratamento cirúrgico da doença inflamatória pélvica, combinado com antibioticoterapia, pode envolver colpotomia posterior, drenagem de abscesso por via transabdominal, salpingo-oforoplastia uni ou bilateral, salpingo-oforectomia uni ou bilateral e histerectomia. Apesar de apresentarem alta taxa de cura, algumas técnicas mais agressivas podem levar à deficiência hormonal e levar mulheres em idade reprodutiva a um baixo potencial reprodutivo. Um estudo retrospectivo canadense avaliou a taxa de gravidez em 87 pacientes que foram submetidas à cirurgia de infertilidade após a doença inflamatória pélvica. As pacientes foram divididas em 2 grupos com base no tipo de procedimento cirúrgico: grupo 1, somente lise de aderências (22 pacientes) e grupo 2, salpingostomia com lise de aderências (65 pacientes). Um número significativamente maior de pacientes do grupo 1 (9 de 22, 41%) do que no grupo 2 (12 de 65, 18%) ($p < 0,05$) alcançou gravidez intrauterina.[4] Atualmente preconiza-se manejo cirúrgico minimamente invasivo, incluindo a lise de aderências, drenagem de abscessos, exérese de tecidos infectados e necróticos e lavagem exaustiva e ampla da cavidade peritoneal.[5] A cirurgia conservadora por laparoscopia tem altas taxas de sucesso, obtém-se visualização direta da pelve, além disso podem-se obter fluidos bacterianos para culturas mais específicas, em casos de falha de tratamento clínico. Em um estudo retrospectivo de 39 pacientes com abscesso tubo-ovarino, avaliadas entre 1983 e 1992 e tratadas com laparoscopia conservadora, foi obtido sucesso em 100% dos casos, e nenhuma complicação foi relatada.[6]

PREPARO PRÉ-OPERATÓRIO

O procedimento de tratamento da DIP não requer preparo especial ao paciente. E, em algumas vezes, se trata de uma cirurgia de urgência, sendo impossível a realização de dietas no pré-operatório ou até mesmo qualquer tipo de "limpeza" intestinal.

MATERIAIS INDISPENSÁVEIS

Não são necessárias, para este procedimento, as pinças especiais. Utiliza-se uma pinça de apreensão atraumática para

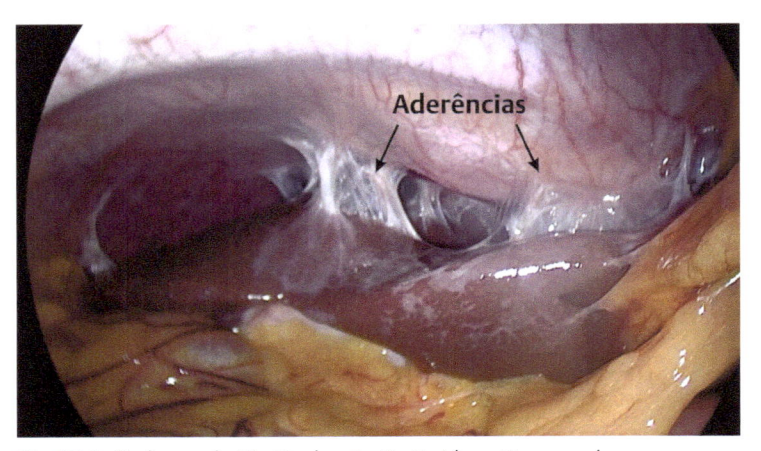

Fig. 19-1. Síndrome de Fitz-Hugh e Curtis. Peri-hepatite causada por Gonococo ou Clamídia. (Cortesia do Prof. Dr. Jesus Paula Carvalho.)

Quadro 19-1. Tratamento Antibiótico de Primeira Escolha Recomendado pelo Centro de Prevenção e Controle de Doenças (CDC) para Doença Inflamatória Pélvica*

Regime ambulatorial para doença inflamatória pélvica leve à moderada
- Doxiciclina (100 mg oral 2 vezes ao dia por 2 semanas) com ou sem metronidazol (500 mg oral 2 vezes ao dia por 2 semanas), além de um dos seguintes:
  - Ceftriaxone (250 mg intramuscular dose única)
  - Cefoxitina (2 g intramuscular) com probenecida (1 g oral) dose única
  - Outras cefalosporinas de terceira geração (cefotaxime ou ceftizoxime)

Regime hospitalar para doença inflamatória pélvica moderada à grave com ou sem abscesso tubo-ovariano**
Um dos seguintes:
- Cefotetan (2 g intravenoso a cada 12 horas) e doxiciclina (100 mg oral ou intravenoso a cada 12 horas)
- Cefoxitina (2 g intravenoso a cada 6 horas) e doxiciclina (100 mg oral ou intravenoso a cada 12 horas)
- Clindamicina (900 mg intravenoso a cada 8 horas) e gentamicina (3 a 5 mg por quilo de peso intravenoso 1 vez ao dia)

*Informações completas de tratamento, incluindo regimes alternativos e considerações adicionais, estão disponíveis no site do CDC.
**Transição para terapia oral pode geralmente ser iniciada em 24 a 48 horas após melhora clínica e deve ser continuada por 2 semanas.

suspender e tracionar as estruturas anatômicas. Tesoura ou Hook acoplado à energia monopolar para dissecção e ressecção de órgão internos. Pinça de energia ultrassônica para dissecção dos espaços pélvicos e identificação dos referenciais anatômicos pode fazer com que diminui o tempo intra-operatório.

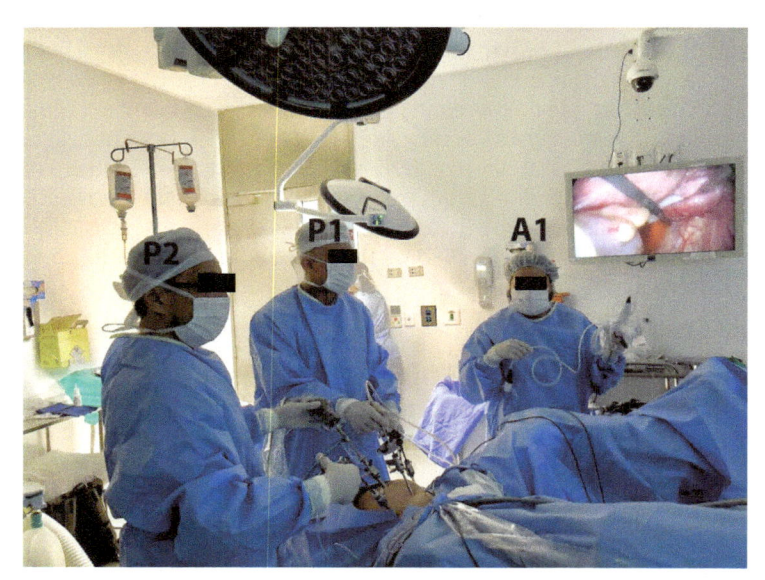

POSICIONAMENTO DA PACIENTE E EQUIPE

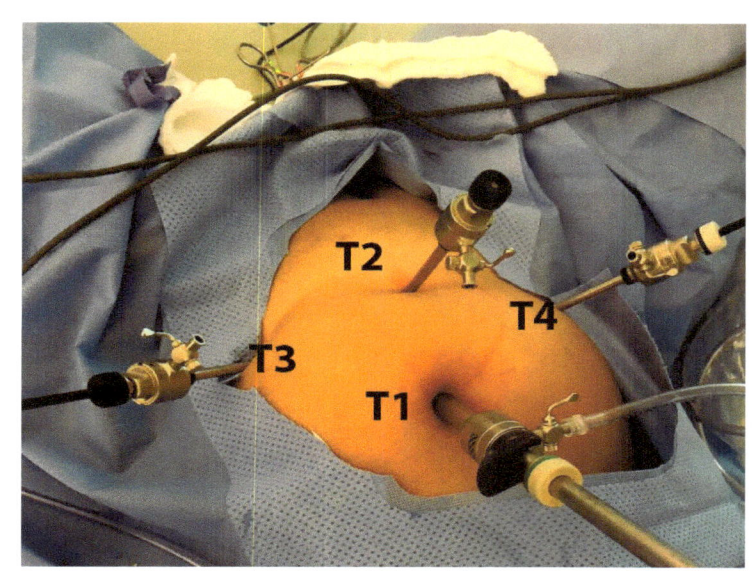

A paciente fica em posição de Lloyd Davies em Trendelenburg conforme observado na figura (Fig. 19-2).

Conforme observado na figura (Fig. 19-2) o primeiro cirurgião (P1) encontra-se ao lado esquerdo da paciente e o instrumentador (A1) posiciona-se ao seu lado e, o segundo auxiliar (P2) do lado direito da paciente. Utilizamos, conforme maneira habitual, o rack entre as pernas da paciente.

POSICIONAMENTO DOS TROCARTES

Optamos pelo posicionamento conforme mostrado na figura (Fig. 19-3). Posicionamento convencional com um trocarte de 11 mm na cicatriz umbilical (T1) e três trocartes (T2, 3 e 4) de 5 mm no abdômen inferior.

Fig. 19-2. Posicionamento da paciente e equipe.

Fig. 19-3. Posicionamento dos trocartes.

DESCRIÇÃO DA TÉCNICA CIRÚRGICA
Passo a passo
Adesiólise

As aderências são consequência de trauma tecidual mecânico ou térmico; infecção; radiação; isquemia; dissecção; abrasão; ou reação a corpo estranho. Esse trauma desencadeia uma cascata de eventos que se inicia com o rompimento de mastócitos do estroma, que liberta substâncias vasoativas, como a histamina e cininas, que aumentam a permeabilidade vascular. O depósito de fibrina, em seguida, forma exsudatos de células, como leucócitos, macrófagos. A cicatrização ocorre por uma combinação de fibrose e regeneração mesotelial. Como resultado, grandes e pequenos defeitos peritoneais cicatrizam de forma relativamente rápida, formando exsudado fibrinoso dentro de 3 horas após a lesão. A maioria dos exsudados fibrinosos é transitória e desfeita pela fibrinólise em 72 horas. Ocorre supressão local da fibrinólise peritoneal induzida pelo trauma, levando a adesões fibrinosas, invasão de fibroblastos e vasos sanguíneos, resultando em aderências vasculares permanentes (Fig. 19-4).[7]

Antes de iniciar a lise de aderências, o cirurgião precisa avaliar se a adesiólise trará benefício à paciente, definir o instrumental correto para o procedimento, escolher a melhor tática para tratar a lesão e minimizar os riscos de lesionar órgãos nobres. Uma boa técnica cirúrgica é fundamental para qualquer estratégia de redução de aderências. Para que a adesiólise seja praticada de maneira segura e eficaz deve-se proceder ao reconhecimento de todas as estruturas envolvidas na aderência e identificação dos folhetos parietal e visceral.[8]

A formação de aderências pós-operatórias, muitas vezes, pode ser prevenida pela técnica cirúrgica, utilizando os princípios da cirurgia minimamente invasiva, que inclui a manipulação suave do tecido, hemostasia meticulosa, excisão de tecido necrótico, minimizar isquemia evitando cauterizações excessivas, uso de materiais de sutura que causem pouca reação tecidual, visando à prevenção de "reação de corpo estranho" com possível infecção subsequente.[7]

A laparoscopia resulta em menor manipulação e trauma de tecidos e órgãos, evita a contaminação com corpos estranhos, como pó de luva cirúrgica e fragmentos de compressas na laparotomia, facilitando a manipulação dos tecidos mais precisamente. O instrumental delicado favorece uma dissecção menos agressiva, e o cirurgião deve optar preferencialmente por dissecção romba à cortante, já que os tecidos nessas condições encontram-se bastante friáveis. O pneumoperitônio tem um efeito de tamponamento para facilitar a hemostasia durante a laparoscopia. No entanto, como comumente é realizado utilizando insufladores padrões, a laparoscopia pode desidratar o peritônio e, por isso, pode aumentar o risco de formação de aderências.[9]

Drenagem de Abscesso Tubo-ovariano

O abscesso tubo-ovariano é geralmente uma complicação comum em casos hospitalizados de doença inflamatória pélvica

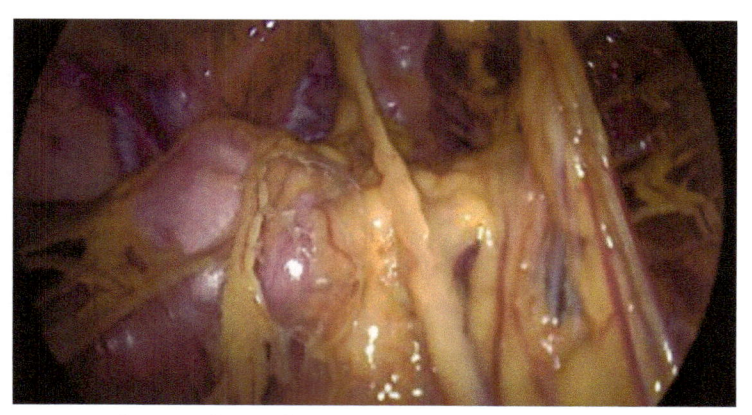

Fig. 19-4. Bloqueio aderencial causado por doença inflamatória pélvica. (Cortesia Prof. Dr. Jesus Paula Carvalho.)

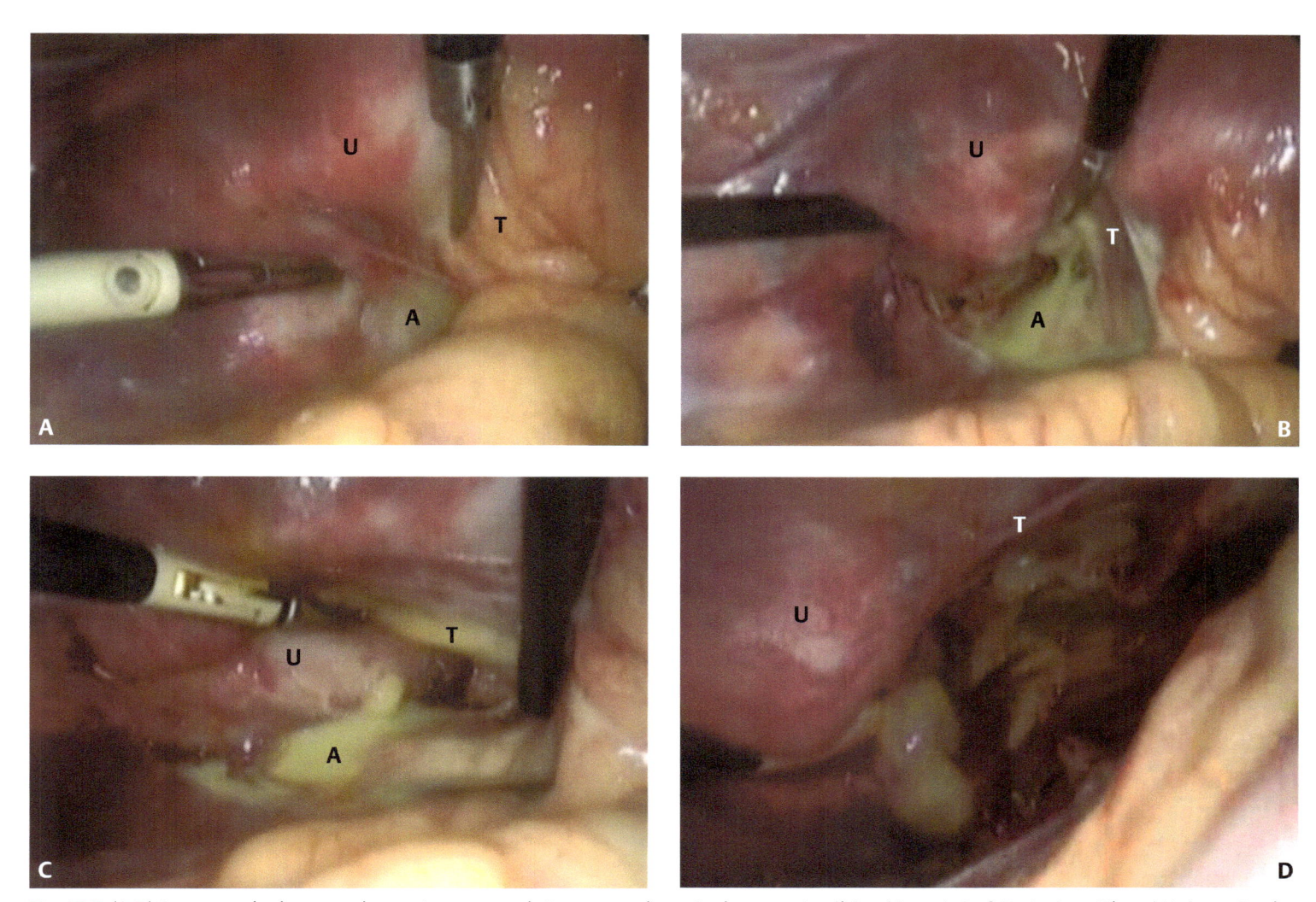

Fig. 19-5. (A-D) Drenagem de abscesso tubo-ovariano, causando importante distorção da anatomia pélvica. (Cortesia Prof. Dr. Luciano Gibran.) U: útero; T: tuba uterina; A: abscesso.

(Fig. 19-5) e aparece entre 10–15% das pacientes.[10] A cirurgia é necessária quando há falha de tratamento clínico e risco de vida para paciente.

A laparoscopia é o padrão ouro para o diagnóstico e tratamento do abscesso tubo-ovariano.[5]

As modalidades cirúrgicas para abordagem do abscesso tubo-ovariano pode ser de dois tipos: ressecção cirúrgica, mais ou menos extensa, com ooforectomia uni ou bilateral e histerectomia, e cirurgia conservadora com lise de aderências, excisão de tecidos necrosados, drenagem e lavagem.

Henry-Suchet et al. realizaram adesiólise laparoscópica e drenagem de abscesso em combinação com antibióticos em 50 mulheres. Em 45 pacientes (90%) a abordagem foi bem- sucedida, enquanto cinco pacientes (10%) necessitaram de cirurgia posterior. Como o estudo de Henry Suchet, Reich et al. não relataram nenhuma complicação após laparoscopia conservadora para manejo do abcesso tubo-ovariano em 25 pacientes. Raiga et al. demonstraram que a laparoscopia envolvendo drenagem de abscessos anexiais é um procedimento seguro e eficaz em seus estudos, eles avaliaram a importância da segunda laparoscopia com o uso do teste de corante azul de metileno em mulheres que desejam gestação futura. Durante a segunda laparoscopia, adesiólise foi realizada em todas as mulheres. Em 12 das 19 mulheres (63%) foi observada gravidez natural.[6]

Buchweitz et al. publicaram um estudo retrospectivo com 60 pacientes com abcesso tubo-ovarino e operadas por laparoscopia. Vinte e cinco pacientes que tinham um desejo reprodutivo tiveram um tratamento conservador, em mulheres sem desejo reprodutivo (n = 35) foi realizada remoção cirúrgica. Os grupos tinham características semelhantes. Naquele submetido a tratamento conservador somente uma paciente necessitou reinternação após duas semanas por dor abdominal. Notou-se um aumento significativo de complicação perioperatórias e pós-operatórias no grupo com ressecção, incluindo uma lesão intestinal com conversão para laparotomia, 4 lesões de serosa intestinal, 2 obstruções intestinais, 2 lesões vasculares e 2 tromboses de membros inferiores.[11]

DICAS E TRUQUES
- O tratamento deve ser feito para o casal, devendo o médico não esquecer de tratar o parceiro.
- Sempre que possível a preservação dos órgãos femininos, principalmente, os ovários deve ser respeitada
- Drenagem do abscesso ainda é o procedimento padrão para tratamento de DIP que não respondem ao tratamento clínico.

CONCLUSÃO
Apesar de o tratamento conservador ser a primeira escolha para doença inflamatória pélvica, algumas vezes há necessidade de intervenção cirúrgica, eventualmente mais radical, principalmente nos casos mais arrastados ou com melhora parcial, para evitar quadros subentrantes da doença. A realização da salpingectomia nos casos de hidrossalpinge aumenta também as chances de sucesso na realização de Fertilização in vitro, pois como já é sabido este líquido acumulado na(s) tuba(s) pode ser tóxico à implantação (Fig. 19-6).

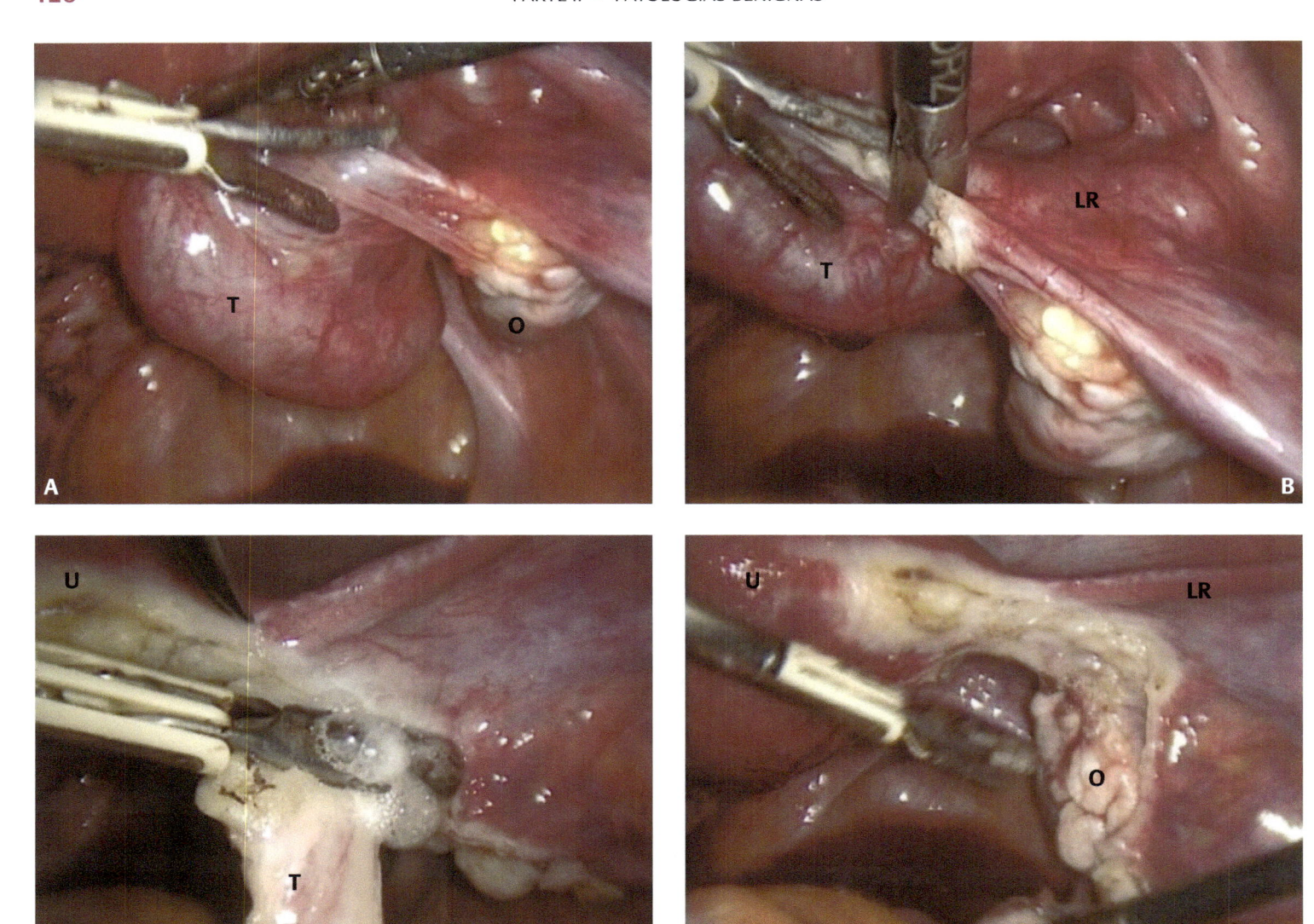

Fig. 19-6. (A-D) Realização de salpingectomia bilateral em paciente com hidrossalpinge e infertilidade, com indicação de fertilização *in vitro*. Sequência mostrando salpingectomia à direita. (A) Início da coagulação bipolar e lise das aderências salpingo-ovariana direita. (B) Coagulação e secção do mesossalpinge. (C) Seguimento da coagulação e secção do mesossalpinge. (D) Aspecto final com revisão da hemostasia. T: tuba uterina; O: ovário; LR: ligamento redondo.

REFERÊNCIAS BIBLIOGRÁFICAS

1. McCallum CA, Oman KS, Makic MBF. Improving the Assessment and Treatment of Pelvic Inflammatory Disease Among Adolescents in an Urban Children's Hospital Emergency Department. *J Emerg Nurs* [Internet] 2014;40(6):579-85.
2. Romero R, Espinoza J, Mazor M. Can endometrial infection/inflammation explain implantation failure, spontaneous abortion, and preterm birth after in vitro fertilization? *Fertil Steril* 2004;82(4):799-804.
3. Brunham RC, Gottie. SL, Paavonen J. Pelvic inflammatory disease. *N Engl J Med* 2015 May 21;372(21):2039-48.
4. Ault KA1, Faro S. Pelvic Inflammatory disease. Current diagnostic criteria and treatment guidelines. *Pstgrad Med* 1993 Feb;93(2):85-6,89-91.
5. Granberg S, Gjelland K, Ekerhovd E. Best Practice & Research Clinical Obstetrics and Gynaecology The management of pelvic abscess. *Best Pract Res Clin Obstet Gynaecol* [Internet]
6. Garbin O, Verdon R, Fauconnier A. Prise en charge des abcès tubo-ovariens Treatment of the tubo-ovarian abscesses. *J Gynecol Obstet Biol la Reprod* [Internet] 2012;41(8):875-85.
7. Practice Committee of American Society for Reproductive Medicine in collaboration with Society of Reproductive Surgeons. Pathogenesis, consequences, and control of peritoneal adhesions in gynecologic surgery: a committee opinion. *Fertil Steril* 2013 May;99(6):1550-5.
8. Rajab TK, Ahmad UN, Kelly E. Implications of late complications from adhesions for preoperative informed consent. *J R Soc Med* [Internet] 2010;103(8):317-21.
9. Ott DE. Laparoscopy and tribology: The effect of laparoscopic gas on peritoneal fluid. *J Am Assoc Gynecol Laparosc* 2001;8(1):117–23.
10. Mcneeley SG, Hendrix SL, Mazzoni MM *et al*. Medically sound, cost-effective treatment for pelvic inflammatory disease and tuboovarian abscess. *Am J Obstet Gynecol* 1998;1272-8.
11. Buchweitz O, Malik E, Kressin P *et al*. Laparoscopic management of tubo-ovarian abscesses: Retrospective analysis of 60 cases. *Surg Endosc* 2000;14(10):948-50.

HISTERECTOMIA TOTAL LAPAROSCÓPICA

Jaime Albornoz
William Kondo

INTRODUÇÃO

A histerectomia total laparoscópica (HTL) é um dos procedimentos cirúrgicos mais comumente realizados na área da cirurgia ginecológica. As indicações mais frequentes são dor pélvica e sangramento uterino anormal. Quando comparada à histerectomia abdominal, as principais vantagens da abordagem laparoscópica incluem menor perda sanguínea, menor tempo de hospitalização, retorno precoce às atividades normais e menor taxa de infecções de sítio cirúrgico. Por outro lado, comparada à via vaginal, as vantagens da histerectomia laparoscópica estão relacionadas com a melhor visão e magnificação da imagem, notadamente quando se trata de mulheres com aderências abdominais, endometriose profunda infiltrativa e patologia anexial.

PREPARO PRÉ-OPERATÓRIO

Testes sanguíneos de rotina devem ser realizados antes da cirurgia, incluindo hemograma completo, painel bioquímico completo, estudo de coagulação e análise urinária. De acordo com os sintomas das pacientes, estudos não invasivos, incluindo ultrassonografia transvaginal e ressonância magnética de pelve, devem ser considerados. Em alguns casos (como insuficiência cardíaca e diabetes), eletrocardiograma e ecocardiograma devem ser incluídos na avaliação pré-operatória.

A fim de se obter o intestino limpo e de se melhorar a visão durante o procedimento, é aconselhável realizar um preparo intestinal com dieta líquida no dia anterior à cirurgia e um enema retal na noite anterior ao procedimento.

MATERIAIS INDISPENSÁVEIS

A abordagem laparoscópica tradicional com 4 trocartes é recomendada, com um trocarte de 10 a 12 mm descartável ou permanente na cicatriz umbilical e três trocartes acessórios de 5 mm na região suprapúbica e em cada fossa ilíaca. Alternativamente, no caso de utilização de instrumentos multifuncionais, o trocarte suprapúbico pode deixar de ser utilizado. De acordo com o tamanho do útero, pode ser utilizada uma óptica de 10 mm de zero grau ou de 30 graus.

Existem múltiplos instrumentos laparoscópicos interessantes que podem ser utilizados para a realização do procedimento cirúrgico, mas os mais utilizados incluem pinças de tração (fenestrada, Maryland), tesoura, bipolar, dispositivos de selagem de vasos ou tesoura ultrassônica, e os novos instrumentos multifuncionais que integram as energias ultrassônica e bipolar avançada.

É altamente recomendado que se utilize um manipulador uterino, que permitirá uma melhor exposição e evitará um risco maior de lesão ureteral durante a coagulação dos vasos uterinos. Existem múltiplas opções de manipuladores uterinos, tanto descartáveis quanto permanentes.

Em alguns casos de miomas grandes ou de úteros volumosos, o morcelamento é mandatório. Para solucionar esta situação, instrumentos opcionais incluem o morcelador de Chardonnens e os morceladores elétricos.

POSICIONAMENTO DA PACIENTE

A paciente deve ser posicionada em posição dorsal de litotomia, sobre um colchão de espuma. Os braços são posicionados ao longo do corpo e as pernas alocadas em perneiras do tipo bota. Uma vez que os trocartes estejam posicionados, a mesa cirúrgica deve ser abaixada o máximo possível, e o Trendelenburg deve ser realizado. Neste momento, é importante evitar que a paciente deslize na mesa.

POSICIONAMENTO DOS EQUIPAMENTOS CIRÚRGICOS

A torre laparoscópica deve incluir uma câmera endoscópica (se possível de alta definição), uma fonte de luz de xênon, um insuflador, um gerador eletrocirúrgico para instrumentos monopolares e bipolar, um gerador para dispositivos avançados de hemostasia (ultrassônico e bipolar avançado), um gerador de morcelador elétrico e um sistema de gravação de vídeos. Esta torre deve ser posicionada do lado direito da paciente, permitindo que as enfermeiras tenham espaço suficiente para acessar o equipamento e mudar as configurações dos equipamentos, caso necessário.

POSICIONAMENTO DA EQUIPE CIRÚRGICA

O cirurgião deve se posicionar do lado esquerdo da paciente, e o primeiro assistente do lado direito. O segundo assistente deve estar sentado entre as pernas da paciente, segurando o manipulador uterino. Cada assistente deve preferencialmente ter um monitor em sua frente, a fim de visualizar corretamente a dissecção cirúrgica. A instrumentadora deve se posicionar ao lado do cirurgião, e o anestesista deve ficar na cabeceira da mesa cirúrgica.

POSICIONAMENTO DOS TROCARTES

Uma incisão de 10 mm é realizada na cicatriz umbilical. Considerando a distribuição vascular ao nível da cicatriz umbilical, recomenda-se que a incisão seja feita na porção mais profunda da cicatriz umbilical, à esquerda da linha média.

De acordo com a preferência do cirurgião, a técnica com agulha de Veress ou de entrada direta com trocarte pode ser utilizada. Se a agulha de Veress for utilizada, uma vez que a agulha esteja na cavidade peritoneal e uma baixa pressão intra-abdominal seja confirmada no insuflador laparoscópico, a mangueira do CO_2 deve ser conectada à agulha, e a insuflação pode-se iniciar. Quando a pressão intra-abdominal atingir 20 mm Hg, o trocarte de 10 a 12 mm é posicionado na cicatriz umbilical, e então o laparoscópio é introduzido na cavidade abdominal.

Por outro lado, se a técnica de entrada direta for realizada, um trocarte da Karl Storz permanente com a ponta triangular é inserido pela cicatriz umbilical, e então o laparoscópio é introduzido para confirmar a correta localização intraperitoneal. Na sequência, a insuflação de CO_2 é iniciada.

O abdome é inspecionado, e uma vez que a pressão intra-abdominal atinja 20 mm Hg, a paciente é posicionada em Trendelenburg, e os trocartes acessórios podem ser posicionados.

Os trocartes acessórios devem ter 5 mm e preferencialmente devem ser descartáveis. Em pacientes magras, estes trocartes podem ter cerca de 5 cm de comprimento, mas em mulheres obesas o ideal é que tenham pelo menos 7,5 cm. Estes trocartes são posicionados sob visão direta, lateralmente à artéria epigástrica inferior profunda de cada lado, normalmente 2 cm medial à espinha ilíaca anterior superior, e o terceiro na linha média, na mesma altura ou um pouco cranial aos trocartes laterais. Esta disposição dos trocartes permite que o cirurgião tenha excelente acesso à pelve, uma vez que ele poderá atingir praticamente qualquer ângulo e trabalhará em posição bastante ergonômica. Alguns cirurgiões posicionam um trocarte de 12 mm na lateral a fim de poder introduzir mais facilmente a agulha na cavidade abdominal e facilitar a retirada de espécimes.

DESCRIÇÃO DA TÉCNICA CIRÚRGICA
Passo a Passo
Abertura do Ligamento Redondo e Dissecção dos Ligamentos Largos

A dissecção inicia-se pela coagulação do ligamento redondo esquerdo usando bipolar, bisturi ultrassônico ou dispositivo de selagem de vasos. Então, o ligamento é seccionado, e a lâmina anterior do ligamento largo é dissecada até a reflexão peritoneal vesicuterina (Fig. 20-1A-C). O próximo passo é a dissecção do paramétrio, tomando cuidado com as veias parametriais. Uma vez que o folheto posterior do ligamento largo seja identificado, uma janela peritoneal é aberta na área avascular a fim de mobilizar lateralmente o ureter e evitar o risco de lesão inadvertida desta estrutura (Fig. 20-1D).

Dica: Antes de abrir a janela peritoneal, inspecionar o folheto posterior do ligamento largo para reconhecer a presença de aderências e evitar abrir muito lateralmente, o que aumenta o risco de lesão vascular à veia ilíaca externa.

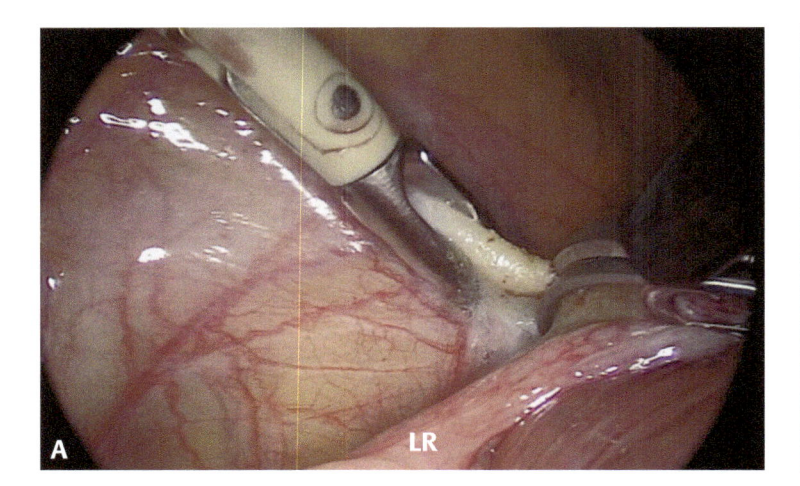

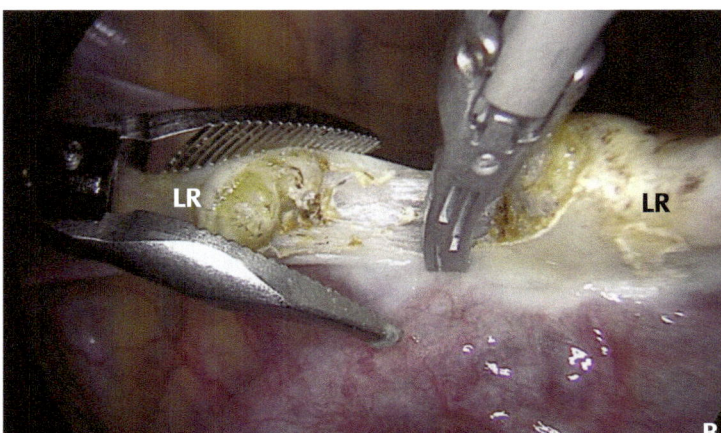

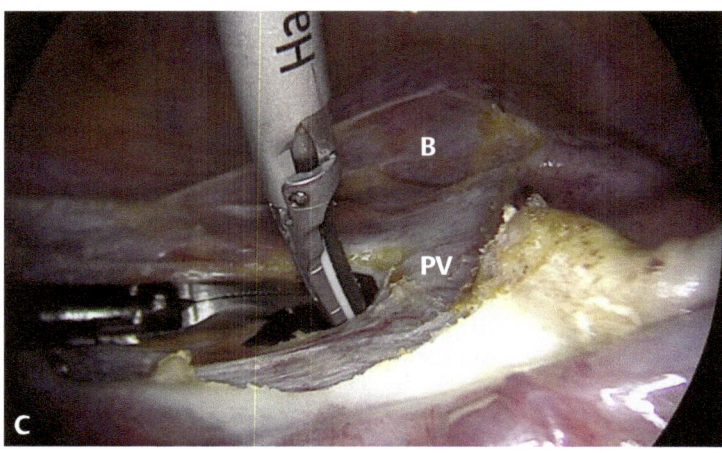

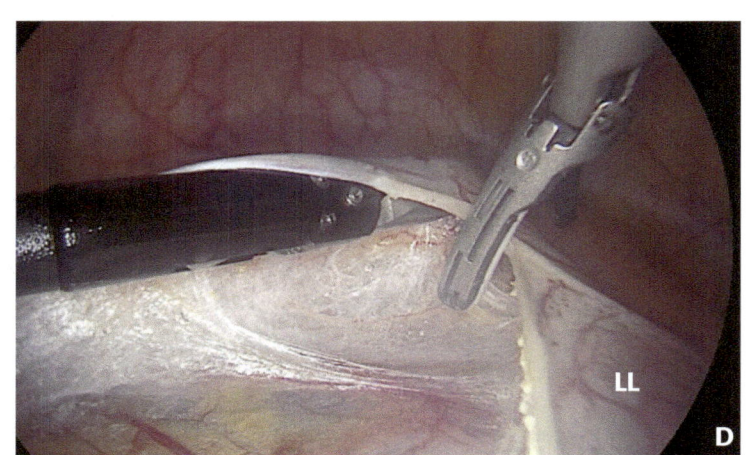

Fig. 20-1. (A) Hemostasia do ligamento redondo. (B) Secção do ligamento redondo. (C) Abertura do peritônio vesical. (D) Abertura do ligamento largo.
LR: ligamento redondo; PV: peritônio vesical; LL: ligamento largo; B: bexiga.

Dissecção Anexial

Rotineiramente realizamos salpingectomia durante a histerectomia total laparoscópica. Caso o ovário vá ser preservado, a coagulação/secção do ligamento tubo-ovariano é realizada e o mesossalpinge coagulado e seccionado com bipolar e tesoura ou com algum dispositivo de hemostasia avançada (Fig. 20-2). Finalmente, o ligamento útero-ovárico é coagulado e seccionado (Fig. 20-3). Se o ovário vai ser removido, o infundíbulo pélvico deve ser dissecado, coagulado e seccionado. Após isso, a lâmina posterior do ligamento largo deve ser dissecada. O limite caudal da dissecção neste tempo cirúrgico é a inserção do ligamento uterossacro na fáscia pericervical. Atenção especial deve ser tomada para evitar a secção do pedículo uterino neste tempo da cirurgia (Fig. 20-4). Finalmente, o ligamento uterossacro deve ser seccionado.

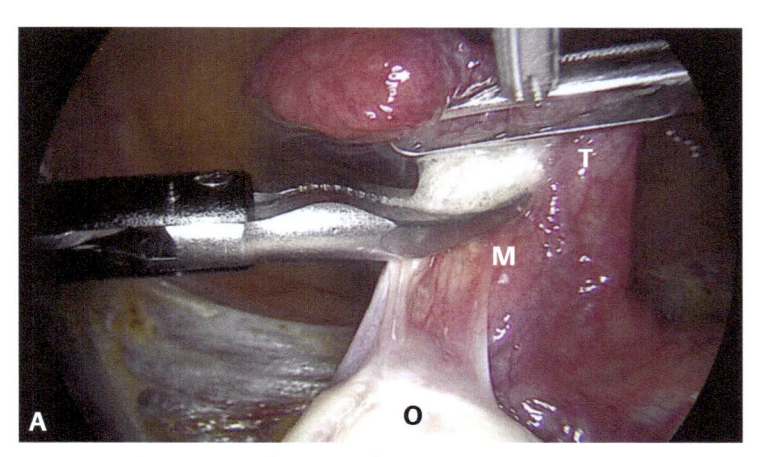

Dica: No caso de infiltração por endometriose profunda ou na presença de aderências intestinais à parede pélvica lateral, o ideal é que o ureter seja identificado antes da ligadura do infundíbulo pélvico, a fim de que se evite coagulação ou secção inadvertida do ureter.

Dissecção da Bexiga

Para dissecar a bexiga, o cirurgião deve apresentar a bexiga ao assistente. Este deve apreender a bexiga e realizar uma tração nos sentidos vertical e cranial, o que permite uma ótima exposição da fáscia pubocervical (Fig. 20-5). O espaço entre a bexiga e a vagina é caracteristicamente um plano avascular.

O cirurgião deve aplicar pressão gentil nas fibras areolares frouxas desta fáscia, e a bexiga descerá com mínimo sangramento (Fig. 20-6). A coagulação e secção dos pilares vesicais devem ser realizadas para mobilizar completamente a bexiga distalmente.

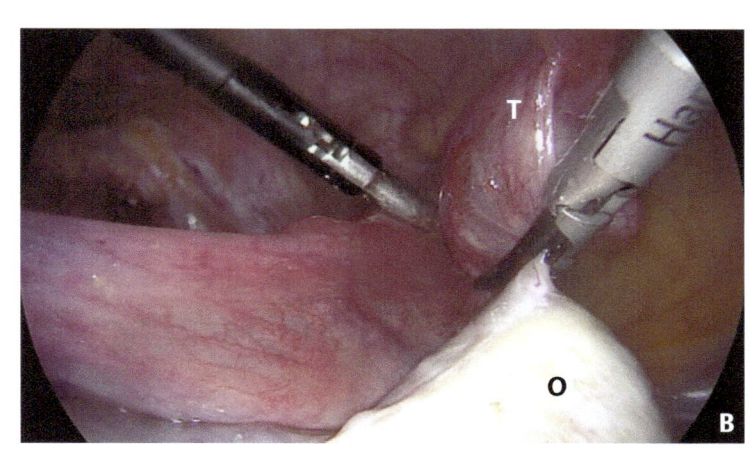

Fig. 20-2. (A) Hemostasia do mesossalpinge (M). (B) Salpingectomia. T: tuba uterina; O: ovário.

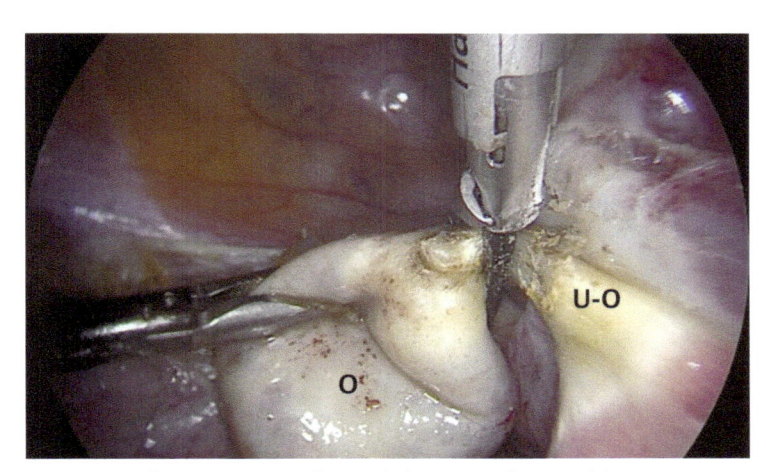

Fig. 20-3. Ooforectomia. O: ovário; U-O: ligamento útero-ovárico.

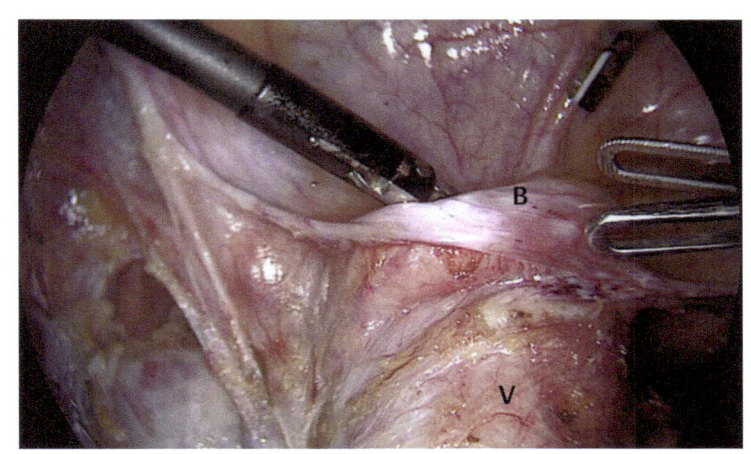

Fig. 20-5. Identificação da bexiga (B). V: vagina.

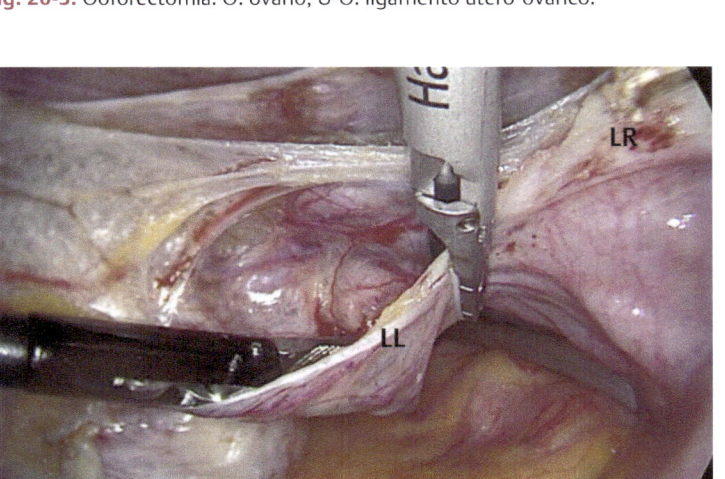

Fig. 20-4. Dissecção do plano posterior do ligamento largo à esquerda. LL: ligamento largo; LR: ligamento redondo.

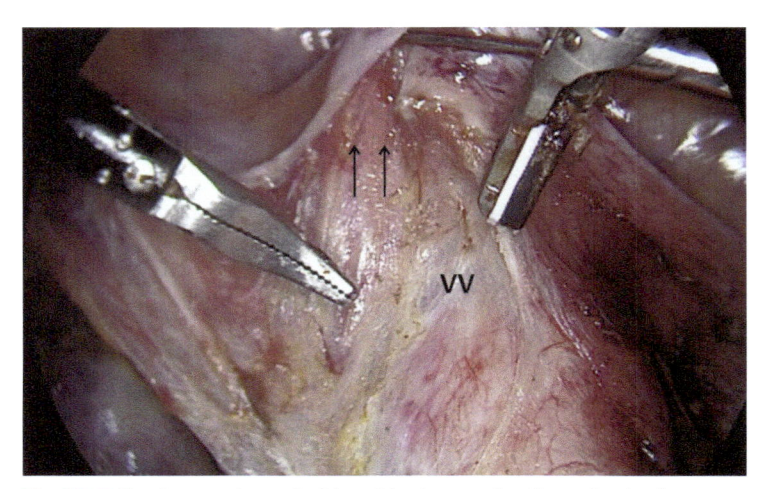

Fig. 20-6. Tração anterior vesical (sentido das setas) e dissecção do plano avascular vesicovaginal anterior (VV).

Dica: No caso de presença de cicatriz de cesariana, a dissecção deve-se iniciar próxima ao útero. Se aderências densas forem encontradas, deve-se tomar cuidado para identificar inicialmente a parede vaginal lateralmente e então prosseguir a dissecção seguindo a gordura, para finalizar com a secção do tecido fibrótico.

Coagulação dos Vasos Uterinos

Uma vez que a artéria e as veias uterinas estejam esqueletizadas, o pedículo uterino deve ser coagulado cranialmente aos ligamentos uterossacros (Fig. 20-7). A coagulação completa dos vasos pode ser reconhecida quando as bolhas param de aparecer durante a ativação da pinça bipolar. Então, os vasos podem ser seccionados (Fig. 20-8). Recomenda-se que se coagule adicionalmente o pedículo uterino ascendente (principalmente as veias uterinas) para que se reduza a quantidade de sangramento retrógrado.

Dica: Para evitar dano ureteral, pedir ao assistente empurrar o útero cranialmente com o manipulador uterino e coagular os vasos cranialmente aos ligamentos uterossacros.

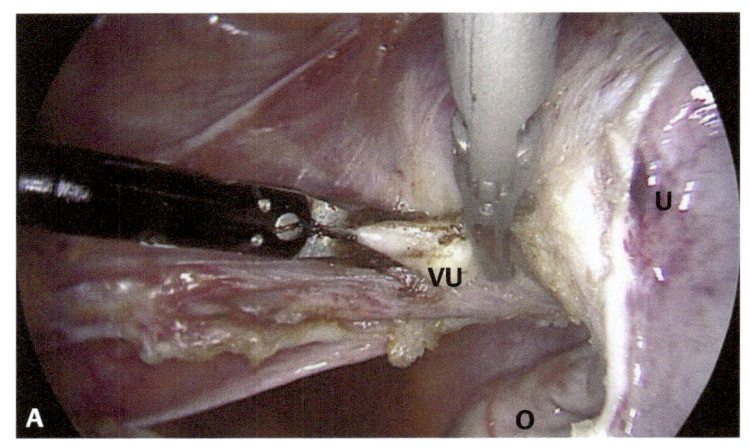

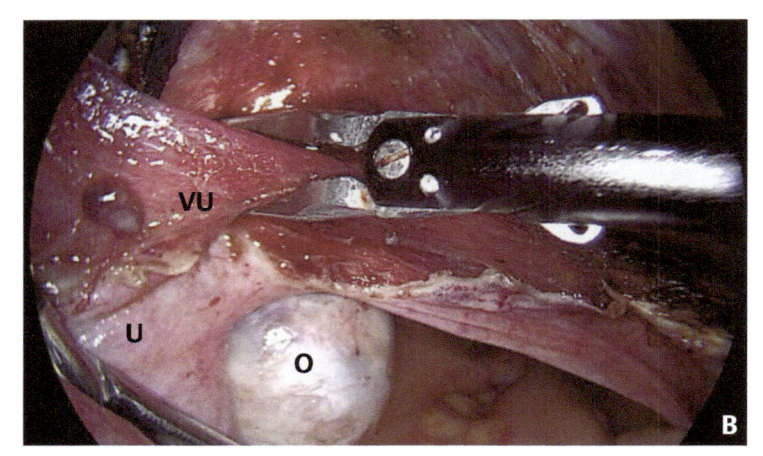

Fig. 20-7. Apreensão dos vasos uterinos: (**A**) esquerdos, (**B**) direitos. U: útero; O: ovário; VU: vasos uterinos.

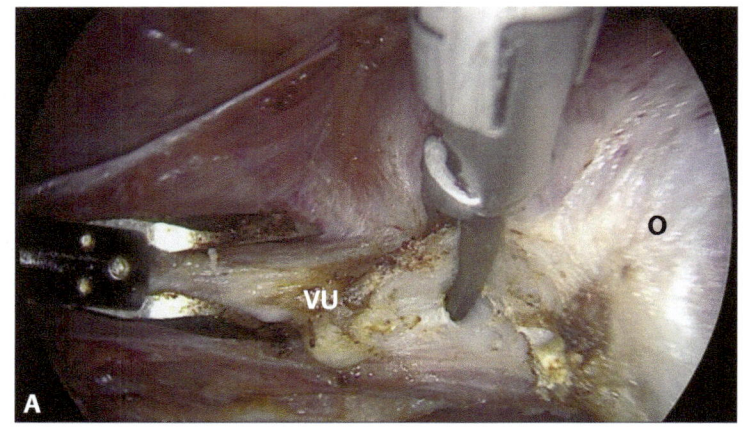

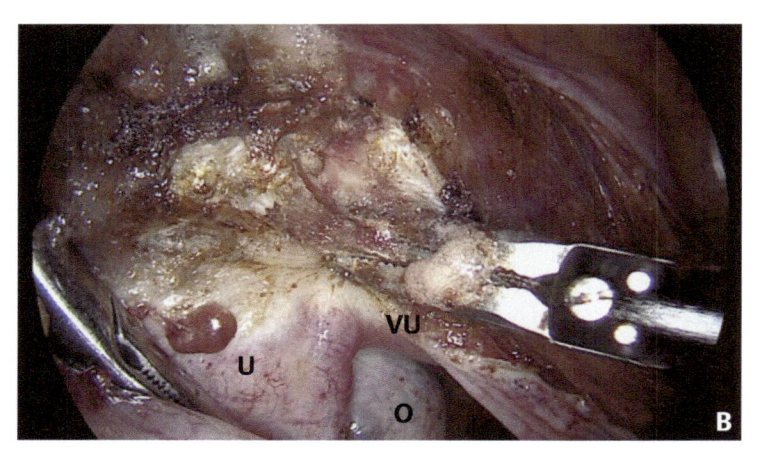

Fig. 20-8. Hemostasia e secção dos vasos uterinos: (**A**) esquerdos e (**B**) direitos. U: útero; O: ovário; VU: vasos uterinos.

Colpotomia

Para identificar os fórnices vaginais, o assistente deve empurrar cranialmente o manipulador uterino e a válvula vaginal, para delinear o local onde o cirurgião deve abrir a vagina (Fig. 20-9). Uma incisão de 360° é realizada com o gancho monopolar ou bisturi ultrassônico para completar a separação do colo uterino da vagina (Fig. 20-10).

Dica: Para facilitar este passo cirúrgico, recomenda-se seccionar os ligamentos paracervicais que serão mobilizados lateralmente, facilitando assim a abertura vaginal (Fig. 20-11).

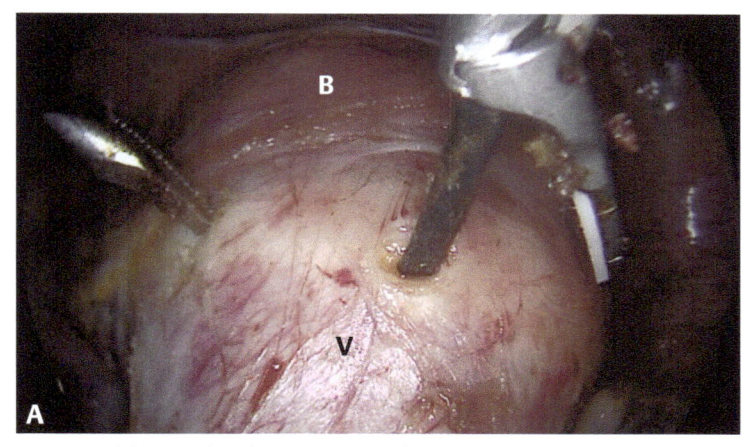

Fig. 20-9. (A) Início de colpotomia. (B) Colpotomia anterior. V: vagina; B: bexiga.

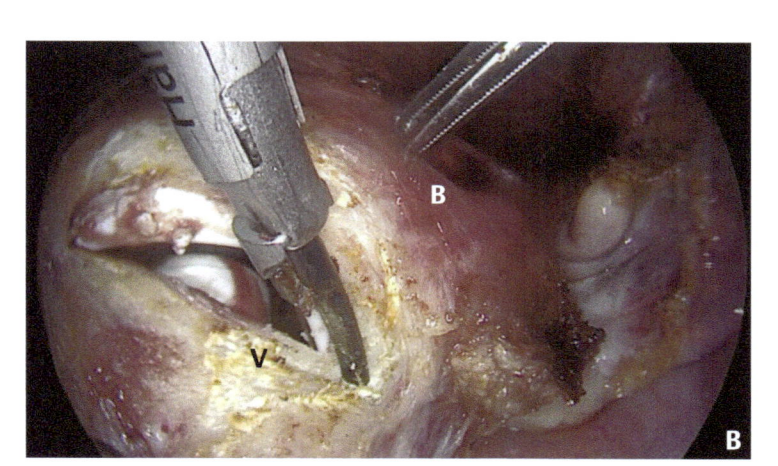

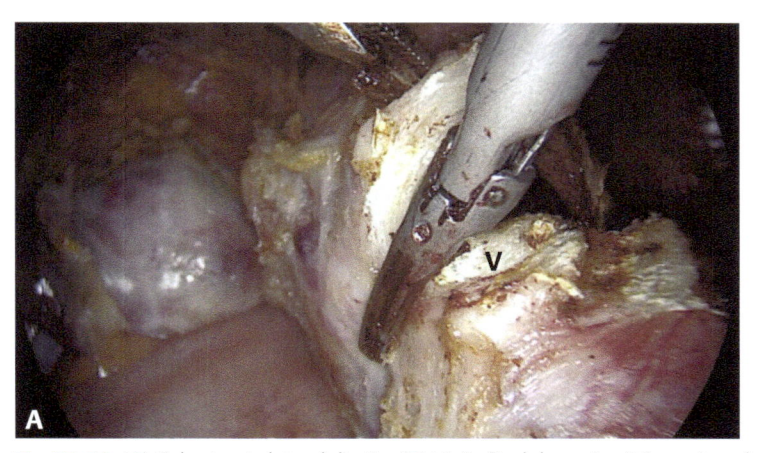

Fig. 20-10. (A) Colpotomia lateral direita. (B) Visão final da vagina (V) seccionada.

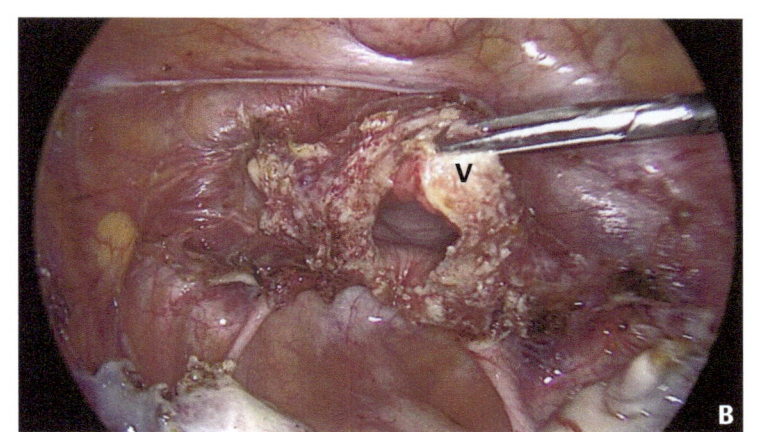

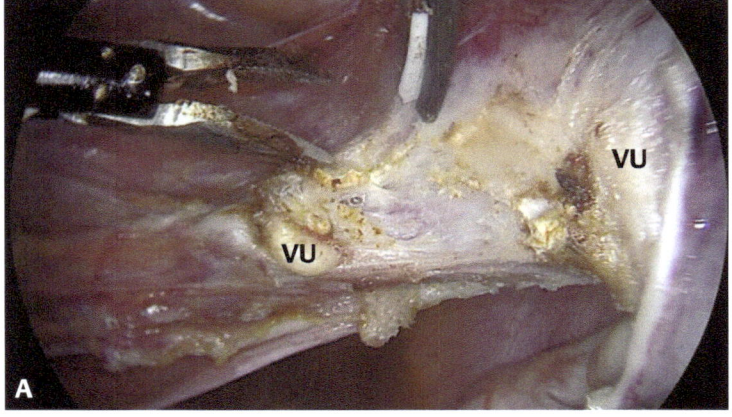

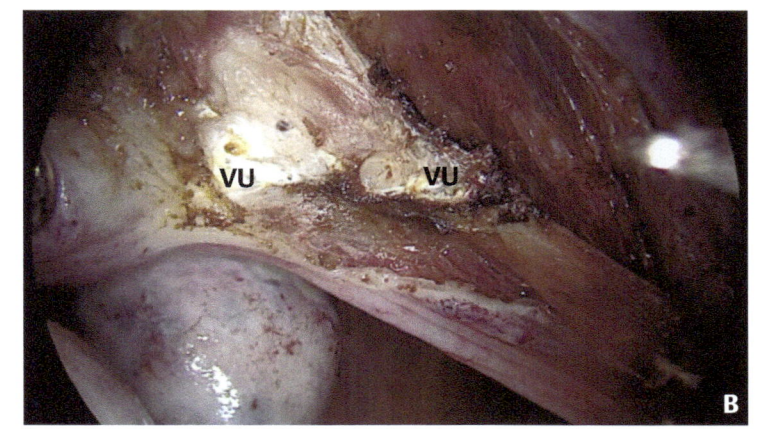

Fig. 20-11. Visão final dos vasos uterinos (VU): (A) esquerdos coagulados; (B) direitos coagulados.

Remoção do Útero

O assistente deve tracionar o manipulador uterino e extrair o útero pela vagina. No caso de o útero se desprender do manipulador uterino, uma pinça de apreensão pode ser introduzida pela vagina sob visualização laparoscópica para apreender o colo uterino. Então, o útero pode ser extraído cuidadosamente.

Se o útero for maior do que a abertura vaginal, o útero pode ser morcelado em vários pedaços usando o morcelador de Chardonnens até poder ser extraído com segurança pela vagina (Fig. 20-12). A utilização do morcelador elétrico pode estar associada ao risco de disseminação de doenças malignas de colo uterino ou endométrio. Preferencialmente, o morcelamento elétrico deve ser realizado completamente dentro de um saco endoscópico.

Dica: Se o útero será cortado em pedaços, evitar seccionar a cérvice, uma vez que é a parte mais dura do órgão e tomar cuidado com a força aplicada quando se traciona o útero, a fim de que se evite sangramento vaginal ou vesical em decorrência de uma extração traumática.

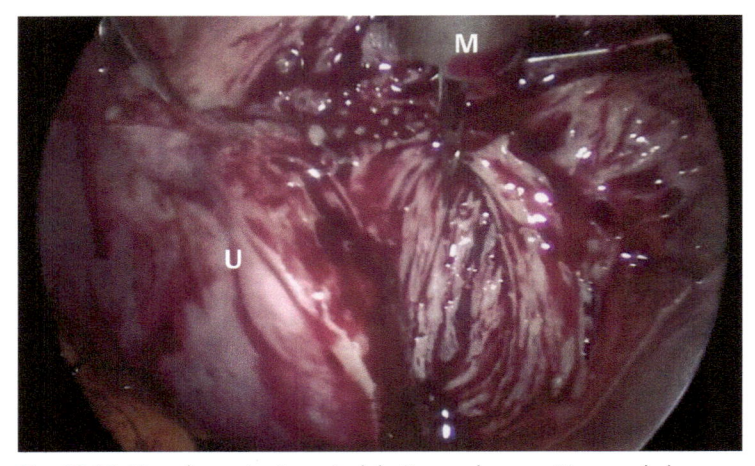

Fig. 20-12. Morcelamento via vaginal de útero volumoso. M: morcelador; U: útero.

Fechamento da Cúpula Vaginal

A sutura vaginal é realizada por laparoscopia usando fio de Monocryl® ou Vicryl® 2-0. O fechamento inicia-se com um ponto em X no ângulo esquerdo da abertura vaginal (Fig. 20-13A), tomando cuidado para incluir a mucosa vaginal. De acordo com a preferência do cirurgião, a técnica de anodamento intracorpórea ou extracorpórea pode ser utilizada. Então, outro ponto em X é realizado no ângulo direito da vagina (Fig. 20-13B), e finalmente um terceiro ponto em X é realizado entre os 2 pontos anteriores, concluindo o fechamento vaginal (Fig. 20-13C e D). Um segundo plano com dois pontos em X, incluindo a fáscia pubocervical (anterior) e os ligamentos uterossacros e a fáscia retovaginal (posterior), pode ser realizado para reconstruir o suporte do assoalho pélvico (Fig. 20-13E e F). Alternativamente, uma sutura contínua pode ser realizada de acordo com a preferência do cirurgião.

Dica: Rotineiramente, uma luva com ar dentro é posicionada dentro da vagina durante este tempo cirúrgico para evitar perda do pneumoperitônio. O cirurgião pode solicitar ao assistente para prostrar ou proteger a bexiga durante este passo, a fim de diminuir o risco de suturar a bexiga.

Revisão da Hemostasia

A cavidade pélvica é irrigada, e todos os pedículos vasculares são revisados para confirmar o controle da hemostasia. Coagulação bipolar seletiva pode ser aplicada no caso de se observar alguma área de sangramento. A entrada de CO_2 deve ser interrompida, e o CO_2 residual pode ser removido utilizando um aspirador. A paciente é posicionada em posição horizontal, e os trocartes são removidos.

Fechamento dos Portais

A incisão de 10 mm na cicatriz umbilical pode ser fechada em um ou dois planos, dependendo da preferência do cirurgião. Recomenda-se que se faça um ponto na aponeurose com Vicryl® zero e então que a pele seja fechada com pontos subdérmicos usando Monocryl® 4-0. As incisões dos portais acessórios podem ser fechadas com um ponto subdérmico usando Monocryl® 4-0. Normalmente não é necessária a realização de cistoscopia, e não é necessária a utilização de colocar um tampão vaginal com gazes no final do procedimento cirúrgico.

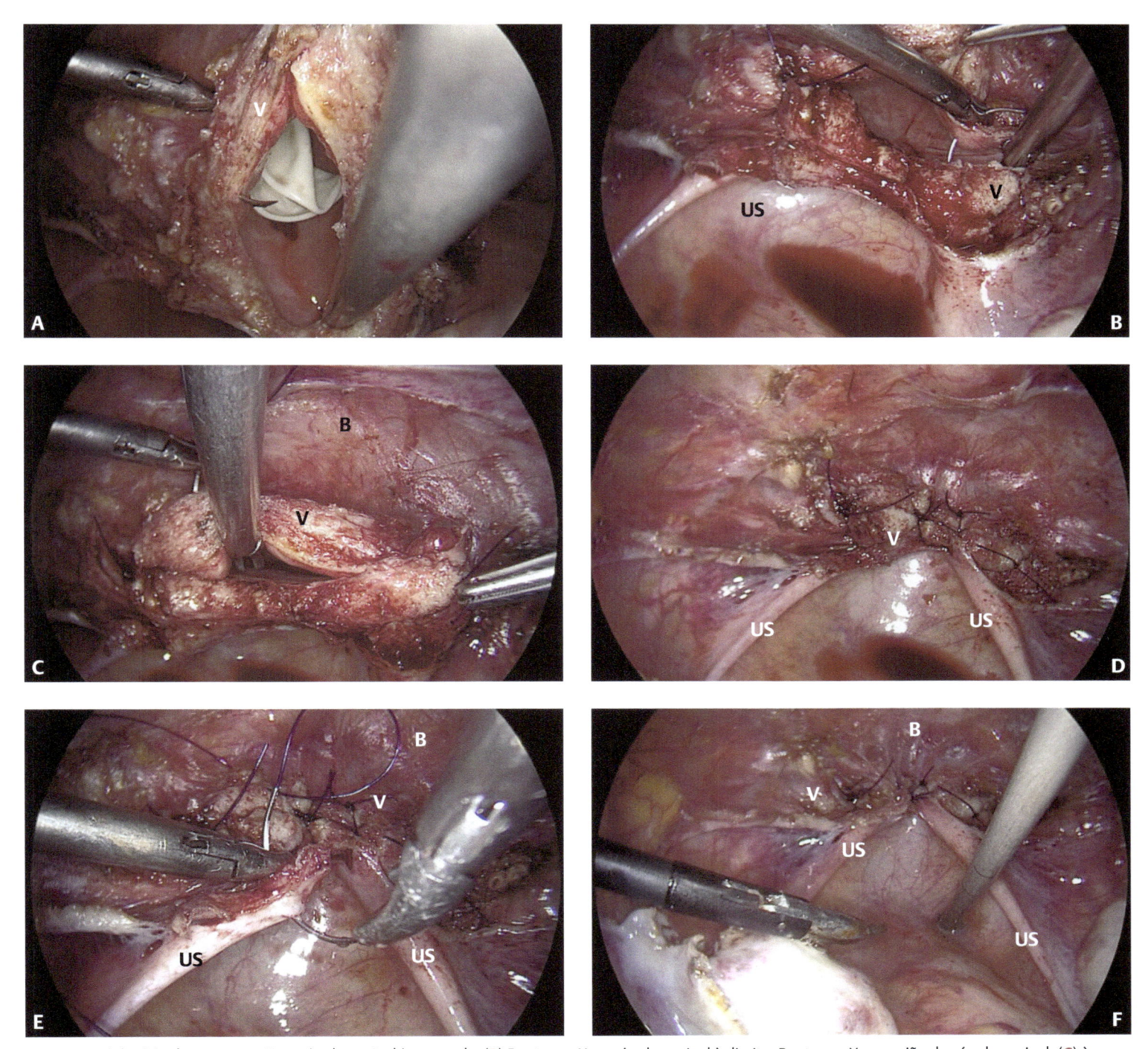

Fig. 20-13. (**A**) Início do ponto em X na cúpula vaginal à esquerda. (**B**) Ponto em X na cúpula vaginal à direita. Ponto em X na região da cúpula vaginal: (**C**) à esquerda; (**D**) à direita. (**E**) Pontos em X, incluindo a fáscia pubocervical (anterior) e os ligamentos uterossacros e a fáscia retovaginal (posterior). (**F**) Visão final da sutura da cúpula vaginal. V: vagina; US: ligamento uterossacro; B: bexiga; O: ovário.

INSERÇÃO DO MANIPULADOR UTERINO E DA SONDA VESICAL

Após o posicionamento da sonda de Foley, o colo uterino é dilatado para facilitar a inserção do manipulador uterino. Este é um instrumento fundamental para a realização da histerectomia laparoscópica, que permite a mobilização uterina, facilita a dissecção cirúrgica e diminui o risco de lesão de órgãos adjacentes, como a bexiga e o ureter. Um exemplo de manipulador uterino permanente é o modelo de Clermont-Ferrand® (Karl Storz), que é de fácil inserção e fornece boa mobilidade uterina e excelente exposição do fórnice vaginal. Há múltiplas alternativas de manipuladores uterinos descartáveis. O manipulador uterino da VECTEC® é bastante similar ao modelo de Clermont-Ferrand, mas com uma menor amplitude de mobilização uterina. É leve e fornece ótimo delineamento do fórnice vaginal para o momento da colpotomia. O manipulador uterino VCare® (Conmed Endosurgery, Utica, NY) também é de fácil inserção e tem um braço curvo. O "copo" para o colo uterino, no entanto, é um pouco raso, fazendo com que o delineamento do fórnice vaginal seja difícil em algumas situações de colos uterinos maiores.

PÓS-OPERATÓRIO

O controle da dor é obtido utilizando anti-inflamatório (cetoprofeno) e analgésico (paracetamol ou dipirona) na dose habitual. Dexametasona pode ser utilizada para a profilaxia de náuseas, mas no caso de a paciente desenvolver náuseas ou vômitos pode ser administrada.

A sonda vesical pode ser retirada logo após o final do procedimento cirúrgico; alguns cirurgiões preferem mantê-la durante as primeiras 12 a 24 horas. A paciente recebe alta hospitalar no dia seguinte ao procedimento cirúrgico, caso esteja com um controle efetivo da dor e aceitando bem a dieta via oral.

DICAS E TRUQUES

A) No caso de úteros grandes em que o fundo do útero chega ao nível da cicatriz umbilical, recomenda-se utilizar um trocarte subxifoide por onde o laparoscópio é introduzido. Isto permitirá que o cirurgião tenha uma melhor visão do útero e maior acesso aos pedículos superiores e ao ligamento largo.
B) No caso de má exposição em pacientes obesas ou quando as alças intestinais ficam caindo na pelve, a suspensão do intestino utilizando pontos ou T-Lift® pode ser realizada. Uma agulha reta ou o T-Lift® pode ser passada por um ou 2 apêndices epiploicos, e usada para suspender o intestino, melhorando a exposição e o campo de trabalho para prosseguir com o procedimento cirúrgico.
C) No caso de se encontrarem aderências anexiais e retrocervicais com obliteração do fundo de saco posterior por causa da presença de endometriose profunda infiltrativa, recomenda-se que o retroperitônio seja aberto inicialmente ao nível da aderência fisiológica do sigmoide à parede pélvica lateral esquerda para que se identifique o ureter e se desenvolva o espaço pararretal. Apenas então o cirurgião deve seccionar as aderências. O tecido endometriótico deve ser ressecado antes da realização da histerectomia.

CONCLUSÃO

A histerectomia total laparoscópica é um procedimento seguro, reprodutível e efetivo. A realização sistemática dos passos cirúrgicos supracitados leva o cirurgião à realização de uma histerectomia com sucesso, com um baixo risco de complicações vasculares e urinárias.

BIBLIOGRAFIA

Chapron C, Dubuisson JB, Ansquer Y, Fernandez B. Total hysterectomies for benign pathologies: laparoscopic surgery does not seem to increase the risk of complications. *J Gynecol Obstet Biol Reprod* 1998;27:55-61.

Einarsson JI, Suzuki Y. Total Laparoscopic Hysterectomy: 10 Steps Toward a Successful Procedure. *Reviews in Obstetrics et Gynecology* 2009;2:1: 57-64.

Johnson N, Barlow D, Lethaby A et al. Surgical approach to hysterectomy for benign gynaecological disease. *Cochrane Database Syst Rev* 2006;(2) CD003677.

Kondo W, Bourdel N, Marengo F et al. Surgical Outcomes of Laparoscopic Hysterectomy for Enlarged Uteri. *J Minim Invasive Gynecol* 2011;18(3):310-3.

Kondo W, Bourdel N, Marengo F et al. Is laparoscopic hysterectomy feasible for uteri larger than 1000 g? *Eur J Obstet Gynecol Reprod Biol* 2011;158(1):76-81.

Kondo W, Ribeiro R, Zomer MT, Hayashi R. Power Morcellation in the Bag: Surgical Technique and Clinical Applications. Journal of Laparoendoscopic & Advanced Surgical Techniques 2016 February; 26.

Kondo W, Vieira MA, Higa E et al. Vaginal cuff closure after laparoscopic total hysterectomy. *Bras J Video-Sur* 2013;6(4):142-151.

Nassif J, Wattiez A. Clermont Ferrand uterine manipulator. *Surg Technol Int* 2010 Oct;20:225-231.

Reich H, DeCaprio J, McGlynn F. Laparoscopic hysterectomy. *J Gynecol Surg* 1989;5:213-216.

Reich H. Total laparoscopic hysterectomy: indications, techniques and outcomes. *Curr Opin Obstet Gynecol* 2007;19:337-344.

Sinha R, Suridaram M, Lakhotia S et al. Total laparoscopic hysterectomy in women with previous cesarean sections. *J Minm Invasive Gynecol* 2010 Jul-Aug;17(4):513-517.

Wattiez A, Cohen SB, Selvaggi L. Laparoscopic hysterectomy. *Current Opinion Obstet Gynecol* 2002 Aug;14(4):417-422.

HISTERECTOMIA SUBTOTAL LAPAROSCÓPICA

Roberta Ávila
Luciano Gibran

INTRODUÇÃO

A histerectomia subtotal é um procedimento cuja indicação, em detrimento da remoção completa do colo uterino, permanece controversa. Descrita na modalidade laparoscópica pela primeira vez, em 1991,[5] manteve-se como um assunto discutido ao longo dos anos na comunidade científica, na tentativa de estabelecer recomendações precisas, vantagens e desvantagens associadas à sua prática.

Suas indicações se sobrepõem às indicações da técnica total, excluindo-se deste rol as patologias malignas. Das vantagens citadas nos estudos, estão em constante debate a melhor satisfação sexual pela manutenção do colo uterino e o menor impacto psicológico, a menor incidência de prolapso de órgãos pélvicos pela manutenção da integridade do anel pericervical, a menor taxa de complicações e de disfunções urinárias e intestinais e o menor tempo cirúrgico.[1-4,6] Não foi demonstrado, porém, haver diferença estatisticamente significativa no tempo cirúrgico, nos resultados psicológicos, na morbidade pós-operatória e nem efeito protetor na incidência de prolapso de órgãos pélvicos.[1-4,6] Considera-se, no entanto, que a função sexual é melhor em curto prazo quando se opta por esta via.[1,3,4]

Já para os defensores da remoção sistemática do colo uterino, a necessidade imprescindível do morcelamento do corpo do útero no intraoperatório e suas possíveis implicações, como o surgimento de casos de endometriose e de leiomiomatose peritoneal disseminada, além do risco de morcelar uma neoplasia uterina não diagnosticada previamente, representam o motivo principal da opção pela histerectomia total.[1] Em contrapartida, recomendação de nível B orienta que o risco de malignidade não seja determinante para a não indicação do procedimento com preservação do colo uterino. A ocorrência de leiomiomatose peritoneal disseminada associada ao morcelamento é um evento raro.[1]

Além disso, as queixas de sangramento genital após o procedimento e a própria manutenção do colo uterino, como local de possibilidade para doenças futuras, configuram como fatores que cerceiam a indicação desta via.[1-4,6] A possibilidade de sangramento intermitente no pós-operatório deve ser discutida com a paciente. Adicionalmente, procedimentos, como a excisão ou a coagulação da endocérvix, não demonstraram efetividade na prevenção desta condição.[1-4,6]

MATERIAIS INDISPENSÁVEIS

Os equipamentos a serem utilizados são os de uso frequente na maioria dos procedimentos em laparoscopia ginecológica. Indispensáveis a presença de uma pinça bipolar, de preferência com função de apreensão, gancho monopolar para a secção supracervical do útero, pinças de apreensão atraumáticas para que haja mobilização de alças intestinais e também exposição do campo operatório, aspirador/irrigador e tesoura. O manipulador uterino é essencial, e o morcelador de tecidos é necessário para a retirada do corpo uterino da cavidade abdominal.

Como alternativas, para facilitar a realização do procedimento, podemos fazer uso de energia ultrassônica, que permite coagulação e corte em instrumento único e do CUT-LOOP, este como alternativa para a separação corpo-colo. A ligadura de artérias uterinas na origem pode ser realizada quando há dificuldade de acesso a este vaso na localização habitual de coagulação, ou seja, na região dos paramétrios laterais bilaterais.

POSICIONAMENTO DA PACIENTE

A paciente deverá ser colocada em posição semiginecológica, com braços ao longo do corpo, evitando-se, assim, as lesões neurológicas de plexo braquial por abdução excessiva. As pernas devem ser posicionadas preferencialmente em perneiras do tipo bota (Fig. 21-1), que diminuem o risco de trombose venosa de membros inferiores. O uso de colchão do tipo "caixa de ovo" ajuda a prevenir o deslizamento da paciente quando em posição de Trendelenburg, e, na falta do mesmo, o uso de ombreiras com a devida proteção dos ombros está indicado (Fig. 21-2).

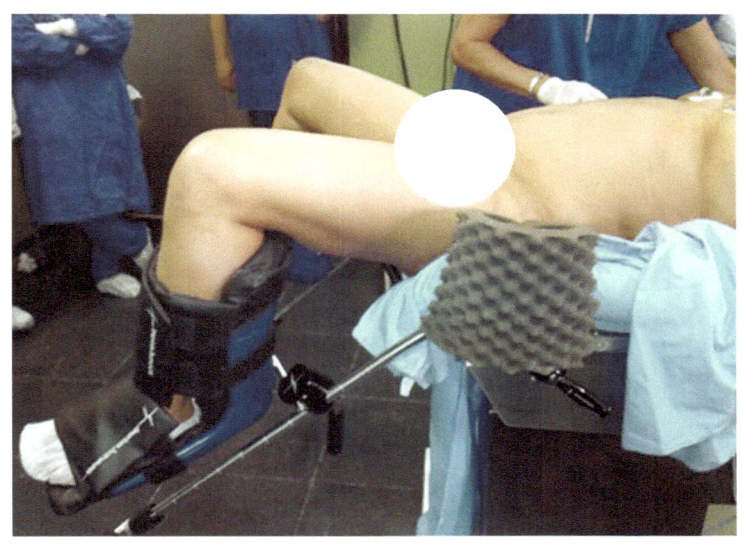

Fig. 21-1. Paciente em posição semiginecológica com membros inferiores apoiados em perneiras do tipo botas como prevenção de fenômenos tromboembólicos.

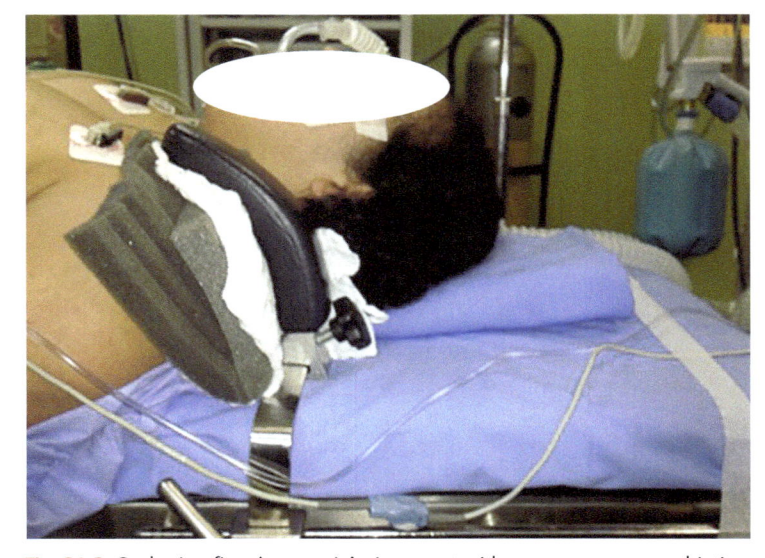

Fig. 21-2. Ombreiras fixas à mesa cirúrgica e protegidas por espuma com objetivo de impedir o deslizamento da paciente quando em posição de Trendelenburg.

POSICIONAMENTO DOS TROCARTES

Inicia-se com a incisão umbilical, insuflação de pneumoperitônio por agulha de Veress até 20 mm Hg e posterior punção umbilical com trocarte de 11 mm. A paciente é posicionada em Trendelenburg. Os trocartes auxiliares de 5 mm devem ser posicionados em fossas ilíacas direita e esquerda, aproximadamente 2 a 3 cm superior à espinha ilíaca anterossuperior, e o terceiro trocarte, em posição suprapúbica, 8 a 10 cm distantes inferiormente ao trocarte umbilical. A incisão da pele deve ser guiada por transiluminação, e a introdução dos trocartes auxiliares deve ser feita sob visão direta.

Em casos de úteros de grande volume, subimos o trocarte central, que dá acesso à óptica de 10 mm, para cerca de 10 cm acima da cicatriz umbilical. O mesmo se faz com os trocartes auxiliares de fossas ilíacas bilaterais para flancos (Fig. 21-3).

POSICIONAMENTO DA EQUIPE CIRÚRGICA

O cirurgião posiciona-se à esquerda da paciente, com o primeiro auxiliar à direita, na mesma direção do cirurgião. O segundo auxiliar se posiciona entre as pernas da paciente, e é o responsável pela manipulação uterina durante os procedimentos (Fig. 21-4). O(A) instrumentador(a) permanece ao lado do cirurgião, para melhor agilidade na troca das pinças laparoscópicas. Recomenda-se o uso de bolsa de tecido fixada ao campo inferior para o armazenamento de pinças de uso frequente e aquelas que funcionam por meio de cabos, como bipolares, monopolares e aspiradores.

O *rack*, se monitor único disponível na sala cirúrgica, deverá ser posicionado na direção do membro inferior direito, conferindo maior conforto à equipe. Se houver mais de um monitor disponível, um deles deverá ficar atrás do 2º auxiliar, de modo que o cirurgião e o 1º auxiliar o olhem de frente, e o monitor auxiliar deve ficarem frente do 2º auxiliar.

DESCRIÇÃO DA TÉCNICA CIRÚRGICA
Passo a Passo
Passo 1

Após lise cuidadosa de aderências, com o útero em extensão, direcionado cranialmente e levemente lateralizado para a direita, inicia-se o procedimento pela coagulação bipolar com 35 W de potência seguida de secção do ligamento redondo esquerdo com tesoura mecânica (Fig. 21-5).

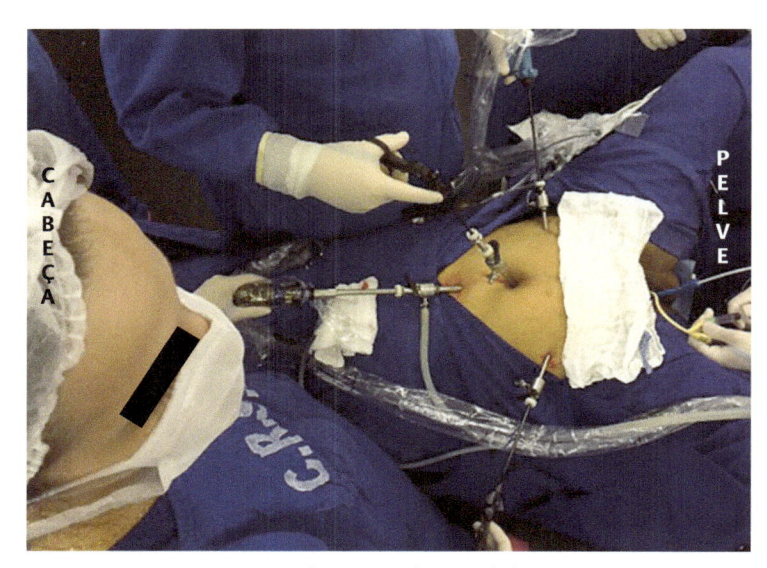

Fig. 21-3. Trocartes posicionados para realização de histerectomia em útero de grande volume.

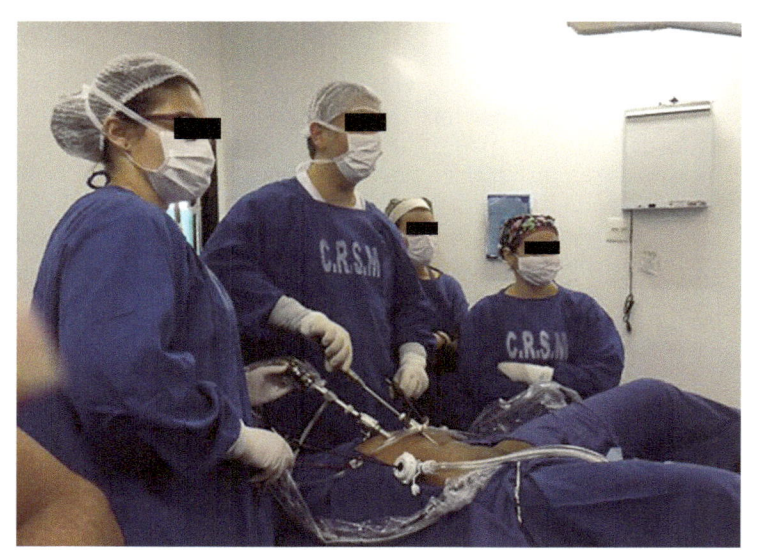

Fig. 21-4. Posicionamento da equipe cirúrgica, com devida ergonomia do cirurgião (à esquerda) e primeiro auxiliar (à direita).

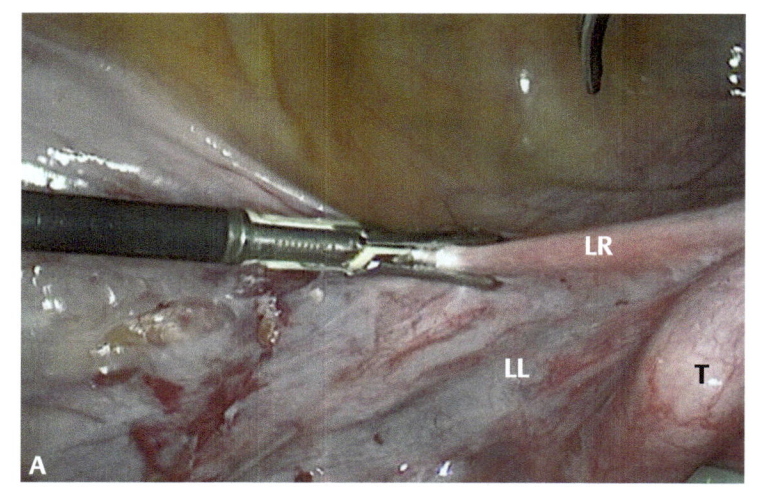

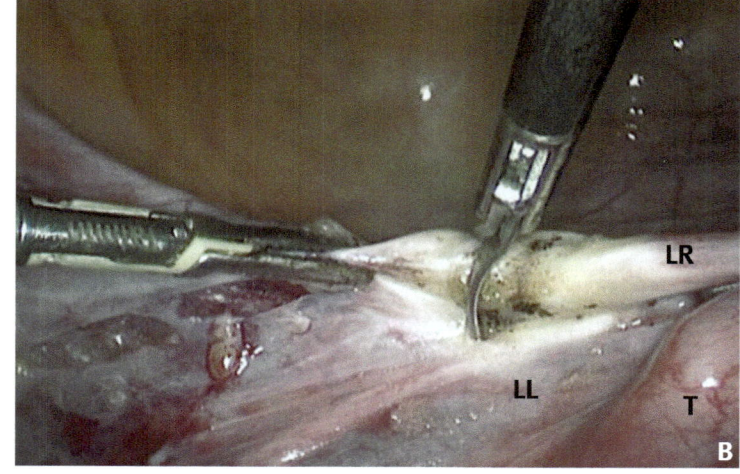

Fig. 21-5. (A e B) Coagulação e secção de ligamento redondo esquerdo (B). T: tuba uterina; LL: ligamento largo; LR: ligamento redondo.

Passo 2

A partir daí, torna-se possível diferenciar os folhetos anterior e posterior do ligamento largo. Realiza-se a dissecção do espaço entre esses folhetos por movimentos divergentes da pinça bipolar na mão esquerda e da tesoura na mão direita (Fig. 21-6). Coagula-se e secciona-se o folheto anterior, até a metade anterior da região ístmica, sobre a reflexão vesicouterina, removendo possíveis fibroses decorrentes de cirurgias prévias (cesariana, na grande maioria dos casos) (Fig. 21-7). A hemostasia bipolar deve ser realizada a todo o momento que ocorra qualquer mínimo sangramento.

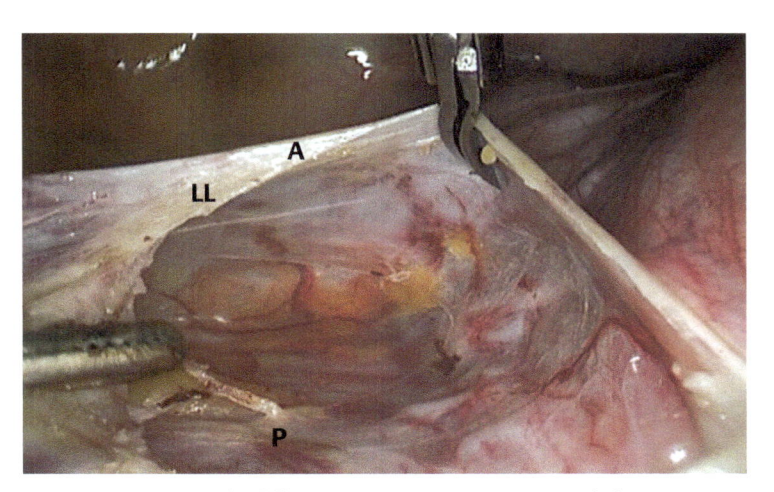

Fig. 21-6. Separação dos folhetos anterior (A) e posterior (P) do ligamento largo (LL).

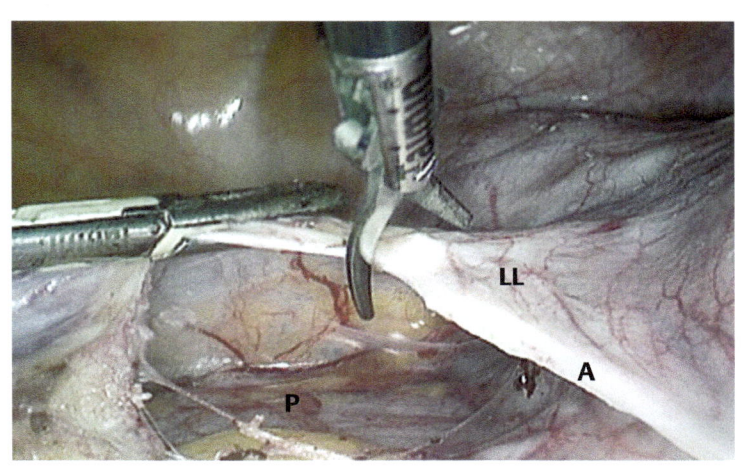

Fig. 21-7. Coagulação e secção do folheto anterior de ligamento largo em direção à região ístmica uterina junto à reflexão vesicouterina. A: folheto anterior; P: folheto posterior; LL: ligamento largo.

Passo 3

Abre-se uma janela (fenestração) no folheto posterior do ligamento largo e amplia-se esta incisão no sentido laterolateral e craniocaudal, que irá direcionar a secção da região anexial (Fig. 21-8).

Passo 4

Coagula-se com a pinça bipolar (35 W) e secciona-se com tesoura mecânica o ligamento mesossalpíngeo sob a tuba uterina esquerda, desde a região infundibular até a região intramural. A seguir, coagula-se e secciona-se o ligamento uterovárico do mesmo lado (Figs. 21-9 e 29-10).

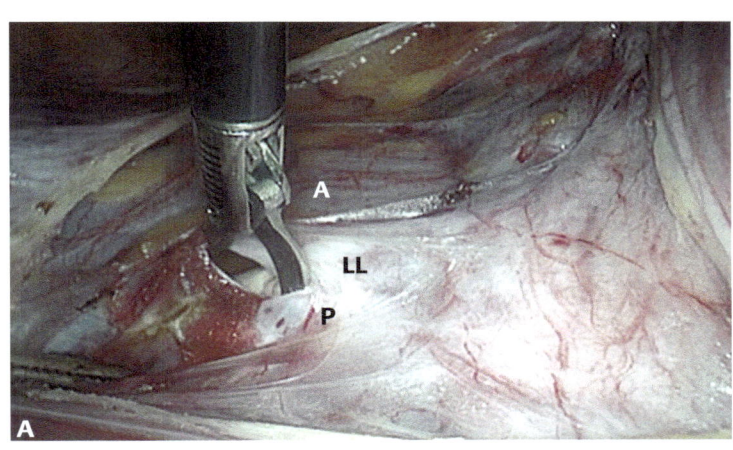

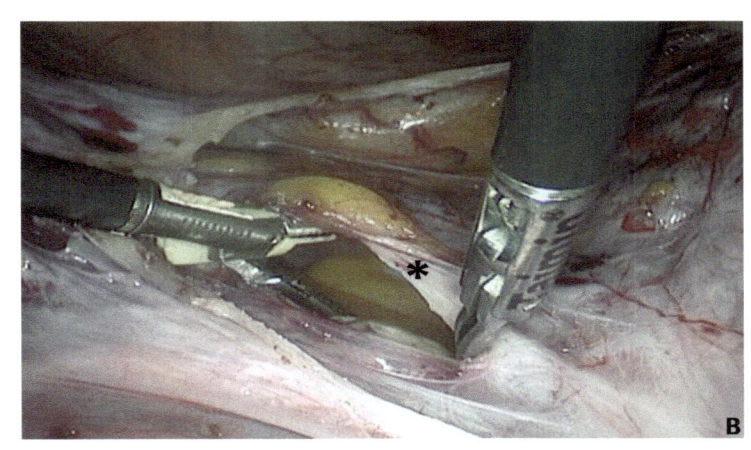

Fig. 21-8. (A) Abertura de janela (*) em folheto posterior de ligamento largo esquerdo. (B) Amplificação da janela por movimentos divergentes. A: folheto anterior; P: folheto posterior; LL: ligamento largo.

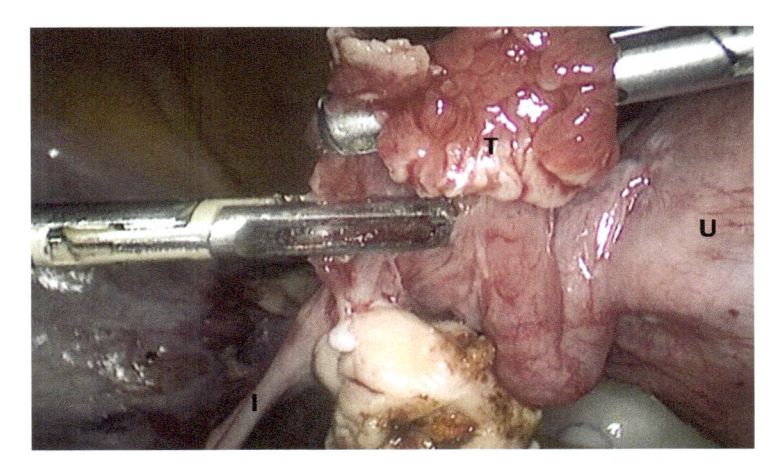

Fig. 21-9. Coagulação bipolar e secção com tesoura mecânica de tuba. U: útero; I: infundíbulo; T: tuba.

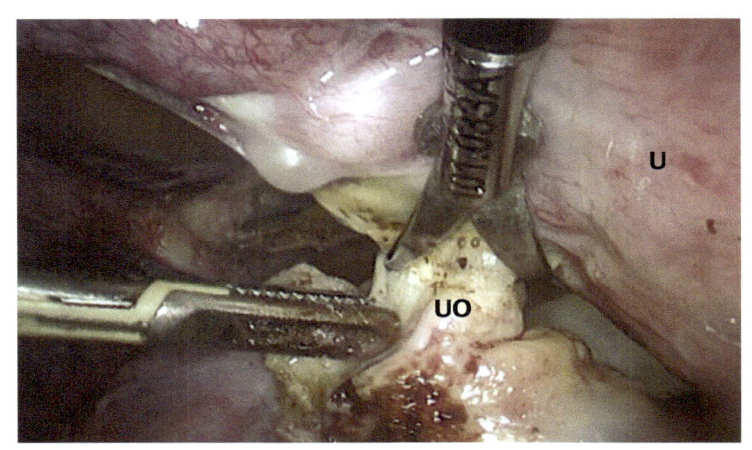

Fig. 21-10. Coagulação bipolar e secção com tesoura de ligamento uterovárico (UO) esquerdo. U: útero.

Passo 5

Dissecção de peritônio posterior em direção ao ligamento uterossacro esquerdo (Fig. 21-11), passo importante para distanciamento do ureter dos vasos uterinos.

Passo 6

Após dissecção cuidadosa do tecido conectivo lateral promovendo esqueletização das estruturas vasculares (Fig. 21-12), procede-se à coagulação e secção da artéria e veia uterinas esquerdas, na altura do istmo (Fig. 21-13). Caso os vasos sejam de maior calibre, ou quando não haja confiabilidade na coagulação, pode-se optar por ligadura com fio de vicryl 0 (Fig. 21-14), sendo indicado o nó de Roeder ou mesmo a semichave através de nó intracorpóreo (Fig. 21-15).

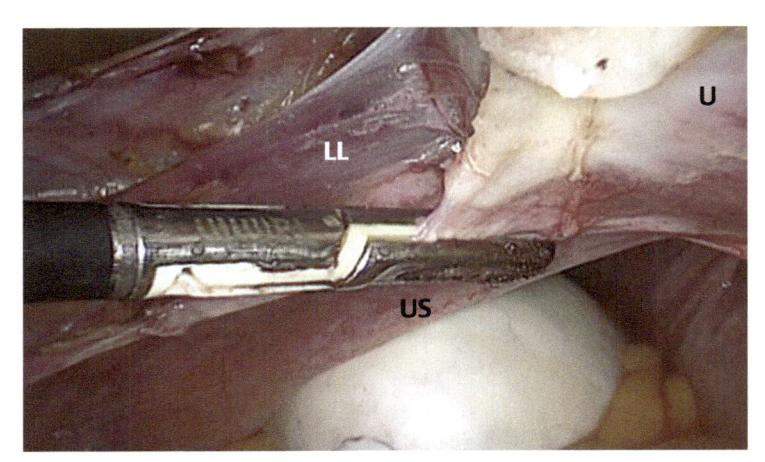

Fig. 21-11. Dissecção de peritônio posterior em direção ao ligamento uterossacro. LL: ligamento largo; U: útero; US: ligamento uterossacro; VU: vasos uterinos.

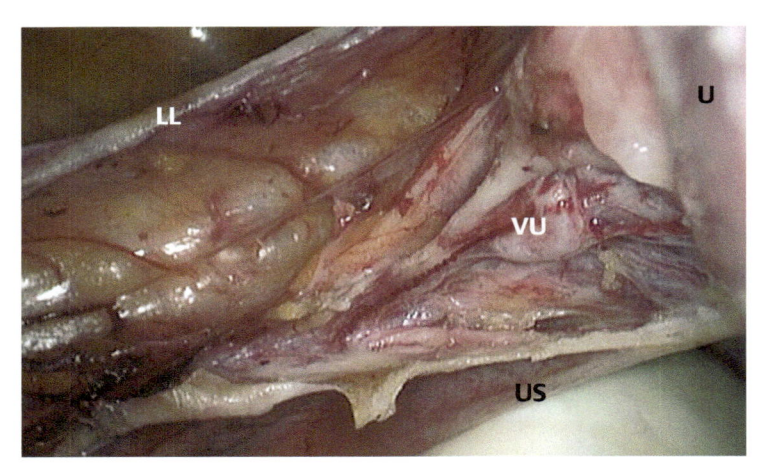

Fig. 21-12. Esqueletização das estruturas vasculares.

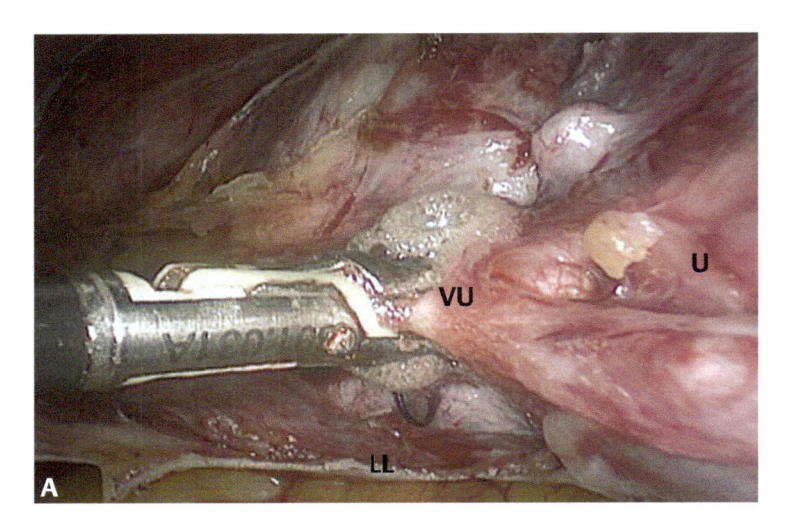

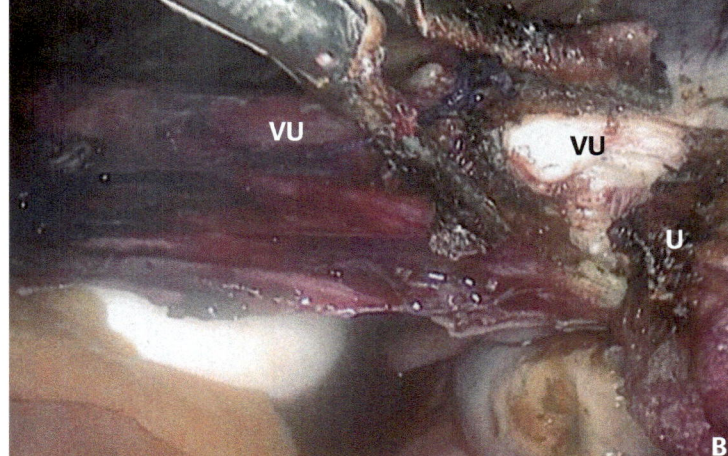

Fig. 21-13. (A) Coagulação bipolar dos vasos uterinos (lado esquerdo). (B) Secção com tesoura dos vasos uterinos (lado esquerdo).

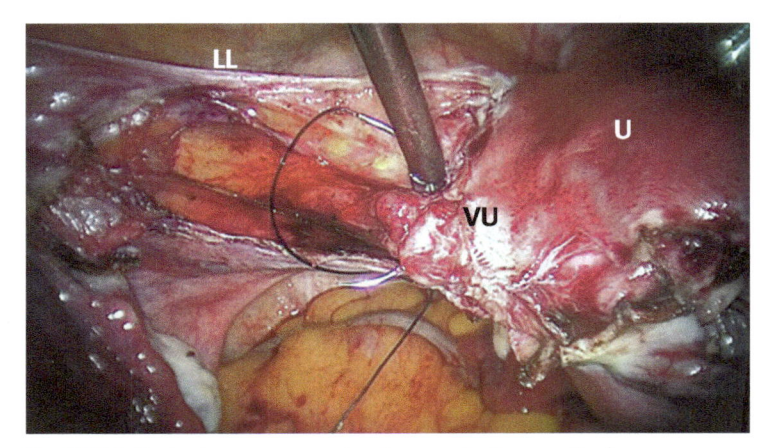

Fig. 21-14. Ponto de segurança antes da coagulação e secção dos vasos uterinos.

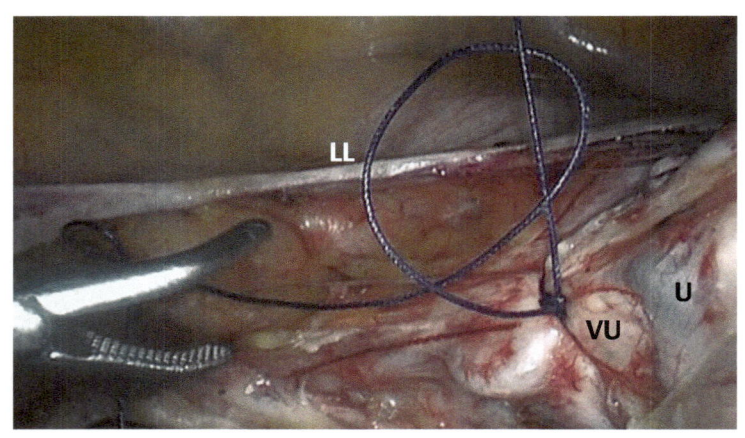

Fig. 21-15. Sutura intracorpórea pela realização de semichave.

Passo 7

Realizar os mesmos procedimentos do lado direito, também com o útero em extensão e lateralizado para a esquerda (Fig. 21-16).

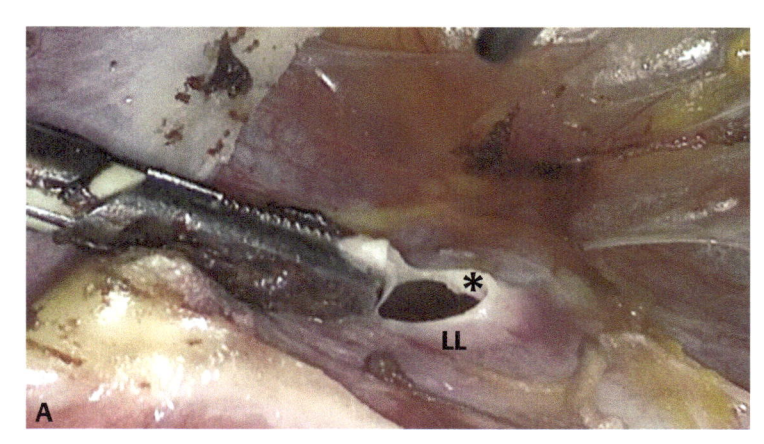

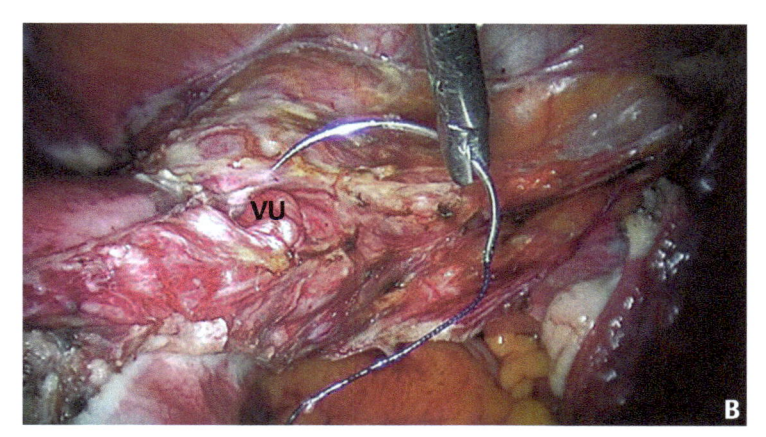

Fig. 21-16. (**A** e **B**) Abertura de janela (*) em folheto de ligamento largo (LL) posterior direito e ligadura dos vasos uterinos (VU) (lado direito).

Passo 8

Neste momento, o auxiliar deve apreender a bexiga e peritônio pré-vesical com pinça atraumática, tracionando-a anteriormente, para que o cirurgião possa identificar o espaço vesicovaginal (Fig. 21-17), liberando possíveis aderências entre a bexiga e a região ístmica uterina, até o rebaixamento da bexiga em nível de segurança, abaixo do local determinado para amputação do corpo uterino, ou seja, pouco abaixo da região ístmica.

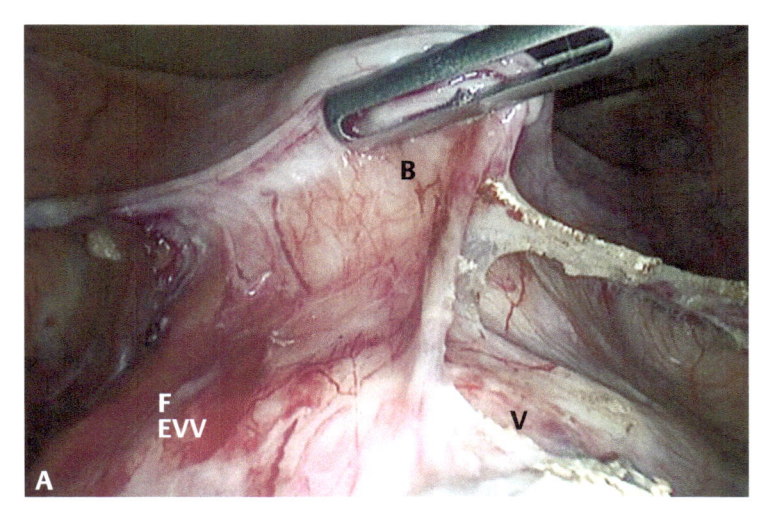

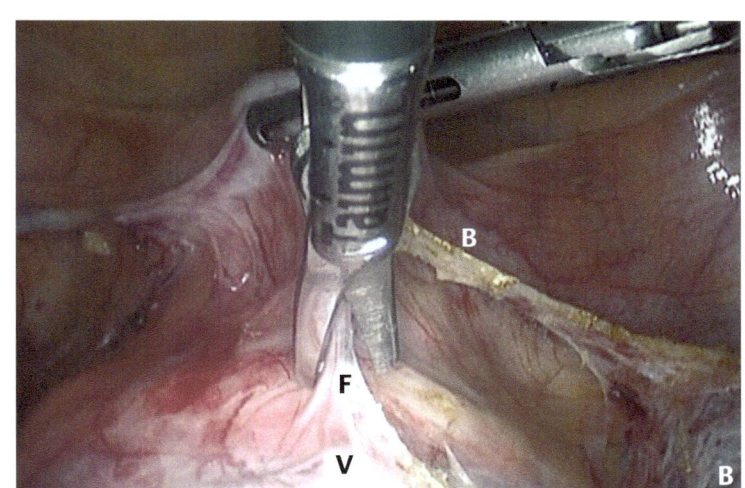

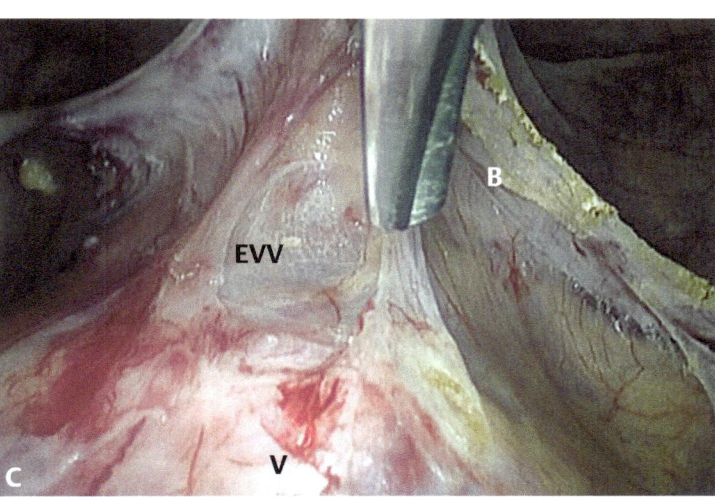

Fig. 21-17. (**A**) Apreensão e tração anterior da bexiga (B). (**B**) Secção da fáscia (F) pré-vesical. (**C**) Desenvolvimento do espaço vesicovaginal (EVV) e rebaixamento de bexiga. V: vagina.

Passo 9

Retirada de manipulador uterino. Incisão transversal na região ístmica, com uso da energia monopolar ou ultrassônica, ou com o uso de alças (*loops*) acopladas em energia monopolar em 100 W de potência (Fig. 21-18), com separação completa do corpo uterino do colo, na altura do orifício cervical interno (Fig. 21-19).

Passo 10

Ampliação da incisão em fossa ilíaca esquerda e introdução de morcelador de tecidos (Fig. 21-20). Realizar o morcelamento do corpo uterino. Como alternativas, retirar o corpo do útero por colpotomia posterior. Para isso, dependendo do volume uterino, pode ser necessário seccioná-lo em duas ou mais partes.

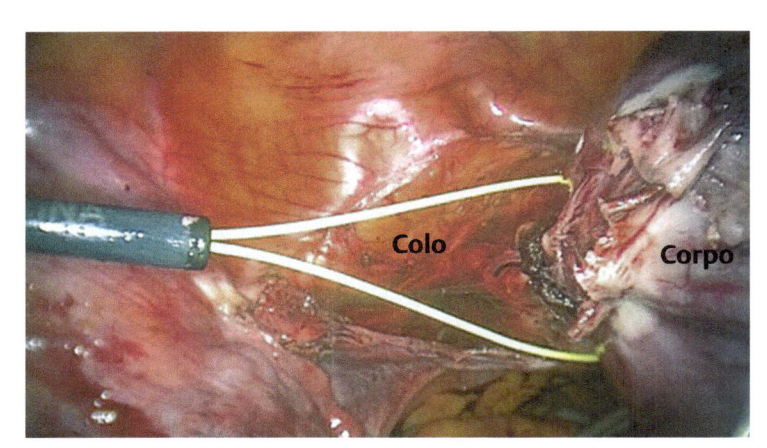

Fig. 21-18. Secção de corpo-colo em região ístmica com sistema de corte monopolar em forma de alça (*loop*).

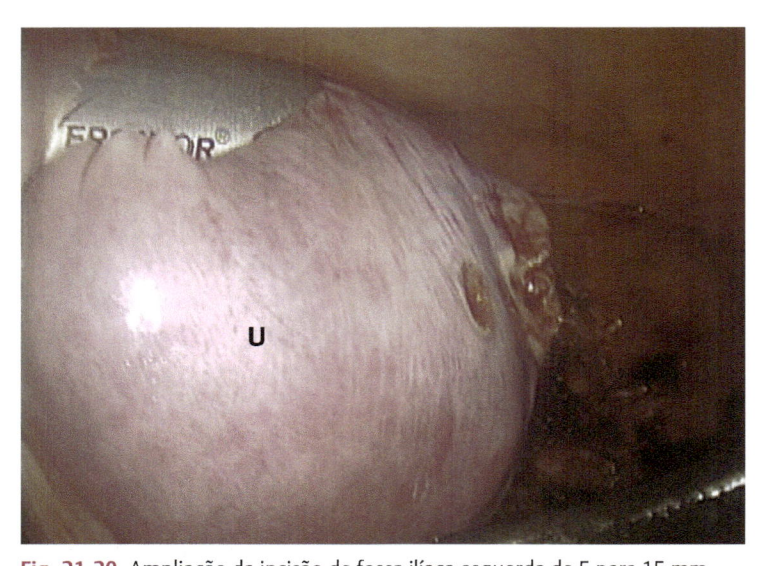

Fig. 21-20. Ampliação da incisão de fossa ilíaca esquerda de 5 para 15 mm, para introdução do morcelador de tecidos. U: útero.

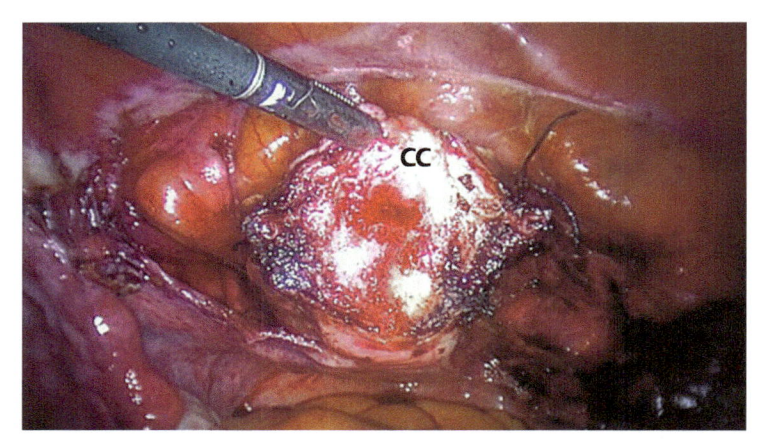

Fig. 21-19. Separação completa de corpo e colo (CC) uterino após secção com *loop* monopolar.

Passo 11

Coagulação de endocérvix com pinça bipolar ou ressecção da mesma com eletrodo monopolar tipo *hook* (70 W) pela técnica do cone invertido (Fig. 21-21). Sutura de borda superior de colo uterino remanescente com ponto único, tipo "x", com fio Vicryl 0 (Fig. 21-22).

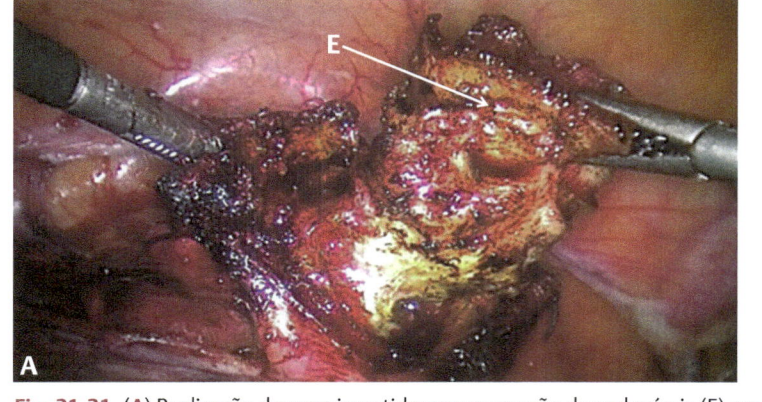

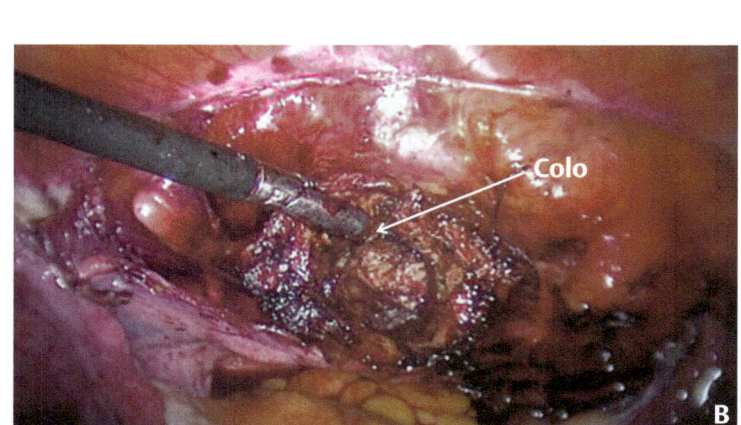

Fig. 21-21. (A) Realização de cone invertido para ressecção de endocérvix (E) como alternativa para prevenir sangramento genital mensal pós-histerectomia subtotal. (B) Aspecto do colo uterino após realização de cone invertido.

DICAS E TRUQUES

- Ao fazer a punção umbilical, se o cirurgião se deparar com útero muito volumoso, poderá fazer uma nova punção na linha mediana, 8-10 cm acima da punção umbilical, sob visão direta. A óptica deverá ser reposicionada para a punção superior, e a punção umbilical será utilizada como punção central. As punções auxiliares, laterais, também devem ser deslocadas cranialmente.
- Em úteros muito volumosos, em que haja dificuldade na visibilização da região cervical, após a ligadura das artérias uterinas bilaterais, pode-se optar pela realização do morcelamento da região corporal uterina com o útero ainda fixo, com o intuito de reduzir o volume antes da secção ístmica.
- Ainda falando de úteros volumosos, quando miomas laterais impedem a visibilização adequada da porção lateral do útero, pode-se lançar mão da óptica de 30 graus, que permite visão mais ampla por causa de sua angulação.
- Quando há probabilidade grande de sangramento, pode-se optar pela coagulação da artéria uterina na origem antes do início do procedimento.
- Nunca morcelar útero em que haja suspeita de patologia maligna no intraoperatório, pelo risco de disseminação de células tumorais.

A retirada de anexos volumosos nunca deve ser feita por morcelamento, mas sim pela proteção de *bags* laparoscópicos.

REFERÊNCIAS BIBLIOGRÁFICAS

1. American Association of Gynecologic Laparoscopists. AAGL practice report: practice guidelines for laparoscopic subtotal/supracervical hysterectomy (LSH). *J Minim Invasive Gynecol* 2014 Jan-Feb;21(1):9-16.
2. Lethaby A, Mukhopadhyay A, Naik R. Total versus subtotal hysterectomy for benign gynaecological conditions. *Cochrane Database Syst Rev* 2012 Apr;18(4):CD004993.
3. Nesbitt-Hawes EM, Maley PE, Won HR et al. Laparoscopic subtotal hysterectomy: evidence and techniques. *J Minim Invasive Gynecol* 2013 Jul-Aug;20(4):424-34.
4. Saccardi C, Gizzo S, Noventa M et al. Subtotal versus total laparoscopic hysterectomy: could women sexual function recovery overcome the surgical outcomes in pre-operatory decision making? *Arch Gynecol Obstet* 2015 Jun;291(6):1321-6.
5. Semm K. [Hysterectomy via laparotomy or pelviscopy. A new CASH method without colpotomy]. *Geburtshilfe Frauenheilkd* 1991 Dec;51(12):996-1003.
6. Wattiez A, Cohen SB, Selvaggi L. Laparoscopic Hysterectomy. *Curr Opin Obst Gynecol* 2002 Aug;14(4):417-22.

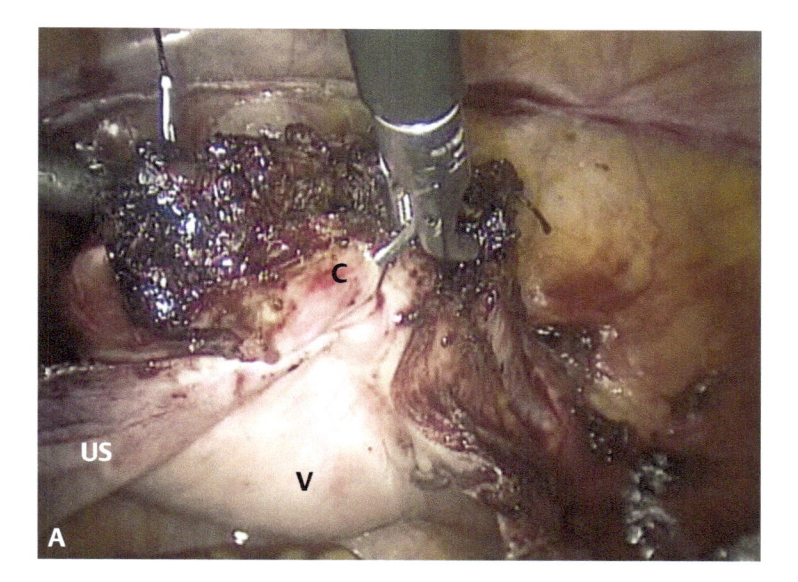

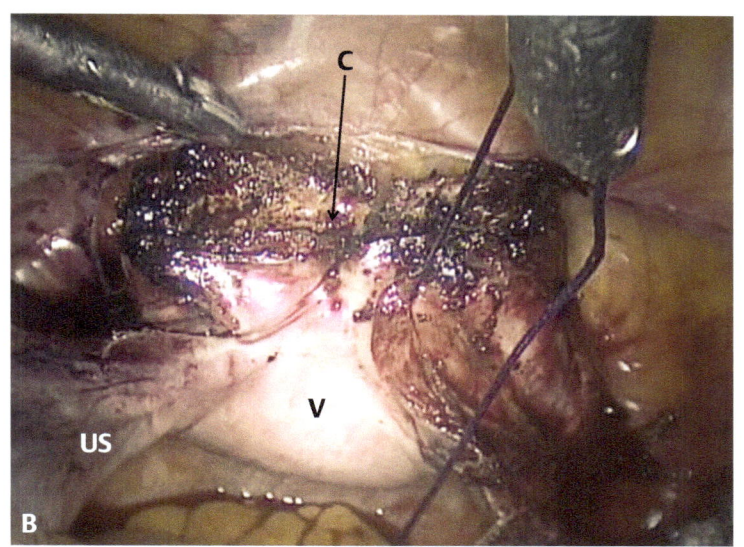

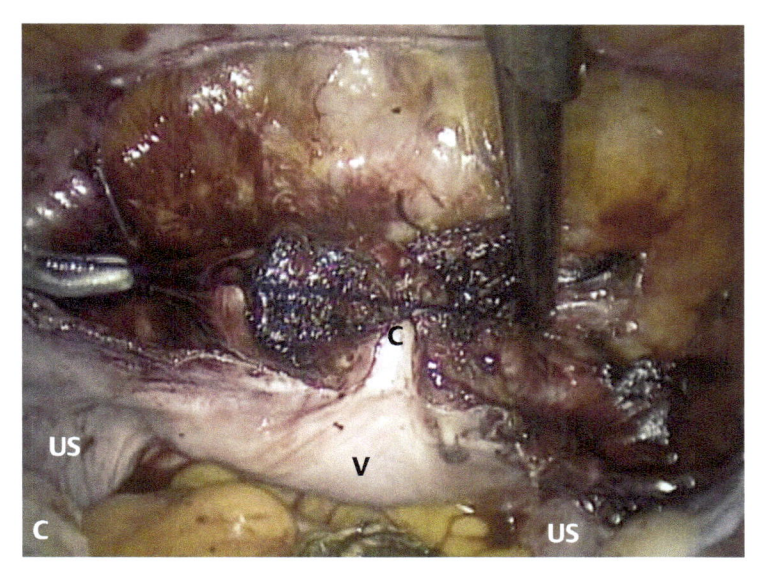

Fig. 21-22. (A) Sutura de ápice de canal cervical após remoção de endocérvix. **(B)** Ponto em "X" com Vicryl 0. **(C)** Nó intracorpóreo. C: colo uterino; V: vagina; US: ligamento uterossacro.

HISTERECTOMIA DE ÚTEROS VOLUMOSOS

Nash S. Moawad
Joel Cardenas-Goicoechea
Marcus Vinicius Silva Araújo Gurgel

INTRODUÇÃO

A histerectomia é o segundo mais comum procedimento cirúrgico. Quase 700.000 histerectomias foram feitas, em 2002, somente nos EUA. Contudo, o número vem decrescendo anualmente, tendo chegado a apenas 433.621 casos, em 2010.[1] O procedimento é indicado como solução definitiva para sangramento uterino anormal, adenomiose, mioma, prolapso uterino e câncer uterino.[2,3] Historicamente, a histerectomia tem sido feita por via abdominal ou vaginal. Mais recentemente, a laparoscopia e a cirurgia robótica ganharam popularidade e são hoje consideradas abordagens minimamente invasivas para uma ampla variedade de patologias uterinas, independentemente do tamanho do útero. No passado, a histerectomia de úteros volumosos era aberta (abdominal), porém o avanço tecnológico permite hoje tratar a vasta maioria das pacientes com histerectomia laparoscópica ou robótica minimamente invasiva,[4-6] desta forma reduzindo a dor no pós-operatório, o risco de infecção, o tempo de hospitalização e o tempo de recuperação, e facilitando o retorno das pacientes às suas atividades cotidianas e obrigações sociais.[6-9]

ABORDAGENS DE HISTERECTOMIA

Na histerectomia, o útero é extraído cirurgicamente. O procedimento pode ser feito por via vaginal (sem incisões abdominais), abdominal (por uma grande incisão) ou laparoscópica (com várias pequenas incisões), e pode ser robótica. Também existe uma abordagem vaginal assistida por laparoscopia que se popularizou nos primeiros anos após o advento da laparoscopia.[6,8]

O procedimento depende de quais os órgãos a serem retirados. Na histerectomia total, retiram-se o colo do útero e o corpo uterino. No entanto, na histerectomia supracervical, o útero é amputado acima do colo do útero, deixando o mesmo no lugar. Os ovários e/ou as tubas uterinas podem ser retirados na mesma ocasião, se houver indicação. Muitas vezes realizam-se outros procedimentos concomitantes, como tratamento para prolapso de órgãos pélvicos ou incontinência, excisão de endometriose para tratamento de dor pélvica e estadiamento de cânceres uterino, cervical ou ovariano.

Neste capítulo daremos ênfase a abordagens de histerectomia minimamente invasivas para a extração de úteros volumosos, quando a abordagem vaginal é inviável. Serão discutidas abordagens sistemáticas para a realização de histerectomias seguras e minimamente invasivas por vias laparoscópica e robótica.

Toda histerectomia deve incluir as seguintes etapas:

- Acesso à cavidade peritoneal.
- Separação do útero das estruturas circundantes, como a bexiga, as tubas uterinas e os ovários (se preservados), e os ligamentos redondos, uterossacros e cardinais.
- Interrupção do fluxo de sangue ao útero, especialmente pelos vasos uterinos bilaterais, os vasos uterovarianos (se preservados os ovários) e os vasos ovarianos dos ligamentos infundíbulo-pélvicos (em caso de ooforectomia).
- Extração do espécime cirúrgico da cavidade peritoneal.
- Fechamento da cúpula vaginal ou coto cervical e da incisão abdominal.

DESAFIOS DA HISTERECTOMIA

Os desafios resultam da dificuldade de realizar uma ou mais das etapas anteriores. Um útero volumoso e pesado oferece vários desafios secundários relacionados com a dificuldade de manuseio e visualização dos limites entre o útero e as estruturas circundantes, incluindo a criação do *flap* vesical e a colpotomia (Figs. 22-1 a 22-3). É particularmente importante o acesso seguro aos vasos uterinos para prevenir a hemorragia. Este é geralmente o passo determinante e o ponto crítico de decisão em qualquer histerectomia. Se houver problemas de visualização, aumentará o tempo cirúrgico, o risco de

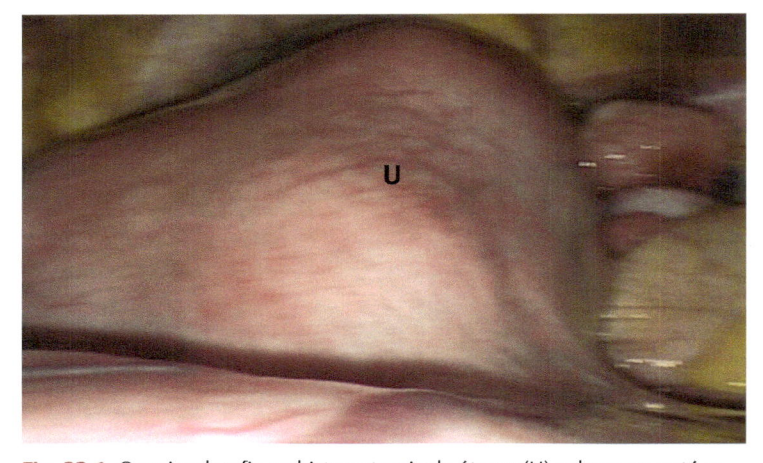

Fig. 22-1. O maior desafio na histerectomia de úteros (U) volumosos está na visualização limitada. A imagem mostra um útero volumoso com um grande mioma pediculado de fundo.

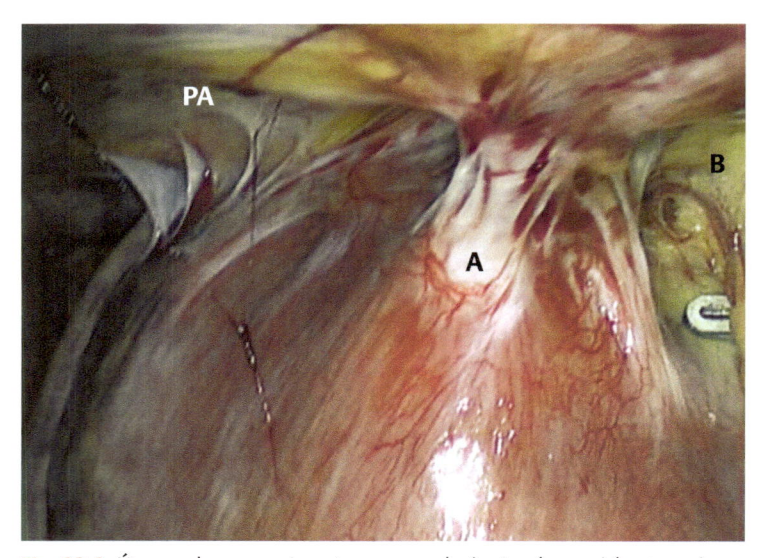

Fig. 22-2. Útero volumoso miomatoso com aderências densas à bexiga e à parede abdominal anterior secundário a parto cesariano. A técnica apropriada neste caso é ligadura da artéria uterina com abordagem posterior ou lateral. A: aderência; B: bexiga; PA: parede abdominal.

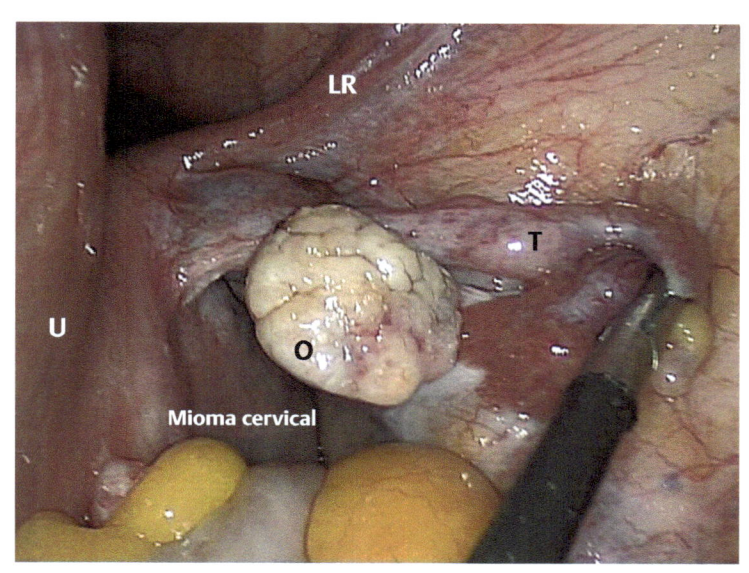

Fig. 22-3. Um mioma cervical grande dificulta a visualização e acesso aos vasos uterinos ascendentes na junção cérvico-vaginal. O: ovário; LR: ligamento redondo; T: tuba uterina; U: útero.

lesão ao intestino, bexiga e ureteres e o risco de hemorragia, levando à necessidade de transfusão de sangue, taxas maiores de conversão à laparotomia e maior morbimortalidade.[4] Também há a questão da escolha do método de extração do útero volumoso do abdome, quando a abordagem é minimamente invasiva.

A dificuldade da execução de histerectomia depende não somente do tamanho do útero com miomas, porém, sobretudo, da forma e configuração do útero e da localização dos principais miomas. Por exemplo, um útero com tamanho de 36 semanas e mioma de fundo com 15 cm é bem mais fácil de retirar do que um útero com tamanho de 12 semanas e mioma cervical (Fig. 22-3) ou um mioma de ligamentos largos, impedindo o acesso seguro aos ramos ascendentes dos vasos uterinos. A técnica cirúrgica dependerá desses fatores.

Treino e conhecimento especializado são muito importantes na hora de escolher a abordagem laparoscópica ou robótica para úteros volumosos. O objetivo é reduzir o risco de complicações e maximizar as chances de concluir o procedimento de maneira minimamente invasiva.

PREPARO PRÉ-OPERATÓRIO

No consultório, a paciente é devidamente orientada sobre as opções cirúrgicas, e um termo de consentimento informado é assinado. Questões relacionadas com a conversão e minilaparotomia são discutidas. A alta hospitalar é planejada para o mesmo dia, ou o dia seguinte, e os critérios de alta são explicados. A paciente é avaliada pelo anestesista, e a medicação é ajustada conforme as comorbidades. Adotamos as diretrizes ERAS (*Enhanced recovery after surgery*) como padrão.[10,11] A paciente pode ingerir líquidos claros até 2 horas antes da cirurgia e fazer refeições normais até 6 horas antes. O preparo intestinal mecânico não é um procedimento de rotina, sendo reservado a casos específicos. Profilaxia farmacológica para tromboembolismo venoso é indicada em pacientes de alto risco (p. ex.: IMC > 50, hipercoagulabilidade, história de tromboembolismo venoso),[12] mas todas as pacientes são submetidas à prevenção mecânica com dispositivo de compressão sequencial (tipo botas pneumáticas). Até 1 hora antes da incisão cutânea são administrados antibióticos intravenosos (cefazolina ou semelhante).[13]

POSICIONAMENTO DA PACIENTE

Os princípios cirúrgicos são os mesmos para úteros de volume normal e anormal (tração, contratração, triangulação, exposição de referências anatômicas). Apesar dos desenvolvimentos em histerectomia laparoscópica desde a sua primeira descrição, em 1989, e o advento de novos instrumentos, a técnica permanece essencialmente a mesma.[14] O uso de trocartes pode variar de acordo com os achados intraoperatórios e o biótipo da paciente (Fig. 22-4). Há descrições de abordagens padronizadas na literatura.[15]

A paciente é submetida à anestesia geral por via endotraqueal. Um tubo nasogástrico é usado para aspirar os conteúdos gástricos, mas deve ser retirado antes da extubação. A paciente é colocada em posição de litotomia dorsal modificada, com as pernas em perneiras e os braços junto ao corpo, e examinada sob anestesia. O útero é avaliado cuidadosamente por via retovaginal, e o tamanho e forma são correlacionados com o biótipo da paciente, uma etapa estratégica crítica na definição da locação dos portais. A mobilidade uterina pode também ser importante. Pacientes com IMC muito elevado podem precisar de um estudo de imagem para o planejamento cirúrgico, mas não devem ser desencorajadas a fazer cirurgia minimamente invasiva.[16,17] A paciente é preparada com uma solução de gluconato de clorexidina a 5%, e antibióticos são administrados, conforme o protocolo.[13] Um cateter Foley 14 F é inserido na bexiga e retirado ao final da cirurgia ou na manhã seguinte. Um manipulador uterino (V-care, Rumi koh, Pelosi, Advincula) é usado para elevar e manipular o útero. Os autores preferem o manipulador da Pelosi ou o da Rumi Koh, em razão da robustez do metal e do copo rígido de colpotomia, que é facilmente palpável endoscopicamente. A tração lateral e o deslocamento em sentido cranial facilitam a exposição. Em pacientes virgens ou nulíparas, ou em pacientes com calibre vaginal pequeno, o manipulador V-Care é uma boa opção.

O uso de manipulador uterino robusto para elevar e manipular o útero é indispensável para melhorar o acesso ao paramétrio e controlar o fluxo de sangue uterino. Também reduz bastante o tempo de cirurgia.[4]

POSICIONAMENTO DOS TROCARTES

A técnica de histerectomia pode ser modificada de várias formas para uma maior segurança e eficiência. A colocação padronizada do trocarte para a inserção da óptica no umbigo é adequada na maioria dos casos, uma vez que todos os pedículos vasculares ainda se encontrem na baixa pelve, apesar da posição elevada do fundo do útero. Contudo, alguns autores preferem uma colocação mais alta dos trocartes para visualizar melhor o útero volumoso. Outros recomendam usar trocartes adicionais para melhor manobrar úteros miomatosos (Fig. 22-4).

O uso da técnica aberta na introdução do primeiro trocarte pode ajudar a prevenir laceração do útero volumoso causada pela agulha de Veress.

Utilizamos anestesia local com bupivacaína. O primeiro trocarte é colocado na linha mediana, o mais alto possível, conforme o biótipo da paciente e o tamanho do útero (Fig. 22-4). Tradicionalmente, a distância do fundo do útero até o trocarte para a inserção da óptica é de 8-12 cm, quando o útero é elevado com o manipulador.

O ponto de Palmer (linha clavicular mediana à esquerda dois dedos abaixo da margem costal) é uma opção para pacientes com cirurgia abdominopélvica prévia significativa (fora a cirurgia no quadrante superior esquerdo) e na ausência de esplenomegalia.

Para usar a agulha de Veress, deve-se fazer uma incisão cutânea vertical de 12 mm e introduzir uma agulha de 15 cm. Depois de confirmada a colocação intra-abdominal, é iniciada a insuflação de CO_2 até alcançar uma pressão de 10-15 mm Hg.

Um trocarte de 12 mm é introduzido, seguido por uma óptica de laparoscopia de 0°/10 mm. Uma pressão inicial de 20 mm Hg pode facilitar a colocação dos trocartes secundários; neste caso a pressão deve ser reduzida para 15 mm Hg ou menos para facilitar a ventilação e reduzir a dor no pós-operatório e o risco de enfisema subcutâneo. É realizado um exame sistemático da pelve e do abdome. As referências anatômicas são identificadas com atenção especial aos vasos epigástricos inferiores antes da introdução dos trocartes secundários.

No caso de histerectomia robótica, coloca-se um trocarte de 8,5 mm nos flancos esquerdo e direito. Um trocarte adicional pode ser colocado em um dos flancos, conforme a necessidade. Recomenda-se manter uma distância de 8 cm entre os trocartes. Um portal acessório de 5 ou 12 mm é criado no quadrante superior direito ou esquerdo para uso do assistente cirúrgico. A paciente é, então, co-

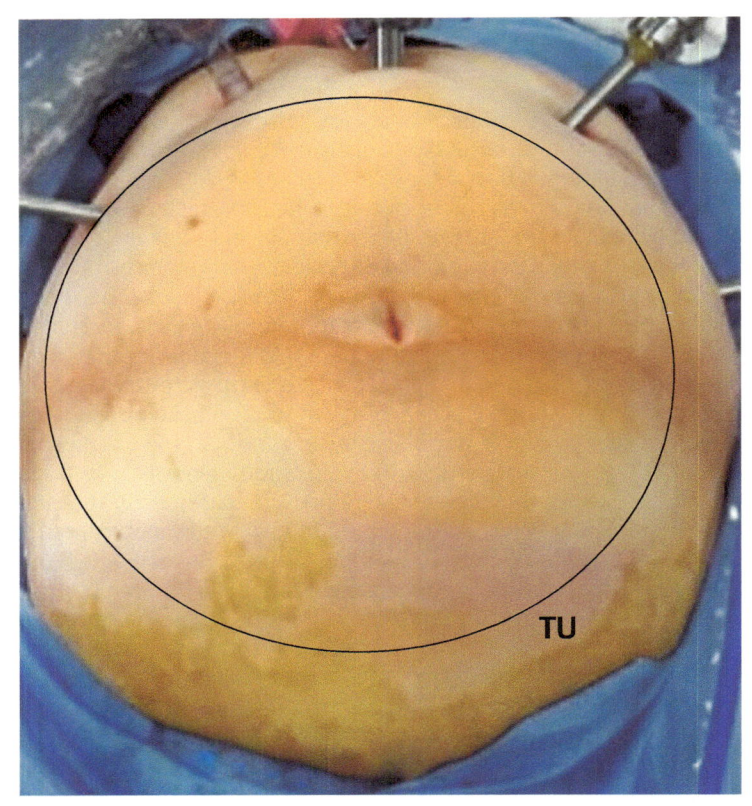

Fig. 22-4. Os portais são definidos conforme o tamanho do útero (TU) e o biótipo da paciente. A foto mostra uma colocação bem elevada, distante do umbigo e próximo ao xifoide, em uma paciente com útero muito volumoso.

locada na posição de Trendelenburg a um ângulo que permita uma ventilação segura. É importante colaborar com a equipe de anestesia para realizar o procedimento com segurança. Em pacientes com IMC muito alto, a ventilação de pressão controlada e a posição mínima de Trendelenburg ajudam a melhorar a relação ventilação/perfusão.[18]

O lavado peritoneal de pacientes com suspeita ou confirmação de câncer é coletado e encaminhado à citologia. Se a cirurgia planejada for robótica, o robô deve ser acoplado nessa hora. Na laparoscopia convencional há pequenas variações na colocação dos trocartes, mas essencialmente são seguidos os seguintes passos: utilizam-se trocartes bilateralmente nos quadrantes inferiores, além de um trocarte suprapúbico ou um trocarte adicional em um dos lados. Os intestinos são retirados da pelve. No intuito de maximizar a exposição, faz-se a lise das aderências antes de prosseguir com a histerectomia. É possível obter uma boa triangulação entre o terceiro braço do robô e/ou o portal do assistente cirúrgico.

DESCRIÇÃO DA TÉCNICA CIRÚRGICA
Passo a Passo

O peritônio é cortado ao longo dos vasos ilíacos externos e do músculo psoas e puxado em direção aos apêndices uterinos. Quando há acesso limitado à parede pélvica esquerda ou os apêndices uterinos, a dissecção pode começar ao longo da linha branca de Toldt e descer em direção aos apêndices.

A parede lateral pélvica é dissecada, e o espaço pararretal é desenvolvido. O ureter ipsolateral e os vasos gonadais e ilíacos internos são identificados.

Se os apêndices uterinos tiverem de ser removidos, os vasos gonadais devem ser esqueletizados com dissecção romba e cortante e energia monopolar, tendo especial cuidado com o ureter. Os vasos gonadais são clampeados, coagulados com energia bipolar ou um dispositivo selador de vasos, e seccionados. Se for preciso preservar os ovários, os ligamentos uterovarianos são clampeados, coagulados e seccionados da mesma forma. Em tais casos, procede-se com salpingectomia. A mesossalpinge é clampeada, coagulada e seccionada com o selador.

A lâmina posterior do ligamento largo é dissecada até a porção lateral do útero. Os ligamentos redondos são clampeados, coagulados e seccionados da mesma forma. A lâmina anterior do ligamento largo é dissecada, criando-se um *flap* vesical. A essa altura, o uso de óptica de laparoscopia de 30° e manipulador uterino pode melhorar a visualização para o afastamento do *flap* vesical do segmento uterino inferior, especialmente no caso de útero volumoso ou mioma no segmento uterino inferior.

Os vasos uterinos são esqueletizados com dissecção romba e cortante e, se necessário, eletrocirurgia, depois clampeados e coagulados com o selador ao nível da junção cérvico-vaginal, conforme o delineamento da borda lateral do copo de colpotomia. Na literatura há descrições de ligadura da artéria uterina no início do procedimento para a redução da perda total de sangue.[19-21] Quando viável, os vasos uterinos são ligados na origem dos vasos ilíacos internos usando energia bipolar ou *hemoclips*.

Deve-se tentar preservar os ligamentos uterossacros, fazendo a colpotomia acima desse nível. O ligamento cardinal é seccionado para lateralizar o pedículo da artéria uterina. Isto evita novas lesões dos vasos uterinos e minimiza o sangramento durante a colpotomia. Faz-se procedimento semelhante do lado oposto; a colpotomia é feita com energia monopolar de alta corrente de corte, limitando o tempo de acionamento da energia de modo a minimizar a disseminação térmica lateralque pode aumentar o risco de deiscência da cúpula vaginal.

DICAS E TRUQUES

Em certos casos, os vasos uterinos podem ser ligados desde cedo no procedimento, depois de abrir o ligamento largo. Em seguida, podem-se ligar os pedículos superiores (os ligamentos uterovarianos e as tubas uterinas) de modo retrógrado, em sentido cefálico.

Quando há grandes miomas posteriores dificultando o acesso ao fundo de saco posterior e à lâmina posterior do ligamento largo, pode-se usar a abordagem anterior de ligadura da artéria uterina (Figs. 22-5 e 22-6). Nesta abordagem, o *flap* vesical é desenvolvido junto com a lâmina anterior do ligamento largo. A lâmina posterior do ligamento largo é deixada intacta por causa do acesso limitado ao fundo de saco posterior nesta etapa precoce. Os vasos uterinos ascendentes são submetidos à dissecção romba desde a lâmina posterior do ligamento largo à altura da junção cérvico-vaginal, conforme o delineamento do copo do colpótomo. Antes de prosseguir, os vasos uterinos podem ser coagulados e seccionados a este nível, deixando o útero desvascularizado.

Em pacientes com densas aderências vesicais ao segmento uterino inferior (secundariamente a partos cesarianos anterio-

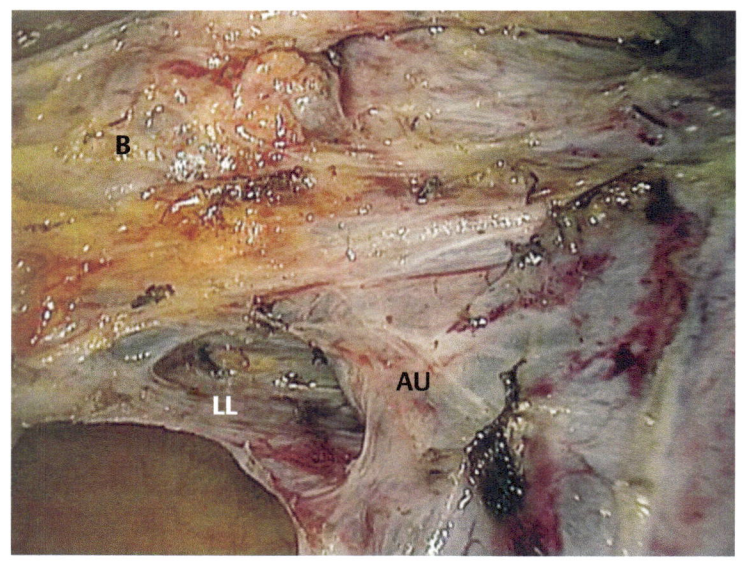

Fig. 22-5. Ligadura da artéria uterina com abordagem anterior decorrente do acesso limitado ao fundo de saco posterior. AU: artéria uterina; LL: ligamento largo posterior; B: bexiga.

Outra técnica muito versátil que pode ser usada em diversos cenários clínicos é a abordagem lateral de ligadura da artéria uterina, no ponto em que os vasos uterinos se originam dos vasos hipogástricos. A técnica requer um bom conhecimento da anatomia da parede pélvica lateral e muita habilidade em cirurgia laparoscópica. O ureter é identificado transperitonealmente, e entra-se no peritônio da parede pélvica lateralmente ao ureter para abrir a parede pélvica lateral. Esta dissecção é naturalmente facilitada pelo pneumoperitônio. O ureter é mantido no peritônio da parede pélvica e puxado medialmente. Os espaços pararretal e paravesical avasculares são desenvolvidos com dissecção romba, e os vasos uterinos são esqueletizados no ponto em que os vasos uterinos se originam dos vasos hipogástricos. Neste local, os vasos uterinos são ligados com *clips* vasculares, energia bipolar ou um dispositivo selador avançado (Figs. 22-10 e 22-11).

Se a visualização ou o acesso aos vasos uterinos estiver dificultado por um mioma, pode-se considerar uma miomectomia para permitir o acesso e a exposição dos vasos uterinos e concluir a histerectomia com segurança.

Embora não tenha sido demonstrado que o uso de *stent* reduz o risco de lesão ureteral, a técnica pode economizar tempo e facilitar a identificação dos ureteres, quando a visualização é limitada (Fig. 22-12).

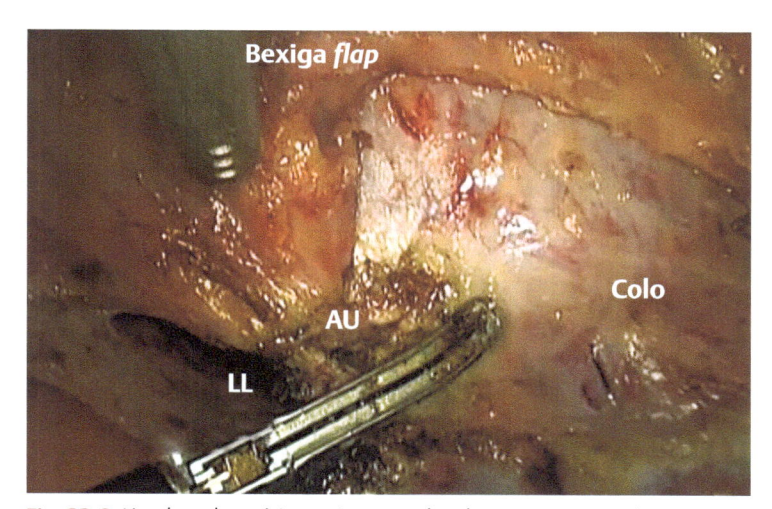

Fig. 22-6. Ligadura da artéria uterina com abordagem anterior após o desenvolvimento do *flap* vesical. AU: artéria uterina; LL: ligamento largo.

res) deve-se evitar dissecar as aderências antes de ligar os vasos uterinos de modo a reduzir o risco de hemorragia e lesão à bexiga e aos ureteres. Isto pode ser feito com a abordagem posterior de ligadura da artéria uterina. Esta abordagem é própria do acesso endoscópico e não é geralmente viável em histerectomia abdominal (Figs. 22-7 a 22-9).

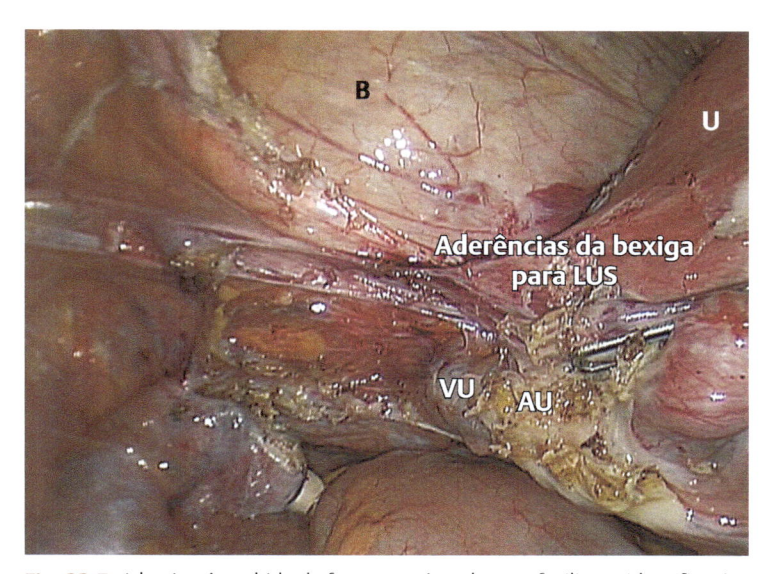

Fig. 22-7. A bexiga é enchida de forma retrógrada para facilitar a identificação de seus contornos. A ligadura da artéria uterina com abordagem posterior evita as aderências vesicais densas ao segmento uterino inferior no local da cesariana anterior. U: útero; B: bexiga; AU: artéria uterina; VU: vasos uterinos.

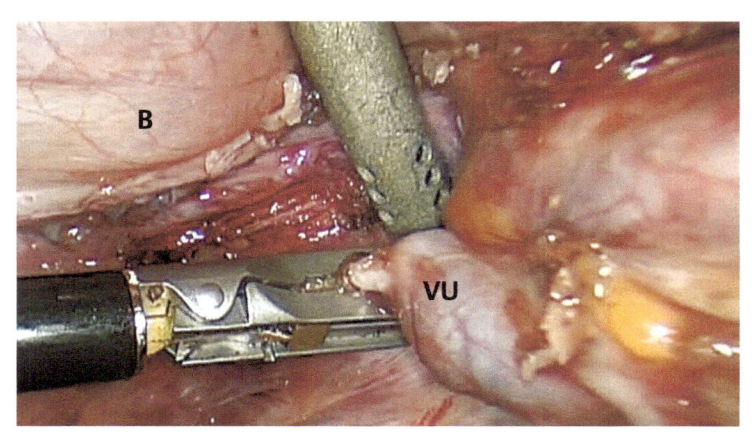

Fig. 22-8. Abordagem posterior. Os vasos uterinos são selados na junção cérvico-vaginal, conforme identificado pelo copo de colpotomia, enquanto a bexiga é retraída medial e anteriormente. AU: artéria uterina; VU: vasos uterinos; B: bexiga.

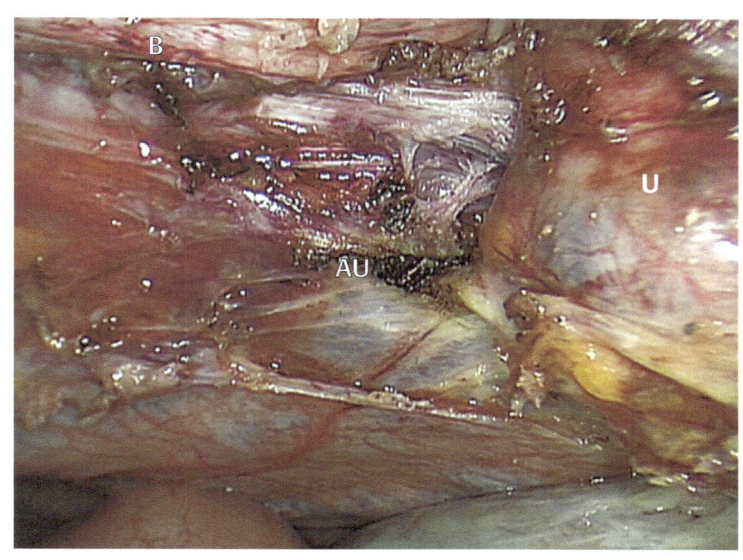

Fig. 22-9. Abordagem posterior. Os vasos uterinos são selados antes de dissecar a bexiga (B) do útero (U) para minimizar o sangramento e evitar lesão à bexiga. AU: artéria uterina.

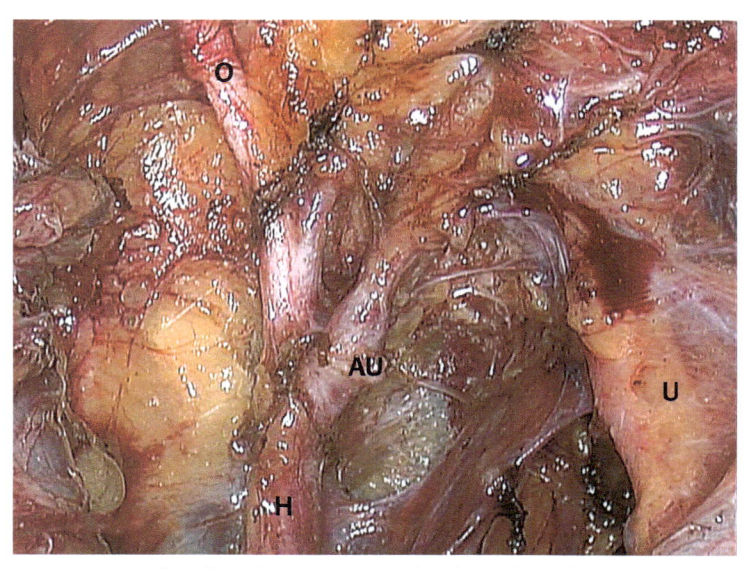

Fig. 22-10. Ligadura da artéria uterina com abordagem lateral. Vasos uterinos no seu ponto de origem dos vasos ilíacos (hipogástricos) internos. O: artéria umbilical obliterada; AU: artéria uterina; U: útero; H: vasos ilíacos hipogástricos.

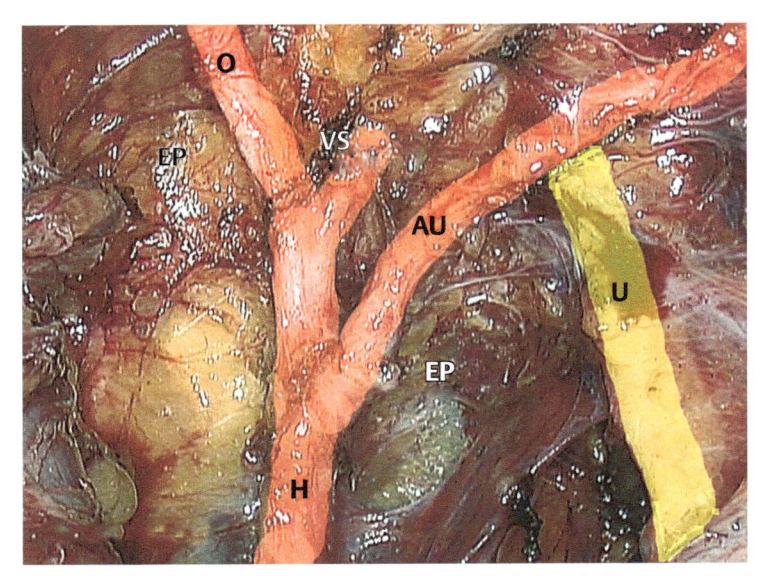

Fig. 22-11. Os espaços da parede lateral pélvica são desenvolvidos para identificar as estruturas da parede lateral pélvica em preparação para a ligadura da artéria uterina com abordagem lateral. U: uterer; AV: artéria vesical superior; EP: espaço paravesical; H: artéria hipogástrica.

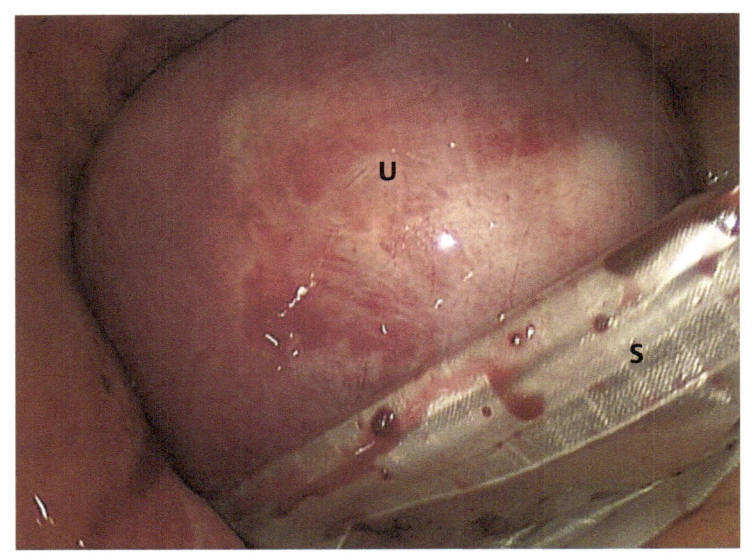

Fig. 22-13. Um saco de contenção de tecidos é usado em uma paciente com útero miomatoso grande em preparação para a morcelação manual extracorpórea protegida. S: saco de contenção; U: útero.

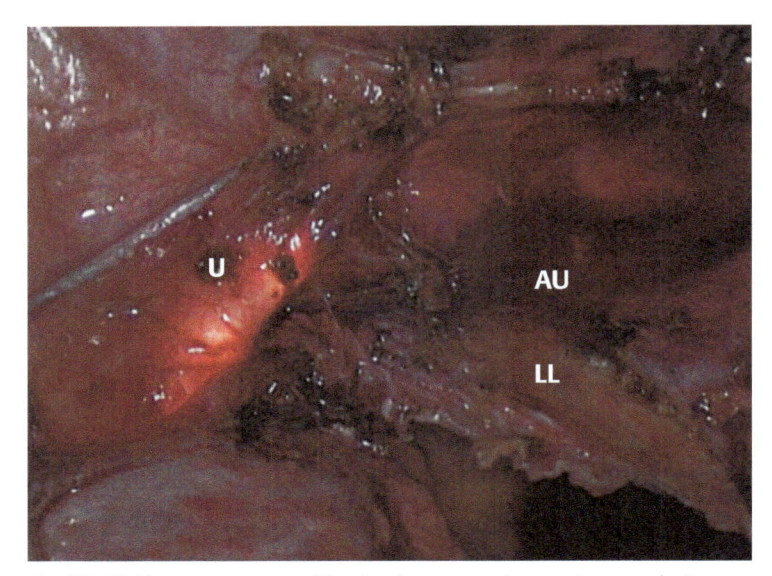

Fig. 22-12. Um cateter ureteral iluminado mostrando o ureter em relação aos vasos uterinos. UA: Artéria uterina; PBL: ligamento largo posterior.

EXTRAÇÃO DE ÚTEROS VOLUMOSOS

As atuais opções de extração de úteros volumosos incluem a colocação do espécime em um saco coletor laparoscópico. A fáscia em um dos portais pode ser ligeiramente estendida e, usando um pequeno afastador, podem-se melhorar a visualização e a exposição. A incisão umbilical permite bem essa abordagem e é fácil de fechar, com resultado cosmético satisfatório (Fig. 22-12). A boca do saco sai pela incisão estendida, ou até mesmo pela vagina. Faz-se então uma morcelação manual dentro do saco, com visualização direta na boca do saco. Na literatura há descrições de outras abordagens.[22-25] A morcelação eletromecânica não é recomendável em decorrência da possibilidade de câncer.[26]

MORCELAÇÃO E NOVOS DESENVOLVIMENTOS

Na histerectomia total, a colpotomia vaginal produz a incisão mais eficiente e natural para a extração do espécime. Contudo, um dos desafios da histerectomia minimamente invasiva de úteros volumosos é a extração de um espécime bem maior que a incisão da colpotomia. A morcelação eletromecânica pode ser usada para transformar o útero em fragmentos cilíndricos finos removidos pelos pequenos orifícios dos trocartes, mas a técnica não é recomendada hoje em dia por causa da possibilidade rara de leiomiossarcomas e outras malignidades uterinas ou, ainda, de tornar o estadiamento dos tumores mais avançado potencialmente aumentando a morbi-mortalidade.[27,28] As estimativas do risco de malignidade uterina não diagnosticada variam muito (1:352 a 1:8.300) e não existem testes pré-operatórios que possam estimá-lo de forma confiável.[27,29-31] Outro risco inerente ao uso de morcelação eletromecânica sem dispositivo de contenção é a dispersão de fragmentos de tecido benigno que podem vir a causar problemas, como miomatose e endometriose iatrogênica.[30,32] Nos últimos anos foram desenvolvidas várias técnicas de morcelação com saco de extração. Estas incluem a morcelação eletromecânica com dispositivo de contenção e a morcelação extracorpórea com bisturi (Fig. 22-13).[33-40] Esses procedimentos podem ser feitos pelo orifício de um dos trocartes, depois de ligeiramente expandido, ou pela incisão da colpotomia, usando técnicas semelhantes.

FECHAMENTO DA CÚPULA VAGINAL

Preferimos fechamento com sutura farpada corrida em dois planos por ser mais rápido, com risco de deiscência menor ou semelhante.[41,42] A pelve é fartamente irrigada com solução salina. A integridade dos ureteres e dos vasos pélvicos é verificada. Foi demonstrado que cistoscopia de rotina após a histerectomia para doença benigna diminui o risco de complicações urológicas tardias.[43] A prática depende do cirurgião e da técnica, uma vez que ela possa não ser necessária se os ureteres e a bexiga forem bem visualizados e dissecados. Ao término da cirurgia, a paciente recebe um antiemético e cetorolaco por via intravenosa. Uma dieta regular é oferecida no mesmo dia da cirurgia. O cateter de Foley pode ser removido ao finalizar a cirurgia ou na manhã seguinte, às 6 horas.[10,11]

PÓS-OPERATÓRIO

A paciente pode receber alta quando conseguir ingerir uma dieta regular, urinar e caminhar, e a dor estiver bem controlada com medicação oral. Entramos em contato por telefone 24 a 72 horas depois da alta para acompanhar a recuperação. Uma consulta de retorno é marcada para 2 a 4 semanas após a cirurgia.

Os Colégios Americano e Francês de Obstetrícia e Ginecologia têm diretrizes para histerectomia em pacientes com doença benigna,[44,45] mas não há diretrizes claras para o manejo cirúrgico de úteros volumosos com abordagem minimamente invasiva. O Quadro 22-1 contém um resumo da literatura na área. A experiência do cirurgião e as expectativas da paciente são muito importantes e devem ser discutidas no momento da consulta pré-operatória.

Quadro 22-1. Revisão da Literatura. Desfechos de Histerectomia Laparoscópica de Úteros Volumosos

Autor	Tipo de estudo	Peso do útero (g)	Desfecho
Aleprin, M.[46]	Retrospectivo (n = 446)	> 500 Mediano 786	• Conversão (%): 3,4 • Lesão vascular (%): 0,22 • Cistostomia (%): 1,3
Smorgick, N.[47]	Retrospectivo Minilaparotomia (n = 54) vs. robótica (n = 30)	990,4 vs. 688,4	• Duração da cirurgia (min): 198 vs. 273; $p < 0,001$ • Perda de sangue (mL): 560 vs. 165; $p < 0,001$ • Permanência hospitalar (dias): 2 vs. 1; valor p ajustado = 0,02 • Conversão à laparotomia (%): 9 vs. 0; $p = 0,08$ • Transfusão de sangue (%): 14,8 vs. 0; valor p ajustado = 0,9
Kondo, W.[48]	Retrospectivo Laparotomia (n = 15) vs. laparoscopia (n = 23)	2.166 vs. 1.446	• Sem diferença com relação a sangramento intra-abdominal, hematoma da parede abdominal, febre de causa desconhecida, incontinência urinária, retenção urinária, hematoma da cúpula vaginal, mudanças em hemoglobina • Permanência hospitalar (dias): 6 vs. 3; $p < 0,001$ • Duração da cirurgia (min): 80 vs. 130; $p = 0,002$
Cho H-y[49]	Retrospectivo Histerectomia vaginal vs. histerectomia laparoscópica	606 vs. 596	• Duração da cirurgia (min): 110 vs. 180 • Perda de sangue (mL): 485 vs. 554 • Permanência hospitalar (dias): 8 vs. 7
Ucella, S.[15]	Retrospectivo (n = 71)	1.120	• Duração da cirurgia (min): 120 • Perda de sangue (mL): 200 • Transfusão de sangue (%): 0 • Complicações intraoperatórias (%): 0 • Conversão à laparotomia (%): 4,2 • Complicações pós-operatórias (%): 2,8 • Permanência hospitalar (dias): 1
Silasi, DA.[50]	Retrospectivo Robótica (n = 30) vs. laparotomia (n = 30)	1.259 vs. 1.509	• Duração da cirurgia (min): 255 vs. 150 • Perda de sangue (mL): 150 vs. 425 • Permanência hospitalar (dias): 1 vs. 2,5 • Complicações (%): 6,7 vs. 20
Lee, J.[51]	Retrospectivo Laparoscopia de portal único (n = 25) vs. laparoscopia de múltiplos portais (n = 25)	642 vs. 613	• Complicações (%): 4 vs. 4 • Duração da cirurgia (min): 137 vs. 122 • Perda de sangue (mL): 100 vs. 100 • Permanência hospitalar (dias): 3 vs. 4

CONCLUSÃO

Histerectomia de úteros volumosos pode ser desafiadora e oferece certo risco de complicações, sangramento, transfusão e conversão à laparotomia. O tamanho aumentado do útero torna difícil a visualização, manipulação, hemostasia e morcelação. Contudo, a abordagem minimamente invasiva é preferível porque reduz a morbimortalidade, comparada à histerectomia abdominal. Técnicas laparoscópicas e robóticas avançadas, juntamente com boas habilidades cirúrgicas e conhecimentos detalhados em anatomia, são fundamentais para a realização segura da histerectomia com abordagem minimamente invasiva, especialmente em pacientes com úteros volumosos.

REFERÊNCIAS BIBLIOGRÁFICAS

1. Wright JD, Herzog TJ, Tsui J et al. Nationwide trends in the performance of inpatient hysterectomy in the United States. Obstet Gynecol 2013;122(2 Pt 1):233-41.
2. Müller A, Thiel FC, Renner SP et al. Hysterectomy-a comparison of approaches. Dtsch Arztebl Int 2010;107(20):353-9.
3. Merrill RM. Hysterectomy surveillance in the United States, 1997 through 2005. Med Sci Monit 2008;14(1):CR24-31.
4. Wattiez A, Soriano D, Fiaccavento A et al. Total laparoscopic hysterectomy for very enlarged uteri. J Am Assoc Gynecol Laparosc 2002;9(2):125-30.
5. Zeng W, Chen L, Du W et al. Laparoscopic hysterectomy of large uteri using three-trocar technique. Int J Clin Exp Med 2015;8(4):6319-26.
6. Boike GM, Elfstrand EP, DelPriore G et al. Laparoscopically assisted vaginal hysterectomy in a university hospital: report of 82 cases and comparison with abdominal and vaginal hysterectomy. Am J Obstet Gynecol 1993;168(6 Pt 1):1690-7; discussion 7-701.
7. Johnson N, Barlow D, Lethaby A et al. Surgical approach to hysterectomy for benign gynaecological disease. Cochrane Database Syst Rev 2006(2):CD003677.
8. Howard FM, Sanchez R. A comparison of laparoscopically assisted vaginal hysterectomy and abdominal hysterectomy. J Gynecol Surg 1993;9(2):83-90.
9. Nezhat F, Nezhat C, Gordon S, Wilkins E. Laparoscopic versus abdominal hysterectomy. J Reprod Med 1992;37(3):247-50.
10. Nelson G, Altman AD, Nick A et al. Guidelines for pre- and intra-operative care in gynecologic/oncology surgery: Enhanced Recovery After Surgery (ERAS(R)) Society recommendations--Part I. Gynecologic Oncology 2016;140(2):313-22.
11. Nelson G, Altman AD, Nick A et al. Guidelines for postoperative care in gynecologic/oncology surgery: Enhanced Recovery After Surgery (ERAS(R)) Society recommendations – Part II. Gynecologic Oncology 2016;140(2):323-32.
12. Jamal MH, Corcelles R, Shimizu H et al. Thromboembolic events in bariatric surgery: a large multi-institutional referral center experience. Surg Endosc 2015;29(2):376-80.
13. <Antibitoic prophylaxis for gynecologic procedures.ACOG 2016.pdf>.
14. <Reich H, DeCaprio J, McGlynn F. Laparoscopic hysterectomy. 1989.pdf>.
15. Uccello S, Cromi A, Serrati M et al. Laparoscopic hysterectomy in case of uteri weighing >/=1 kilogram: a series of 71 cases and review of the literature. J Minim Invasive Gynecol 2014;21(3):460-5.
16. Hatta K, Terai Y, Okuda K et al. Preoperative assessment by magnetic resonance imaging is useful for planning the treatment of an enlarged uterus by total laparoscopic hysterectomy. J Obstet Gynaecol Res 2013;39(4):814-9.
17. Nawfal AK, Orady M, Eisenstein D, Wegienka G. Effect of body mass index on robotic-assisted total laparoscopic hysterectomy. J Minim Invas Gynecol 2011;18(3):328-32.
18. Cadi P, Guenon T, Journois D et al. Pressure-controlled ventilation improves oxygenation during laparoscopic obesity surgery compared with volume-controlled ventilation. Br J Anaesth 2008;100(5):709-16.
19. Poojari VG, Bhat VV, Bhat R. Total laparoscopic hysterectomy with prior uterine artery ligation at its origin. Int J Reprod Med 2014;2014:420-926.

20. Sarlos D, Kots L, Stevanovic N et al. Robotic compared with conventional laparoscopic hysterectomy: a randomized controlled trial. *Obstetrics Gynecology* 2012;120(3):604-11.
21. Sinha R, Sundaram M, Nikam YA et al. Total laparoscopic hysterectomy with earlier uterine artery ligation. *J Minim Invasive Gynecol* 2008;15(3):355-9.
22. Lin Y-S. New Helical Incision for Removal of Large Uteri during Laparoscopic-Assisted Vaginal Hysterectomy. *J Am Associat Gynecol Laparoscopists* 2004;11(4):519-24.
23. Moawad GN, Abi Khal IE, Opoku-Anane J et al. Comparison of methods of morcellation: manual versus power. *Acta Obstetricia Gynecologica Scandinavica* 2016;95(1):52-4.
24. Serur E, Zambrano N, Brown K et al. Extracorporeal Manual Morcellation of Very Large Uteri Within an Enclosed Endoscopic Bag: Our 5-Year Experience. *J Minim Invasive Gynecol* 2016;23(6):903-8.
25. Wang H, Li P, Li X et al. Total Laparoscopic Hysterectomy in Patients with Large Uteri: Comparison of Uterine Removal by Transvaginal and Uterine Morcellation Approaches. *BioMed Res* 2016;2016:8784601.
26. <MorcellationSpecialReport_ACOG.pdf>.
27. Kho KA, Anderson TL, Nezhat CH. Intracorporeal electromechanical tissue morcellation: a critical review and recommendations for clinical practice. *Obstet Gynecol* 2014;124(4):787-93.
28. Venturella R, Rocca ML, Lico D et al. In-bag manual versus uncontained power morcellation for laparoscopic myomectomy: randomized controlled trial. *Fertil Steril* 2016;105(5):1369-76.
29. Park JY, Park SK, Kim DY et al. The impact of tumor morcellation during surgery on the prognosis of patients with apparently early uterine leiomyosarcoma. *Gynecol Oncol* 2011;122(2):255-9.
30. Tan-Kim J, Hartzell KA, Reinsch CS et al. Uterine sarcomas and parasitic myomas after laparoscopic hysterectomy with power morcellation. *Am J Obstet Gynecol* 2015;212(5):594 e1-10.
31. Pritts EA, Vanness DJ, Berek JS et al. The prevalence of occult leiomyosarcoma at surgery for presumed uterine fibroids: a meta-analysis. *Gynecol Surg* 2015;12(3):165-77.
32. Nezhat C, Kho K. Iatrogenic myomas: new class of myomas? *J Minim Invasive Gynecol* 2010;17(5):544-50.
33. Cohen SL, Morris SN, Brown DN et al. Contained Tissue Extraction Using Power Morcellation: Prospective Evaluation of Leakage Parameters. *J Minim Invasive Gynecol* 2015;22(6S):S83-S4.
34. Cohen SL, Einarsson JI, Wang KC et al. Contained power morcellation within an insufflated isolation bag. *Obstet Gynecol* 2014;124(3):491-7.
35. Vargas MV, Cohen SL, Fuchs-Weizman N et al. Open power morcellation versus contained power morcellation within an insufflated isolation bag: comparison of perioperative outcomes. *J Minim Invasive Gynecol* 2015;22(3):433-8.
36. Boruta DM, Shibley T. Power Morcellation of Unsuspected High-grade Leiomyosarcoma Within an Inflated Containment Bag: 2-year Follow-up. *J Minim Invasive Gynecol* 2016;23(6):1009-11.
37. Salvay H. FDA Approved Tissue Extraction - Instrumentation and Techniques. *J Minim Invasive Gynecol* 2015;22(6S):S132.
38. Moawad GN, Samuel D, Abi Khalil ED. Abdominal Approaches to Tissue Containment and Extraction in Minimally Invasive Gynecologic Surgery. *J Minim Invasive Gynecol* 2016;23(7):1032.
39. Wright KN, Clark NV, Vogell A, Handal-Orefice R. Contained Hand Morcellation in a Novel FDA-Approved Bag. *J Minim Invasive Gynecol* 2015;22(6S):S136.
40. Spagnolo E, Bassi E, Ferrari S et al. Extra-Corporeal In-Bag Manual Morcellation for Uterine Specimen Extraction: Analysis of 350 Consecutive Cases. *J Minim Invasive Gynecol* 2015;22(6S):S107-S8.
41. Einarsson JI, Cohen SL, Gobern JM et al. Barbed versus standard suture: a randomized trial for laparoscopic vaginal cuff closure. *J Minim Invasive Gynecol* 2013;20(4):492-8.
42. Tulandi T, Einarsson JI. The use of barbed suture for laparoscopic hysterectomy and myomectomy: a systematic review and meta-analysis. *J Minim Invasive Gynecol* 2014;21(2):210-6.
43. Chi AM, Curran DS, Morgan DM et al. Universal Cystoscopy After Benign Hysterectomy: Examining the Effects of an Institutional Policy. *Obstet Gynecol* 2016;127(2):369-75.
44. Keskimäki I1, Salinto M, Aro S. Private medicine and socioeconomic differences in the rates of common surgical procedures in Finland. *Health Policy* 1996 Jun;36(3):245-59.
45. Deffieux X, Rochambeau B, Chene G et al. Hysterectomy for benign disease: clinical practice guidelines from the French College of Obstetrics and Gynecology. *Eur J Obstetric Gynecol Reproduct Biol* 2016;202:83-91.
46. Alperin M, Kivnick S, Poon KY. Outpatient laparoscopic hysterectomy for large uteri. *J Minim Invasive Gynecol* 2012;19(6):689-94.
47. Smorgick N, Dalton VK, Patzkowsky KE et al. Comparison of 2 minimally invasive routes for hysterectomy of large uteri. *Int J Gynaecol Obstetrics* 2013;122(2):128-31.
48. Kondo W, Bourdel N, Marengo F et al. Surgical outcomes of laparoscopic hysterectomy for enlarged uteri. *J Minim Invasive Gynecol* 2011;18(3):310-3.
49. Cho HY, Park ST, Kim HB et al. Surgical outcome and cost comparison between total vaginal hysterectomy and laparoscopic hysterectomy for uteri weighing >500 g. *J Minim Invasive Gynecol* 2014;21(1):115-9.
50. Silasi DA, Gallo T, Silasi M et al. Robotic versus abdominal hysterectomy for very large uteri. *JSLS: J Society Laparoendoscopic Surgeons* 2013;17(3):400-6.
51. Lee J, Kim S, Nam EJ et al. Single-port access versus conventional multi-port access total laparoscopic hysterectomy for very large uterus. *Obstetrics & Gynecology Science* 2015;58(3):239-45.

APENDICECTOMIA LAPAROSCÓPICA

Marcelo de Andrade Vieira

INTRODUÇÃO

A apendicectomia laparoscópica é um procedimento considerado de baixa complexidade, baixo risco cirúrgico e pode servir como uma oportunidade excelente e segura para início da curva de aprendizado de novos cirurgiões laparoscópicos. Por isso a importância de conhecer os detalhes técnicos deste procedimento.[1-4]

A apendicite em pacientes ginecológicas decorrente da endometriose é rara, menos que 1% dos casos; entretanto, deve ser considerada no diagnóstico diferencial de mulheres jovens com diagnóstico prévio de endometriose ou que não tenham o diagnóstico, mas apresenta dor pélvica crônica e que esteja exacerbada no momento.[5-7]

A posição anatômica do apêndice vermiforme, assim como sua vascularização, é demonstrada na Figura 23-1.[8]

PREPARO PRÉ-OPERATÓRIO

O procedimento de apendicectomia não requer preparo especial para o paciente seja na urgência em episódio de apendicite aguda, seja em casos que será necessária a remoção do órgão por tática cirúrgica ou comprometimento de doença, como endometriose, tumor mucinoso colônico ou ovariano.[9]

MATERIAIS INDISPENSÁVEIS

Não é necessário, para este procedimento, pinças especiais. Utiliza-se uma pinça de apreensão traumática para suspender e tracionar o apêndice cecal. Tesoura ou Hook acoplado à energia monopolar para dissecção do mesoapêndice. Pinça monopolar, bipolar ou ultrassônica para ligadura da artéria apendicular. Tesoura para secção da base do apêndice. Podem-se utilizar *hemolock, endoloop* (veja Capítulo: Sutura) para fechamento da base do apêndice ou *stappler* laparoscópico para secção e fechamento da base do mesmo.

POSICIONAMENTO DA PACIENTE

Paciente em posição de Lloyd Davies deitada diretamente sobre o colchão antiderrapante caixa de ovo. Pernas fixadas em perneiras do tipo bota com panturrilhas livres. Não há necessidade de ombreiras e/ou faixas do tipo esparadrapo, caso se utilize este colchão. Passa-se um lençol por debaixo da mesa cirúrgica e ao redor dos braços, que ficarão ao longo do corpo, fixando o lençol por sob as nádegas do paciente (Fig. 23-2).[10] Rodilha embaixo da cabeça para a mesma não movimentar a cabeça durante a cirurgia. Botas pneumáticas de compressão intermitente. Manta térmica por sobre a região torácica da paciente (Fig. 23-3).[10]

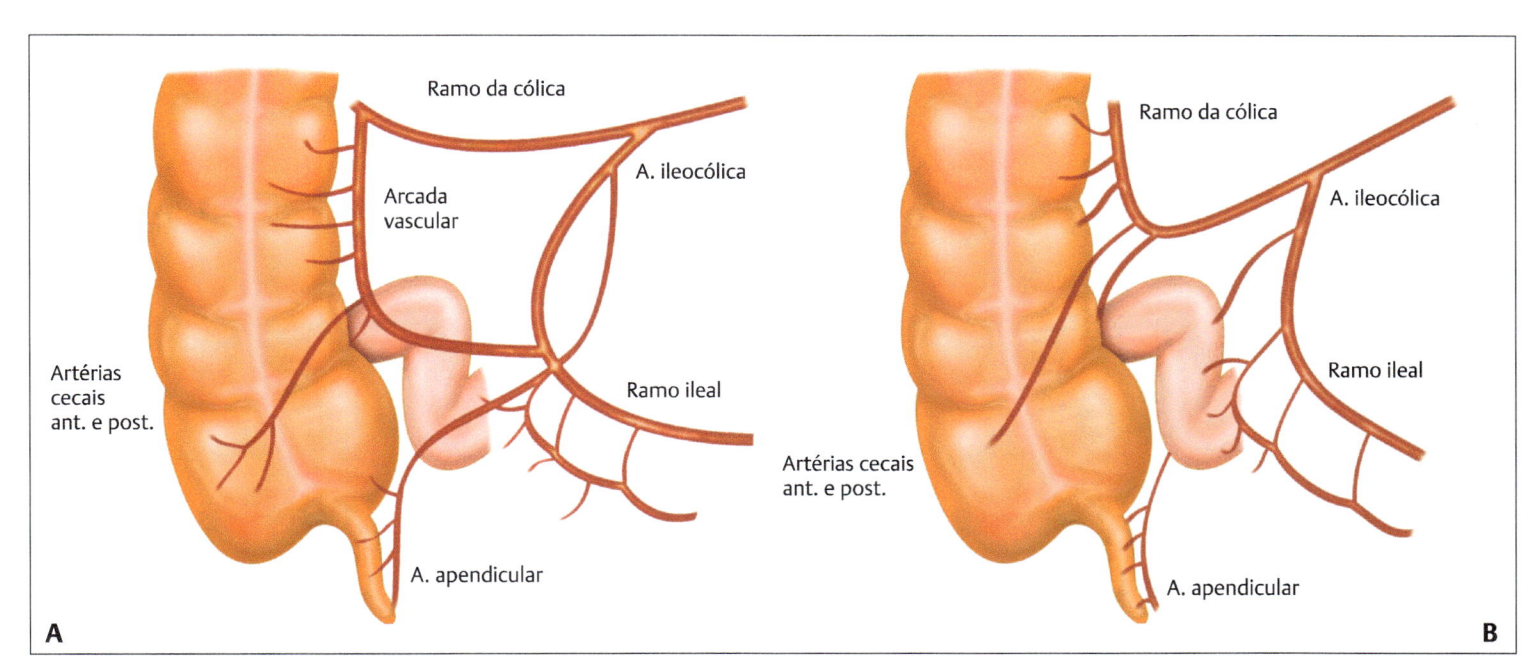

Fig. 23-1. Apêndice cecal e vascularização.

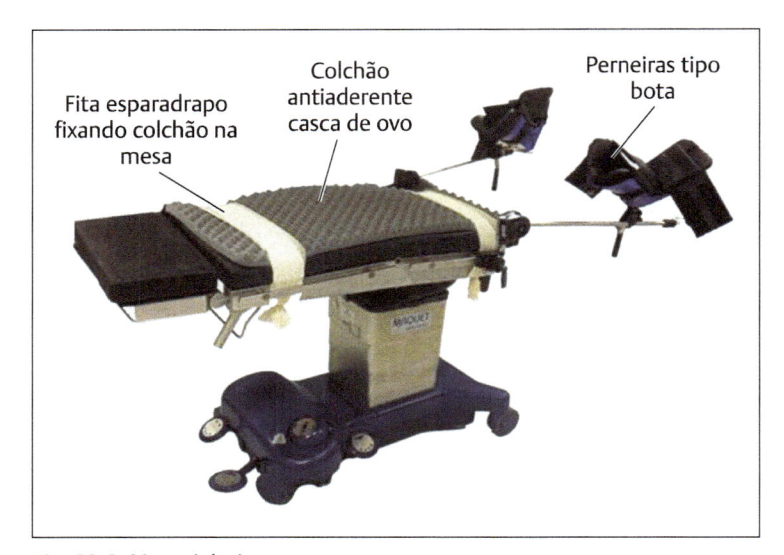

Fig. 23-2. Mesa cirúrgica.

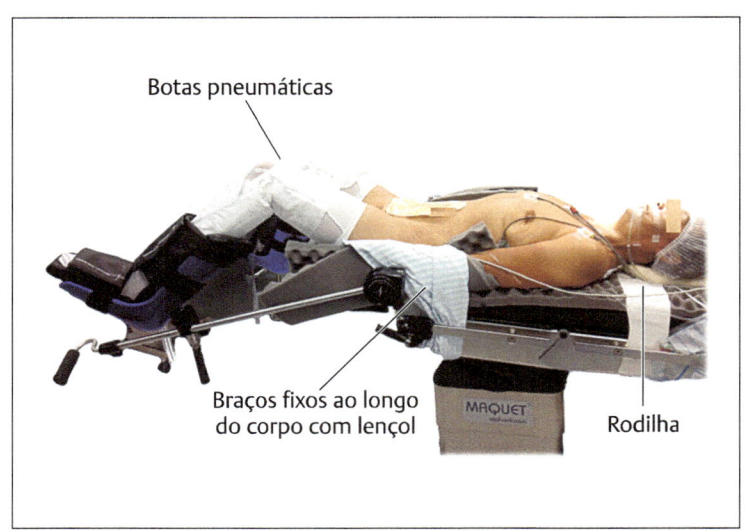

Fig. 23-3. Posicionamento da paciente.

POSICIONAMENTO DOS TROCARTES

Um trocarte de 11 ou 12 mm na região da cicatriz umbilical (Portal 1 – P1). Três trocartes de 5 mm em linha na região inferior do abdome, 2 cm superior e cranial das fossas ilíacas anterossuperiores (fossas ilíacas direita e esquerda – P3 e P4) e um suprapúbico (P2), 8 a 10 cm da cicatriz umbilical, para evitar colisão dos instrumentos com a óptica (Figs. 23-4 e 23-5).[10]

POSICIONAMENTO DA EQUIPE E SALA CIRÚRGICA

O primeiro cirurgião posiciona-se à esquerda da paciente. O primeiro auxiliar e o instrumentador posicionam-se à direita da paciente. O segundo auxiliar, que fará a câmera, posiciona-se atrás do primeiro cirurgião (Fig. 23-6).[10]

A torre de videolaparoscopia posiciona-se entre as pernas da paciente. O aquecedor da manta térmica localiza-se na altura do ombro esquerdo da paciente. As fontes de energia ficaram na altura do ombro direito da paciente (Fig. 23-7).[10]

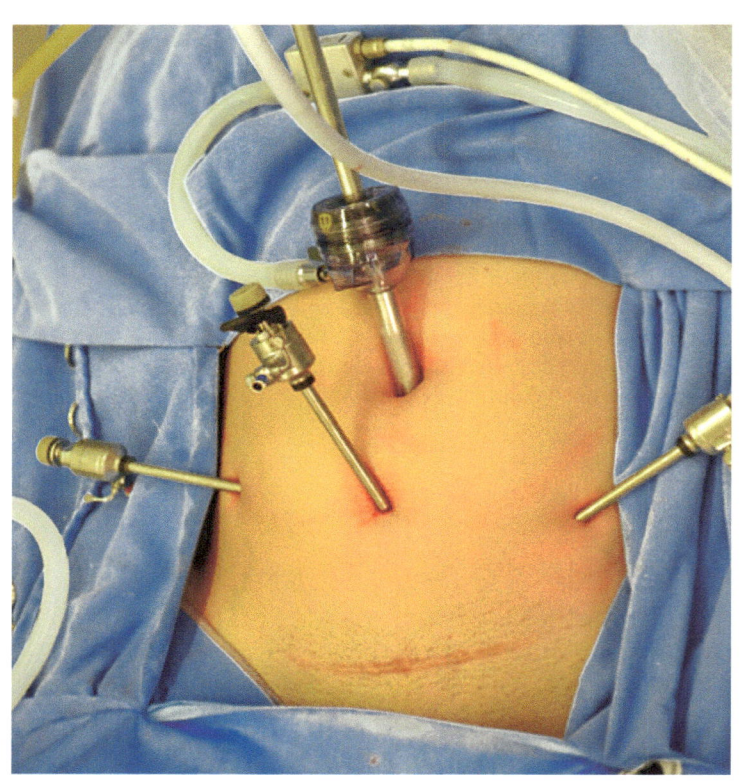

Fig. 23-5. Posicionamento dos trocartes.

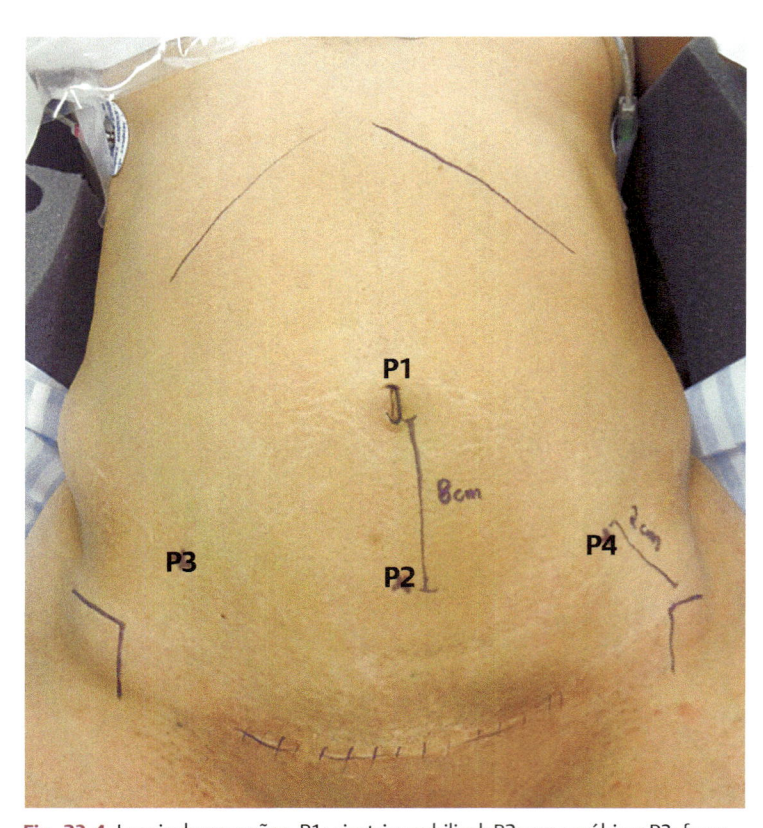

Fig. 23-4. Locais das punções. P1: cicatriz umbilical; P2: suprapúbico; P3: fossa ilíaca direita; P4: fossa ilíaca esquerda.

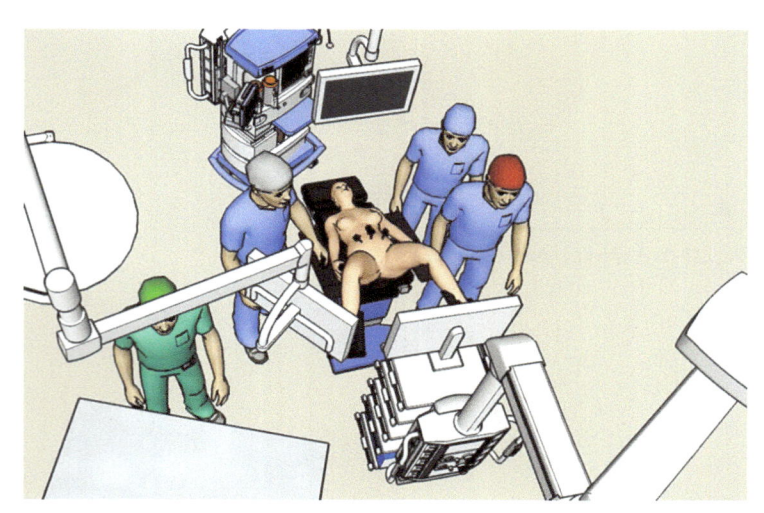

Fig. 23-6. Posicionamento da equipe cirúrgica. Touca vermelha: 1º cirurgião; touca cinza: primeiro auxiliar; touca azul: segundo auxiliar; touca verde: instrumentador.

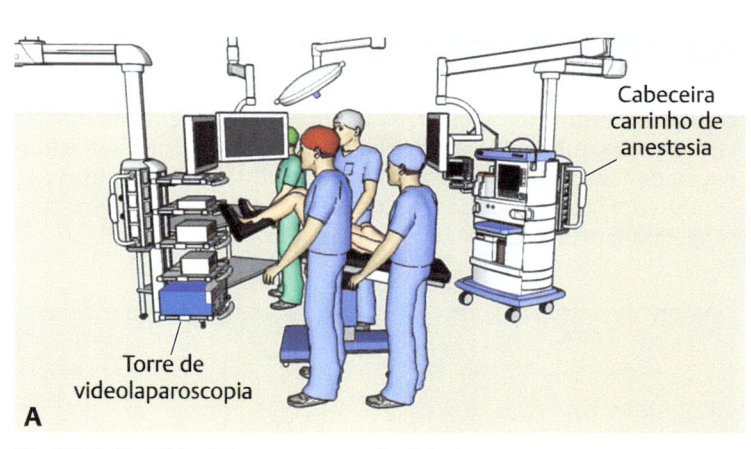

Fig. 23-7. (A e B) Posicionamento na sala cirúrgica.

DESCRIÇÃO DA TÉCNICA CIRÚRGICA
Passo a Passo
Dividido didaticamente em cinco passos.

Passo 1
A realização do pneumoperitônio é o procedimento inicial para qualquer procedimento laparoscópico. Confira na introdução deste livro o capítulo sobre as diversas formas da realização de pneumoperitônio e inventário da cavidade abdominal (Fig. 23-8).

Passo 2
Inventário da cavidade abdominal. Lavado ou coleta de secreção abdominal, caso seja necessário. Veja capítulo específico sobre inventário da cavidade na introdução deste livro.

Passo 3
Identificação e isolamento do apêndice. O apêndice vermiforme é facilmente localizado na região ileocecal na confluência das tênias do ceco. Encontra-se, na maioria dos casos, em posição retrocecal a 3 cm da válvula ileocecal (Fig. 23-9).

O primeiro auxiliar traciona a região distal do apêndice em sentido anterior (sentido da parede abdominal) (Fig. 23-10); neste momento, é exposto e tracionado o mesoapêndice. Efetuada, então, a ligadura do mesoapêndice e artéria apendicular que pode ser realizada com energia monopolar acoplada à tesoura, bipolar, energia ultrassônica e bipolar avançado. Não é necessário visualização e dissecção à artéria apendicular, pode ser ligado rente à base do apêndice (Fig. 23-11).

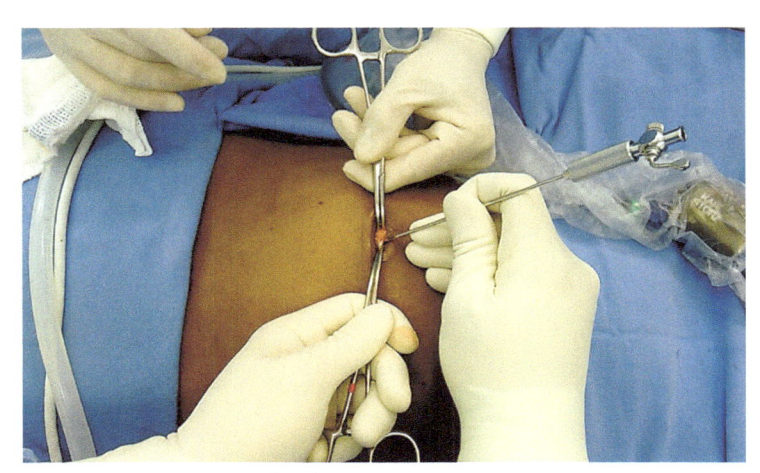

Fig. 23-8. Punção com agulha de Veress.

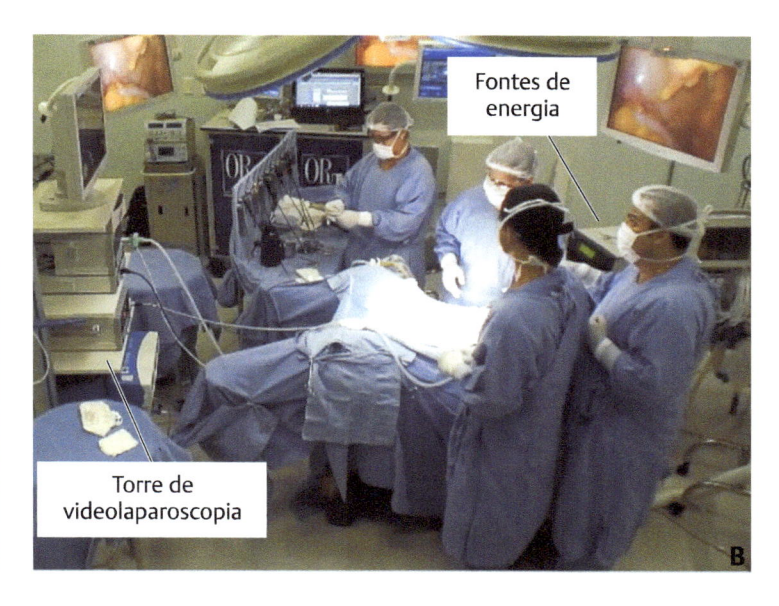

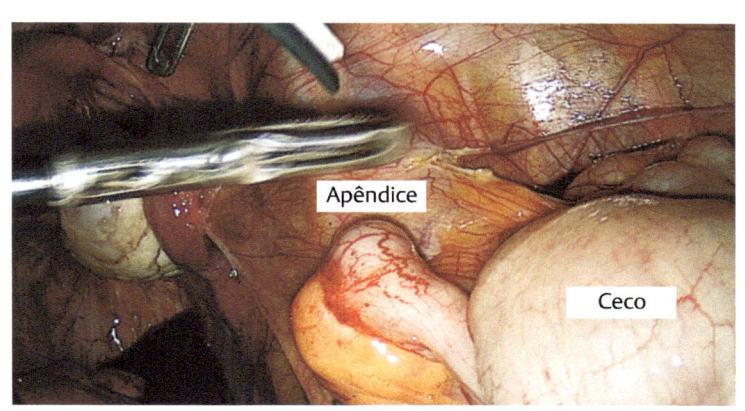

Fig. 23-9. Identificação do apêndice.

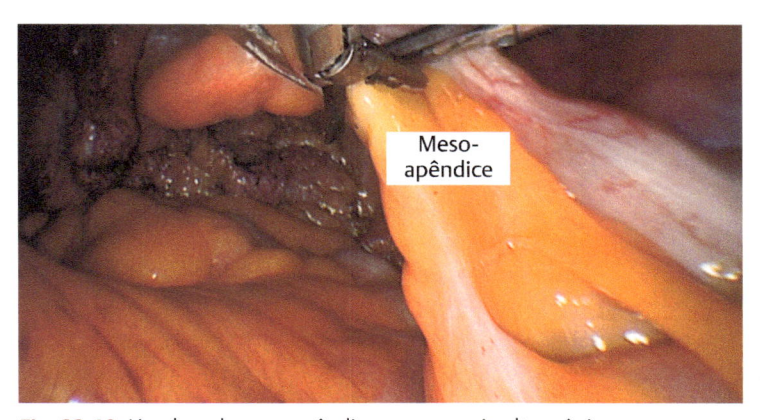

Fig. 23-10. Ligadura do mesoapêndice com energia ultrassônica.

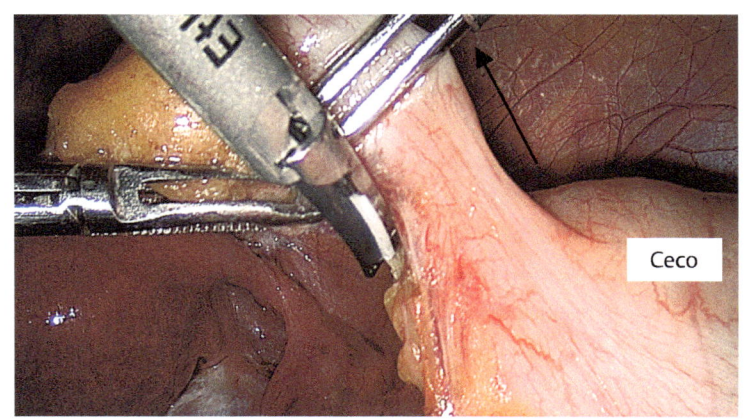

Fig. 23-11. Ligadura da artéria apendicular com energia ultrassônica.

Passo 4

Ligadura da base apendicular com fios de sutura proximal e um distal ao ceco, *hemolock*, *endoloops* ou *endostapler* (que deverá ser introduzido por um trocarte de 12 mm, preferencialmente, na fossa ilíaca esquerda pela angulação do *stapler* com a base apendicular) (Figs. 23-12 a 23-17).

Passo 5

Retirada do apêndice ensacado pelo trocarte de 12 mm lateral. Apreensão do saco através do trocarte suprapúbico e direcionando-o para cicatriz umbilical ou pelo trocarte de 12 mm das fossas ilíacas (caso seja utilizado *stappler*).

DICAS E TRUQUES

Caso a base do apêndice seja muito extensa ou com base na experiência do cirurgião podem ser realizados sepultamento da mesma e invaginação com uma sutura em bolsa.

PÓS-OPERATÓRIO

Deve ser respeitado o íleo adinâmico da paciente após o procedimento cirúrgico. A evolução da dieta é proporcional ao porte cirúrgico, deambulação precoce e evolução da paciente com eliminação de flatos e retorno do trânsito intestinal habitual. Inicia-se geralmente com água, chá e gelatina no mesmo dia cirúrgico com progressão, caso haja tolerância da dieta.[11]

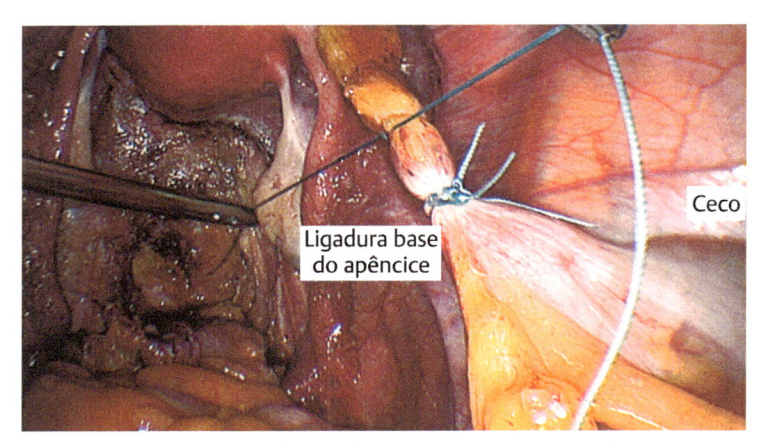

Fig. 23-12. Sutura da base do apêndice. Pontos proximal e distal.

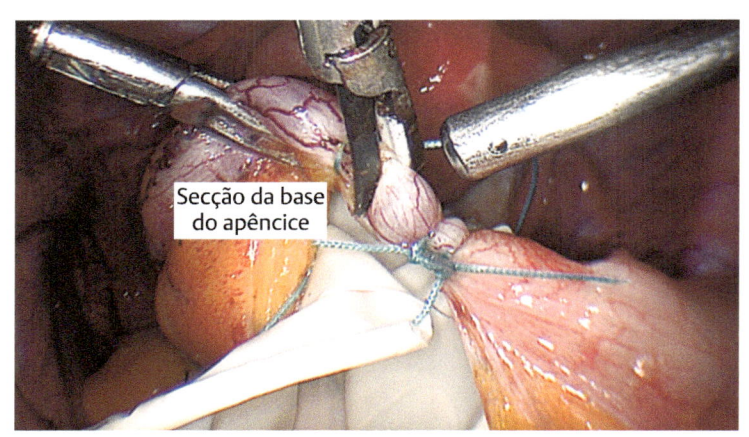

Fig. 23-13. Secção da base do apêndice com energia ultrassônica.

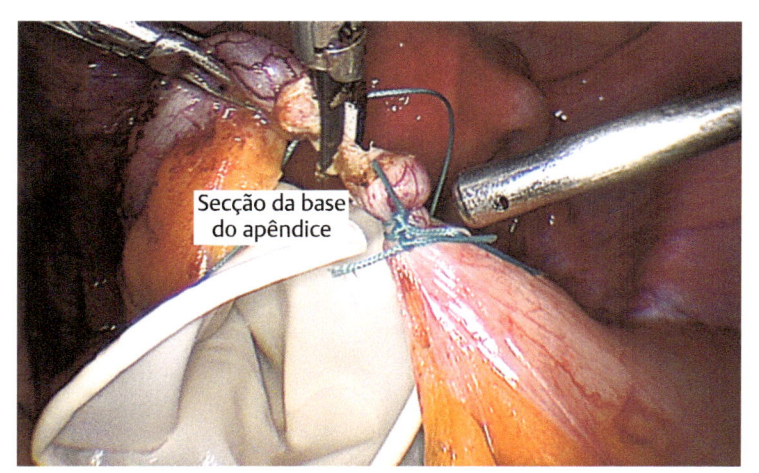

Fig. 23-14. Secção final da base do apêndice com energia ultrassônica.

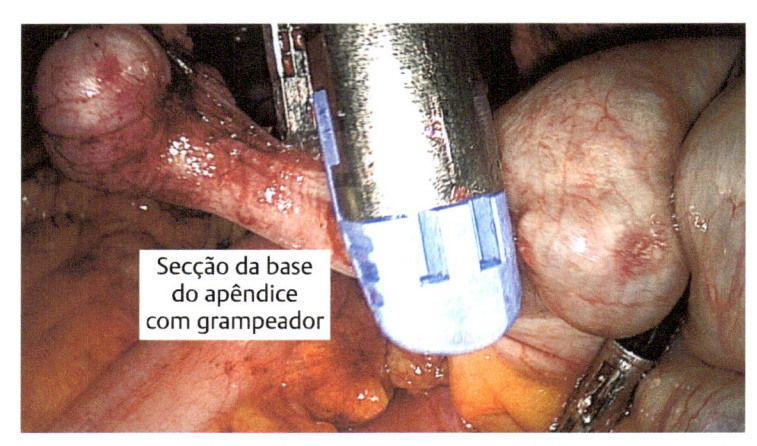

Fig. 23-15. Secção da base do apêndice com grampeador linear e carga azul.

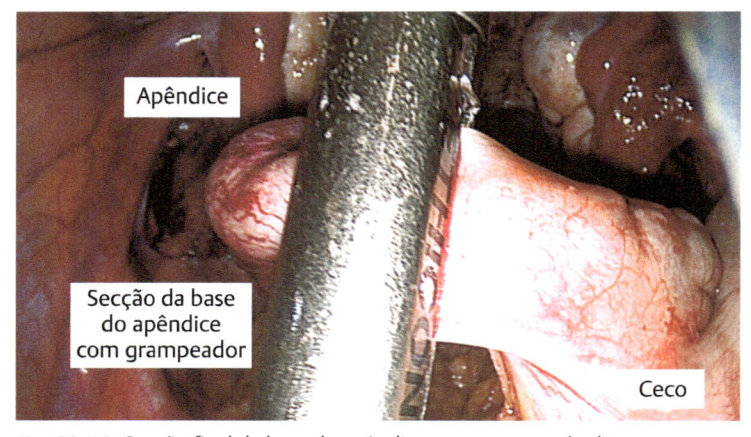

Fig. 23-16. Secção final da base do apêndice com grampeador linear.

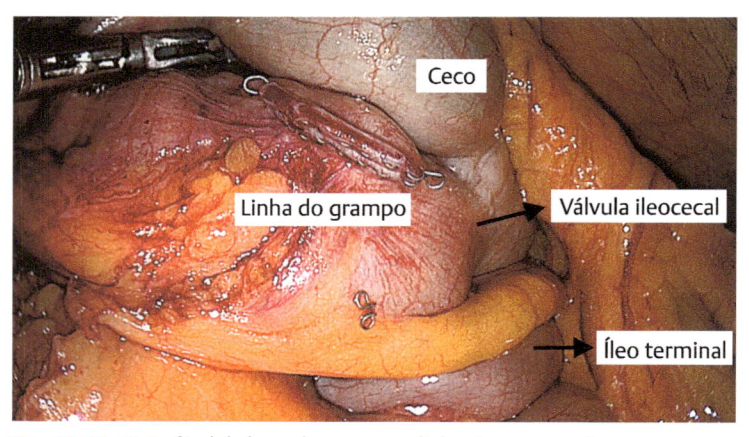

Fig. 23-17. Visão final da base do ceco com linha do grampeador.

CONCLUSÃO

A apendicectomia é um procedimento factível de realização para qualquer cirurgião independente de sua experiência, por se tratar de um procedimento de baixa complexidade. Apresenta baixos índices de complicações pós-operatórias e com baixa morbidade independente do procedimento que se utilize para ligadura do mesoapêndice e secção da base apendicular.[1] Segundo Yavuz A et al. a utilização de energia ultrassônica ou energia bipolar, quando comparada ao método convencional com uso do monopolar para dissecção do mesoapêndice, não mostrou diferenças estatisticamente significativas.[12]

Atualmente, estudos mostram que não há diferença entre as técnicas de tratamento do coto apendicular. Entretanto, o uso de sutura intracorpórea é um método de baixo custo e auxilia o treinamento bimanual do cirurgião que está começando a realizar procedimentos laparoscópicos.[13,14]

REFERÊNCIAS BIBLIOGRÁFICAS

1. Man E, Nemeth T, Geczi T et al. Learning curve after rapid introduction of laparoscopic appendectomy: are there any risks in surgical resident participation? World J Emerg Surg 2016;11:17.
2. Coletta LA, Gil BZ, Zanatto RM. Minilaparoscopic Appendectomy. Arq Bras Cir Dig 2016;29(1):53-6.
3. Lee SM, Hwang GS, Lee DS. Single-incision laparoscopic appendectomy using homemade glove port at low cost. J Minim Access Surg 2016;12(2):124-8.
4. Mohan A, Guerron AD, Karam PA et al. Laparoscopic Extracorporeal Appendectomy in Overweight and Obese Children. JSLS 2016;20(2).
5. Yoon J, Lee YS, Chang HS, Park CS. Endometriosis of the appendix. Ann Surg Treat Res 2014;87(3):144-7.
6. Uwaezuoke S, Udoye E, Etebu E. Endometriosis of the appendix presenting as acute appendicitis: a case report and literature review. Ethiop J Health Sci 2013;23(1):69-72.
7. Curbelo-Pena Y, Guedes-De la Puente X, Saladich-Cubero M et al. Endometriosis causing acute appendicitis complicated with hemoperitoneum. J Surg Case Rep 2015;2015(8).
8. Guitart Gimenez J, Pages Llinas M, Domingo Ayllon M et al. [Computed tomography characteristics of isolated caecal ischaemia]. Radiologia 2013;55(4):340-5.
9. Kondo W, Ribeiro R, Zomer MT, Hayashi R. Laparoscopic Double Discoid Resection With a Circular Stapler for Bowel Endometriosis. J Minim Invasive Gynecol 2015;22(6):929-31.
10. de Andrade Vieira M, Cintra GF, Reis RD et al. Laparoscopic Vaginal-Assisted Nerve-Sparing Radical Trachelectomy. J Minim Invasive Gynecol 2016;23(3):297.
11. Shaikh AR, Sangrasi AK, Shaikh GA. Clinical outcomes of laparoscopic versus open appendectomy. JSLS 2009;13(4):574-80.
12. Yavuz A, Bulus H, Tas A, Aydin A. Evaluation of Stump Pressure in Three Types of Appendectomy: Harmonic Scalpel, LigaSure, and Conventional Technique. J Laparoendosc Adv Surg Tech A 2016.
13. Bali I, Karateke F, Ozyazici S et al. Comparison of intracorporeal knotting and endoloop for stump closure in laparoscopic appendectomy. Ulus Travma Acil Cerrahi Derg 2015;21(6):446-9.
14. Matyja M, Strzalka M, Rembiasz K. Laparoscopic Appendectomy, Cost-Effectiveness of Three Different Techniques Used to Close the Appendix Stump. Pol Przegl Chir 2015;87(12):634-7.

SALPINGECTOMIA LAPAROSCÓPICA

Roberta Villaça Azeredo
Flávia Neves Bueloni-Dias
Daniel Spadoto Dias

INTRODUÇÃO

A salpingectomia é considerada procedimento simples, seguro e de baixo custo.[1,2] As principais indicações para escolha desta técnica são: salpingites agudas e crônicas, com ou sem hidrossalpinge; tratamento radical da gestação ectópica; esterilização tubária; desejo da paciente; presença de aderências densas e nos raros casos de neoplasia intraepitelial maligna da tuba.[3,4]

Nos últimos anos, as taxas de salpingectomia oportunista ou profilática (realizada conjuntamente com procedimento de histerectomia ou em substituição à laqueadura tubária) vêm aumentando em todo o mundo, principalmente por causa da teoria de que o câncer seroso de ovário seja proveniente de lesões malignas primárias do epitélio tubário que se disseminam por contiguidade.[2,5-7] Estima-se que a redução do risco de câncer de ovário com a salpingectomia profilática seja até de 50%.[8,9] Contudo, para determinar o real impacto na incidência e mortalidade do câncer ovariano, uma avaliação prospectiva em longo prazo é essencial, sendo que esses resultados permanecerão desconhecidos por, pelo menos, mais uma ou duas décadas em razão da baixa incidência deste tipo de neoplasia na população em geral, em torno de 1:70 ou 1,4%.[2,6,8,10]

Ressalta-se que em pacientes com mutações reconhecidas nos genes BRCA 1 e 2, que apresentam risco aumentado de desenvolvimento de cânceres ginecológicos, a recomendação continua sendo a salpingo-oforectomia bilateral entre os 35 e 40 anos, o que reduz a incidência de câncer ovariano entre 80-96%.[6,11]

Além do fato de a remoção cirúrgica das tubas uterinas, teoricamente, ser a única maneira de reduzir permanentemente o risco de câncer de ovário (a ligadura tubária bilateral também tem sido associada à diminuição do risco), outras vantagens significativas da salpingectomia profilática são a facilidade e rapidez do procedimento, conveniência na remoção do espécime e a raridade de complicações, não havendo aumento do risco de hospitalização prolongada e das taxas de transfusão de sangue e readmissão hospitalar.[2,6,8]

Existem, ainda, diversos estudos avaliando alterações clínicas e hormonais decorrentes de salpingectomias, laqueaduras e eletrocoagulação das tubas, com resultados controversos.[3,11] A maioria dos estudos reportou que a função ovariana e os níveis hormonais não apresentaram grandes variaçõesem curto prazo.[12-14] Mas há relatos de que a interrupção do fluxo sanguíneo da tuba uterina, durante estes procedimentos, possa afetar a vascularização ovariana, ocasionando redução folicular, aumento dos níveis de FSH e alterações no fluxo sanguíneo ao Doppler.[11,15] Como repercussões clínicas, existem relatos de aumento da quantidade do sangramento uterino, piora do desconforto pré-menstrual e influência negativa sobre a atividade sexual, especialmente em mulheres abaixo dos 35 anos de idade.[16]

Apesar dos dados conflitantes na literatura, os aparentes benefícios da salpingectomia profilática, principalmente em mulheres com fatores de risco para o desenvolvimento de câncer ovariano e prole constituída, justificam sua indicação.[6,10,12]

ASPECTOS ANATÔMICOS

A tuba uterina tem cerca de 10-12 cm de comprimento e pode ser funcional e anatomicamente dividida em quatro partes:

- *Porção intramural ou intersticial:* tem aproximadamente 1 cm de comprimento, é uma área altamente vascularizada e atravessa o miométrio abrindo-se na cavidade endometrial, local pelo qual o esperma passa para a tuba, e o embrião entra na cavidade.
- *Istmo:* tem aproximadamente 4-6 cm de comprimento, é constituído por uma dupla camada muscular e pelo lúmen interno. A camada muscular longitudinal externa corre ao eixo da tuba e é mais espessa do que a camada muscular interna, que está orientada de forma circular. O lúmen do istmo tem cerca de 1-2 mm de diâmetro até chegar à ampola onde se amplia.
- *Ampola:* é o segmento mais longo da tuba e tem cerca de 2/3 do comprimento total. Abaixo da mucosa da porção ampular, percorrendo uma espessa camada muscular longitudinal, existe uma série de vasos sanguíneos, principalmente veias originárias do fornecimento útero/ovariano, que se tornam ingurgitadas no momento da ovulação para trazer as fímbrias mais perto do ovário. O lúmen da tuba é mais largo aqui, e a mucosa tem mais rugas, que são recobertas por células ciliadas e secretoras. Estas células podem ser danificadas por infecção, gestação ectópica ou cirurgias anteriores predispondo a um risco maior de gravidez tubária.
- *Infundíbulo:* parte final da tuba, que apresenta forma de funil com sua extremidade mais distal, denominada fímbria. Há maior concentração de células ciliadas nesta região que facilitam o transporte do óvulo para a ampola.

O fornecimento de sangue à tuba surge a partir de uma cascata de vasos provenientes de um arco formado por um ramo da artéria ovariana (artéria tubária lateral) e um ramo tubário da artéria uterina (artéria tubária medial) (Fig. 24-1). Estas duas artérias se

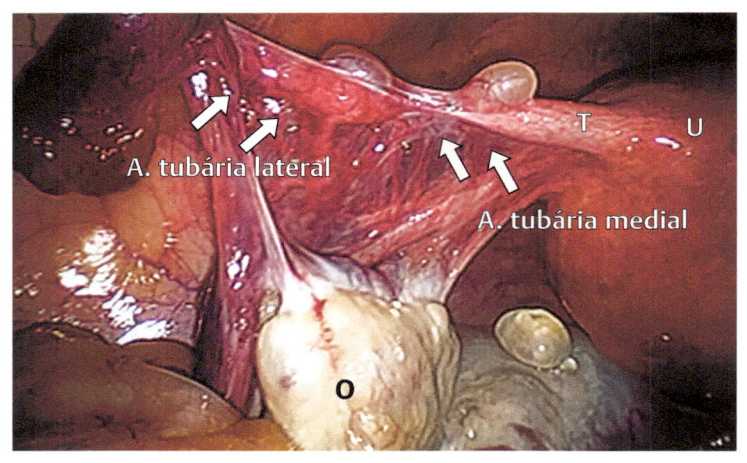

Fig. 24-1. Suprimento sanguíneo para a tuba uterina a partir de vasos provenientes do ramo da artéria ovariana e do ramo tubário da artéria uterina. U: útero; O: ovário; T: tuba uterina.

anastomosam ao nível da arcada infratubária, localizada na mesossalpinge, entre a tuba uterina e o ovário. Os vasos, em seguida, perfuram o lado medial da tuba e entram em sua camada íntima.[4,17]

PREPARO PRÉ-OPERATÓRIO

Não há exigências de nenhum preparo especial antes da cirurgia. Recomenda-se apenas jejum nas oito horas que antecedem o procedimento.

MATERIAIS INDISPENSÁVEIS

Pinça com energia bipolar, tesoura e pinça de apreensão são suficientes para a realização do procedimento (Fig. 24-2). O manipulador uterino é recomendado para melhor exposição das tubas. Podem-se também utilizar outros dispositivos, como *laser*, grampeadores, energia harmônica e *endoloops*, de acordo com as preferências do cirurgião. O uso de *single-port* é uma via de acesso possível, dependendo da disponibilidade do serviço.[18]

POSICIONAMENTO DA PACIENTE

A paciente é posicionada em decúbito dorsal com as pernas semiabduzidas em posição de Trendelenburg. Pernas fixadas em perneiras do tipo bota, e ombreiras para contenção durante o cefalodeclive. Passa-se um lençol por debaixo da mesa cirúrgica e ao redor dos braços, que ficarão ao longo do corpo, fixando o lençol por sob as nádegas da paciente. A placa do bisturi elétrico monopolar deve ser posicionada na coxa direita, e a manta térmica por sobre a região torácica da paciente (Fig. 24-3). Realizam-se sondagem vesical e colocação do manipulador uterino.

POSICIONAMENTO DOS TROCARTES

Um trocarte principal de 10 mm na região da cicatriz umbilical (Portal 1 – P1). Três trocartes de 5 mm em linha na região inferior do abdome, 2 cm superior e cranial das fossas ilíacas anterossuperiores (fossas ilíacas direita e esquerda – P3 e P4) e um suprapúbico (P2), 8 a 10 cm da cicatriz umbilical, para evitar colisão de instrumentos com a óptica. Pode-se utilizar um trocarte de 10 a 12 mm em uma das punções acessórias, pelo qual a retirada das peças cirúrgicas é facilitada.

POSICIONAMENTO DA EQUIPE E SALA CIRÚRGICA

O cirurgião, trabalhando preferencialmente com ambas as mãos, fica à esquerda da paciente com o (a) instrumentador(a) e sua mesa. O primeiro auxiliar fica à direita, segurando a óptica com a microcâmera e uma pinça, e o segundo auxiliar, quando presente, posiciona-se à direita do primeiro auxiliar ou senta-se entre as pernas da paciente para manejar o manipulador uterino.

A torre de videolaparoscopia posiciona-se entre as pernas da paciente, quando o monitor é único. O aquecedor da manta térmica localiza-se na altura do ombro esquerdo da paciente. As fontes de energia ficam na altura do ombro direito da paciente.

DESCRIÇÃO DA TÉCNICA CIRÚRGICA

Passo a passo

Dependendo da comodidade cirúrgica, a salpingectomia laparoscópica avança do istmo para as fímbrias (técnica retrógrada) ou ao contrário (técnica anterógrada) (Fig. 24-4). O auxiliar apreende a tuba com uma pinça atraumática, para apresentação da mesma, expondo

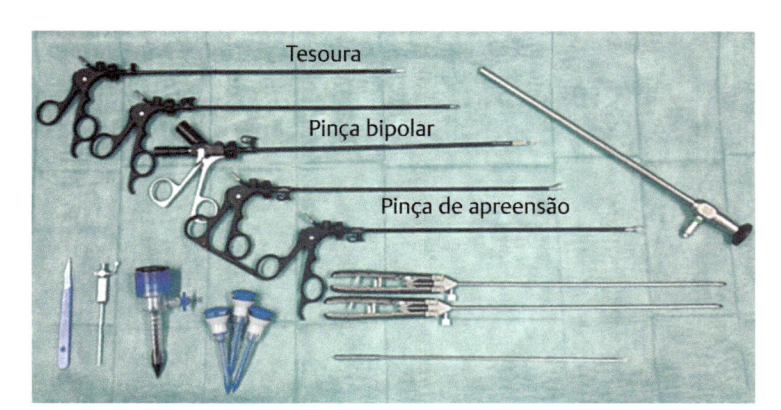

Fig. 24-2. Disposição da mesa cirúrgica com materiais necessários para realização de salpingectomia laparoscópica.

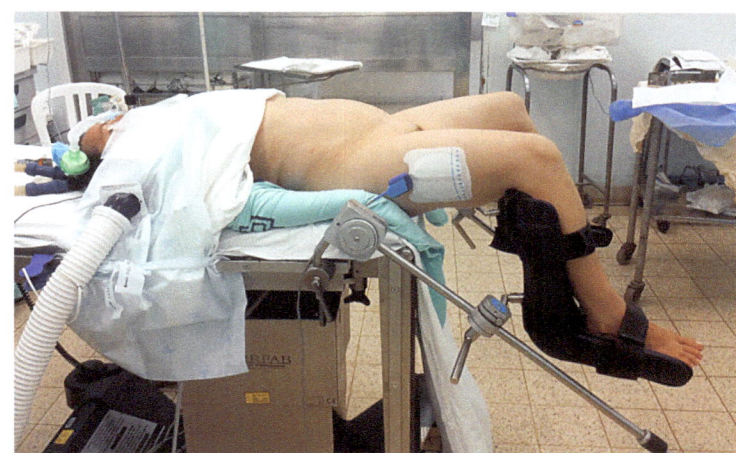

Fig. 24-3. Posicionamento da paciente durante procedimento de salpingectomia laparoscópica.

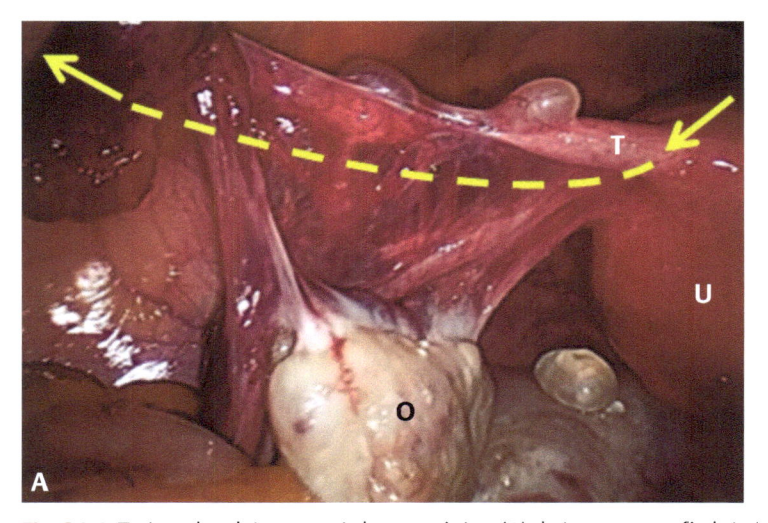

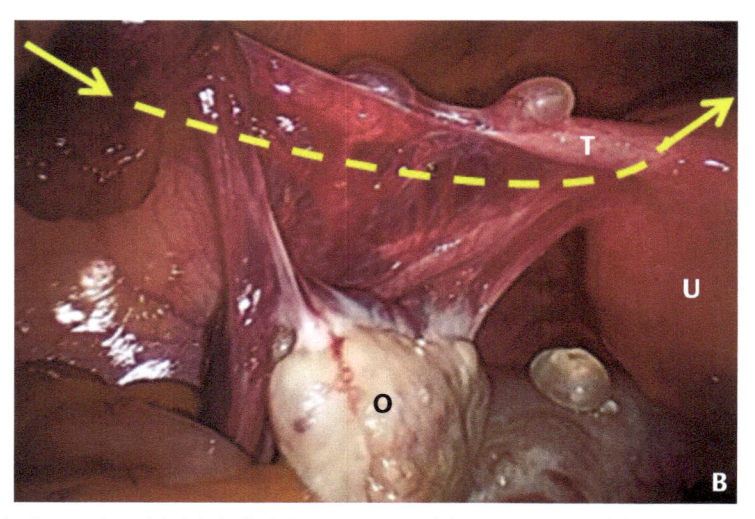

Fig. 24-4. Trajeto da salpingectomia laparoscópica: (A) do istmo para a fímbria (técnica retrógrada); (B) da fímbria para o istmo (técnica anterógrada). U: útero; O: ovário; T: tuba uterina.

a mesossalpinge. Utilizando-se bisturi bipolar, o cirurgião inicia a coagulação pela região do istmo, alternando com secção justatubária com tesoura de toda a mesossalpinge até a porção das fímbrias (Fig. 24-5). A retirada das tubas da cavidade pode ser feita pelo trocarte de 10 mm, com ou sem *endobag*, ou em caso de tubas com grande volume, pode-se aspirar seu conteúdo, seccionar ou retirar por culdotomia posterior. Após a retirada das peças, realizam-se revisão da hemostasia, lavagem e aspiração da cavidade.[3,17]

DICAS E TRUQUES

- Por conta da estética final, pode-se realizar a salpingectomia com apenas 1 ou 2 punções, neste caso o manipulador uterino torna-se essencial.
- Pode-se também utilizar a punção umbilical para a retirada das peças com ajuda de um *endobag*.
- Evitar a secção da porção intersticial da tuba previne sangramentos desnecessários, já que é parte altamente vascularizada.

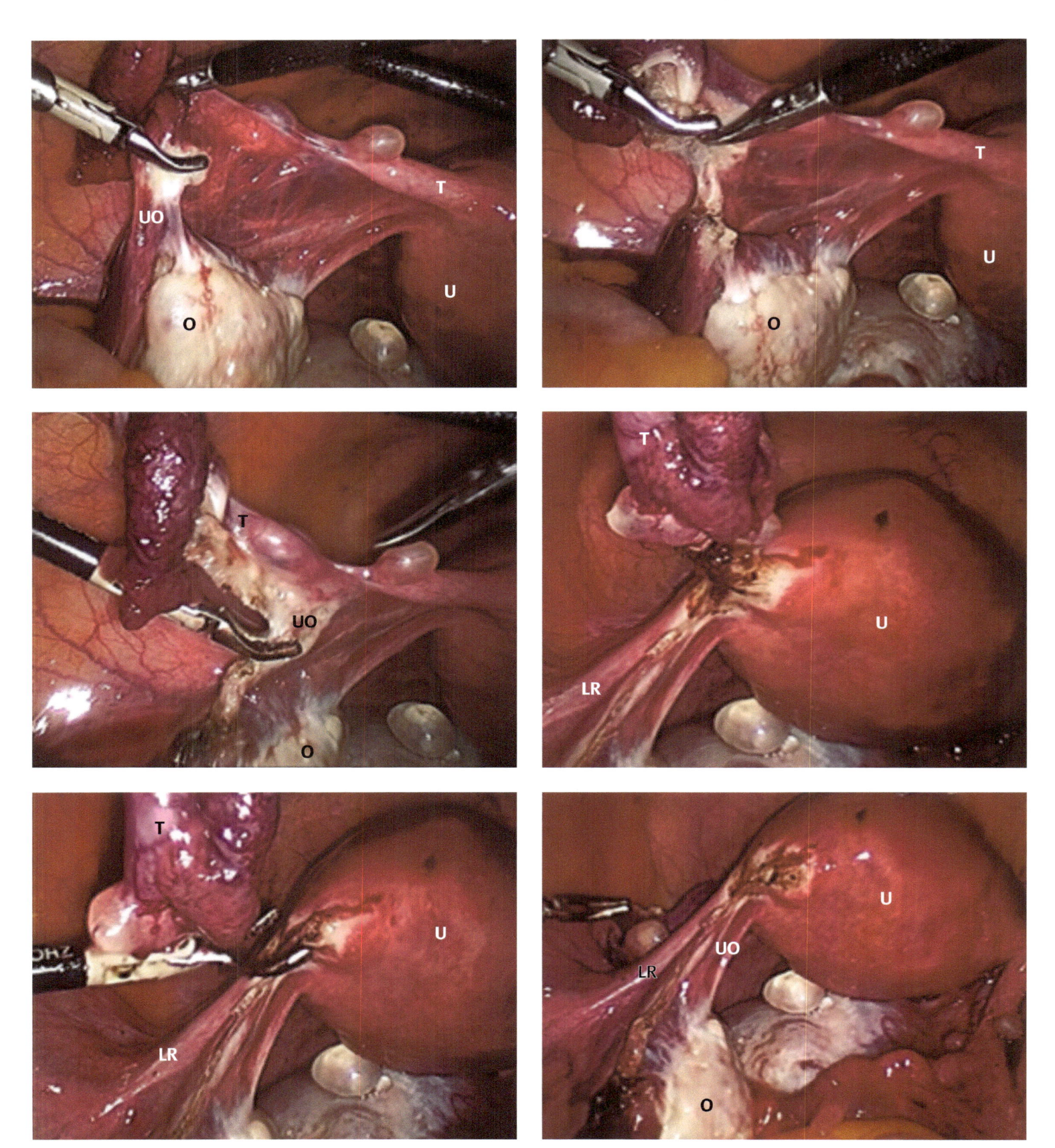

Fig. 24-5. Salpingectomia laparoscópica anterógrada. Notar que a coagulação e secção da mesossalpinge são realizadas na proximidade da tuba uterina para evitar a vascularização ovariana. UO: ligamento útero-ovário; LR: ligamento redondo; U: útero; O: ovário.

PÓS-OPERATÓRIO

O pós-operatório costuma ser tranquilo, em decorrência do tempo cirúrgico curto, do pequeno porte do procedimento e da evolução favorável da paciente. A sonda vesical pode ser retirada ao término da cirurgia ou mantida até que a paciente esteja sem bloqueio anestésico.

A dieta pode ser introduzida assim que a paciente esteja bem acordada e sem náuseas e/ou vômitos. Manter analgésico profilático por 3 a 5 dias. A alta hospitalar pode ser dada após 12 horas do procedimento, a depender da evolução da paciente.

PONTOS-CHAVE

- A salpingectomia é considerada procedimento simples e seguro.
- As taxas de complicação relacionadas com o procedimento são significativamente baixas, quando realizado com planejamento, instrumentais e técnica apropriados.
- A tuba uterina pode ser funcional e anatomicamente dividida em quatro partes: porção intramural ou intersticial, istmo, ampola e infundíbulo.
- O fornecimento de sangue à tuba uterina é proveniente da artéria tubária lateral (ramo da artéria ovariana) e da artéria tubária medial (ramo tubário da artéria uterina).
- Pinça com energia bipolar, tesoura e pinça de apreensão são suficientes para a realização do procedimento.
- O manipulador uterino é recomendado para melhor exposição das tubas.
- A salpingectomia laparoscópica pode ser realizada a partir do istmo em direção às fímbrias (técnica retrógrada) ou ao contrário (técnica anterógrada).
- Coagulação e secção justatubária da mesossalpinge previne o comprometimento da vascularização ovariana.
- Apesar de dados conflitantes sobre repercussões clínicas e hormonais decorrentes de salpingectomias, não há contraindicação para realização do procedimento.
- A salpingectomia oportunista, provavelmente, é eficaz e de baixo custo como uma estratégia de prevenção do câncer de ovário. Entretanto, avaliação prospectiva em longo prazo é essencial em decorrência da baixa incidência de neoplasia ovariana na população em geral.
- Em pacientes com mutações reconhecidas nos genes BRCA 1 e 2, a recomendação continua sendo a salpingo-oforectomia.

CONSIDERAÇÕES FINAIS

O procedimento de salpingectomia laparoscópica é considerado simples e seguro, quando realizado com planejamento, instrumentais e técnica apropriados. As taxas de complicação relacionadas com o procedimento são significativamente baixas, permitindo uma internação em curto período de tempo e rápido retorno das pacientes às suas atividades diárias.

As evidências disponíveis até o momento sugerem que a salpingectomia oportunista é segura e, provavelmente, eficaz e de baixo custo como uma estratégia de prevenção do câncer de ovário.[2,6] Um acompanhamento prospectivo em longo prazo é necessário para avaliar com melhor clareza o real impacto da salpingectomia profilática nas taxas de incidência e mortalidade do câncer ovariano.[6,8,10,11]

REFERÊNCIAS BIBLIOGRÁFICAS

1. Morelli M, Venturella R, Mocciaro R et al. Prophylactic salpingectomy in premenopausal low-risk women for ovarian cancer: primum non nocere. Gynecol Oncol 2013;129(3):448-51.
2. Kwon JS. Ovarian cancer risk reduction through opportunistic salpingectomy. J Gynecol Oncol 2015;26(2):83-6.
3. Crispi CP. Tratado de Videoendoscopia e Cirurgia Minimamente Invasiva em Ginecologia - Fundamentos • Videolaparoscopia • Uroginecologia • Vídeo-histeroscopia.Rio de Janeiro. 2. ed. Livraria e Editora Revinter Ltda.; 2007. 1148 p.
4. Pasic RP, Brill AI, Levine R. A Practical Manual of Laparoscopy and Minimally Invasive Gynecology: A Clinical Cookbook. 2nd Edition ed: CRC Press; 2007.
5. Kurman RJ, Shih Ie M. The origin and pathogenesis of epithelial ovarian cancer: a proposed unifying theory. Am J Surg Pathol 2010;34(3):433-43.
6. Hanley GE, McAlpine JN, Kwon JS, Mitchell G. Opportunistic salpingectomy for ovarian cancer prevention. Gynecol Oncol Res Pract 2015;2:5.
7. Hicks-Courant KD. Growth in salpingectomy rates in the United States since 2000. Am J Obstet Gynecol 2016.
8. Szender JB, Lele SB. Fallopian Tube Ligation or Salpingectomy as Means for Reducing Risk of Ovarian Cancer. AMA J Ethics 2015;17(9):843-8.
9. Yoon SH, Kim SN, Shim SH et al. Bilateral salpingectomy can reduce the risk of ovarian cancer in the general population: A meta-analysis. Eur J Cancer 2016;55:38-46.
10. Committee on Gynecologic P. Committee opinion no. 620: Salpingectomy for ovarian cancer prevention. Obstet Gynecol 2015;125(1):279-81.
11. Walker JL, Powell CB, Chen LM et al. Society of Gynecologic Oncology recommendations for the prevention of ovarian cancer. Cancer 2015;121(13):2108-20.
12. Findley AD, Siedhoff MT, Hobbs KA et al. Short-term effects of salpingectomy during laparoscopic hysterectomy on ovarian reserve: a pilot randomized controlled trial. Fertil Steril 2013;100(6):1704-8.
13. Venturella R, Morelli M, Lico D et al. Wide excision of soft tissues adjacent to the ovary and fallopian tube does not impair the ovarian reserve in women undergoing prophylactic bilateral salpingectomy: results from a randomized, controlled trial. Fertil Steril 2015;104(5):1332-9.
14. Rustamov O, Krishnan M, Roberts SA, Fitzgerald CT. Effect of salpingectomy, ovarian cystectomy and unilateral salpingo-oopherectomy on ovarian reserve. Gynecol Surg 2016;13:173-8.
15. Ye XP, Yang YZ, Sun XX. A retrospective analysis of the effect of salpingectomy on serum antiMullerian hormone level and ovarian reserve. Am J Obstet Gynecol 2015;212(1):53 e1-10.
16. Dias DS, Dias R, Nahas-Neto J et al. Clinical and psychological repercussions of videolaparoscopic tubal ligation: observational, single cohort, retrospective study. Sao Paulo Med J 2014;132(6):321-31.
17. Mage G, Bourdel N, Botchorishvili R et al. Chirurgie coelioscopique en gynécologie. 2e édition ed: Elsevier Masson; 2013.
18. Kim YW, Park BJ, Kim TE, Ro DY. Single-port laparoscopic salpingectomy for surgical treatment of tubal pregnancy: comparison with multi-port laparoscopic salpingectomy. Int J Med Sci 2013;10(8):1073-8.

CAPÍTULO 25
LAQUEADURA TUBÁRIA LAPAROSCÓPICA

Luiz Rodrigo Guimarães Ferreira
Renata Mieko Hayashi

INTRODUÇÃO

A laqueadura tubária ou esterilização tubária é um dos métodos contraceptivos mais utilizados para mulheres com desejo de contracepção definitiva e prole constituída. Apesar de existir a possibilidade de reversão em alguns casos, é considerado um método de contracepção definitiva e, quando indicado, deve ser realizado preferencialmente por laparoscopia, minilaparoscopia ou histeroscopia, por serem métodos menos invasivos. Por ser um procedimento de baixa complexidade, é um dos métodos indicados para iniciação dos cirurgiões na técnica minimamente invasiva.

Ela pode ser realizada por métodos mecânicos – clipes metálicos, fios inabsorvíveis, Anel de Yoon (*endoloop*), ou com a utilização de energia: monopolar, bipolar ou tesoura ultrassônica.

A energia mais utilizada e segura é a bipolar, mas também se pode utilizar a energia monopolar, ultrassônica e o *Yag laser*.

Estudos recentes demonstram alta incidência de câncer ovariano decorrente de alterações celulares nas tubas uterinas. Diante de tal informação, o Colégio Americano de Ginecologia e Obstetrícia, dentre outras instituições, orienta que o médico discuta com sua paciente a possibilidade de salpingectomia bilateral, na profilaxia do câncer de ovário, em cirurgias pélvicas por patologias benignas, como a esterilização tubária. Tal informação se faz presente no consentimento informado, em que todas as pacientes devem ler e assinar.[6]

A anatomia das tubas uterinas é mostrada na Figura 25-1.

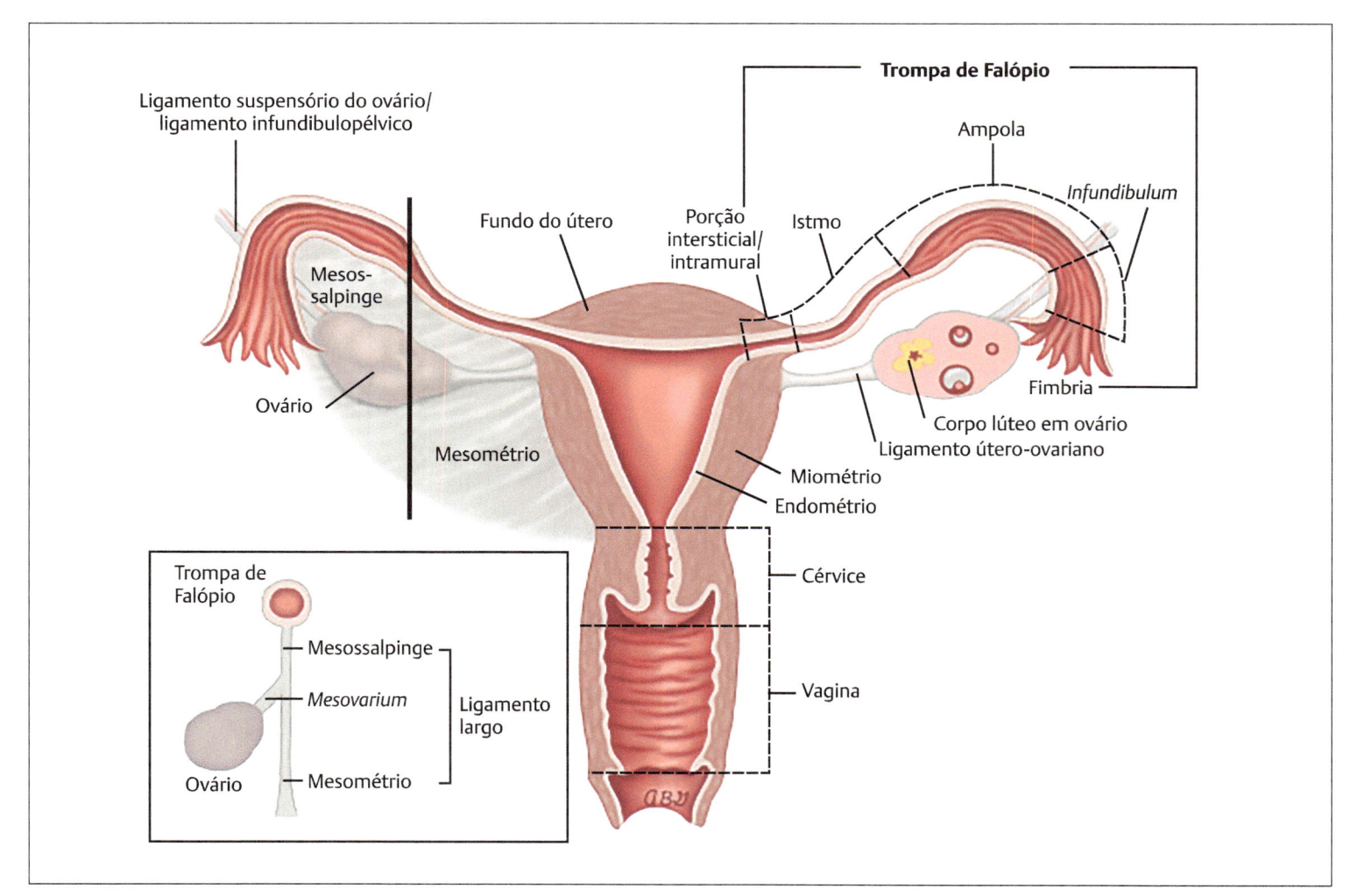

Fig. 25-1. A anatomia das tubas uterinas.

PREPARO PRÉ-OPERATÓRIO

Jejum de, no mínimo, 8 horas.

A esterilização tubária não requer nenhum preparo especial além da avaliação pré-operatória habitual e a dosagem de BHCG prévio à cirurgia.

MATERIAIS INDISPENSÁVEIS

Kit básico de laparoscopia – pinças de preensão, sistema de irrigação-aspiração, trocartes, tesoura e pinças de coagulação.

Opcional: manipulador uterino (na falta de um, podem ser utilizados pinça de Pozzi e velas de Hegar ou cureta para manipulação sem prejuízo no efeito) (Fig. 25-2).

Conforme a técnica, o material optado para cirurgia – *endoloop*, pinça ultrassônica ou coaguladora, clipes e outros.

POSICIONAMENTO DA PACIENTE

A paciente deve estar em decúbito dorsal, em posição de lloyd Davies, deitada diretamente sobre colchão antiaderente, caixa de ovo. Suas pernas deverão estar posicionadas e fixadas em perneiras do tipo bota com panturrilhas livres. Os braços da paciente deverão ficar ao longo do corpo, e o sacro da paciente deve estar posicionado no final do leito da mesa. Se possível o uso de botas pneumáticas de compressão intermitente deve ser utilizado.

POSICIONAMENTO DOS TROCARTES

Um trocarte de 10 mm é posicionado na região umbilical da paciente – Trocarte 1.

De maneira geral, para realizar a esterilização tubária são necessários 2 trocartes auxiliares, que serão posicionados dependendo da técnica escolhida, podendo ser de duas maneiras:

- Dois trocartes de 5 mm em região de fossas ilíacas direita e esquerda (Fig. 25-3).
- Três trocartes de 5 mm: devem ser posicionados na região inferior do abdome: 2 trocartes laterais – traçamos uma linha imaginária entre as espinhas isquiáticas anterossuperiores e a cicatriz umbilical; os trocartes laterais devem ser posicionados aproximadamente 2 a 3 cm da espinha ilíaca anterossuperior sob a linha traçada, conforme ilustração adiante. O trocarte suprapúbico deverá ser posicionado na linha média, 8 a 10 cm da cicatriz umbilical. Desta forma, evita-se a colisão dos instrumentos laparoscópicos com a óptica (Fig. 25-4).

POSICIONAMENTO DA EQUIPE E DA SALA CIRÚRGICA

O primeiro cirurgião posiciona-se à esquerda da paciente, assim como o instrumentador. O primeiro auxiliar posiciona-se à direita da paciente, e o segundo auxiliar entre as pernas da paciente.

Em uma situação ideal, a sala cirúrgica deve ser equipada com 2 monitores cirúrgicos – um deverá ser posicionado entre as pernas da paciente, juntamente à torre de laparoscopia, e outro monitor no lado esquerdo da paciente, para facilitar a visualização da cirurgia pelo primeiro e segundo auxiliares.

As fontes de energia devem ficar na altura do ombro direito da paciente.

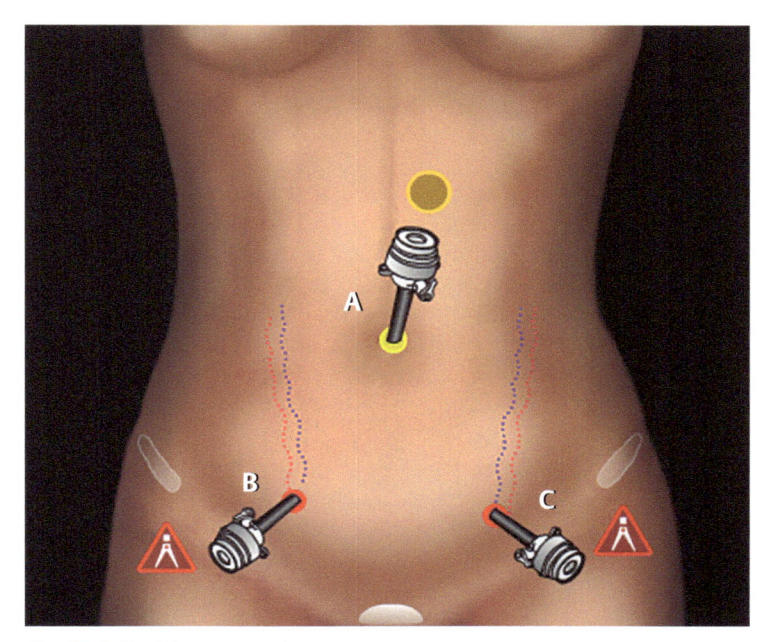

Fig. 25-3. Posicionamento dos trocartes.

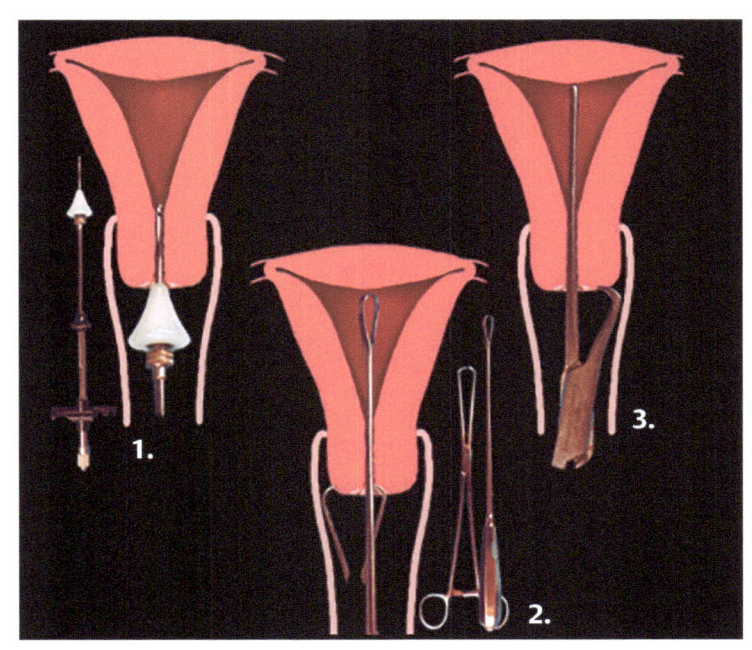

Fig. 25-2. Manipuladores uterinos.

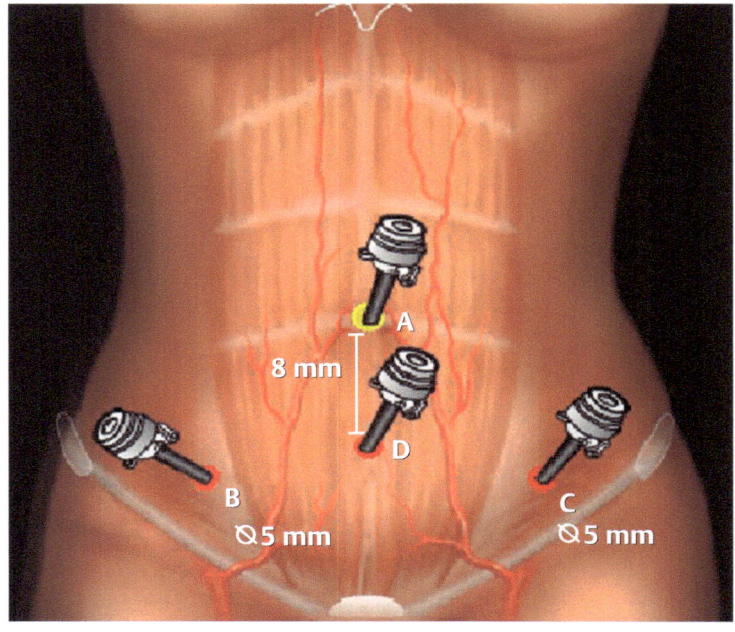

Fig. 25-4. Posicionamento final dos trocartes.

DESCRIÇÃO DA TÉCNICA CIRÚRGICA
Passo a Passo
Passo 1

Confecção do pneumoperitônio e introdução dos trocartes auxiliares.

As diversas formas de realização de pneumoperitônio já foram descritas nos capítulos inicias deste livro.

Passo 2

Inventário da cavidade abdominal - ver capítulo específico sobre inventário da cavidade na introdução deste livro.

Passo 3

Identificação das tubas uterinas: são facilmente visualizadas na região pélvica, especialmente quando não há grandes aderências ou distorções anatômicas (Figs. 25-5 e 25-6).

Passo 4

A laqueadura tubária propriamente dita.
Este passo dependerá da técnica escolhida.
- Energia bipolar:
  - Salpingectomia: o primeiro auxiliar traciona a região distal da tuba uterina – fímbria, em sentido à parede anterior (parede abdominal), apresentando a mesossalpinge; nesse momento, o cirurgião realiza a cauterização da mesossalpinge com pinça bipolar e a secção com tesoura. Assim deve-se prosseguir até a região proximal da tuba uterina, onde se realiza a secção da mesma (Figs. 25-7 e 25-8). A peça cirúrgica então é retirada pelo trocarte de 5 mm. Na impossibilidade de retirada pelo trocarte lateral, a peça poderá ser retirada em saco próprio para tal fim, por meio do trocarte central que deverá ser de 10 mm.
  - Ligadura tubária com energia bipolar: após a identificação da tuba uterina, o cirurgião deverá realizar a cauterização da tuba uterina na região ístmica; um segmento de 3 cm deve ser coagulado/cauterizado – utilizando esse parâmetro, observa-se uma taxa de falha muito menor (3,2 a cada 1.000 procedimentos) quando comparados a segmentos menores (taxa de falha de 12,9 a cada 1.000 procedimentos) (Fig. 25-9).[4]

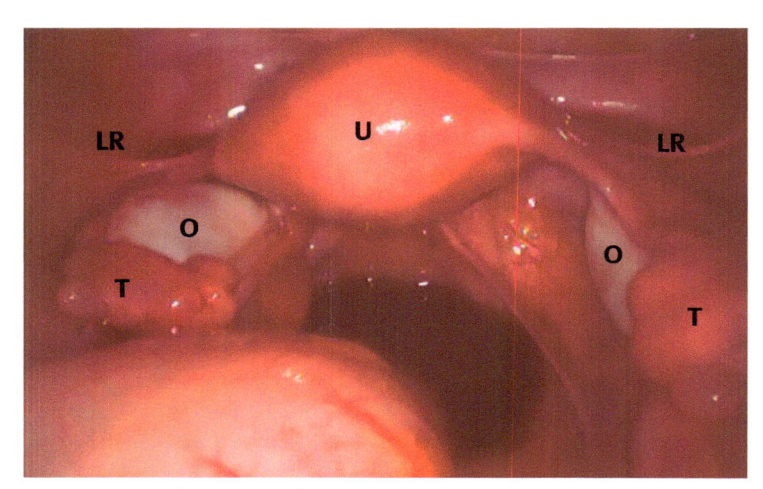

Fig. 25-5. Identificação das tubas uterinas. O: ovário; U: útero; LR: ligamento redondo; T: tuba uterina.

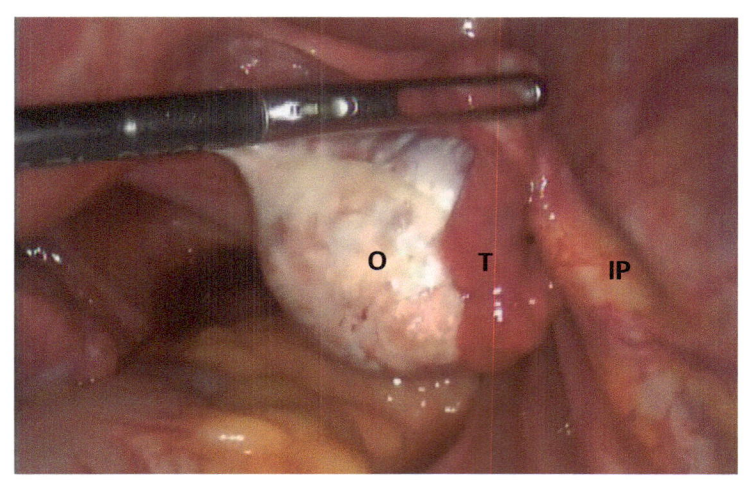

Fig. 25-6. Tracionamento da tuba uterina. O: ovário; T: tuba uterina; IP: infundíbulo pélvico.

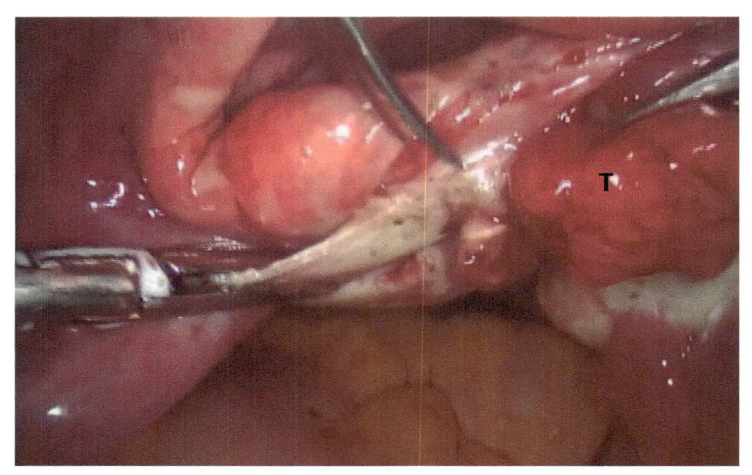

Fig. 25-7. Identificação do ponto de secção da tuba uterina (T).

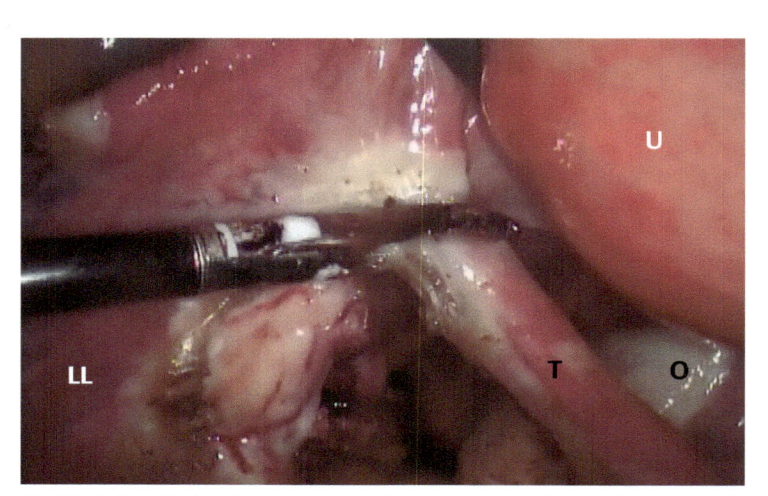

Fig. 25-8. Secção da tuba uterina. T: tuba uterina; O: ovário; U: útero; LL: ligamento lateral.

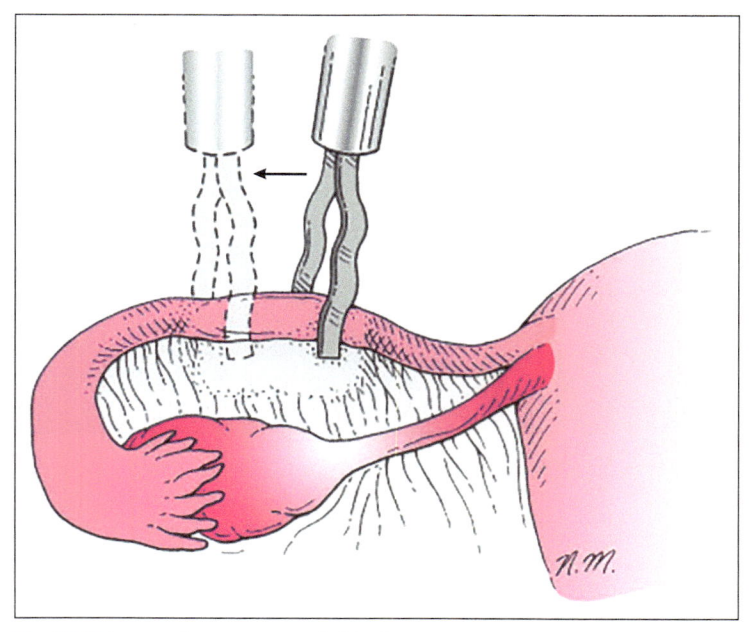

Fig. 25-9. Laqueadura com energia bipolar.

- Laqueadura tubária convencional: após a identificação da tuba uterina, o cirurgião deverá abrir uma janela na mesossalpinge, que pode ser realizada com pinça bipolar; na sequência, podem ser passados 2 fios e realizada a laqueadura tubária, conforme ilustração (Figs. 25-10 a 25-13).
- Laqueadura tubária com energia monopolar: atualmente pouco utilizada, principalmente por causa dos riscos associados a esse tipo de energia e técnicas mais seguras disponíveis.[1]

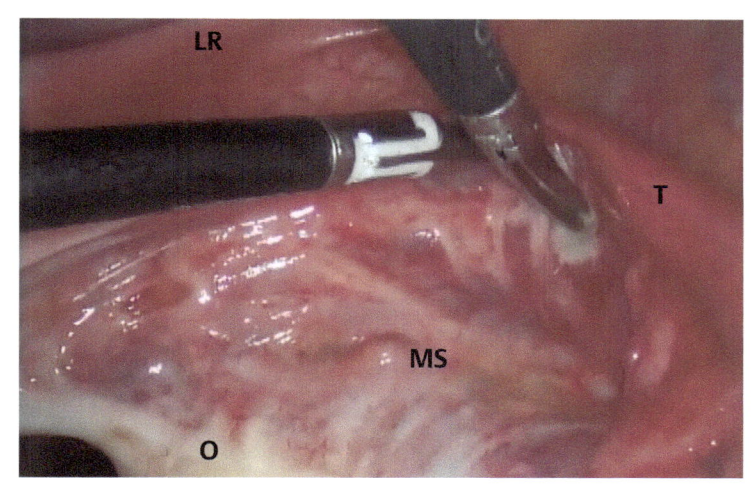

Fig. 25-10. Abertura de uma janela na mesossalpinge (MS). O: ovário; LR: ligamento redondo; T: tuba uterina.

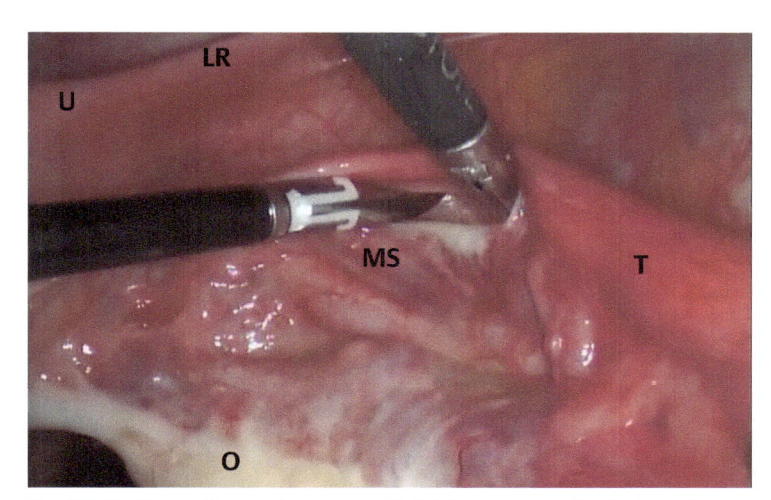

Fig. 25-11. Dissecção da tuba uterina (T). LR: ligamento redondo; O: ovário; MS: mesossalpinge; U: útero.

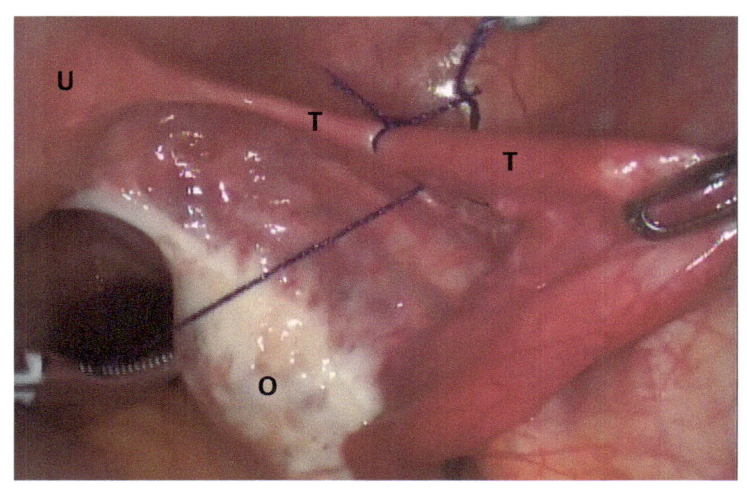

Fig. 25-12. Ligadura da tuba uterina (T) com fios. U: útero; O: ovário.

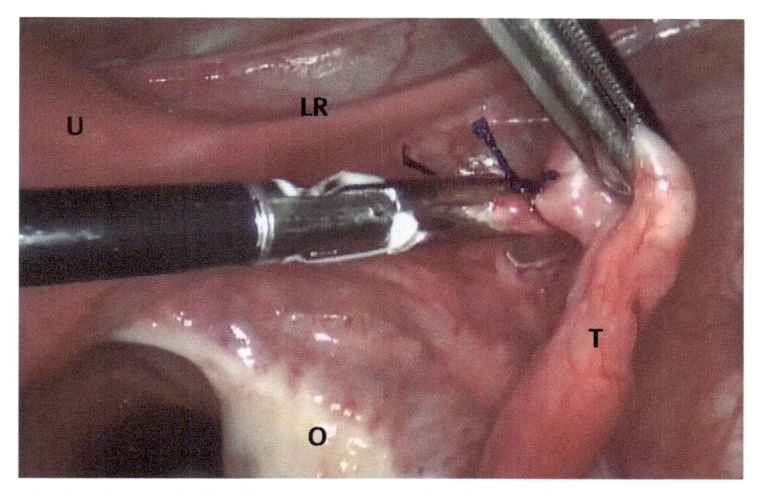

Fig. 25-13. Secção da tuba uterina entre as ligaduras. U: útero; LR: ligamento redondo; O: ovário.

- Clipes metálicos: o primeiro auxiliar apresenta a tuba uterina ao tracionar a região distal da tuba, e o cirurgião posiciona o clipe metálico na porção ístmica, a aproximadamente 2 cm da junção uterotubárica, em um ângulo de 90 graus em relação à tuba. Segundo Garcia *et al.* (2000),[2] o uso de clipes para esterilização tubária é um método rápido e seguro, além de ter poucas complicações. No entanto, é necessário material específico, o que gera um aumento no custo do procedimento (Fig. 25-14).
- Anel de Yoon ou *endoloop*: o primeiro auxiliar apresenta a tuba uterina de maneira semelhante à descrita anteriormente. O aplicador do *endoloop* tem uma garra na sua extremidade que apreende a tuba, formando uma alça. A garra é retrátil e faz com que parte da alça da tuba penetre no cilindro da pinça, envolvendo a alça da tuba e promovendo a obstrução mecânica. Com o passar do tempo, a tuba que está em constrição entra em necrose, e os cotos se separam. A colocação do anel está associada à maior dor no pós-operatório, provavelmente relacionada com a liberação de prostaglandinas e com a isquemia e necrose da tuba (Figs. 25-15 e 25-16).[5]

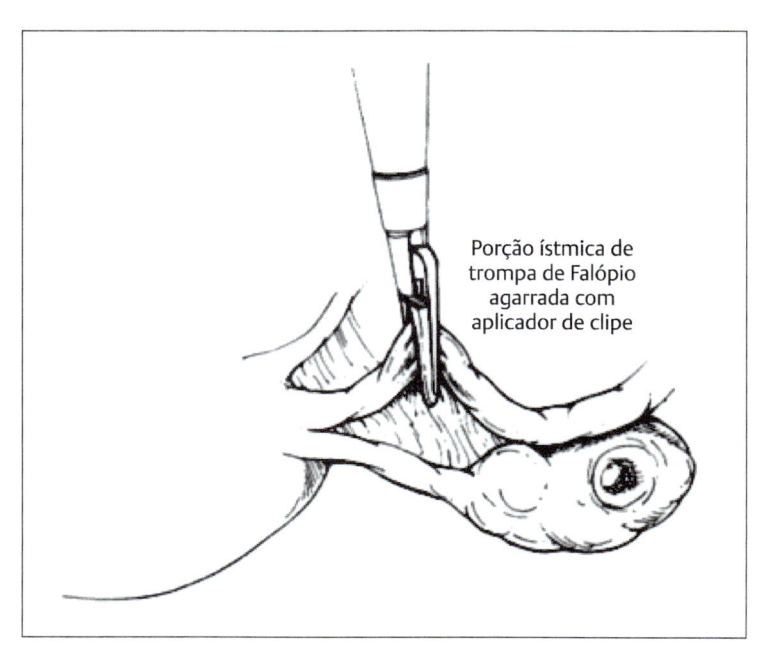

Fig. 25-14. Laqueadura tubária com auxílio de clipes.

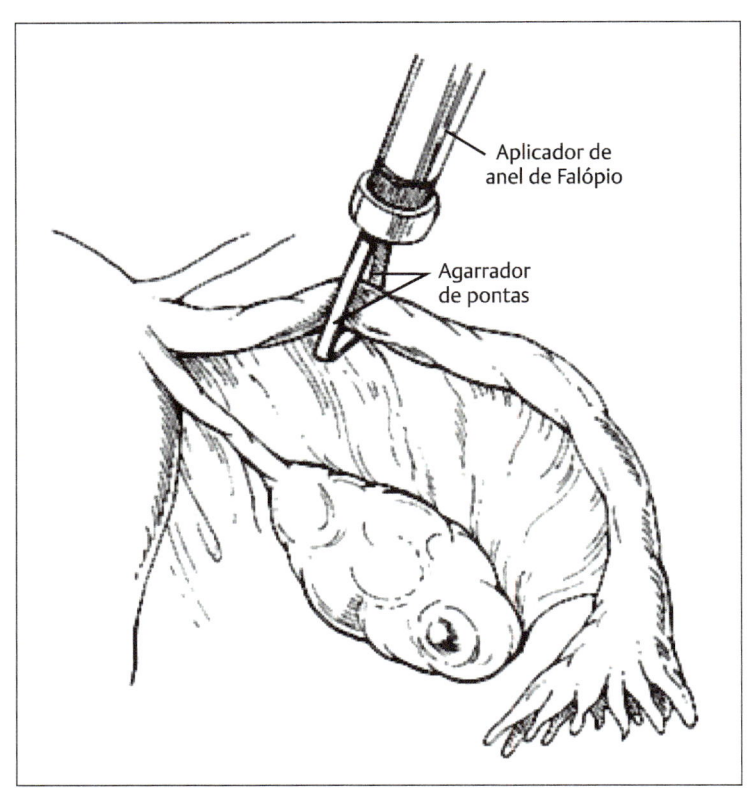

Fig. 25-15. Ligadura tubária com anel.

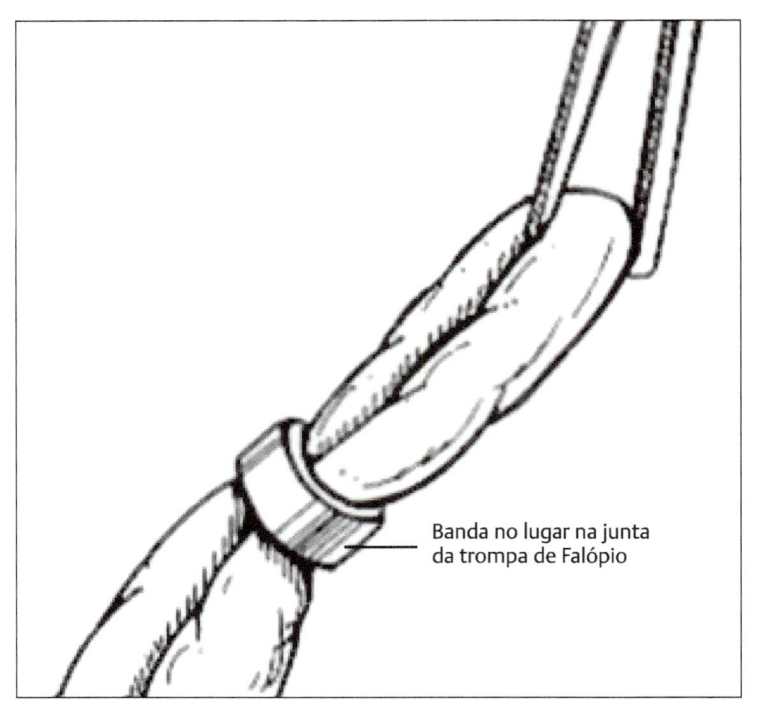

Fig. 25-16. Ligadura com anel, visão final.

DICAS E TRUQUES

A manipulação uterina pelo 2º auxiliar não é obrigatória, porém colabora na tração das estruturas, diminuindo o tempo cirúrgico.

No nosso serviço, sempre é discutida a possibilidade de salpingectomia profilática, sendo hoje a técnica mais utilizada.

Por se tratar de procedimento de baixa complexidade, o uso de material esterilizável não prejudica os benefícios da técnica.

PÓS-OPERATÓRIO

Geralmente o uso de analgésicos e anti-inflamatórios é o suficiente para a dor pós-operatória. A dieta leve se inicia logo após a recuperação anestésica, e a deambulação precoce deve ser estimulada.

A alta precoce pode ser realizada de acordo com a evolução da paciente.

PONTOS-CHAVE

O sucesso cirúrgico se inicia pelo bom posicionamento da paciente na mesa cirúrgica e pela rotina adotada pela equipe cirúrgica nos procedimentos laparoscópicos.

A laqueadura tubária, apesar de ser um procedimento de fácil aplicabilidade cirúrgica, é um procedimento de alta probabilidade de arrependimento pela paciente. Sendo o consentimento informado de primordial necessidade pré-operatória.

CONCLUSÃO

A laqueadura tubária laparoscópica é um procedimento de fácil aplicabilidade e factível de realização, mesmo para cirurgiões com pouca experiência, por se tratar de procedimento de baixa complexidade. Apresenta baixos índices de complicações pós-operatórias e baixa morbidade, independente da técnica utilizada.

Segundo Lawrie et al. e Peterson et al., a utilização de energia bipolar apresenta melhor recuperação pós-operatória e uma menor taxa de falha em longo prazo.[3,4]

Hoje, a laparoscopia com materiais esterilizáveis tem o melhor custo-benefício.

Em nosso serviço, optamos pela realização da salpingectomia profilática, desde que assinado o termo de consentimento pela paciente.

REFERÊNCIAS BIBLIOGRÁFICAS

1. Braaten KP, Dutton C. Laparoscopic Female Sterilization. *Uptodate* 2016. Disponível em: https://www.uptodate.com/contents/laparoscopic-female-sterilization?source=search_result&search=esterilização+tubaria+laparoscipica&selectedTitle=4%7E150#H102176299
2. Garcia FA, Steinmetz I, Barker B et al. Economic and clinical outcomes of microlaparoscopic and stantard laparoscopic sterilization. *J Reprod Med* 2000 May; 45(25):372-376.
3. Lawrie, TA; Kuller, R, Nardin JM. Techniques for interruption of tubal patency for female sterilisation. *Cochrane Database Systematic Review* 2015.
4. Peterson HB, Xia Z, Wilcox LS et al. Pregnancy after tubal sterilisation with bipolar electrocoagularion. U.S. Collaborative Review of Sterilization Working Group. *Obstet Gynecol* 1999.
5. Tool AL, Kammerer-Dock DN, Nguyen CM et al. Postoperative pain relief following laparoscopy tubal sterilization with silastic bands. *Obstet Gynecol* 1997 Nov; 90(5):731-734.
6. Zietek A, Bogusiewicz M, Szumilo J, Rechberger T. Opportunistic salpingectomy for prevention of sporadic ovarian câncer – a jump from basic Science to clinical practice ? *Ginekol Pol* 2016;87(6):467-72.

CIRURGIA TUBÁRIA

Gustavo Safe
Jorge Safe
Wilson Eustáquio Silva Júnior

INTRODUÇÃO

Trata-se de um assunto muitas vezes banalizado e pouco abordado apesar da sua importância. Mesmo com o advento da endoscopia a abordagem tubária permanece extremamente desafiadora, principalmente quando comparamos os resultados atuais aos da microcirurgia tradicional.[1,2]

Devemos considerar ainda que os avanços da reprodução assistida, mesmo limitados a um grupo reservado de pacientes, acabaram por dificultar esta evolução, incentivando muitas vezes cirurgias de desconexão tubária ou salpingectomia. Não cabe aqui discutir salpingectomia ou desconexão, mas ambas apresentam os mesmos resultados reprodutivos de acordo com metanálise.[3]

Podemos dividir a cirurgia da tuba com objetivo de restauração tubária (salpingoplastia, reanastomose), esterilização com objetivo de contracepção (salpingotripsia) e com objetivo de retirada ou exclusão (salpingectomia, desconexão tubária).

ANATOMIA DA TUBA

A tuba uterina é um conduto muscular–membranoso responsável pela passagem dos gametas e fecundação. Anormalidades na mesma são uma das principais causas de infertilidade.[4]

Situada dentro da mesossalpinge cada tuba corre lateral a partir do útero. A tuba tem 11 cm de comprimento, e um tamanho inferior a 3 cm prejudica a concepção fisiológica, fato este importante na tomada de decisão.

A tuba apresenta 4 partes (uterina, ístmica, ampular e infundibular, chamada de fimbrias).

A sua estrutura é composta por uma serosa que é peritoneal, uma subserosa que é conjuntiva, contendo vasos e nervos, uma muscular longitudinal externa e circular interna, além de uma camada mucosa com epitélio cilíndrico simples ciliado.

A irrigação é feita por uma anastomose proveniente das artérias gonadal (ovariana) e uterina (Figs. 26-1 e 26-2).[5]

A drenagem linfática é interligada ao plexo linfático para uterino. A inervação é realizada principalmente por ramos do plexo ovariano.

FISIOPATOLOGIA DA HIDROSSALPINGE

Modelos experimentais foram importantes para entender a fisiopatologia da hidrossalpinge.[6] Este modelo tentou reproduzir a hidrossalpinge que acontece em 10-15% das mulheres inférteis, podendo chegar a 2 cm após 6 meses.

Morfologicamente apenas o epitélio da ampola foi afetado com deciliação do mesmo após 2 meses com diminuição da altura do epitélio e espessura do estroma decorrente de edema e fibrose da submucosa. Após 6 meses percebeu-se uma mucosa primária escarsa e atrófica. Todo este processo pode ser explicado pela fibrose da parede muscular que diminui o calibre dos capilares. Associa-se

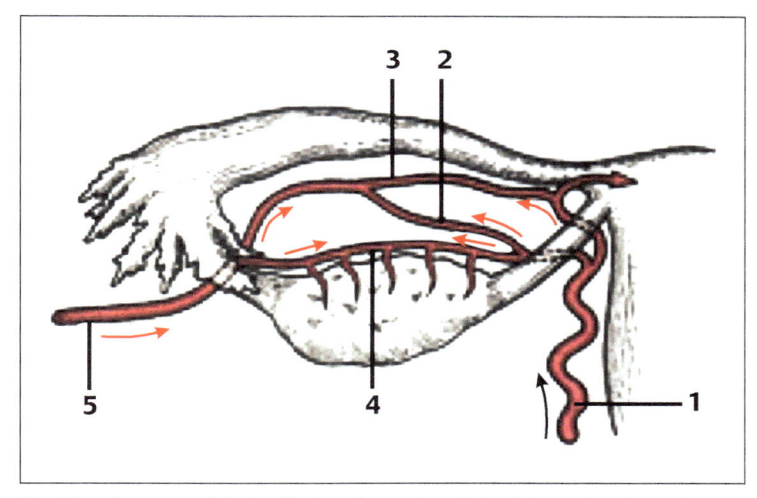

Fig. 26-1. Esquema da irrigação da tuba uterina. 1: Artéria uterina; 2 a 4: Ramos anastomóticos; 5: Artéria gonadal.

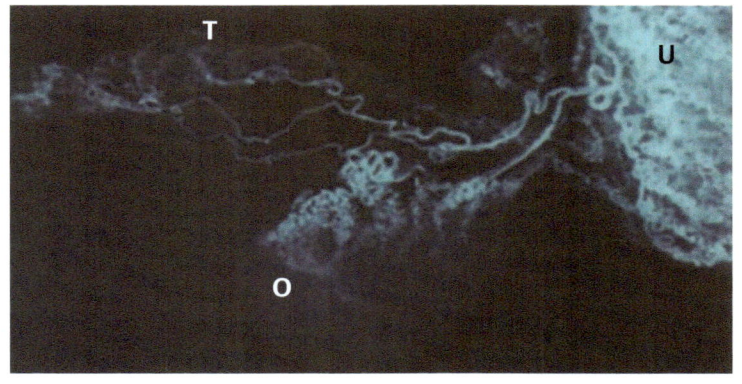

Fig. 26-2. Irrigação da tuba uterina (T).[5] U: útero; O; ovário.

ainda uma denervação adrenérgica da parede da tuba, principalmente na região do istmo.[7] Considerando que estes episódios são permanentes, entendemos os resultados ruins da cirurgia de restauração tubária.

DIAGNÓSTICO DA HIDROSSALPINGE

O diagnóstico pode ser feito com histerossalpingografia ou cromotubagem laparoscópica (Fig. 26-3).

Metanálise mostrou sensibilidade e especificidade destes métodos (Quadro 26-1).[8,9]

O método de ultrassonografia pode ter informações adicionais com o uso da histerossonografia e do doppler colorido.[10-13]

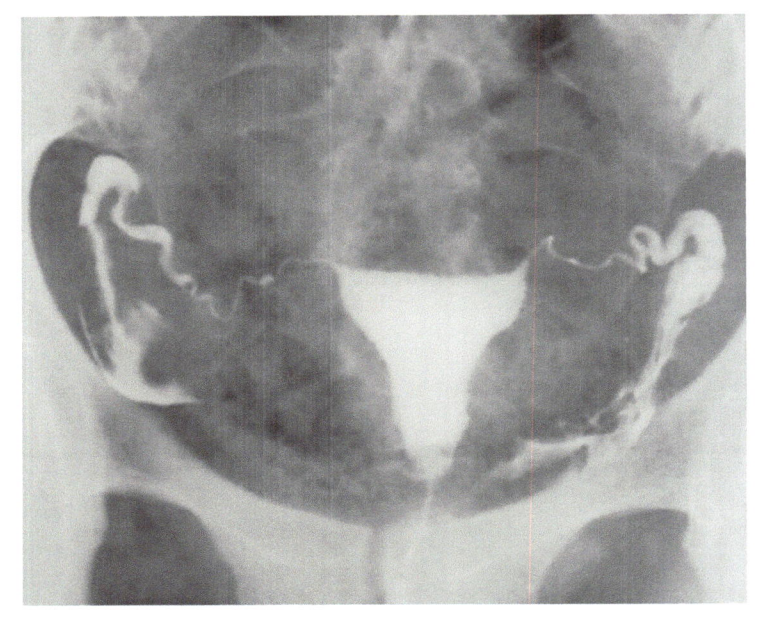

Fig. 26-3. Histerossalpingografia.

Quadro 26-1. Diagnóstico de Hidrossalpinge

	US	HSG	LPS
Sensibilidade	34%	65%	Padrão ouro
Especificidade	100%	83%	Padrão ouro

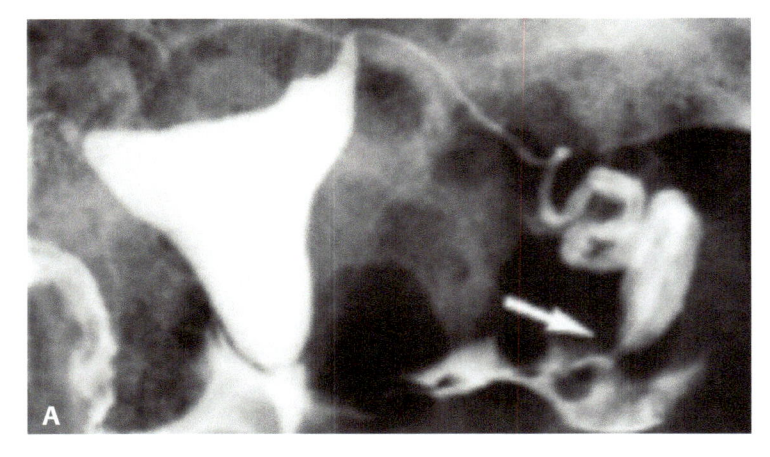

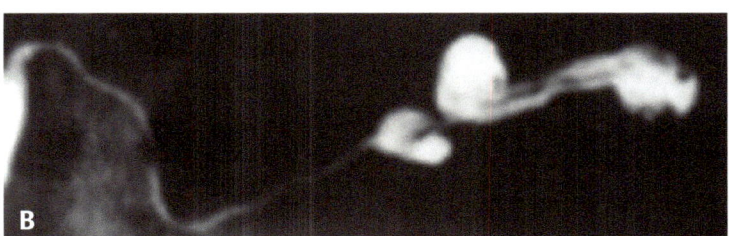

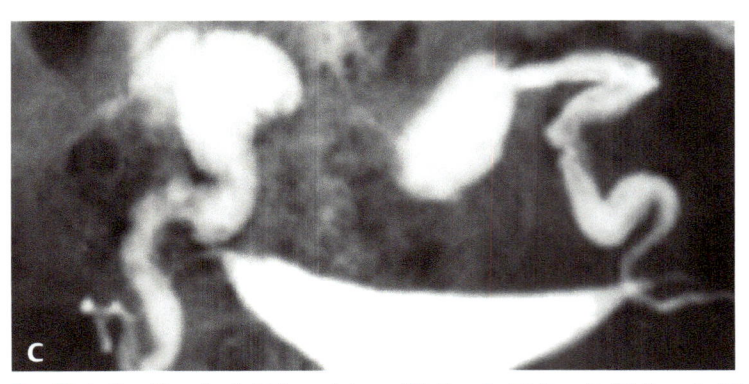

FATORES PROGNÓSTICOS DO SUCESSO DA CIRURGIA TUBÁRIA

Inicialmente devemos colocar que a cirurgia tubária e a reprodução assistida (FIVET) não competem entre si e sim se complementam. Desta forma toda vez que existir uma perspectiva de sucesso na cirurgia tubária, ela deve ser preferencial à FIVET.

Considerando o aspecto da histerossonografia, Donnez propôs uma classificação em grau para ajudar na tomada de decisão em função do prognóstico (Quadro 26-2 e Fig. 26-4).[14,15]

Os resultados pós-operatórios dependem de vários fatores, mas quando consideramos apenas a classificação anterior percebemos taxa de sucesso de 50% nos graus 1 e 2, 25% no grau 3, e 22% no grau 4. Dilatação superior a 2 cm possui pior prognóstico como podemos ver de acordo com a classificação da Sociedade Americana de Reprodução (ASRM) que considera limite de corte de 3 cm. Outros estudos mostraram prognóstico melhor com diâmetro de 1 cm em detrimento da dilatação com diâmetro de 2 e 3 cm.[14]

Outros autores, como Boer-Meisel, tentaram classificar a hidrossalpinge em relação aos critérios prognósticos (Quadro 26-3).[15]

Quadro 26-2. Classificação de Hidrossalpinge Segundo Donnez e Roux[14]

Grau 1	Óstio permeável com fimose
Grau 2	Oclusão distal total da tuba sem dilatação ampular
Grau 3	Oclusão com dilatação ampular menor que 2,5 cm e mucosa preservada
Grau 4	Oclusão com dilatação ampular maior que 2,5 cm e mucosa preservada
Grau 5	Espessamento com fibrose sem mucosa preservada

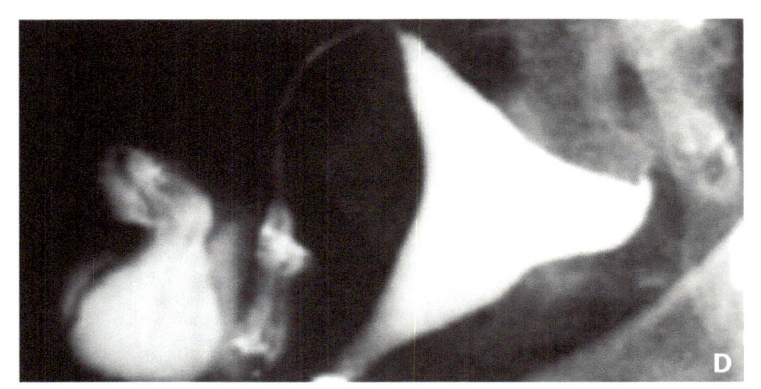

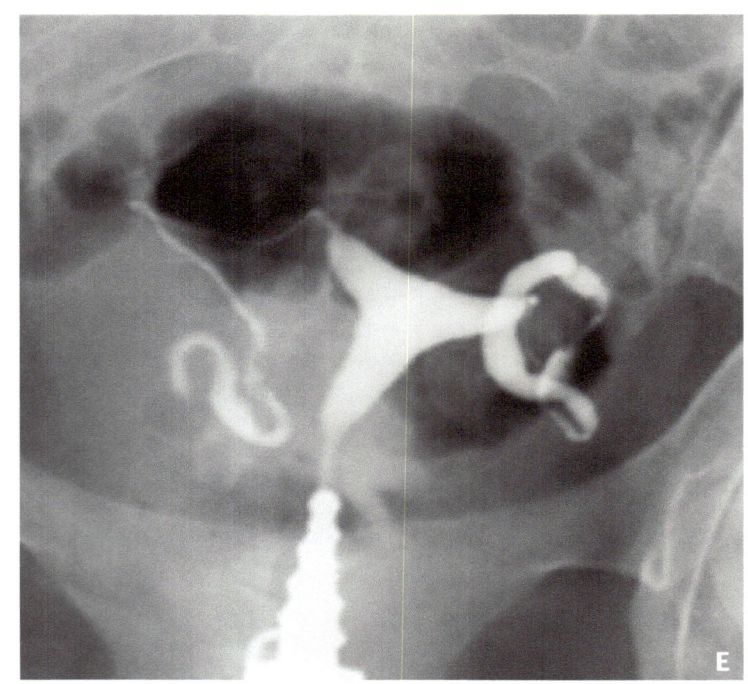

Fig. 26-4. Classificação de hidrossalpinge. (A) Grau 1. (B) Grau 2. (C) Grau 3. (D) Grau 4. (E) Grau 5.[15]

Quadro 26-3. Classificação Boer-Meisel[15]

	Descrição
Grau 1	Mucosa normal e bem vascularizada
Grau 2	Hidrossalpinge com atenuação parcial mucosa em regiões isoladas
Grau 3	Ausência de mucosa com tuba rígida de aspecto colmeia

Os critérios prognósticos podem ser divididos em tubários e extratubários:

- Dilatação ampular.
- Preservação da camada tubária.
- Presença de aderências intratubárias.
- Aspecto macro e microscópio da mucosa tubária.

Fatores Tubários

Avaliação da Mucosa Tubária

A falopioscopia é o procedimento que consegue avaliar diretamente o *status* tubário com vantagens de não ter irradiação e risco potencial de alergia a iodo de forma minimamente invasiva, mas pouco difundida.[16]

Avaliação de Aderências Intratubárias

Aderências intratubárias podem ser vistas apenas na falopioscopia e são geralmente resultantes de processos inflamatórios e/ou infecciosos. São critérios importantes, inclusive ao considerar risco de gestação ectópica (11%).[17]

Presença de Células Ciliadas

O número de células ciliadas tem fator prognóstico comprovado na cirurgia tubária estando bem diminuída naquelas hidrossalpinges classificadas como de graus 3 e 4,[6,18,19] além do seu número estar relacionado com a taxa de gravidez pós-cirurgia.[14]

Fibrose e Espessamento da Parede da Hidrossalpinge

A hidrossalpinge de longa evolução leva a uma fibrose da parede e, consequentemente, espessamento da mesma. Vasquez *et al.*[20] mostraram histologicamente espessura variando de tuba normal (2-10 mm) e nas partes mais alteradas (4-10 mm) com taxas de gravidez igual a zero nestas pacientes com paredes dilatadas, sendo recomendada salpingectomia para favorecer a FIV.[16,18,20,21]

Fatores Extratubários

Aderências Peritubárias

O significado das aderências peritubárias isoladas no prognóstico da fertilidade é controverso. De um modo geral a correlação negativa destas alterações está associada àqueles casos com acometimentos intrínseco e extrínseco associados.

Endometriose

A associação da endometriose com hidrossalpinge é menos deletéria que a associação da hidrossalpinge com doença inflamatória pélvica, uma vez que na endometriose o comprometimento da mucosa geralmente seja menos importante. O tratamento concomitante da endometriose e do fator tubário melhora a taxa de fertilidade, segundo alguns autores.[8,9,22-26]

POSICIONAMENTO DA EQUIPE

O posicionamento da equipe cirúrgica é realizado de acordo com a Figura 26-5.

DESCRIÇÃO DA TÉCNICA CIRÚRGICA

Passo a Passo

Salpingoplastia

Dilatação Grau 1

Nestas pacientes percebemos uma fimose com finas aderências nas fímbrias com passagem adequada do azul de metileno. Neste caso a salpingoplastia deve ser realizada com mínimo uso de energia introduzindo o *hook* na porção intratubária e cortando isoladamente cada aderência com cuidados de se evitarem recidivas.

Dilatação de Graus 2,3,4

Algumas técnicas estão disponíveis para realização nestes tipos de dilatações. São elas com a tesoura (Fig. 26-6), *laser* e monocautério, conforme descrito o passo a passo logo adiante.

Passo 1

Realizar uma cruz na região distal dilatada da tuba após injeção do azul de metileno com *laser* ou cautério monopolar (Fig. 26-7). Pinçar a lateral de cada tuba com pinça de apreensão para garantir tensão necessária.

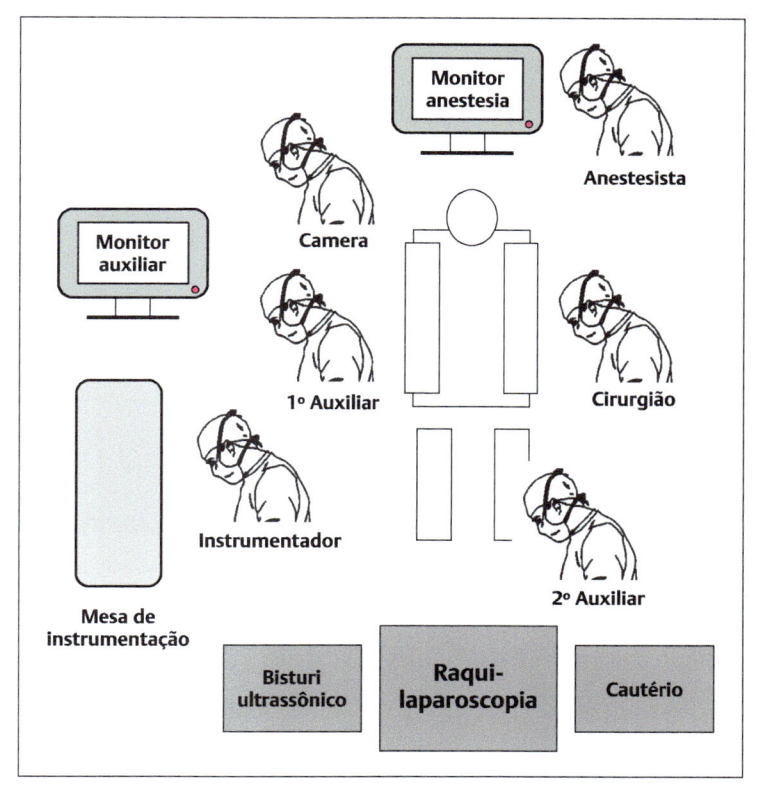

Fig. 26-5. Posicionamento da equipe.

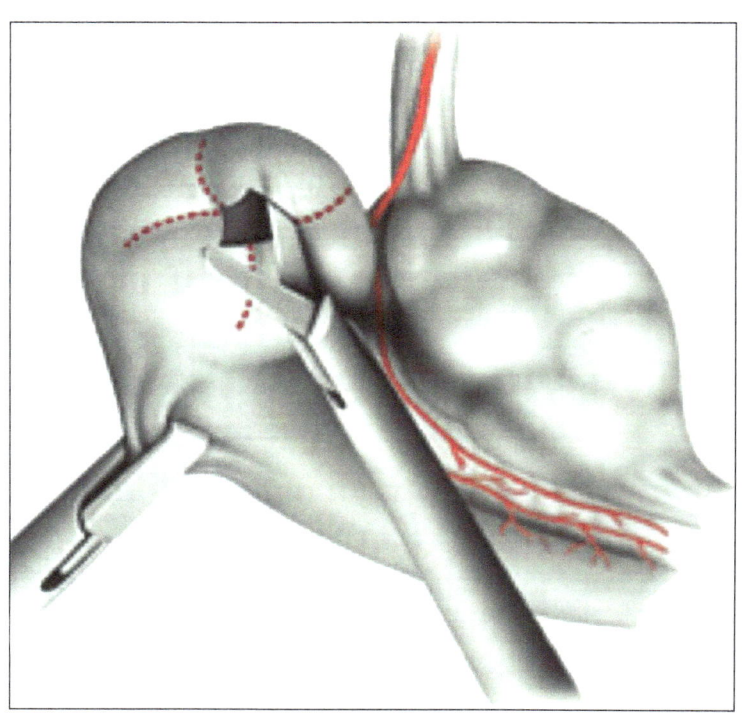

Fig. 26-6. Técnica tesoura.[5]

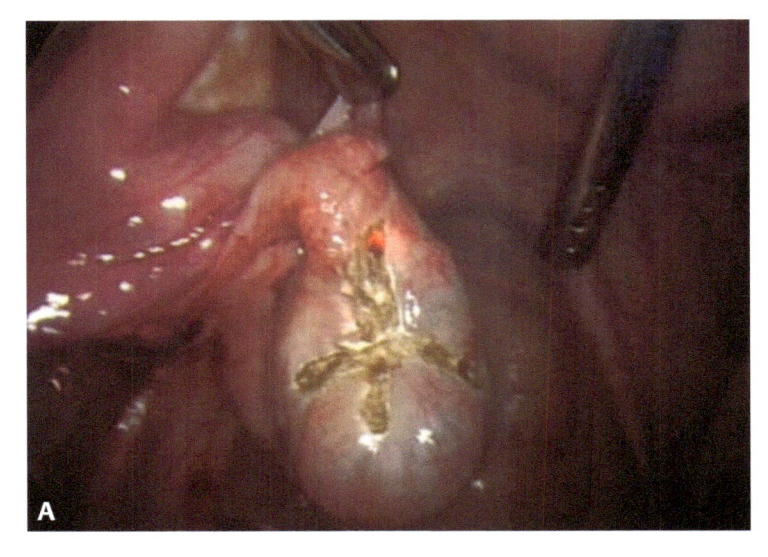

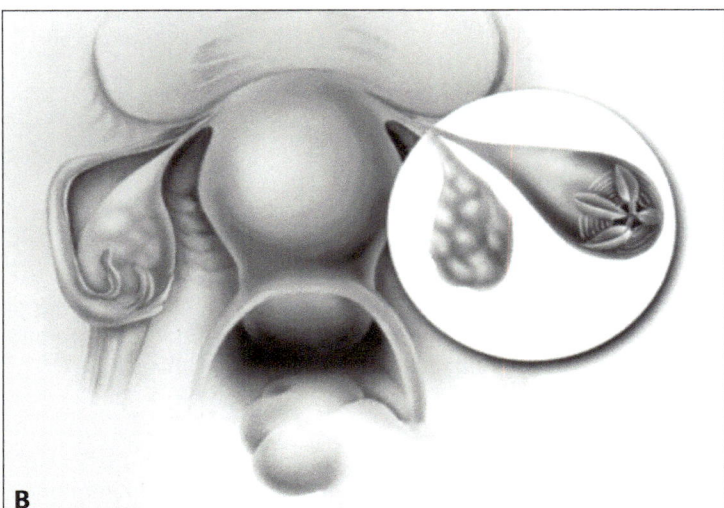

Fig. 26-7. (A) Técnica a *laser* e (B) desenho esquemático.[15]

Passo 2
Após abertura, realizar uma avaliação da mucosa intratubária para avaliar a qualidade mucosa.

Passo 3
Eversão da borda da tuba com cauterização da serosa alguns milímetros da borda ou realização de pontos com objetivo de fazer uma eversão e evitar recidiva (Fig. 26-8).

Passo 4
Avaliação da coloração da mucosa (vascularização) com irrigação de solução salina.

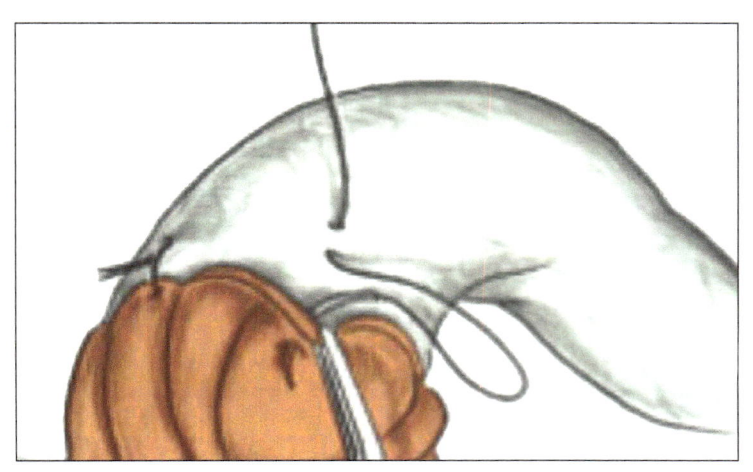

Fig. 26-8. Eversão da mucosa com pontos.[5]

Dilatação de Grau 5
Nestes casos não existe indicação para salpingoneostomia. Neste caso a salpingectomia está indicada, principalmente antes da FIV com objetivo de se evitar gravidez ectópica e melhorar a taxa de implantação embrionária.[24,27,28]

Salpingectomia
A salpingectomia pode ser total ou parcial, realizada segundo a técnica padrão já conhecida. Importante preservar ao máximo a mesossalpinge para não interferir na irrigação ovariana e, por consequência, funcionamento ovariano.

Salpingólise
Aderências
Podemos classificar as aderências em função da vascularização e da espessura delas:

A liberação das aderências do tipo 1 não muda em função da técnica (tesoura fria, tesoura coaguladora, *laser*, energia mono ou bipolar) (Fig. 26-9).

Nas liberações das aderências dos tipos 2 e 3, o meio de energia deve ser utilizado para evitar sangramento e aumentar a segurança (Figs. 26-10 e 26-11).

Para isto a técnica de tração e contratração deve ser utilizada, assim como correto conhecimento dos meios de energia. Em relação aos danos teciduais adjacentes sabemos que o *laser* ou a tecnologia ultrassônica provocam menos dano lateral ao tecido adjacente.

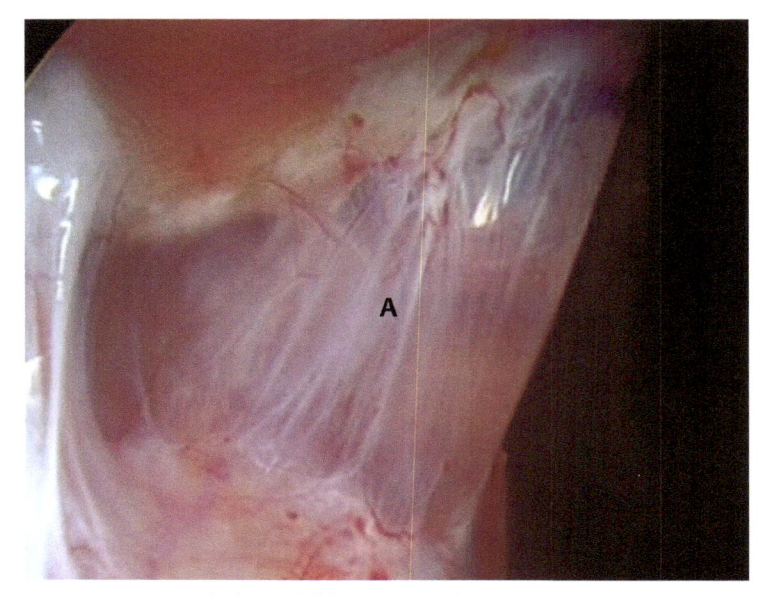

Fig. 26-9. Tipo 1: aderências (A) finas e avascular.

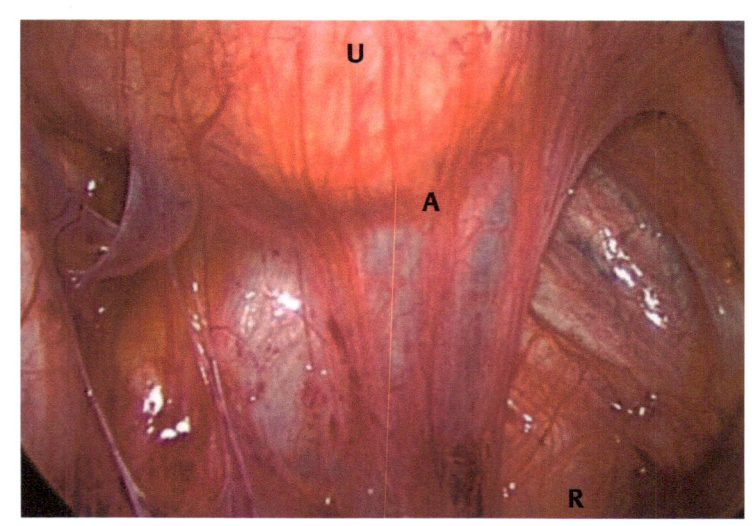

Fig. 26-10. Tipo 2: aderências (A) finas e vasculares. R: reto; U: útero.

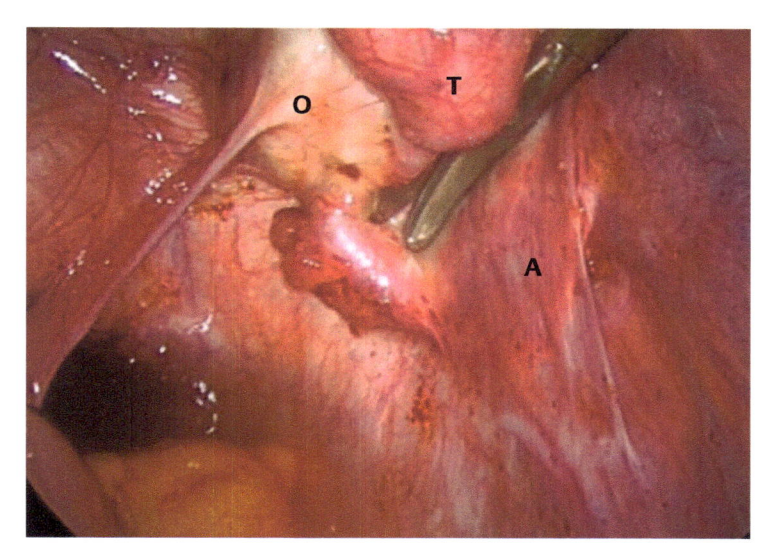

Fig. 26-11. Tipo 3: aderências densas (A), firmes e vasculares. T: tuba uterina; O: ovário.

Resultados (Quadros 26-4 e 26-5)

Quadro 26-4. Taxa Cumulativa da Gestação 18 meses após Laparoscopia[28]

Procedimento	N	Gravidez N	Gravidez %
Fimbrioplastia	380	228	60
Salpingostomia	85	22	27
Adesiólise			
Grau 1	412	255	62
Grau 2	307	157	51

Quadro 26-5. Gravidez após Salpingoneostomia

		N	Taxa de gravidez intrauterina (%)
Daniel	1984	21	19
Nezhat	1984	33	36
Bouquet	1987	20	25
Reich	1987	7	19
Manhes	1987	19	48
Donnez	1989	25	20
Dubuisson	1990	31	26
Larue	1990	15	20
Henry-Suchet	1991	28	32
McComb	1991	22	22,7
Matvienko	1991	50	48
Canis	1991	87	33,3
Audebert	1992	142	20,4
Donnez	1994	85	27
Total		585	29,03

Exérese da Hidátide de Morgani

Quando estamos realizando uma laparoscopia em pacientes com infertilidade e achado de hidátide de Morgani a pergunta é se devemos abordar ou não uma vez que o procedimento pode não gerar benefício e eventualmente gerar malefícios.

Rasheed *et al.* realizaram estudo não randomizado que mostrou beneficios principalmente naquelas grandes, bilaterais e próximas às fímbrias. Os resultados foram significativos a favor da exérese da hidátide no grupo com infertilidade sem causa aparente (52,1% × 25,6%) ($p < 0,001$).[25]

Reanastomose Tubária

Indicações

- Reversão da cirurgia de esterilidade.
- Obstrução tubária decorrente de lesão da região central da tuba.
- Obstrução decorrente de gravidez ectópica.
- Salpingite ístmica nodosa.
- Falha da liberação proximal da obstrução.
- Falha da reversão de cirurgia anterior.

Treinamento

Para realização destes procedimentos precisamos de um laparoscopista com habilidades cirúrgicas bimanuais para realização de sutura e nó intracorpóreo, uma vez que não seja possível fazer sutura extracorpórea com fios 7-0 e 8-0.

A curva de treinamento é de 20 procedimentos inicialmente com proficiência adequada alcançada com 50 procedimentos (90 minutos de cirurgia).

Tipos de Anastomose

Anastomose Istmo-Istmo

Apesar de o lúmen tubário ser pequeno e uma anastomose que não apresenta muita dificuldade técnica pela proporção das bocas anastomóticas.

Anastomose Istmo-Ampola

A disparidade dos lúmens determina a dificuldade desta técnica, devendo-se realizar uma abertura proximal para alargar e viabilizar a anastomose.

Anastomose Ampola-Ampola

A espessura da parede é que determina a dificuldade da anastomose. A mucosa dificulta a sutura, uma vez que ela fique prolapsando.

Anastomose Tubocornual

Uma das anastomoses mais difíceis e com piores resultados reprodutivos. Necessária a abertura linear às 12 horas na musculatura para expor parte intersticial da tuba para passagem da agulha (Fig. 26-12).

Técnica

Após secção da tuba com tesoura fria, realizar anastomose pontual antes de realizar a sutura a seguir (Figs. 26-13 e 26-14).

Os resultados após reanastomose são semelhantes quando realizados por laparotomia ou laparoscopia.[1]

Cirurgia de Esterilização

A esterilização tubária pode ser realizada pelas técnicas tradicionais com coagulação pelo uso de energia (monopolar ou bipolar), uso de clipes ou anel Yoon ou com uso de sutura com resultados semelhantes entre eles.[29]

Cirurgia de Gravidez Tubária

Diante do diagnóstico de uma gestação ectópica, inicia-se com a aspiração do hemoperitônio quando presente, seguido da lavagem da cavidade.

Em casos de gravidez ampular, tentar a realização da ordenha tubária para expulsão da concepção pelas fímbrias.

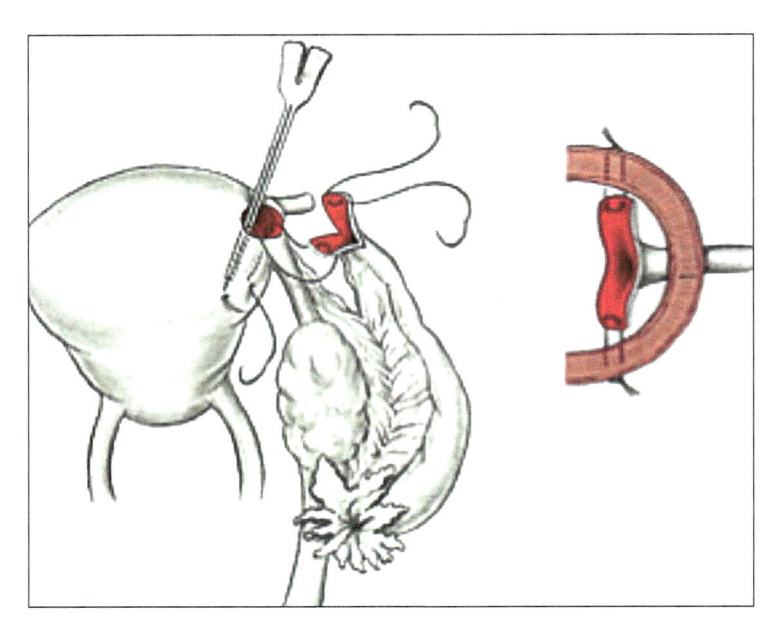

Fig. 26-12. Anastomose tubocornual.⁵

Fig. 26-13. Secção do coto proximal (CP), passagem azul (A) e verificação da permeabilidade de coto distal (CD).⁵

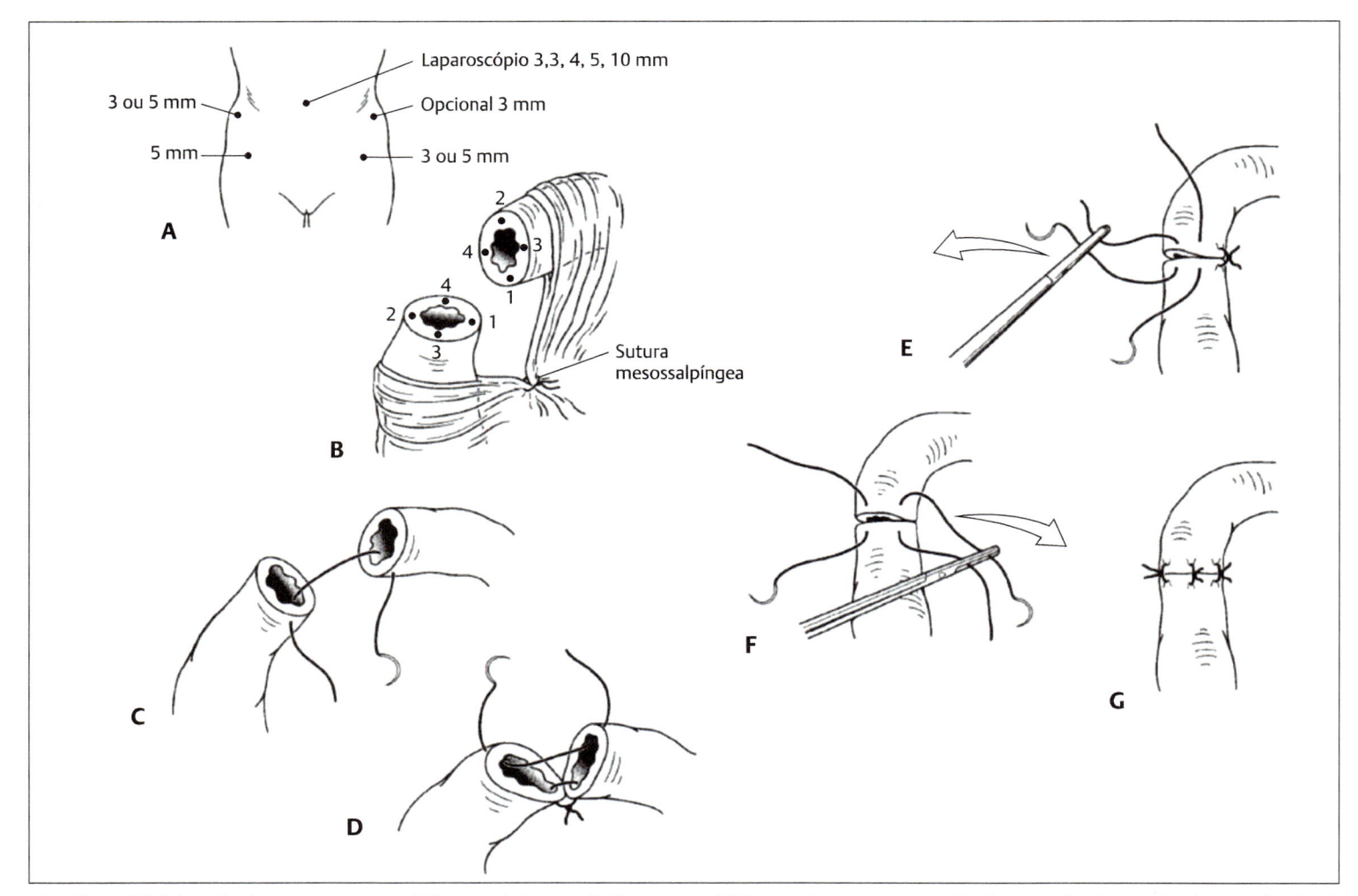

Fig. 26-14. (A) Colocação dos trocartes em posição estratégica para facilitar sutura. **(B)** Sutura da mesossalpinge. **(C-G)** Sutura da tuba proximal até a tuba distal em 4 pontos distintos.⁵

Em casos onde isto não for possível, realizar, quando indicado, infiltração da mesossalpinge com vasoconstritor antes da incisão da tuba na borda anti-mesentérica seguida de ordenha e lavagem com hemostasia correta.

Possibilidade de deixar parede aberta ou suturar a serosa.

CONCLUSÃO

O tratamento da patologia tubária deve ser realizado levando-se em conta os fatores prognósticos para alcançarmos os melhores resultados no pós-operatório e com menor taxa de recidiva. Uma avaliação errada na seleção das pacientes pode levar à perda de tempo e cirurgias desnecessárias. Metanálise não mostrou comprovação de que medidas pós-operatórias, como realização sistemática de hidrotubação ou *second-look*, devam ser realizadas nestas pacientes.[30]

REFERÊNCIAS BIBLIOGRÁFICAS

1. La Grange J *et al*. Fallopian tube reanastomosis bu laparotomy versus laparoscopy: a meta-analysis. *Gynecol Obstet Invest* 2012;74(1)28-34.
2. Chu J *et al*.Salpingostomy in the treatment of hydrosalpinx: a sistematic review and meta-analysis. *Hum Reprod* 2015 Aug;30 (8) 1882-95.
3. Zhang Y *et al*. Dalpingectomy and proximal tubal occlusion for hydrosalpinx prior to in vitro fertilization: a meta-amalysis of randomized controlled trial. *Obstet Gynecol Surv* 2015 jan; 70 (1) 33-8.
4. Briceag *et al*. Fallopian tubes – literature review of anatomy and etiology in female infertility. *J Med Life* 2015 apr-jun;8(2):129-31.
5. Kamina P *et al*. Anatomie Operatoire. Gynecologie e Obstetrique. *Maloine* 2000: 8:103-118.
6. Donnez J. *La trompe de Fallope: Hystopathologie Normale et Pathologique*. Leuven, Belgium: Nauwelaerts Printing, 1984.
7. Donnez J, Caprasse J, Casanas-Roux F *et al*. Loss of adrenergic innervationa in rabbit-induced hydrosalpinx. *Gynecol Obstet Invest* 1986;21:213-216.
8. Mol BWJ, Swart P, Bossuyt PMM *et al*. Reproducubility of the interpretation of hysterosalpingography in the diagnosis of tubal pathology. *Hum Reprod* 1996; 11:1204-8.
9. Swart P, Mol BWJ, Van der Veen F *et al*. The accuracy of hysterosalpingography in the diagnosis of tubal pathology: a meta-analysis. *Fertil Steril* 1995; 64: 486-91.
10. Friberg B, Joergensen C. Tubal patency studies by ultrasonography. A pilot study. *Acta Obstet Gynecol Scand* 1994;73:53-55.
11. Volpi E, Piermatteo M, Zuccaro G *et al*. The role of transavginal sonosalpingography in the evaluation of tubal patency. *Minvera Ginecol* 1996;48:1-3.
12. Allahbadia GN. Fallopian tubal patency using color Doppler. *Int J Gynaecol Obstet* 1996; 241-4.
13. Yarali H, Gurgan T, Erden A *et al*. Colour Doppler hysterosalpingo-sonography: a simple and potencially useful method to evaluate fallopian tube patency. *Hum Reprod* 1994; 9:64-6.
14. Donnez J, Casanas-Roux F. Prognostic factors of fimbrial microsurgery. *Fertil Steril* 1986; 46: 200-4.
15. Donnez J *et al*.(eds.) Atlas of Laser Operative laparoscopy and Hysteroscopy, 3th Edition. Informa *Heathcare* 2007; 12:141-55.
16. Dubuisson JB, Chapron C, Morice P *et al*. Laparoscopic salpingostomy: fertility results according to tubal mucosal appearance. *Hum Reprod* 1994; 9: 334-9.
17. Marana R, Muzii L, Rizzi M *et al*. Salpingoscopy in patients with contralateral ectopic pregnncy. *Fertil Steril* 1991;55:838-40.
18. Winston RML. Microsurgery of the fallopian tube: from fantasy to reality. *Fertil Steril* 1980;46:521-30.
19. Brosens I, Vasquez G. Fimbrial microbiopsy. *J Reprod Med* 1976; 16:171.
20. Vasquez G, Boeckx W, Brosens I. Prospective study of tubal mucosa lesions and fertility in hydrosalpinges. *Hum Reprod* 1995;10:1075-8.
21. Swolin K. Electromicrosurgery and salpingostomy: long-term results. *Am J Obstet Gynecol* 1975;121:418-19.
22. Dlugi AM, Reddy S, Saleh WA *et al*. Pregnancy rates after operative endoscopic treatment of total (neosalpingostomy) or near total (salpingostomy) distal tubal occlusion. *Fertil Steril* 1994;62:913-20.
23. Donnez J. CO2 laser laparoscopy in infertile women with endometriosis and women with adnexal adhesions. *Fertil Steril* 1987;48:390.
24. Vandromme J, Chasse E, Lejeune B et al. Hydrosalpinges in in vitro fertilization: an unfavourable prognostic feature. *Hum reprod* 1995;10:576-9.
25. Rasheed SM, Abdelmonem AM. Hydatid of Morgagni: a possible underestimated cause of unexplained infertility. *Eur J Obstet Gynecol Reprod Biol* 2011 Sep;158(1):62-6.
26. Nezhat F, Winer WK, Nexhat C. Fimbrioscopy and Salpingoscopy in patients with minimal to moderate pelvic endometriosis. *Obstet Gynecol* 1900;75:15-17.
27. Donnez J, Nisolle M, Casnas-Roux F. CO2 laser laparoscopy in infertile women with adnexal adhesions and women with tubal occlusion. *J Gynecol Surg* 1989;5:47-53.
28. Donnez J, Nisolle M, Casanas-Roux F *et al*. CO2 laser laparoscopic surgery: adhesiolysis, salpingostomy and fimbrioplasty. In Donnez J, Nisolle M, eds. *Atlas of Laser Operative laparoscopy and Hysteroscopy*. Carnforth, UK: Parthenon Publishing, 1994, p. 97-112.
29. Lawrie TA *et al*. Techinques for the interruption of tubal patency for female sterilization. *Cochrane Database Sydt Re* 2016 Aug 5.
30. Dufty JM *et al*. Postoperative procedures for improving fertility following pelvic reprodutive surgery. *Cochrane Database Sydt Re* 2009 Apr 15.

MANEJO LAPAROSCÓPICO DE PROLAPSOS DE ÓRGÃOS PÉLVICOS

Revaz Botchorishvili
Demetrio Larrain de La Cerda

INTRODUÇÃO

O prolapso genital é uma patologia muito frequente; para uma expectativa de vida de cerca de 80 anos, as mulheres têm um risco de 11% de ser submetidas a um tratamento cirúrgico para prolapso.[1] Os dados epidemiológicos mostram que a qualidade do tratamento cirúrgico inicial é importante, uma vez que cerca de 30% das pacientes necessitarão ser operadas várias vezes.[2] Além disso, enquanto a cirurgia de prolapso visa a restaurar a anatomia, na realidade o objetivo principal é funcional.

Há várias técnicas cirúrgicas para tratar o prolapso genital feminino, e isto é uma prova de quão difícil é lidar com este problema. O tratamento do prolapso do útero e da bexiga por laparotomia usando telas foi desenvolvido por Scali, em 1974.[3] O princípio consiste em posicionar uma tela no espaço vesicouterino e subsequentemente ancorá-la ao promontório. Desde 1991, a laparoscopia tem sido utilizada com este propósito. Subsequentemente, o tratamento laparoscópico da retocele com reforço com prótese da fáscia retovaginal também foi desenvolvido, assim como o tratamento da incontinência urinária de esforço e o reparo paravaginal, oferecendo uma gama completa de tratamentos para todas as formas de prolapso feminino.[4-17]

A técnica cirúrgica em uso atualmente é a promontofixação laparoscópica com tela (suspensão com tela ao promontório) da cérvice no caso de uma histerectomia supracervical, do útero no caso de preservação uterina, ou da cúpula vaginal no caso de prolapso de cúpula vaginal pós-histerectomia.

POSICIONAMENTO DA PACIENTE E TROCARTES

A paciente é instalada para uma laparoscopia operatória: anestesia geral, em posição de litotomia com as pernas semiflexionadas a 45°, com sonda urinária e canulação uterina para possibilitar a mobilização do útero. O manipulado uterino utilizado é o dispositivo Valchev (*Conkin Surgical Instruments Ltd, North York, Canadá*), idêntico ao usado para a cromotubagem (sem necessidade de dilatação cervical) em vez do dispositivo utilizado para histerectomia total (que necessita de dilatação cervical), com o objetivo de evitar a dilatação cervical e diminuir o risco de contaminação da tela.

Quatro trocartes são posicionados: um trocarte umbilical de 10 mm para a óptica, dois trocartes de 5 mm inseridos nas fossas ilíacas, lateralmente à borda lateral do músculo reto abdominal, ao nível ou pouco acima da espinha ilíaca anterossuperior, e um trocarte de 5 mm na linha média, pelo menos 8 a 10 cm abaixo do trocarte umbilical (Fig. 27-1). Após o término da dissecção, o trocarte suprapúbico é trocado por um trocarte de 10 mm para permitir a fácil inserção de agulhas e da tela, e para o tempo de sutura.

MATERIAIS INDISPENSÁVEIS

A fim de facilitar a exposição do promontório e do fundo de saco posterior, uma suspensão temporária do sigmoide à parede abdominal é utilizada sistematicamente. Isto é obtido com o dispositivo T-Lift (*Vectec, Hauterive, France*), introduzido pela parede abdominal no flanco esquerdo e passado pelos apêndices epiploicos do sigmoide (Fig. 27-2).

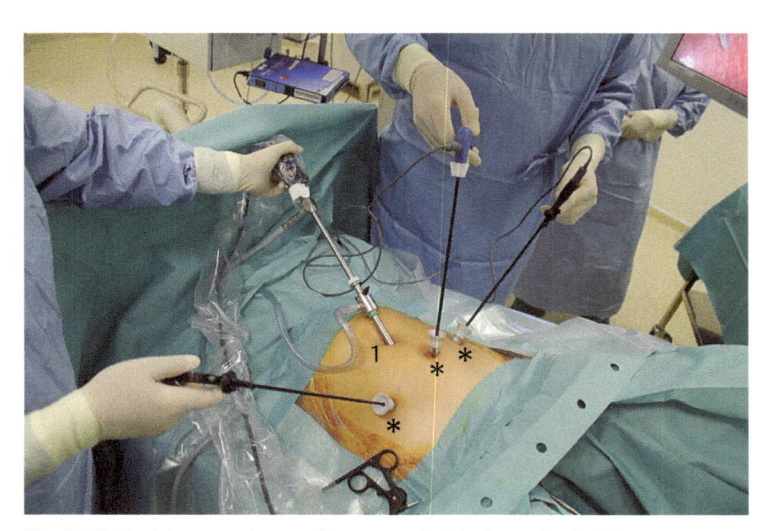

Fig. 27-1. Posicionamento para laparoscopia. Um trocarte de 10 mm umbilical (1) e três trocartes auxiliares de 5 mm são posicionados (*). A pinça bipolar é introduzida pelo trocarte acessório lateral esquerdo, e a tesoura com conexão monopolar no trocarte suprapúbico.

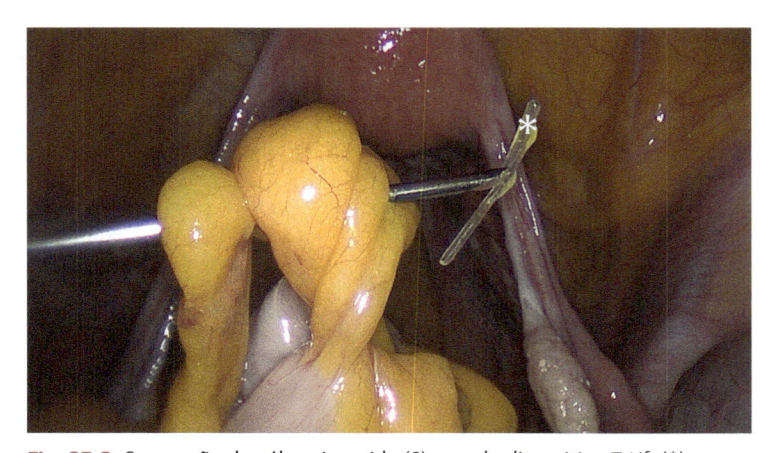

Fig. 27-2. Suspensão do cólon sigmoide (S) usando dispositivo *T-Lift* (*). O dispositivo é introduzido pela parede lateral esquerda e passando pelos apêndices epiploicos.

Os instrumentos usados são os mesmos utilizados para uma laparoscopia cirúrgica. Como a cirurgia de prolapso necessita longa e precisa dissecção, a utilização da pinça bipolar RoBi (*Karl Storz GmbH&Co.KG, Tuttlingen, Alemanha*) é particularmente útil.

DESCRIÇÃO DA TÉCNICA CIRÚRGICA

Passo a Passo

O primeiro tempo é o inventário da cavidade, com inspeção da cavidade peritoneal, especialmente dos ovários, antes do tempo operatório.

Passo 1: Exposição do Promontório

O primeiro passo para acessar o promontório consiste em identificação anatômica cuidadosa de L5-S1, da bifurcação da aorta, do ureter direito, do limite distal da veia ilíaca comum esquerda e dos vasos sacrais medianos. A dissecção deve ser realizada a fim de possibilitar a passagem de um ou dois pontos no ligamento vertebral comum anterior sem o risco de lesão de estruturas adjacentes. Pode ser necessário acentuar a posição de Trendelenburg para que isto possa ser realizado em condições ideais. O assistente traciona o peritônio utilizando uma pinça de apreensão, e o cirurgião pode realizar a incisão do peritônio verticalmente (Fig. 27-3). A dissecção deve permitir a identificação clara do ligamento vertebral anterior, uma vez que qualquer gesto realizado às cegas em decorrência de dissecção inadequada possa ser extremamente perigoso nesta área. Em pacientes obesas e naquelas com bifurcação da aorta baixa, cuidado particular deve ser tomado com respeito à veia ilíaca comum esquerda, que frequentemente está colabada pela pressão do pneumoperitônio. A integridade do nervo hipogástrico direito também deve ser respeitada durante a dissecção.[18]

Passo 2: Dissecção Pararretal e Retovaginal

A incisão peritoneal inicial ao nível do promontório é conduzida caudalmente em direção ao fundo de saco posterior, lateralmente ao retossigmoide e medialmente (em uma distância segura) ao ureter. Esta incisão possibilitará a peritonização do retroperitônio sobre a tela ao final da cirurgia. A abertura do peritônio é estendida ao fundo de saco posterior, medialmente ao ligamento uterossacro direito.

A dissecção retovaginal inicia-se após tração do reto em direção posterior e manipulação do útero em direção anterior. O reto é apreendido pelo assistente usando uma pinça de apreensão intestinal e é tracionado cranial e posteriormente. O peritônio na região do *torus* uterino é esticado e deve ser coagulado e seccionado cerca de 2 centímetros abaixo de sua inserção no colo uterino. O plano de clivagem é identificado o mais perto possível da parede vaginal posterior. A dissecção deste plano é simples, caso a exposição seja feita de forma apropriada. É facilitada pelo fenômeno de pneumodissecção, que ocorre à medida que o útero é mobilizado anteriormente, e o reto tracionado posteriormente, e o dióxido de carbono penetra nos planos avasculares.

No plano retovaginal, o limite distal da dissecção é o ângulo anorretal. A dissecção continua lateralmente ao ângulo anorrectal e profundamente até a identificação dos músculos anorrectais aos quais a tela será fixada. Neste ponto a dissecção deve possibilitar o fácil acesso às suturas neste espaço diretamente em contato com o assoalho pélvico. Finalmente, o espaço dissecado é delimitado pelos músculos elevadores do ânus e paredes pélvicas lateralmente, o ângulo anorrectal medialmente, a vagina anteriormente e o reto posteriormente (Fig. 27-4).

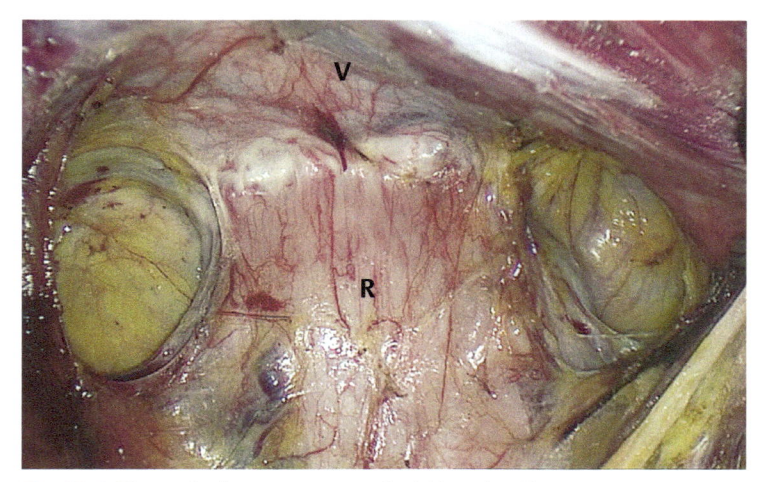

Fig. 27-4. Dissecção do espaço retovaginal. V: vagina; R: reto.

Passo 3: Início da Histerectomia Supracervical

A técnica padrão sempre foi deixar o útero *in situ* para evitar a abertura da vagina e os consequentes riscos infecciosos envolvendo a tela. Esta técnica é possível por laparoscopia, sem a secção dos ligamentos redondos durante a dissecção dos espaços e passando a tela pelos ligamentos largos, ao redor dos pedículos uterinos e evitando os ureteres. Atualmente, é mais comum realizar uma histerectomia supracervical. Há duas vantagens desta técnica: o colo é conservado e é um ponto de fixação consistente para se posicionar a tela, e não há abertura da vagina, o que reduz o risco de sepse por causa do contato com a tela. Neste caso um morcelador uterino é utilizado para que se realize a extração uterina sem necessidade de colpotomia.

A técnica de histerectomia é padrão e já foi previamente descrita.[19] Diferente da histerectomia simples (total ou supracervical), a dissecção anterior é sempre prolongada além da bexiga.

Passo 4: Dissecção Vesicovaginal

A dissecção do espaço vesicovaginal é obtida tracionando o peritônio pré-vesical no sentido anterior, incisando o peritônio e abrindo o espaço vesicovaginal na linha média. A bexiga é tracionada anteriormente, e a dissecção é conduzida distalmente entre os pilares da bexiga, o mais baixo possível, próximo ao colo vesical, onde o balão da sonda de Foley. A área de dissecção deve permitir que a parte anterior da tela repouse completamente sobre a parede vaginal anterior. O espaço em que a tela será posicionada é triangular e de tamanho variável, com o ponto mais distal próximo ao colo vesical (Fig. 27-5).

Passo 5: Final da Histerectomia Supracervical

Após a hemostasia dos pedículos uterinos, o colo é seccionado o mais alto possível após a remoção do manipulador uterino. Vários

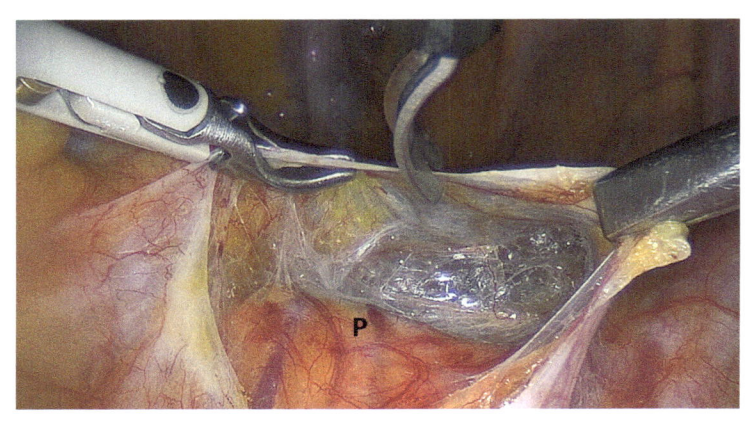

Fig. 27-3. Dissecção do promontório (P) sacral. O assistente traciona o peritônio com pinça de apreensão de forma que ele pode ser incisado verticalmente no sentido para baixo.

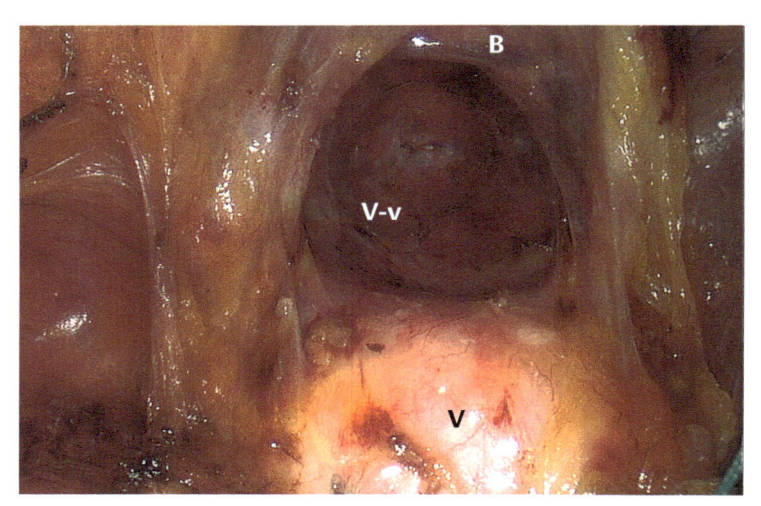

Fig. 27-5. Dissecção do espaço vesicovaginal (V-v). B: bexiga; V: vagina.

métodos podem ser usados para esta secção. Os autores preferem o uso de bisturi a frio montado em um dispositivo laparoscópico (*Chardonnens morcellation knife, Karl Storz GmbH&Co.KG*) ou dispositivo de corte monopolar Supraloop (*Karl Storz GmbH&Co. KG, Tuttlingen, Alemanha*). O coto residual do colo é cuidadosamente suturado usando dois ou três pontos de poliglecaprone 1 (*Monocryl®, Ethicon, Issy les Moulineaux, França*). Este passo é importante, uma vez que protege a tela contra contaminação vaginal. Uma vez que a histerectomia foi finalizada, é conveniente suspender transitoriamente o colo uterino à parede abdominal anterior para que se possa deixar o assistente livre para o tempo reconstrutivo das suturas.

O útero é deixado na cavidade para que seja morcelado ao final do procedimento, utilizando um morcelador laparoscópico.

Quando a paciente já foi histerectomizada, a cúpula vaginal é exposta com a ajuda de uma pinça longa montada com gazes, introduzida por via vaginal, a fim de facilitar a dissecção. A dissecção vésico-uterina é mais difícil neste caso, especialmente quando a via vaginal foi usada para a histerectomia. Nestes casos há um risco maior de perfuração vaginal ou vesical.

Se o útero for preservado, a preparação dos espaços deve ser pelos ligamentos largos para a passagem dos dois braços da prótese. A dissecção é continuada lateralmente pela abertura dos dois folhetos (anterior e posterior) peritoneais do ligamento largo, permanecendo ao nível do istmo, mas a distância dos pedículos uterinos para facilitar a identificação. Deve-se tomar cuidado para não ir muito profundamente nos ligamentos largos para evitar o risco de lesão ureteral.

Passo 6: Posicionamento da Tela

A tela é inserida pelo trocarte de 10 mm. Duas telas de polipropileno são usadas (*Surgymesh®, Aspide Medical, La Talaudière, França*). A tela anterior consiste em um retângulo com a extremidade que ficará distalmente de formato triangular. A tela posterior também é retangular, e a extremidade que ficará distalmente deve ser curvada para que o reto possa repousar posteriormente aos 2 pontos de fixação nos músculos elevadores do ânus sem nenhuma compressão.

A tela posterior é a primeira a ser fixada. Enquanto isto é feito, o colo uterino está mobilizado anteriormente por meio de uma sutura pela parede abdominal anterior usando uma agulha de Reverdin. A tela posterior é fixada aos músculos elevadores do ânus em cada lado usando um ponto (Fig. 27-6), aos ligamentos uterossacros com um ponto em cada lado, e mais um ponto à parede posterior do colo uterino medialmente. O fio utilizado é o poliéster zero não absorvível, com agulha curva de 26 mm, com 90 cm de comprimento (*Ethibond®, Ethicon, Issy les Moulineaux, França*) ou polidioxanona 2-0 reabsorvível com agulha curva de 26 mm, com 70 cm de comprimento (*PDS II®, Ethicon, Issy les Moulineaux França*). É mais fácil realizar o ponto aos elevadores do ânus utilizando a mão direita, de fora para dentro. Os pontos são amarrados com nós extracorpóreos com semichaves e um empurrador de

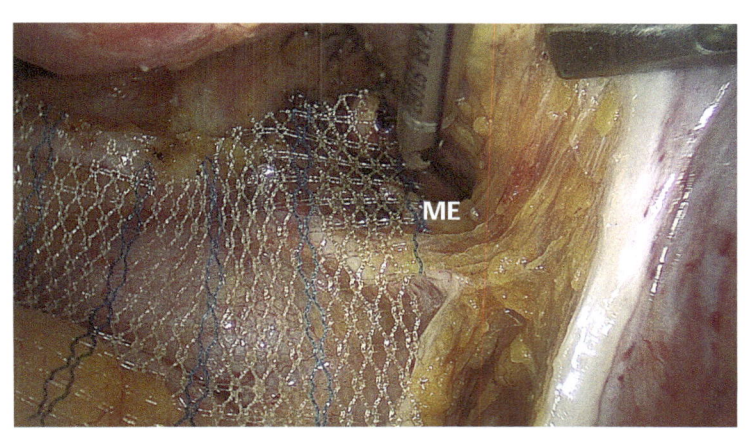

Fig. 27-6. Fixação da tela aos músculos elevadores (ME).

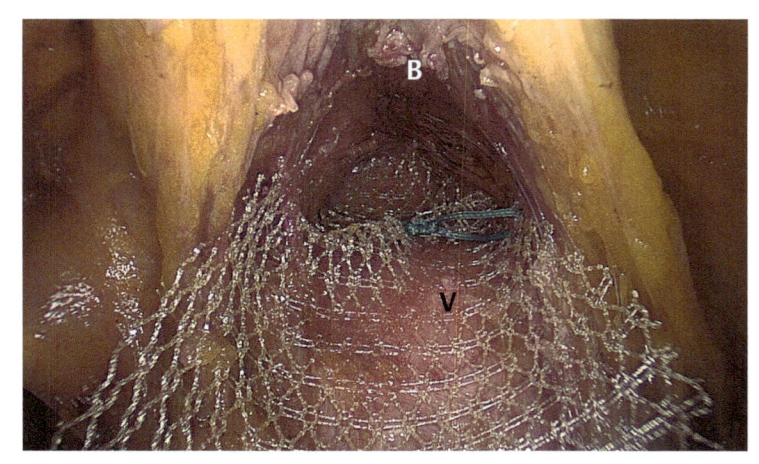

Fig. 27-7. Fixação da tela à parede vaginal anterior. A prótese anterior é posicionada abaixo da bexiga (B) e fixada com um ponto não transfixante à parede anterior da vagina (V).

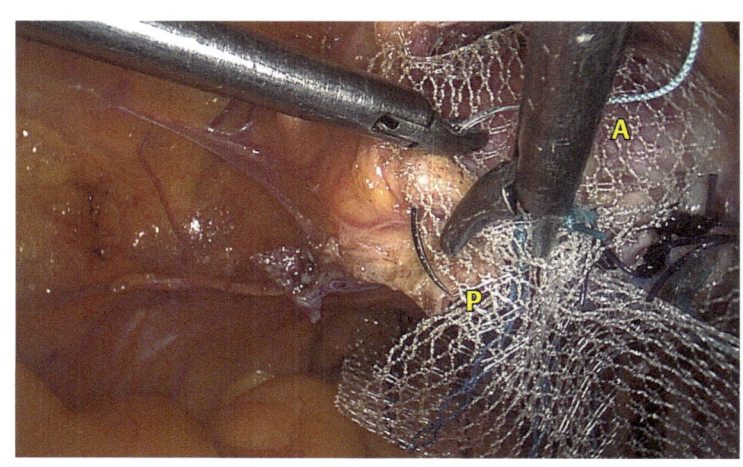

Fig. 27-8. Fixação da tela anterior à posterior. As telas anterior (A) e posterior (P) são fixadas uma a outra lateralmente com um ponto que deve incluir o colo.

nó. Quatro a seis nós são necessários para uma ancoragem firme. Quando a tela é fixada à cúpula vaginal, deve-se tomar cuidado para não transfixar a mesma.

A tela anterior é posicionada entre a bexiga e a parede anterior da vagina, e fixada à parede vaginal anterior com um ponto não transfixante e outro ponto ao nível da extremidade do colo (Fig. 27-7). As telas anterior e posterior são unidas uma a outra lateralmente com um ponto, que deve incluir também o colo (Fig. 27-8). É essencial não ter nenhum ponto transfixante na vagina para evitar risco de contaminação da tela.

Em caso de preservação uterina, os dois braços da tela são passados pelo folheto posterior do ligamento largo. Eles são unidos atrás do istmo na área desperitonizada onde o descolamento retovaginal foi iniciado.

Passo 7: Peritonização

Este tempo cirúrgico deve ser meticuloso, com o objetivo de deixar a tela completamente extraperitoneal. Deve ser iniciada antes da fixação ao promontório. Há dois tempos, sendo o primeiro para o folheto peritoneal vesicouterino e retovaginal. Este tempo é realizado passando o ponto no peritônio anterior (vésico-uterino) e posterior (retovaginal) usando uma sutura contínua de ida e volta (Fig. 27-9). Então, a tela é fixada ao promontório, e o segundo tempo da peritonização também é uma sutura contínua que fecha a linha de incisão retroperitoneal que vai desde o promontório até o fundo de saco posterior. O fio utilizado é o monofilamentar absorvível poliglecaprone zero (*Monocryl®, Ethicon, Issy les Moulineaux, França*). A peritonização tentará prevenir que uma alça intestinal possa encarcerar na topografia da tela. Desta forma, a tela fica exclusivamente retroperitoneal.

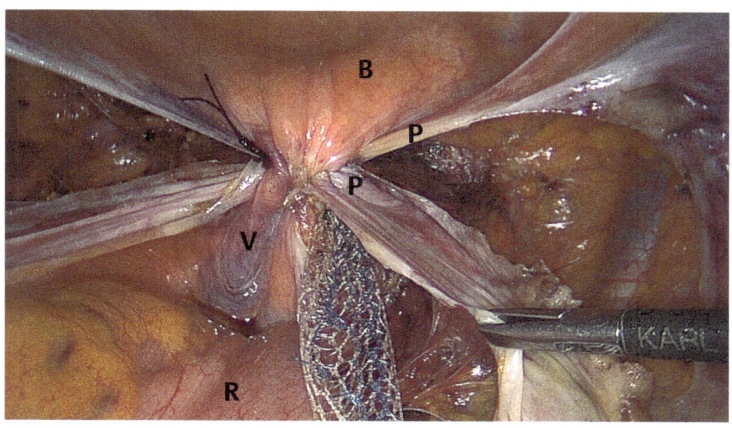

Fig. 27-9. Peritonização anterior. Este tempo é obtido suturando o peritônio (P) anterior ao posterior usando uma sutura contínua de ida e volta. B: bexiga; V: vagina; R: reto.

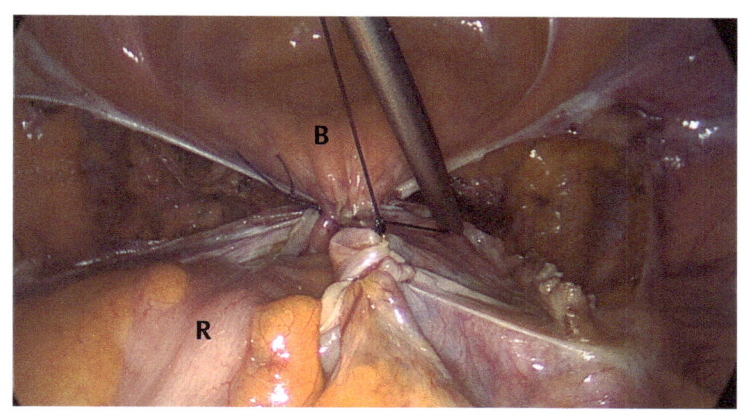

Fig. 27-11. Peritonização posterior. Os pontos finais de peritonização são feitos após a fixação da tela ao promontório. B: bexiga; R: reto.

Passo 8: Fixação ao Promontório

O tempo final na promontofixação é a fixação da tela (única, pré-cortada, ou anterior e posterior juntas) ao ligamento vertebral comum anterior. Esta fixação utiliza um ou dois pontos de fio inabsorvível de poliéster 1, com agulha curva de 30 mm e 75 cm de comprimento *(Ethibond®, Ethicon Issy les Moulineaux, França)*. A sutura é passada com a mão esquerda, de dentro para fora de distal para proximal (Fig. 27-10). A agulha deve apreender apenas a camada fibrosa do ligamento, o que significa que deve permanecer visível por transparência, para garantir que o disco vertebral não seja perfurado de qualquer forma.

Os autores não recomendam o uso de grampos neste local, pela mesma razão. Além disso, o problema de sangramento no caso de lesão dos vasos sacrais medianos surge quando a agulha é direcionada muito medial com relação ao promontório, e quando não há dissecção suficiente do promontório.

Uma vez que as suturas sejam passadas pelos tecidos, tração é aplicada ao fio para checar se ele está firmemente fixado ao tecido. A tela é, então, fixada ao promontório de um modo livre de tensão. No intraoperatório, deve-se checar que a situação anatômica normal foi restaurada pelo procedimento de promontofixação. Nota-se que a tração é feita diretamente no colo uterino e indiretamente nos outros tecidos; desta forma a tela sempre permanece relativamente flexível com relação à vagina, onde ela está fixada. Os pontos finais de peritonização são passados após a fixação ao promontório (Fig. 27-11).

Passo 9: Reparo Paravaginal ou Colpossuspensão de Burch

A proposta deste tempo cirúrgico é de prevenir qualquer incontinência urinária *de novo* e tratar a cistocele lateral quando presente.[8,20]

O espaço retropúbico (espaço de Retzius) é aberto por uma incisão peritoneal sobre a bexiga, entre as artérias umbilicais, após a tração vertical do peritônio no sentido para baixo. O úraco é coagulado e seccionado, e a dissecção deve ser continuada ao longo de um plano vertical em direção à parede pélvica lateral. A fáscia vésico-umbilical necessita ser atravessada a fim de se entrar no espaço de Retzius.

A pneumodissecção ajuda a abrir o espaço. Os ligamentos de Cooper direito e esquerdo dissecados de cada lato marcam o limite superior do espaço de Retzius. Na sequência, o espaço é aberto completamente apenas "rompendo" o tecido frouxo até a identificação do músculo obturador interno, da cistocele lateral e do arco tendíneo da fáscia pélvica. A dissecção continua posteriormente até abaixo do forame obturador. A vagina também é exposta por um toque digital que identificará os fórnices vaginais.

Para a colpossuspensão, a sutura é feita de cima para baixo no ligamento de Cooper, depois na parede vaginal de dentro para fora, tentando não transfixá-la. Entre 2 a 4 pontos são feitos de cada lado. A tração deve ser moderada (Fig. 27-12). A experiência do cirurgião é muito importante neste quesito.

A espessura de tecido apreendida no ligamento e na vagina dever ser suficiente para garantir um resultado consistente da suspensão. O fio utilizado é o poliéster zero, com agulha de 26 mm curva *(Ethibond®, Ethicon, Issy les Moulineaux, França)*. Semichaves são utilizadas para esta fixação.

Antes de realizar a colpossuspensão, a pressão positiva do pneumoperitônio permite uma inspeção dos defeitos laterais que estão quase sempre presentes nos casos de prolapso complexo. Estes defeitos se apresentam como hérnias ao longo do arco tendíneo da fáscia pélvica até a vagina. Se houver presença de hérnia paravaginal como esta, ela deve ser reparada. É essencial a fim de evitar qualquer risco de recorrência de cistocele, em particular de cistocele lateral.

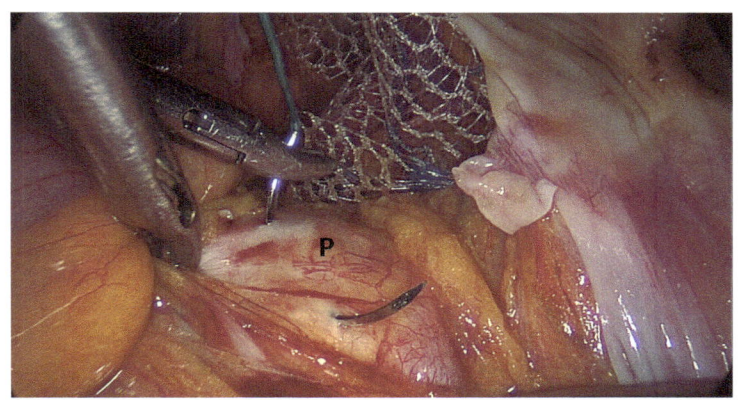

Fig. 27-10. Fixação da tela ao promontório (P).

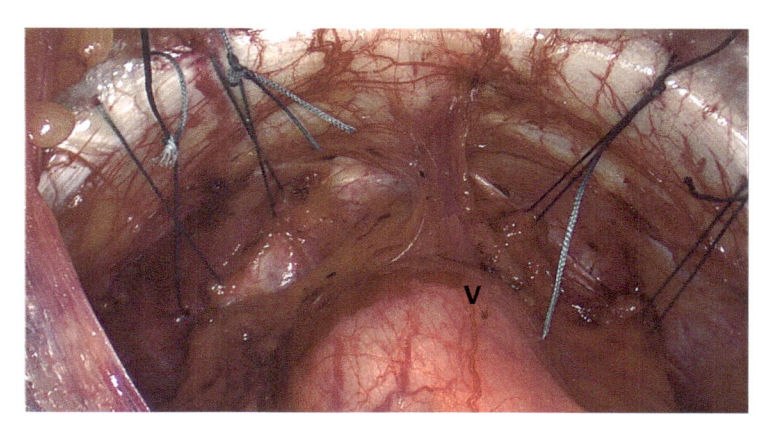

Fig. 27-12. Colpossuspensão de Burch. Para a colpossuspensão, entre 2 a 4 pontos são feitos de cada lado. A tração deve ser moderada. LC: ligamento Cooper; V: vagina.

Este reparo paravaginal pode ser feito antes da colpossuspensão, usando pontos separados ou sutura contínua com fio inabsorvível de poliéster zero com agulha curva de 26 mm (*Ethibond®, Ethicon, Issy les Moulineaux, França*).

A sutura é realizada dos ligamentos pubouretrais até a espinha ciática. Pode ser uni ou bilateral. No entanto, o reparo paravaginal usando sutura necessita que a agulha seja passada pelo arco tendíneo da fáscia pélvica, mas na presença de defeitos laterais ele é frequentemente fino ou está roto (o que é precisamente o que causa o defeito), não sendo, portanto, considerado uma estrutura resistente suficiente para a ancoragem e o reparo duradouro. Este é o motivo pelo qual os autores preferem realizar a colpossuspensão ao ligamento de Cooper usando pelo menos três pontos de ancoragem, o que leva a vagina ao nível do arco tendíneo, e em termos de efeito representaria o reparo paravaginal. A fim de fechar o defeito completamente e induzir fibrose, um reforço com pedaços soltos de tela é realizado na região paravaginal (Fig. 27-13). De fato, esta é uma modificação da técnica de Retziusplastia com prótese proposta por H. Manhes.[20]

A colpossuspensão e o reparo paravaginal são completados pela peritonização usando uma sutura contínua de fio monofilamentar absorvível, como o poliglecaprone zero (*Monocryl®, Ethicon, Issy les Moulineaux, França*).

O morcelamento uterino e o fechamento da aponeurose são os tempos finais do procedimento.

DICAS E TRUQUES

Atualmente os autores têm experiência de mais de 500 casos de promontofixação laparoscópica realizada com a técnica padrão realizada sem abertura vaginal.

Em uma série inicial publicada com 131 pacientes, foram excluídas as pacientes que foram submetidas à histerectomia total durante o mesmo procedimento cirúrgico, pacientes em que não foi realizada a fixação da tela aos músculos elevadores do ânus, pacientes operadas via vaginal ou por laparotomia e casos em que foi utilizada prótese biológica.[15] Este estudo incluiu apenas aquelas pacientes em que não houve abertura intraoperatória da vagina. De fato, os autores acreditam que esta técnica reduza as complicações de erosão vaginal e gradualmente se tornou a única técnica utilizada em nosso departamento com exceção para os casos em que há alguma indicação específica de retirada do colo uterino. A histerectomia supracervical foi realizada em 101 casos, o útero preservado em quatro casos, e um prolapso de cúpula vaginal foi tratado em 26 casos. Um total de 109 pacientes foi submetido à colpossuspensão de Burch, 40 reparos paravaginais com sutura, e 24 pacientes tiveram reforço paravaginal com prótese. O tempo cirúrgico médio foi de 190 minutos. Nenhuma conversão para laparotomia foi necessária. A taxa de complicações intraoperatórias e a taxa de necessidade de novo procedimento cirúrgico no período pós-operatório imediato foram de 5,8% e 2,9%, respectivamente. O tempo médio de acompanhamento foi de 31 meses (variação de 11 a 79 meses). Nenhum prolapso genital grau 3 ou 4 foi observado com 1 mês de cirurgia, e 8 pacientes (8%) apresentaram recorrência clínica algum tempo depois da cirurgia. Após 40 meses de acompanhamento, a probabilidade de a paciente não apresentar recorrência permaneceu estável em 0,8018, com intervalo de confiança de 95% entre 0,6689 e 0,8857. As pacientes foram questionadas com relação à satisfação relacionada com a cirurgia, e 105 pacientes (80%) declararam estar muito satisfeitas, 23 (18%) que estavam moderadamente satisfeitas, e 3 pacientes (2%) não estavam satisfeitas. Complicações relacionadas com a tela foram observadas em 9 pacientes (6,9%). Problemas com a cicatrização vaginal foram vistas em 7 pacientes (5%), na forma de erosões vaginais pela tela. Não houve nenhum caso de erosão com as telas de polipropileno; todas as erosões ocorreram quando a tela multifilamentar de poliéster foi usada. Uma prótese foi removida por causa da espondilodiscite, e outra em decorrência da fístula vesicovaginal que foi reparada com sucesso por laparoscopia. Com relação à função da bexiga, a correção da incontinência urinária foi inadequada nesta série inicial. Cinquenta por cento das pacientes eram incontinentes no pré-operatório, e 45% no pós-operatório. Talvez seja melhor tratar preventivamente a incontinência urinária em todos os casos, uma vez que haja uma alta incidência de incontinência urinária *de novo* pós-operatória, quando nenhuma medida preventiva é realizada.

CONCLUSÃO

Muitas mudanças importantes ocorreram no manejo do prolapso urogenital durante os últimos anos. Os objetivos são a melhora da qualidade de vida das pacientes, melhor manejo cirúrgico usando técnicas minimamente invasivas e um resultado duradouro.

A laparoscopia parece ser uma abordagem possível para a correção cirúrgica do prolapso urogenital. Ela combina as vantagens da cirurgia minimamente invasiva (com um retorno precoce às atividades normais) e a possibilidade de um tratamento eficiente do prolapso adaptando uma técnica de referência realizada por laparotomia.[21]

A promontofixação laparoscópica oferece as mesmas vantagens para o tratamento do prolapso quando comparada à técnica laparotômica.[22,23] A técnica é aceitável em termos de resultados anatômicos e funcionais com relação ao prolapso e também em termos de efetividade em longo prazo. As complicações são menores e similares, se não menos frequentes, do que aquelas que ocorrem na técnica padrão laparotômica. Em um ambiente com uma sala cirúrgica em que a endoscopia se tornou a técnica de referência, o procedimento pode ser realizado na grande maioria dos casos. O tempo cirúrgico se tornou aceitável, com uma duração de menos 3 horas.

O tratamento concomitante da incontinência urinária de esforço parece ser o ponto fraco desta técnica, que pode ser melhorada com o uso mais frequente das técnicas utilizando tela suburetral (*slings*). Neste tópico, vários pontos técnicos merecem ser discutidos. Para começar, assim como na laparotomia, o tratamento preventivo de incontinência urinária deveria ser realizado em todos os casos, mesmo em paciente que não tinham nenhuma incontinência urinária no pré-operatório. A frequência de incontinência urinária *de novo* pós-operatória é alta, quando nenhuma medida preventiva é realizada. Ao mesmo tempo, deve ser dito que estes casos de incontinência pós-operatória podem ser facilmente corrigidos com telas suburetrais. No entanto, isto necessita uma segunda cirurgia, o que é sempre muito desagradável do ponto de vista das pacientes. Finalmente, parece que para os próximos anos, temos duas técnicas cirúrgicas minimamente invasivas disponíveis: laparoscopia e cirurgia vaginal. Uma comparação prospectiva randomizada desses dois métodos é essencial.[16] Além disso, as telas devem ser utilizadas com cuidado.[24] Apenas aqueles materiais que tenham sido provados como eficientes e inócuos devem ser utilizados, e as recomendações técnicas para o seu posicionamento devem ser respeitadas.

Estudos adicionais são necessários a fim de melhorar o manejo das pacientes e para o nosso entendimento com relação aos materiais de prótese, e de fazer com que esta técnica seja mais acessível para a prática cirúrgica diária.

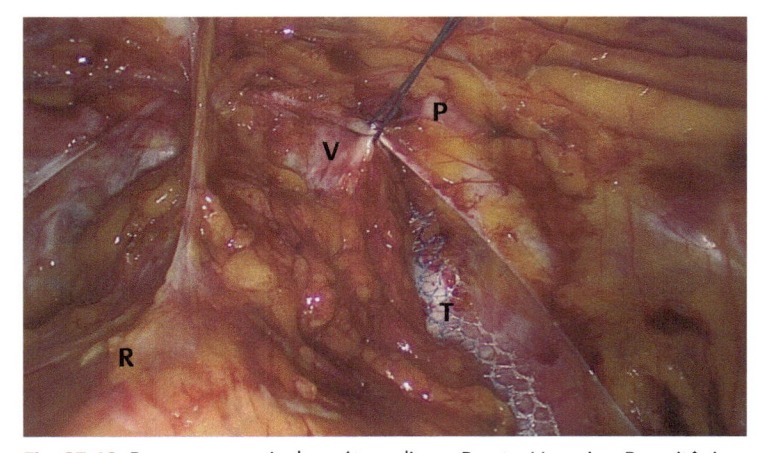

Fig. 27-13. Reparo paravaginal e próteses livres. R: reto; V: vagina; P: peritônio; T: tela.

REFERÊNCIAS BIBLIOGRÁFICAS

1. Slieker-ten Hove MC, Pool-Goudzwaard AL, Eijkemans MJ et al. Symptomatic pelvic organ prolapse and possible risk factors in a general population. *Am J Obstet Gynecol* 2009;200(2):184.e1-7.
2. DeLancey JO. The hidden epidemic of pelvic floor dysfunction: achievable goals for improved prevention and treatment. *Am J Obstet Gynecol* 2005;192(5):1488-95.
3. Scali P, Blondon J, Bethoux A et al. [Operations of support-suspension by upper route in the treatment of vaginal prolapse]. *J Gynecol Obstet Biol Reprod (Paris)* 1974;3(3):365-78.
4. Nezhat CH, Nezhat F, Nezhat C. Laparoscopic sacral colpopexy for vaginal vault prolapse. *Obstet Gynecol* 1994;84(5):885-8.
5. Wattiez A, Boughizane S, Alexandre F et al. Laparoscopic procedures for stress incontinence and prolapse. *Curr Opin Obstet Gynecol* 1995;7(4):317-21.
6. Cundiff GW, Harris RL, Coates K et al. Abdominal sacral colpoperineopexy: a new approach for correction of posterior compartment defects and perineal descent associated with vaginal vault prolapse. *Am J Obstet Gynecol* 1997;177(6):1345-53.
7. Cosson M, Bogaert E, Narducci F et al. [Laparoscopic sacral colpopexy: short-term results and complications in 83 patients]. *J Gynecol Obstet Biol Reprod (Paris)* 2000;29(8):746-750.
8. Wattiez A, Canis M, Mage G et al. Promontofixation for the treatment of prolapse. *Urol Clin North Am* 2001;28(1):151-7.
9. Cheret A, Von Theobald P, Lucas J et al. [Laparoscopic promontofixation feasibility study in 44 patients]. *J Gynecol Obstet Biol Reprod (Paris)* 2001;30(2):139-43.
10. Wattiez A, Mashiach R, Donoso M. Laparoscopic repair of vaginal vault prolapse. *Curr Opin Obstet Gynecol* 2003;15(4):315-9.
11. Rozet F, Mandron E, Arroyo C et al. Laparoscopic sacral colpopexy approach for genito-urinary prolapse: experience with 363 cases. *Eur Urol* 2005;47(2):230-6.
12. Gadonneix P, Ercoli A, Salet-Lizée D et al. Laparoscopic sacrocolpopexy with two separate meshes along the anterior and posterior vaginal walls for multicompartment pelvic organ prolapse. *J Am Assoc Gynecol Laparosc* 2004;11(1):29-35.
13. Higgs PJ, Chua HL, Smith AR. Long term review of laparoscopic sacrocolpopexy. *BJOG* 2005;112(8):1134-8.
14. Dean NM, Ellis G, Wilson PD et al. Laparoscopic colposuspension for urinary incontinence in women. *Cochrane Database Syst Rev* 2006;19;(3):CD002239.
15. Rivoire C, Botchorishvili R, Canis M et al. Complete laparoscopic treatment of genital prolapse with meshes including vaginal promontofixation and anterior repair: a series of 138 patients. *J Minim Invasive Gynecol* 2007 Nov-Dec;14(6):712-8.
16. Maher CF, Feiner B, DeCuyper EM et al. Laparoscopic sacral colpopexy versus total vaginal mesh for vaginal vault prolapse: a randomized trial. *Am J Obstet Gynecol* 2011;204(4):360.e1-7.
17. Sergent F, Resch B, Loisel C et al. Mid-term outcome of laparoscopic sacrocolpopexy with anterior and posterior polyester mesh for treatment of genito-urinary prolapse. *Eur J Obstet Gynecol Reprod Biol* 2011;156(2):217-22.
18. Cosma S, Menato G, Ceccaroni M et al. Laparoscopic sacropexy and obstructed defecation syndrome: an anatomoclinical study. *Int Urogynecol J* 2013;24(10):1623-30.
19. Wattiez A, Cohen SB, Selvaggi L. Laparoscopic hysterectomy. *Curr Opin Obstet Gynecol* 2002;14(4):417-22.
20. Mahes H. Laparoscopia Retzio-plasty. A new surgical approach to stress incontinence. *Int Surg* 1996;81(4):371-3.
21. Ganatra AM, Rozet F, Sanchez-Salas R et al. The current status of laparoscopic sacrocolpopexy: a review. *Eur Urol* 2009;55(5):1089-103.
22. Paraiso MF, Walters MD, Rackley RR et al. Laparoscopic and abdominal sacral colpopexies: a comparative cohort study. *Am J Obstet Gynecol* 2005;192(5):1752-8.
23. Nygaard I, Brubaker L, Zyczynski HM et al. Long-term outcomes following abdominal sacrocolpopexy for pelvic organ prolapse. *JAMA* 2013;309(19):2016-24.
24. De Tayrac R, Sentilhes L. Complications of pelvic organ prolapse surgery and methods of prevention. *Int Urogynecol J* 2013;24(11):1859-72.

PECTOPEXIA LAPAROSCÓPICA

Revaz Botchorishvili
Andressa Paiva

INTRODUÇÃO

Várias são as técnicas para correção dos prolapsos genitais. A mais utilizada atualmente é a colpossacropexia apresentando uma taxa de cura de 92,1%, uma vez que seja a mais efetiva em reconstituir o eixo fisiológico da vagina levando em consideração pontos, como inclinação, profundidade e tamanho.[1,2] Porém, a colpossacropexia apresenta importante limitação em pacientes obesas por causa do alargamento do cólon sigmoide, dificultando o acesso ao promontório e deixando menos espaço para a acomodação da tela.[2,3]

Além disso, em razão desse importante encurtamento da pelve, as pacientes evoluem com dor e alterações intestinais no pós-operatório.[4,5]

Mediante à eficácia desta técnica e à vantagem da via laparoscópica, tornou-se importante o aprimoramento dessa cirurgia; foi então desenvolvida a técnica da pectopexia mantendo as indicações da colpossacropexia, porém sendo a via de escolha para pacientes obesas.[3,6,7]

A pectopexia laparoscópica também corrige prolapsos genitais fixando a tela no ligamento iliopectíneo em vez do promontório, causando menos distúrbios intestinais.[6,8]

Esta técnica é considerada ideal para pacientes obesas, onde o acesso ao promontório, mesmo por via laparoscópica, é mais difícil.[6] O ligamento iliopectíneo é uma estrutura mais forte que o sacro espinhoso e que o arco tendíneo da fáscia pélvica (Fig. 28-1).[9,10]

As indicações de pectopexia são as mesmas da colpossacropexia que são pacientes cuja classificação em POPQ (quantificação dos prolapsos dos órgãos pélvicos) tem como resultado um prolapso grau II ou maior; porém em pacientes com IMC maior que 30.[3,6]

PREPARO PRÉ-OPERATÓRIO

Para pectopexia usamos como padrão:

- Não é necessário preparo intestinal.
- Estrogênio tópico 3 meses antes da cirurgia, melhorando a vascularização do tecido e, com isso, evitando a extrusão da tela.
- Recomenda-se antibioticoprofilaxia antes da cirurgia com cefalosporina de primeira geração.[6]

MATERIAIS INDISPENSÁVEIS

- *Trocarte:* 3 × 5 mm; 1 × 12 mm.
- *Tela monofilamentar:* GYNAMESH 15 × 3 cm.
- *Fios de sutura:* fio de sutura inabsorvível 2.0 com agulha de 25 cm PDS 2.0; fio de sutura absorvível 2.0.

POSICIONAMENTO DA PACIENTE

A paciente deve estar em posição dorsal semiginecológica com os braços ao longo do corpo (Figs. 28-2 e 28-3).

Fig. 28-1. Identificação do ligamento iliopectíneo.

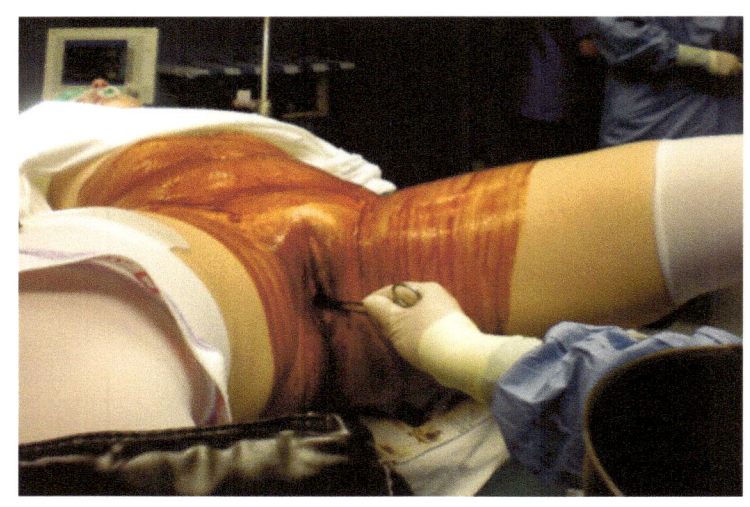

Fig. 28-2. Assepsia da paciente.

CAPÍTULO 28 ▪ PECTOPEXIA LAPAROSCÓPICA

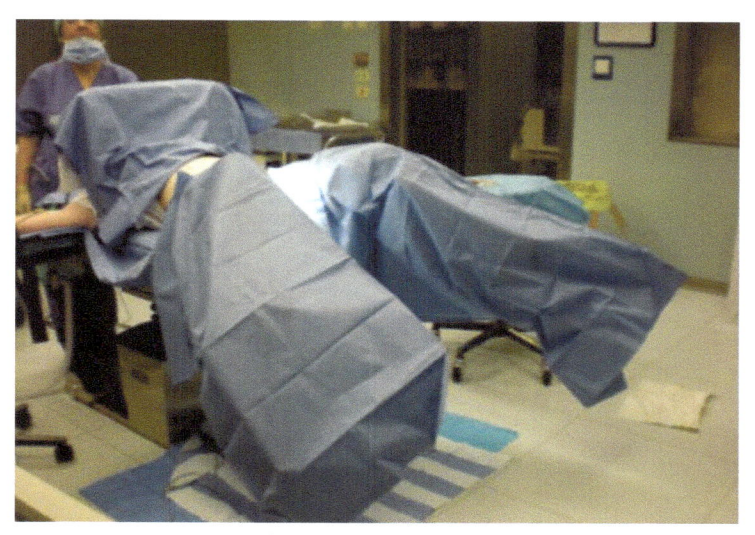

Fig. 28-3. Posicionamento da paciente.

POSICIONAMENTO DOS TROCARTES

São realizadas quatro punções, sendo uma umbilical de 12 mm; duas laterais de 5 mm e uma supraumbilical de 5 mm, como demonstrado na Figura 28-4.[6]

POSICIONAMENTO DA EQUIPE

A equipe é composta pelo cirurgião; dois auxiliares e uma instrumentadora, como demonstrado na Figura 28-5.

DESCRIÇÃO DA TÉCNICA CIRÚRGICA
Passo a Passo
Passo 1: Acesso à Cavidade

Após o posicionamento da paciente, colocação dos campos e sondagem vesical de demora, é iniciada a abordagem laparoscópica.

É realizada a incisão umbilical com agulha de Veress e realização do pneumoperitônio.

Na incisão umbilical é colocado trocarte de 12 mm e realizado o inventário da cavidade. As punções acessórias são feitas sob visualização direta:

- Os dois primeiros trocartes acessórios de 5 mm posicionados 2 cm a 4 cm medial à artéria ilíaca superior bilateralmente.
- Um terceiro trocarte acessório de 5 mm sendo localizado 2 cm a 3 cm superior à sínfise púbica.[6]

Passo 2: Preparação do Ligamento Iliopectíneo

Nesta fase usamos o ligamento redondo como marco anatômico; esta área que circunda o ligamento é delimitada pela veia ilíaca interna cranialmente e pelo nervo obturador dorso-caudal. Realizamos, então, a incisão superficial do peritônio próximo ao ligamento redondo e dissecamos até encontrar o ligamento iliopectíneo bilateralmente (Fig. 28-6).[6]

Passo 3: Dissecção

Após o encontro do ligamento, as incisões peritoneais de ambos os lados devem ser ampliadas superficialmente, por uma dissecção romba seguindo uma linha imaginária até o coto endocervical ou ápice da vagina.[6]

Passo 4: Fixação da Tela

A tela e o fio de sutura são introduzidos pelo trocarte de 12 mm.

A parte final de um dos braços da tela é fixada com dois pontos simples no ligamento iliopectíneo à direita (Figs. 28-7 e 28-8). Segundo a literatura, em seguida, a tela é então fixada no colo do útero com fio inabsorvível 2.0 ou, em caso de pacientes histerectomizadas, no ápice da vagina com PDS com dois a quatro pontos centrais na tela.

Terminando a parte final do outro lado do braço, a tela é fixada no ligamento iliopectíneo à esquerda (Fig. 28-9).[6]

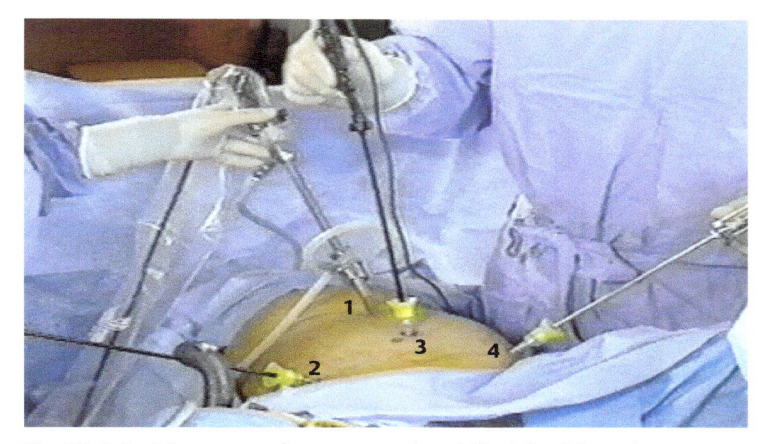

Fig. 28-4. Posicionamento dos trocartes. 1: umbilical; 2 a 4: laterais; 3: supraumbilical.

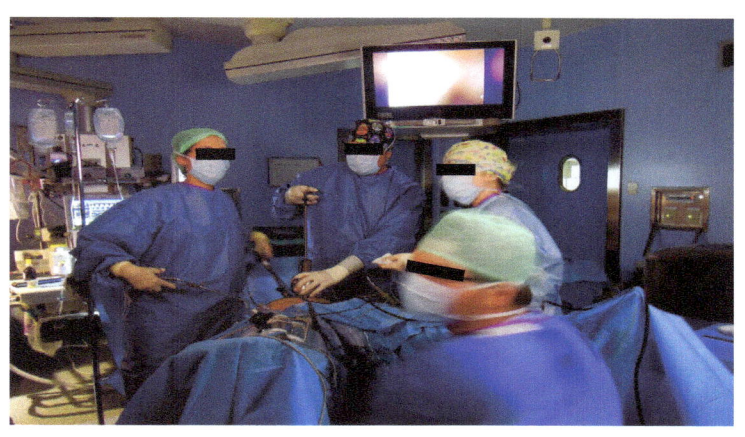

Fig. 28-5. Posicionamento da equipe cirúrgica.

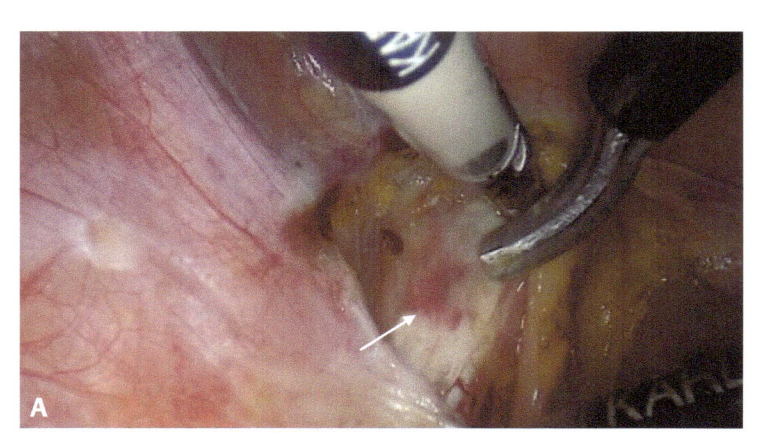

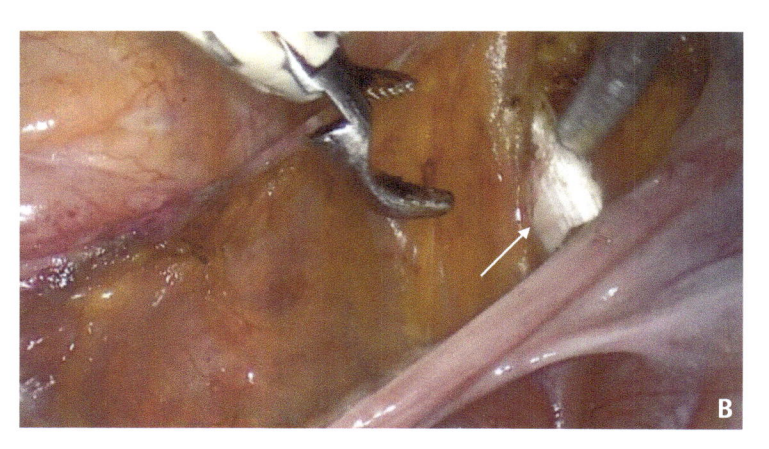

Fig. 28-6. Ligamento iliopectíneo: **(A)** à direita; **(B)** à esquerda.

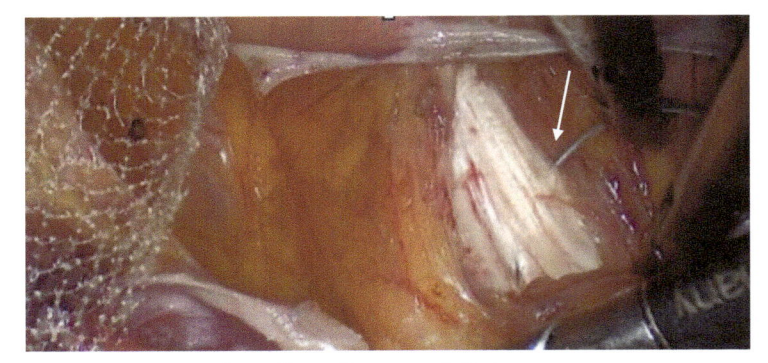

Fig. 28-7. Passagem da agulha no ligamento à direita.

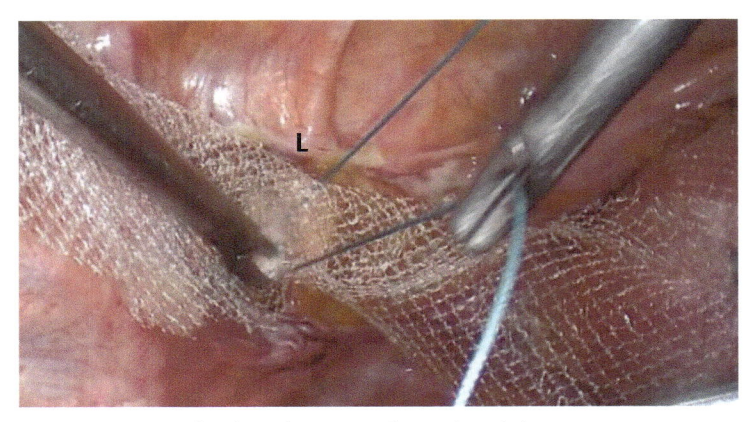

Fig. 28-8. Fixação da tela no ligamento iliopectíneo (LI).

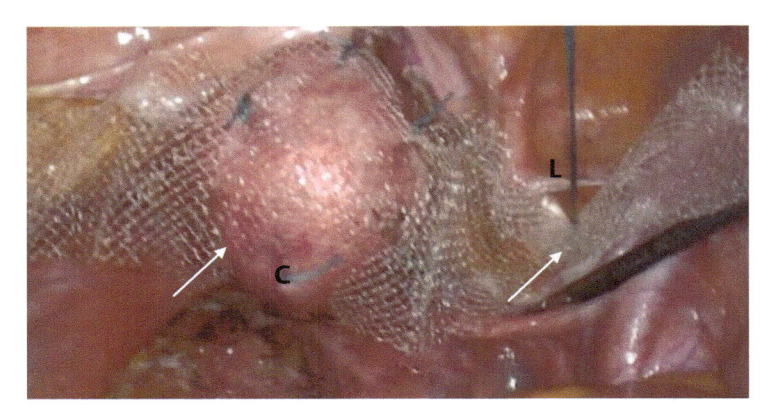

Fig. 28-9. Colo uterino (C) e ligamento iliopectíneo (LI) à direita.

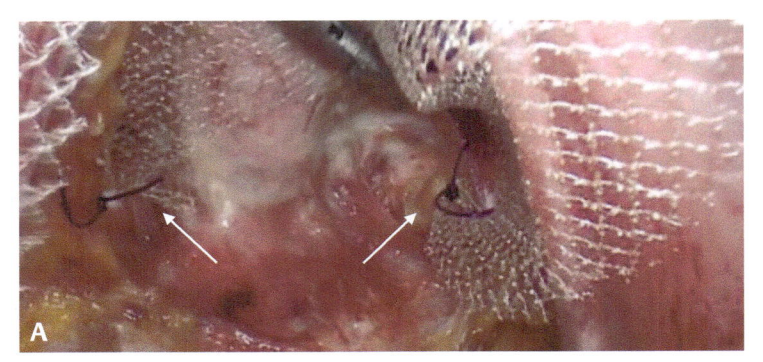

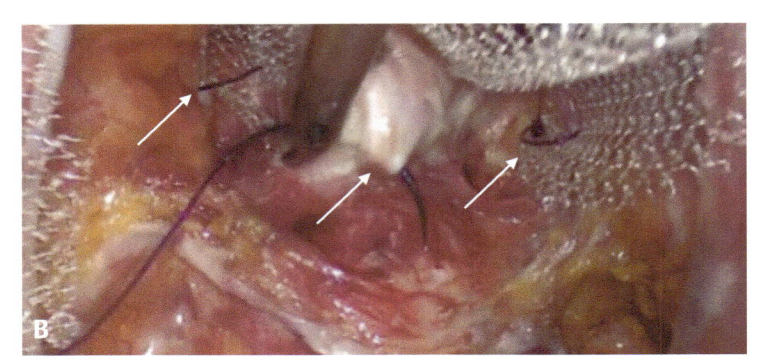

Fig. 28-10. Fixação posterior. (**A**) Vagina lateral. (**B**) Vagina posterior.

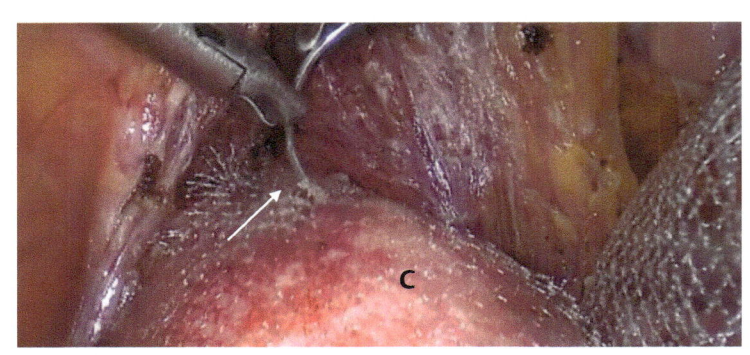

Fig. 28-11. Fixação da tela na parede anterior do colo uterino (C).

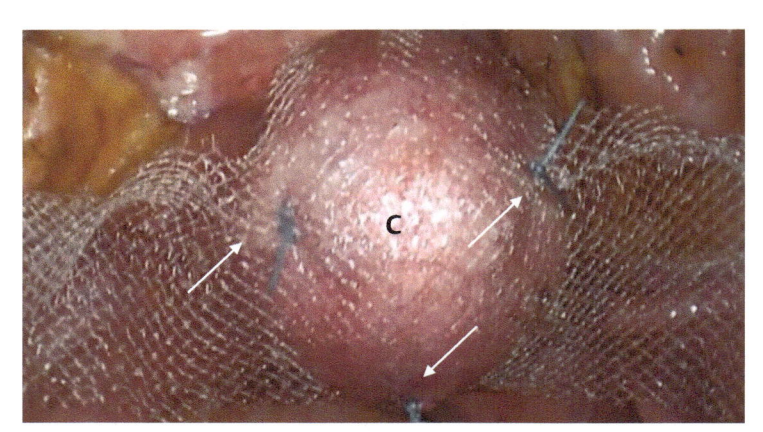

Fig. 28-12. Fixação da tela no colo uterino (C).

É possível fixar a tela também na parte posterior da vagina ou do colo do útero com três pontos; como faz Dr. Revaz Botchorishvili no serviço de Clermont Ferrand-França, demonstrado na Figura 28-10. Neste mesmo serviço é realizado mais um ponto de fixação da tela na parte anterior do colo ou da parede vaginal e finalmente no ápice da vagina ou parte superior do colo com mais 3 pontos de PDS centrais (Figs. 28-11 e 28-12).

Nesta etapa é importante ressaltar que pacientes que possuem útero se beneficiam da histerectomia subtotal, uma vez que o colo do útero tenha papel importante na reconstrução do anel pericervical.

Passo 5: Peritonização

É realizada então a peritonização com sutura contínua com fio absorvível 2.0 ou zero (Figs. 28-13 e 28-14).[6]

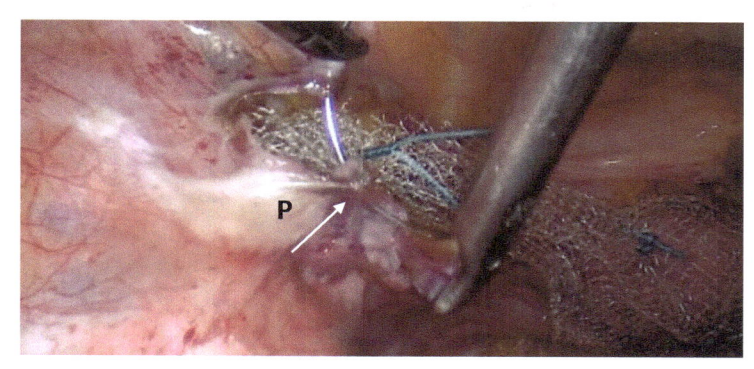

Fig. 28-13. Peritonização. P: peritônio.

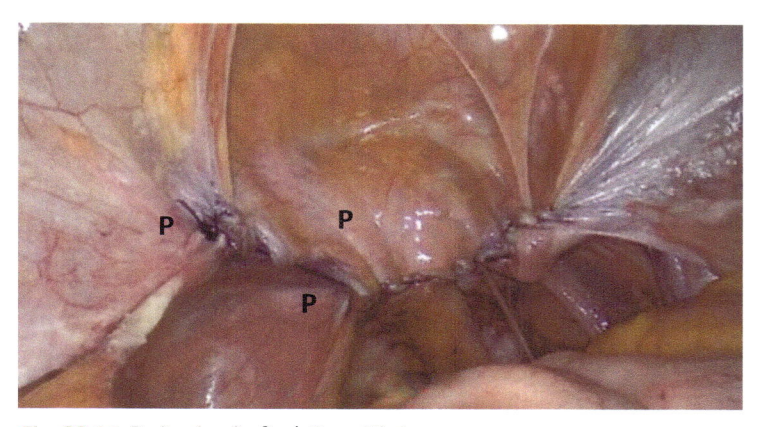

Fig. 28-14. Peritonização final. P: peritônio.

DICAS E TRUQUES

O principal é deixar a tela livre de tensão no momento da fixação. Evitando assim uma possível hipercorreção; pois pelas propriedades biológicas da tela e até mesmo pela fibrose pode acontecer uma retração da mesma.

PÓS-OPERATÓRIO

No pós-operatório são recomendados à paciente exercícios pélvicos.[6]

PONTOS-CHAVE

- Reconhecimento das estruturas anatômicas.
- Fixar a tela de forma que ela fique sem tensão.
- Evitar que a tela perfure a vagina evitando extrusão e com isso infecção, o que compromete todo resultado da cirurgia.

CONCLUSÃO

A pectopexia é a cirurgia de escolha para pacientes obesas, sendo uma técnica que apresenta um tempo operatório menor que a colpossacropexia. Isto se deve ao fato de que a técnica dispensa a dissecção do espaço pararretal e do acesso ao promontório.[3,6]

O fato de não ser necessário dissecar o espaço pararretal evita lesões de estruturas nobres contidas nesse espaço, tornando a técnica cirúrgica mais fácil e factível.[6]

A colocação da tela lateralmente no ligamento iliopectíneo e não no promontório é outro ponto positivo da pectopexia em relação à colpossacropexia; uma vez que não leve ao encurtamento da pelve, consequentemente, diminuindo os distúrbios intestinais.[3,6]

Estudos de até 21 meses pós-operatório têm mostrado não haver diferença estatística entre a taxa de recidiva de prolapso apical e cistocele (defeito lateral) entre as duas técnicas, de forma que a pectopexia, além de ser uma boa opção em pacientes obesas, possui a mesma eficácia.[3,9]

REFERÊNCIAS BIBLIOGRÁFICAS

1. Karl-Gunter N. *J Gastrointest Digest Sys* 2:1 doi:http://dx.doi.org/10.4172/jgds.S1.07,laparoscopic Pectopexy: A randomised comparative clinical trial of standard laparoscopic sacral colpopexy to the new laparoscopic pectopexy-post operative results.
2. Beer M, Kuhn A. Surgical techniques for vault prolapse: A review of the literature. *Eur J Obstet Gynecol Reprod Biol* 2005;119:144-155.
3. Karl-Gunter Noé, Schiermeier S, Alkatout I, Anapolski M. Laparoscopic Pectopexy: A Prospective, Randomized, Comparative Clinical Trial of Standard Laparoscopic Sacral Colpocervicopexy with the New Laparoscopic Pectopexy-Postoperative Results and Intermediate-Term Follow-Up in a Pilot Study; Journal of Endourology 2015 February;29(2).
4. Irvine L, Shaw R. The effects of patient obesity in gynaecological practice. *Curr Opin Obstet Gynecol* 2003;13:179-184.
5. Snyder TE, Krantz KE. Abdominal-retroperitoneal sacral colpopexy for the correction of vaginal prolapse. *Obstet Gynecol* 1991;77:944–949.
6. Banerjee C, Noé KG. *Arch Gynecol Obstet* 2011;284:631-635: Laparoscopic pectopexy: a new technique of prolapse surgery for obese patients.
7. Gadonneix P; Ercoli A, Salet-Lizeé D. Laparoscopic sacrocolpopexy with two separate meshes along the anterior and posterior vaginal walls for multicompartment pelvic organ prolapse. *J Am Assoc Gynecol Laparosc* 2004;11:26-35.
8. Banerjee C, Noe KG. Laparoscopic pectopexy: A new technique of prolapse surgery for obese patients. *Arch Gynecol Obstet* 2011;284:631-635.
9. Miklos J, Kohli N. Laparoscopic paravaginal repair plus burch colpossuspension:review and descriptive technique. *Urology* 2000;56:64-69.
10. Cosson M, Boukerrou M, Lacaze S *et al*.A study of pelvic ligament serenata. *Eur J Obstet Gynecol Reprod Biol* 2003;109(1):80-87.

CERCLAGEM LAPAROSCÓPICA

Suzana Pessini
Geraldo Gastal Gomes da Silveira

INTRODUÇÃO

A cerclagem é o tratamento cirúrgico da incompetência istmo-cervical, definida pelo *American College of Obstetricians and Gynecologists (AGOG)*, como a incompetência do colo uterino em manter a gravidez no segundo trimestre, na ausência de contrações uterinas.[2] Ocorre em 0,5 a 1% das gestações.[4,11] Embora haja relatos bastante antigos sobre este tipo de procedimento, considera-se a descrição da técnica via vaginal, por Shirodkar, em 1953, como um marco a partir do qual a cirurgia foi padronizada e passou a ter os seus resultados publicados.[9] Em 1965, na tentativa de melhorar as já satisfatórias taxas de sucesso da cirurgia via vaginal, que apresentava um índice de falhas em torno de 15%, Berson e Durfee descrevem então a técnica de cerclagem istmo-cervical via abdominal, com resolução de até 89% dos casos.[3,7]

A cerclagem transabdominal passou a ser reservada para pacientes com falha de cerclagem vaginal prévia e/ou com cirurgia de encurtamento do colo uterino, principalmente após traquelectomia radical, malformação ou laceração cervical.

Recentemente, com o desenvolvimento da cirurgia minimamente invasiva, a cerclagem abdominal passou a ser feita por laparoscopia, proporcionando todos os benefícios relacionados com menor morbidade perioperatória da técnica e com resultados obstétricos semelhantes aos da laparotomia.

As primeiras publicações sobre cerclagem laparoscópica aconteceram, em 1998,[10,12] apresentando taxas de 90 a 100% de recém-nascidos vivos.[1,5,8,13,14]

É mais fácil, segura e rápida se realizada no intervalo entre as gravidezes. Os índices de partos no terceiro trimestre e de nascidos vivos são equivalentes para as cirurgias realizadas antes da gestação (em pacientes com história prévia de incompetência istmo-cervical ou fatores de risco evidentes, como traquelectomia radical prévia) e as feitas durante a mesma, no final do primeiro trimestre ou início do segundo. Assim, fica clara a vantagem da cirurgia pré-concepcional, evitando submeter a gestante a procedimentos cirúrgico e anestésico, além da melhor condição técnica para a cirurgia laparoscópica com o útero não gravídico. Além disso, fora da gestação, pode-se utilizar um manipulador uterino, o que auxilia na exposição da região istmo-cervical.[1,13]

PREPARO PRÉ-OPERATÓRIO

O procedimento não requer preparo específico além da rotina pré-operatória usual, mas infecções vaginais e cervicais devem ser tratadas antes da manipulação genital. Uma sonda vesical de demora no transoperatório é recomendada.

MATERIAIS INDISPENSÁVEIS

Fita de mersilene agulhada: a utilização deste material está associada a um importante avanço técnico da cerclagem istmo-cervical, pois possibilita dispensar a dissecção completa dos vasos uterinos, reduzindo o tempo cirúrgico e o risco de sangramento.

Manipulador uterino: facilita a exposição do istmo uterino na paciente não grávida.

A abordagem laparoscópica requer material habitual: trocartes de 11 e de 5/5,5 mm, pinças, porta-agulha, tesoura e cautério bipolar.

POSICIONAMENTO DA PACIENTE

Em mesa cirúrgica com perneiras em bota, a paciente é posicionada em litotomia com membros inferiores baixos (posição de Lloyd Davies). Os braços ficam ao longo do corpo, fixados com lençol ou com faixas. Botas pneumáticas e manta térmica sempre que disponíveis.

POSICIONAMENTO DOS TROCARTES

São utilizados 3 ou 4 trocartes: um de 11 mm na cicatriz umbilical, para a óptica, e os outros dois ou três, de 5 ou 5,5 mm para as pinças, no abdome inferior – um em cada fossa ilíaca, e o terceiro, opcional, suprapúbico.

POSICIONAMENTO DA EQUIPE E SALA CIRÚRGICA

O cirurgião à esquerda, e o auxiliar e o instrumentador à direita da paciente. O anestesiologista junto à cabeça da paciente. Havendo necessidade de manipulador, o segundo auxiliar permanece entre as perneiras.

A mesa cirúrgica está no centro da sala. O anestesiologista e o equipamento correspondente, na extremidade cranial da paciente. A torre de videolaparoscopia, entre as pernas da paciente, e, a fonte de energia, à direita.

DESCRIÇÃO DA TÉCNICA CIRÚRGICA
Passo a Passo
Passo 1
Iniciamos o procedimento com a introdução da agulha de Veress umbilical, para o pneumoperitônio. Em algumas situações, realizamos a punção aberta. A seguir, introdução dos trocartes.

Passo 2
Inventário da cavidade.

Passo 3
Avaliação do compartimento posterior, com identificação transperitoneal dos vasos uterinos e dos ureteres, bilateralmente (Figs. 29-1 e 29-2).

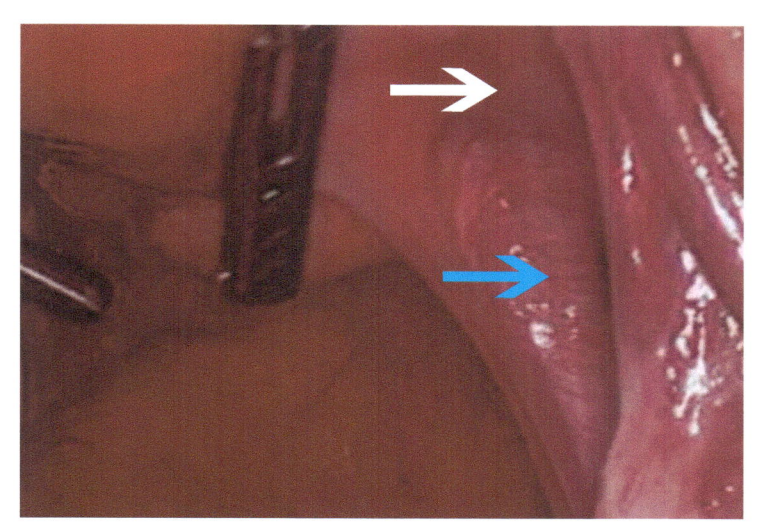

Fig. 29-1. Identificação dos vasos uterinos (seta branca), trajeto do ureter à direita (seta azul).

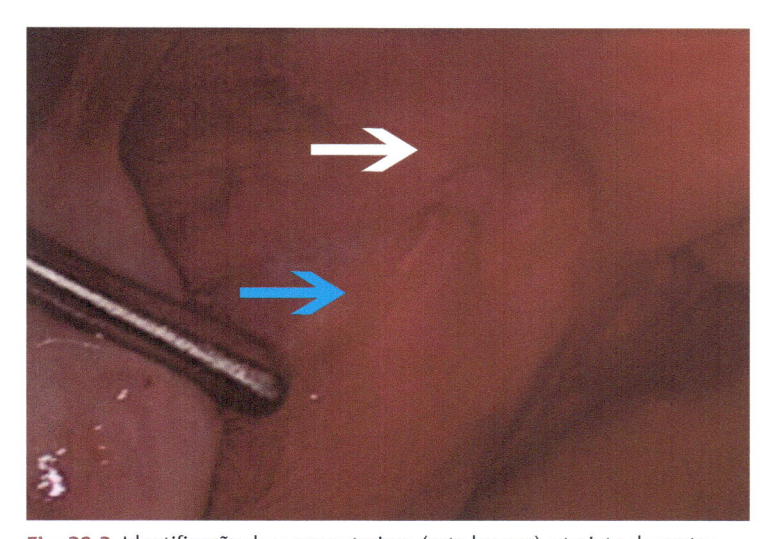

Fig. 29-2. Identificação dos vasos uterinos (seta branca) e trajeto do ureter (seta azul) à esquerda.

Passo 4
Incisão do peritônio vesicuterino, com identificação do espaço vesicocervical e mobilização da bexiga, sem necessidade de exposição do colo todo (Fig. 29-3).

Passo 5
Identificação e exposição dos vasos uterinos no compartimento anterior (Fig. 29-4).

Passo 6
Introdução na cavidade da fita de mersilene 5 mm agulhada, com agulhas retas, pelo redutor no trocarte de 11 mm (Fig. 29-5).

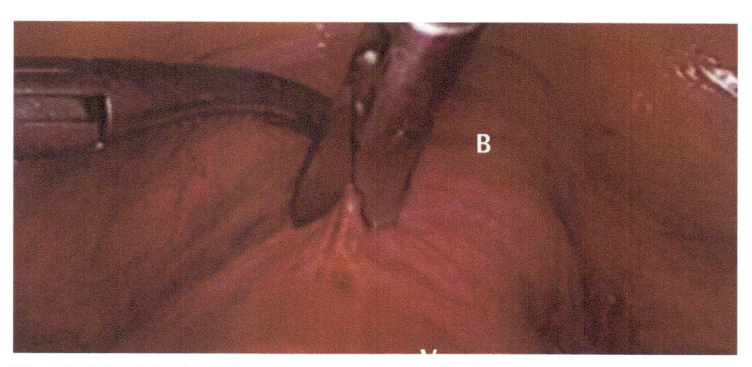

Fig. 29-3. Incisão do peritônio vesicuterino. B: bexiga.

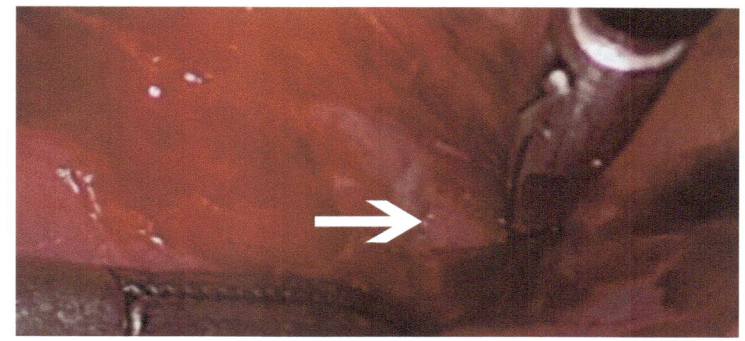

Fig. 29-4. Exposição dos vasos uterinos à direita (seta branca).

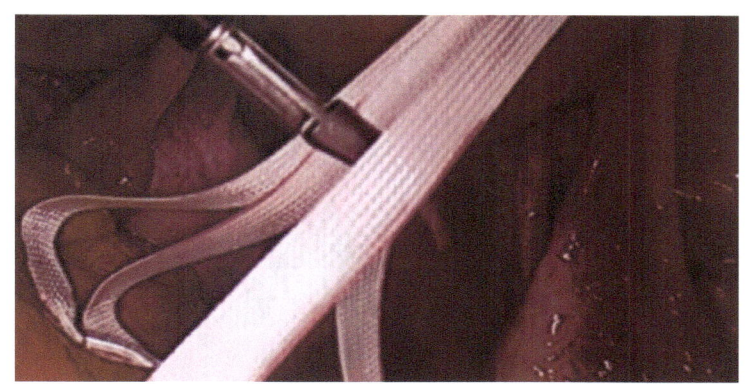

Fig. 29-5. Fita de mersilene.

Passo 7

Passagem da fita, do compartimento posterior para o anterior, tendo como local de entrada da agulha o ponto imediatamente acima da inserção dos ligamentos uterossacros, medial/inferior aos vasos uterinos e laterais ao colo (Fig. 29-6). Importante, neste tempo cirúrgico, a correta angulação da agulha, para que a mesma passe e se mantenha perpendicular ao colo na altura da transição istmo-cervical até o ponto de saída, no compartimento anterior medial aos vasos uterinos previamente expostos (Fig. 29-7).

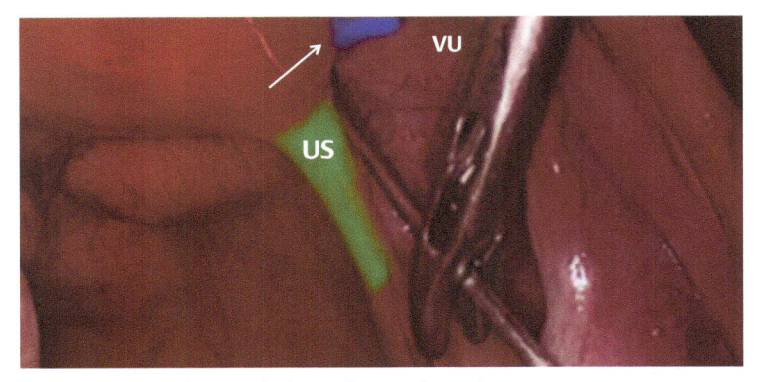

Fig. 29-6. Ponto de entrada da agulha (seta). US: ligamento uterossacro; VU: vasos uterinos.

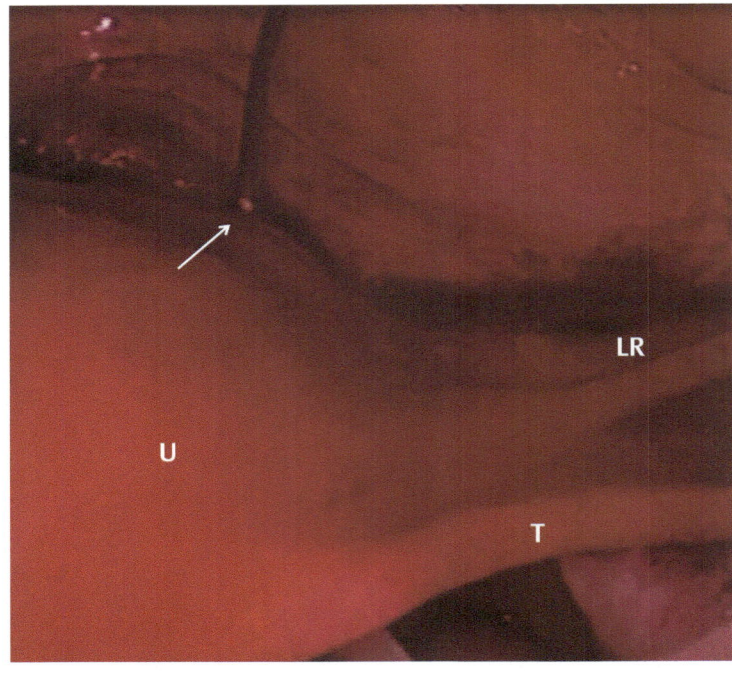

Fig. 29-7. Saída anterior da agulha (seta). U: útero; LR: ligamento redondo; T: tuba uterina.

Passo 8

O mesmo procedimento é, então, realizado no outro lado, tendo-se o cuidado de verificar, antes da passagem da segunda agulha, se não há torção na fita de mersilene (Fig. 29-8).

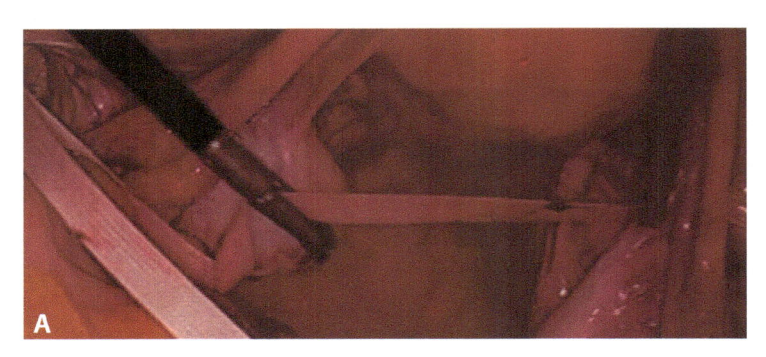

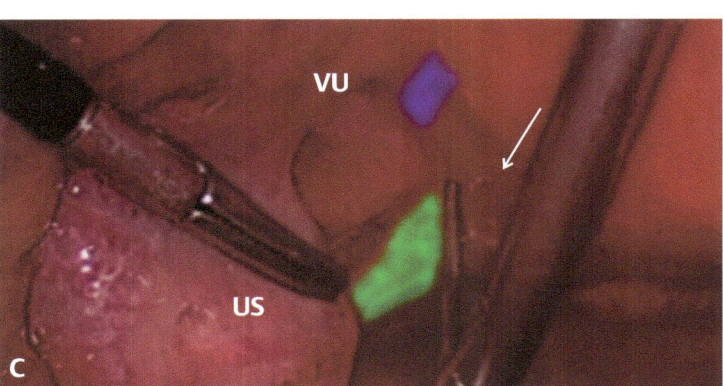

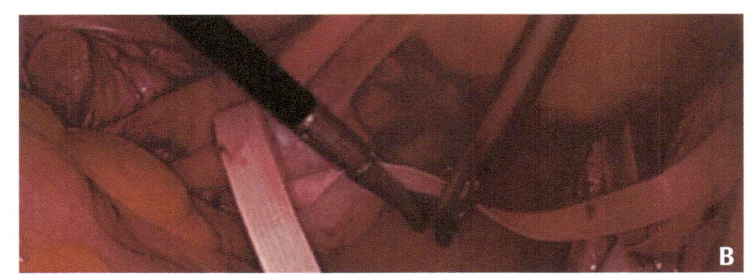

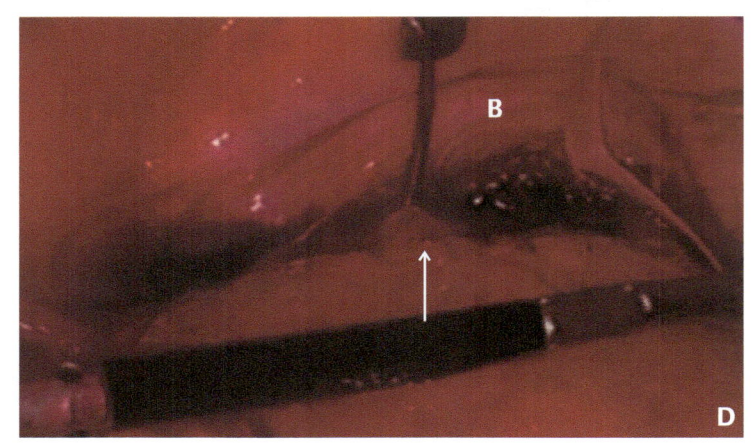

Fig. 29-8. (A) Verificação da fita. (B) Desfazendo a torção da fita. (C) Entrada da agulha à esquerda (seta). (D) Saída da agulha à esquerda (seta). B: bexiga; VU: vasos uterinos; US: ligamento uterossacro.

Passo 9

Com a fita passada e ajustada bilateralmente, cortam-se as suas extremidades, e retiram-se as agulhas pelo redutor no trocarte de 11 mm (Fig. 29-9).

Passo 10

Este é o momento dos nós na fita de mersilene, no compartimento anterior, após ajustá-la e toda a circunferência uterina, deixando-a justa e sem tensão. Após, realiza-se um bloqueio da cerclagem com uma sutura de ethibond 2-0 transfixando as extremidades da fita (Fig. 29-10).

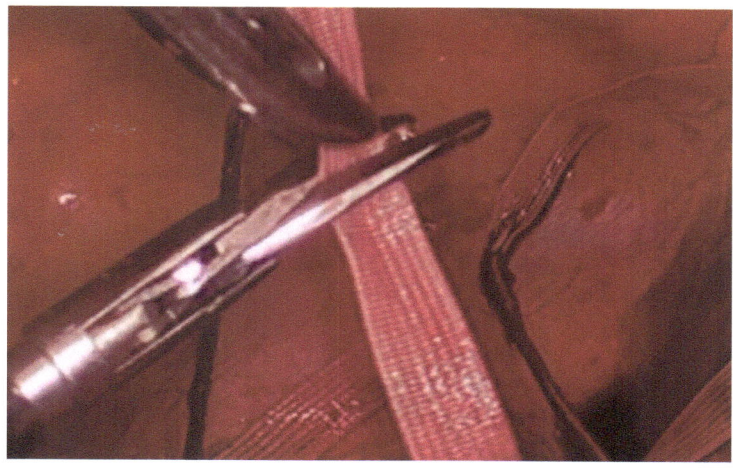

Fig. 29-9. Corte da fita.

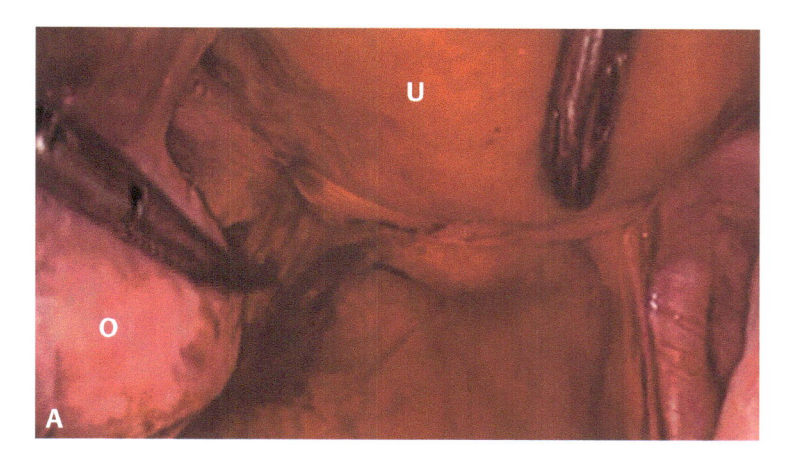

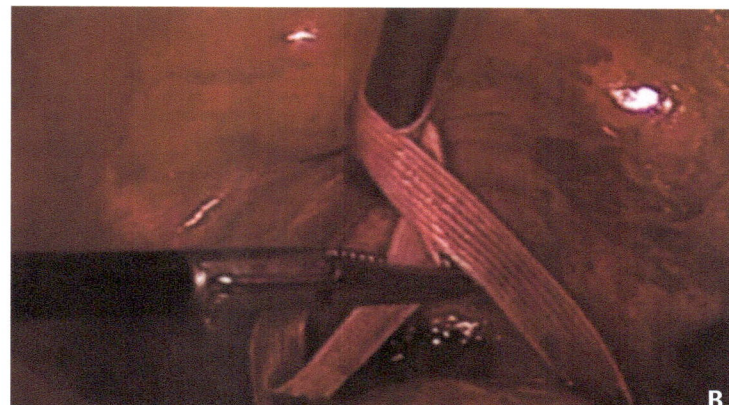

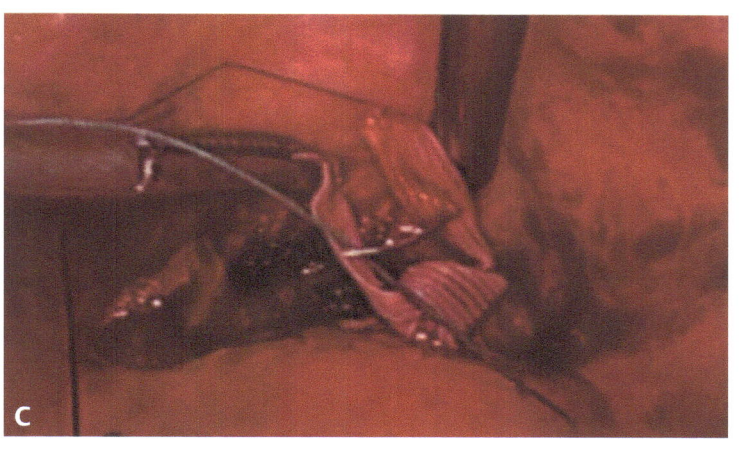

Fig. 29-10. (**A**) Ajuste da fita. (**B**) Nó na fita de mersilene. (**C**) Nó de bloqueio da cerclagem. U: útero; O: ovário.

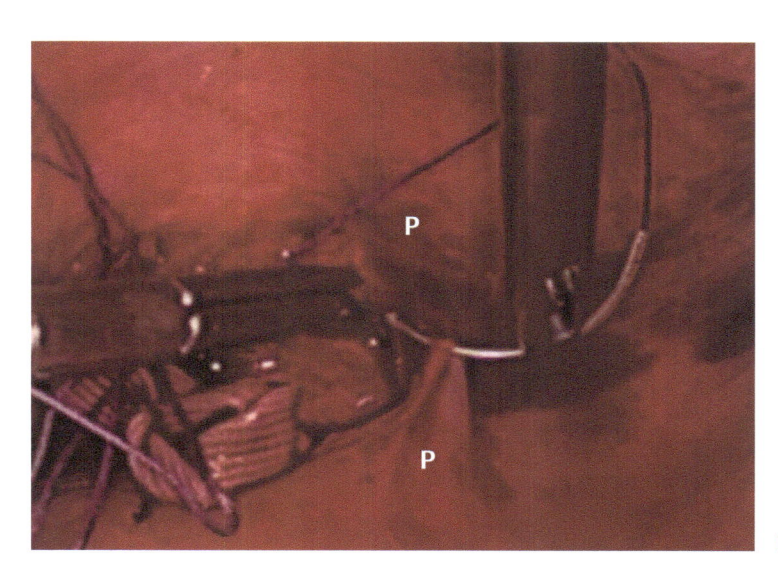

Passo 11

Fecha-se, por fim, o peritônio anterior, com Vicryl 2-0 (Fig. 29-11). Em pacientes não grávidas, pode-se aproveitar a oportunidade do manipulador uterino para a realização da cromotubagem, uma vantagem adicional.

Fig. 29-11. Fechamento do peritônio (P).

PÓS-OPERATÓRIO

A via oral é iniciada precocemente, após 3 horas do término da cirurgia, com dieta líquida ou branda. A prescrição inclui analgesia, hidratação, controle da diurese, movimentos dos membros inferiores e deambulação. A sonda vesical é retirada ao final da cirurgia.

PONTOS-CHAVE

1. Identificação transperitoneal dos vasos uterinos e dos ureteres no compartimento posterior.
2. Exposição anterior dos vasos uterinos após dissecção vesicuterina.
3. Correta angulação da agulha no ponto de entrada.
4. Posicionamento da fita evitando torção.
5. Ajuste da fita: justa e sem tensão.

CONCLUSÃO

A cerclagem laparoscópica é um procedimento de baixo risco e média complexidade, com pouca probabilidade de complicações.

A taxa de complicações, na literatura, é de 1,6 a 4,5%.[1,6,15] As complicações relatadas incluem sangramento dos vasos uterinos, infecção urinária e lesão de bexiga e de alça intestinal. A taxa de conversão é maior em pacientes já grávidas (4,4%), se comparada à paciente não grávida (0,8%).[5]

A cerclagem por via alta (laparotômica ou laparoscópica) está associada a uma maior morbidade comparada à cerclagem vaginal, pois há necessidade de ingresso na cavidade peritoneal em dois momentos: no da cerclagem e no nascimento, pois a cesariana está indicada.

Após a cerclagem, a paciente retorna ao seu médico obstetra.

REFERÊNCIAS BIBLIOGRÁFICAS

1. Ades A, Dobromilsky K, Cheung K, Umstad M. Transabdominal Cervical Cerclage: Laparoscopy Versus Laparotomy. *JMIG* 2015; 22:968-73.
2. American College of Obstetricians and Gynecologists. ACOG Practice Bulletin No. 142: Cerclage for the management of cervical insufficiency. *Obstet Gynecol* 2014; 123:372-9.
3. Berson RC, Durfee RB. Transabdominal Cervicouterine Cerclage During Pregnancy for Treatment of Cervical Incompetency. *Obstet Ginecol* 1965; 25:145-55.
4. Brown R, Gagnon R, Delisle MF. Cervical insufficiency and cervical cerclage. *J Obstet Gynaecol Can* 2013; 35:1115-27.
5. Burger NB, Brölmann HAM, Einarsson JI *et al.* Effectiveness of Abdominal Cerclage Placed via Laparotomy or Laparoscopy: Systematic Review JMIG 2011;18:696-704.
6. Burger NB, Einarsson JI, Brölmann HA *et al.* Preconceptional laparoscopic abdominal cerclage: a multicenter cohort study. *Am J Obstet Gynecol* 2012; 207: 273.e1-12.
7. Cammarano CL, Herron MA, Parker JF. Validity of Indications for Transabdominal Cerclage for cervical Incompetence. *Am J Obstet Gynecol* 1995; 172:1871.
8. Carter JF, Soper DE, Goetzl LM, Van Dorsten JP. Abdominal cerclage for the treatment of recurrent cervical insufficiency: laparoscopy or laparotomy? *Am J Obstet Gynecol* 2009; 201:111.e1-4.
9. Harger JH. Cerclage and Cervical Insufficiency: an Evidence Based Analysis. *Obstet Gynecol* 2002;100:1313-27.
10. Lesser KB, Childers JM, Surwit EA. Transabdominal cerclage: a laparoscopic approach. *Obstet Gynecol* 1998; 91:855-6.
11. Lidegaard O. Cervical incompetence and cerclage in Denmark 1980-1990. A register based epidemiological survey. *Acta Obstet Gynecol Scand* 1994; 73:35-8.
12. Scibetta JJ, Sanko SR, Phipps WR. Laparoscopic transabdominal cervicoisthmic cerclage. *Fertil Steril* 1998; 69:161-3.
13. Tulandi T, Alghanaim N, Hakeem G, Tan X. Pre and Post-Conceptional Abdominal Cerclage by Laparoscopy or Laparotomy. *JMIG* 2014; 21:987-93.
14. Tusheva OA, Cohen SL, McElrath TF, Einarsson JI. Laparoscopic placement of cervical cerclage. *Rev Obstet Gynecol* 2012;5:158-65.
15. Whittle WL, Singh SS, Allen L *et al.* Laparoscopic cervico-isthmic cerclage: surgical technique and obstetric outcomes. *Am J Obstet Gynecol* 2009; 201: 364.e1-7.

Parte III PATOLOGIAS ONCOLÓGICAS

HISTERECTOMIA RADICAL – CLASSIFICAÇÃO QUERLEU 2008

CAPÍTULO 30

Reitan Ribeiro
José Clemente Linhares
Audrey Tsunoda

INTRODUÇÃO

A primeira histerectomia radical com linfadenectomia pélvica e para-aórtica laparoscópica foi realizada, em 1989, por Nezhat *et al.* e publicada, em 1992.[12] Desde então, foi publicada série de casos, estudos de caso-controle e[20] estudos de coorte mostraram resultados no mínimo equivalentes em termos de controle local e sistêmico quando comparado à cirurgia aberta.[7,9,14] Estudo randomizado está em curso, e seus resultados são esperados para os próximos anos.[13]

Os benefícios da histerectomia radical laparoscópica (HRL) em detrimento da cirurgia aberta são comparáveis às técnicas minimamente invasivas para outros sistemas, como tempo de internação reduzido e menor custo hospitalar, menor perda sanguínea, retorno precoce ao trabalho e menor dor pós-operatória.[6,8]

PREPARO PRÉ-OPERATÓRIO

O preparo da paciente inclui o uso de profilaxia antitrombótica e com antibióticos. Estudos randomizados mostraram o benéfico do uso de antibioticoterapia profilática para histerectomias por doenças benignas, sendo estes dados extrapolados para a histerectomia radical.[3] Deve ser realizada no momento da indução anestésica. O uso do antibiótico profilático não deve ser estendido por mais de 24 horas.

O preparo intestinal não é indicado de rotina, assim como o cateterismo ureteral. A sondagem vesical é realizada após o posicionamento e antissepsia da paciente (ver a seguir).

MATERIAIS INDISPENSÁVEIS

A pinça bipolar é indispensável e provavelmente o instrumento mais importante de tal procedimento. Embora o uso de pinças de energia não seja mandatório, seu uso reduz o tempo cirúrgico e o sangramento e pode na maior parte do procedimento substituir a pinça bipolar. Óptica de 0° ou 30°, duas pinças de apreensão atraumáticas, pinça dissectora (Maryland), tesoura, gancho monopolar, aspirador e porta-agulhas completam o material necessário. O uso de clipadores é desnecessário, mas sua disponibilidade é aconselhável. O uso de manipulador uterino é fortemente recomendado, mas não obrigatório.

POSICIONAMENTO DA PACIENTE

A paciente é colocada em posição de litotomia modificada (posição de Lloyd-Davies), sobre colchão piramidal ou colchão maleável (Fig. 30-1), com os braços ao longo do corpo, com a prega glútea 2,5 cm distal da borda da mesa. Os membros inferiores em perneiras de botas após a colocação de sistema de compressão pneumática intermitente. Um dispositivo para imobilização cervical deve ser posicionado de modo a reduzir movimentação e compressão de proeminências ósseas, como a região occipital. Sonda naso ou orogástrica pode ser útil para reduzir o volume gástrico durante a cirurgia e a náusea no pós-operatório.

Após o posicionamento da paciente e a colocação dos campos estéreis, é realizado o cateterismo vesical de demora. A dissecção dos paramétrios pode resultar em retenção urinária no pós-operatório imediato, além de o esvaziamento da bexiga ser importante para evitar as lesões vesicais.

Por fim, é inserido o manipulador uterino, que deve permitir amplo manuseio uterino e vaginal, ajudando na exposição dos espaços da pelve.

Em razão da extensão do procedimento o uso de manta térmica sobre a região torácica da paciente é aconselhável.

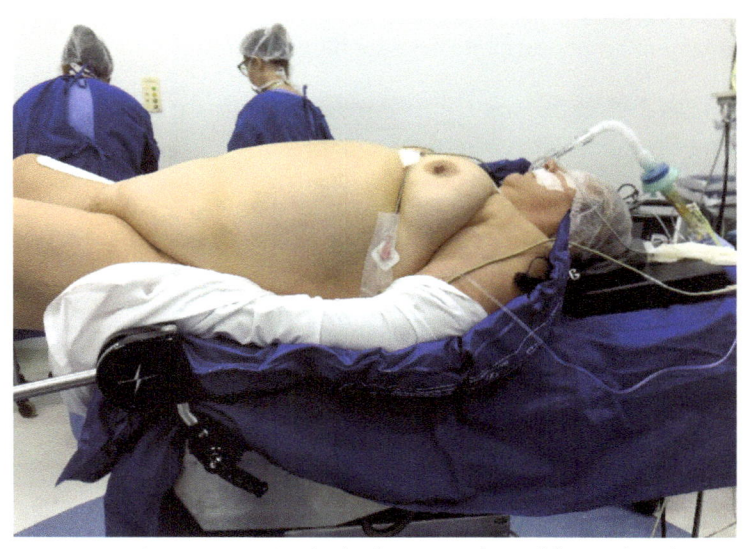

Fig. 30-1. Paciente em posição de Lloyd-Davies, sobre colchão maleável com os braços ao longo do corpo, com as pregas glúteas posicionadas distalmente à borda e da mesa. O colchão ajuda na fixação da paciente à mesa evitando deslizamento.

POSICIONAMENTO DOS TROCARTES

Após a realização do pneumoperitônio, conforme preferência do cirurgião, são utilizados 4 trocartes. Um trocarte de 11 mm umbilical, onde será posicionada a óptica de 0° ou 30°. Após a colocação deste trocarte a paciente é posicionada em Trendelenburg, e os demais trocartes são posicionados sob visão direta. Os dois trocartes laterais de 5 mm são inseridos cerca de 2 a 3 cm medialmente à crista ilíaca anterossuperior, tomando-se o cuidado de evitar a lesão dos vasos epigástricos inferiores. O último trocarte é posicionado na linha média cerca de 8 cm abaixo do trocarte umbilical (Fig. 30-2).

POSICIONAMENTO DA EQUIPE E SALA CIRÚRGICA

O primeiro cirurgião posiciona-se à esquerda da paciente. Ao seu lado o instrumentador. O primeiro auxiliar permanece à direita da paciente. O segundo assistente, posicionado entre as pernas da paciente, realiza a manipulação uterina.

O monitor principal, junto com insuflador e fonte de luz, é posicionado entre as pernas da paciente, ou junto ao pé direito no caso de 2 monitores, de frente para o cirurgião. O segundo monitor será posicionado junto ao pé esquerdo virado para o primeiro assistente. Outro monitor auxiliar pode ser colocado na altura da cabeça da paciente para o 2º auxiliar, que estará manipulando o útero.

DESCRIÇÃO DA TÉCNICA CIRÚRGICA
Passo a Passo

Dividido didaticamente em 11 passos.

Passo 1: Realização do Pneumoperitônio

Deve ser realizado de acordo com a experiência de cada serviço.

Passo 2: Inventário da Cavidade Abdominal

Sempre que se tem a suspeita de doença oncológica deve ser realizada uma inspeção da cavidade logo que se posiciona a câmera. Qualquer achado suspeito deve ser biopsiado.

Passo 3: Secção dos Ligamentos Redondos e Dissecção dos Espaços Paravesical e Pararretal

Os ligamentos redondos são coagulados e seccionados junto à parede lateral da pelve, próximo aos vasos ilíacos externos. A incisão no peritônio lateral da pelve é estendida lateralmente aos vasos do infundíbulo pélvico (IP) até cerca de 3 a 4 cm proximal em relação ao ponto em que os vasos gonadais cruzam os vasos ilíacos. A tração da artéria umbilical permite a identificação do espaço paravesical (Fig. 30-3), que deve ser dissecado até identificação da musculatura levantadora do ânus.

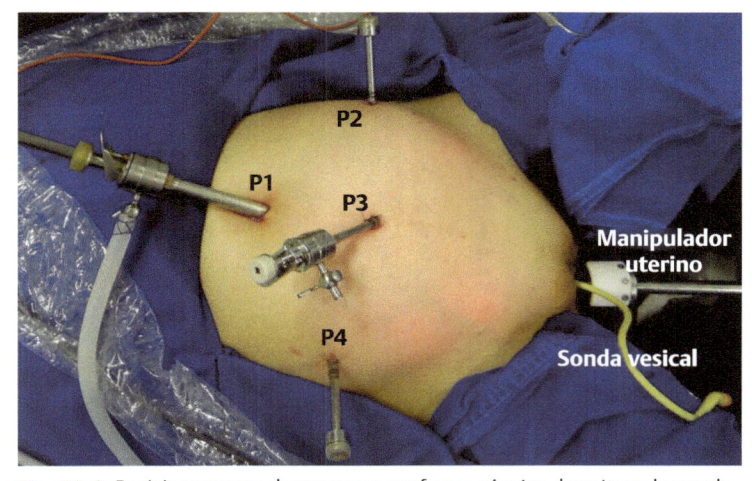

Fig. 30-2. Posicionamento de trocartes conforme técnica descrita pela escola francesa. P1: cicatriz umbilical; P2: fossa ilíaca esquerda; P3: suprapúbico; P4: fossa ilíaca direita.

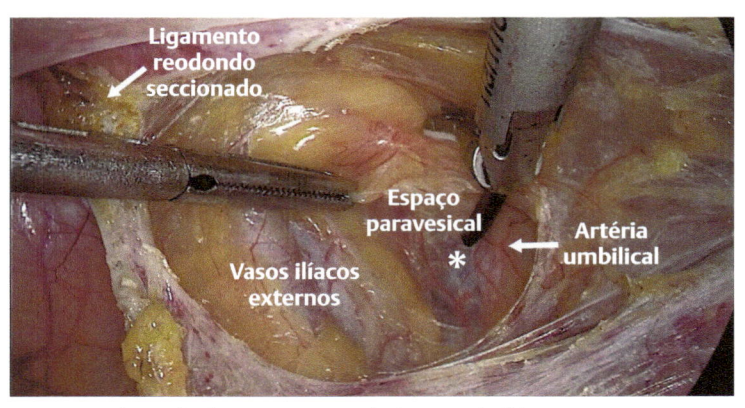

Fig. 30-3. Dissecção do espaço paravesical esquerdo (*).

O ligamento infudíbulo pélvico é, então, tracionado medialmente, e o ureter apresentado na altura em que cruza os vasos ilíacos. A dissecção do espaço pararretal é realizada por tração medial do ureter e lateral da artéria ilíaca interna. Essa dissecção progride caudal até a identificação da artéria uterina com a utilização de forças divergentes (Fig. 30-4). A dissecção segue posteriormente até cerca de 2 cm onde os ramos do nervo hipogástrico serão identificados (Espaço de Latzko ou pararretal lateral).

Passo 4: Dissecção dos Ramos do Nervo Hipogástrico

O nervo hipogástrico é identificado cerca de 1,5 cm posterior ao ureter no plano do chamado mesoureter. O espaço pararretal medial ou espaço de Okabayashi pode ser dissecado neste momento, isolando os ramos do hipogástrico (Fig. 30-5), ou posteriormente durante a dissecção do ligamento uterossacro.

A maioria dos cirurgiões realiza a linfadenectomia pélvica nesse momento, mas ela pode ser realizada após a histerectomia. Na experiência do Hospital Erasto Gaertner, realizar a dissecção dos

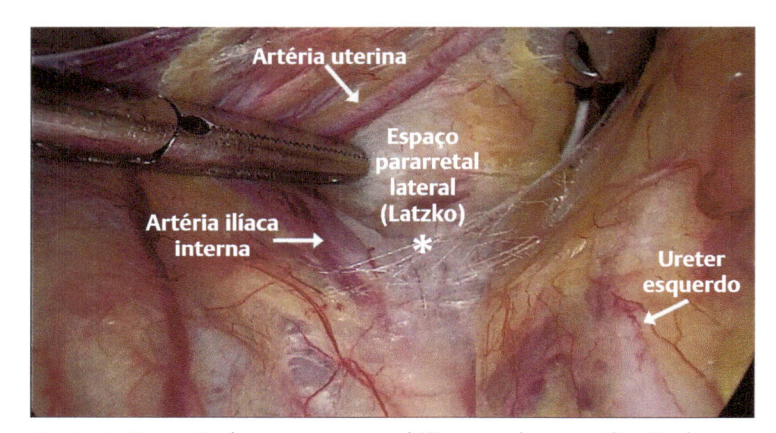

Fig. 30-4. Dissecção do espaço pararretal (*) esquerdo com utilização de forças divergentes.

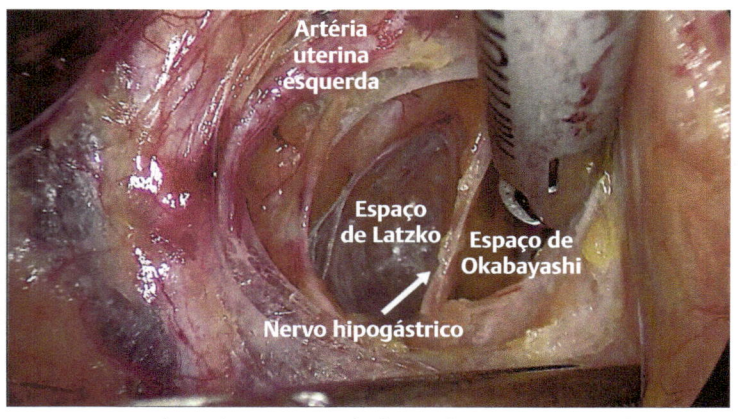

Fig. 30-5. Nervo hipogástrico esquerdo dissecado, com exposição dos espaços de Latzko e Okabayashi.

espaços pélvicos, com identificação direta dos marcos anatômicos, e a execução da linfadenectomia pélvica (com ou sem técnica de identificação de linfonodo sentinela) são passos importantes no treinamento dos jovens cirurgiões. Estas etapas facilitam a técnica da histerectomia radical, com potencial redução das complicações peroperatórias. Ademais, conforme protocolo institucional, caso haja metástase linfonodal pélvica, está indicada a linfadenectomia para-aórtica e o abandono da histerectomia radical.

Passo 5: Dissecção do Espaço Vesicovaginal

Utilizando pinça de apreensão atraumática o assistente traciona a bexiga, enquanto o cirurgião secciona o peritônio ao longo da junção do peritônio vesical com o útero. O espaço vesicovaginal é dissecado por cerca de 3 a 4 cm até garantir 2 cm de margem vaginal livre (Fig. 30-6). Os ligamentos vesicuterinos podem ser observados. Sua selagem rigorosa é importante antes da sua secção, próximo à bexiga, por causa da presença de pequenos vasos sanguíneos que podem causar sangramento.

Passo 6: Selagem e Secção da Mesossalpinge ou do Ligamento Infundíbulo-pélvico

Nas pacientes que farão transposição ovariana, é realizada salpingectomia. No caso de anexectomia o ligamento infundíbulo-pélvico tem seu peritônio medial seccionado, afastando o ureter. O ligamento infundíbulo-pélvico é selado e seccionado.

Passo 7: Dissecção do Espaço Retovaginal e Ligamentos Uterossacros

O folheto posterior do ligamento largo é tracionado, e o ureter descolado do mesmo, preservando-se o tecido periureteral responsável pela sua vascularização. A dissecção segue posteriormente até o fundo de saco em forma de "U" conectando a incisão peritoneal dos dois lados (Fig. 30-7).

A vagina é separada do reto com dissecção romba, separando a gordura do mesorreto da vagina. Os ligamentos uterossacros são identificados e isolados nesse momento. No caso de histerectomia radical do tipo B de Querleu-Morrow o ligamento uterossacro pode ser seccionado ao nível do ureter, e no tipo C ele é seccionado ao nível da parede lateral do reto (Fig. 30-8).[16]

Passo 8: Dissecção dos Ureteres

A tração anterior da artéria uterina, acompanhada de dissecção delicada do ureter ao longo do seu túnel no paramétrio, é realizada com pinça tipo Maryland ou dissectora (manobra de Wertheim) (Fig. 30-9). O uso de aspirador pressionando levemente o ureter, causando sua mobilização posterior e lateral, também é possível. Deve-se tomar cuidado para não causar sangramento no plexo periureteral responsável pela sua vascularização.

A porção distal do ureter, anterior ao cruzamento com a artéria uterina, é dissecada, completando a dissecção do ureter.

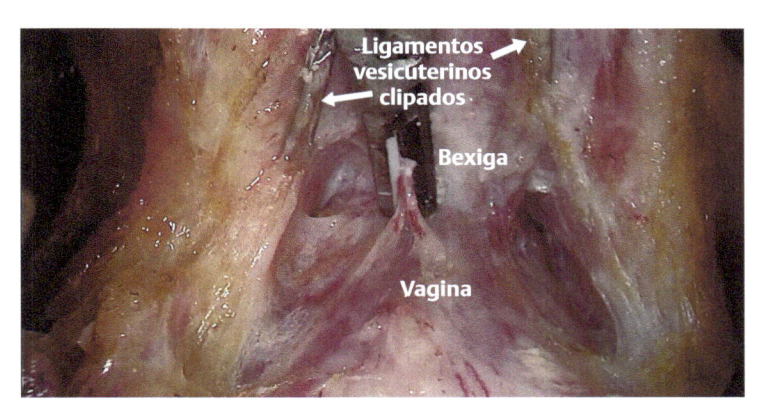

Fig. 30-6. Dissecção do espaço vesicovaginal. Os ligamentos vesicuterinos foram clipados, mas podem ser coagulados.

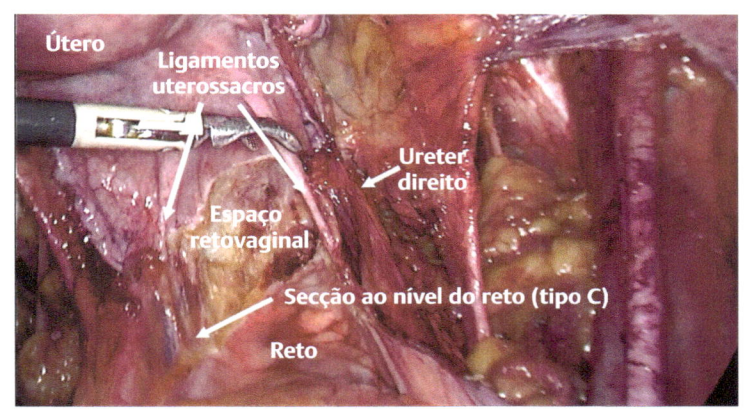

Fig. 30-8. Após a incisão em "U" os ligamentos uterossacros estão expostos, e o espaço retovaginal dissecado. À esquerda o ligamento uterossacro foi seccionado ao nível do reto (Tipo C). O ligamento uterossacro direito ainda não foi seccionado. Na histerectomia radical do tipo B o ligamento uterossacro é seccionado ao nível do ureter.

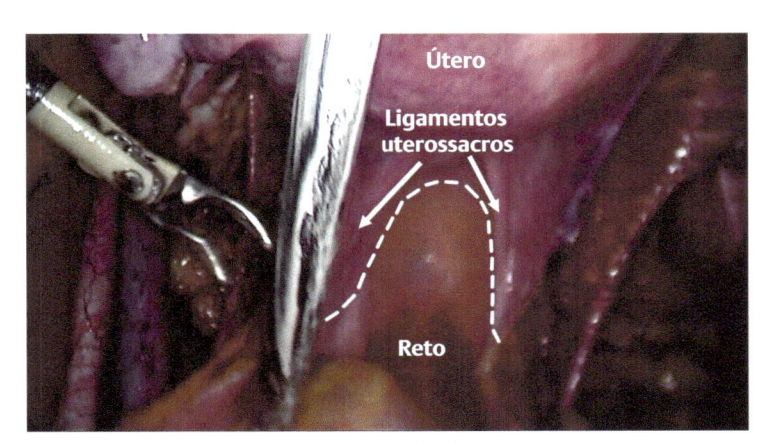

Fig. 30-7. Incisão em "U" invertido no fundo de saco posterior para posterior dissecção dos ligamentos uterossacros e espaço retovaginal.

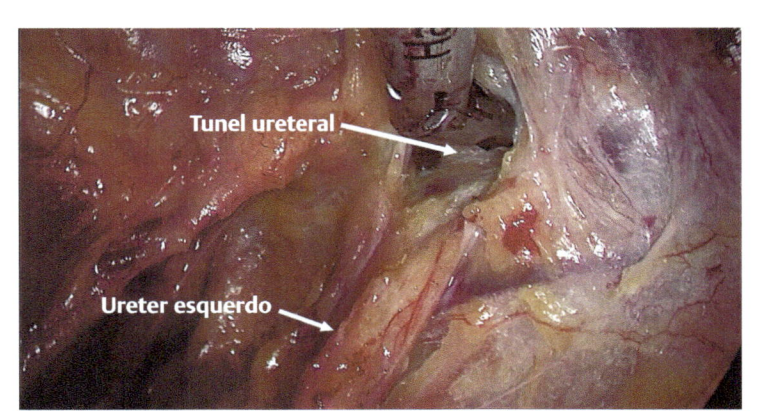

Fig. 30-9. Dissecção do túnel ureteral esquerdo.

Passo 9: Ligadura da Artéria Uterina e Ressecção Paracervical Superficial

A paracérvice anterior e a posterior já estão seccionadas neste momento, restando apenas a paracérvice lateral, sendo este o mais importante ponto de vista de disseminação. O passo 7 pode ser realizado posteriormente ao 9, sem comprometimento da técnica. Na histerectomia radical por câncer de colo do útero procedem-se à selagem e secção da artéria uterina na sua origem na histerectomia radical tipo B2 ou C, permitindo a retirada dos linfonodos que podem estar presentes junto a esta (Fig. 30-10).

A artéria uterina é coagulada com bipolar e seccionada na sua origem. O vaso é tracionado anteriormente, e o tecido pericervical, ressecado sobre o ureter, atingindo sua exposição por completo (Fig. 30-11).

Passo 10: Secção da Paracérvice Profunda

Nas histerectomias radicais tipo B, o ureter é rolado lateralmente à medida que o tecido conectivo deste é seccionado. A paracérvice profunda é seccionada ao nível do ureter na histerectomia do tipo B. Cerca de 0,5 cm posterior ao ureter a veia uterina profunda é identificada, selada e seccionada. O plexo hipogástrio inferior está posterior a esta e é preservado.

Após a secção da veia uterina profunda a dissecção continua medialmente em direção à vagina. O uso de pinças seladoras ajuda a evitar o sangramento do plexo venoso que acompanha a parede lateral da vagina. A vagina é, então, dissecada circunferencialmente, preparando-a para sua secção posterior.

Na histerectomia radical do tipo C1 a dissecção da paracérvice profunda é mais desafiadora e exige identificação clara do nervo hipogástrico e dissecção cautelosa da veia uterina profunda. A junção da veia uterina profunda com a veia ilíaca interna é dissecada. Então a veia uterina profunda é coagulada com bipolar e seccionada junto aos vasos ilíacos internos (Fig. 30-12).

O ureter é dissecado da paracérvice e lateralizado, enquanto a veia uterina é tracionada medialmente e abaixo do ureter. He-

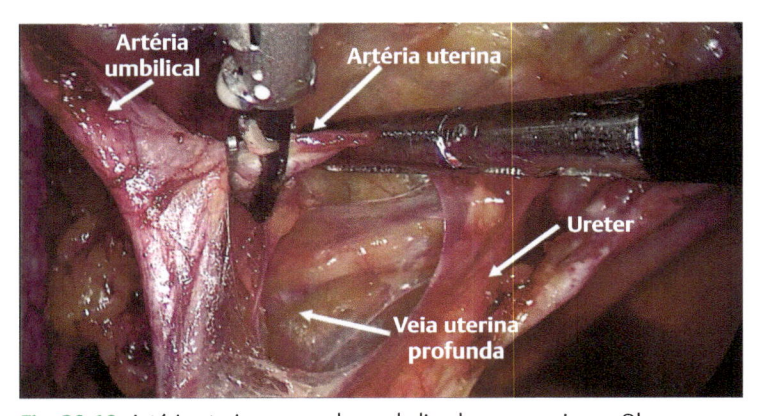

Fig. 30-10. Artéria uterina esquerda sendo ligada na sua origem. Observa-se *clip* na sua origem, mas seu uso não é obrigatório.

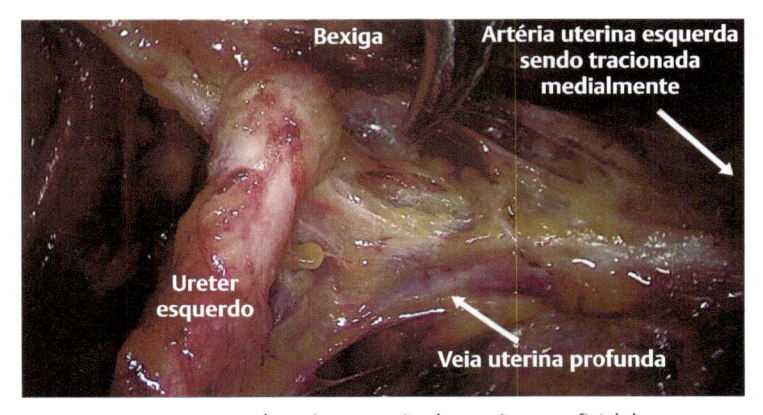

Fig. 30-11. Ureter esquerdo após ressecção da porção superficial da paracérvice.

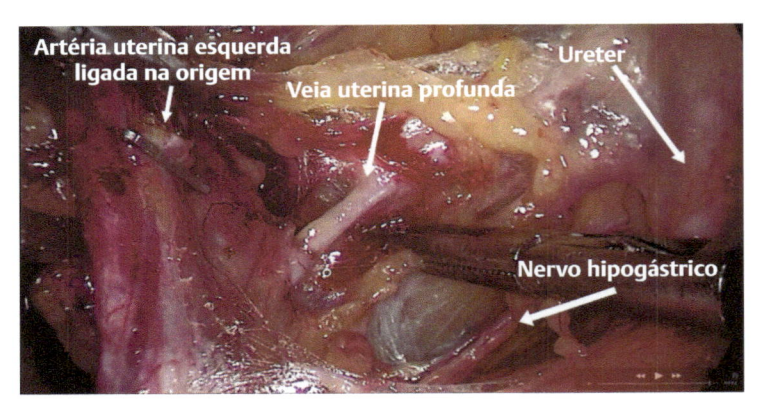

Fig. 30-12. Veia uterina profunda esquerda dissecada na origem, pronta para ser selada e cortada. Os ramos do nervo hipogástrico são visualizados, e serão preservados os ramos vesicais. Os ramos para o útero e colo serão ressecados à medida que a dissecção progredir junto à veia uterina profunda.

mostasia cuidadosa é realizada, enquanto a paracérvice profunda é ressecada com a veia uterina profunda. A dissecção não deve ser aprofundada, pois o plexo esplâncnico pélvico está situado posterior à veia. A dissecção segue medialmente em direção à vagina.

Passo 11: Secção Vaginal

O delineador vaginal é inserido nesse momento, caso não tenha sido previamente feito. A vagina é seccionada com uso de energia monopolar (gancho laparoscópico) com 1 a 2 cm de margem de manguito vaginal, e o útero é extraído via vaginal. Hemostasia da vagina é realizada, sem excesso, para não comprometer sua cicatrização.

A sutura vaginal é realizada com sutura absorvível, variando amplamente a técnica entre os cirurgiões. Ver Capítulo de Histerectomia.

Passo 12: Revisão de Hemostasia e das Estruturas

Revisão rigorosa da hemostasia é realizada com o uso combinado de aspirador e bipolar, identificando-se eventuais pontos de sangramento.

O uso de dreno é controverso. Dados extrapolados de estudos com histerectomias radicais laparotômicas mostram que seu uso é desnecessário. O uso de drenos não reduz o risco de formação de linfocistos e, pode eventualmente, colaborar com a formação de mais linfocistos sintomáticos tardios (3,4% *vs.* 0,5%).[5]

A sonda vesical é mantida até a realização do teste de resíduo (ver a seguir).

PÓS-OPERATÓRIO

A dieta pode ser introduzida de 4 a 6 horas após, assim que a paciente esteja recuperada da anestesia. A deambulação precoce deve ser estimulada, assim como a permanência fora do leito sentada. Durante o internamento, também recomenda-se a realização de fisioterapias motora e respiratória. Tão logo a paciente esteja recebendo dieta de forma satisfatória e com a dor controlada, normalmente já no 1º dia de pós-operatório, poderá receber alta hospitalar.

Normalmente, já no 1º dia de pós-operatório, antes da alta, é realizado teste de resíduo urinário. Pacientes com resíduo menor que 100 mL podem receber alta sem a sonda vesical, mas devem ser extensamente orientadas sobre o risco de retenção urinária e suas manifestações.

Não é incomum que pacientes, queixando-se de poliúria, estejam na verdade retendo urina e precisem permanecer com sonda vesical por mais de 3 a 7 dias, quando o teste de resíduo é repetido. Caso a retenção urinária não se resolva em 10 a 14 dias deve-se iniciar o autocateterismo, até que o resíduo seja inferior a 100 mL.

DICAS E TRUQUES

- É importante a dissecção ampla dos espaços paravesical e pararretal.
- Identificação e preservação dos ramos do nervo hipogástrico e plexo esplâncnico inferior são mandatórias.

- Dissecção cuidadosa do ureter preservando sua vascularização reduz a chance de estenose e fístula.
- Ressecção parametrial não deve ser posterior à veia uterina profunda.

CONCLUSÃO

A histerectomia radical laparoscópica no tratamento dos tumores de colo do útero é uma técnica padronizada e, portanto, passível de reprodução. Aparenta ser segura em termos oncológicos, porém demanda conhecimentos avançados de técnica cirúrgica e da anatomia pélvica para sua execução com segurança e com melhores resultados.

BIBLIOGRAFIA

Carenza L, Nobili F, Giacobini S. Voiding disorders after radical hysterectomy. *Gynecol Oncol* 1982;13:213.

Covens A, Rosen B, Gibbons A et al. Differences in the morbidity of radical hysterectomy between gynecological oncologists. *Gynecol Oncol* 1993;51:39.

Falcone T, Walters MD. Hysterectomy for benign disease. *Obstet Gynecol* 2008;111(3):753-67.

Forney JP. The effect of radical hysterectomy on bladder physiology. *Am J Obstet Gynecol* 1980 Oct 15;138(4):374-82.

Franchi M, Trimbos JB, Zanaboni F et al. Randomised trial of drains versus no drains following radical hysterectomy and pelvic lymph node dissection: a European Organisation for Research and Treatment of Cancer-Gynaecological Cancer Group (EORTC-GCG) study in 234 patients. *Eur J Cancer* 2007 May;43(8):1265-8.

Gemignani ML, Curtin JP, Zelmanovich J et al. Laparoscopic-assisted vaginal hysterectomy for endometrial cancer: clinical outcomes and hospital charges. *Gynecol Oncol* 1999;73:5-11.

Li G, Yan X, Shang H et al. A comparison of laparoscopic radical hysterectomy and pelvic lymphadenectomy and laparotomy in the treatment of Ib-IIa cervical cancer. *Gynecol Oncol* 2007 Apr;105(1):176-80.

Malur S, Possover M, Michels W, Schneider A. Laparoscopic-assisted vaginal versus abdominal surgery in patients with endometrial cancer – a prospective randomized trial. *Gynecol Oncol* 2001;80:239-44.

Malzoni M, Tinelli R, Cosentino F et al. Total laparoscopic radical hysterectomy versus abdominal radical hysterectomy with lymphadenectomy in patients with early cervical cancer: our experience. *Ann Surg Oncol* 2009 May;16(5):1316-23.

Mann WJ Jr, Orr JW Jr, Shingleton HM et al. Perioperative influences on infectious morbidity in radical hysterectomy. *Gynecol Oncol* 1981;11:207.

Naik R, Jackson KS, Lopes A et al. Laparoscopic assisted radical vaginal hysterectomy versus radical abdominal hysterectomy--a randomised phase II trial: perioperative outcomes and surgicopathological measurements. *BJOG* 2010;117:746.

Nezhat CR, Burrell MO, Nezhat FR et al. Laparoscopic radical hysterectomy with paraaortic and pelvic node dissection. *Am J Obstet Gynecol* 1992 Mar;166(3):864-5.

Obermair A, Gebski V, Frumovitz M et al. A phase III randomized clinical trial comparing laparoscopic or robotic radical hysterectomy with abdominal radical hysterectomy in patients with early stage cervical cancer. *J Minim Invasive Gynecol* 2008 Sep-Oct;15(5):584-8.

Pellegrino A, Vizza E, Fruscio R et al. Total laparoscopic radical hysterectomy and pelvic lymphadenectomy in patients with IB1 stage cervical cancer: analysis of surgical and oncological outcome. *Eur J Surg Oncol* 2009 Jan;35(1):98-103.

Querleu D, Leblanc E, Cartron G et al. Audit of preoperative and early complications of laparoscopic lymph node dissection in 1000 gynecologic cancer patients. *Am J Obstet Gynecol* 2006;195:1287.

Querleu D, Morrow P. Classification of radical hysterectomy. *Lancet* 2008; 9:297-303.

Seski JC, Diokno AC. Bladder dysfunction after radical abdominal hysterectomy. *Am J Obstet Gynecol* 1977;128:643.

Tam KF, Lam KW, Chan KK, Ngan HY. Natural history of pelvic lymphocysts as observed by ultrasonography after bilateral pelvic lymphadenectomy. *Ultrasound Obstet Gynecol* 2008 Jul;32(1):87-90.

Trimbos JB, Franchi M, Zanaboni F et al. 'State of the art' of radical hysterectomy; current practice in European oncology centres. *Eur J Cancer* 2004;40:375.

Zakashansky K, Chuang L, Gretz H et al. A case-controlled study of total laparoscopic radical hysterectomy with pelvic lymphadenectomy versus radical abdominal hysterectomy in a fellowship training program. *Int J Gynecol Cancer* 2007; 17:1075-1082.

Zullo MA, Manci N, Angioli R et al. Vesical dysfunctions after radical hysterectomy for cervical cancer: a critical review. *Crit Rev Oncol Hematol* 2003;48:287.

CAPÍTULO 31
HISTERECTOMIA RADICAL NEUROPRESERVADORA ROBÓTICA

Marcelo de Andrade Vieira
Marcelo Henrique dos Santos

INTRODUÇÃO

A adoção da técnica laparoscópica tem disponibilizado as vantagens da cirurgia minimamente invasiva também para as neoplasias ginecológicas.[1,2] Entretanto, apesar da menor morbidade associada ao procedimento apontada em numerosos estudos,[3-6] a técnica não tem sido amplamente utilizada na prática cirúrgica; restrita, de um modo geral, aos grandes centros e hospitais oncológicos de grande volume. Esta realidade é atribuída à complexidade da cirurgia, que leva a uma prolongada curva de aprendizado com os instrumentos laparoscópicos tradicionais e desafios ergonômicos para o cirurgião.[7-10]

Desde o final dos anos 1990, a assistência robótica vem encontrando lugar importante nos procedimentos minimamente invasivos. Após a aprovação do sistema *da Vinci (da Vinci® Surgical System, Intuitive Surgical Inc, CA, EUA)* pela FDA *(Food and Drug Administration)* dos Estados Unidos, em 2005,[11] a primeira histerectomia radical robótica para câncer de colo uterino foi publicada por Sert *et al.*, em 2006.[12] A partir de então foram descritas várias aplicações em neoplasias ginecológicas: estadiamento cirúrgico do câncer de endométrio, tratamento cirúrgico radical para câncer de colo uterino: histerectomia, traquelectomia; além de outras possíveis indicações para linfadenectomias estadiadoras (pélvica, retroperitoneal) por via trans ou extraperitoneal.[13]

A cirurgia robótica traz as vantagens já conhecidas da laparoscopia, além de possibilitar melhor visão (sistema tridimensional); movimentos intuitivos, mais amplos e precisos e maior conforto (melhor ergonomia) para o cirurgião. Estas características conferem melhor desempenho e visam a superar as limitações da laparoscopia tradicional, ampliando os benefícios da cirurgia minimamente invasiva.[14,15] As limitações ao uso da assistência robótica incluem alto custo (aquisição e manutenção do equipamento, treinamento da equipe, reposição dos instrumentos), necessidade de treinamento adicional da equipe cirúrgica, maior tempo de uso da sala cirúrgica, possibilidade de falha mecânica e reduzida sensibilidade tátil.[16]

SISTEMA ROBÓTICO *DA VINCI* DE CIRURGIA

Representa a evolução de um projeto militar, desenvolvido pela NASA e o *Stanford Research Institute*, para a realização de cirurgia remota em campo de batalha.[17] O sistema *da Vinci*, único aprovado pela FDA para procedimentos ginecológicos, é composto por três estruturas principais (Fig. 31-1):

- *Console do cirurgião:* o cirurgião realiza o procedimento sentado, com visão tridimensional e em alta definição. Utiliza dois *joysticks* que reproduzem no paciente, com precisão e em tempo real, todos os movimentos da mão do cirurgião principal; além de cinco pedais para o controle da câmera, controle do braço robótico auxiliar e uso de energia. Por meio de vários mecanismos; é possível, por exemplo, ajustar configurações da câmera e melhorar a ergonomia do console.
- *Carro do paciente:* carro robótico motorizado que pode ser posicionado de diversas formas a depender da cirurgia proposta. É constituído por 3 ou 4 braços robóticos em que são acoplados a câmera (óptica de 0 ou 30 graus) e os instrumentos exclusivos *EndoWrist®* com 7 graus de movimento (os instrumentos laparoscópicos tradicionais apresentam 4 graus de movimento) (Fig. 31-2).
- *Carro de vídeo:* suporta os componentes do sistema de processamento de imagem, fonte de luz, insuflador, geradores dos dispositivos cirúrgicos de energia, além de um monitor *widescreen* para o acompanhamento da cirurgia.

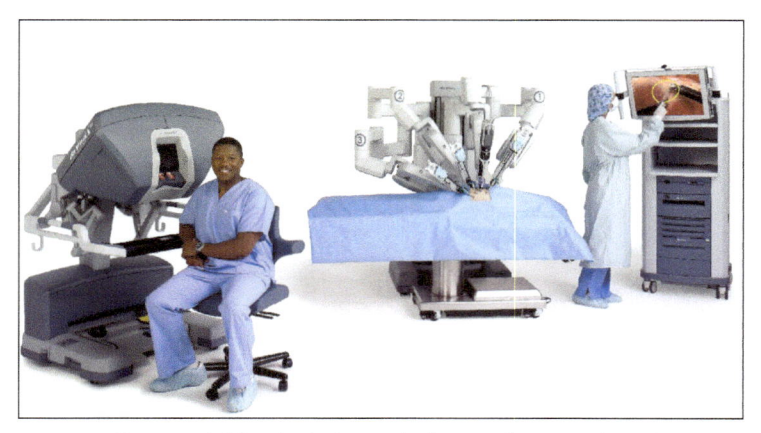

Fig. 31-1. Sistema robótico *da Vinci*: console do cirurgião, carro do paciente e carro de vídeo (da esquerda para a direita). (Fonte: © 2017 Intuitive Surgical, Inc.)

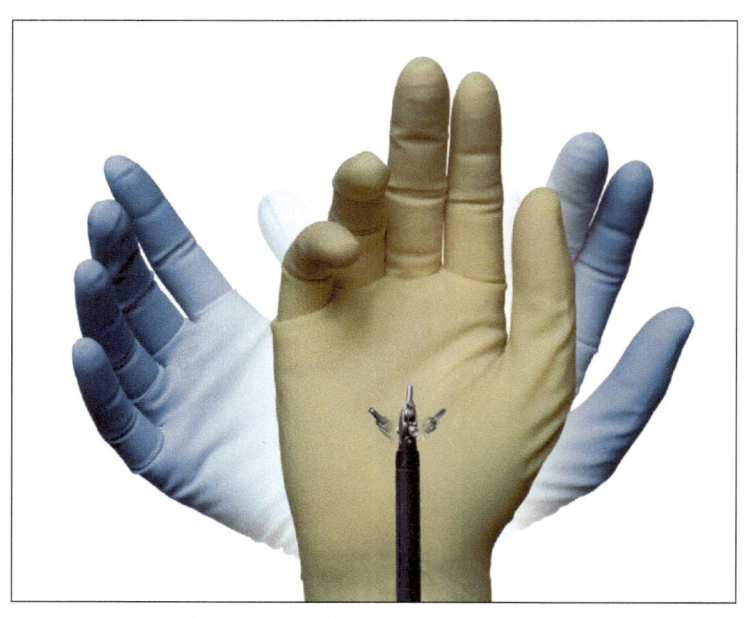

Fig. 31-2. Sistema de imagem tridimensional e os instrumentos *EndoWris®*, com 7 graus de mobilidade, permitem movimentos mais precisos durante a cirurgia. (Fonte: © 2017 Intuitive Surgical, Inc.)

MATERIAIS INDISPENSÁVEIS

As ópticas de 0° ou 30° podem ser usadas a depender da escolha do cirurgião. Utilizamos os seguintes instrumentos do sistema robótico: tesoura curva monopolar (*Hot Shears*™), pinça *Maryland* fenestrada bipolar e para o braço 3, uma pinça de apreensão atraumática (*ProGrasp*™); além do porta-agulhas robótico (*Mega*™). Outros instrumentos de assistência robótica poderiam ser empregados como a pinça dissectora (*PK*™) e o selador de vasos *EndoWrist® One*; têm o potencial de facilitar o procedimento, porém, aumentariam o custo final. Instrumentos laparoscópicos tradicionais complementam os materiais necessários: aspirador e pinça de apreensão atraumática de 5 mm.

PREPARO PRÉ-OPERATÓRIO

O preparo adequado é fundamental para a segurança da paciente e influencia diretamente o resultado cirúrgico. Recomendamos profilaxia mecânica para tromboembolismo e antibioticoprofilaxia com cefalosporina de primeira geração durante a indução anestésica. Não realizamos qualquer tipo de preparo intestinal de rotina.

A paciente é submetida à anestesia regional e geral; com subsequente sondagem naso ou orogástrica, para diminuir o risco de acidentes da primeira punção.

Para permitir o acesso vaginal, a paciente é colocada na posição de Lloyd-Davies sobre colchão piramidal casca de ovo, ou similar, para evitar deslizamento; os membros superiores, protegidos, ficam ao longo do corpo, e os inferiores são cuidadosamente ajustados nas perneiras de Allen, após colocação das botas de compressão pneumática intermitente. Devem-se proteger pontos de pressão, como a região occipital, e evitar posições de extrema flexão, extensão e abdução a fim de prevenir possíveis danos neuromusculares (Fig. 31-3).

Após antissepsia e proteção com os campos cirúrgicos, procedemos à sondagem vesical; injeção de marcador para identificação do linfonodo sentinela, caso indicado e passagem do manipulador uterino (p. ex., *Clermont-Ferrand®*, RUMI® com colpotomizador KOH entre outros que é sempre recomendado.

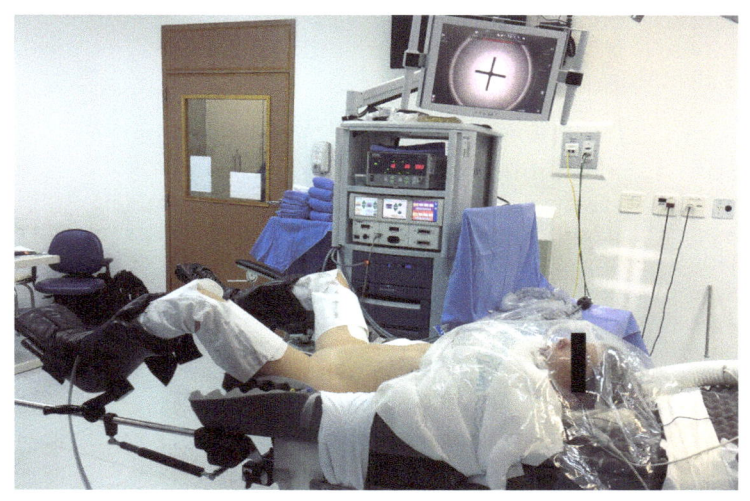

Fig. 31-3. Posicionamento para cirurgias pélvicas robóticas.

POSICIONAMENTO DA EQUIPE

O cirurgião principal assume o controle do console que fica situado ao lado na sala cirúrgica. Os demais integrantes da equipe se posicionam ao lado da paciente (Fig. 31-4).

POSICIONAMENTO DOS TROCARTES

Inicialmente, deve ser feito um acesso auxiliar para realização do pneumoperitônio. Para esta cirurgia, estabelecemos o primeiro portal no quadrante superior esquerdo, 2 cm abaixo do rebordo costal, referenciado pela linha hemiclavicular (ponto de Palmer). Realiza-se punção com agulha de Veress, seguida de passagem de trocarte de 12 mm e criação do pneumoperitônio até 12 mmHg. Este trocarte será utilizado pelo cirurgião auxiliar durante todo o procedimento, permitindo a assistência por pinças de apreensão, aspirador, passagem de fios de sutura, *endobags* e outros (Fig. 31-5).

O trocarte da câmera, braços 1 e 2 devem ser inseridos a uma distância de 20 cm do alvo cirúrgico; para esta cirurgia, consideramos a sínfise púbica como referência. O braço 3 tem importante função auxiliar durante os procedimentos assistidos por robótica e deve ser

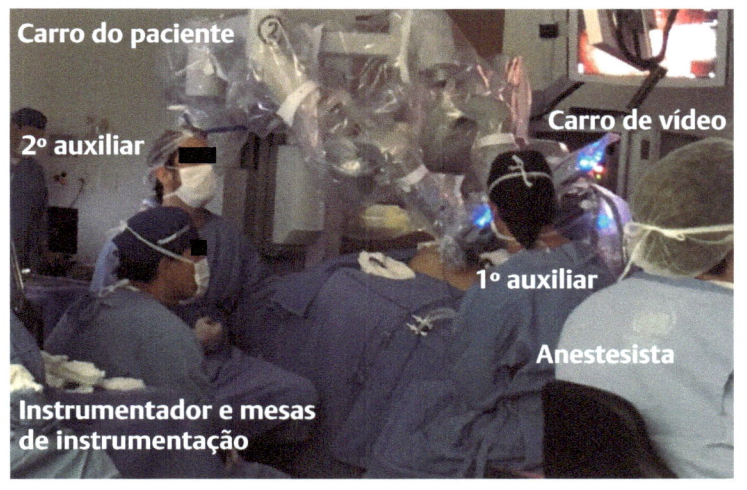

Fig. 31-4. Posição da equipe e do sistema *da Vinci*.

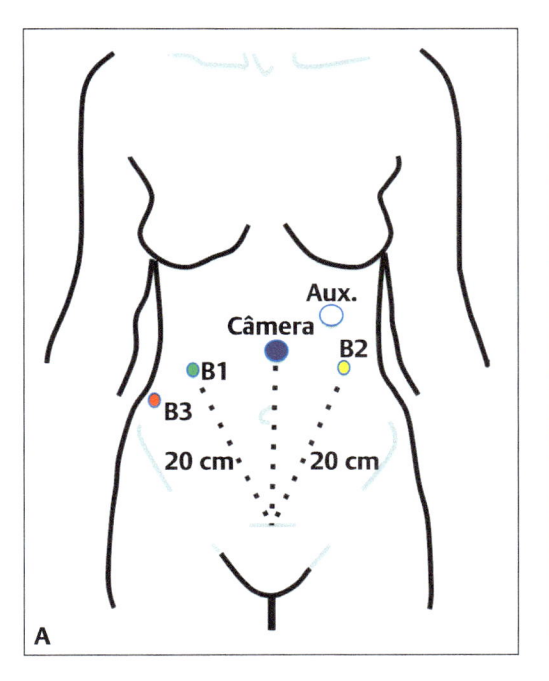

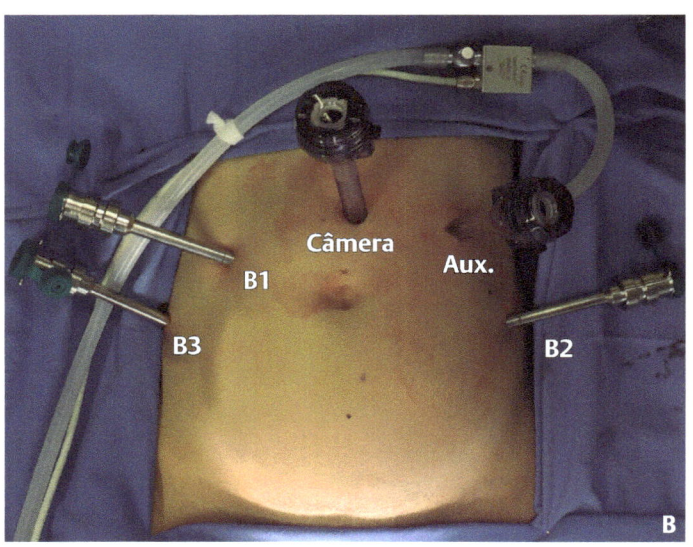

Fig. 31-5. (A) Distribuição dos trocartes. **(B)** Para os portais do auxiliar (aux) e câmera são utilizados trocartes de 12 mm. Os demais são de 8 mm, exclusivos do sistema robótico.

ajustado de acordo com a necessidade de exposição do campo cirúrgico; sendo assim, o ponto de referência varia na dependência do seu objetivo em cada cirurgia. É importante ressaltar que as medidas dos portais devem ser feitas após a realização do pneumoperitônio. O trocarte da câmera é posicionado na linha mediana e, após o inventário cirúrgico adequado, os trocartes do sistema *da Vinci* (8 mm) são introduzidos sob visão direta (Fig. 31-5): o primeiro (B1) é inserido 10 cm à direita do portal da câmera; o segundo (B2), 10 cm à esquerda do endoscópio; o terceiro (B3) tem posição variável e é implantado à direita do braço 1. Deve-se respeitar a distância mínima de 10 cm entre os portais cirúrgicos (Fig. 31-5).

POSICIONAMENTO DO CARRO DO PACIENTE (*DOCKING*)

Após a passagem dos trocartes, a paciente é colocada em posição de Trendelenburg (28°). O carro do paciente e o braço da câmera devem ser alinhados no plano mediano; o carro robótico é, então, dirigido sob orientação do cirurgião principal e posicionado entre as pernas da paciente. Os braços robóticos podem então ser ajustados aos respectivos portais (Fig. 31-6).

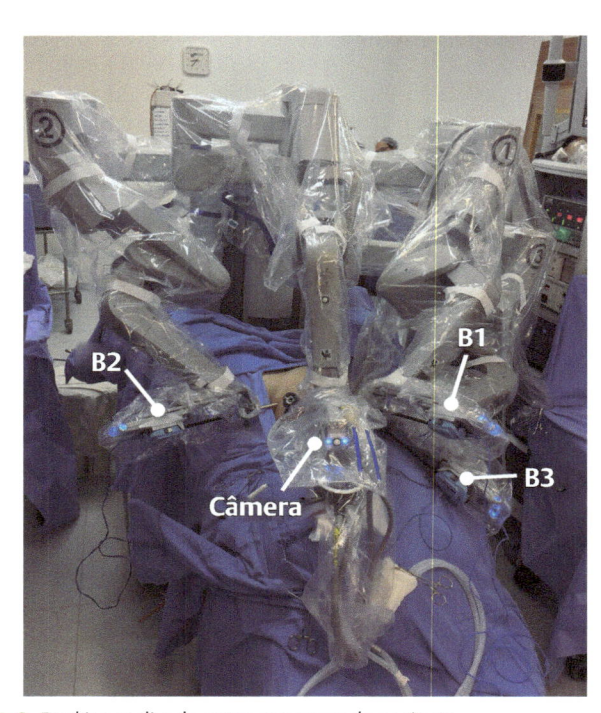

Fig. 31-6. *Docking* realizado entre as pernas da paciente.

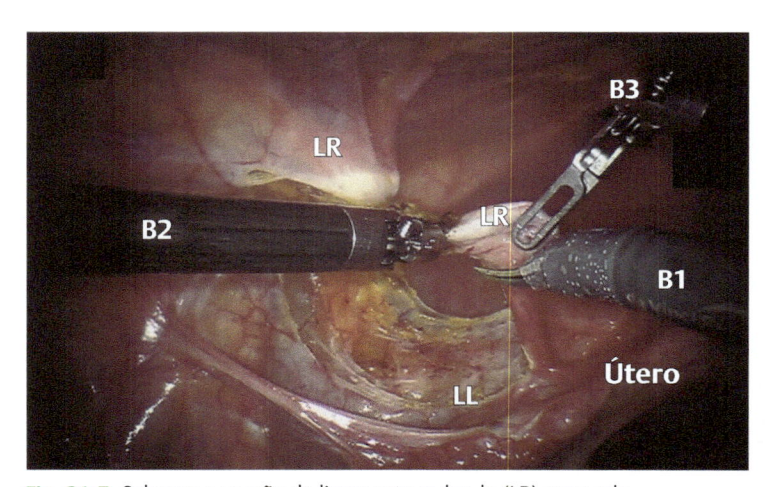

Fig. 31-7. Selagem e secção do ligamento redondo (LR) esquerdo. LL: ligamento largo. B1, B2 e B3: braços robóticos.

DESCRIÇÃO DA TÉCNICA CIRÚRGICA
Passo a Passo

A tática cirúrgica é, basicamente, a mesma utilizada na laparoscopia tradicional e está sistematizada nos sete passos a seguir.

Passo 1: Secção dos Ligamentos Redondos

Começamos o procedimento com a selagem (energia bipolar) e secção do ligamento redondo do útero (Fig. 31-7), seguida da abertura do peritônio lateralmente aos vasos do ligamento infundíbulo pélvico (IP). O ligamento IP é tracionado medialmente, e o ureter é identificado.

Passo 2: Desenvolvimento dos Espaços Pélvicos Paravesical e Pararretal

Desenvolvimento dos espaços pélvicos paravesical (Fig. 31-8), a partir da identificação da artéria umbilical obliterada (medial e lateral) e pararretal lateral (Latzko) entre a bifurcação dos vasos ilíacos e o ureter medialmente (Fig. 31-9). Os espaços são dissecados até os planos musculares. Em geral, realizamos a linfadenectomia antes da histerectomia, e esta dissecção permite a exposição de limites anatômicos que facilitam o procedimento.

Após a abertura do espaço pararretal, o nervo hipogástrico inferior pode ser identificado 2 cm abaixo do ureter na parte lateral do ligamento uterossacro (Fig. 31-10). A dissecção das fibras do nervo hipogástrico do ligamento uterossacro no sentido lateral permite o desenvolvimento do espaço pararretal medial ou espaço de Okabayashi (Fig. 31-11).

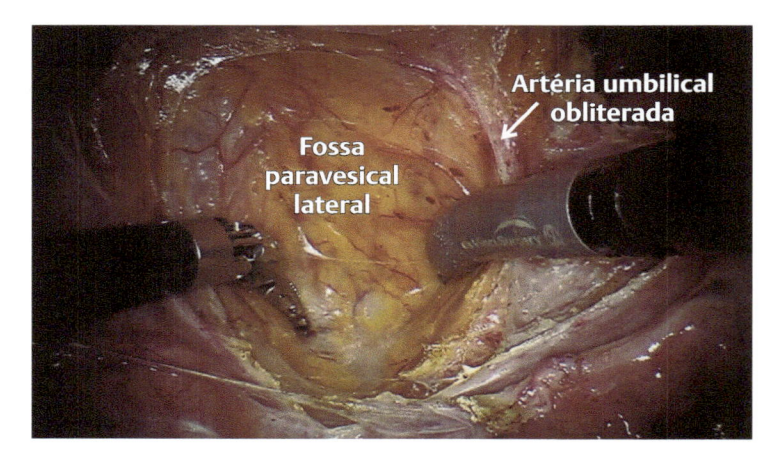

Fig. 31-8. Desenvolvimento do espaço paravesical esquerdo. A artéria umbilical obliterada representa importante referência anatômica e deve ser sempre identificada antes da abertura do espaço.

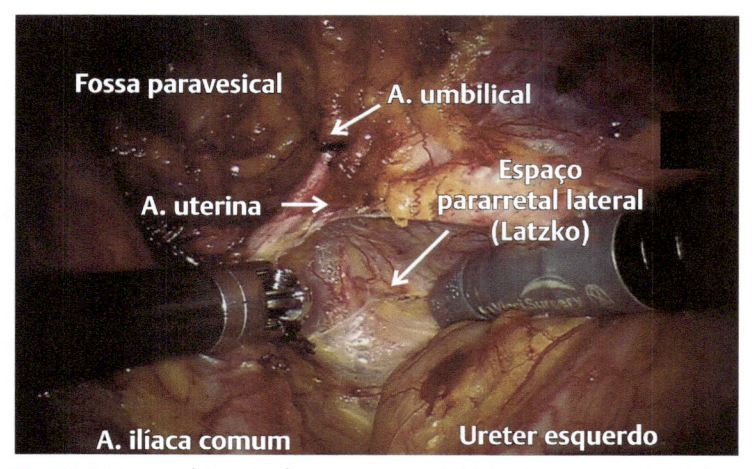

Fig. 31-9. Desenvolvimento do espaço pararretal lateral, ou espaço de Latzko, pela aplicação de movimentos de forças opostas.

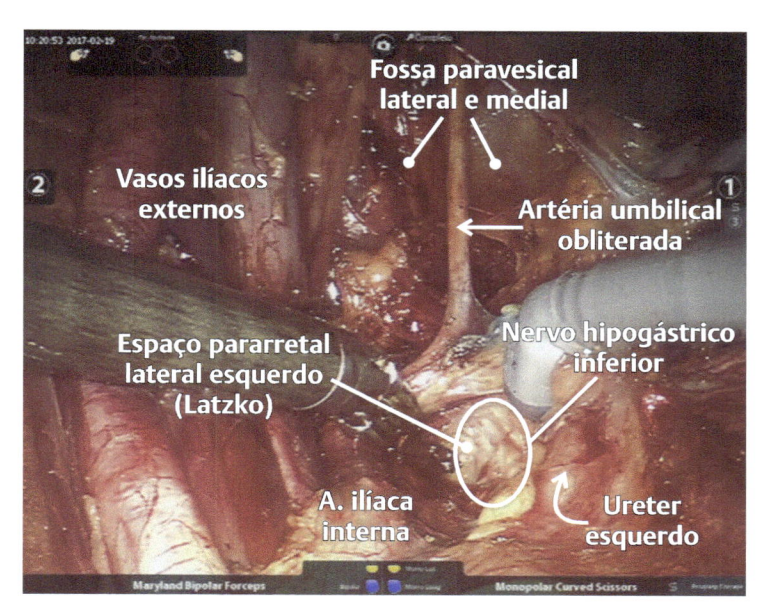

Fig. 31-10. Ramos do nervo hipogástrico inferior identificados no espaço pararretal.

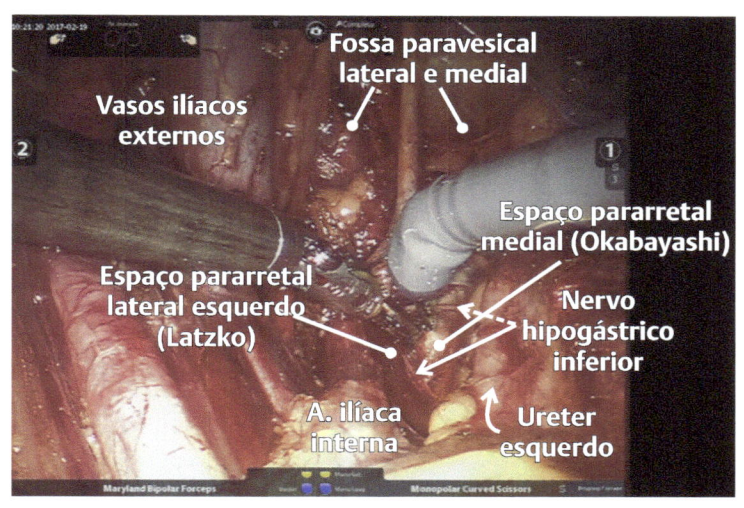

Fig. 31-11. Dissecção do espaço pararretal de Okabayashi.

Passo 3: Dissecção do Espaço Vesicovaginal

O segundo auxiliar impulsiona o útero cranialmente. Então, realiza-se incisão em "U" invertido entre os ligamentos redondos e incluindo o peritônio do fundo de saco anterior, marginal ao útero (Fig. 31-12). Segue-se com dissecção cuidadosa do plano vesicovaginal e selagem/secção dos ligamentos vesicuterinos próxima à bexiga (Fig. 31-13).

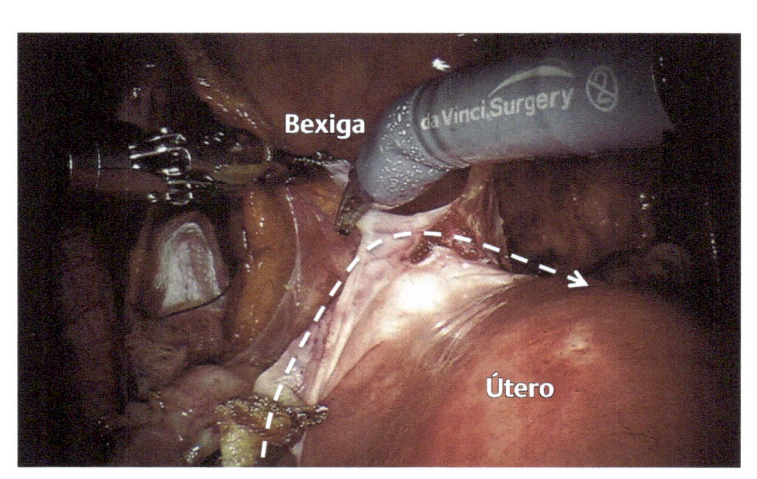

Fig. 31-12. O peritônio anterior é seccionado a partir de um ligamento redondo ao outro, incluindo o peritônio do fundo de saco anterior, conforme indica a linha tracejada.

Após a liberação da bexiga, o ureter é identificado e dissecado até a junção ureterovesical. Esta dissecção abre um espaço entre o folheto superficial do ligamento vesicuterino e o ureter, formando o túnel ureteral ou espaço de Yabuki (Fig. 31-14). A abertura do espaço de Yabuki e a preparação para a ressecção do paramétrio anterior são os objetivos do passo 3.

Passo 4: Tunelização do Ureter

O ureter é liberado do folheto posterior do ligamento largo, e inicia-se a dissecção em seu plano anterior. Este processo pode ser facilitado por moderada tração do ureter realizada pelo auxiliar; afastando ou apreendendo o tecido conectivo periureteral (Fig. 31-15). Os vasos uterinos são dissecados e identificados próximos a sua entrada

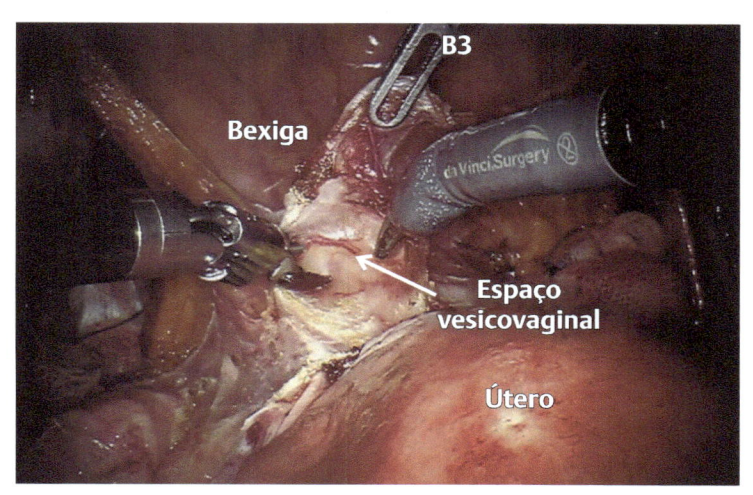

Fig. 31-13. Dissecção do espaço vesicovaginal com liberação da bexiga da vagina anterior. O braço 3 (B3) se mantém estático e auxilia na tração da bexiga.

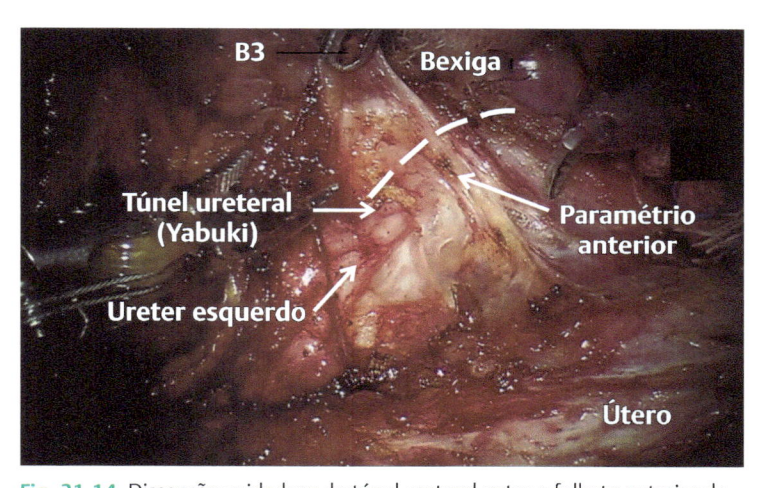

Fig. 31-14. Dissecção cuidadosa do túnel ureteral entre o folheto anterior do ligamento vesicuterino e o ureter (Yabuki).

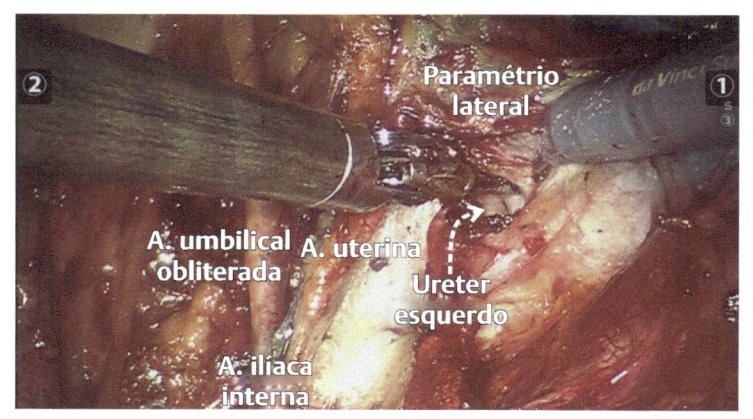

Fig. 31-15. Tunelização do ureter esquerdo.

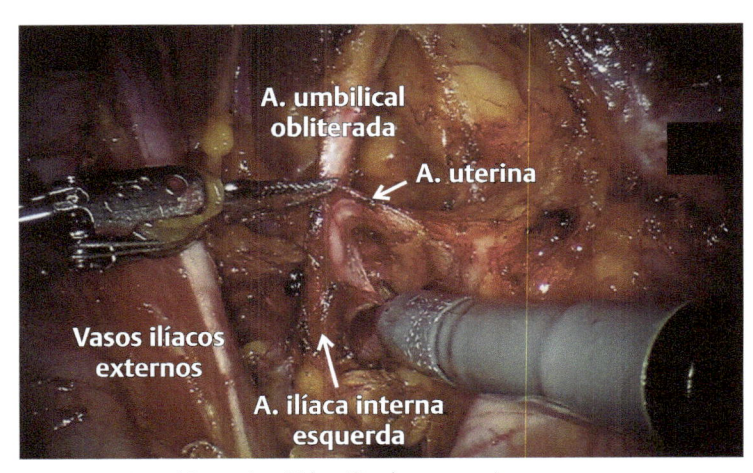

Fig. 31-16. A artéria uterina é identificada na sua origem.

Fig. 31-18. Selagem com energia bipolar e secção do ligamento infundíbulo (I) pélvico esquerdo.

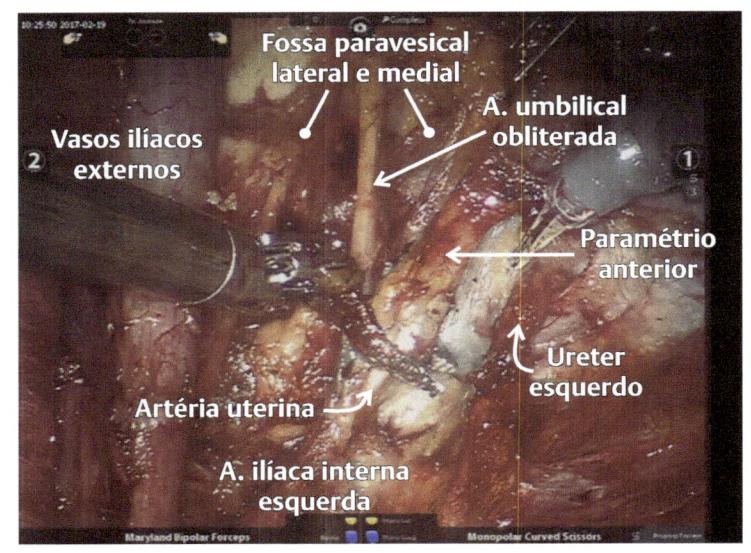

Fig. 31-17. Selagem e secção da artéria uterina na origem.

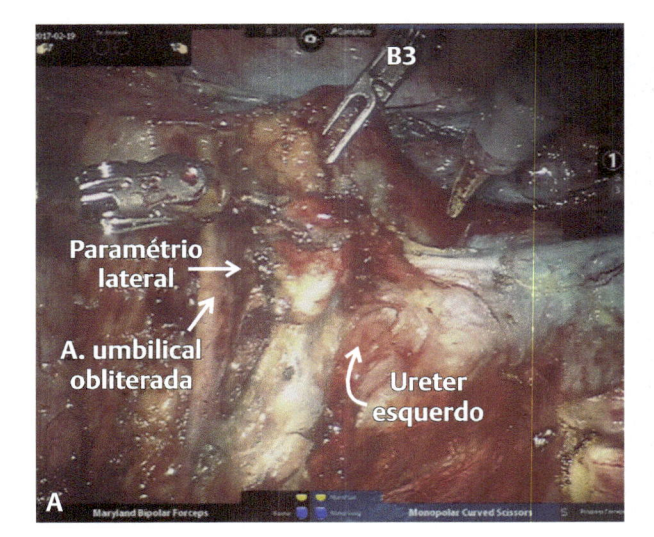

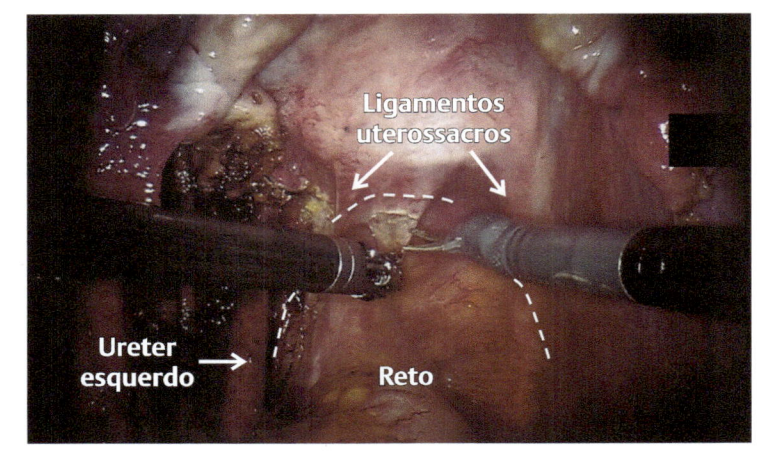

Fig. 31-19. Dissecção do espaço retovaginal.

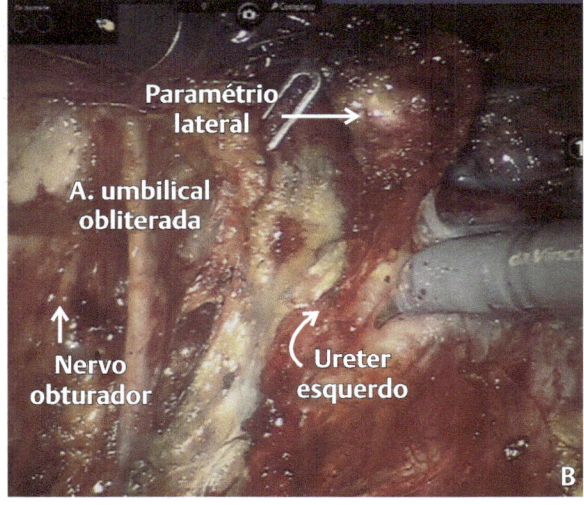

Fig. 31-20. Dissecção do paramétrio lateral superficial.

e emergência dos vasos ilíacos internos (Fig. 31-16). A mobilização do ureter pelo paramétrio lateral (tunelização) completa esta etapa.

Passo 5: Ligadura dos Vasos Uterinos

A artéria uterina é selada por energia bipolar e seccionada junto à sua origem (Fig. 31-17). A veia uterina profunda representa importante limite anatômico para a cirurgia neuropreservadora; abaixo desta percorrem as fibras do plexo esplâncnico pélvico e ramos do nervo hipogástrico inferior, medialmente. Nesta etapa, ela é apenas identificada; sua ligadura será realizada durante a parametrectomia, acima do nervo hipogástrico para minimizar o risco de lesão nervosa.

Após a abordagem dos vasos uterinos, procedem-se à selagem (energia bipolar) e secção dos ligamentos IP nos casos em que há indicação de salpingo-oforectomia; caso contrário, apenas a salpingectomia é realizada (Fig. 31-18).

Passo 6: Parametrectomia

- *Paramétrio posterior:* realizam-se o desenvolvimento do espaço retovaginal e o isolamento dos ligamentos uterossacros (Fig. 31-19); estes serão selados e seccionados junto ao reto.
- *Paramétrio lateral:* o tecido parametrial lateral superficial (junto à artéria uterina) é tracionado para medial, sobre o ureter, e este é liberado posterior e lateralmente (Fig. 31-20). Após a liberação

e lateralização completa do ureter, a veia uterina é selada e seccionada acima dos ramos do nervo hipogástrico e ressecada junto ao paramétrio lateral profundo.

- *Paramétrio anterior:* neste momento é desenvolvido completamente o espaço de Yabuki após abertura do folheto anterior do ligamento vesicuterino; o ureter e os ramos vesicais do nervo hipogástrico são liberados e lateralizados. Esta manobra possibilita a ressecção de parte do paramétrio ventral (1-2 cm), representado pelos folhetos anterior e posterior do ligamento vesicuterino (Fig. 31-21).

Passo 7: Colpotomia e Colporrafia

O paramétrio é ressecado do paracolpo juntamente com ramos uterinos do nervo hipogástrico inferior (Fig. 31-22). O delineador vaginal é introduzido pelo assistente, e a vagina é seccionada com energia monopolar, garantindo margem mínima de 2 cm (Fig. 31-23).

As peças são retiradas via vaginal (Fig. 31-24), e a colporrafia é efetuada em sutura contínua com fio absorvível (Fig. 31-25), finalizando o procedimento (Fig. 31-26). Não realizamos drenagem da cavidade abdominal de rotina.

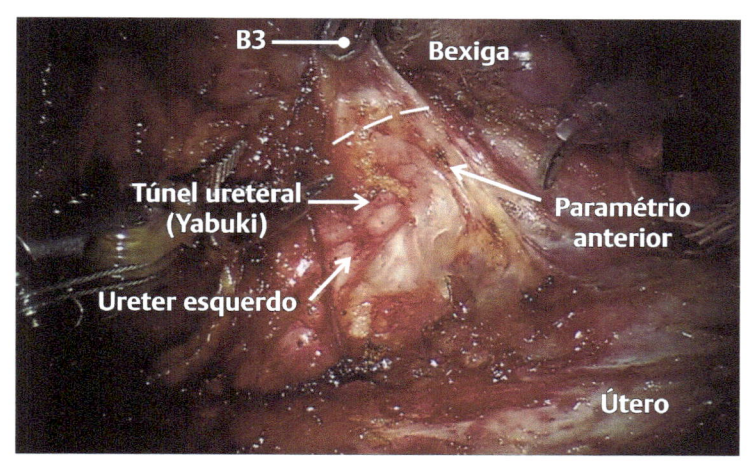

Fig. 31-21. A linha tracejada mostra o nível de secção do paramétrio anterior.

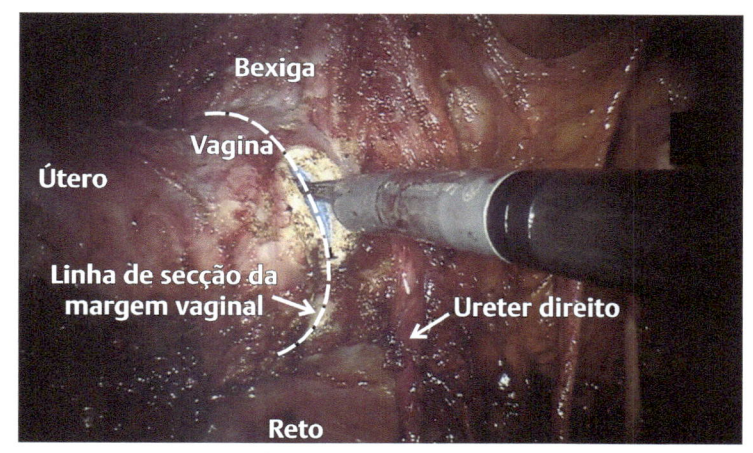

Fig. 31-23. Após o ajuste do delineador, a vagina é seccionada com margem de 2 cm.

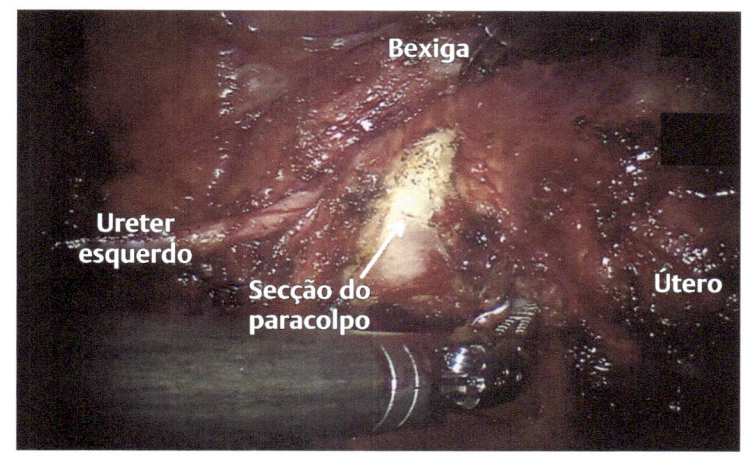

Fig. 31-22. O ureter e o nervo hipogástrico inferior são lateralizados. O paramétrio é ressecado do paracolpo juntamente com os ramos vaginais do nervo hipogástrico.

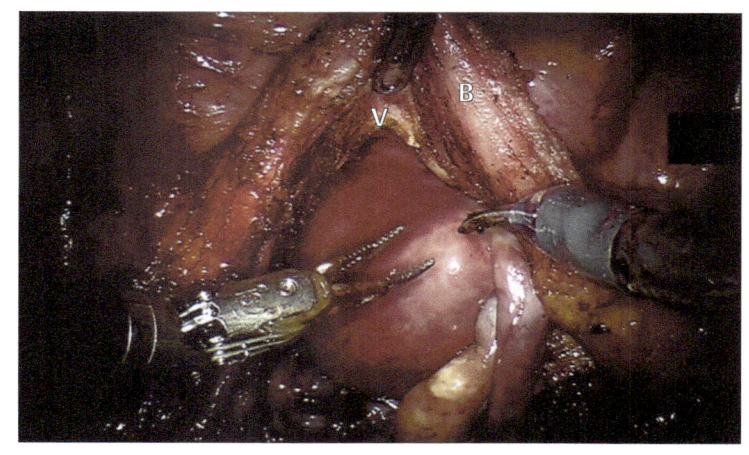

Fig. 31-24. Retirada da peça principal por via vaginal. B: bexiga; V: vagina.

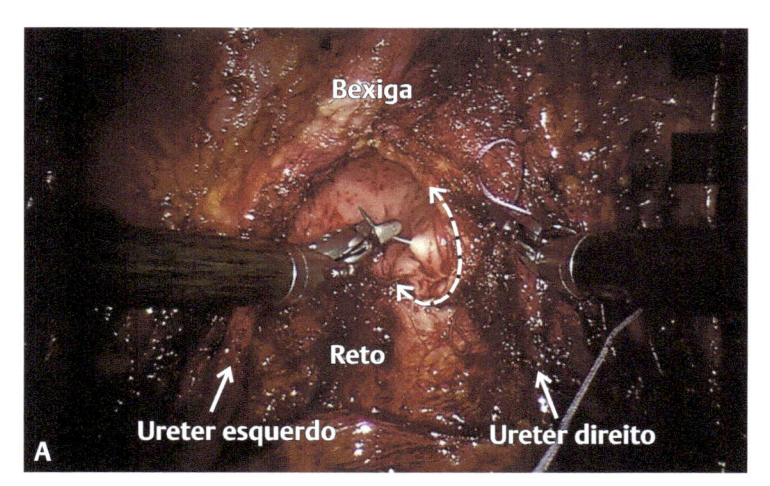

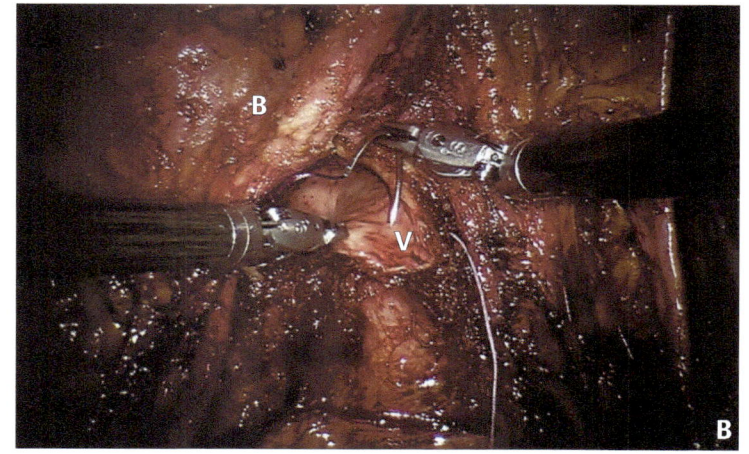

Fig. 31-25. (A) Síntese da cúpula vaginal. A linha tracejada evidencia as paredes da vagina e o sentido da sutura contínua. (B) Os instrumentos *EndoWrist®* permitem eficiente técnica de sutura. V: vagina; B: bexiga.

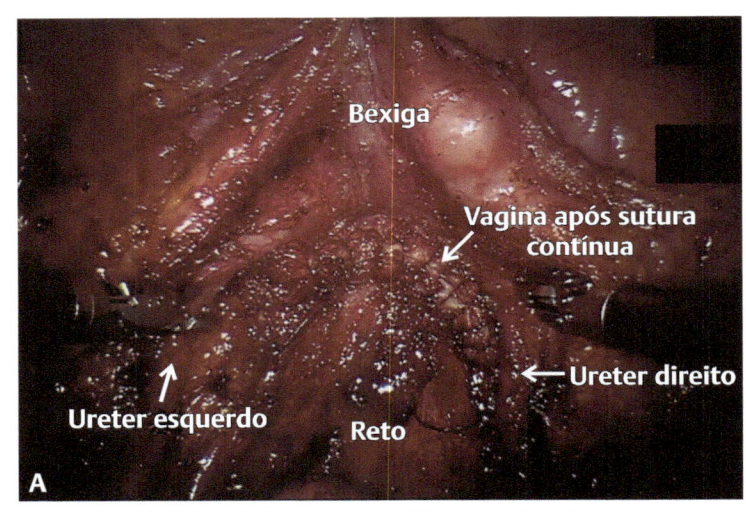

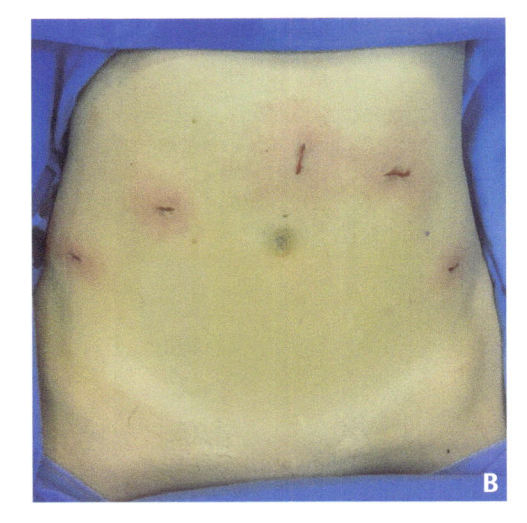

Fig. 31-26. (A) Revisão do leito cirúrgico. (B) Aspecto final da cirurgia.

PÓS-OPERATÓRIO

A sonda gástrica é retirada no final da cirurgia, e a dieta pode ser iniciada dentro de 4 a 6 h após o procedimento.

Nossa rotina inclui alta em 24 h após a cirurgia.

A sondagem vesical é retirada no 1º dia pós-operatório, e o resíduo urinário é mensurado para avaliar o esvaziamento vesical. Caso o volume residual seja maior que 100 mL; a paciente recebe alta, e a sonda é mantida até reavaliação em 7 dias.

DICAS E TRUQUES

- O terceiro braço robótico pode-se manter estático promovendo afastamento ou tração das estruturas e desempenha importante assistência durante o procedimento.
- A movimentação do manipulador uterino deve ser realizada de forma ordenada, levando-se em conta o posicionamento das pinças robóticas, a fim de evitar dano ao equipamento robótico ou lesão de estruturas abdominais.
- A ampla abertura dos espaços pélvicos com exposição de seus limites anatômicos facilita o procedimento.
- A identificação do nervo hipogástrico inferior durante todas as etapas da cirurgia é determinante para prevenir lesões ao sistema autonômico.

CONCLUSÃO

A histerectomia radical robótica é factível e segura. Apresenta menor morbidade quando comparada à cirurgia aberta e resultados cirúrgicos semelhantes aos da técnica laparoscópica tradicional.[18,19] Estudo randomizado comparativo entre as técnicas aberta e minimamente invasivas ainda está em andamento para a determinação dos resultados oncológicos.[20]

A técnica demanda profundo conhecimento anatômico da região pélvica, sendo a preservação da inervação autonômica, adequada ressecção parametrial e da margem vaginal pontos-chave para o sucesso da cirurgia.

REFERÊNCIAS BIBLIOGRÁFICAS

1. Canis M, Mage G, Wattiez A et al. Does endoscopic surgery have a role in radical surgery of cancer of the cervix uteri? *J Gynecol Obstet Biol Reprod* (Paris) 1990;19(7):921.
2. Nezhat CR, Burrell MO, Nezhat FR et al. Laparoscopic radical hysterectomy with paraaortic and pelvic node dissection. *Am J Obstet Gynecol* 1992;166(3):864-5.
3. Querleu D. Laparoscopic radical hysterectomy. *Am J Obstet Gynecol* 1993;168(5):1643-5.
4. Spirtos NM, Eisenkop SM, Schlaerth JB, Ballon SC. Laparoscopic radical hysterectomy (type III) with aortic and pelvic lymphadenectomy in patients with stage I cervical cancer: surgical morbidity and intermediate follow-up. *Am J Obstet Gynecol* 2002;187(2):340-8.
5. Abu-Rustum NR, Gemignani ML, Moore K et al. Total laparoscopic radical hysterectomy with pelvic lymphadenectomy using the argonbeam coagulator: pilot data and comparison to laparotomy. *Gynecol Oncol* 2003;91(2):402-9.
6. Pomel C, Atallah D, Le Bouedec G et al. Laparoscopic radical hysterectomy for invasive cervical cancer: 8-year experience of a pilot study. *Gynecol Oncol* 2003;91:534-9.
7. Frumovitz M, Ramirez PT, Greer M et al. Laparoscopic training and practice in gynecologic oncology among Society of Gynecologic Oncologists members and fellows-in-training. *Gynecol Oncol* 2004;94:746-53.
8. Ramirez PT, Slomovitz BM, Soliman PT et al. Total laparoscopic radical hysterectomy and lymphadenectomy: the M. D. Anderson Cancer Center experience. *Gynecol Oncol* 2006;102(2):252-5.
9. Frumovitz M, dos Reis R, Sun CC et al. Comparison of total laparoscopic and abdominal radical hysterectomy for patients with earlystage cervical cancer. *Obstet Gynecol* 2007;110(1):96-102.
10. Mabrouk M, Frumovitz M, Greer M et al. Trends in laparoscopic and robotic surgery among gynecologic oncologists: a survey update. *Gynecol Oncol* 2009;112:501-5.
11. Administration FDA. Gynecologic laparoscope and accessories 2005. Disponível em: http://www.accessdata.fda.gov/cdrh_docs/pdf5/k050404.pdf.
12. Sert BM, Abeler VM. Robotic-assisted laparoscopic radical hysterectomy (Piver type III) with pelvic node dissection: case report. *Eur J Gynaecol Oncol* 2006;27(5):531-3.
13. Yim GW, Kim YT. Robotic surgery in gynecologic cancer. *Curr Opin Obstet Gynecol* 2012 Feb;24(1):14-23.
14. Nezhat C, Lavie O, Lemyre M et al. Robot-assisted laparoscopic surgery in gynecology: scientific dream or reality? *Fertil Steril* 2009;91:2620-2.
15. Chen CC, Falcone T. Robotic gynecologic surgery: past, present, and future. *Clin Obstet Gynecol* 2009;52:335-43.
16. Herron DM, Marohn M, SAGES-MIRA Robotic Surgery Consensus Group. A consensus document on robotic surgery. *Surg Endosc* 2008;22:313.
17. Satava RM. Robotic surgery: from past to future--a personal journey. *Surg Clin North* Am 2003;83:1491.
18. Sert BM, Boggess JF, Ahmad S, Jackson AL. Robot-assisted versus open radical hysterectomy: A multi-institutional experience for early-stage cervical câncer. *EJSO* 2016;42:513-522.
19. Shazly SA1, Murad MH2, Dowdy SC3 et al. Robotic radical hysterectomy in early stage cervical cancer: A systematic review and meta-analysis. *Gynecol Oncol* 2015 Aug;138(2):457-71.
20. Obermair A, Gebski V, Frumovitz M et al. A phase III randomized clinical trial comparing laparoscopic or robotic radical hysterectomy with abdominal radical hysterectomy in patients with early stage cervical cancer. *J Minim Invasive Gynecol* 2008;15(5):584-8.

PARAMETRECTOMIA ROBÓTICA

Audrey Tsunoda
Bruno Roberto Braga Azevedo
Reitan Ribeiro
Elisa Simioni

INTRODUÇÃO

O tratamento cirúrgico do câncer de colo inicial, nos estádios FIGO (Federação Internacional de Ginecologia e Obstetrícia) IA1 com invasão linfovascular até IB1, inclui a avaliação do *status* linfonodal e a parametrectomia.[4]

A detecção inesperada do câncer do colo uterino, após a realização de histerectomia simples, para uma suposta condição ginecológica benigna é um evento raro. Entretanto, na ausência de tratamento adicional, as taxas de recorrência alcançam 60%, com sobrevida global inferior a 50%.[1,6] Não há tratamento padrão universalmente aceito para estes casos. As opções, quando as margens da histerectomia simples estão negativas, são: radioterapia pélvica isolada ou combinada com quimioterapia e braquiterapia, ou parametrectomia com colpectomia proximal e linfadenectomia pélvica (com ou sem linfadenectomia para-aórtica).[4]

A radioterapia pélvica com intenção radical apresenta efeitos adversos em curto, médio e longo prazos, como cistite actínica, retite e disfunção sexual. Portanto, está indicada após histerectomia simples, quando a paciente não é elegível para cirurgia, na presença de tumor residual, ou se houver margem positiva.[4]

As indicações de radioterapia de caráter adjuvante após cirurgia radical seguem os critérios maiores de risco para recidiva, segundo Sedlis *et al.*,[6] linfonodos positivos, comprometimento parametrial ou margens comprometidas; ou uma combinação de critérios menores: invasão linfovascular, profundidade do comprometimento do estroma cervical e tamanho tumoral. Estes mesmos critérios são empregados após a parametrectomia radical.[4]

A cirurgia complementar de parametrectomia, principalmente por técnicas minimamente invasivas, pode configurar alternativa definitiva e oncologicamente adequada para este grupo específico de pacientes. Quando comparada à radioterapia,[3] ou mesmo à observação ou quimioterapia,[5] a cirurgia apresentou melhores taxas de controle local, principalmente em pacientes com tumores IB1. Em estudo de série de casos, as pacientes estádio FIGO IB1 que permaneceram em observação (n = 20) ou receberam apenas quimioterapia (n = 6) tiveram 34% de recaída e sobrevida global de 84% em 10 anos. As pacientes, que receberam quimioterapia combinada com radioterapia (n = 32), tiveram sobrevida global de 94%, à custa de toxicidade que demanda tratamento em 27%, em médio-longo prazos. Das pacientes que receberam parametrectomia (n = 29), 5 receberam tratamento adjuvante (4 por linfonodos comprometidos e 1 por fatores de risco de Sedlis) e não houve recidiva dentro de 73 meses de acompanhamento.[5] Estes resultados foram corroborados na série de Narducci *et al.*,[3] onde 13 pacientes operadas foram comparadas a 16 que receberam radioterapia. A sobrevida global após cirurgia ou radioterapia foi de 100 e 77%, respectivamente. Nestes dois pequenos estudos, houve redução de recidiva locorregional e aumento da sobrevida global para pacientes que receberam parametrectomia após a histerectomia simples.

A parametrectomia radical é a oportunidade da definição adequada do estadiamento, permitindo a avaliação da real extensão da doença pélvica, prognóstico mais preciso e eventual definição da terapia adicional. Sua execução é desafiadora, potencialmente associada à dificuldade de identificação adequada das estruturas anatômicas da pelve. É necessária uma sistematização do procedimento, tanto na técnica laparoscópica quanto na robótica, para que a cirurgia seja neuropreservadora, com resultados funcionais e oncológicos adequados.[2,3,6,8] Neste cenário, as vantagens oferecidas pelo emprego da técnica robótica são ainda maiores na abordagem da pelve previamente manipulada, com melhor visualização e potencialmente maior precisão e acurácia na execução das manobras cirúrgicas.

MATERIAIS INDISPENSÁVEIS

Como pinça bipolar, o modelo tipo Maryland (curva de ponta) pode ser a escolha principal, no braço 1 (hipocôndrio direito) e a tesoura acoplada à energia monopolar no braço 2 (hipocôndrio esquerdo). Para o braço 3, na fossa ilíaca direita, uma pinça de apreensão atraumática fenestrada permite manipular os tecidos para exposição com mínima lesão tecidual.

A câmera robótica de escolha pode ter zero grau ou 30 graus para baixo.

POSICIONAMENTO DA PACIENTE

Este procedimento está descrito com o uso do sistema robótico Da Vinci Si (Intuitive Surgical, Sunnyvale, CA).

Após o processo anestésico, a paciente é submetida à sondagem oro ou nasogástrica. É importante que seja utilizado algum sistema que evite o deslizamento da paciente. Uma opção prática e de baixo custo é o colchão do tipo "caixa de ovo", sob a paciente, previamente fixado à mesa. Outras opções incluem colchão imobilizador a vácuo, ou colchão de gel antiderrapante. O emprego das botas de compressão pneumática intermitente nos membros inferiores contribui para a profilaxia contra trombose.

Os membros superiores são posicionados ao longo do corpo e protegidos por material macio (compressas, campos ou mesmo segmentos de colchão caixa de ovo). É importante atentar à proteção do acesso venoso e também para a fixação adequada do oxímetro.

A posição utilizada é a de Lloyd Davies (litotomia baixa em *Trendelenburg*), com membros inferiores fixados em perneiras do tipo bota. Por se tratar de cirurgia robótica, o *Trendelenburg* a 27 graus deve ser testado neste momento para se prever que não ocorrerá deslizamento da paciente após o acoplamento do robô.

O exame pélvico sob narcose é importante para se confirmar a anatomia pélvica, o *status* parametrial e confirmação de ausência de tumor residual.

Faz-se a antissepsia abdominoperineal (inclui a embrocação vaginal), colocam-se os campos estéreis. O cateterismo vesical de demora é empregado sob técnica asséptica.

POSICIONAMENTO DOS TROCARTES

1. Incisão em epigástrio a uma distância média de 22 cm da sínfise púbica. Deve haver entre 10 a 20 cm de distância entre os trocartes e o alvo da cirurgia. Reparo de aponeurose com dois fios de *vicryl* 2.0. Passagem do primeiro trocarte de 12 mm sob visão direta (técnica de *Hasson*). Como outra opção segura e eficiente, a passagem de trocarte de visão direta, descartável, utilizando-se óptica de zero grau de laparoscopia convencional.
2. Insuflado gás de CO_2 num fluxo de 2,5 L/minuto até a pressão de 10 mm Hg.
3. Inventário da cavidade com óptica de zero grau.
4. Trendelenburg a 27 graus.
5. Passagem dos trocartes auxiliares sob visão direta: 8 mm a 10 cm do central, no hipocôndrio direito; 8 mm em fossa ilíaca direita a 10 cm do anterior citado; outros 2 em hipocôndrio esquerdo, sendo um de 12 e outro de 8 mm, a 6 e a 10 cm de distância, respectivamente.

POSICIONAMENTO DA EQUIPE E SALA CIRÚRGICA

Para esta técnica, ocorre o alinhamento entre o trocarte da câmera, o alvo (cúpula vaginal) e a coluna central do carrinho do paciente. Deste modo, o eixo de movimento dos braços robóticos pode ser aproveitado ao máximo.

O acoplamento é feito com o carrinho do paciente entre os membros inferiores (*docking* central).

Após o acoplamento, o cirurgião principal se desfaz da paramentação e se dirige para o console, enquanto o primeiro auxiliar se mantém em campo do lado esquerdo da paciente para manipular possíveis trocas de pinças, uso do aspirador ou ainda introdução de pinça auxiliar pelo trocarte auxiliar de 11 ou 12 mm, em hipocôndrio esquerdo. Neste caso também temos um segundo auxiliar para a manipulação vaginal que ficará sentado ao lado do membro inferior esquerdo da paciente.

DESCRIÇÃO DA TÉCNICA CIRÚRGICA
Passo a Passo

O procedimento é iniciado pela ligadura e secção do ligamento redondo direito do útero, seguido da incisão do folheto anterior do ligamento largo no sentido paralelo dos vasos do ligamento infundíbulo pélvico direito. Os vasos ilíacos externos são identificados e há a dissecção dos espaços avasculares paravesical e pararretal.

Os limites anatômicos são rotineiramente dissecados previamente à extração dos linfonodos, constituindo de: artéria umbilical obliterada e ureter, nervo genitofemoral, veia circunflexa, vasos ilíacos comuns e nervo obturador. A linfadenectomia pélvica é realizada de forma sistemática, incluindo os níveis I e II, conforme estes limites (Fig. 32-1).

Os linfonodos são colocados em bolsas coletoras para extração protegida de espécimes, sem contaminação da via de saída (parede abdominal ou via vaginal).

Os linfonodos devem estar negativos e não suspeitos para metástase ao exame peroperatório, para que se prossiga a parametrectomia, pois a cirurgia mantém sua intenção radical, como tratamento único e preferencial. Porém, caso sejam positivos, aborta-se a parametrectomia e prossegue-se a linfadenectomia para-aórtica, para adequada definição do campo de radioterapia.

Como se trata de paciente sem útero, o uso de algum instrumento para manipular e expor a cúpula vaginal, como um *probe* retal, por exemplo, pode auxiliar na dissecção, desde que não seja feito de material condutor de energia. Outro recurso que facilita a identificação do plano de dissecção entre a vagina e a bexiga é a instilação de 100 a 200 mL de solução intravesical pelo cateter vesical.

A próxima etapa a ser preparada é a parametrectomia propriamente dita. Para isso, com os espaços pélvicos laterais previamente dissecados, prossegue-se a separação do espaço pararretal em medial (Okabayashi) e lateral (Latsko), por meio da individualização do plano anteroposterior do mesoureter e, em bloco, do trajeto dos ramos do plexo hipogástrico, a 2 cm de profundidade. Os ligamentos uterossacros são medializados, e o espaço entre eles e este plano de ureter e plexo compreende o espaço pararretal medial de Okabayashi (Fig. 32-2). Lateralmente, entre plano do ureter e os vasos ilíacos internos, configura-se o espaço pararretal lateral de Latzko.

O espaço paravesical pode ser dividido em medial e lateral, pelo plano da artéria umbilical obliterada e a artéria vesical superior. Esta dissecção permite visualizar a porção anterior da dissecção lateral, bem como facilita a exposição do paramétrio anterior (Fig. 32-3).

A exposição adequada da cúpula com *probe* vaginal permite que o espaço vesicovaginal seja identificado e dissecado, com deslocamento distal e anterior da bexiga (Fig. 32-4).

O trajeto dos ureteres é acompanhado sob os vasos uterinos, pela dissecção pela suspensão dos vasos uterinos com a pinça de apreensão do braço 3 e a Maryland bipolar. Deste modo é possível acompanhar todo o trajeto ureteral, em sentido anterior, com sua mobilização lateral e posterior (Fig. 32-5).

Anteriormente, é possível dissecar o ureter do espaço paracervical anterior, constituindo-se o quarto espaço pélvico de Yabuki (Fig. 32-6).

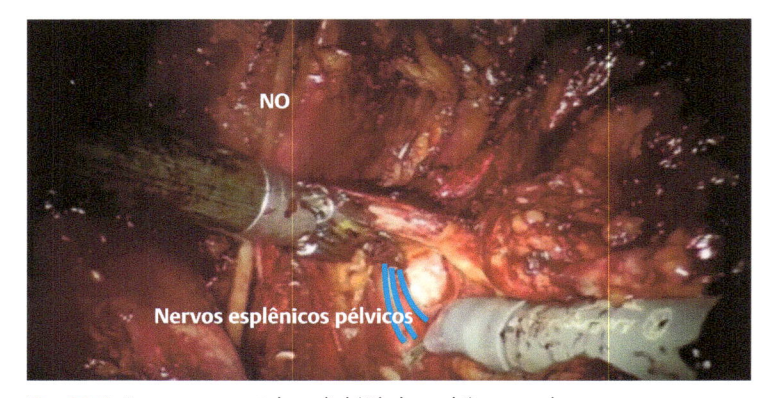

Fig. 32-2. Espaço pararretal medial (Okabayashi) esquerdo.
NO: nervo obturador.

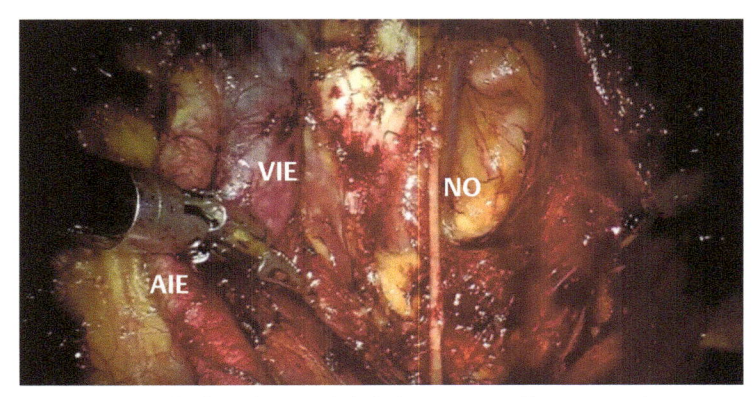

Fig. 32-1. Visão final ao término da linfadenectomia pélvica esquerda.
AIE: artéria ilíaca externa; VIE: veia ilíaca externa; NO: nervo obturador.

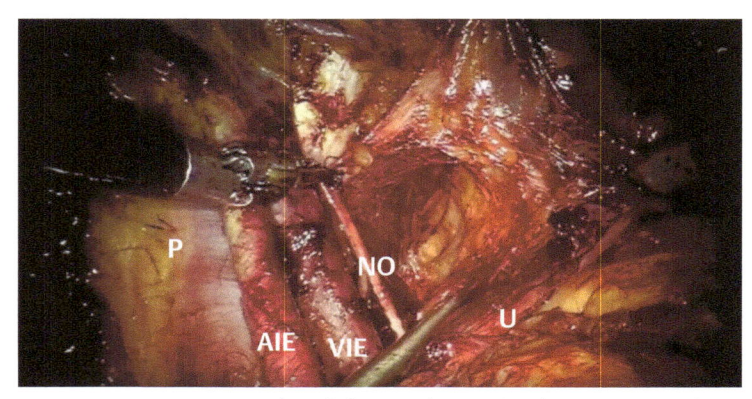

Fig. 32-3. Espaço paravesical medial esquerdo. P: músculo psoas; AIE: artéria ilíaca externa; VIE: veia ilíaca externa; U: ureter; NO: nervo obturador.

A identificação da veia uterina profunda é o marco anatômico profundo da parametrectomia, constituindo o limite da dissecção com intenção de preservar o plexo esplâncnico pélvico.

Por fim, incisa-se o fundo de saco posterior, com dissecção do plano retovaginal, com exposição da parede vaginal posterior (Fig. 32-7).

Iniciam-se a fase de ligadura e secção dos ligamentos uterossacros, na margem lateral do reto, no seu sentido lateral e distal, rumo à cúpula vaginal (Fig. 32-8).

As artérias uterinas são ligadas com bipolar e seccionadas em sua origem nas artérias hipogástricas, bem como as veias uterinas profundas (Fig. 32-9).

A dissecção dos vasos uterinos sobre o ureter permite a sua mobilização lateral e posterior (Fig. 32-10), e a ligadura e secção dos ligamentos cardinais/paramétrios (Fig. 32-11).

No compartimento anterior, a ligadura e secção dos pilares anteriores, com dissecção da porção mais distal e medial do ureter, preservando-se os ramos vesicais autonômicos terminais laterais (Fig. 32-6).

O *probe* vaginal permite a delimitação de margem vaginal (2 cm), para colpotomia. Para a manutenção do pneumoperitônio, utilizamos uma compressa pequena em luva estéril na vagina (Fig. 32-12). Os espécimes são retirados por via vaginal com o auxílio de pinça coração (*Collins*).

A sutura da cúpula é realizada com fio absorvível 0 ou 2.0, de forma contínua (Fig. 32-13). Após o fechamento da cúpula, a compressa vaginal é prontamente removida.

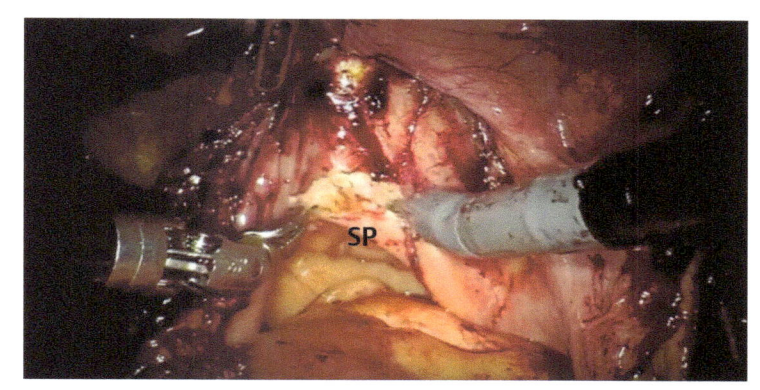

Fig. 32-7. Dissecção de fundo de saco posterior (SP).

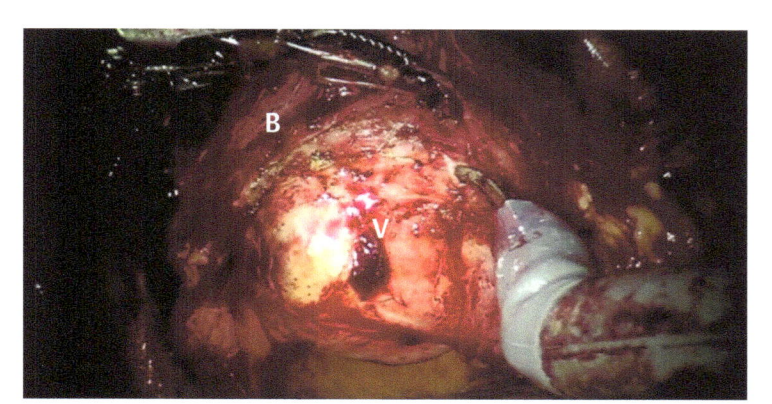

Fig. 32-4. Plano vesicovaginal (dissecção sobre *probe* vaginal). B: bexiga; V: vagina.

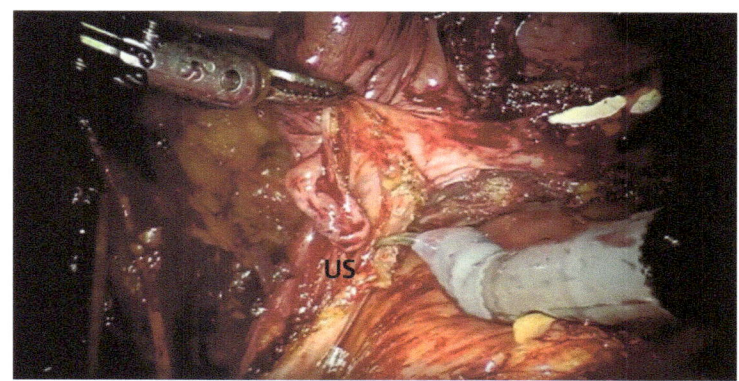

Fig. 32-8. Secção de uterossacro (US) esquerdo.

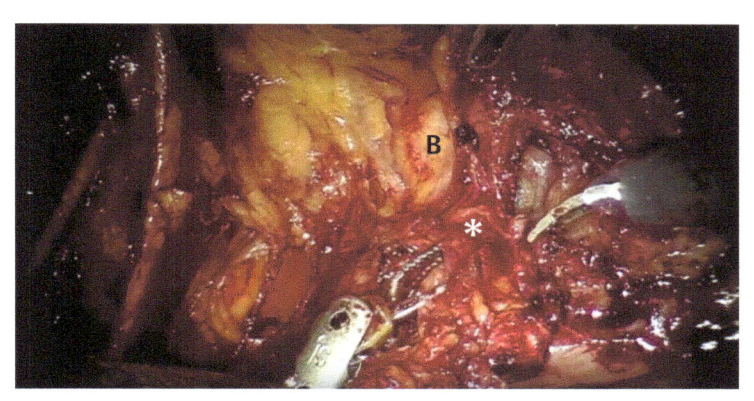

Fig. 32-5. Tunelização do ureter e confecção do espaço de Yabuki (*). B: bexiga.

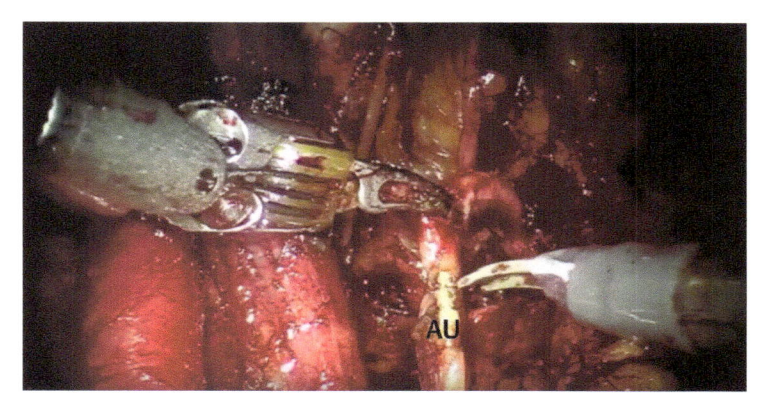

Fig. 32-9. Ligadura da artéria uterina (AU) esquerda.

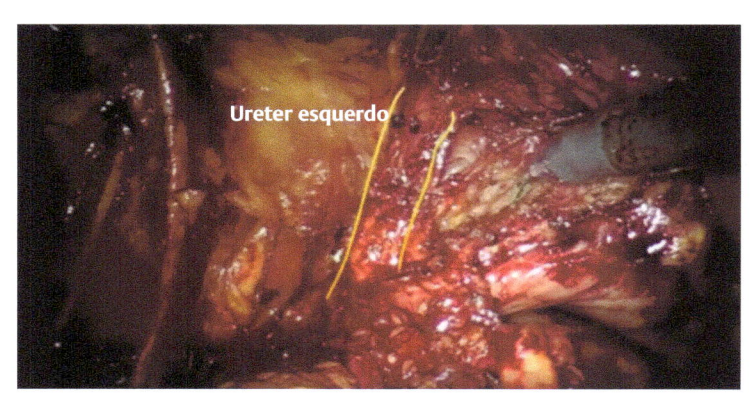

Fig. 32-6. Dissecção do pilar anterior (tesoura no espaço de Yabuki).

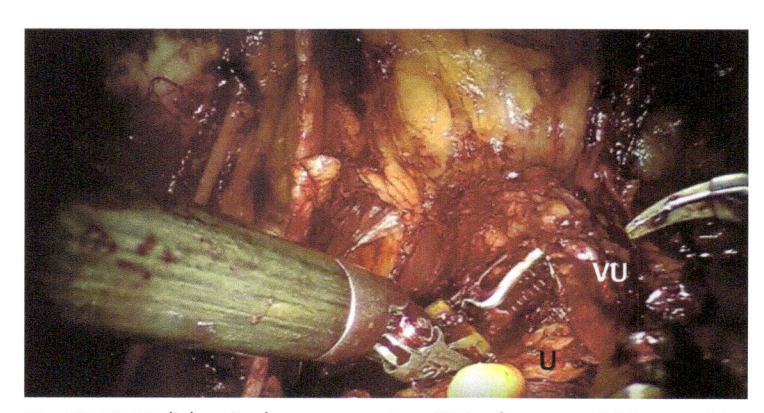

Fig. 32-10. Medialização dos vasos uterinos (VU) sobre ureter (U) (atraumática apreende a artéria uterina, bipolar entre ureter e artéria uterina).

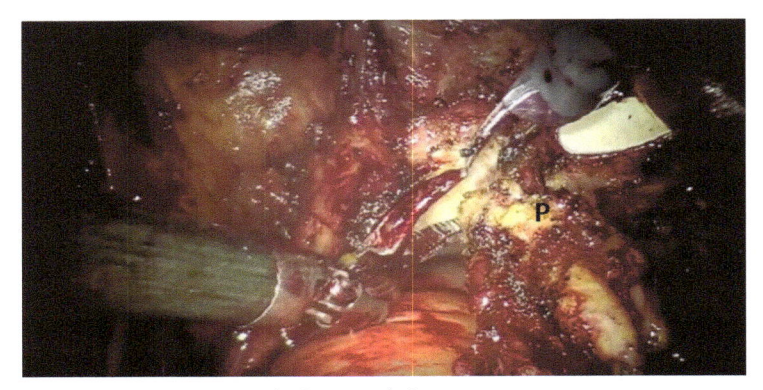

Fig. 32-11. Parametrectomia. P: paramétrio.

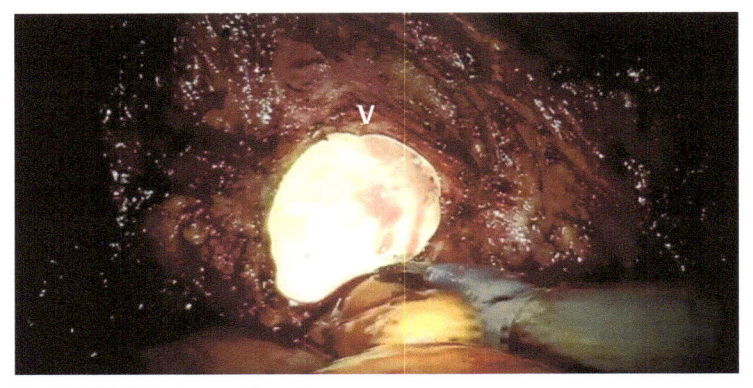

Fig. 32-12. Colpotomia. V: vagina.

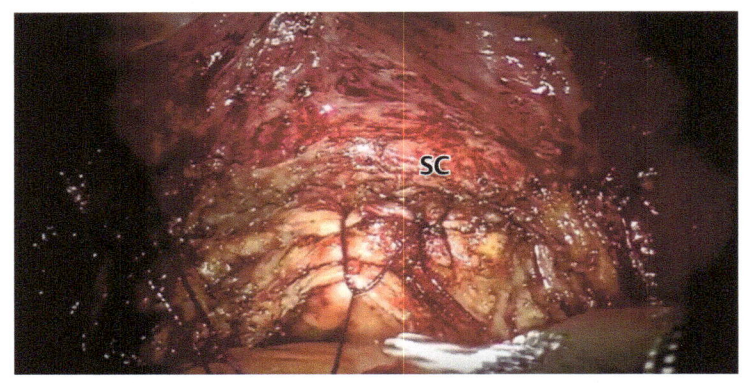

Fig. 32-13. Sutura da cúpula (SC).

O sangramento é aferido no frasco de aspiração. Não é instilado nenhum tipo de líquido sem controle de volume na cavidade peritoneal durante a cirurgia previamente à aferição de sangramento no término do procedimento principal.

A cavidade é então irrigada com soro fisiológico aquecido. Segue-se a revisão da hemostasia.

As pinças são removidas, e o carrinho do paciente é desacoplado.

Os orifícios de todos os trocartes são fechados sob visão direta, com fio de poliglactina 2.0, guiado em agulha de aponeurose modelo Berci. Existem diversos outros dispositivos para este fim.

Após retirada dos trocartes sob visão direta, o pneumoperitônio é desfeito completamente pelo trocarte descartável central. O orifício do trocarte principal é também fechado com ponto de fio de poliglactina 0 ou 2.0.

Todos os orifícios dos trocartes são irrigados com soro fisiológico em seringa, a hemostasia é revisada, e então a pele é suturada, preferencialmente com fio incolor absorvível 4.0, de poliglactina ou poliglecaprone, em pontos intradérmicos.

PÓS-OPERATÓRIO

É possível introduzir a dieta oral assim que os efeitos sistêmicos da anestesia geral permitam, dentro de 4 a 6 horas de pós-operatório.

A deambulação precoce é estimulada, com intenção de se reduzir a estase venosa dos membros inferiores e o risco de complicações pulmonares.

É importante avaliar a função vesical (avaliar a plenitude e o resíduo pós-miccional) ou com estudo eletrofisiológico pré e pós-operatório, conforme protocolo institucional.[2,5]

O acompanhamento oncológico após o procedimento, independentemente da necessidade de terapia adjuvante, constitui em consultas a cada 3 a 6 meses, para exame clínico, durante os primeiros 2 anos, e depois a cada 6 a 12 meses, do terceiro ao quinto ano. Os exames de imagem estão indicados na dependência dos sintomas ou da suspeita clínica de complicações ou recidiva.[4]

PONTOS-CHAVE

- A parametrectomia radical é indicada para pacientes que receberam histerectomia simples e houve achado anatomopatológico de câncer de colo inicial com margens livres.
- Tem técnica padronizada e com melhores resultados em termos de morbidade e sobrevida global quando comparada à radioterapia, em séries de casos.
- A presença de metástase linfonodal ou qualquer outro fator que requeira radioterapia (critérios de Sedlis) torna a paciente inelegível para o procedimento.
- A técnica robótica se assemelha à histerectomia radical classe C robótica.
- A dissecção dos espaços pélvicos laterais é importante para a neuropreservação autonômica.

CONCLUSÃO

O procedimento de parametrectomia radical robótica é factível e reprodutível. Tanto a via robótica quanto a via laparoscópica são aceitáveis e recomendadas nos *guidelines* internacionais. Os resultados oncológicos e de morbidade alcançados com essa técnica restauram o prognóstico inicial dessas mulheres, com taxas de sobrevida comparáveis àquelas encontradas em pacientes tratadas inicialmente com histerectomia radical ampliada.

REFERÊNCIAS BIBLIOGRÁFICAS

1. Gori JR, Fritsches HG, Castanño R et al. Radical parametrectomy for occult cervical carcinoma detected posthysterectomy. *J Low Genit Tract Dis* 2004;8:102-05.
2. Kanao H, Fujiwara K, Ebisawa K et al. Total Laparoscopic Nerve-Sparing Radical Parametrectomy for Occult Early-Stage Cervical Cancer: Surgical Technique and Postoperative Bladder Function. *Gynecol Obstet Invest* 2015;80(2):128-33.
3. Narducci F, Merlot B, Bresson L et al. Occult invasive cervical cancer found after inadvertent simple hysterectomy: is the ideal management: systematic parametrectomy with or without radiotherapy or radiotherapy only? *Ann Surg Oncol* 2015; 22(4):1349-52.
4. NCCN Clinical Practice Guidelines in Oncology. Version 1.2017. In: https://www.nccn.org/professionals/physician_gls/pdf/cervical.pdf
5. Park JY, Kim DY, Kim JH et al. Management of occult invasive cervical cancer found after simple hysterectomy. *Ann Oncol* 2009;21(5):994-1000.
6. Ramirez PT, Schmeler KM, Wolf JK et al. Robotic radical parametrectomy and pelvic lymphadenectomy in patients with invasive cervical cancer. *Gynecol Oncol* 2008;111(1):18-21.
7. Sedlis A, Bundy BN, Rotman MZ et al. A randomized trial of pelvic radiation therapy versus no further therapy in selected patients with stage IB carcinoma of the cervix after radical hysterectomy and pelvic lymphadenectomy: A Gynecologic Oncology Group Study. *Gynecol Oncol* 1999;73(2):177-83.
8. Vitobello D, Siesto G, Bulletti et al. Robotic radical parametrectomy with pelvic lymphadenectomy: Our experience and review of the literature. *Eur J Surg Oncol* 2012;38(6):548-54.

TRAQUELECTOMIA RADICAL LAPAROSCÓPICA E ROBÓTICA

CAPÍTULO 33

Gustavo Guitmann
Marcelo de Andrade Vieira
Erico Lustosa
Mario M. Leitão Jr.

INTRODUÇÃO

Quase 100.000 novos casos de câncer ginecológico são diagnosticados por ano, sendo 40% deles de colo uterino; destes 15-20% são em mulheres em idade fértil.[1] No Brasil, em 2016, foram estimados 16.340 novos casos de câncer de colo, sendo a histerectomia radical o tratamento padrão para os estágios iniciais.[2]

Em 1987, o prof. Dargent descreveu a técnica da traquelectomia radical via vaginal associada à linfadenectomia via laparoscópica sendo publicada, em 1994,[3] em 1997, Smith publica a técnica alternativa por via abdominal;[4] em 2005, a Food and Drug Administration (FDA) libera nos Estados Unidos para uso a Plataforma Robótica em ginecologia, seguindo, em 2008, J. Persson et al. publicam a primeira série de dois casos de Traquelectomia Radical Robótica.[5]

O surgimento de técnicas cirúrgicas _ que permitem a preservação de fertilidade – permitiu que pacientes selecionadas com casos em estágios iniciais de câncer de colo uterino de acordo com protocolos bem estabelecidos possam manter sua fertilidade com uma taxa de fertilidade entre 67-80% pela técnica de traquelectomia radical laparoscópica robótica ou videoassistida sem comprometimento do resultado oncológico.[6]

Este capítulo demonstra a técnica cirúrgica da Traquelectomia Radical Robótica e Laparoscópica.

A linfadenectomia pélvica até nível II e/ou pesquisa de linfonodo sentinela é realizada previamente à traquelectomia, respeitando os preceitos oncológicos.

A etapa de ressecção é muito similar à técnica da histerectomia radical robótica com o adendo importante de não danificar os vasos do ligamento do infundíbulo pélvico durante todo o procedimento, pois estes serão os responsáveis pela irrigação do útero residual.

PREPARO PRÉ-OPERATÓRIO

O procedimento de traquelectomia não requer preparo especial ao paciente. Recomendamos apenas uma dieta líquida sem resíduos 3 dias antes da cirurgia. No dia anterior à cirurgia realizamos um *fleet* enema via retal para melhor conforto da paciente no pós-operatório.

MATERIAIS INDISPENSÁVEIS

Não são necessárias, para este procedimento, as pinças especiais. Utiliza-se na via laparoscópica uma pinça de apreensão atraumática para suspender e tracionar as estruturas anatômicas. Tesoura ou Hook acoplado à energia monopolar para dissecção e colpotomia. Pinça monopolar, bipolar ou ultrassônica para dissecção dos espaços pélvicos e ligadura dos vasos uterinos uterina quando estes forem seccionados na origem.

Quanto a via robótica utilizamos uma pinça Prograsp para apresentação dos tecidos, tesoura monopolar, Pinça *Maryland* Bipolar, óptica de 0 grau e um *Mega Needle Drive* (porta-agulha).

POSICIONAMENTO DA PACIENTE E MESA CIRÚRGICA

Uma alternativa à utilização de esparadrapos (Fig. 33-1) é a utilização do colchão antiaderente casca de ovo como mostrado na Figura 33-2. A paciente fica sobre o colchão sem lençol em posição de Lloyd Davies. Desta forma mesmo em Trendelenburg forçado a paciente não escorrega (Figs. 33-3 a 33-5).

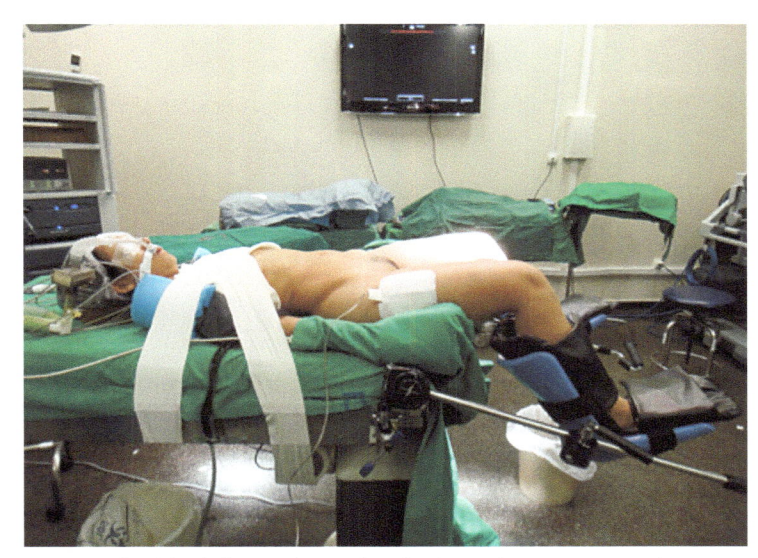

Fig. 33-1. Posição de litotomia com fixação dos ombros com esparadrapo (opcional) na cirurgia robótica.

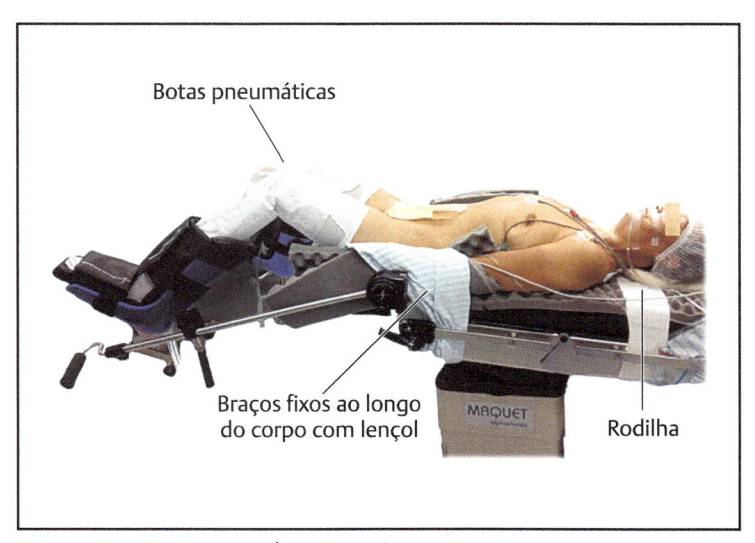

Fig. 33-2. Posicionamento da paciente.[7]

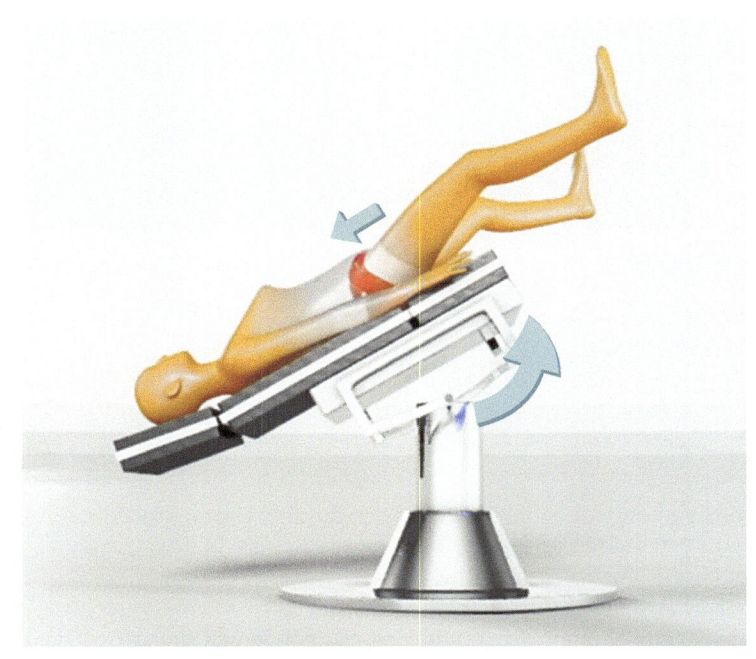

Fig. 33-3. Posição de litotomia em Trendelenburg.

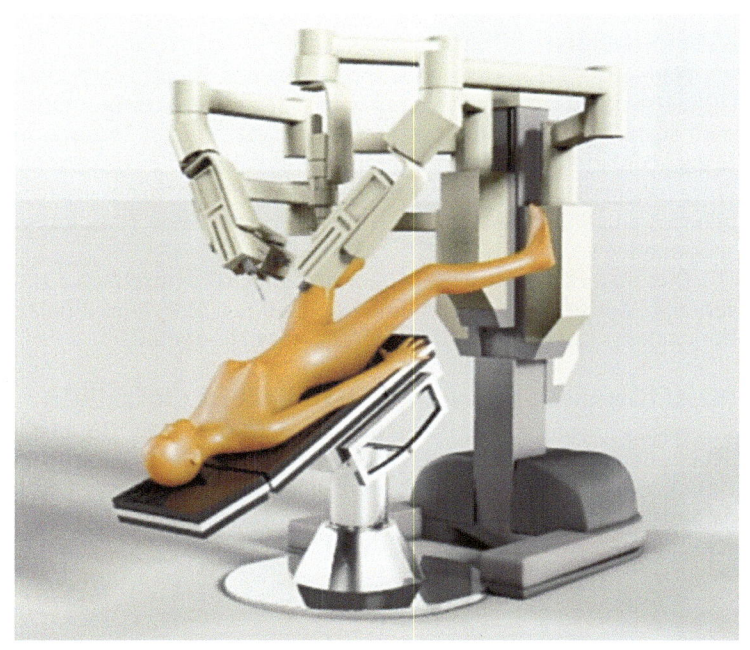

Fig. 33-4. Posicionamento do robô entre as pernas da paciente.

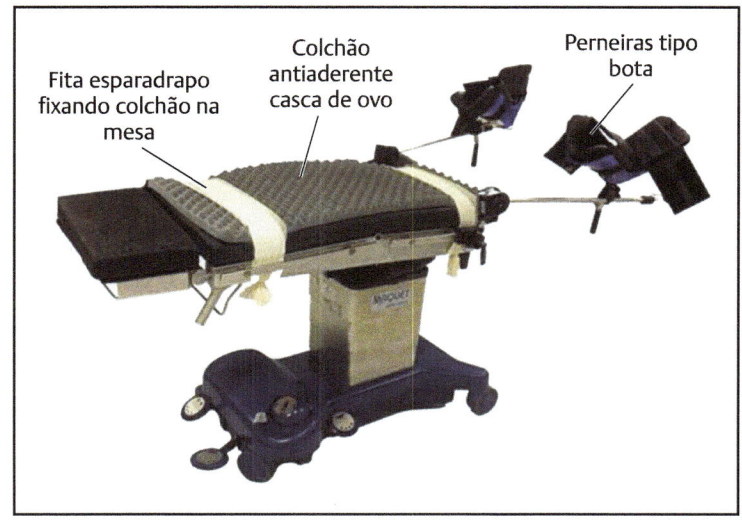

Fig. 33-5. Mesa cirúrgica.[7]

POSICIONAMENTO DA EQUIPE CIRÚRGICA

Conforme já descrito em capítulos anteriores este é o posicionamento da equipe cirúrgica (Fig. 33-6).

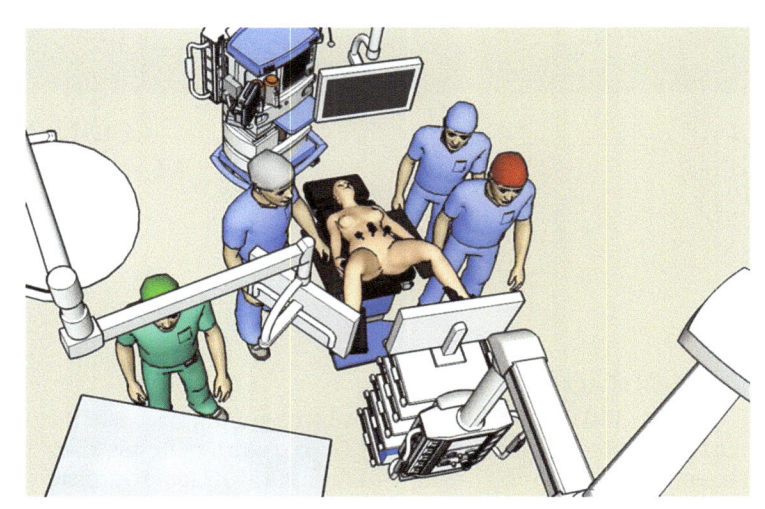

Fig. 33-6. Posicionamento da equipe cirúrgica. Touca vermelha: 1º cirurgião; touca cinza: primeiro auxiliar; touca azul: segundo auxiliar; touca verde: instrumentador.[7]

POSICIONAMENTO DOS TROCARTES

Via Robótica

Optamos pelo posicionamento da plataforma robótica por entre as pernas da paciente e introdução de trocartes segundo esquema.

Utilizamos os quatro braços do robô com os seguintes instrumentos descritos na Figura 33-7.

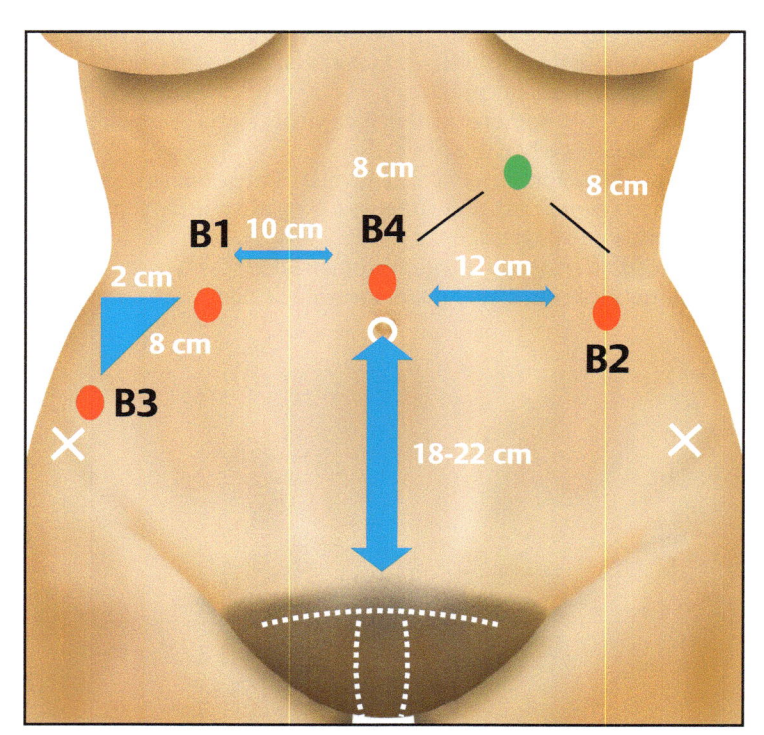

Fig. 33-7. Braço 1 (B1): tesoura monopolar; braço 2 (B2): pinça Maryland bipolar; braço 3 (B3): Prograsp; Câmera (B4): óptica 0 grau.

Via Laparoscópica

Um trocarte de 11 ou 12 mm na região da cicatriz umbilical (Portal 1 – P1). Três trocartes de 5 mm em linha na região inferior do abdome, 2 cm superior e cranial das fossas ilíacas anterossuperiores (fossas ilíacas direita e esquerda – P3 e P4) e um suprapúbico (P2), respeitando a distância mínima de 8 a 10 cm entre cada um deles para evitar colisão de instrumentos com a óptica (Fig. 33-8).[7]

CAPÍTULO 33 • TRAQUELECTOMIA RADICAL LAPAROSCÓPICA E ROBÓTICA

DESCRIÇÃO DA TÉCNICA CIRÚRGICA
Passo a Passo
Abertura de Retroperitônio e Espaços Avasculares

Iniciamos a cirurgia com secção do ligamento redondo por energias bipolar e monopolar (braços 1 e 2) com exposição do retroperitônio; neste momento movemos o quarto braço com a Prograsp para realizar a tração anteromedial (em direção à Sínfise Púbica) da artéria umbilical obliterada e, assim, iniciamos a confecção por dissecção romba dos espaços avasculares paravesical e pararretal (Figs. 33-9 e 33-10).

Tunelização Ureteral e Liberação de Folheto Anterior do Ligamento Vésico-Uterino

A liberação do 1/3 distal do ureter junto à bexiga, folheto anterior do ligamento vésico-uterino, é facilitada pela tração anterossuperior com o Quarto Braço (PRO-GRASP) ou um auxílio, caso esteja realizando via laparoscópica a exposição da vascularização do pilar vesical, atentando neste momento para não lesionar os ramos vesicais do plexo hipogástrico ao nível do quarto espaço de Yabuki.

Após abertura dos espaços avasculares e identificação da artéria uterina; optamos neste momento pela não secção da artéria uterina para facilitar a tração e contratração para tunelização ureteral que deve ser realizada delicadamente com a tesoura e pinça Maryland. Neste momento, caso seja opção do cirurgião, podem ser realizados ligadura e secção apenas dos ramos descendentes dos vasos uterinos (Figs. 33-11 e 33-12).

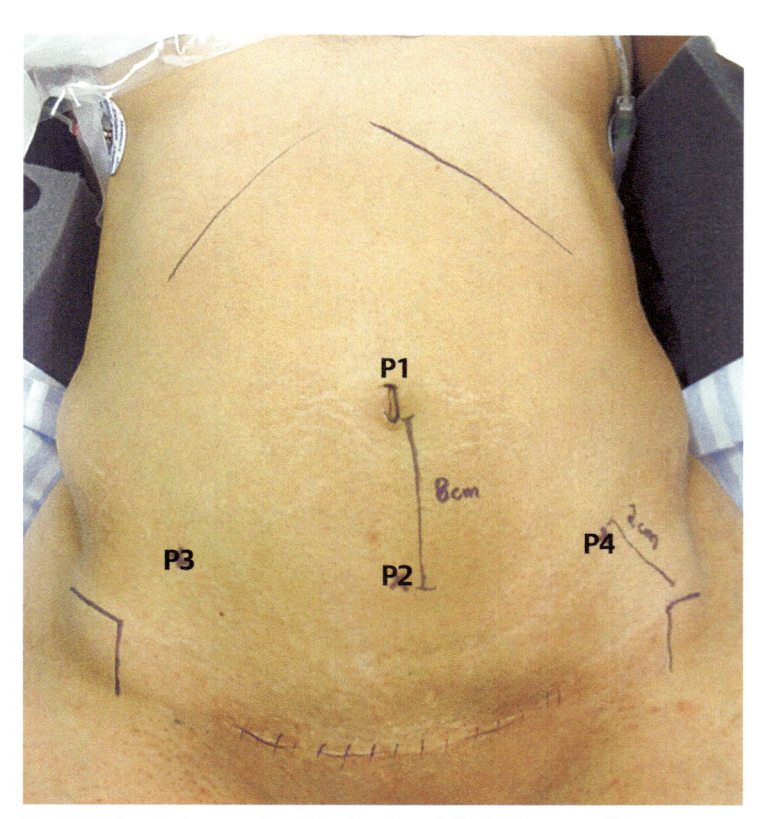

Fig. 33-8. Locais das punções. P1: cicatriz umbilical; P2: suprapúbico; P3: fossa ilíaca direita; P4: fossa ilíaca esquerda.

Fig. 33-9. Secção do ligamento redondo (LR). LL: ligamento longo; U: ureter.

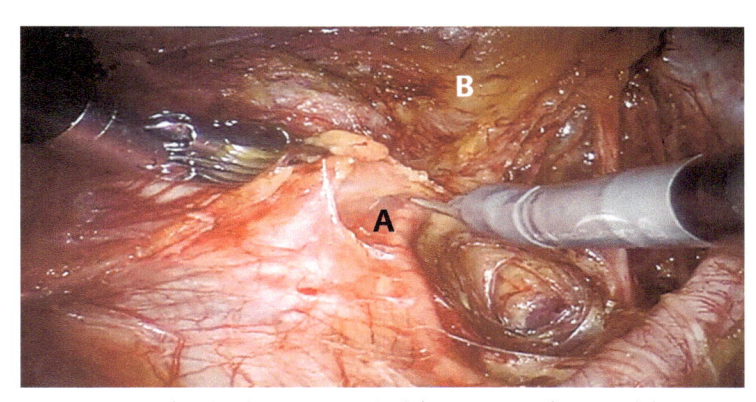

Fig. 33-11. Tunelização do ureter. A: túnel do ureter; B: pilar vesical direito.

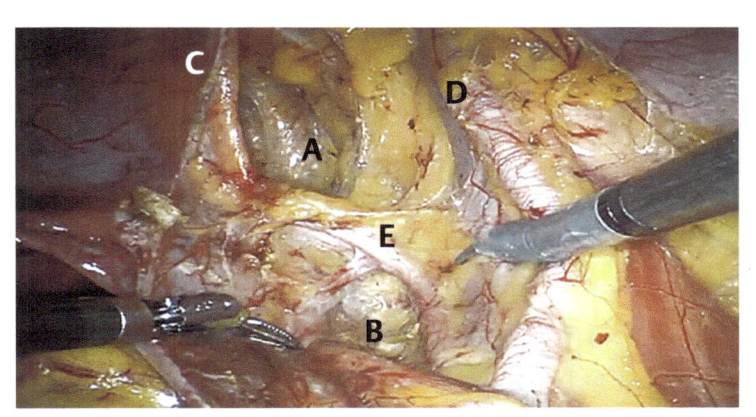

Fig. 33-10. A: Espaço paravesical; B: espaço pararretal; C: artéria umbilical obliterada; D: vasos ilíacos externos; E: artéria uterina.

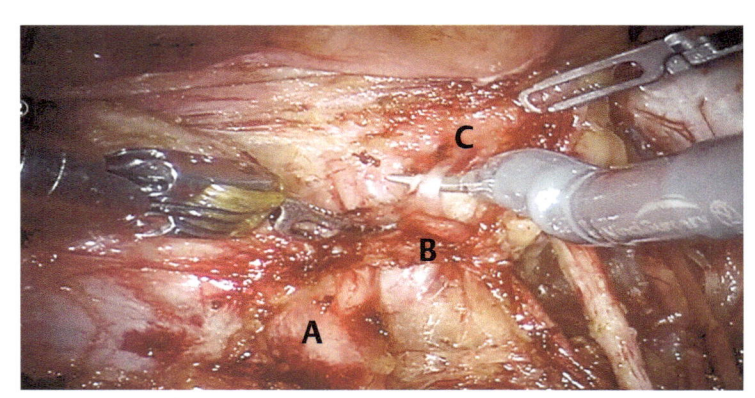

Fig. 33-12. Ligadura dos ramos cervicais uterinos. A: ureter direito; B: artéria uterina direita; C: ramos descendestes da artéria uterina.

DISSECÇÃO DO MESOURETER

Neste tempo cirúrgico identificamos os espaços avasculares de Okabayashi e Laztko, assim como o plexo hipogástrico.

Visão Robótica

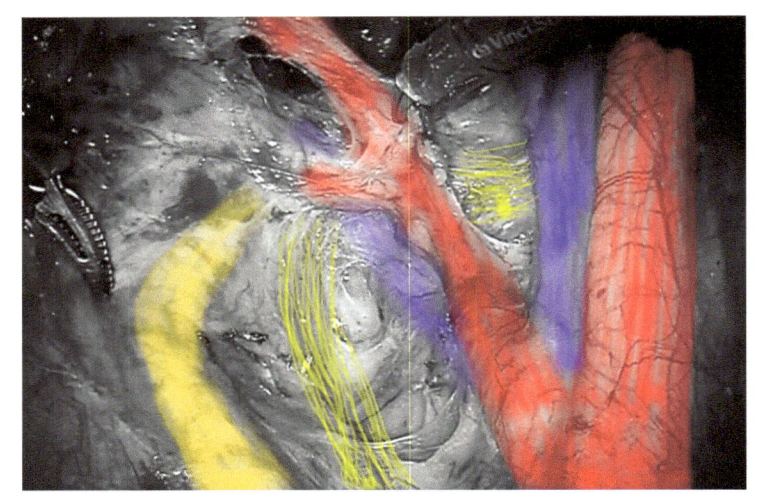

Fig. 33-13. Preservação nervosa. Amarelo – ureter; vermelho – artérias ilíacas interna e externa; azul – veias ilíacas interna e externa; linhas amarelas longitudinais – fibras do plexo hipogástrico inferior; linhas amarelas transversais – fibras do plexo esplâncnico.

Visão Laparoscópica

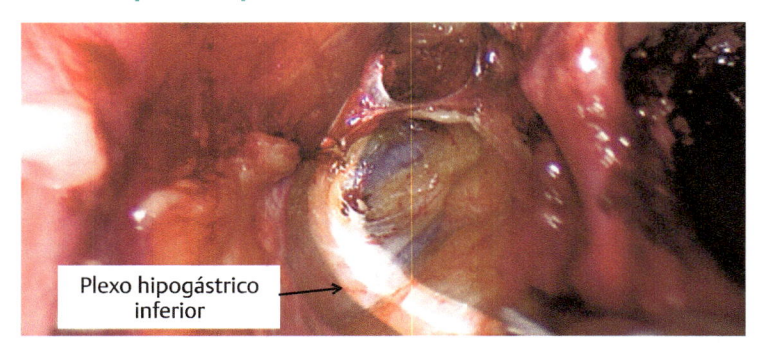

Fig. 33-14. Plexo hipogástrico inferior.

TRATAMENTO DA ARTÉRIA UTERINA

Este tempo cirúrgico não é obrigatório, pois o útero pode ser mantido vascularizado apenas pelos vasos do infundíbulo pélvico, porém, caso se tenha a intenção da preservação da artéria uterina, ela deve ser dissecada delicadamente com ligadura do ramo cervical. Liberação da artéria junto ao corpo uterino e preservação de seu ramo ascendente até o nível distal adequado para a secção do útero (Figs. 33-15 e 33-16).

DISSECÇÃO DO ESPAÇO RETOVAGINAL COM SECÇÃO DE LIGAMENTO UTEROSSACRO

Neste tempo é realizada a tração posterior do peritônio do fundo de saco de Douglas e abertura do espaço avascular com bisturi monopolar. Uma vez aberto o espaço retouterino e já previamente dissecado o espaço pararretal e identificado o plexo hipogástrio se faz a secção do ligamento uterossacro com bisturi mono e bipolar.

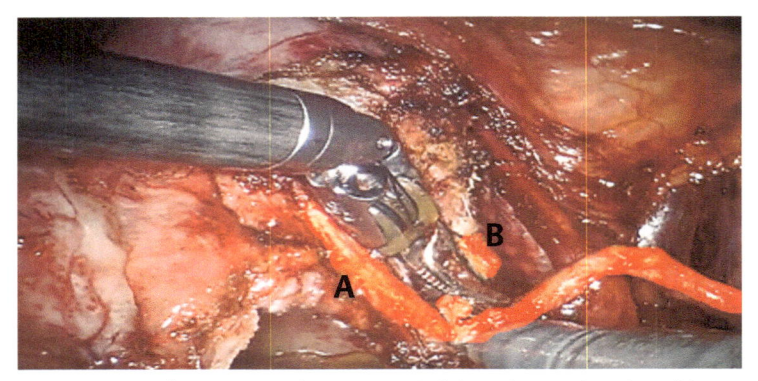

Fig. 33-15. Ligadura e secção do ramo cervical da artéria uterina. A: artéria uterina; B: ramo cervical.

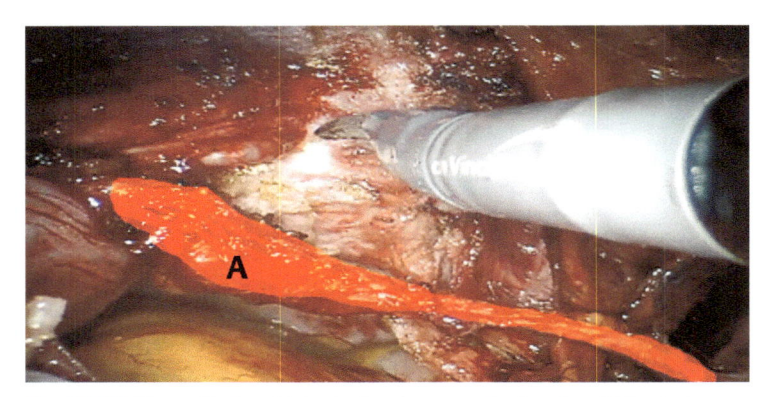

Fig. 33-16. Dissecção da artéria uterina do corpo uterino. A: artéria uterina.

Visão Robótica

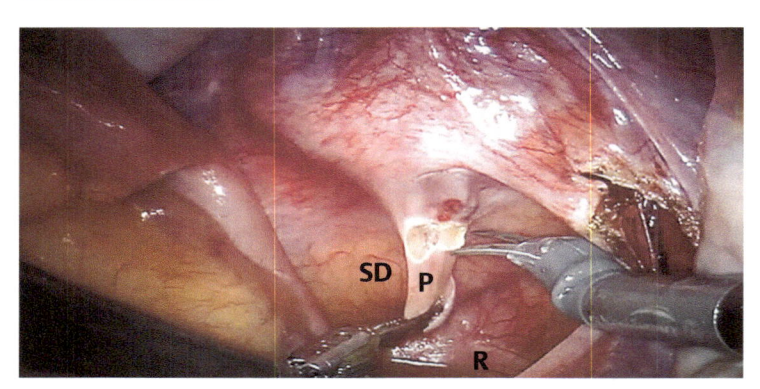

Fig. 33-17. Tração posterior do peritônio (P) do fundo de saco de Douglas (SD) e incisão monopolar do peritônio para abaixamento do reto (R).

Visão Laparoscópica

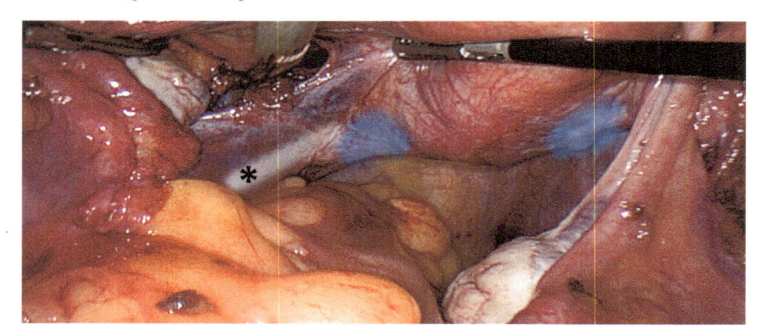

Fig. 33-18. Relação de distância entre os ligamentos uterossacro (azul) e plexo hipogástrico inferior (branco) (*).

DELIMITAÇÃO DO NÍVEL DE SECÇÃO UTERINA/COLO

Colocando o útero em posição anatômica com os afastamentos lateral e superior dos ovários e cuidando para não lesionar a vascularização do ligamento do infundíbulo pélvico – delimita-se com monocautério o limite de secção colo uterino. Com as pás da tesoura aberta e utilizando apenas uma delas no intuito de utilizar o mínimo de energia no módulo de corte neste tempo realiza-se a secção circunferencial do istmo – colo até encontrar a haste do manipulador. Em seguida traciona-se pelos ligamentos redondos o útero, e o "Desenluva" do manipulador (esvazia-se o balão do manipulador) (Fig. 33-19).

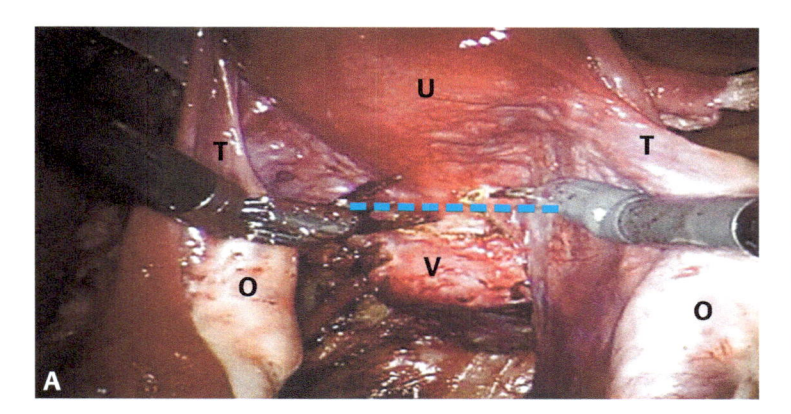

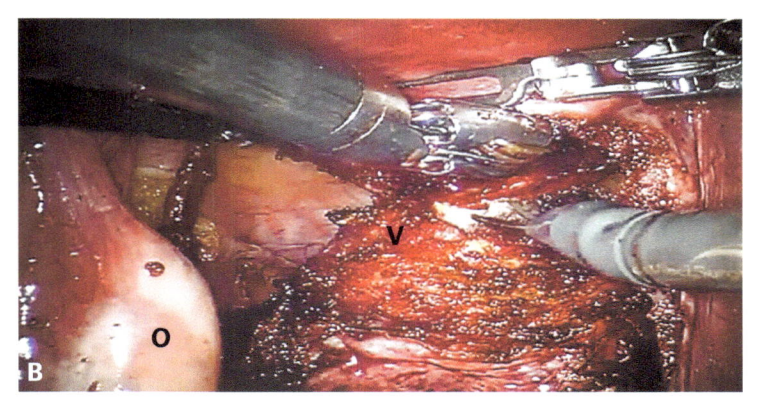

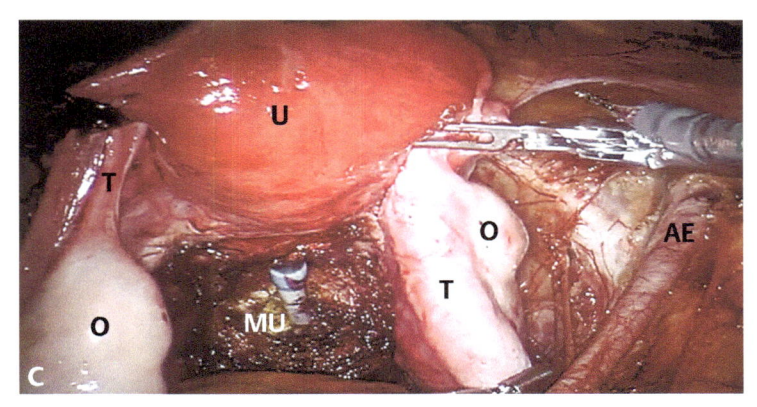

Fig. 33-19. (A) Delimitação do nível da secção do istmo. (B) Secção do istmo. (C) Visão final da secção ístmica. U: útero; T: tuba uterina; O: ovário; V: vagina; AE: artéria ilíaca externa; MU: manipulador uterino.

PARAMETRECTOMIA – COLPOTOMIA COM RETIRADA DA PEÇA CIRÚRGICA

Após a desconexão do útero da peça cirúrgica realiza-se a cauterização, se secção de paramétrios e a colpotomia, respeitando a margem de segurança necessária para o tratamento da patologia do câncer cervical e retirada da peça via vaginal (Fig. 33-20).

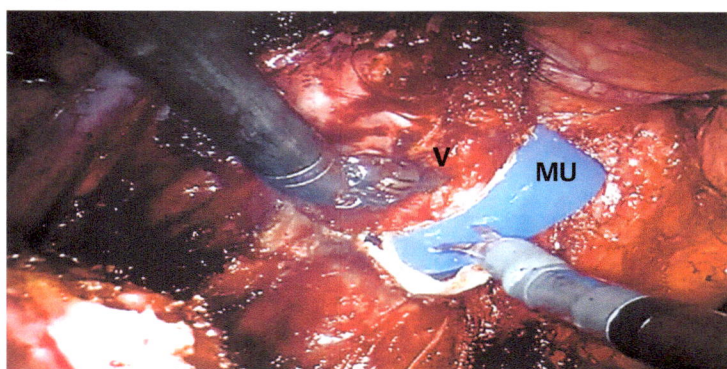

Fig. 33-20. Colpotomia. V: vagina; MU: manipulador uterino.

INVERSÃO UTERINA E CERCLAGEM

Para facilitar a cerclagem realiza-se inversão uterina de 180º– colocando a parte uterina seccionada cranialmente e de frente para a óptica, permitindo a ampla visualização e posição anatômica confortável para a sutura.

Optamos pela cerclagem com fio de sutura Prolene 0 pois apresenta menor índice de erosão comparado a outros fios de sutura em "bolsa de Tabaco",[6] durante este tempo cirúrgico utilizamos uma pinça grasper atraumática de 5 mm introduzida intrauterina para calibrar o orifício interno, evitando uma cerclagem demasiadamente apertada (Fig. 33-21).

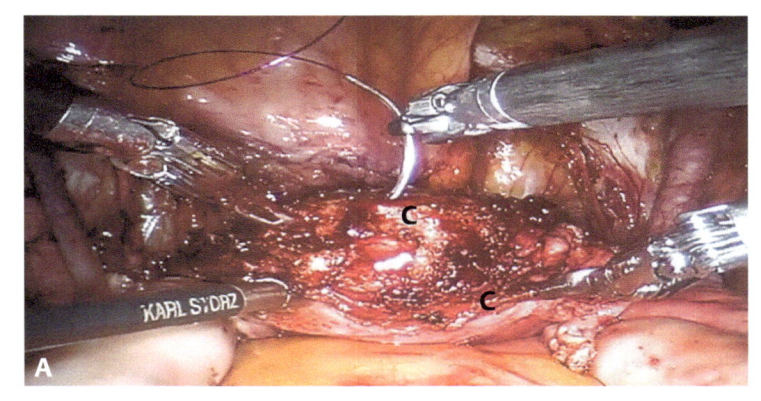

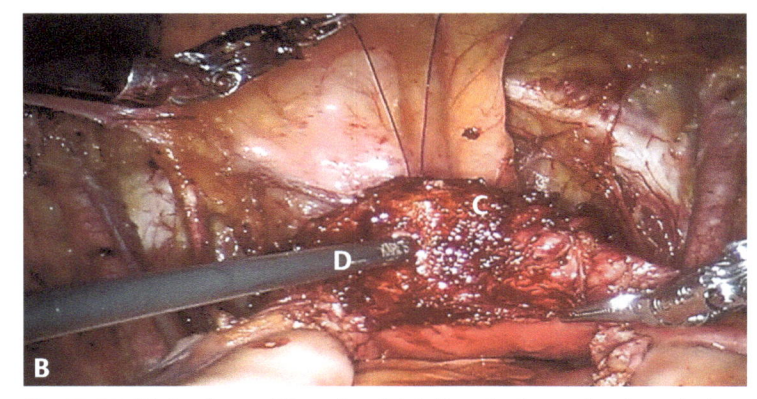

Fig. 33-21. (A) Cerclagem (C) uterina. (B) Calibração do canal endocervical com pinça (D).

CALIBRAGEM DO MANGUITO VAGINAL

Uma vez que o diâmetro circunferencial da vagina seja desproporcional ao colo/istmo se faz necessária a calibragem do manguito vaginal. São realizados pontos separados de vicryl® 0 nos ângulos laterais do manguito para o ajuste proporcional (Fig. 33-22).

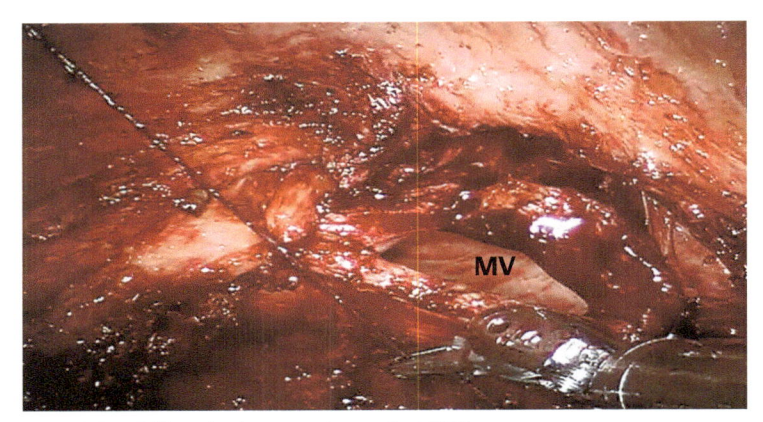

Fig. 33-22. Calibração do manguito vaginal (MV).

ANASTOMOSE ISTMOVAGINAL

Coloca-se o útero em posição anatômica encostando-o na parede abdominal anterior/bexiga estabilizando-o com o quarto braço, com esta manobra permite-se a ampla visualização da parede posterior da vagina e a parede posterior do útero; realiza-se a sutura com pontos separados de vicryl 0 entre a parede posterior da vagina e istmo sob visão direta, em seguida, libera-se o quarto braço do robô visualizando-se a parede anterior do útero e da vagina, terminando, assim, a anastomose uterovaginal.

Importante manter o nó da sutura da cerclagem intra-abdominal para evitar reação granulomatosa intravaginal (Fig. 33-23).

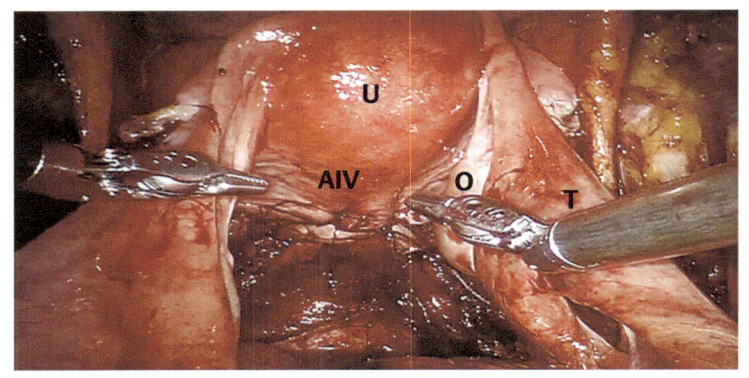

Fig. 33-23. Visão final da traquelectomia após anastomose istmovaginal (AIV). U: útero; O: ovário; T: tuba uterina.

ASPECTO PRECOCE E TARDIO DO EXAME VAGINAL

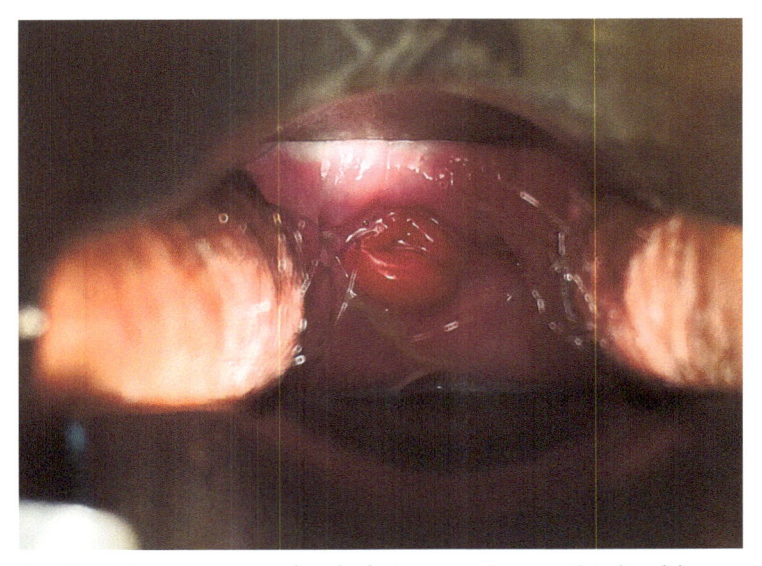

Fig. 33-24. Aspecto precoce do colo de útero no pós-operatório (1 mês).

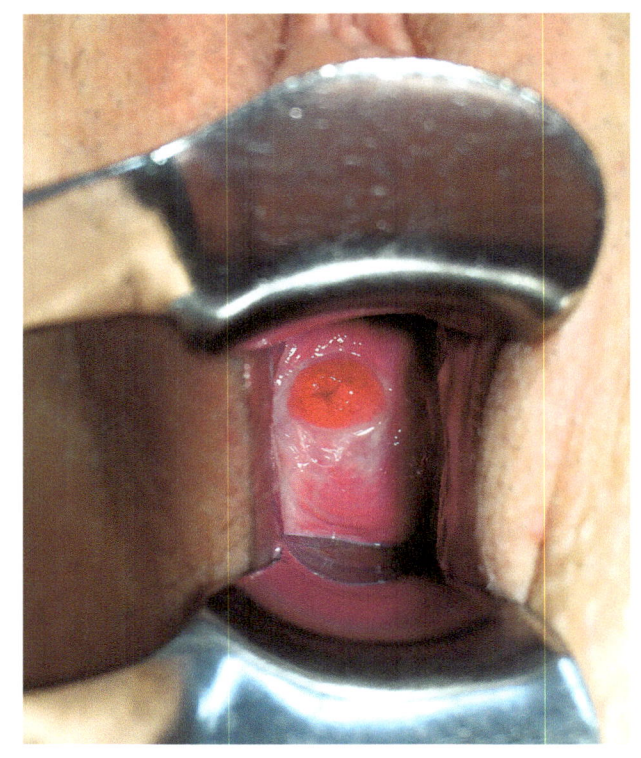

Fig. 33-25. Aspecto tardio da anastomose istmovaginal (5 meses).

DICAS E TRUQUES

A secção da peça pode ser realizada via vaginal, após realizada a colpotomia, com bisturi a frio. Evitando, assim, a cauterização das margens cirúrgicas e melhor visualização pelo patologista da peça cirúrgica. Esta via laparoscópica vaginal assistida facilita a realização da cerclagem e anastomose istmo-vaginal.

PÓS-OPERATÓRIO

Não se realiza nenhum preparo especial no pós-operatório. De rotina não utilizamos drenos. A sonda vesical é retirada no final do ato cirúrgico ou no primeiro pós-operatório. A alta é precoce com, no máximo, 24 horas de internação. E o uso de dispositivos para evitar a estenose cervical é de extrema importância, sendo necessária a avaliação da retirada de acordo com a técnica utilizada.

CONCLUSÃO

A cirurgia de traquelectomia radical laparoscópica vaginal assistida ou robótica é factível com índices de complicações similares a outras vias de acesso.[8] Sendo de extrema importância a indicação adequada e a *expertise* do time que realizará tal procedimento.

REFERÊNCIAS BIBLIOGRÁFICAS

1. Chan JL, Wang ET. Oncofertility for women with gynecologic malignancies. *Gynecologic Oncology* 2017;144:631-636.
2. www.inca.gov.br/estimativa/2016/
3. Dargent D, Burn JL, Roy M. La trachélectomie élargie (TE). Une alternative á l'hystérectomie radicale dans le traitement des cancers infiltrans développés sur la face externe du col utérin. *J Obstet Gynecol* 1994;2:292-5.
4. Smith JR, Boyle DC, Corless DJ et al. *Br J Obstet Gynaecol* 1997 Oct;104(10):1196-2000.
5. Persson J, Kannisto P, Bossmar T. *Gynecologic Oncology* 2008 Dec;111(3):564-67.
6. Johansen G, Lönnerfors C, Falconer H, Persson J. Reproductive and oncologic outcome following robot-assisted laparoscopic radical trachelectomy for early stage cervical cancer. *Gynecologic Oncology* 2016;141:160-5.
7. Vieira MA, Cintra GF, Reis RD et al. Laparoscopic Vaginal-Assisted Nerve-Sparing Radical Trachelectomy. *J Minim Invasive Gynecol* 2016;23(3):297.
8. Vieira MA, Rendón GJ, Munsell M et al. *Gynecol Oncol* 2015 Sep;138(3):585-9. Radical trachelectomy in early-stage cervical cancer: A comparison of laparotomy and minimally invasive surgery.

PESQUISA DE LINFONODO SENTINELA – TÉCNICA AZUL PATENTE

CAPÍTULO 34

Mileide Maria de Assunção Sousa
Ricardo dos Reis

INTRODUÇÃO

O linfonodo ou linfonodos, que primeiro recebem a drenagem linfática do tumor, são chamados de sentinelas e podem ser removidos separadamente por uma cirurgia limitada e examinados para determinar se uma linfadenectomia mais extensa deveria ser realizada ou não.[1] Este conceito já é aplicado ao câncer de mama e melanoma.[2,3] Mais recentemente está sendo aplicado ao câncer de vulva, colo e endométrio.[4,5]

Como o linfonodo sentinela é o primeiro sítio de metástase tumoral, suas condições histológicas poderiam refletir doença metastática em outros linfonodos (não sentinelas). Portanto, o mapeamento linfático e biópsia do linfonodo sentinela podem tornar desnecessária a linfadenectomia sistemática em um número grande de pacientes,[6,7] evitando, assim, as muitas complicações e morbidades de uma linfadenectomia sistemática, como linfedema, linfocele e aumento do tempo cirúrgico.[8-10]

A técnica do linfonodo sentinela também permite identificar os "linfonodos ectópicos", ou seja, aqueles que não estão incluídos nos sítios de dissecção padrão da linfadenectomia pélvica sistemática, fazendo com que se aumente a probabilidade de detecção de linfonodos comprometidos em pacientes com padrão de drenagem linfática atípica. Além disso, o método de avaliação histopatológica dos linfonodos sentinelas é diferente das técnicas convencionais de avaliação histopatológica dos outros linfonodos (não sentinelas). Os linfonodos sentinelas são submetidos a cortes seriados e avaliação imuno-histoquímica, se o exame de hematoxilina-eosina for negativo, objetivando a identificação de micrometástases e células tumorais isoladas, que poderiam ser perdidas na avaliação convencional, podendo com isso alterar o prognóstico da paciente e indicação de tratamento adjuvante com radioquimioterapia concomitante em colo uterino e endométrio.[11,12]

Nos casos dos tumores ginecológicos de colo e endométrio, o linfonodo sentinela pode ser identificado a partir de três vias de acesso: laparotômica, laparoscópica e laparoscópica robótica assistida. A identificação laparoscópica do linfonodo sentinela pode ser considerada como um símbolo da tendência em minimizar o trauma cirúrgico do estadiamento em tumores ginecológicos e utilizar adequadamente os recursos da cirurgia laparoscópica, conseguindo definir a extensão da doença e proporcionando terapia sem expor a paciente a um risco excessivo. A magnificação associada à visão laparoscópica/robótica é ideal para identificar pequenos canais linfáticos.[7] Além disso, a via laparoscópica, incluindo a robótica assistida, foi associada a uma maior taxa de detecção e sensibilidade comparado à cirurgia laparotômica, mostrando que o mapeamento linfático pode ser realizado seguramente pelos métodos minimamente invasivos.[13]

Existem vários métodos de detecção do linfonodo sentinela, como os corantes azuis (azul patente, azul de metileno e azul de isossulfan), agentes fluorescentes (verde indocianina) e marcadores radioativos (tecnécio 99).

A identificação do linfonodo sentinela com injeção do corante azul é rápida, de baixo custo e não requer tecnologia especial que pode não ser disponível fora dos centros de referência. A maioria das evidências indica que a curva de aprendizado para identificação do linfonodo sentinela com corante azul isolado é longa. Neste caso não há fase pré-operatória que ajudaria o cirurgião a planejar o procedimento e a janela de oportunidade para identificar o linfonodo sentinela na sala cirúrgica é curta.[14]

Em nosso capítulo iremos detalhar a técnica de detecção do linfonodo sentinela com azul patente para tumores ginecológicos de colo e endométrio pela via laparoscópica.

POSICIONAMENTO DA EQUIPE E SALA CIRÚRGICA

As características da sala cirúrgica para laparoscopia podem variar de acordo com as preferências individuais de cirurgiões e/ou serviços. É fundamental que a sala cirúrgica seja grande o suficiente para alojar todos os componentes necessários e acomodá-los conforme a necessidade da especialidade ou da cirurgia em foco. Deve haver um planejamento da disposição dos membros da equipe e de todo o material, que pode variar conforme a cirurgia programada, mas de maneira que:

- Haja espaço necessário para o anestesista.
- A localização da entrada e saída da sala permita um fluxo de pessoal, sem que ocorra interferência com a cirurgia.
- Haja cuidados para evitar contaminação do material estéril.[15]

A disposição sugerida pelos autores está descrita a seguir: a torre de videolaparoscopia posiciona-se entre as pernas da paciente. O aquecedor da manta térmica localiza-se na altura do ombro esquerdo da paciente. As fontes de energia, que não se encontram na torre de videolaparoscopia, ficam na altura do ombro direito da paciente. O carrinho de anestesia fica atrás da cabeça da paciente. A mesa do instrumentador fica à direita da paciente (Figs. 34-1 e 34-2).[16]

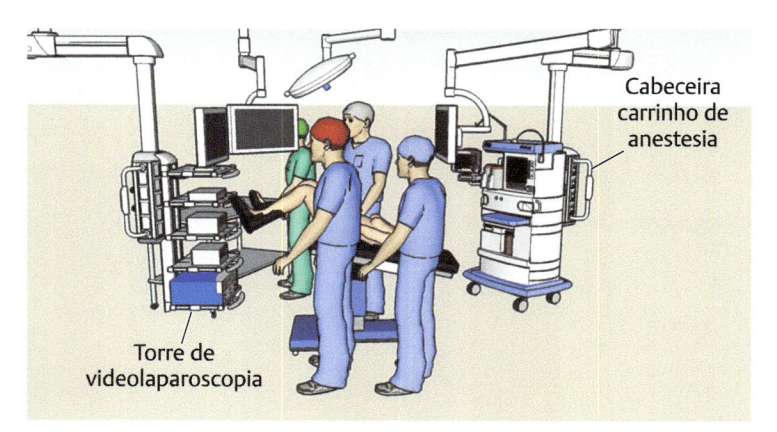

Fig. 34-1. Posicionamento da sala cirúrgica em uma cirurgia videolaparoscópica, destacando a posição correta da torre de videolaparoscopia e carrinho de anestesia.[16]

CAPÍTULO 34 ■ PESQUISA DE LINFONODO SENTINELA – TÉCNICA AZUL PATENTE

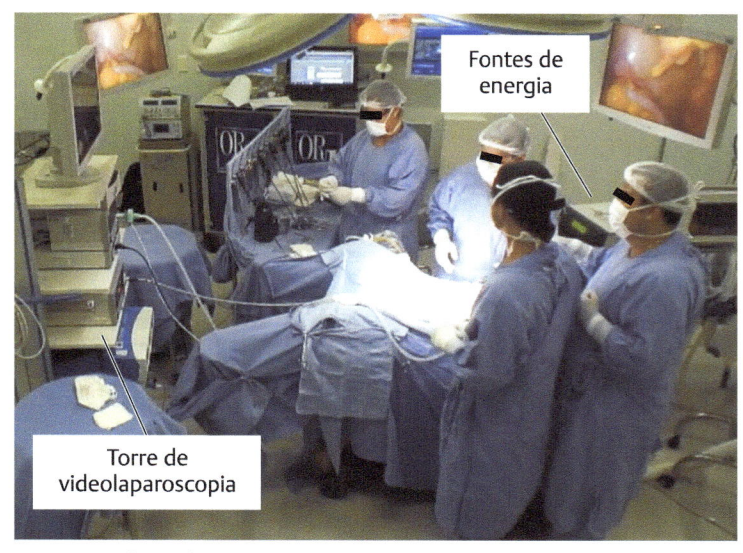

Fig. 34-2. Adequado posicionamento da sala cirúrgica. Observa-se a posição da torre de videolaparoscopia entre as pernas da paciente, as fontes de energia que não estão na torre de videolaparoscopia na altura do ombro direito da paciente e a mesa do instrumentador à direita da paciente (Hospital de Câncer de Barretos).

O primeiro cirurgião posiciona-se à esquerda da paciente. O primeiro auxiliar e o instrumentador posicionam-se à direita da paciente. O segundo auxiliar, que fará a câmera, posiciona-se atrás do primeiro cirurgião (Fig. 34-3). Nos casos em que será necessária a manipulação uterina o segundo auxiliar se posicionará entre as pernas da paciente, sentado (Fig. 34-4).[16]

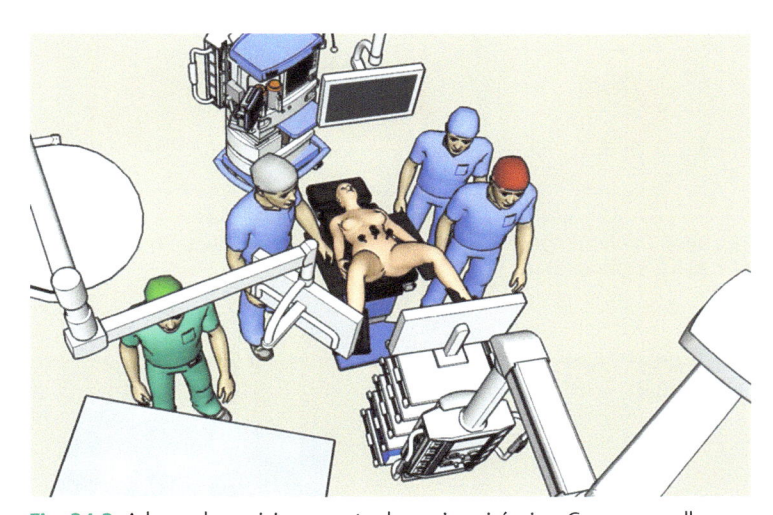

Fig. 34-3. Adequado posicionamento da equipe cirúrgica. Gorro vermelho: 1º cirurgião; gorro cinza: 1º auxiliar; gorro azul: 2º auxiliar; gorro verde: instrumentador.[16]

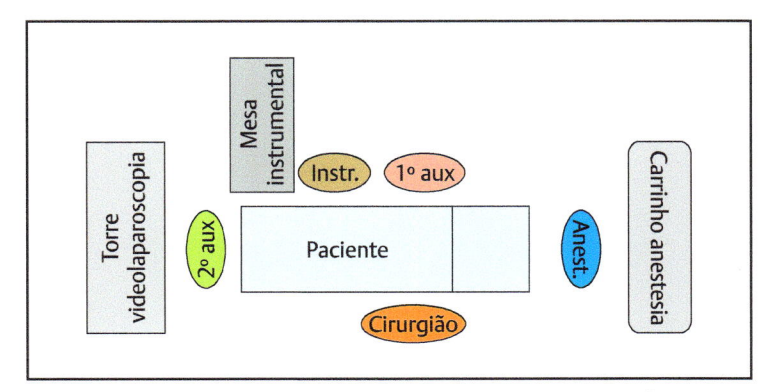

Fig. 34-4. Posicionamento da equipe cirúrgica. Neste caso o segundo auxiliar encontra-se sentado entre as pernas da paciente para manipular o útero.

POSICIONAMENTO DA PACIENTE

A cirurgia laparoscópica exige que a paciente seja colocada em posições, por vezes, muito diversas para que haja uma boa exposição das vísceras pélvicas. Assim, é necessário que a mesa cirúrgica permita um ajuste de altura, de diversos graus de posições de Trendelenburg e Fowley e de rotação lateral. A mesa deve permitir o acoplamento de perneiras para colocação da paciente em posição de litotomia.[15] Um bom par de perneiras possibilita a colocação dos membros inferiores em posição adequada, de forma que não acarrete lesões musculonervosas nas pacientes.

A paciente deve ser colocada em posição de Lloyd Davies deitada diretamente sobre o colchão antiaderente caixa de ovo. As pernas devem ser fixadas em perneiras do tipo bota com panturrilhas livres. Não há necessidade de ombreiras e/ou faixas do tipo esparadrapo, caso se utilize este colchão. Os braços são colocados ao longo do corpo. Passa-se um lençol embaixo da mesa cirúrgica e ao redor dos braços, fixando o lençol por sob as nádegas da paciente, para que se evitem lesões de plexo braquial pela abdução exagerada inadvertida.[16] Rodilha embaixo da cabeça da paciente para que a mesma não movimente a cabeça durante a cirurgia, evitando compressão exagerada do couro cabeludo e possível isquemia do mesmo. Botas pneumáticas de compressão intermitente em membros inferiores ajudam a prevenir eventos tromboembólicos. Manta térmica por sobre a região torácica da paciente, para evitar hipotermia. Sonda oro/nasogástrica para esvaziamento do estômago, que deve ser retirada ao final da cirurgia antes da extubação (Figs. 34-5 e 34-6).[16]

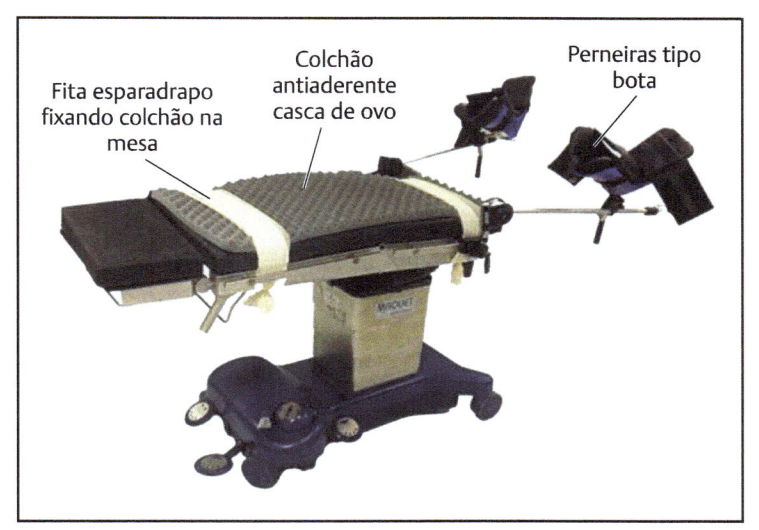

Fig. 34-5. Preparo da mesa cirúrgica com colchão caixa de ovo e perneiras do tipo bota.[16]

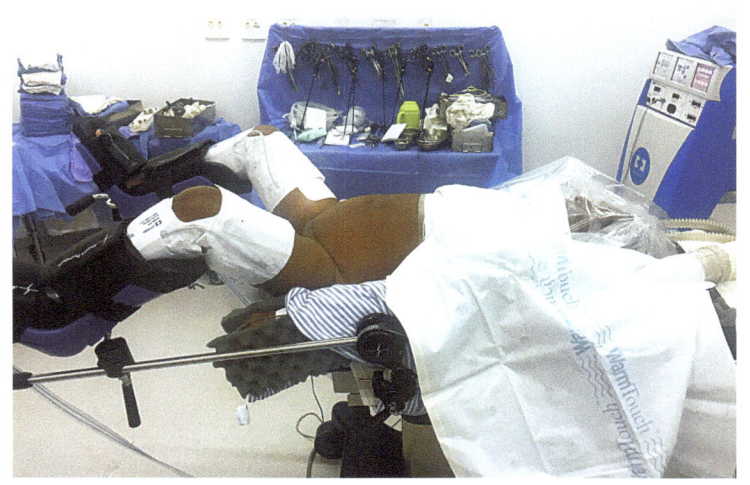

Fig. 34-6. Posicionamento da paciente: posição de Lloyd Davies, em perneiras do tipo bota com botas de compressão pneumática, membros superiores posicionados ao longo do corpo com lençol e manta térmica superior (Hospital de Câncer de Barretos).

POSICIONAMENTO DOS TROCARTES

Um trocarte de 10 ou 11 mm na região da cicatriz umbilical (Portal 1 – P1). Três trocartes de 5 mm em linha na região inferior do abdome: 2 cm medial e superior das cristas ilíacas anterossuperiores direita e esquerda (P3 e P4) e um suprapúbico (P2) 8 a 10 cm da cicatriz umbilical, para evitar colisão dos instrumentos com a óptica (Figs. 34-7 e 34-8).[16]

TÉCNICA DE DETECÇÃO
Técnica e Locais de Aplicação do Corante Azul

Aspectos técnicos da preparação do material e injeção devem sempre ser observados para um sucesso do mapeamento linfático. Lantzsch et al.[17] e Li et al.[18] relataram falhas de detecção em pacientes com inadequada injeção do material para mapeamento. Yuan et al.[19] e Dargent et al.[20] mostraram que uma falha de detecção ocorre mais frequentemente em baixos volumes (1 a 2 mL) de azul injetado.

Diluição do azul, local de injeção (parede vaginal × colo) e a profundidade da injeção são todos responsáveis pelo sucesso da detecção linfonodal e devem ser de pleno conhecimento do cirurgião.

Para os tumores ginecológicos (colo e endométrio) utilizamos o colo uterino como ponto de injeção do corante azul decorrente do padrão de drenagem linfática do colo uterino, que progride gradualmente do estroma cervical e linfáticos da serosa para os grupos de linfonodos no paramétrio, linfonodos pélvicos, linfonodos pararretais e linfonodos para-aórticos.[21]

A injeção do corante azul é realizada logo após a anestesia, no início da cirurgia. Deverá ser preparada uma solução com 2 mL de azul patente a 2,5% mais 2 mL de solução salina (soro fisiológico). A agulha utilizada para injeção deverá ser uma agulha longa, se possível a utilizada na raquianestesia de número 25.[22]

A injeção pode ser realizada em diversos pontos no colo uterino, podem-se utilizar 4 pontos de injeção (4 quadrantes) ou dois pontos (3 e 9 horas) (Fig. 34-9).

Na injeção dos quatro quadrantes, injeta-se 1 mL da solução em cada um dos quatro quadrantes do colo. Atualmente, a tendência é utilizar a injeção às 3 e às 9 horas, sendo 1 mL superficial (1 a 2 mm de profundidade) e 1 mL profundo (1 cm) em cada lado, diminuindo, assim, a chance de injeção nos fundos de saco posterior e anterior, o que dificulta a dissecção dos espaços vésico-uterino e retovaginal (Figs. 34-10 e 34-11).[7] A injeção deve ser realizada na meia distância entre o orifício cervical externo e o limite da ectocérvice, com uma pressão leve e constante para evitar o vazamento do corante para dentro da vagina.[21,22]

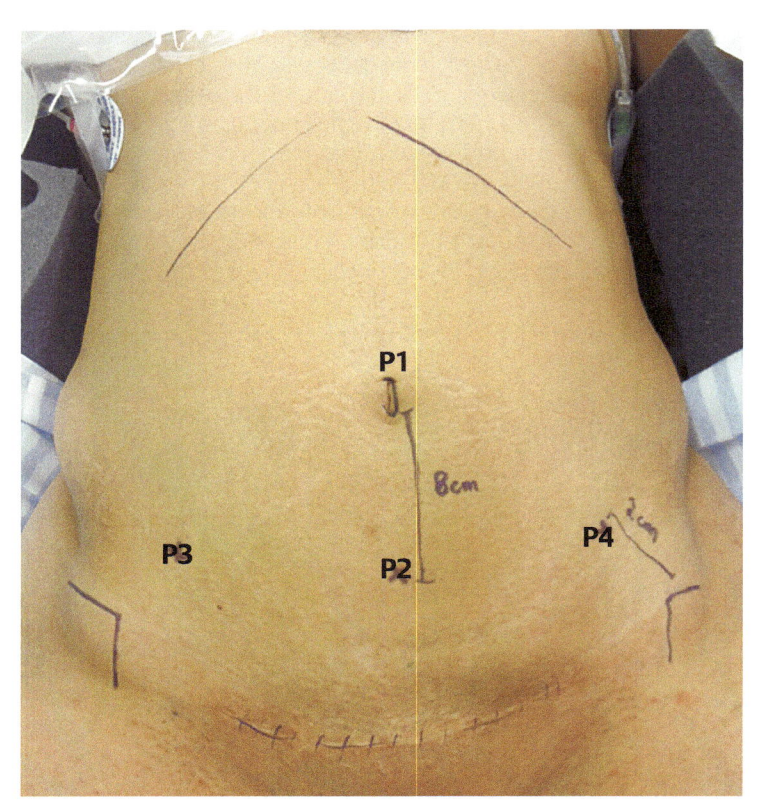

Fig. 34-7. Locais de punção dos trocartes: 10 mm na cicatriz umbilical (P1), 5 mm nas fossas ilíacas direita (P3) e esquerda (P4) e suprapúbico (P2).[16]

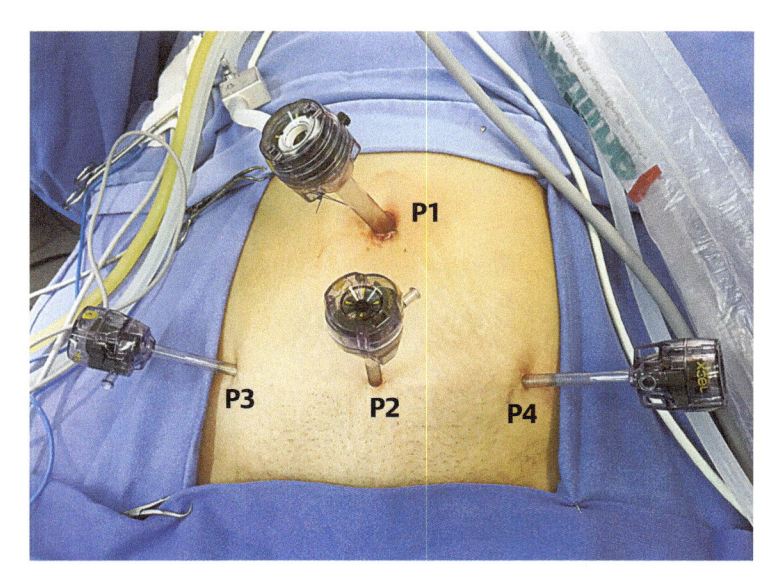

Fig. 34-8. Posicionamento dos trocartes para cirurgia videolaparoscópica (Hospital de Câncer de Barretos).

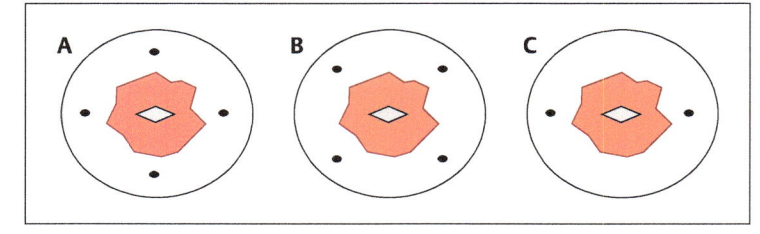

Fig. 34-9. Diferentes pontos de injeção do azul patente: quatro quadrantes (A e B) e 2 quadrantes (C).[35]

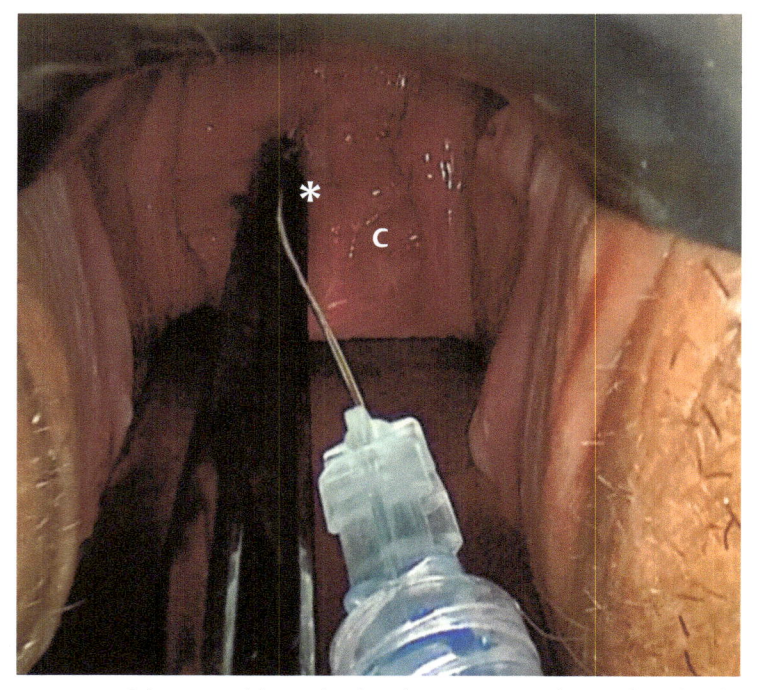

Fig. 34-10. Colo uterino (C) visualizado pelo exame especular, sendo realizada injeção do azul patente (*) às 9 horas no colo uterino (Hospital de Câncer de Barretos).

CAPÍTULO 34 • PESQUISA DE LINFONODO SENTINELA – TÉCNICA AZUL PATENTE

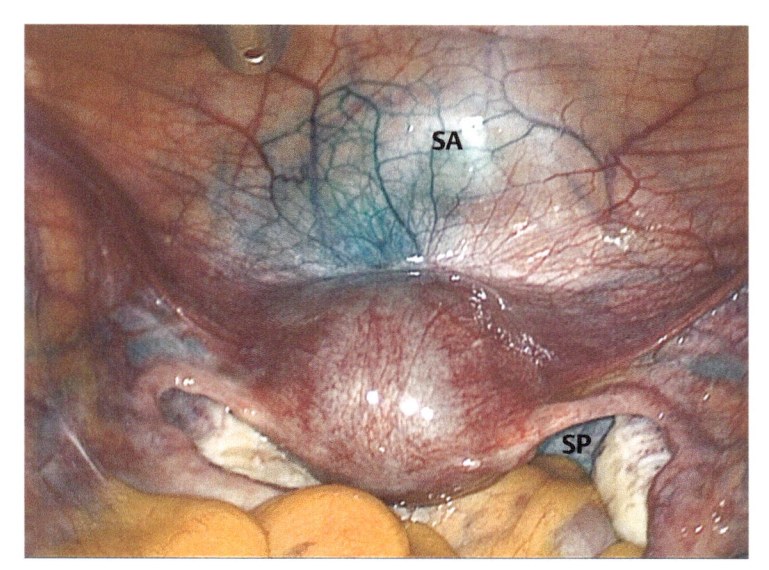

Fig. 34-11. Imagem evidenciando inadequado extravasamento do azul patente em fundos de saco anterior (SA) e posterior (SP), o que dificulta a identificação do linfonodo sentinela e dissecção do espaço retovaginal e vésico-uterino. A injeção do corante às 3 e às 9 horas pode ajudar a diminuir esse resultado inadequado (Hospital de Câncer de Barretos).

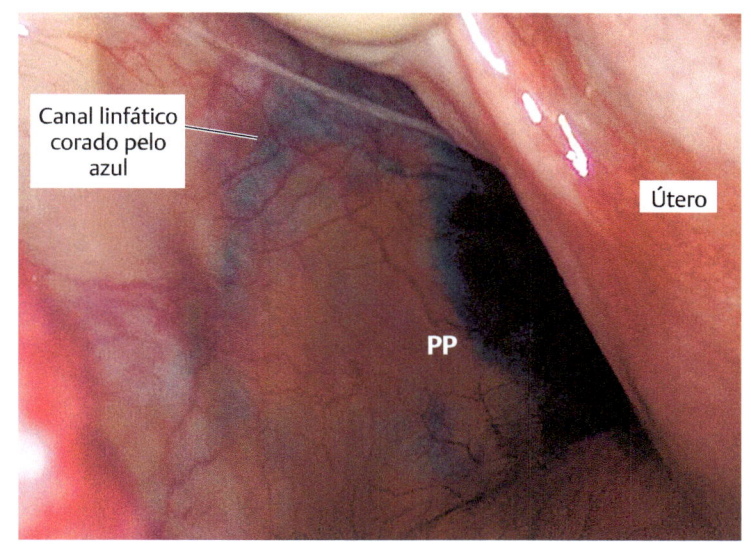

Fig. 34-12. Canal linfático corado pelo azul patente visualizado pelo peritônio pélvico (PP) à esquerda (Hospital de Câncer de Barretos).

Técnica de Identificação do Linfonodo Sentinela

O corante azul patente é drenado pelos vasos linfáticos a partir do tumor e depositado no linfonodo sentinela rapidamente, aproximadamente 5 a 10 minutos após a injeção, com pequenas variações a depender do sítio do tumor primário, a distância e a presença ou ausência de reação inflamatória junto ao tumor.[14]

Além disso, o corante azul também pode ser depositado em outros linfonodos, não sentinelas, logo depois de ter alcançado os linfonodos sentinelas. Tudo isso faz com que a identificação dos linfonodos sentinelas seja feita logo no início da cirurgia.[23]

DESCRIÇÃO DA TÉCNICA CIRÚRGICA

Passo a Passo

Passo 1

A realização do pneumoperitônio é o procedimento inicial para qualquer procedimento laparoscópico. A preferência do nosso serviço é a realização do pneumoperitônio pela punção com agulha de Veress ou punção direta sem pneumoperitônio e posterior posicionamento do trocarte de 10 mm na região umbilical.

Passo 2

Deve ser realizado o inventário da cavidade abdominal, procurando possíveis implantes tumorais peritoneais, aderências e possíveis lesões da primeira punção.[24]

A seguir, a paciente deverá ser colocada em posição de Trendelenburg.

Passo 3

São inseridas as punções secundárias de 5 mm em fossas ilíacas direita e esquerda e supra-púbica, sob visão direta. Conhecimento da anatomia da parede abdominal anterior é essencial para colocar os trocartes acessórios. Os vasos mais importantes a serem visualizados são a artéria e veia epigástricas inferiores. Eles são laterais aos vasos umbilicais obliterados e mediais ao anel inguinal profundo.[25]

Passo 4

O cirurgião deverá procurar por possíveis drenagens linfáticas bilaterais (corante azul) subperitoneais (Fig. 34-12). As cadeias linfáticas pélvicas e para-aórticas devem ser avaliadas. Linfonodo sentinela é identificado como um linfonodo azul ou um linfonodo que tenha um vaso linfático aferente azul. Ao encontrá-lo, deve-se iniciar a dissecção para isolar o linfonodo e retirá-lo seletivamente.[12]

O retroperitônio deve ser acessado com cuidado para evitar sangramentos de vasos e capilares presentes neste local, o que aumentaria a dificuldade em identificar os canais linfáticos azuis. Uma vez identificado o vaso linfático corado de azul, este deve ser seguido até o linfonodo corado de azul, que será considerado como o sentinela.[22]

Caso o cirurgião não encontre o linfonodo pelos vasos linfáticos corados de azul subperitoneais, ele deverá primeiramente procurar nos locais mais comuns de localização dos linfonodos sentinelas (linfonodos ilíaco externo, obturador e ilíaco interno). Caso não encontre nessas localizações, estes devem ser procurados em localizações menos frequentes (região pré-sacral, ilíaco comum e para-aórtico). Para a identificação do linfonodo sentinela nos locais mais comuns, os espaços avasculares (fossas) paravesical lateral e obturadora devem ser dissecados cuidadosamente, evitando romper os vasos linfáticos e sanguíneos dessas regiões. O mais importante é a identificação e preservação das estruturas nobres e marcos anatômicos, como nervo obturador, artéria umbilical obliterada, artéria e veias ilíacas externa e interna, ureter e nervo genitofemoral (Fig. 34-13). A seguir descreveremos passo a passo a abertura desses espaços e identificação das estruturas.

Inicialmente o ureter deve ser identificado, no seu cruzamento com os vasos ilíacos (Fig. 34-14).

A seguir, é realizada uma abertura do peritônio, desde a bifurcação dos vasos ilíacos até o ligamento redondo logo acima dos vasos ilíacos externos, paralelo ao ligamento infundíbulo pélvico (ligamento IP) (Figs. 34-15 e 34-16).[26]

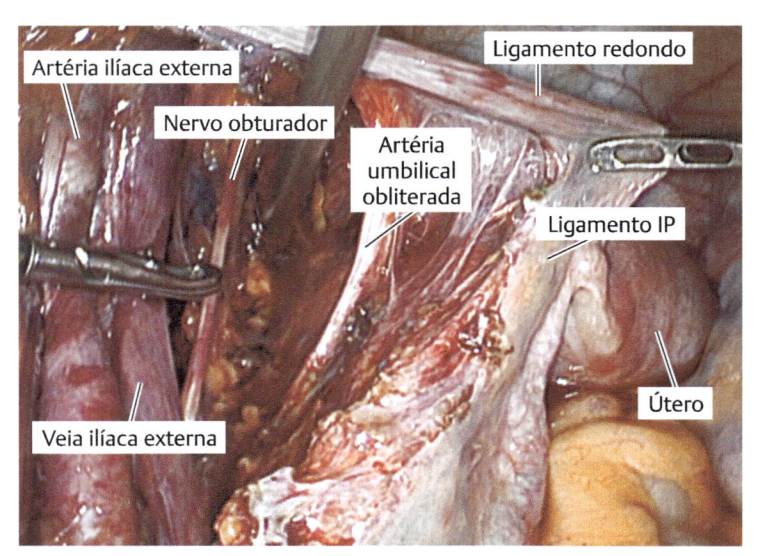

Fig. 34-13. Estruturas anatômicas da dissecção linfonodal pélvica à esquerda (Hospital de Câncer de Barretos).

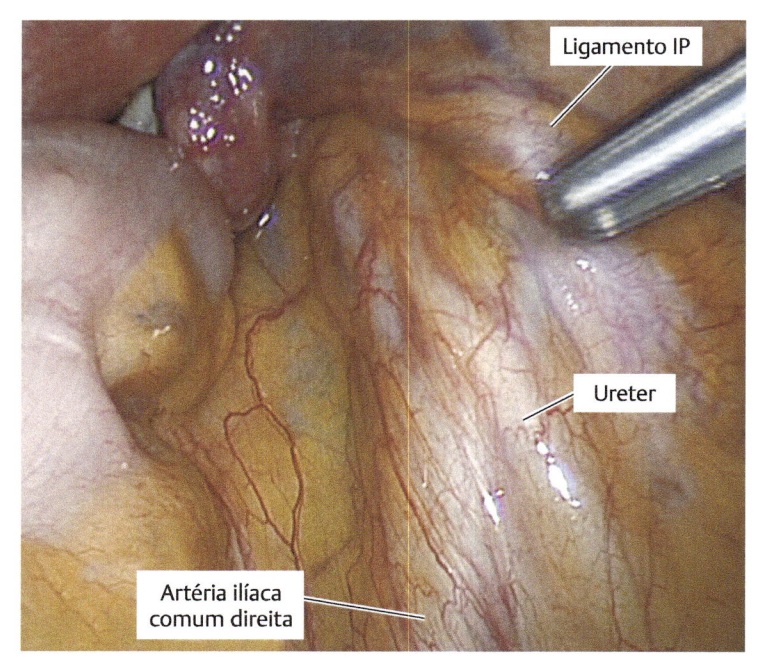

Fig. 34-14. Ureter cruzando os vasos ilíacos à direita e sua relação com o infundíbulo pélvico (Hospital de Câncer de Barretos).

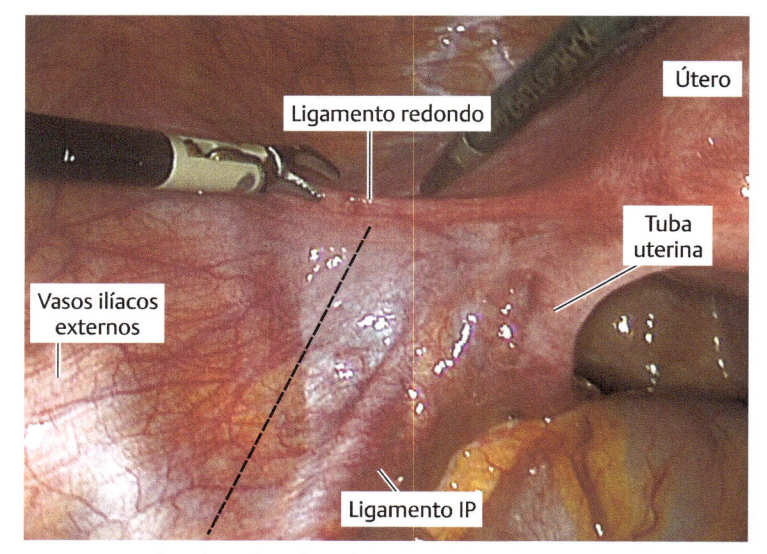

Fig. 34-15. Linha tracejada indicando o local da abertura do peritônio pélvico na dissecção linfonodal à esquerda, desde a bifurcação dos vasos ilíacos comuns até o ligamento redondo, acima dos vasos ilíacos externos, paralelo ao ligamento do infundíbulo pélvico (Hospital de Câncer de Barretos).

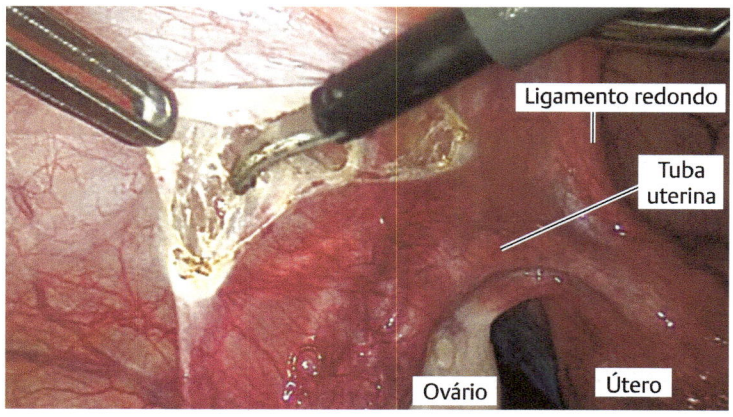

Fig. 34-16. Abertura do peritônio pélvico à esquerda para a pesquisa do linfonodo sentinela (desde a bifurcação dos vasos ilíacos comuns até o ligamento redondo logo acima dos vasos ilíacos externos, paralelo ao infundíbulo pélvico) (Hospital de Câncer de Barretos).

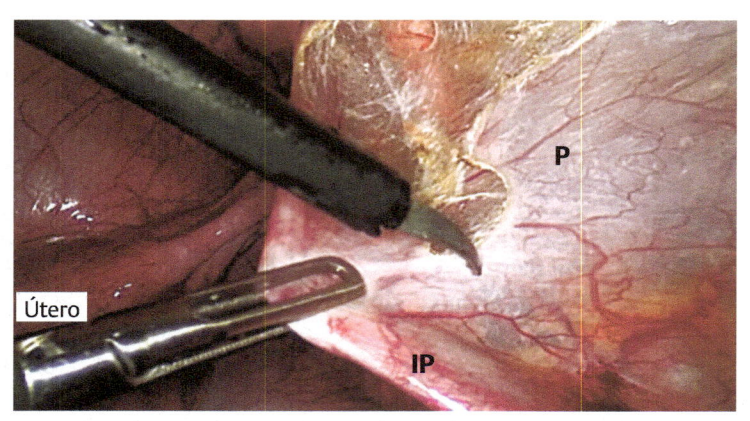

Fig. 34-17. Abertura do peritônio (P) pélvico à direita, paralelo ao ligamento do infundíbulo pélvico (IP) direito. Observe a tração do peritônio medialmente realizada pelo auxiliar (Hospital de Câncer de Barretos).

O auxiliar deve tracionar o peritônio medialmente, enquanto ele é aberto paralelo ao ligamento infundíbulo pélvico (Fig. 34-17).

Caso o linfonodo sentinela esteja localizado na região dos vasos ilíacos externos, é necessária a identificação do nervo genitofemoral, que corre sobre o músculo psoas lateralmente à artéria ilíaca externa, antes da remoção do linfonodo sentinela (Fig. 34-18).

Caso o linfonodo sentinela não seja encontrado na topografia dos vasos ilíacos externos, o cirurgião deve seguir a dissecção para a abertura da fossa obturadora. O auxiliar deve manter tracionado o ligamento infundíbulo pélvico em direção medial, enquanto o cirurgião disseca e abre a fossa obturadora. É importante ressaltar que, após a abertura do retroperitônio, o CO_2 penetra e ajuda a dissecar naturalmente os espaços retroperitoneais (Fig. 34-19).

Para a dissecção da fossa obturadora o cirurgião deve identificar a artéria umbilical obliterada, ramo da artéria ilíaca interna, que deverá ser mantida tracionada no sentido medial pelo auxiliar. Caso o ducto linfático corado de azul migre para a fossa obturadora, o cirurgião deve identificar também a veia ilíaca externa e o nervo obturador antes de prosseguir com a retirada do linfonodo sentinela (Figs. 34-20 a 34-26). O nervo obturador geralmente é mais facilmente identificado na região caudal (distal) da fossa obturadora (Fig. 34-23).

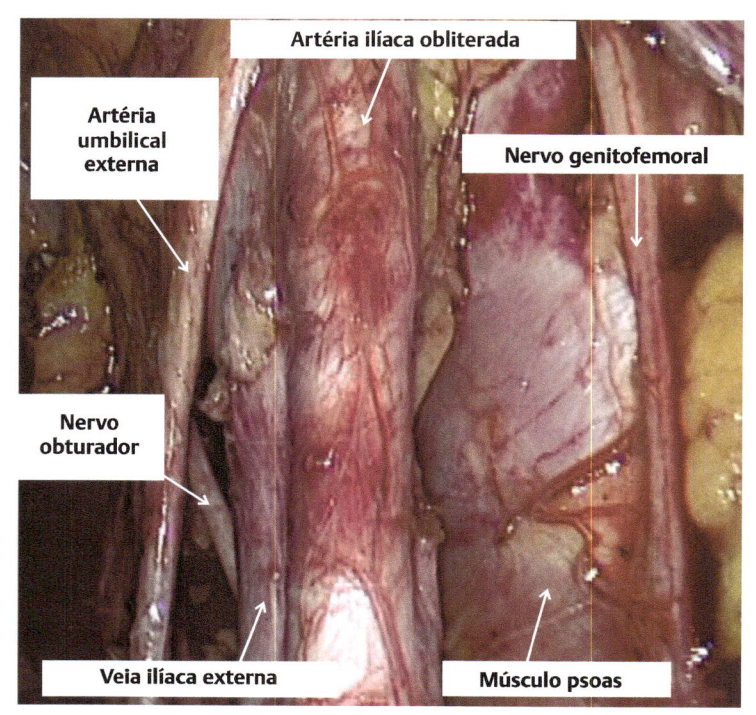

Fig. 34-18. Nervo genitofemoral direito, lateral à artéria ilíaca externa (Hospital de Câncer de Barretos).

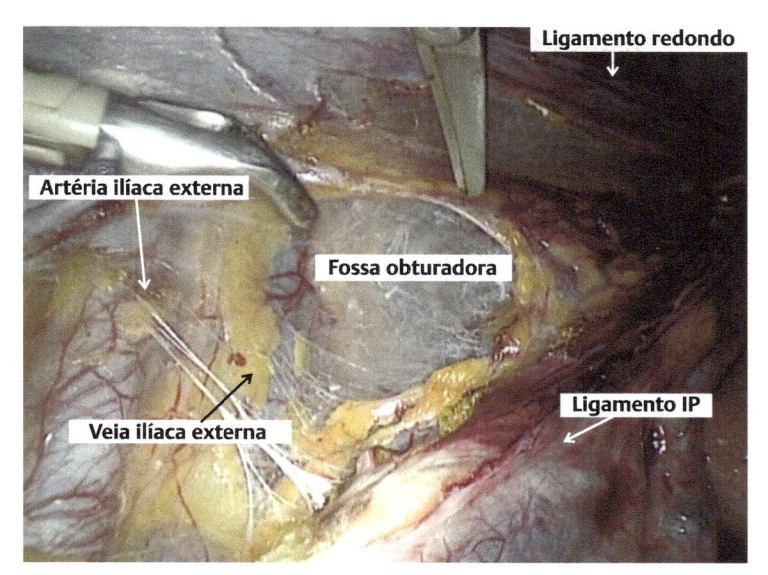

Fig. 34-19. Dissecção da fossa obturadora esquerda e limites anatômicos (Hospital de Câncer de Barretos).

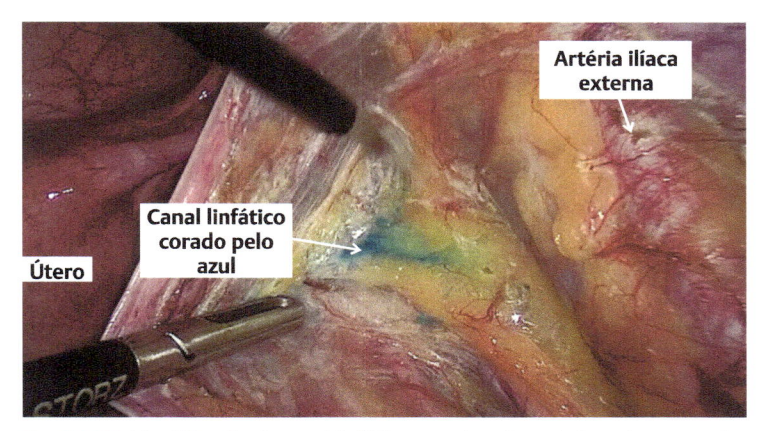

Fig. 34-20. Identificação de canal linfático corado pelo azul durante a pesquisa do linfonodo sentinela do lado direito. Deve-se prosseguir a dissecção acompanhando o vaso linfático corado pelo azul (Hospital de Câncer de Barretos).

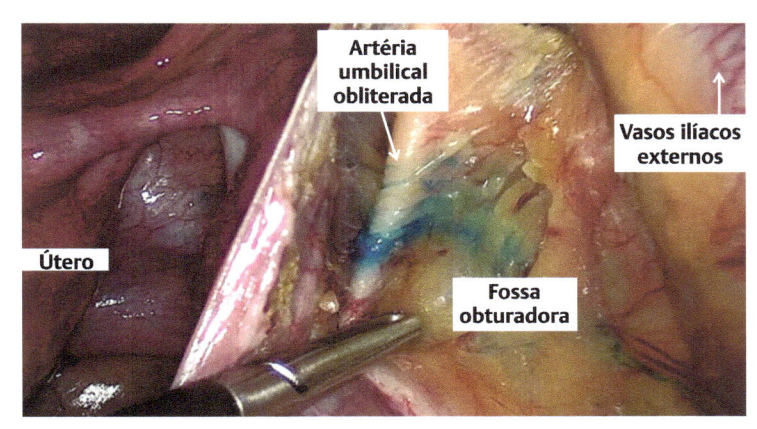

Fig. 34-21. Realizada dissecção acompanhando o vaso linfático corado pelo azul. Identificado a artéria umbilical obliterada, vasos ilíacos externos e fossa obturadora a direita, onde aparentemente encontra-se o linfonodo sentinela (Hospital de Câncer de Barretos).

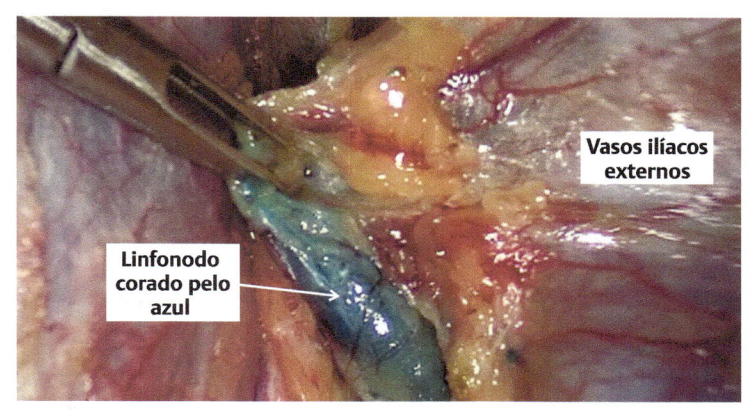

Fig. 34-22. Identificado linfonodo sentinela corado pelo azul em fossa obturadora a direita. A identificação do nervo obturador deve ser realizada antes da ressecção do linfonodo (Hospital de Câncer de Barretos).

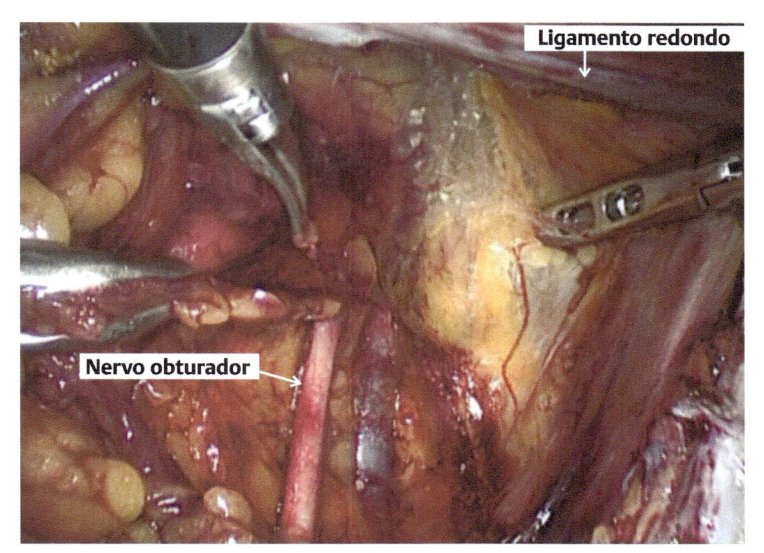

Fig. 34-23. Nervo obturador a esquerda. Posterior a ele pode-se observar a veia obturadora esquerda. Na identificação do linfonodo sentinela na fossa obturadora, o nervo obturador deve ser identificado antes de qualquer ressecção (Hospital de Câncer de Barretos).

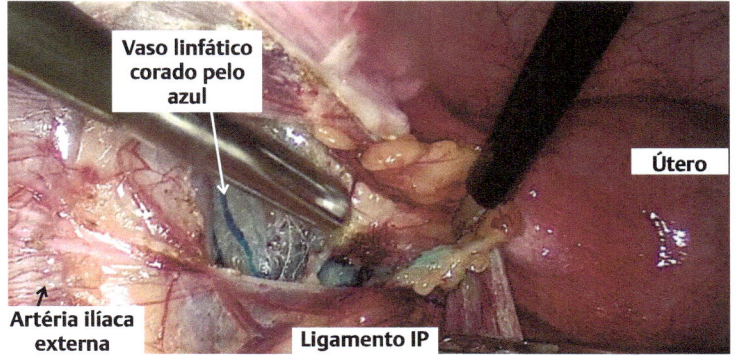

Fig. 34-24. Identificação de vaso linfático corado pelo azul em fossa obturadora a esquerda (Hospital de Câncer de Barretos).

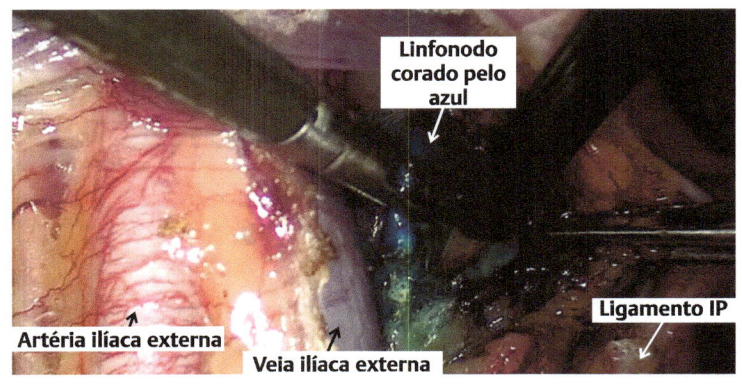

Fig. 34-25. Dissecção da fossa obturadora e isolamento do linfonodo sentinela corado pelo azul à esquerda (Hospital de Câncer de Barretos).

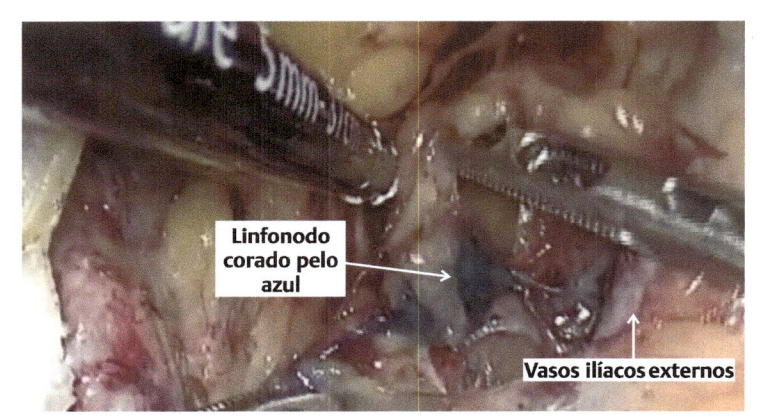

Fig. 34-26. Linfonodo sentinela isolado em fossa obturadora à direita (Hospital de Câncer de Barretos).

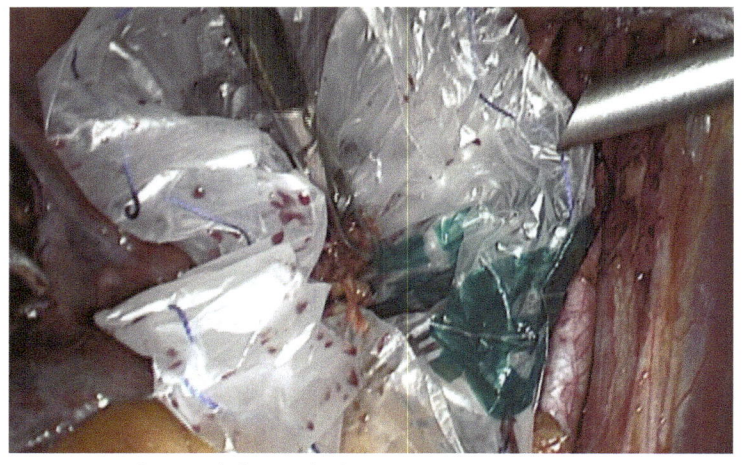

Fig. 34-27. Colocação do linfonodo dissecado dentro de um pequeno saco plástico confeccionado para retirada da peça (Hospital de Câncer de Barretos).

Após a ressecção do linfonodo sentinela, este deve ser retirado dentro de um *endobag*. Nos casos em que um *endobag* não esteja disponível, pode ser confeccionado um pequeno saco plástico com fio de algodão na borda superior e amarrado na borda inferior para retirada da peça (Fig. 34-27). O saco plástico é inserido e pode ser retirado pelo trocarte de 10 mm umbilical.

Após o término da dissecção, deve-se realizar revisão da hemostasia e lavar a cavidade com soro fisiológico aquecido.

Os meios de energia utilizados para esta cirurgia devem ser aqueles que o cirurgião esteja habituado ou se sinta à vontade em utilizar, variando de energias monopolar, bipolar, ultrassônica.

EFEITOS ADVERSOS

Reações tóxicas ao corante azul são incomuns, porém podem ser significativas. O achado mais comum é a tonalidade azulada ou verde da urina por até 24 horas. Ocasionalmente a pele da paciente

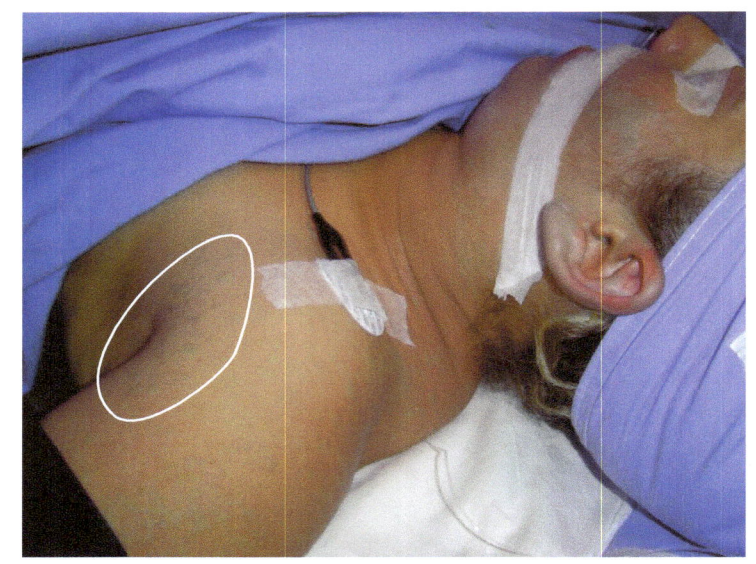

Fig. 34-28. Paciente com quadro de urticária após injeção do corante azul patente no colo uterino, complicação rara (Dr. Ricardo Reis – dissertação mestrado).

se tornará cinza-azulada na sala de recuperação, o que desaparecerá em até 24 horas. Outro efeito adverso é uma diminuição na saturação de oxigênio medida pela oximetria de pulso, por causa da leitura óptica do aparelho que detecta tonalidade azulada do sangue, decorrente da fuga do corante para o interior dos vasos e não hipo-oxigenação do paciente.[23] Reações alérgicas podem ocorrer, mas reações graves, como choque anafilático, são raras (0,1%) (Fig. 34-28).[27] Recomenda-se que o cirurgião avise ao anestesista, antes de injetar o corante azul, para que ele possa monitorar cuidadosamente a paciente.

PÓS-OPERATÓRIO

A família e a paciente devem ser informadas sobre a coloração azul da urina e da pele, assim como seu caráter transitório. A paciente deve receber uma boa analgesia à base de analgésicos comuns e AINEs, exceto se houver alguma contraindicação ao uso destes. Deve-se manter a ferida operatória limpa e seca. A paciente deve ser estimulada a deambular precocemente, além de liberação precoce da dieta. A sonda vesical deve ser retirada, se possível em menos de 24 horas de pós-operatório. Toda a paciente com dissecção do espaço retroperitoneal e manipulação dos vasos pélvicos deve receber profilaxia com heparina de baixo peso molecular ou heparina não fracionada no primeiro pós-operatório. Não é necessário fazer profilaxia estendida (28 dias pós-operatório) para trombose venosa profunda nos casos de abordagem minimamente invasiva, se a paciente não tiver fatores de alto risco, como coagulopatia, trombose prévia e não apresentar lesão vascular durante a cirurgia. A alta, na maior parte dos casos, pode ser realizada no primeiro dia de pós-operatório (alta precoce) se a paciente apresentar evolução favorável.[28]

CONCLUSÃO

A pesquisa do linfonodo sentinela com a utilização do corante azul patente é uma técnica passível de ser aplicada em pacientes com tumores de colo de útero e endométrio, de custo e tecnologia acessível à maior parte dos serviços médicos, com alta taxa de detecção e baixas taxas de complicações.[23] Permite a identificação de metástases pélvicas que talvez não seriam detectadas pela técnica habitual de dissecção linfonodal, promovendo um melhor estadiamento da paciente, além de definir melhor o prognóstico. A curva de aprendizado para detecção do linfonodo sentinela com azul patente isolado é mais longa do que utilizando métodos combinados, e a taxa de detecção aumenta de acordo com a experiência do cirurgião. Dessa forma, tentamos padronizar a técnica de identificação do linfonodo sentinela em tumores ginecológicos (colo e endométrio) com azul patente pela via laparoscópica, para guiar o adequado treinamento dos cirurgiões ginecológicos, facilitando o emprego desta técnica e seus benefícios. Atualmente o papel do linfonodo sentinela em câncer de colo uterino é definido como categoria 2-B pelo NCCN (*National Comprehensive Cancer Network*) definido como: com base em evidências de baixo nível,[33] há um consenso do NCCN que a intervenção é apropriada. Por sua vez, no câncer de endométrio, o consenso do NCCN é categoria 3, definido como:[34] fundamentado em qualquer nível de evidência, há maior desacordo segundo o NCCN que a intervenção é apropriada. Atualmente nesses dois tumores recomenda-se a realização da técnica de pesquisa do linfonodo sentinela para melhor mapeamento linfático do caso e avaliação anatomopatológica por *ultrastaging*. Após o mapeamento linfático, é recomendado realizar a linfadenectomia sistemática pélvica e/ou para-aórtica segundo as recomendações atuais de cada caso específico.

REFERÊNCIAS BIBLIOGRÁFICAS

1. Hatch KD. Cervical cancer. In: Berek JS, Hacker NF eds. *Practical Gynecologic Oncology*. Baltimore: Williams and Wilkins; 1994. p. 243-83.
2. Sakuragi N, Satoh C, Takeda N et al. Incidence and distribution pattern of pelvic and paraaortic lymph node metastasis in patients with Stages IB, IIA, and IIB cervical carcinoma treated with radical hysterectomy. *Cancer* 1999;85(7):1547-54.
3. Cabanas RM. An approach for the treatment of penile carcinoma. *Cancer* 1977;39(2):456-66.
4. Daraï E, Dubernard G, Querleu D et al. Sentinel node biopsy for the management of early stage endometrial cancer: long-term results of the SENTI-ENDO study. *Gynecol Oncol* 2015 Jan;136(1):54-9
5. Morton DL, Wen DR, Wong JH et al. Technical details of intraoperative lymphatic mapping for early stage melanoma. *Arch Surg* 1992;127(4):392-9.
6. Berveiller P, Mir O, Veyrie N, Barranger E. The sentinel-node concept: a dramatic improvement in breast-cancer surgery. *Lancet Oncol* 2010;11:906.
7. Querleu D, Plante M, Sonoda Y et al. Minimally invasive surgery in gynecologic cancer. In:Barakat RR eds. *Principles and practice of gynecologic oncology*. Baltimore: Lippincott Williams and Wilkins; 2013. p. 210-43.
8. Hassanzade M, Attaran M, Treglia G et al. Lymphatic mapping and sentinel node biopsy in squamous cell carcinoma of the vulva: systematic review and meta-analysis of the literature. *Gynecol Oncol* 2013;130:237-45 11.
9. How J, Gotlieb WH, Press JZ et al. Comparing indocyanine green, technetium, and blue dye for sentinel 2 lymph node mapping in endometrial cancer. *Gynecol Oncol* 2015 Jun;137(3):436-42
10. Marin F, Plesca M, Bordea CI et al. Postoperative surgical complications of lymphadenohysterocolpectomy. *J Med Life* 2014;7:60-6.
11. Holloway RW, Gupta S, Stavitzski NM et al. Sentinel lymph node mapping with staging lymphadenectomy for patients with endometrial cancer increases the detection of metastasis. *Gynecol Oncol* 2016 May;141(2):206-10
12. Le´curu F, Mathevet P, Querleu D et al. Bilateral Negative Sentinel Nodes Accurately Predict Absence of Lymph Node Metastasis in Early Cervical Cancer: Results of the SENTICOL Study. *J Clin Oncol* 2011;29:1686-91
13. Kadkhodayan S, Hasanzadeh M, Treglia G, Sadeghi R et al. Sentinel node biopsy for lymph nodal staging of uterine cervix cancer: A systematic review and meta-analysis of the pertinent literature. *EJSO* 2015; 41:1-20
14. Gershenson D, McGuire WP. Lymphatic Mapping of the Female Genital Tract. In: *Gynecologic Cancer - Controversies in Management*. Elsevier; 2004.
15. Oliveira FMM, Leite GKC, Macedo PJ. Equipamento. In: Crispi CP eds. *Tratado de Endoscopia Ginecológica – cirurgia minimamente invasiva*. 3. ed. Rio de Janeiro; Revinter. 2012. p. 09-29.
16. Vieira MA, Cintra GF, Reis RD et al. Laparoscopic Vaginal-Assisted Nerve-Sparing Radical Trachelectomy. *J Minim Invasive Gynecol* 2016;23(3):297
17. Lantzsch T, Wolters M, Grimm J et al. Sentinel node procedure in Ib cervical cancer: a preliminary series. *Br J Cancer* 2001;85:791-4.
18. Li B, Zhang WH, Liu L et al. Sentinel lymph node identification in patients with early stage cervical cancer undergoing radical hysterectomy and pelvic lymphadenectomy. *Chin Med J (Engl)* 2004;117:867-70.
19. Yuan SH, Xiong Y, Wei M et al. Sentinel lymph node detection using methylene blue in patients with early stage cervical cancer. *Gynecol Oncol* 2007;106:147-52.
20. Dargent D, Martin X, Mathevet P. Laparoscopic assessment of the sentinel lymph node in early stage cervical cancer. *Gynecol Oncol* 2000;79:411-5.
21. Reis R, Tavares EB, Amaral B, Capp E et al. Sentinel Lymph Node Identification in Patients with Stage IB1 Invasive Cervical Carcinoma. *Current Cancer Therapy Reviews* 2007;3:209-14
22. Diaz JP, Gemignani MI, Pandit-Taskar N et al. Sentinel lymph node biopsy in the management of early-stage cervical carcinoma. *Gynecol Oncol* 2011 Mar;120(3):347-52.
23. Holman LL, Levenback CF, Frumovitz M. Sentinel Lymph Node Evaluation in Women with Cervical Cancer. *J Min Inv Gynecol (JMIG)* 2014 Jul-Aug;21(4):540-5
24. Oliveira FMM, Pereira TRD, Demora AVE. Punções, pneumoperitônio e inventário. In:Crispi CP eds. *Tratado de Endoscopia Ginecológica – cirurgia minimamente invasiva*. 3. ed. Rio de Janeiro: Revinter; 2012. p.130-39.
25. Falcone T, Walters MD. Anatomia Pélvica por visão laparoscópica. In: Baggish MS, Karram MM eds. *Atlas de anatomia pélvica e Cirurgia Ginecológica*. 3. ed. Rio de Janeiro: Revinter;2012. p. 1283-88.
26. Oliveira MAP, Damian Jr JC, Silveira GGG, Pessini S. Câncer de Colo. In: Crispi CP eds. *Tratado de Endoscopia Ginecológica – cirurgia minimamente invasiva*. 3. ed. Rio de Janeiro: Revinter; 2012. p. 440-52.
27. Cormier B, Rozenholc AT, Gotlieb W et al. Sentinel lymph node procedure in endometrial cancer: a systematic review and proposal for standardization of future research. *Gynecol Oncol* 2015 Aug;138(2):478-85
28. Nelson G, Altman, AD, Nick A, Ramirez, PT et al. Guidelines for postoperative care in gynecologic/oncology surgery: Enhanced Recovery After Surgery (ERAS®) Society recommendations — Part II. *Gynecol Oncol* 2016 Feb;140(2):323-32
29. Cibula D, Abu-Rustum NR, Dusek L et al. Prognostic significance of low volume sentinel lymph node disease in early-stage cervical cancer. *Gynecol Oncol* 2012 Mar;124(3):496-501
30. Juretzka MM, Jensen KC, Longacre TA et al. Detection of pelvic lymph node micrometastasis in stage IA2-IB2 cervical cancer by immunohistochemical analysis. *Gynecol Oncol* 2004;93(1):107-11.
31. Stany MP, Stone PJ, Felix JC et al. Lymph Node Micrometastases in Early-Stage Cervical Cancer are Not Predictive of Survival. *Int J Gynecol Pathol* 2015 Jul;34(4):379-84
32. Cibula D, Zikan M, Slama J et al. Risk of micrometastases in non-sentinel pelvic lymph nodes in cervical cancer. *Gynecol Oncol* 2016 Oct;143(1):83-6
33. National Comprehensive Cancer Network. NCCN Clinical Practice Guidelines in Oncology: cervical cancer, 2016. Disponível em: <https://www.nccn.org/professionals/physician_gls/pdf/cervical.pdf.> Acesso em: 16 de out. 2016.
34. National Comprehensive Cancer Network. NCCN Clinical Practice Guidelines in Oncology: uterine neoplasm, 2016. Disponível em: <https://www.nccn.org/professionals/physician_gls/pdf/uterine.pdf.> Acesso em: 16 de out. 2016.
35. Abu-Rustum NR. Sentinel limph node mapping for endometrial cancer: a modern approach to surgical staging. *J Natl Compr Canc Netw* 2014 fev;12(2):288-97.

PESQUISA DE LINFONODO SENTINELA – TÉCNICA COM VERDE DE INDOCIANINA

Gustavo Guitmann
Julia Alencar Leite
Mario M. Leitão Jr.

INTRODUÇÃO

O mapeamento do linfonodo sentinela (LS) é um procedimento consagrado no tratamento do melanoma, câncer de mama e de vulva.[1,2] Apesar de ainda não considerado obrigatório no tratamento padrão ouro do câncer de colo uterino e de endométrio em estágios iniciais, o mapeamento do LS neste cenário tem sido amplamente utilizado na prática clínica, sendo incorporado na rotina de hospitais de referência principalmente nos Estados Unidos.[1] Estudos prospectivos são necessários para validar o mapeamento do LS sem a linfadenectomia sistemática complementar, reduzindo, assim, a morbidade pós-operatória. No entanto, as vantagens do mapeamento do LS, mesmo quando associado à linfadenectomia, são bem estabelecidas e incluem a detecção de micrometástases após o "ultraestadiamento" do LS (microcortes e imuno-histoquímica) – alterando, assim, o prognóstico e aumentando a indicação de terapia adjuvante – e a identificação de vias de drenagem linfática anômalas, que não seriam abordadas em uma linfadenectomia usual.[1,3]

Múltiplos estudos apontam que o mapeamento do LS no câncer de colo uterino e de endométrio em estágios iniciais só é satisfatório quando a detecção do LS é bilateral, independente da técnica utilizada. Além disso, o *status* linfonodal de um lado da pelve não determina o *status* contralateral.[4] Desde 1996, o corante azul com ou sem tecnécio radioativo tem sido o principal corante utilizado para o mapeamento do LS. Dados do Memorial Sloan-Kettering Cancer Center (MSKCC, New York, EUA) apontam uma taxa de detecção do LS bilateral quando utilizado o corante azul (patente ou de metileno) de 40 - 50%. Esta baixa taxa de sensibilidade gerou a necessidade do desenvolvimento de novas técnicas para o mapeamento linfático. O sistema de imagem intraoperatória por fluorescência infravermelha (NIR) utilizando o corante verde de indocianina (ICG) elevou a taxa de detecção bilateral do LS para 79% em um estudo retrospectivo realizado no MSKCC. Outro estudo suíço detectou um aumento da taxa de detecção bilateral de 61 para 95,5% após incorporar à sua rotina o uso do ICG.[5]

VERDE DE INDOCIANINA

O verde de indocianina (ICG) é um corante fluorescente que foi desenvolvido durante a Segunda Guerra Mundial para fotografia e foi testado, em 1957, na Mayo Clinic para o uso na prática médica. Após a sua aprovação pela US Food and Drug Administration (FDA), em 1959, o ICG foi inicialmente utilizado na avaliação da função hepática e posteriormente em cardiologia. Desde 1980 o desenvolvimento da tecnologia e novas câmeras possibilitou a ampliação de suas aplicações clínicas. Hoje o ICG é utilizado em diversas situações após a sua administração endovenosa, como na angiografia oftálmica, neurocirurgia, localização de tumores e metástases, avaliação intraoperatória da patência vascular e após a sua administração subcutânea ou intradérmica para o mapeamento linfático.[1] Apesar de ainda não aprovado pela FDA para o mapeamento linfático, o ICG se liga à albumina sérica tornando-o um excelente agente vascular para este fim.[1,6]

SISTEMA DE IMAGEM FLUORESCENTE COM INFRAVERMELHO (NIR)

O NIR é uma técnica que pode ser utilizada em tempo real no intraoperatório. Esta técnica utiliza luz infravermelha invisível que pode ser visualizada apenas com um sistema de câmera especial (Fig. 35-1).[7,8] Suas vantagens incluem a profundidade de penetração no tecido (5 mm) e a ausência de irradiação ionizante. Quando associado ao ICG, este sistema torna possível a visualização de linfonodos e de sua rede linfática em tempo real.[1,9] O NIR está disponível para cirurgia aberta (p. ex. SPY Elite®, FLARE™) (Fig. 35-2), laparoscópica (p. ex. PINPOINT®, VITOM II® ICG) (Fig. 35-3) e cirurgia robótica (Intuitive Surgical®) (Fig. 35-4).[10,11]

LAPAROTOMIA

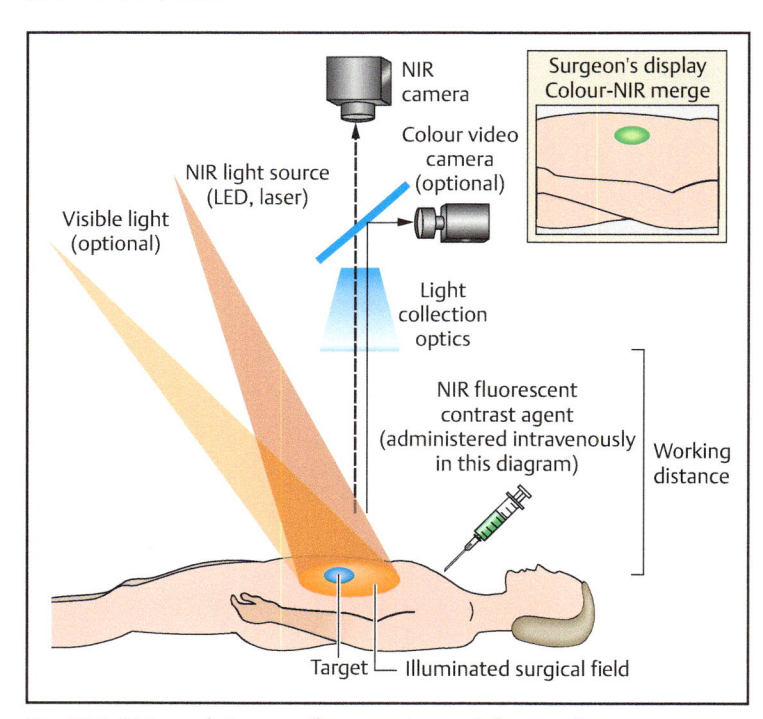

Fig. 35-1. Sistema de imagem fluorescente com infravermelho e corante indocianina verde.[8]

CAPÍTULO 35 ▪ PESQUISA DE LINFONODO SENTINELA – TÉCNICA COM VERDE DE INDOCIANINA

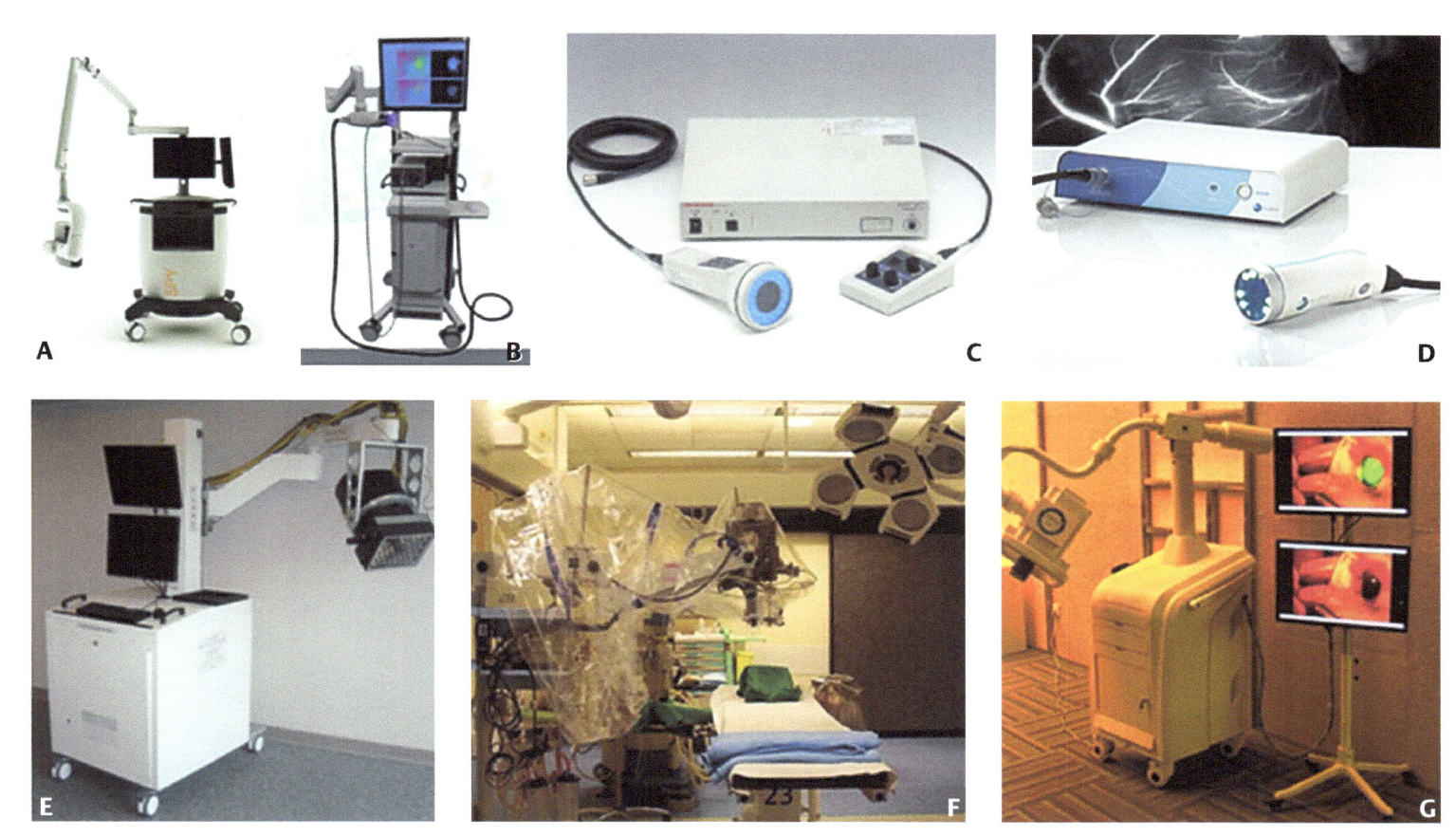

Fig. 35-2. Alguns sistemas para cirurgia aberta: (**A**) The Novadaq SPY™ system; (**B**) Artemis™; (**C**) Hamamatsu's Photodynamic Eye (PDE™); (**D**) Fluoptics' Fluobeam®. Functional intraoperative FMI systems; (**E**) FLARE™ imaging system (também usado em cirurgias laparoscópicas); (**F**) Multispectral FMI system from Technische Universität München & Helmholtz Zentrum; (**G**) Surgical navigation system GXMI Navigator from the Institute of Automation, Chinese Academy of Sciences.[9]

Cirurgia Laparoscópica

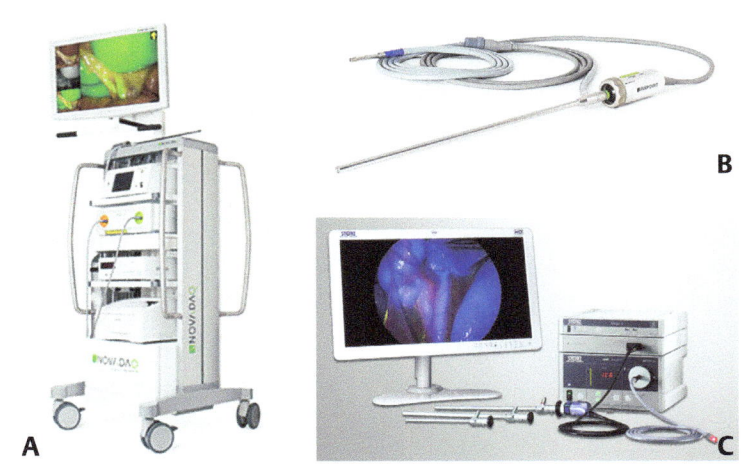

Fig. 35-3. (**A** e **B**) Pinpoint® e (**C**) Vitom II® ICG.[10,11]

Cirurgia Robótica

O da Vinci® Si™ possui um sistema integrado de imagem fluorescente guiado por tecnologia infravermelha, chamado Firefly (Fig. 35-4), capaz de apresentar em tempo real estruturas anatômicas coradas pelo ICG.[12]

DESCRIÇÃO DA TÉCNICA CIRÚRGICA

Passo a Passo

Existem três possíveis sítios de injeção do contraste verde fluorescente descritos na literatura: 1) na subserosa uterina, 2) no endométrio via histeroscopia e 3) cervical. O sítio de maior predileção é o cervical, pois a principal via de drenagem linfática uterina é parametrial, e o colo uterino é facilmente acessado. A principal contraindicação para a utilização deste método é alergia ao iodo, presente no ICG.

Para o mapeamento do LS no câncer de colo uterino e de endométrio, a injeção no colo uterino deve ser antes do acesso intraperitoneal, porém, após a assepsia/antissepsia e colocação de campos. As diluições do corante e quantidade injetada no colo uterino podem variar de acordo com cada serviço. Alguns centros de referência recomendam para cada paciente o uso de uma ampola de ICG em pó de 25 mg diluída em 20 mL de água destilada, formando uma solução com concentração de 1,25 mg/mL. O uso de uma solução de ICG mais concentrada pode provocar artefatos de coloração nos tecidos, dificultando a dissecção.[13] No total, 2-4 mL desta solução são injetados com uma agulha de raquianestesia superficialmente na submucosa (1-3 mm) e mais profundamente no estroma cervical (1-2 cm), podendo esta aplicação ser dividida entre dois ou quatro quadrantes (Fig. 35-5 a 35-7).[6,14,15] Após a injeção do contraste pode ser posicionado o manipulador uterino no caso de cirurgias minimamente invasivas e/ou realizado o *docking* do robô.[6] Em uma análise retrospectiva realizada pelo Memorial-Sloan Kettering Cancer Center, não houve aumento da sensibilidade de detecção bilateral do LS quando associado o corante azul ao ICG.[6]

Após o acesso à cavidade peritoneal, inventário e realização do lavado peritoneal, realiza-se a abertura do retroperitônio com secção dos ligamentos redondos e confecção dos espaços avasculares paravesicais e pararretais; neste momento tenta-se localizar o canal linfático e seu trajeto até o linfonodo sentinela. Define-se o LS como o linfonodo corado mais próximo ao paramétrio com o seu canal linfático também corado (Figs. 35-8 a 35-10).[15] Estudos apontam que o ICG exibe boa visualização do LS entre aproximadamente 5 a 60 minutos após a injeção cervical.[3]

Os locais mais comuns em ordem decrescente para a localização do LS são na região interilíaca (53%), ao longo dos vasos ilíacos comuns (19%), ao longo dos vasos ilíacos externos (12%), ao longo dos vasos ilíacos internos (10%) e na área pré-sacral (5%) (Fig. 35-11).[5]

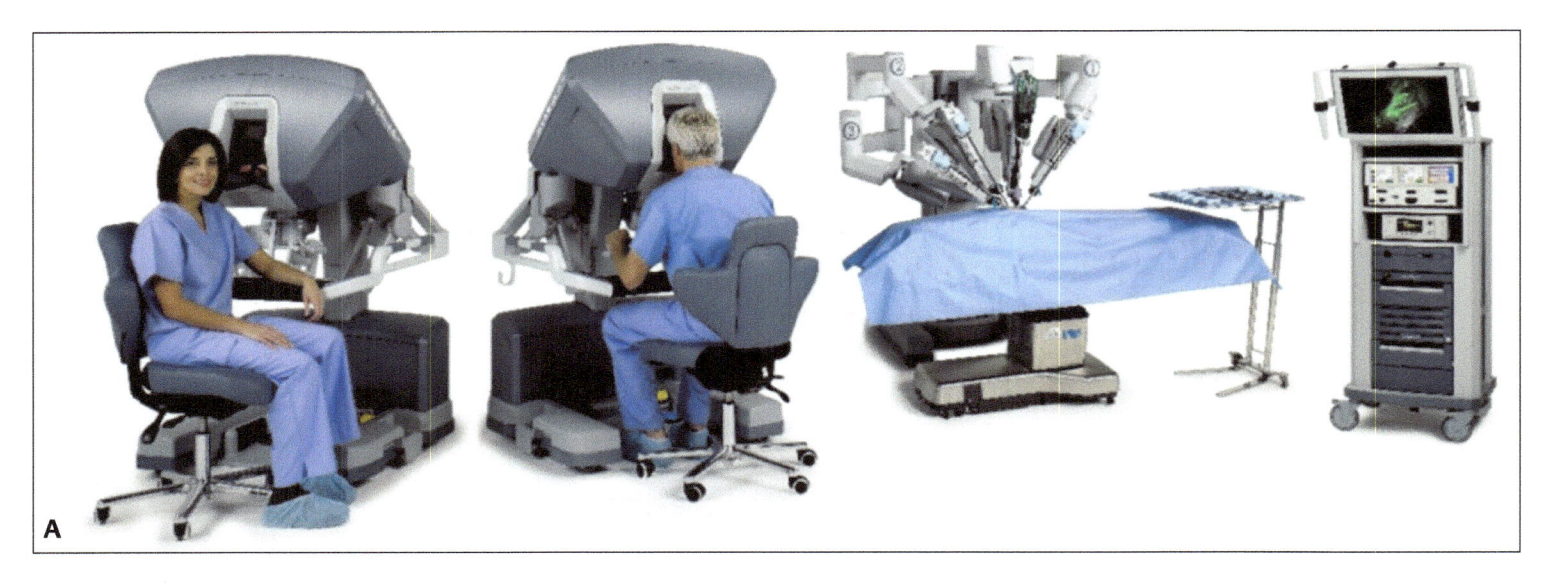

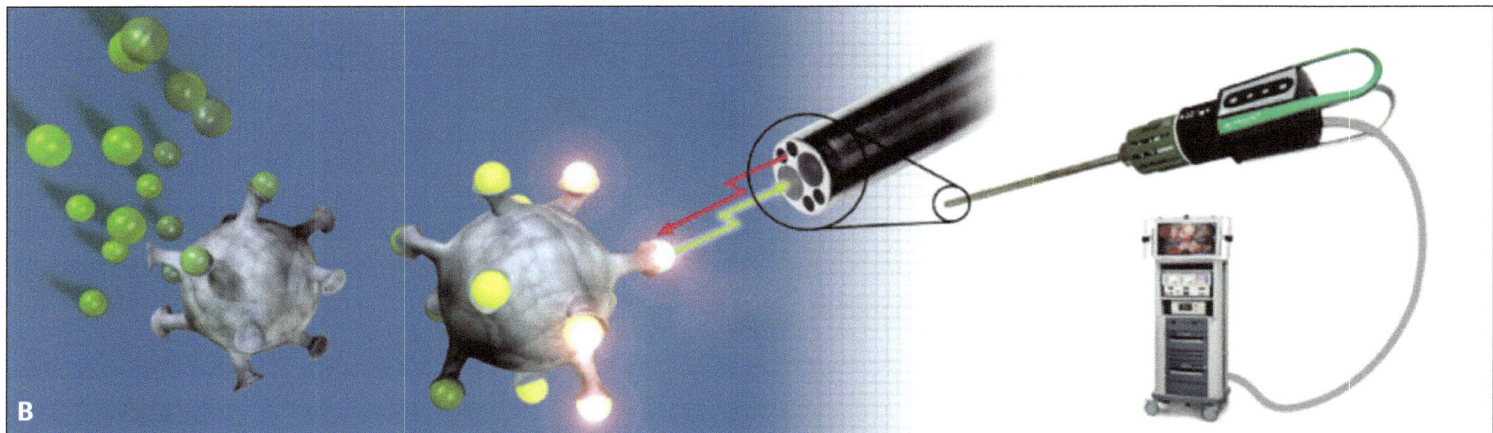

Fig. 35-4. (A e B) Firefly Fluorescence Imaging para o sistema da Vinci® Si™.[12]

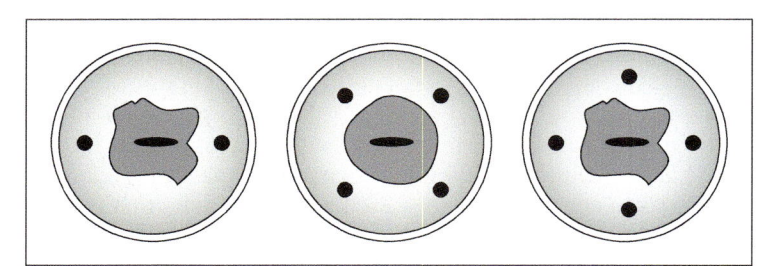

Fig. 35-5. Opções para sítios de injeção do corante ICG para o mapemento do linfonodo sentinela nos cânceres do colo uterino e de endométrio.[14]

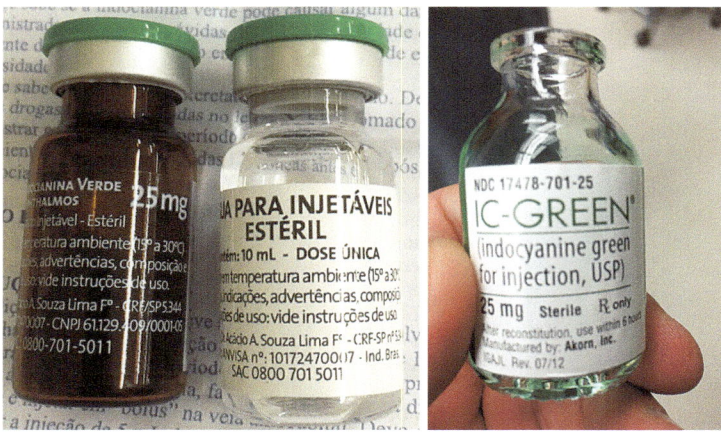

Fig. 35-6. Indocianina verde para diluição.

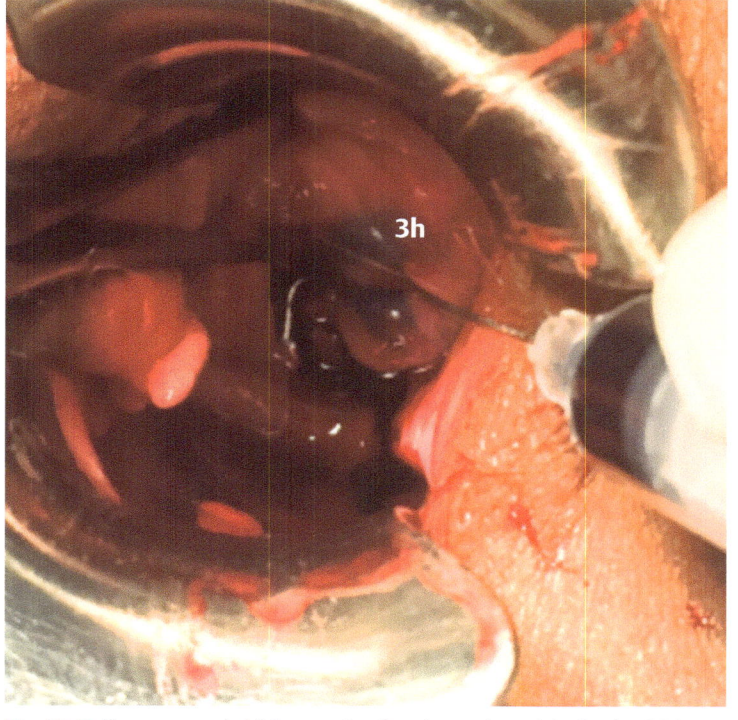

Fig. 35-7. Pinçamento do lábio anterior do colo uterino e injeção do ICG às 3 horas com agulha de raquianestesia 22 F.

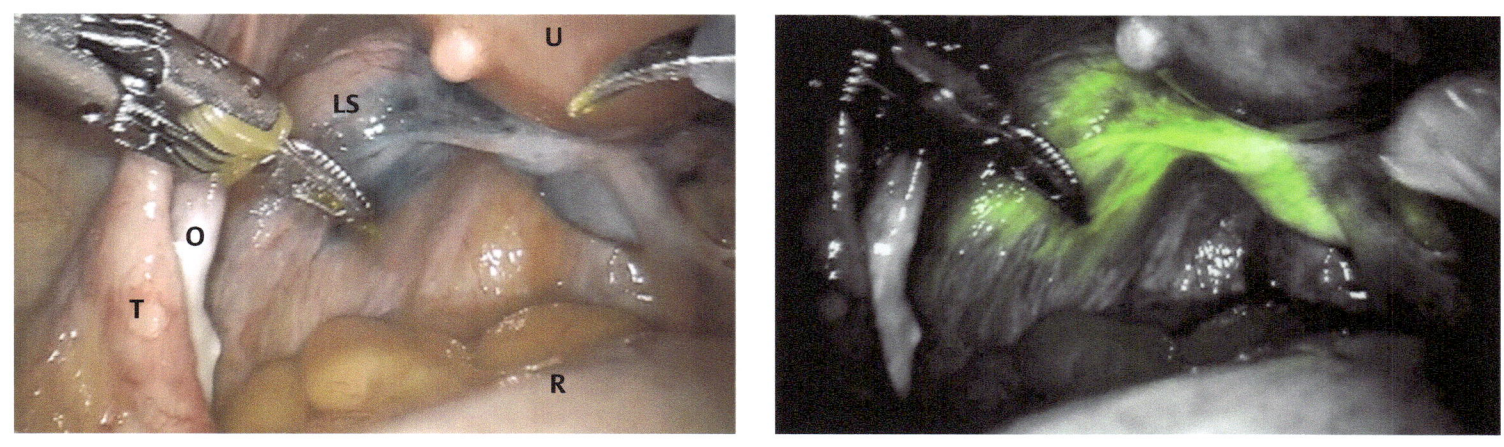

CAPÍTULO 35 ▪ PESQUISA DE LINFONODO SENTINELA – TÉCNICA COM VERDE DE INDOCIANINA

Fig. 35-8. Linfonodo sentinela (LS) marcado com ICG localizado na fossa obturadora esquerda. R: reto; O: ovário; T: tuba uterina; U: útero.

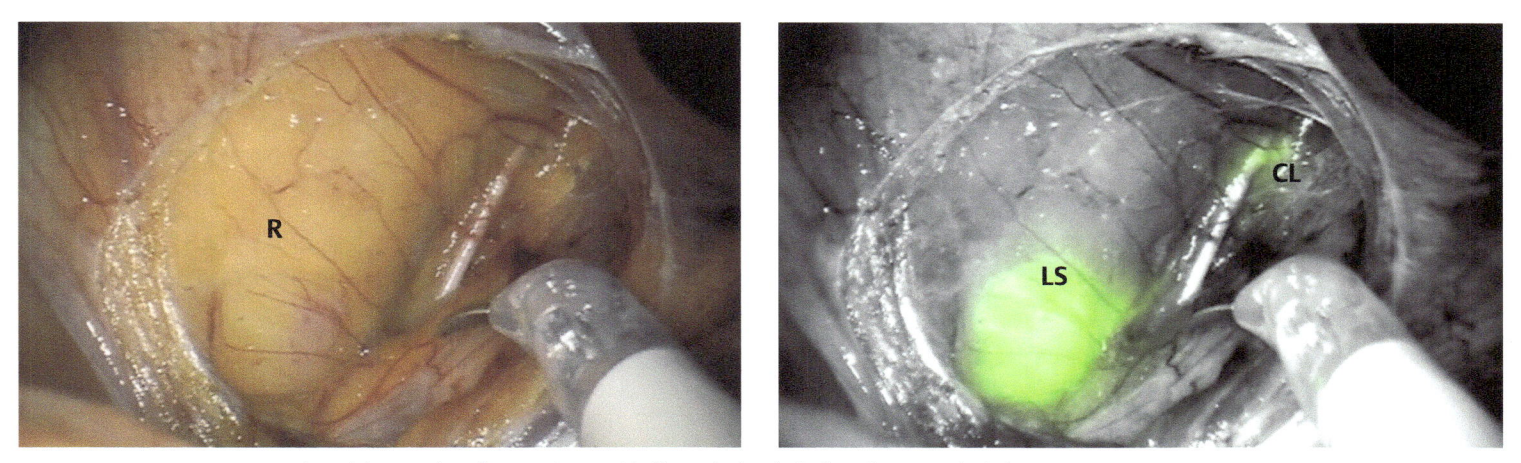

Fig. 35-9. Acesso ao retroperitônio (R) com identificação do canal linfático (CL) e do linfonodo sentinela (LS).

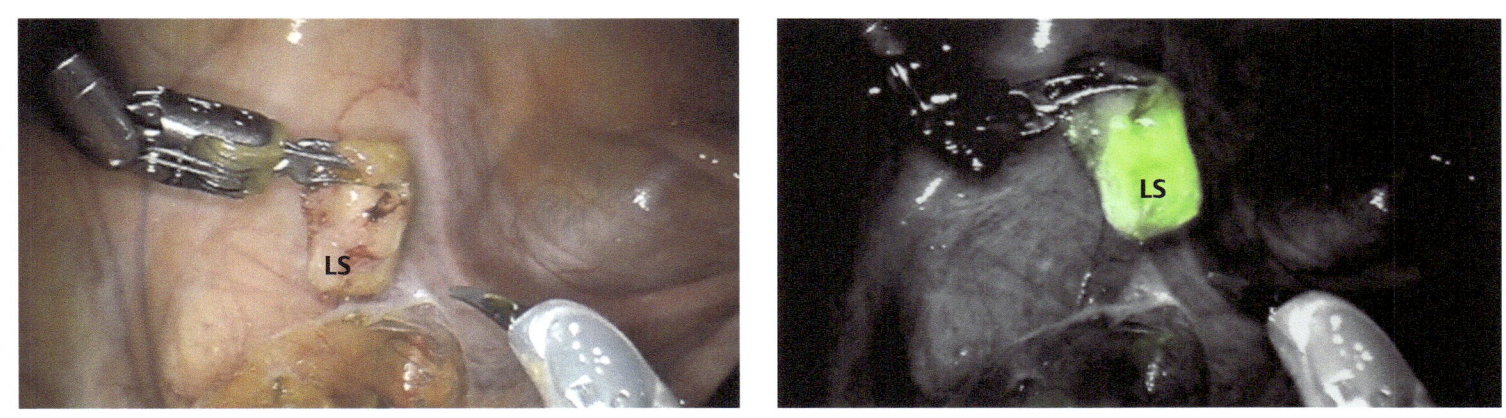

Fig. 35-10. Linfonodo sentinela (LS) isolado demonstrando a concentração de ICG.

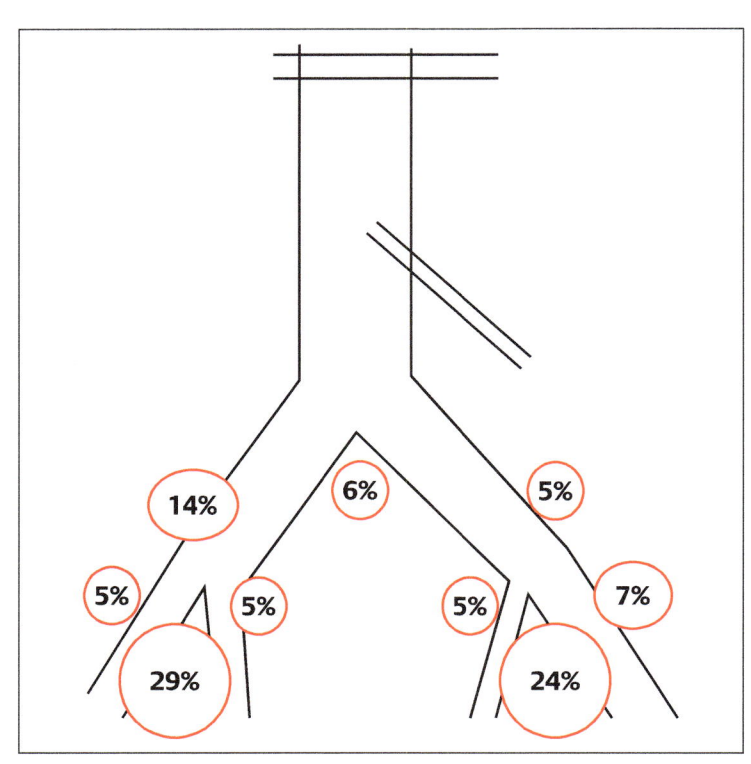

Fig. 35-11. Localização do linfonodo sentinela.[5]

ALGORITMO

Independentemente da técnica utilizada para a realização do mapeamento linfático, diversos centros adotaram um algoritmo criado pelo MSKCC, em 2005, que visa à redução da taxa de falso-negativo e aumenta a sensibilidade do procedimento (chegando a cerca de 100% quando se considera a detecção uni e bilateral) (Fig. 35-12).[13,14]

O padrão ouro em muitos serviços segue sendo o mapeamento linfático associado à linfadenectomia sistemática, no entanto, estudos recentes, como o ASTEC, Panici *et al.* e SENTICOL II entre outros, questionam a validade e o risco-benefício da linfadenectomia sistemática em pacientes com cânceres de endométrio e cervical em estágios iniciais.[14]

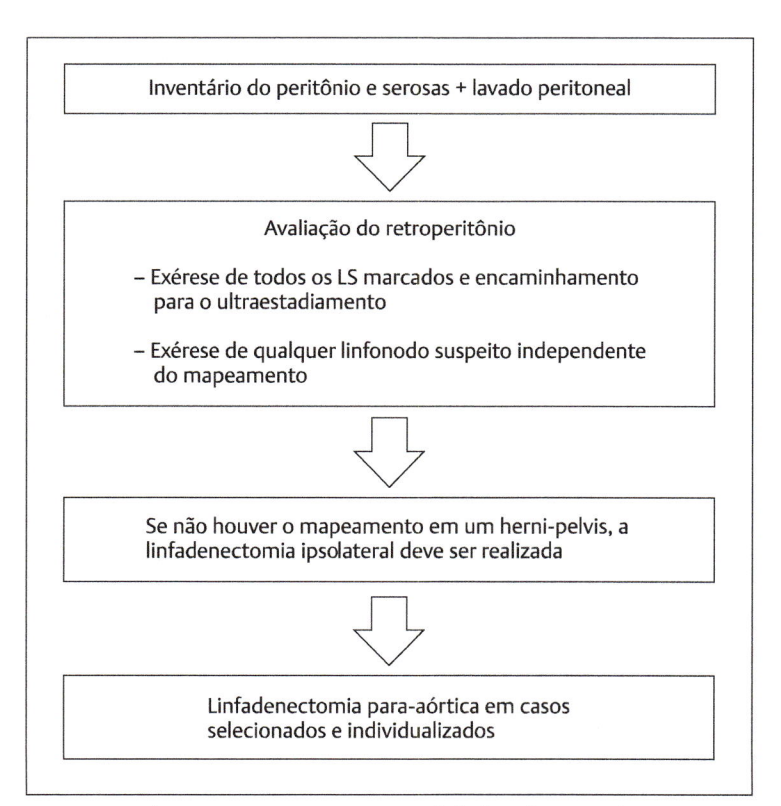

Fig. 35-12. Algoritmo para o mapeamento do linfonodo sentinela nos cânceres do colo uterino e de endométrio.[6]

DICAS E TRUQUES

- A importância do conceito de "ultraestadiamento" (com microcortes e imuno-histoquímica) dos linfonodos sentinelas removidos e o aumento da detecção de micrometástases alterando o prognóstico e o tratamento adjuvante.
- O uso do ICG e seguimento do algoritmo aumenta a sensibilidade do mapeamento (captação pélvica bilateral) e reduz a taxa de falso-negativos (quando o LS é negativo para metástase, porém outro linfonodo não corado é positivo).
- O ICG/NIR associado a outras técnicas (corante azul e tecnécio) não aumenta a sensibilidade do mapeamento.
- Estudos prospectivos são necessários para validar o estudo do LS apenas sem a linfadenectomia sistemática complementar (principalmente em pacientes com câncer de colo uterino).

CONCLUSÃO

Estudos comparativos demonstram que dentre todos os métodos para o mapeamento linfático disponíveis, o corante indocianina verde associado ao sistema de imagem fluorescente com infravermelho é o método que possibilita a maior taxa de detecção bilateral do linfonodo sentinela em pacientes com neoplasia ginecológica.[3]

REFERÊNCIAS BIBLIOGRÁFICAS

1. van der Vorst JR, Hutteman M, Gaarenstroom KN et al. Optimization of near-infrared fluorescent sentinel lymph node mapping in cervical cancer patients. *Int J Gynecol Cancer* 2011 Nov;21(8):1472-8.
2. Oonk MH, van Hemel BM, Hollema H et al. Size of sentinel node metastasis and chances of non-sentinel-node involvement and survival in early stage vulvar cancer: results from GROINSSV, a multicenter observational study. *Lancet Oncol* 2010;11:646-52.
3. Diab Y. Sentinel lymph nodes mapping in cervical cancer a comprehensive review. *Int J Gynecol Cancer* 2017 Jan;27(1):154-8.
4. Silva LB, Silva-Filho AL, Traiman P et al. Sentinel node detection in cervical cancer with (99 m) Tc-phytate. *Gynecol Oncol* 2005 May;97(2):588-95.
5. Imboden S, Papadia A, Nauwerk M et al. A Comparison of Radiocolloid and Indocyanine Green Fluorescence Imaging, Sentinel Lymph Node Mapping in Patients with Cervical Cancer Undergoing Laparoscopic Surgery. *Ann Surg Oncol* 2015;22:4198-203.
6. Jewell EL, Huang JJ, Abu-Rustum NR et al. Detection of sentinel lymph nodes in minimally invasive surgery using indocyanine green and near-infrared fluorescence imaging for uterine and cervical malignancies. *Gynecol Oncol* 2014 May;133(2):274-7.
7. Vahrmeijer AL, Frangioni JV. Seeing the invisible during surgery. *Br J Surg* 2011 June; 98(6):749-50.
8. Vahrmeijer AL, Hutteman M, Van der Vorst JR et al. Image-guided cancer surgery using near-infrared fluorescence. *Nature Reviews Clinical Oncology* 2013;10:507-18.
9. Chi C, Du Y, Ye J et al. Intraoperative imaging-guided cancer surgery: from current fluorescence molecular imaging methods to future multi-modality imaging technology. *Theranostics* 2014;4(11):1072-84.
10. Disponível em: http://novadaq.com/products/pinpoint-endoscopic-fluorescence-imaging-system-spy-fluorescence-imaging/
11. Disponível em: https://www.karlstorz.com/hk/en/fi.htm
12. Disponível em: https://www.intuitivesurgical.com/company/media/images/firefly.php
13. Hagen B, Valla M, Aune G et al. Indocyanine green fluorescence imaging of lymph nodes during robotic-assisted laparoscopic operation for endometrial cancer. A prospective validation study using a sentinel lymph node surgical algorithm. *Gynecol Oncol* 2016;143(3):479-83.
14. Abu-Rustum NR. Sentinel lymph node mapping for endometrial cancer: a modern approach to surgical staging. *J Natl Compr Canc Netw* 2014 Fev;12(2):288-97.
15. Holloway RW, Gupta S, Stavitzski NM et al. Sentinel lymph node mapping with staging lymphadenectomy for patients with endometrial cancer increases the detection of metastasis. *Gynecol Oncol* 2016 May;141(2):206-10.

LINFADENECTOMIA PÉLVICA LAPAROSCÓPICA

Glauco Baiocchi Neto
Gabriel Lowndes de Souza Pinto

INTRODUÇÃO

A linfadenectomia pélvica ainda é parte integral da cirurgia do câncer ginecológico. Dependendo do tumor primário, o *status* linfonodal pode ter papel de estadiamento, prognóstico ou até terapêutico. A técnica da linfadenectomia pélvica já foi bem discutida na literatura,[1-5] porém diferentes terminologias são usadas para descrever esse procedimento, e referências anatômicas não são claramente descritas para região pélvica.

A terminologia mais usada é: 1) pesquisa do linfonodo sentinela (detecção e remoção do primeiro linfonodo da cadeia de drenagem da hemipelve);[6-8] 2) excisão de linfonodos aumentados ou suspeitos (pouca acurácia da avaliação transoperatória e baixa sensibilidade geral dos métodos de imagem pré-operatórios);[1,9] 3) amostragem linfonodal pélvica (definição variável pela ressecção de número mínimo de linfonodos ou região anatômica. Limitada a regiões pélvicas facilmente acessíveis e não incluiu todas regiões);[1] 4) linfadenectomia completa ou sistemática. Este último consiste na ressecção de todo tecido celulolinfático das regiões com risco de metástase linfonodal. A extensão deve ser padronizada e definida por referências anatômicas. O objetivo é remover a maioria do tecido linfático que drena os órgãos pélvicos.

ANATOMIA CIRÚRGICA

As regiões pélvicas mais comumente reconhecidas são: ilíaca comum, ilíaca externa, ilíaca interna, obturatória e pré-sacral. Alguns autores separam as regiões parametriais e interilíacas, enquanto outros incluem a região parametrial à obturatória e a interilíaca à ilíaca externa.

Região Ilíaca Externa

Tecido removido cranial, lateral e medialmente aos vasos ilíacos externos, e entre os mesmos. O limite medial é formado pelo espaço da fossa paravesical ou obturatória, que é limitada medialmente pela artéria umbilical obliterada. O limite lateral é o músculo psoas junto ao nervo genitofemoral. O limite distal é comumente indicado como a origem da veia circunflexa profunda, porém esta tem sua localização variável. Há risco aumentado de linfedema relacionado com a ressecção destes linfonodos distais, sendo o risco de metástase baixo.[10] O limite cranial é a bifurcação da artéria ilíaca. Posteriormente continua com o tecido da região obturatória.

Região Obturatória

Tecido removido da fossa obturatória. O limite anterior é a parede posterior dos vasos ilíacos externos; limite cranial é a bifurcação dos vasos ilíacos comuns; limite medial, o espaço paravesical e parede lateral vesical; limite profundo (posterior), o osso púbico junto com músculos elevadores do ânus, onde o nervo obturador deixa a pelve pelo forame obturador. O limite lateral é o músculo obturador interno e o limite anatômico posterior, ainda, os vasos obturatórios.

Região Ilíaca Interna

Tecido removido medial à artéria ilíaca interna. O limite profundo fica próximo à veia uterina e medialmente ao mesoureter (contém nervo hipogástrico). Cranial e lateralmente é o trajeto dos vasos ilíacos internos até a bifurcação dos vasos ilíacos comuns. Essa região pode ser considerada como pertencente à região obturatória, porém mais cranial.

Região Ilíaca Comum

Tecido removido anterior e lateralmente dos vasos ilíacos comuns. O tecido linfático pode ser anatomicamente dividido em ramo superficial (continuação da região ilíaca externa) e ramo profundo (profundo entre veia ilíaca comum e músculo psoas – continuação da fossa obturatória). O limite cranial é a bifurcação da aorta; medial do lado direito o limite medial do vaso ilíaco comum; medial do lado esquerdo é o mesoureter esquerdo. O limite lateral é formado pelo psoas e o limite posterior, pelo sacro, sendo medialmente o tronco lombossacral (L4-L5) e lateralmente o nervo obturador no local onde adentra posterior ao psoas.

Região Pré-Sacral

Tecido localizado sobre o sacro abaixo e entre a bifurcação dos vasos ilíacos comuns. Os limites laterais e superiores são formados pelos vasos ilíacos comuns e do lado esquerdo parcialmente pelo mesoureter.

PREPARO PRÉ-OPERATÓRIO

A linfadenectomia pélvica não requer preparo específico. Porém, algumas medidas que evitam a distensão de intestino delgado e colón podem ajudar o procedimento. Sugerimos, 5 dias antes do procedimento, que o paciente inicie uma dieta pobre em fibras e o uso de laxativo leve, como macrogol diluído em água 2 × ao dia, por 2 dias antes da cirurgia. Outra opção é uso de bisacodil no dia anterior à cirurgia associado à simeticona.

MATERIAIS INDISPENSÁVEIS

O procedimento pode ser realizado sem materiais especiais e somente com materiais permanentes, que inclui pinças como energia monopolar e bipolar laparoscópica. Porém, o uso do bisturi ultrassônico pode auxiliar na dissecção e hemostasia.

POSICIONAMENTO DA PACIENTE

A paciente é colocada em posição de Lloyd-Davies, em perneira de botas e sobre colchão de caixa de ovo ou colchão siliconado. As pernas são colocadas em perneira de bota com compressão pneumática intermitente, e os membros superiores são colocados e fixados ao longo do corpo. São colocadas faixas tipo esparadrapo em tórax para fixação decorrente da posição de Trendelenburg acentuado. O Trendelenburg deve ser testado após a fixação da paciente e, em alguns casos (geralmente IMC < 30), pode não ser necessária a fixação em tórax, desde que a paciente esteja em contato direto ao colchão e este fixado à mesa cirúrgica (Figs. 36-1 e 36-2).

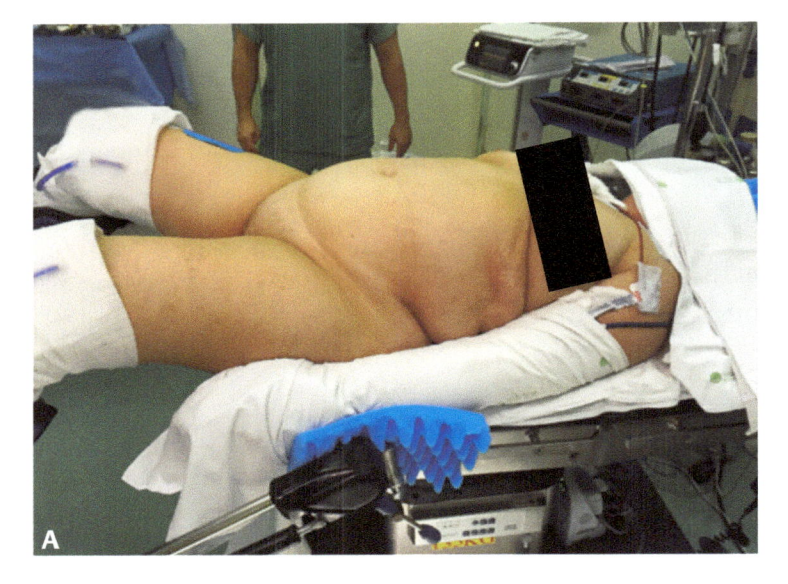

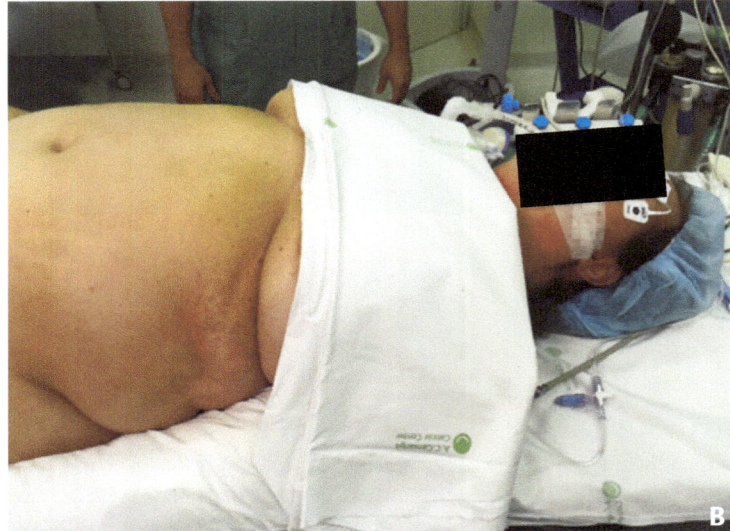

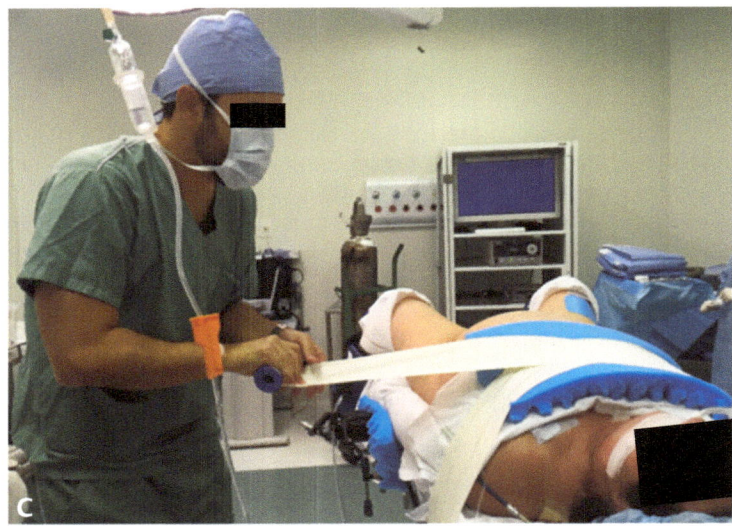

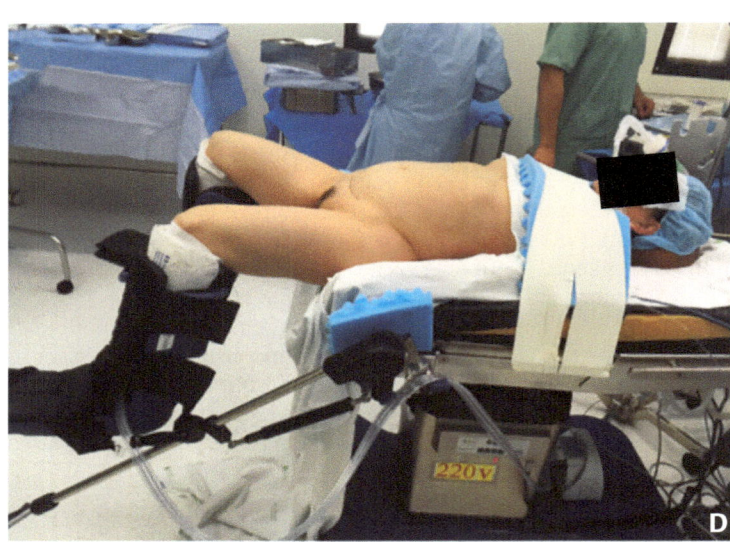

Fig. 36-1. (**A**) Paciente posicionada em posição de Lloyd-Davies em perneira de botas com membros superiores ao longo do corpo. (**B**) Proteção da pele do tórax com lençol antes da colocação do segmento de colchão perfilado ("caixa de ovo"). (**C**) Fixação do tórax com esparadrapo. (**D**) Aspecto final do posicionamento.

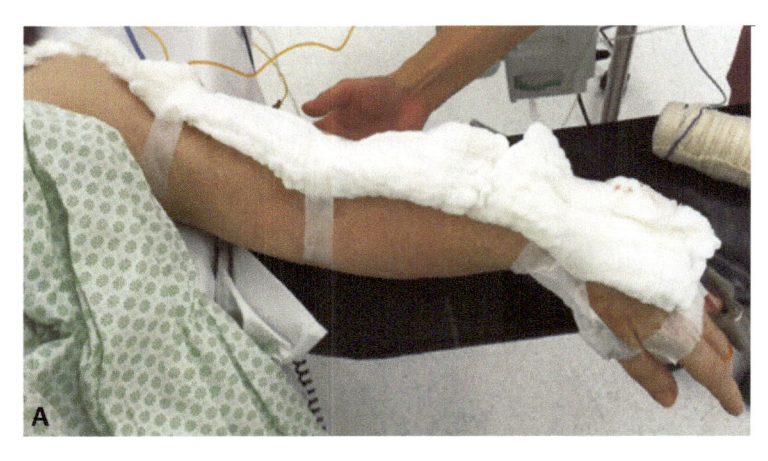

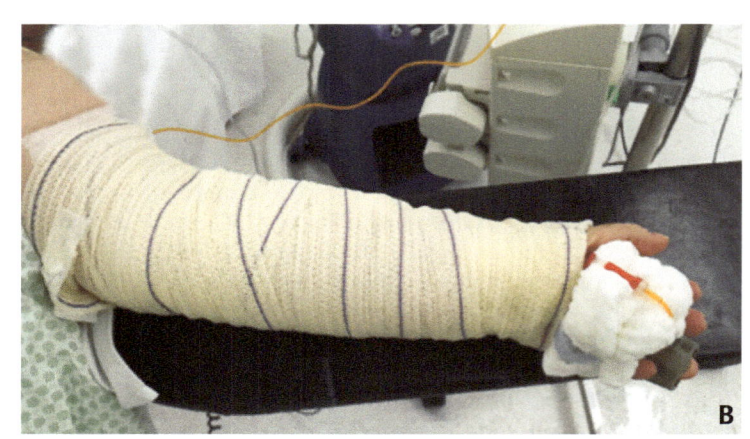

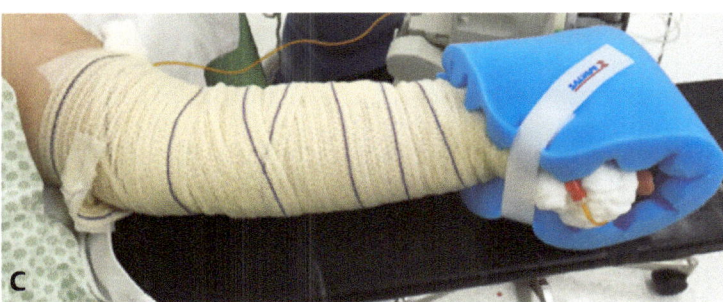

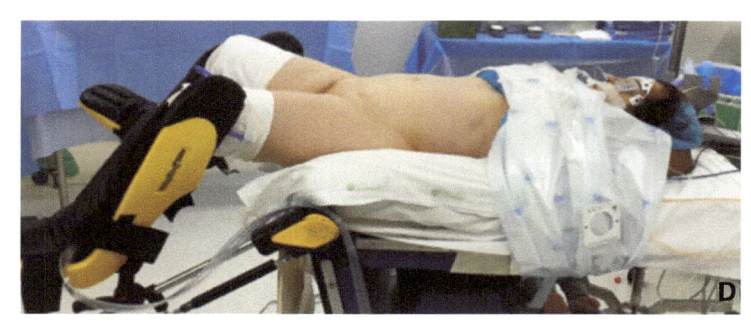

Fig. 36-2. (**A**) Envolvimento com compressa do material do acesso venoso e monitorização para proteção da pele. (**B**) Alternativa com enfaixamento frouxo do membro. (**C**) Alternativa para proteção da mão junto à perneira de botas e corpo do cirurgião. (**D**) Posicionamento da cabeça com rodilha e colchão térmico em tórax.

POSICIONAMENTO DA EQUIPE

O cirurgião posiciona-se à esquerda da paciente e o 1º auxiliar e instrumentador, à direita da paciente. A torre principal de laparoscopia é colocada entre os membros inferiores da paciente, e as fontes de energia acima do ombro do paciente. O 1º auxiliar fará a câmera com a mão esquerda e com a direita auxiliará com pinça laparoscópica. O cirurgião utilizará em sua mão direita instrumento com energia monopolar (tesoura) ou ultrassônico e em sua mão esquerda pinça de preensão/hemostasia bipolar. O 2º auxiliar poderá auxiliar, sentado entre os membros inferiores da paciente, com manipulador uterino durante a histerectomia, caso indicada (Fig. 36-3).

POSICIONAMENTO DOS TROCARTES

Na região umbilical é colocado um trocarte permanente de 10 mm no caso da realização do pneumoperitônio via aberta ou 11-12 mm descartável no caso de pneumoperitônio com agulha de Veress. São posicionados 3 trocartes de 5 mm em linha sendo 1 trocarte suprapúbico a 8-10 cm da cicatriz umbilical, e trocartes em fossas ilíacas superior e medial às cristas ilíacas anterossuperiores. Em fossa ilíaca, pode ser posicionado 1 trocarte de 12 mm no lugar do trocarte de 5 mm com o objetivo de passagem de peça cirúrgica ou material cirúrgico (Fig. 36-3).

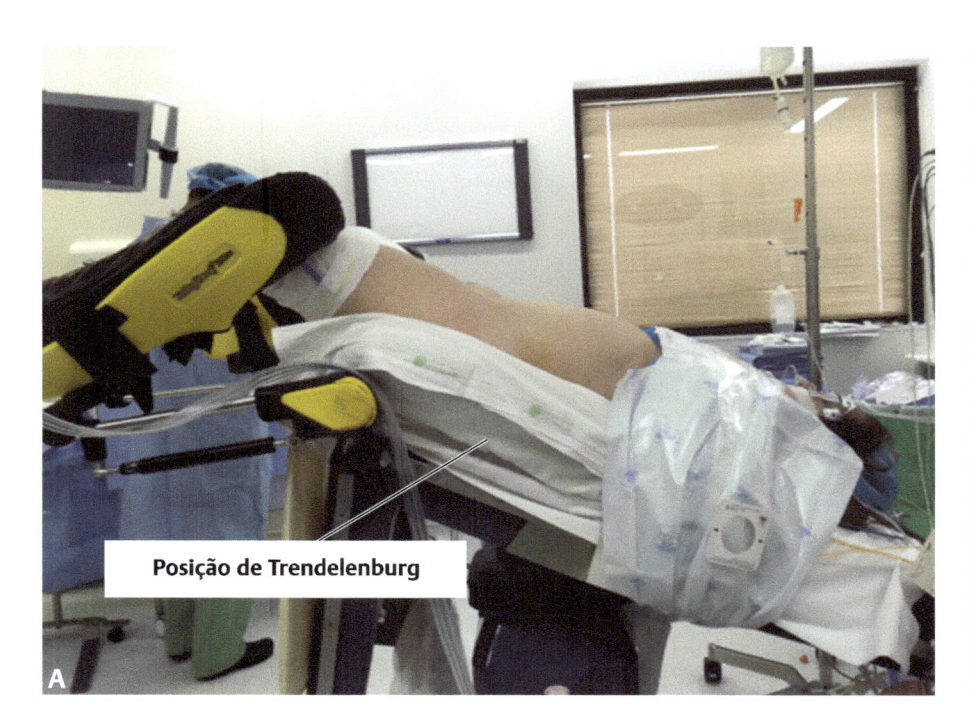

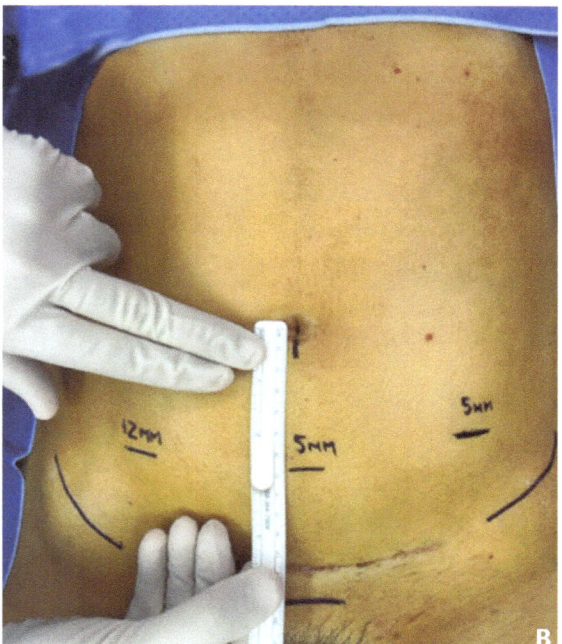

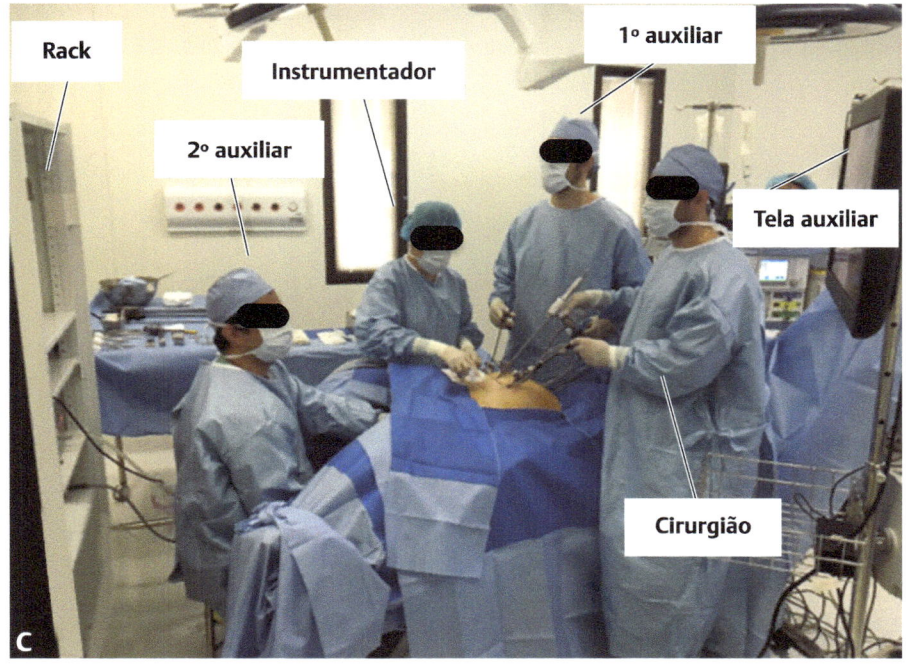

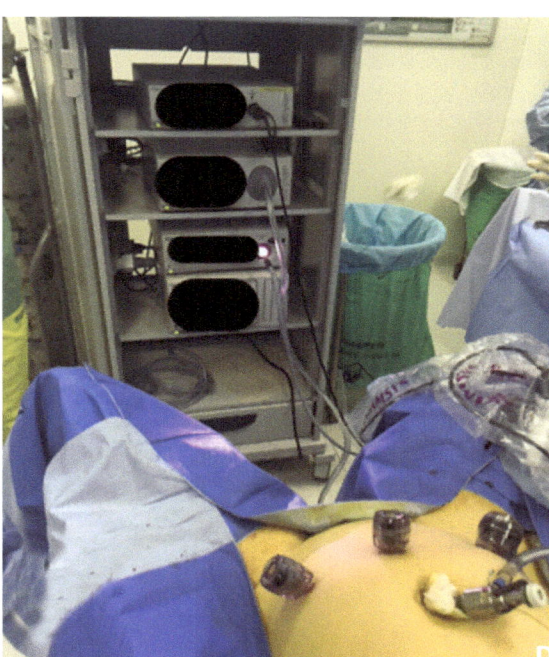

Fig. 36-3. (A) Posição de Trendelenburg acentuado. (B) Posicionamento dos trocartes. (C e D) Posicionamento da equipe cirúrgica.

DESCRIÇÃO DA TÉCNICA CIRÚRGICA
Passo a Passo
Passo 1
Após a realização do pneumoperitônio e posicionamento dos trocartes, o paciente é colocado em Trendelenburg acentuado com posicionamento de alças de delgado fora da pelve e desfeitas eventuais aderências.

Passo 2
Abertura do peritônio pélvico (Fig. 36-4).

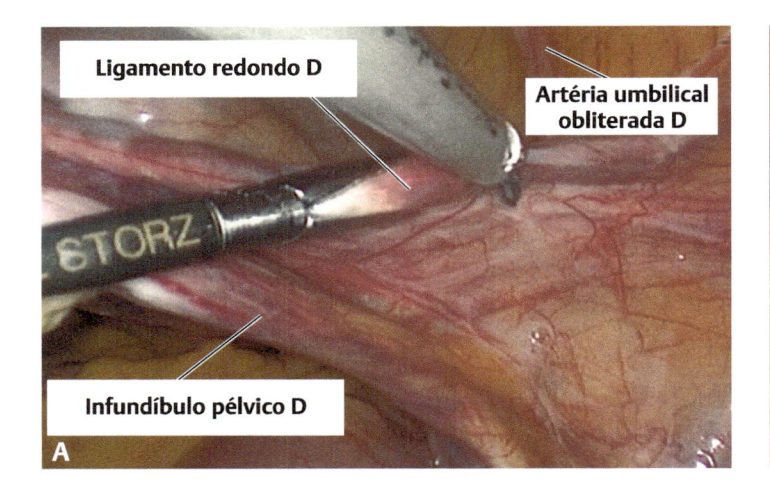

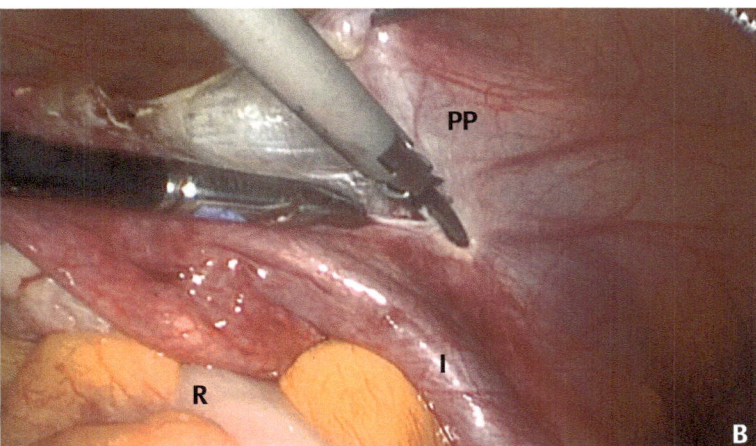

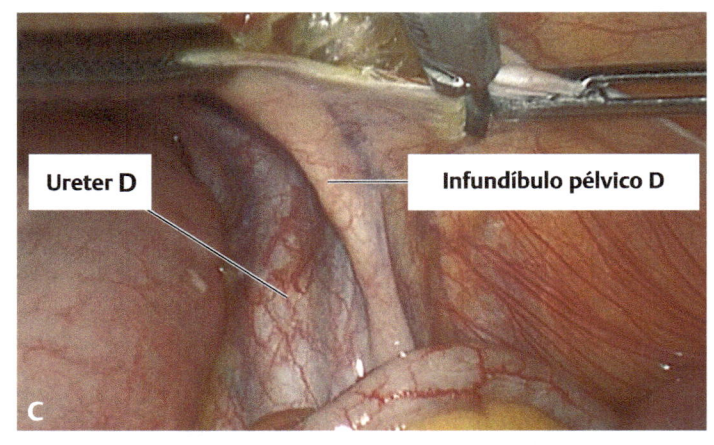

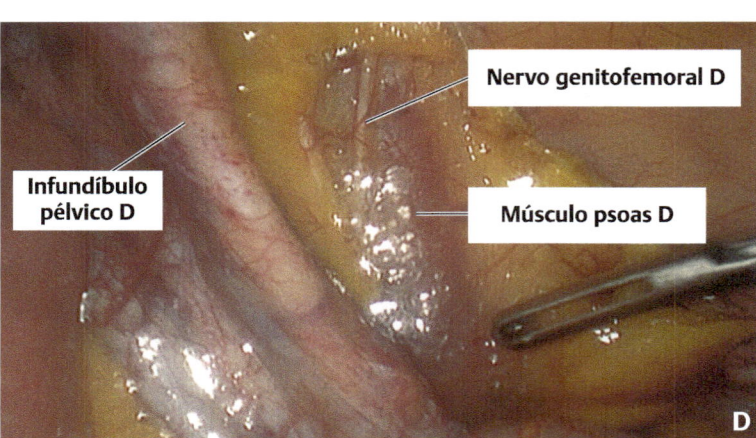

Fig. 36-4. (A) Secção do ligamento redondo. (B e C) Abertura do peritônio pélvico (PP). (D) Visualização do músculo psoas, nervo genitofemoral e vasos ilíacos externos. R: reto; I: infundíbulo.

Passo 3

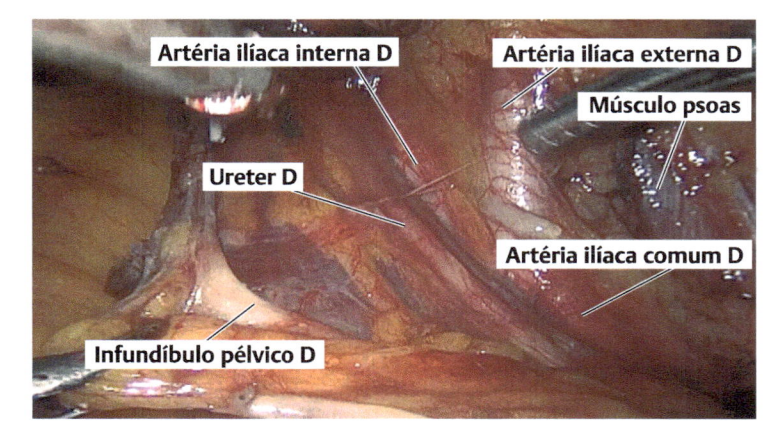

Abertura dos espaços anatômicos e visualização dos limites (Figs. 36-5 e 36-6).

Fig. 36-5. Visualização dos limites anatômicos, folheto medial do peritônio e ureter.

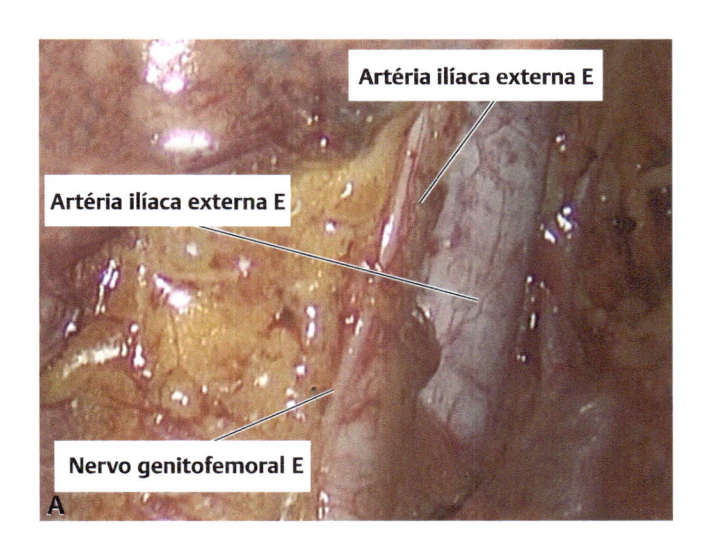

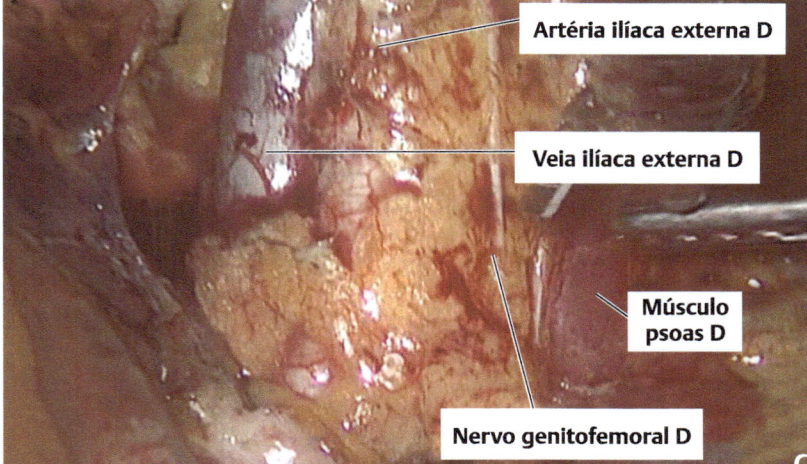

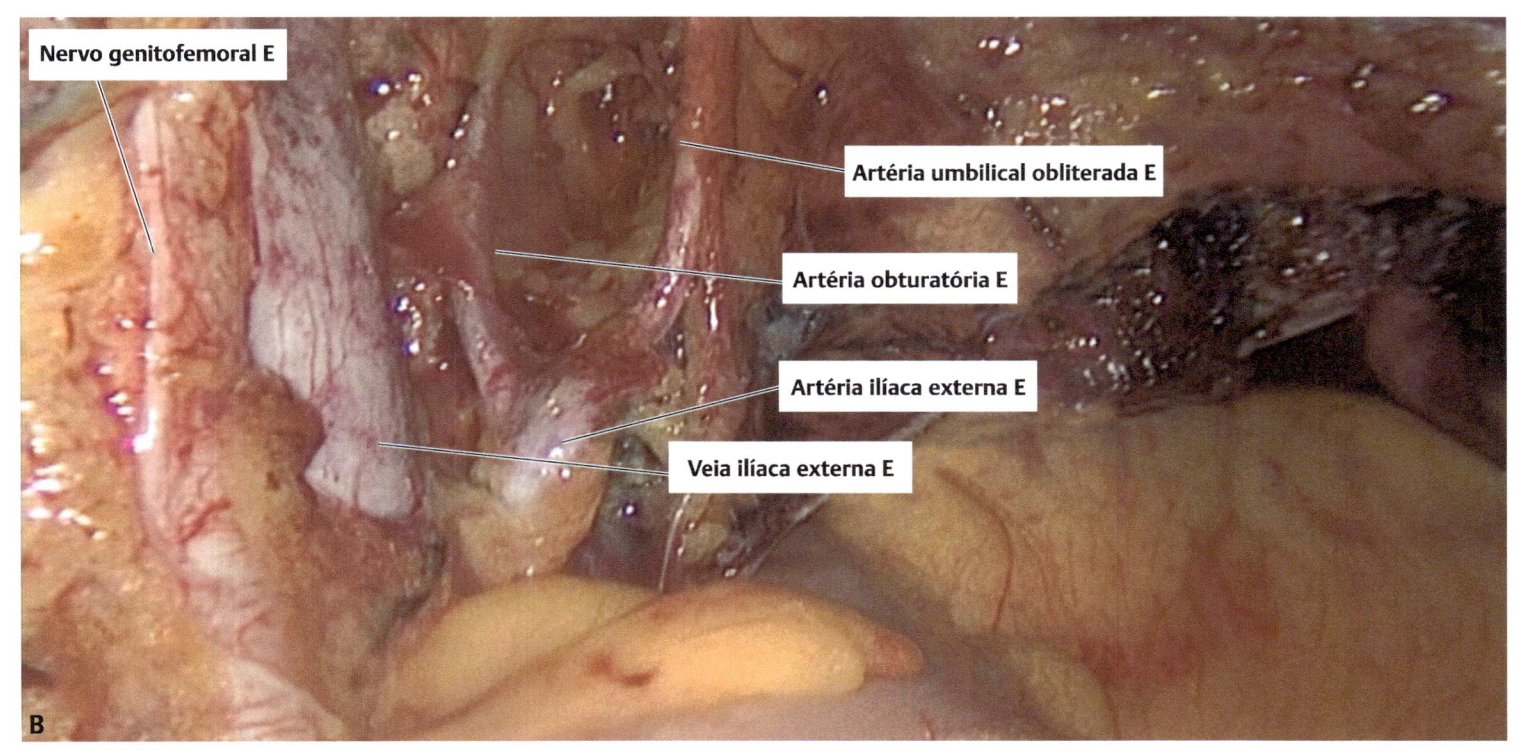

Fig. 36-6. Visualização e isolamento dos limites anatômicos. (A e B) Aspecto da pelve à esquerda antes da linfadenectomia. (C) Aspecto da pelve à direita antes da linfadenectomia.

Passo 4

Dissecção sobre o músculo psoas (lateral à artéria ilíaca externa e medial ao nervo genitofemoral) (Fig. 36-7).

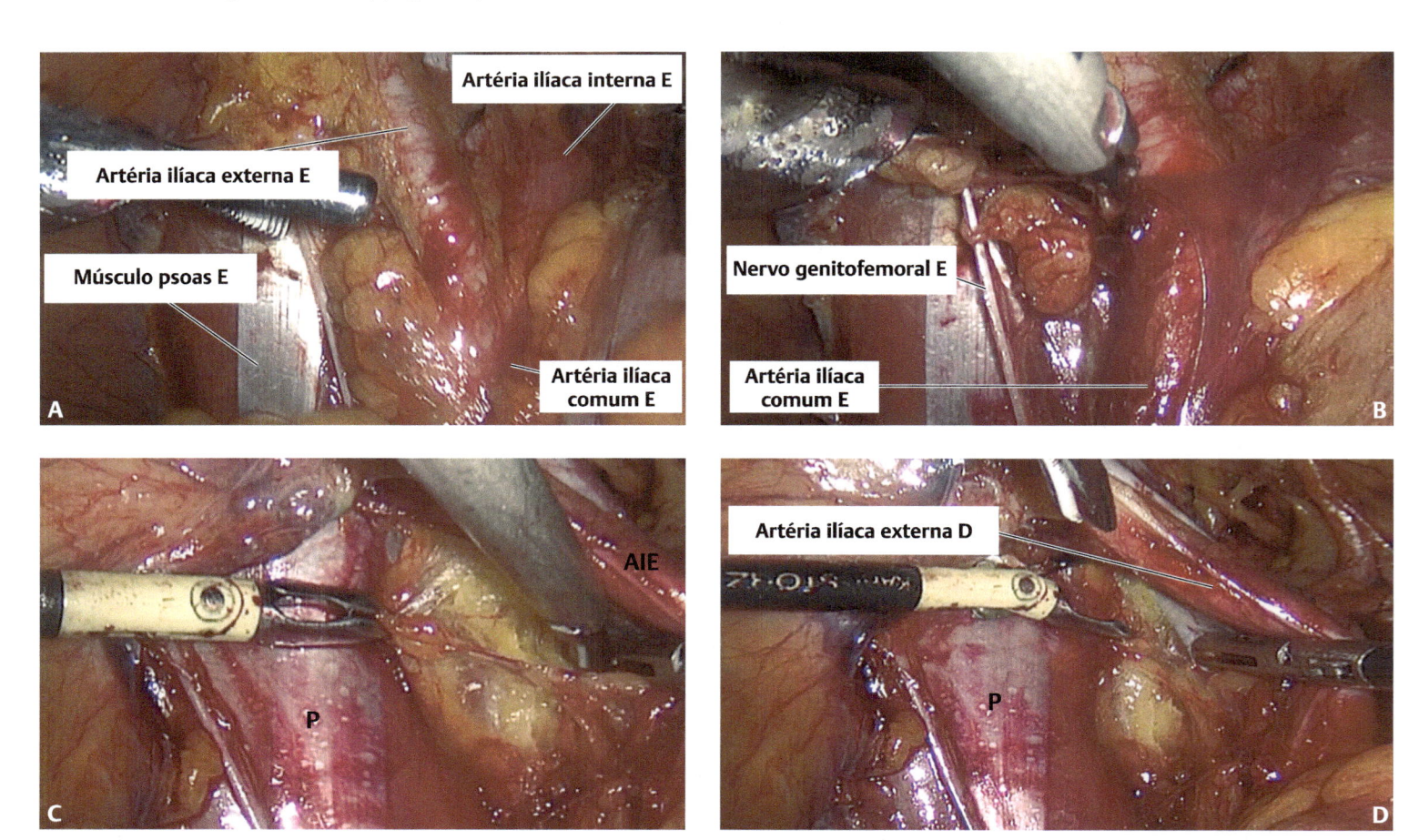

Fig. 36-7. (A) Isolamento do nervo genitofemoral (limite lateral). (B) Dissecção dos linfonodos laterais à artéria ilíaca comum (segmento distal) e artéria ilíaca externa (AIE). (C e D) Descolamento dos vasos ilíacos externos do músculo psoas com acesso ao limite lateral da fossa obturatória. P: músculo psoas.

CAPÍTULO 36 ■ LINFADENECTOMIA PÉLVICA LAPAROSCÓPICA

Passo 5

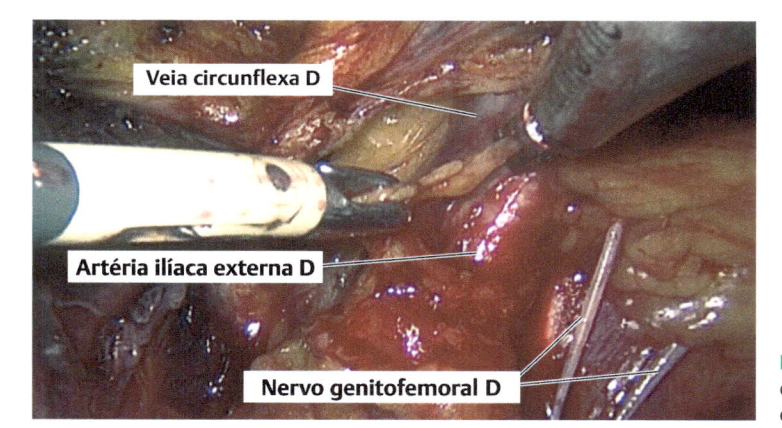

Dissecção dos linfonodos localizados sobre e entre os vasos ilíacos externos. Preservação dos linfonodos dos vasos circunflexos (Figs. 36-8 e 36-9).

Fig. 36-8. Dissecção dos linfonodos laterais à artéria ilíaca externa no sentido caudal com limite à veia circunflexa profunda. Os linfonodos juntos e distais à circunflexa podem ser preservados.

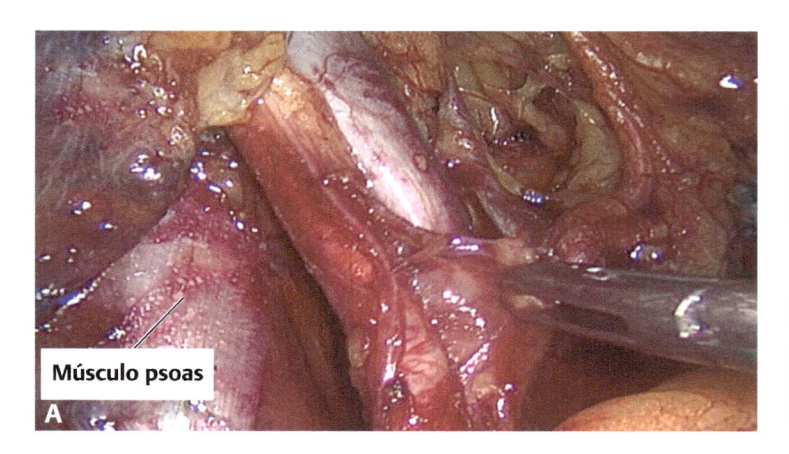

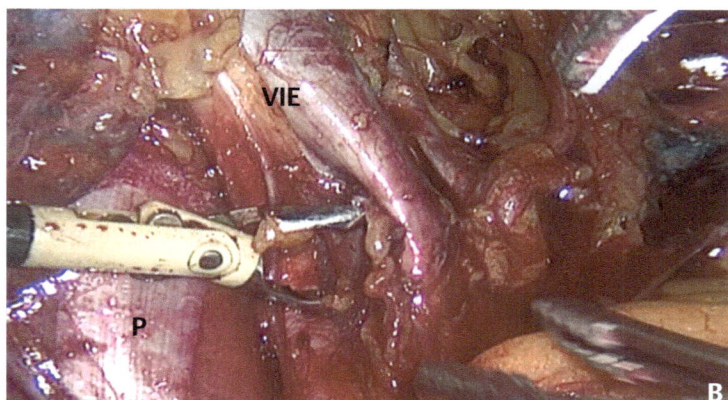

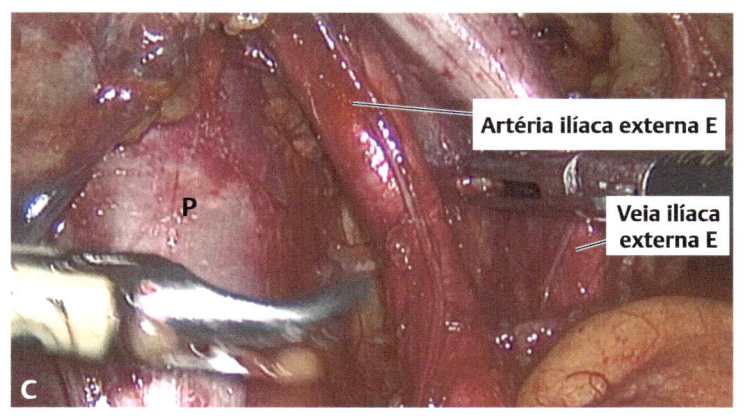

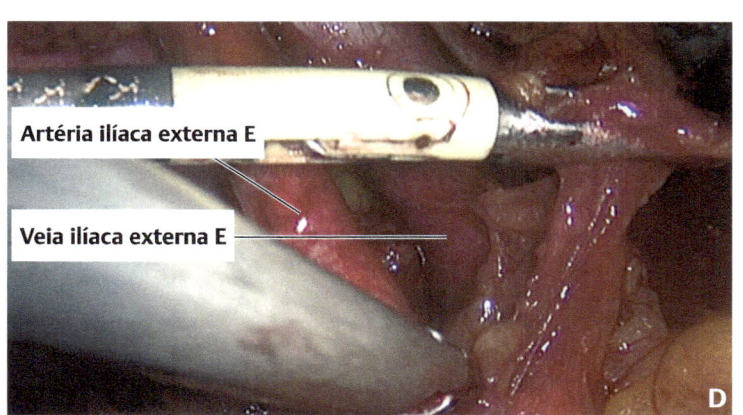

Fig. 36-9. (A) Dissecção dos linfonodos dos vasos ilíacos externos. (B e C) Dissecção dos linfonodos situados entre a artéria e veia ilíacas externas. (D) Término da dissecção no sentido caudal para cranial. P: músculo psoas; VIE: vasos ilíacos externos.

Passo 6

Dissecção dos linfonodos da fossa obturatória com visualização do nervo obturador, vasos obturatórios e veia obturatória acessória (*corona mortis*) (Figs. 36-10 e 36-11).

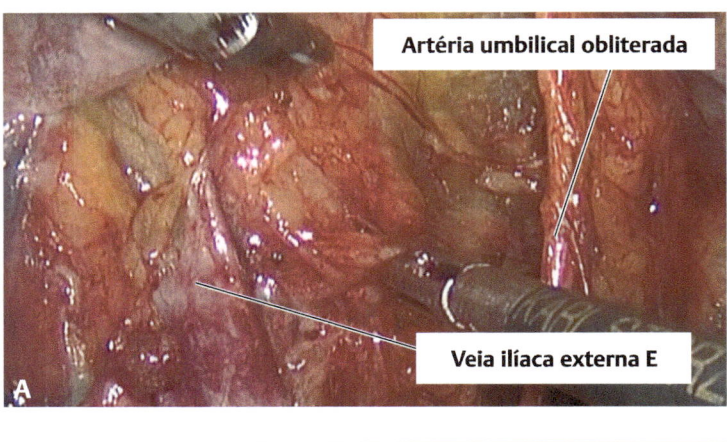

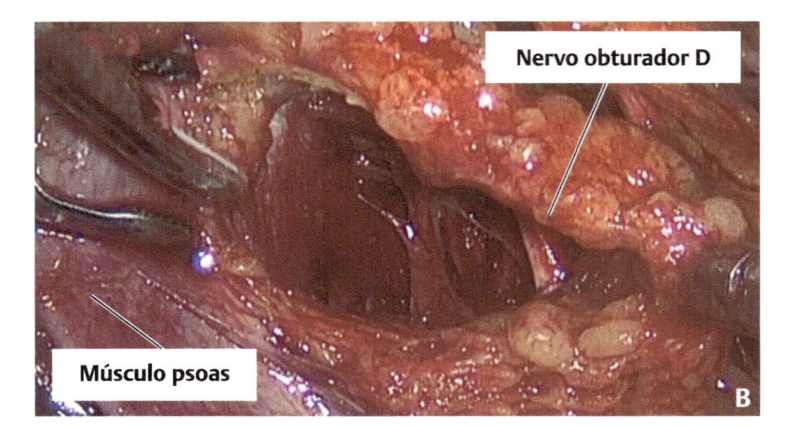

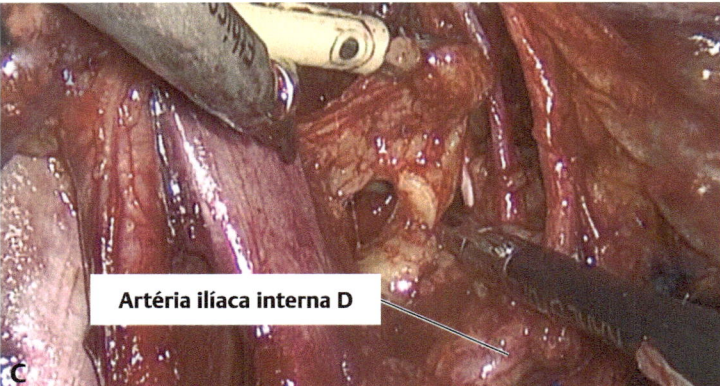

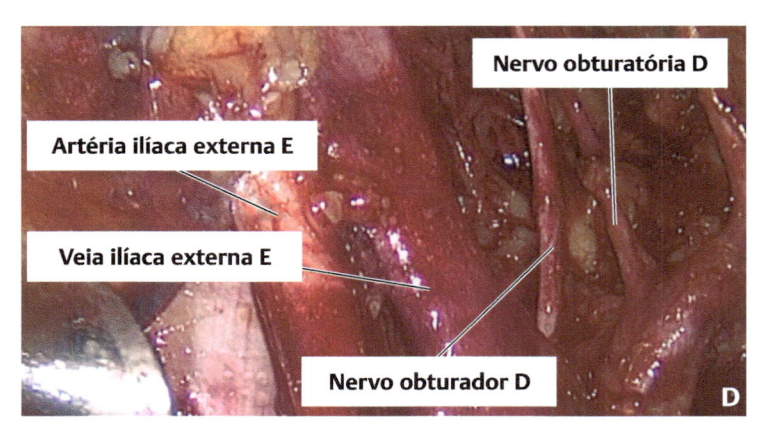

Fig. 36-10. (A) Após a dissecção do limite medial da fossa obturatória, os linfonodos da fossa obturatória são dissecados medialmente à veia ilíaca externa. (B e C) Visualização e dissecção dos linfonodos do nervo obturador no sentido caudal para cranial. (D) Aspecto após a ressecção dos linfonodos da fossa obturatória. Em geral os vasos obturatórios correm posteriormente ao nervo obturador.

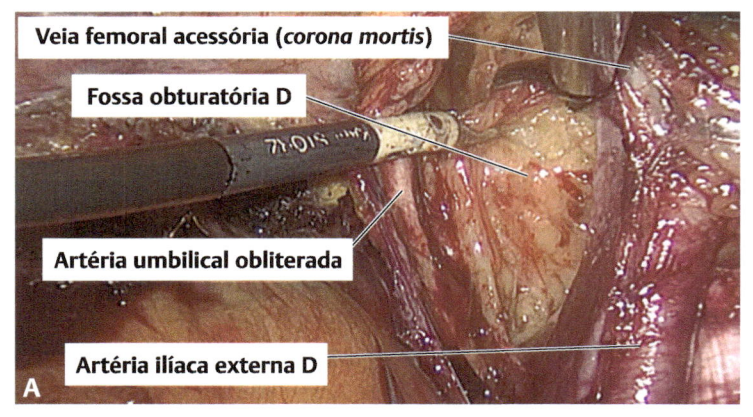

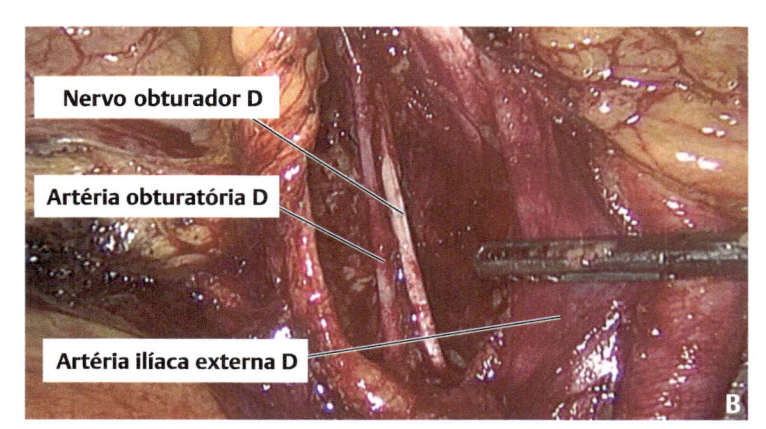

Fig. 36-11. (A) Aspecto inicial da dissecção da fossa obturatória com atenção para presença da veia obturatória acessória (*corona mortis*) no limite distal. (B) Aspecto final da dissecção da fossa obturatória.

CAPÍTULO 36 ■ LINFADENECTOMIA PÉLVICA LAPAROSCÓPICA

Passo 7
Dissecção da fossa ileolombar (Fig. 36-12).

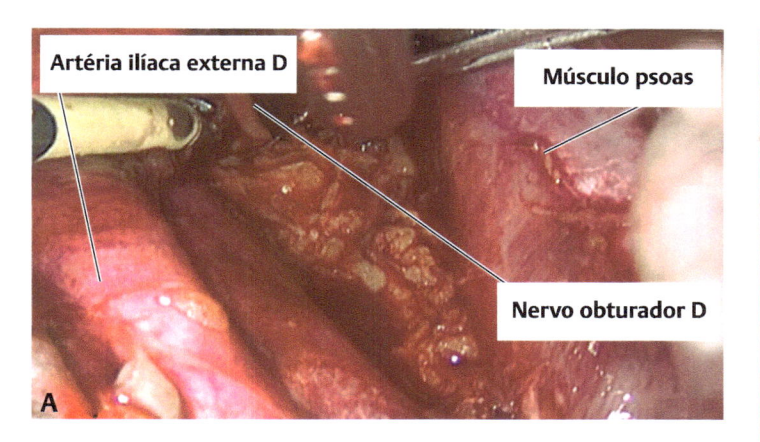

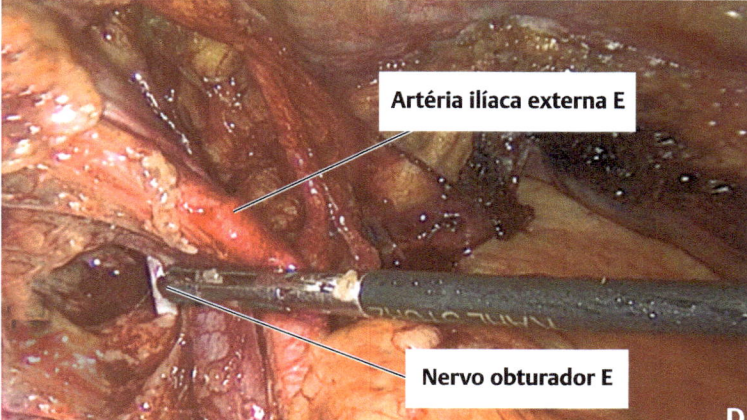

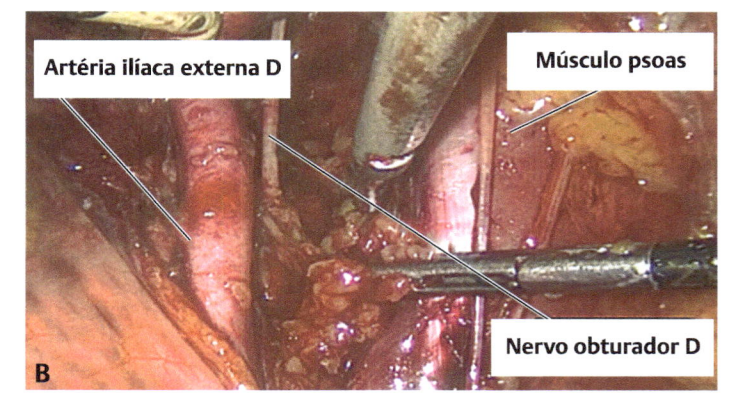

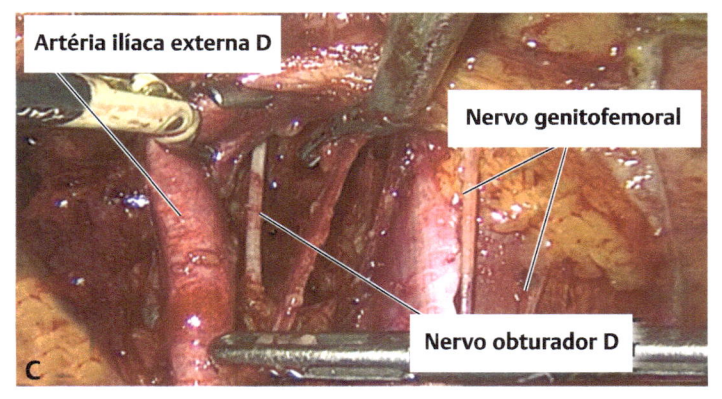

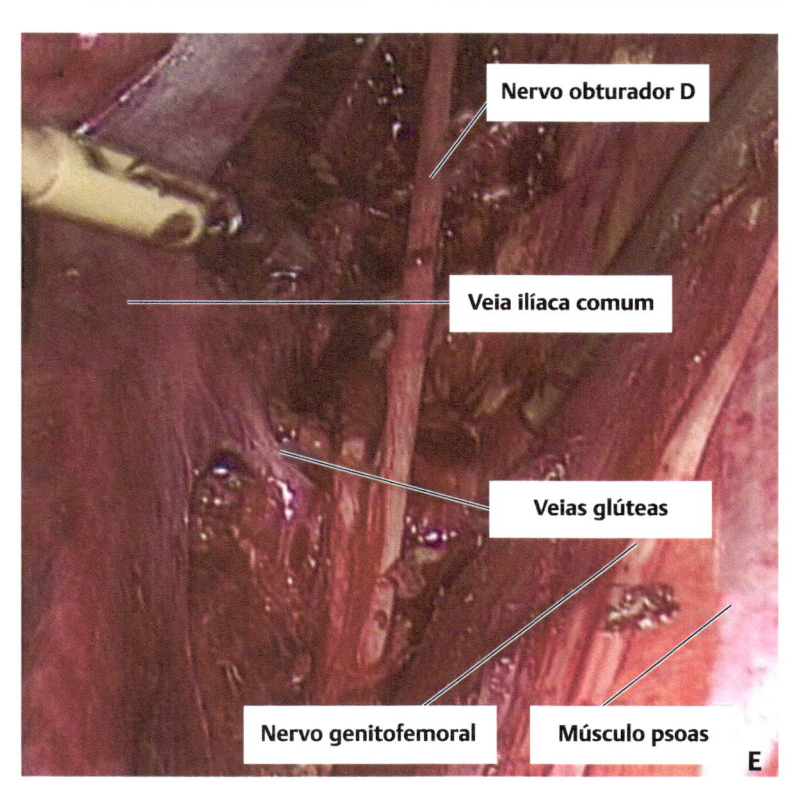

Fig. 36-12. (A-D) Dissecção da região distal de ilíaca comum e fossa ileolombar (cranial à fossa obturatória). (E) Aspecto final após dissecção da região ileolombar e lateral da ilíaca comum.

Passo 8
Dissecção dos linfonodos ilíacos comuns e pré-sacrais (Fig. 36-13).

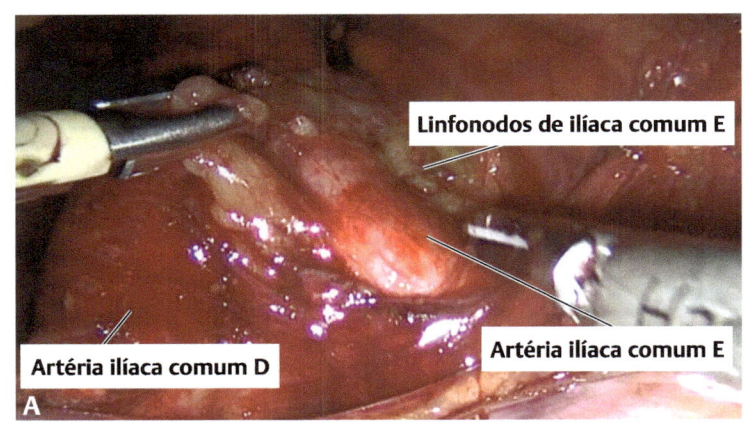

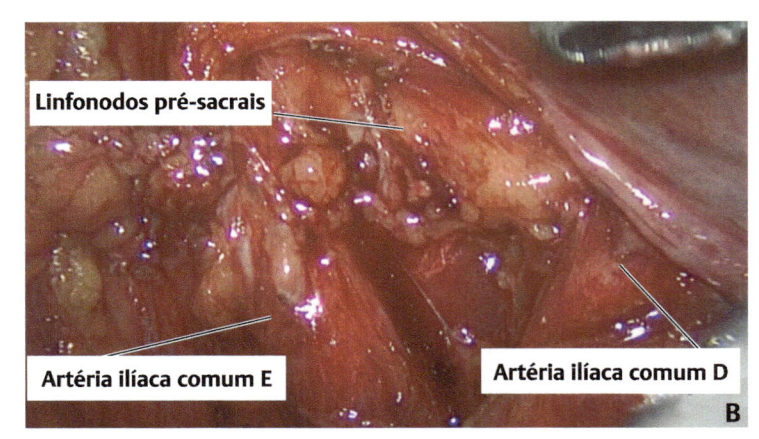

Fig. 36-13. (A) Dissecção dos linfonodos da região ilíaca comum esquerda proximal. (B) Dissecção dos linfonodos de região pré-sacral.

DICAS E TRUQUES
- A abertura do peritônio pélvico pode ser feita em paralelo ao infundíbulo pélvico e no sentido caudal-cranial até músculo psoas.
- Iniciar o procedimento com a abertura dos espaços e visualização de todas das referências anatômicas.
- A tração da artéria umbilical obliterada no sentido anteromedial pode auxiliar na dissecção dos espaços anatômicos.
- Cuidado deve ser tomado na dissecção da *corona mortis*.
- Os linfonodos distais da veia circunflexa podem ser preservados, apesar de tamanho geralmente aumentado, com intuito de redução do risco de linfedema.
- O início da ressecção dos linfonodos da fossa obturatória deve ser precedido pela visualização do nervo obturador.
- Não há necessidade do uso rotineiro de drenos.

PÓS-OPERATÓRIO
Dieta leve pode ser liberada no pós-operatório imediato e há recomendação do uso de heparina de baixo peso profilática no pós-operatório.

CONCLUSÃO
Apesar da discussão acerca do papel terapêutico da linfadenectomia pélvica em alguns tumores ginecológicos, a linfadenectomia pélvica ainda se manterá como procedimento essencial no treinamento cirúrgico do câncer ginecológico. É ainda uma importante ferramenta no estadiamento e ressecção de doença metastática dos tumores ginecológicos.

REFERÊNCIAS BIBLIOGRÁFICAS
1. Cibula D, Abu-Rustum NR. Pelvic lymphadenectomy in cervical cancer—surgical anatomy and proposal for a new classification system. *Gynecol Oncol* 2010;116(1):33-7.
2. Burkhardt E, Pickel H. Local spread and lymph node involvement in cervical cancer. *Obstet Gynecol* 1978;52:138-45.
3. Mangan CE, Rubin SC, Rabin DS, Mikuta JJ. Lymph node nomenclature in gynecologic oncology. *Gynecol Oncol* 1986;23:222-6.
4. Benedetti-Panici P, Scambia G, Biaocchi G et al. Technique and feasibility of radical para-aortic and pelvic lymphadenectomy for gynecologic malignancies: a prospective study. *Int J Gynecol Cancer* 1991;1:133-40.
5. Benedetti-Panici P, Scambia G, Baiocchi G et al. Anatomical study of para-aortic and pelvic lymph nodes in gynecologic malignancies. *Obstet Gynecol* 1992;79:498-502.
6. Marnitz S, Köhler C, Bongardt S et al. Topographic distribution of sentinel lymph nodes in patients with cervical cancer. *Gynecol Oncol* 2006;103:35-44.
7. Rob L, Strand P, Robova H et al. Study of lymphatic mapping and sentinel node identification in early stage cervical cancer. *Gynecol Oncol* 2005;98:281-8.
8. Abu-Rustum NR. Sentinel lymph node mapping for endometrial cancer: a modern approach to surgical staging. *J Natl Compr Canc Netw* 2014;12(2):288-97.
9. Mitchell DG, Snyder B, Coakley F et al. Early invasive cervical cancer: MRI and CT predictors of lymphatic metastasis in the ACRIN 6651/GOG 183 intergroup study. *Gynecol Oncol* 2009;112:95-103.
10. Abu-Rustum NR, Barakat RR. Observations on the role of circumflex iliac node resection and the etiology of lower extremity lymphedema following pelvic lymphadenectomy for gynecologic malignancy. *Gynecol Oncol* 2007;106:4-5.

LINFADENECTOMIA LAPAROSCÓPICA RETROPERITONEAL PÉLVICA E PARA-AÓRTICA

Giovanni Favero
Nasuh Utkudo Dogan
Christhardt Köhler

INTRODUÇÃO

A maioria das doenças malignas ginecológicas se dissemina primariamente pelo sistema linfático, sendo que o envolvimento dos linfonodos retroperitoneais é, na maioria das vezes, o fator prognóstico de maior relevância oncológica. A avaliação histopatológica dos linfonodos (LN) fornece informações importantes sobre a extensão real da doença e, consequentemente, ajustando o estadiamento do câncer a parâmetros mais fidedignos. Também é dependente desta informação a necessidade ou não de tratamentos adjuvantes à cirurgia (radio e/ou quimioterapia) ou mesmo a determinação do campo de extensão da radioterapia.[1] As técnicas de imagem, como a tomografia computadorizada, a ressonância magnética (RM), o PET-CT ou a linfangiografia, possuem um valor bastante limitado no que se refere à análise do comprometimento linfonodal.[2] Sem dúvida, o método atualmente conhecido mais preciso para detecção de metástases linfonodais é a remoção cirúrgica acompanhada do estudo anatomopatológico dos mesmos. A linfadenectomia pélvica e para-aórtica é a parte essencial do tratamento cirúrgico contemporâneo dos cânceres de vulva, endométrio, ovário e cervical.[3] No entanto, a proximidade dos linfonodos a órgãos vitais, como calibrosos vasos sanguíneos, intestinos, bexiga, ureteres e nervos, torna tal procedimento de alta complexidade e, certamente, de risco. A dificuldade técnica da intervenção resulta em taxas relativamente elevadas de complicações intraoperatória e pós-operatória quando executada por profissionais sem a necessária experiência. Com o advento de abordagens cirúrgicas minimamente invasivas, a morbidade relacionada com linfadenectomia retroperitoneal diminuiu significativamente, assim como o período de recuperação encurtou consideravelmente. A remoção endoscópica dos linfáticos gera significativas vantagens clínicas e também potenciais oncológicas, pois permite uma mais rápida iniciação de terapias adjuvantes.[4]

A primeira descrição do uso da laparoscopia para linfadenectomia pélvica foi realizada por Dargent, em 1993, e Querleu foi o primeiro a empregar a laparoscopia para estadiamento do câncer cervical no mesmo ano.[5,6] Nezhat, por sua vez, publicou nesta época o primeiro relato de uma linfadenectomia para-aórtica inframesentérica realizada pela via endoscópica.[7] As vantagens mais importantes da laparoscopia sobre laparotomia são a diminuição do tempo de convalescência, possibilitando que o paciente volte a suas atividades normais mais brevemente, a diminuição da perda de sangue e melhores resultados cosméticos principalmente em relação ao tamanho das cicatrizes. Este último aspecto possui uma relevância ainda maior no que tange à imagem corporal feminina e à psicologia ligada ao diagnóstico de uma doença maligna. Um dos estudos prospectivos e randomizados mais conhecidos para o estadiamento do câncer de endométrio via laparotomia convencional versus laparoscopia (Gynecologic Oncology Group Study LAP2) revelou complicações intraoperatórias comparáveis. Entretanto, a laparoscopia apresentou menos eventos adversos pós-operatórios em relação à laparotomia.[4] No câncer de ovário precoce, a linfadenectomia pélvica e para-aórtica está indicada juntamente com histerectomia, salpingo-ooferectomia bilateral e omentectomia.[8] Do mesmo modo, apesar de ainda bastante controverso, nos pacientes com câncer de endométrio as linfadenectomias pélvica e para-aórtica também estão indicadas de acordo com as orientações da FIGO.[9] Em pacientes com câncer cervical de estágio local avançado (Estágio I b2 - IIIb) as linfadenectomias laparoscópicas pélvica e para-aórtica são realizadas para definir as margens superiores da radioterapia.[10] Portanto, as linfadenectomias pélvica e para-aórtica constituem uma parte integrante do estadiamento cirúrgico das principais neoplasias malignas ginecológicas. Por outro lado, o papel terapêutico da remoção de potenciais metástases linfonodais (debulking) ainda é motivo de debate entre especialistas, sendo aparentemente benéfico nos cânceres de colo e ovário e sem impacto no câncer endometrial.

Neste capítulo serão abordados os princípios cirúrgicos essenciais das linfadenectomias pélvica e para-aórtica nas neoplasias cervical e endometrial, com ênfase nos aspectos técnicos e anatômicos do procedimento.

MATERIAIS INDISPENSÁVEIS

Os instrumentos mais utilizados estão demostrados na Figura 37-1. Temos como princípio na nossa prática diária a preferência por instrumentos reutilizáveis que consistem em grasper, dissectores, pinças bipolares (tipo Robi) e fórceps de 10 mm em forma de colher, todos com características atraumáticas.

POSICIONAMENTO DA PACIENTE

Quando da realização exclusiva de linfadenectomias retroperitoneais para fins de estadiamento, como no câncer avançado de colo uterino, o paciente é colocado na posição de Trendelenburg acentuada, com as pernas retas em paralelo. Nos casos em que remoções de órgãos ginecológicos (traquelectomias, histerectomia simples ou radicais, com ou sem salpingo-oforectomia) são

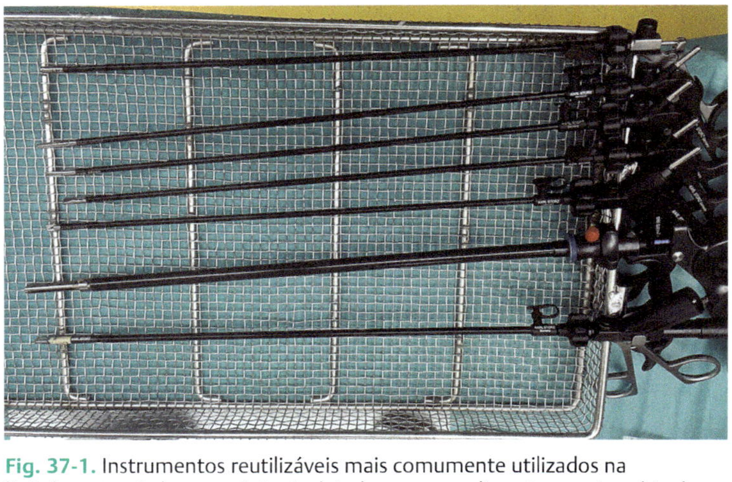

Fig. 37-1. Instrumentos reutilizáveis mais comumente utilizados na linfadenectomia laparoscópica incluindo graspers, dissectores, pinça bipolar tipo Robi de 5 mm e pinça romba de 10 mm.

realizadas simultaneamente, apoiamos as pernas em perneiras móveis a fim de permitir o acesso vaginal durante o procedimento laparoscópico abdominal a fim de permitir o uso de manipuladores uterinos ou retais e a retirada de tecidos por este acesso. Ombreiras são sistematicamente usadas para impedir o movimento não intencional do paciente no sentido cranial por causa da posição de Trendelenburg íngreme adotada durante a cirurgia. Ambos os braços das pacientes são fixados lateralmente junto ao tronco de modo a proporcionar espaço livre e conforto ao cirurgião. Para intervenções abdominopélvicas com tempos operatórios sabidamente longos (> 3 h), bombas de compressão pneumáticas intermitentes são instaladas nos membros inferiores com a intenção de prevenir trombose venosa profunda e lesões músculo-nervosas associadas à pressão localizada decorrente do posicionamento (síndrome compartimental). A posição do cirurgião é importante também e, em nossa prática, o operador muda a sua posição de acordo com as diversas etapas do procedimento. Na linfadenectomia pélvica direta o cirurgião fica do lado esquerdo da paciente e para operar os linfonodos pélvicos esquerdos ele se posiciona à direita da paciente. Durante a linfadenectomia para-aórtica, o operador assume diversas posições, praticamente rodando do lado esquerdo para o direito e, por vezes, entre as pernas da paciente de acordo com o lado da dissecção realizada.

Importante mencionar que não realizamos preparo intestinal de rotina no pré-operatório. No nosso ponto de vista, esta conduta não afeta a distensão das alças intestinais e não prejudica tecnicamente o procedimento. Por outro lado, acarreta em significativas sobrecargas física, psicológica e logística para os pacientes.

POSICIONAMENTO DOS TROCARTES

Como previamente mencionado para o acesso transperitoneal dos linfonodos, um portal permanente de 10 mm posicionado no umbigo é utilizado como uma porta de câmera. Sob visão endoscópica são inseridos outros três trocartes descartáveis com balão de 5 mm nas regiões infraumbilical lateral direita e esquerda e suprapúbica. Em especial para linfadenectomia para-aórtica, os três trocartes infraumbilicais são posicionados cerca de 2 cm acima dos locais habituais utilizados para cirurgias benignas. Um portal adicional de 10 mm é inserido no ponto de Palmer (subcostal esquerda) como um acesso auxiliar (Fig. 37-2). Através deste trocarte, introduzimos um fórceps rombo e atraumático de 10 mm em forma de colher a fim de melhorar a exposição das estruturas anatômicas retroperitoneais, remoção de peças cirúrgicas, incluindo os linfonodos e como uma alternativa de posicionamento da óptica de 10 mm para otimizar o campo visual.

Ressaltamos uma questão técnica fundamental que é a forma de colocação dos portais. Tanto a visualização direta da entrada do trocarte quanto o posicionamento perpendicular à parede abdominal (90 graus) a fim de evitar tunelamento são detalhes importantes. A utilização de trocartes descartáveis em especial com válvulas de balão inflável otimiza o procedimento e diminui consideravelmente o tempo cirúrgico, pois evita o deslizamento e a saída dos portais da cavidade peritoneal. Este fenômeno é especialmente crítico em pacientes obesas em que a reinserção dos mesmos consome tempo, pode promover acidentes de punção, como a lesão de vasos e fraqueza da parede abdominal, assim como extensos enfisemas de subcutâneo. Sem dúvida, os trocartes permanentes de metal podem ser utilizados sem maiores problemas quando não se dispõem dos dispositivos descartáveis com balão. Nesses casos, recomendamos que eles sejam fixados à pele/parede abdominal com adesivos ou suturas (Figs. 37-3 e 37-4).

DESCRIÇÃO DA TÉCNICA CIRÚRGICA
Pneumoperitônio

Ressaltamos inicialmente que abordamos sistematicamente os linfonodos tanto pélvica quanto para-aórtica com acesso transperitoneal e, por isso, o procedimento se inicia com a entrada na cavidade abdominal. Rotineiramente o cirurgião fica do lado esquerdo do paciente juntamente com o segundo assistente, que se coloca atrás do mesmo. O primeiro assistente controla a câmara e

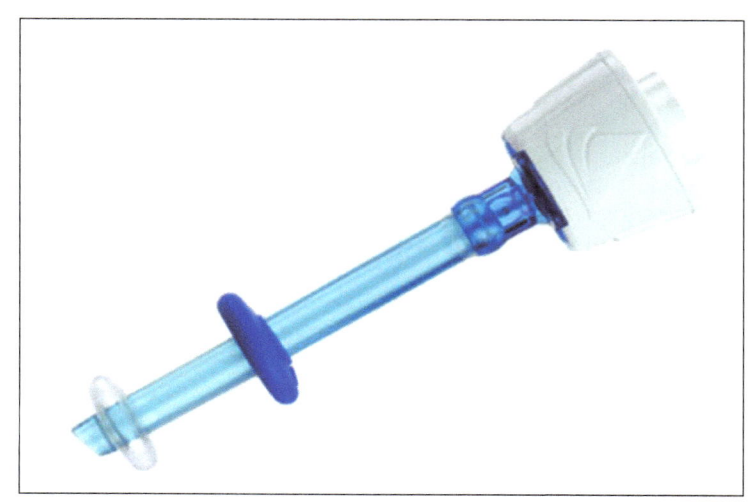

Fig. 37-3. Trocarte descartável de 5 mm com válvulas do tipo balão inflável para fixação na parede abdominal (*Applied Medical – Rancho Santa Margarita, CA*).

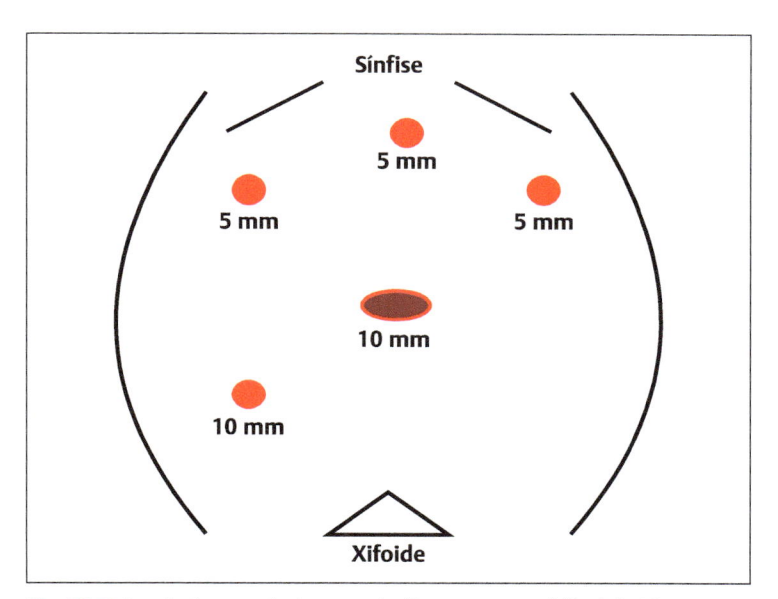

Fig. 37-2. Locais de entrada dos portais. Um trocarte umbilical de 10 mm e três trocartes pélvicos (1 suprapúbico e 2 laterais de 5 mm) juntamente com um trocarte acessório de 10 mm no ponto de Palmer.

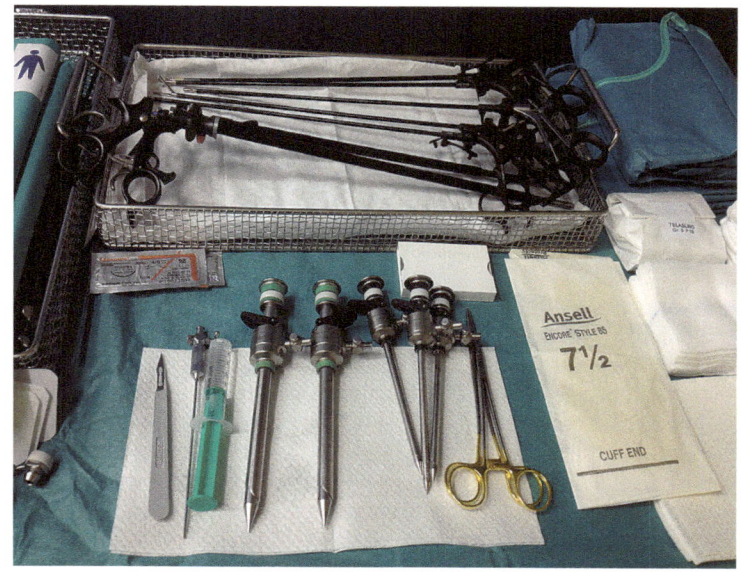

Fig. 37-4. Trocartes reutilizáveis de metal juntamente com outros instrumentos acessórios.

se posiciona do lado direito do paciente. O primeiro local da incisão para a entrada no abdome é o umbigo a menos que haja cicatrizes proeminentes, ou seja, incisões medianas anteriores ou história prévia de cirurgias abdominais extensas em decorrência do risco de aderências peritoneais ou intestinais. Nesses casos, pontos de entrada alternativos devem ser considerados, como o ponto de Palmer (subcostal esquerdo ou direito). Uma pequena incisão umbilical de aproximadamente 1 cm é feita e, com auxílio de uma pinça Kocher, o tecido subcutâneo subjacente é diretamente dissecado até que se sinta a fáscia do músculo reto abdominal. Em seguida, uma agulha de Veress é introduzida na cavidade abdominal num ângulo de aproximadamente 45 graus após a elevação da parede abdominal pela equipe cirúrgica. A prova de Semm é sistematicamente aplicada e, em caso de pressão negativa, o gás CO_2 é introduzido na cavidade peritoneal, e o pneumoperitônio é assim criado. O CO_2 é progressivamente infundido até um limite de pressão intra-abdominal de 15 mm Hg, quando a agulha é removida, e um trocarte permanente de 10 mm é inserido, também num ângulo de 45 graus, e após nova elevação da parede abdominal. Através deste acesso, uma óptica de 10 mm de zero grau é introduzida e verifica-se o correto posicionamento intraperitoneal do trocarte, liberando, assim, a sistemática insuflação de gás no abdome.

Apenas excepcionalmente a utilização de entrada abdominal pela via aberta é utilizada em nosso serviço, restrito a casos em que a entrada fechada não obteve sucesso.

Inspeção da Cavidade Abdominal

Após uma revisão cuidadosa da entrada do portal umbilical na cavidade abdominal, realizamos de forma sistemática com início a partir do abdome superior (fígado, estômago, baço, omento, diafragma e superfícies peritoneais) em direção à pelve, e biópsias peritoneais são realizadas na presença de lesões suspeitas, se indicadas. Em seguida, uma inspeção minuciosa das alças intestinais é feita, seguida da observação dos órgãos pélvicos. A citologia ou lavado peritoneal é rotineiramente tomada.

Passo a Passo

A linfadenectomia para-aórtica começa no nosso serviço sistematicamente pelo lado direito da aorta. Realizamos uma incisão no peritônio que recobre a artéria ilíaca comum direita e, em seguida, o peritônio é elevado, e a preparação ocorre no sentido cranial da bifurcação da aorta até os vasos gonadais (Fig. 37-5). Antes da dissecção linfonodal, o ureter direito deve ser identificado e com a ajuda de uma pinça atraumática deve ser afastado e mantido lateralmente fora do campo de operação (Fig. 37-6A). A remoção dos linfonodos começa ao longo da artéria ilíaca comum direita apenas com a utilização de uma pinça de coagulação bipolar tipo Robi e uma tesoura. Em seguida, os linfonodos situados sobre a veia cava inferior são cuidadosamente abordados. Deve-se tomar muito cuidado para não se rasgar os pequenos vasos especialmente as tributárias da parte distal da veia cava inferior ao direito da artéria ilíaca comum. O uso de hemoclipes também é recomendado para selar pequenos vasos que não podem ser controlados pela coagulação bipolar simples. A dissecção nodal ao longo da veia cava é realizada até a entrada da veia ovariana direita, sendo que esta é o limite anatômico superior da linfadenectomia para-aórtica direita (Fig. 37-6B).

Para os passos restantes da linfadenectomia para-aórtica (regiões esquerda da aorta e interaortocaval) o cirurgião se move para o lado direito do paciente e posiciona a câmera para o lado esquerdo, mantendo a visão lateral das estruturas vasculares. Depois de verificar a localização dos ureteres direito e esquerdo, a dissecção se inicia na região pré-sacral e continua pelo lado esquerdo da aorta num

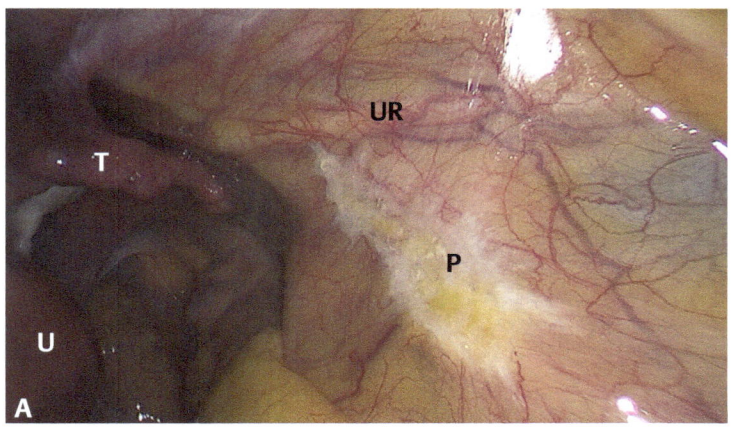

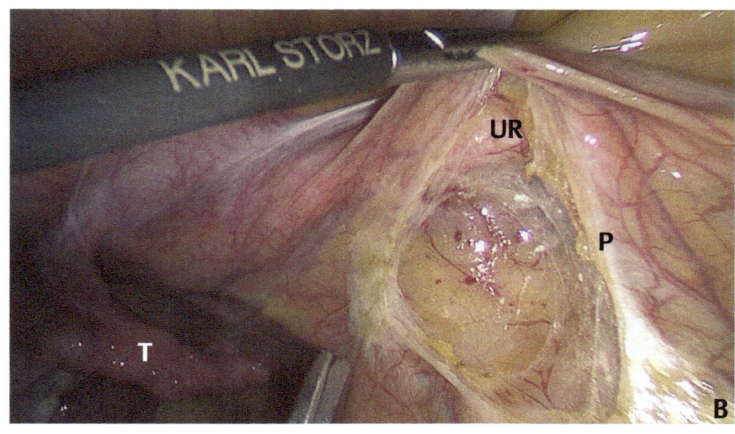

Fig. 37-5. (A e B) Incisão do peritônio sobre a artéria ilíaca comum direita para obter acesso à região para-aórtica direita. T: tuba uterina; U: útero; P: peritônio; UR: ureter.

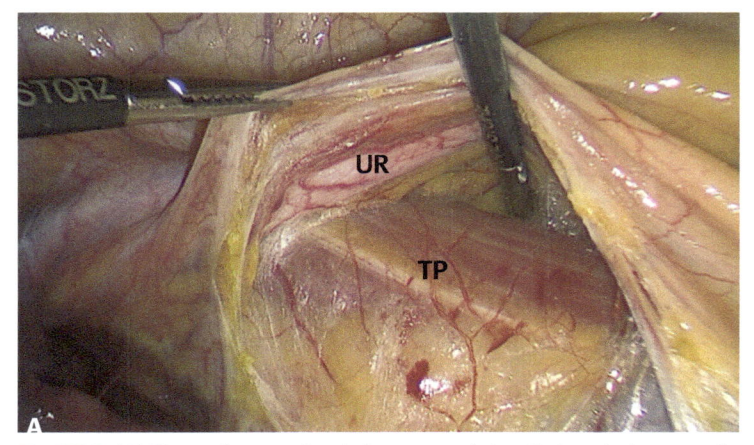

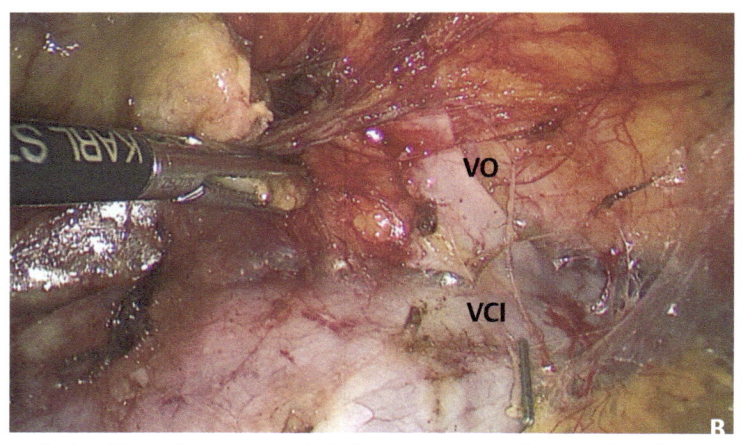

Fig. 37-6. (A) Dissecção posterior da área para-aórtica direita e isolamento do ureter direito. (B) Borda superior da linfadenectomia para-aórtica do lado direito, expondo a veia ovariana (VO) direita drenando para a veia cava inferior (VCI). Um clipe metálico é aplicado para demarcação dos limites da dissecção. UR: ureter; TP: tendão do músculo psoas.

sentido cranial (Fig. 37-7A). Importante nesta fase que o segundo auxiliar retrai o cólon sigmoide caudalmente para fora do campo cirúrgico com uma pinça atraumática de 10 mm. Na região pré-sacral isolamos os nervos do plexo hipogástrico superior a fim de não os seccionarmos durante a remoção do tecido linfático subjacente (Fig. 37-7B). Em seguida, abordam-se delicadamente os linfonodos sobre a artéria ilíaca comum esquerda. O peritônio sobre a artéria ilíaca comum esquerda é agarrado e deslocado lateralmente a fim de expor o ureter esquerdo. Quando identificado, o ureter esquerdo é também removido do campo cirúrgico com uma pinça atraumática inserida a partir do portal infraumbilical lateral esquerdo.

O próximo passo é a identificação da emergência da artéria mesentérica inferior a partir da face anterior da aorta. Depois de expor a área inframesentérica dos linfonodos para-aórticos esquerdos, estes serão cuidadosamente dissecados e removidos por coagulação bipolar e, quando necessário, com pequenas hemoclipes a fim de selar particularmente os pequenos vasos lombares (Fig. 37-8A). Nesta topografia devemos atentar para a presença do plexo autonômico simpático que se situa à esquerda da aorta e imediatamente anterior à coluna vertebral. Sua lesão ou secção pode levar a um fenômeno de desautonomia vascular periférica temporária.

A linfadenectomia prossegue na direção cranial superior, sendo que a origem da artéria mesentérica inferior deve ser identificada, e o tecido linfático sobrejacente deve ser dissecado. Preferencialmente o pacote de linfa deve ser removido em bloco. O tecido linfático é, então, transferido sob a artéria mesentérica inferior (Fig. 37-8B), e a dissecção esquerda deve ser realizada até a veia renal esquerda (limite anatômico superior da linfadenectomia para-aórtica esquerda). Esta região é particularmente sujeita à presença de numerosas malformações vasculares e variações anatômicas, principalmente a existência de artérias acessórias renais e polares. A lesão inadvertida destes vasos pode levar a isquemias renais segmentares que podem ter consequências urológicas pós-operatórias relevantes, como necrose tecidual, abscessos, sepse e perda da função renal.

Finalmente, os gânglios linfáticos situados entre a aorta e a veia cava (interaortocaval) devem ser abordados. Para tal, uma pinça romba de 10 mm introduzida pelo portal subumbilical esquerdo é inserida embaixo do duodeno e é elevada a fim de manter tanto o próprio duodeno como as alças do intestino delgado acima da reflexão peritoneal e, assim, fora do campo cirúrgico. A dissecção nesta região termina no nível da veia renal esquerda (Fig. 37-9). Importante salientar que o espaço interaortocaval contém a cisterna do quilo e tanto a coagulação meticulosa quanto a utilização de hemoclipes para selar vasos linfáticos são cuidados técnicos fundamentais para evitar a formação de ascite quilosa, a presença de clipes metálicos também permite a determinação mais precisa dos limites do campo radioterápico em caso de necessidade oncológica pós-operatória. Após a revisão da hemostasia e irrigação da região com solução salina, todos os gânglios linfáticos são removidos por uma bolsa plástica tipo *endobag* novamente. Como já mencionado anteriormente na descrição da linfadenectomia pélvica, a fim de evitar a formação de linfoceles fazemos a aplicação de Floseal nos espaços retoperitoneais explorados.

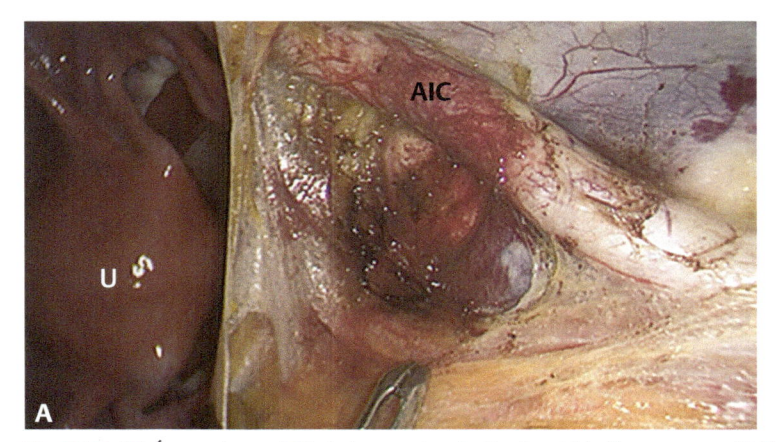

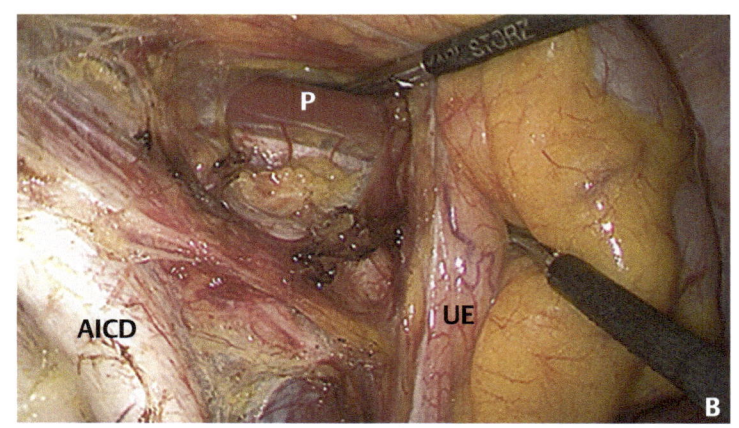

Fig. 37-7. (A) Área pré-sacral. No lado superior direito da artéria ilíaca comum (AIC) e veia desnudada expondo área pré-sacral. O útero (U) está do lado esquerdo. (B) Câmera agora no sentido inverso. A artéria ilíaca comum direita (AICD) é vista. No lado direito, o assistente retrai e fixa o ureter esquerdo (UE) logo acima do músculo psoas (P) esquerdo.

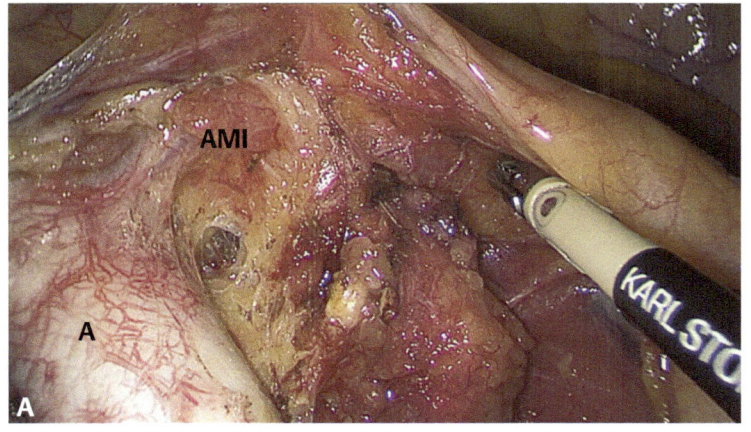

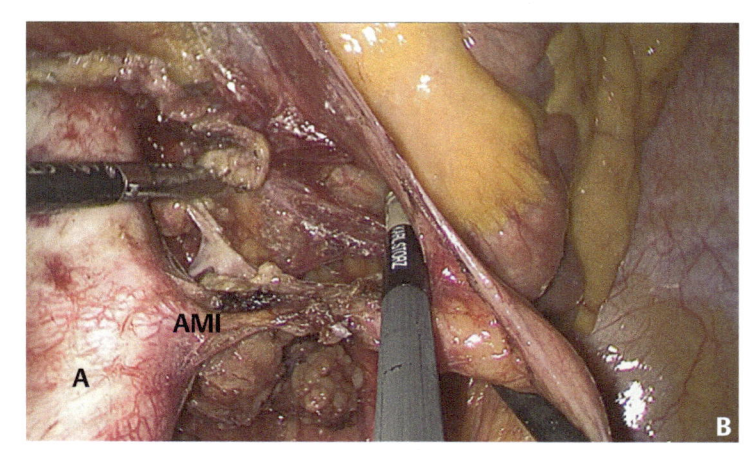

Fig. 37-8. (A) Linfadenectomia para-aórtica do lado esquerdo, os linfonodos abaixo da artéria mesentérica inferior são dissecados em direção cranial; (B) a artéria mesentérica inferior (AMI) exposta, e o pacote de linfonodos é dissecado e removido cranialmente. A: aorta.

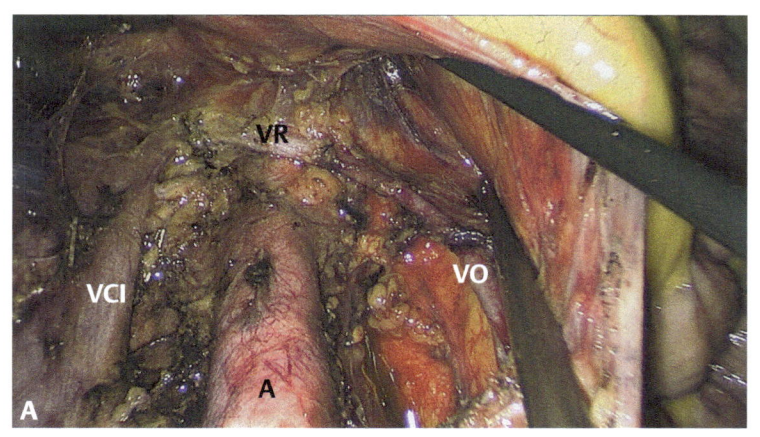

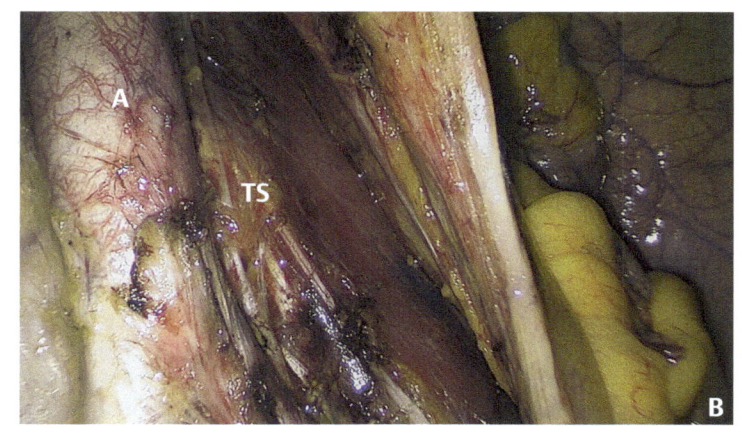

Fig. 37-9. (A) Parte infrarrenal e supramesentérica da dissecção linfonodal para-aórtica. Exposição da aorta (A), veia renal (VR) esquerda e veia ovariana (VO) esquerda (chegando na veia renal esquerda). (B) Tronco simpático (TS) (sistema nervoso autônomo) visto ao lado esquerdo da aorta é visto após a conclusão da linfadenectomia para-aórtica esquerda. VCI: veia cava inferior.

PÓS-OPERATÓRIO

De fato, dentre as principais vantagens da laparoscopia frente à laparotomia no campo da oncologia ginecológica estão a possibilidade de mobilização mais precoce, menor estadia hospitalar e estética que contribui para o distanciamento do paciente do estigma do diagnóstico oncológico.[11] No nosso serviço após a realização de linfadenectomias retroperitoneais procuramos mobilizar o paciente o mais cedo possível após a recuperação anestésica e deixar que o paciente ingira líquidos e depois alimentos semissólidos logo no pós-operatório imediato. Como previamente mencionado, apesar de controverso, deixamos drenos tubulares sem sucção praticamente de rotina (com exceção no caso que aplicamos agentes hemostáticos tipo Floseal) intra-abdominal e procuramos removê-los o mais cedo possível.

Com respeito à profilaxia antitrombose, todo paciente permanece durante o procedimento e durante 24 horas no pós-operatório com o dispositivo pneumático de compressão intermitente da coxa e panturrilha. Aproximadamente de 6 a 8 horas após o procedimento inicia-se a administração de heparina de baixo peso molecular por via subcutânea. A dosagem é ajustada de acordo com o peso da paciente, e sua aplicação é mantida durante 4-6 semanas após a cirurgia. O uso de antibióticos é iniciado durante a indução anestésica e permanece apenas durante o período transoperatório de acordo com os *"Guidelines alemães"*, não sendo mantido após a cirurgia. Existem várias alternativas de medicações possíveis, sugerimos o uso de antibióticos de largo espectro isoladamente ou em combinação a depender dos procedimentos adicionais à linfadenectomia. Nosso padrão é a Cefuroxima 1,5 g associada ao Metronidazol 500 mg por via intravenosa.

Com relação às complicações, a formação de linfocele é um dos problemas mais comumente observados após a linfadenectomia.[12] Sua incidência é bastante variável, podendo ocorrer em 16 a 60% dos procedimentos a depender do método de detecção utilizado. Sem dúvida, a maioria dos casos é assintomática, sendo descoberta incidentalmente em estudos de imagem pós-operatório e não tem necessidade de tratamento. Complicações clinicamente significativas associadas a linfoceles ocorrem em cerca de 10% dos casos, potencialmente resultando em fenômenos infecciosos, obstruções urinárias ou mesmo intestinais. Nestes casos, existe indicação de drenagem que inicialmente pode ser realizada por radiologia intervencionista (punção/drenagem guiada por ultrassonografia ou tomografia) ou, em caso de insucesso, através de reintervenção cirúrgica de preferência por via endoscópica. A qualidade da técnica cirúrgica empregada, a realização de hemostasia meticulosa por meio de diferentes tipos de energia (coagulação bipolar, selamento ou harmônica), medidas mecânicas, como clipes ou aplicação de agentes hemostáticos com base em Fibrina (FloSeal), colaboram significativamente para reduzir o número de casos de linfoceles.

Também devemos mencionar o aparecimento de fístula ou ascite quilosa como uma consequência das linfadenectomias retroperitoneais. Este fenômeno é observado em até 4% dos pacientes submetidos a este procedimento (principalmente no território para-aórtico) e ocorre por dano da cisterna do quilo.[3] Tanto a coagulação meticulosa quanto a utilização de hemoclipes para selar vasos linfáticos principais são cuidados técnicos fundamentais para evitar a sua formação. O diagnóstico deve ser suspeitado na presença de significativa quantidade de líquido peritoneal de característica leitosa e confirmado com a dosagem bioquímica de triglicérides e colesterol. Seu tratamento é inicialmente clínico e requer a mudança dietética (com base em triglicérides de cadeia média), análogos da somatostatina ou mesmo na administração de dieta parenteral. Em caso de insucesso da terapia conservadora, pode-se considerar uma reexploração cirúrgica para a identificação e correção mecânica da lesão por suturas ou clipes.[13]

O desenvolvimento de edema crônico dos membros inferiores pode ser considerado uma consequência relativamente comum após a remoção dos linfonodos, sendo observada em até 30% das pacientes operadas.[14] Sua fisiopatologia está ligada à dificuldade de transporte da linfa produzida, causada pela secção dos canais linfáticos. A intensidade do linfedema é bastante variável e depende de diversos fatores tanto clínicos (idade, obesidade, insuficiência venosa prévia, anatomia), cirúrgicos (radicalidade da dissecção e grupamento de linfonodos removidos) quanto oncológicos (realização de rádio e/ou quimioterapia pós-operatória) para seu aparecimento. Em cerca de 5% dos pacientes esta condição pode significativamente impactar a qualidade de vida, sendo fundamental informar o paciente a respeito do risco até para avaliarmos a real necessidade da linfadenectomia. Seu tratamento é multidisciplinar e com base em medidas clínicas e fisioterápicas, como o uso de meias elásticas compressivas e drenagem linfática.

Outras complicações, como lesões vasculares, intestinais ou urinárias, são bastante raras e comparáveis à cirurgia aberta.[15] Devemos ressaltar que variações vasculares anatômicas são bastante comuns, especialmente na região para-aórtica, sendo que devemos tomar cuidado redobrado quando da realização de dissecções linfonodais retroperitoneais.[16]

DICAS E TRUQUES

A sequência das linfadenectomias pélvica ou para-aórtica depende basicamente do cirurgião, porém em nossa prática preferimos iniciar pela dissecção para-aórtica e depois migrar para a pelve. Isto se deve ao maior risco e complexidade do procedimento para-aórtico, com maior chance de eventual conversão à laparotomia por conta principalmente de sangramento. Sendo assim, seria melhor realizar uma conversão mais no começo da cirurgia do que no final.

Uma particularidade da técnica utilizada no nosso serviço é que a câmera permanece rodada 90 graus de modo que a visualização dos grandes vasos abdominais é lateral. Antes de iniciar a dissecção para-aórtica, aderências fisiológicas no cólon sigmoide junto ao peritônio da parede pélvica lateral (esquerda) devem ser lisadas a fim de mobilizar e manipular mais adequadamente o cólon sigmoide. As alças de intestino delgado devem ser retiradas da área de interesse (grandes vasos abdominais) e posicionadas no abdominal superior. O correto posicionamento das alças intestinais para fora do campo cirúrgico é de fundamental importância e removê-las facilita significativamente o procedimento e diminui a chance de complicações.

CONCLUSÃO

A introdução da cirurgia laparoscópica na oncologia ginecológica aumentou o conforto do paciente e a qualidade de vida sem comprometer a segurança e os resultados oncológicos. A linfadenectomia retroperitoneal pélvica e/ou para-aórtica é um dos procedimentos mais frequentemente realizados em oncologia ginecológica. A realização de dissecções nodais por meio de cirurgia invasiva mínima diminui a perda sanguínea intraoperatória, encurta o tempo de recuperação pós-operatório e possibilita o início mais precoce de outras terapias oncológicas complementares. Embora a curva de aprendizado, particularmente da linfadenectomia para-aórtica, seja íngreme e longa, a incorporação da endoscopia a esses procedimentos melhora significativamente a qualidade de vida dos pacientes tratados.

REFERÊNCIAS BIBLIOGRÁFICAS

1. Dogan NU et al. To what extent should para-aortic lymphadenectomy be carried out for surgically staged endometrial cancer? *Int J Gynecol Cancer* 2012;22(4):607-10.
2. Monteil J et al. Lymph node assessment with (18)F-FDG-PET and MRI in uterine cervical cancer. *Anticancer Res* 2011;31(11):3865-71.
3. Kohler C et al. Introduction of transperitoneal lymphadenectomy in a gynecologic oncology center: analysis of 650 laparoscopic pelvic and/or paraaortic transperitoneal lymphadenectomies. *Gynecol Oncol* 2004;95(1):52-61.
4. Walker JL et al. Recurrence and survival after random assignment to laparoscopy versus laparotomy for comprehensive surgical staging of uterine cancer: Gynecologic Oncology Group LAP2 Study. *J Clin Oncol* 2012;30(7):695-700.
5. Dargent D. Laparoscopic surgery and gynecologic cancer. *Curr Opin Obstet Gynecol* 1993;5(3):294-300.
6. Dursun PE, Le Blanc, Nogueira MC. Radical vaginal trachelectomy (Dargent's operation): a critical review of the literature. *Eur J Surg Oncol* 2007;33(8):933-41.
7. Nezhat CR et al. Laparoscopic radical hysterectomy with paraaortic and pelvic node dissection. *Am J Obstet Gynecol* 1992;166(3):864-5.
8. Ditto A et al. Minimally Invasive Surgical Staging for Ovarian Carcinoma: a propensity-matched comparison with traditional open surgery. *J Minim Invasive Gynecol* 2016.
9. Favero G et al. Oncologic Safety of Laparoscopy in the Surgical Treatment of Type II Endometrial Cancer. *Int J Gynecol Cancer* 2016.
10. Marnitz S et al. Role of Surgical Versus Clinical Staging in Chemoradiated FIGO Stage IIB-IVA Cervical Cancer Patients-Acute Toxicity and Treatment Quality of the Uterus-11 Multicenter Phase III Intergroup Trial of the German Radiation Oncology Group and the Gynecologic Cancer Group. *Int J Radiat Oncol Biol Phys* 2016;94(2):243-53.
11. Rendon GJ et al. Outpatient laparoscopic nerve-sparing radical hysterectomy: A feasibility study and analysis of perioperative outcomes. *Gynecol Oncol* 2016.
12. Dogan NU et al. Symptomatic lymphocele formation after sentinel lymph node biopsy for early stage cervical cancer. *J Minim Invasive Gynecol* 2016;23(3):442-5.
13. Favero G et al. Laparoscopic approach for correction of chylous fistula after pelvic and paraaortic lymphadenectomy. *J Minim Invasive Gynecol* 2010 Mar-Apr;17(2):262-4.
14. Deura I et al. Incidence and risk factors for lower limb lymphedema after gynecologic cancer surgery with initiation of periodic complex decongestive physiotherapy. *Int J Clin Oncol* 2015 June;20(3):556-60.
15. Querleu D et al. Audit of preoperative and early complications of laparoscopic lymph node dissection in 1000 gynecologic cancer patients. *Am J Obstet Gynecol* 2006;195(5):1287-92.
16. Lee YS et al. Accessory polar renal artery encountered in transperitoneal systemic laparoscopic paraaortic lymphadenectomy. *Eur J Gynaecol Oncol* 2011;32(1):87-90.

LINFADENECTOMIA PARA-AÓRTICA EXTRAPERITONEAL

Paulo Henrique Zanvettor
Deraldo Fernando Falcão Filho

INTRODUÇÃO

A avaliação cirúrgica para detecção de doença peritoneal e acometimento de linfonodos é o método mais eficiente. Essa investigação tem indicação em tumores de colo de útero, endométrio e ovário.[1,2]

A realização da cirurgia por via laparoscópica fornece os benefícios da recuperação rápida, menor sangramento, índices menores de complicações do que a via laparotômica e a possibilidade de não retardar a quimioterapia e radioterapia.[3]

É um método utilizado para determinar técnicas de radioterapia e planejar a quimioterapia em casos de presença de doença fora da pelve.

No câncer de colo de útero invasor localmente avançado (estádios entre IB2 e IVA) um dos tratamentos é a radioterapia de campo estendido para a região aórtica.[4] A indicação desta terapia depende da investigação dos linfonodos do retroperitônio em posição caudal à veia renal, que pode ser feita por métodos de imagem ou pela cirurgia laparoscópica que tem maior capacidade de fazer o diagnóstico mesmo quando comparados aos métodos mais recentes, como PET Scan/CT.[5-8]

A via extraperitoneal preferencialmente com acesso à esquerda apresenta as vantagens de pouca manipulação da cavidade peritoneal e intestinos, não deixando o leito operatório em contato com alças de intestino, o que reduz aderências intestinais que possam fixá-las e submeter a doses maiores de radioterapia e suas complicações. Também mantém eventuais áreas com doença oncológica fora do contato direto com a cavidade peritoneal. Esta via tem sido avaliada quanto à segurança, quantidade de linfonodos retirados e efetividade diagnóstica mostrando ser eficaz mesmo em pacientes obesas.[9-11]

Descrevemos a seguir os passos do procedimento.

PREPARO PRÉ-OPERATÓRIO

Não requer preparo pré-operatório, sendo o procedimento principal a linfadenectomia.

MATERIAIS INDISPENSÁVEIS

Tesoura, pinça de apreensão atraumática, Maryland, Gancho e um bastão metálico, aspirador/irrigador, clipador para marcação de local e hemostasia. A energia pode ser monopolar, bipolar, ultrassônica ou seladora.

POSICIONAMENTO DA PACIENTE

O paciente permanece em posição supina em decúbito dorsal horizontal e com braços abertos. Não há necessidade de perneiras. Recursos para imobilização do paciente devem ser utilizados conforme o protocolo da instituição.

POSICIONAMENTO DOS TROCARTES

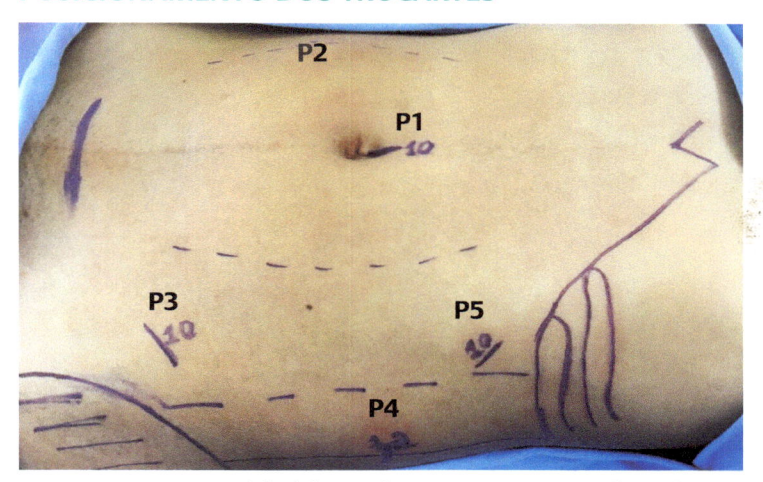

Fig. 38-1. P1: Punção umbilical de 10 milímetros; P2: punção em flanco direito na borda do músculo reto abdominal de 5 milímetros para manipulação, realização do lavado peritoneal e eventual biópsia; P3: punção de 10 milímetros a dois centímetros cranial e 2 centímetros medial da crista ilíaca anterior esquerda; P4: punção na linha axilar média esquerda de 12 milímetros equidistante entre arcos costais e crista; P5: punção na linha axilar anterior esquerda de 10 milímetros a 2 centímetros caudal do rebordo costal.

POSICIONAMENTO DA EQUIPE E SALA CIRÚRGICA

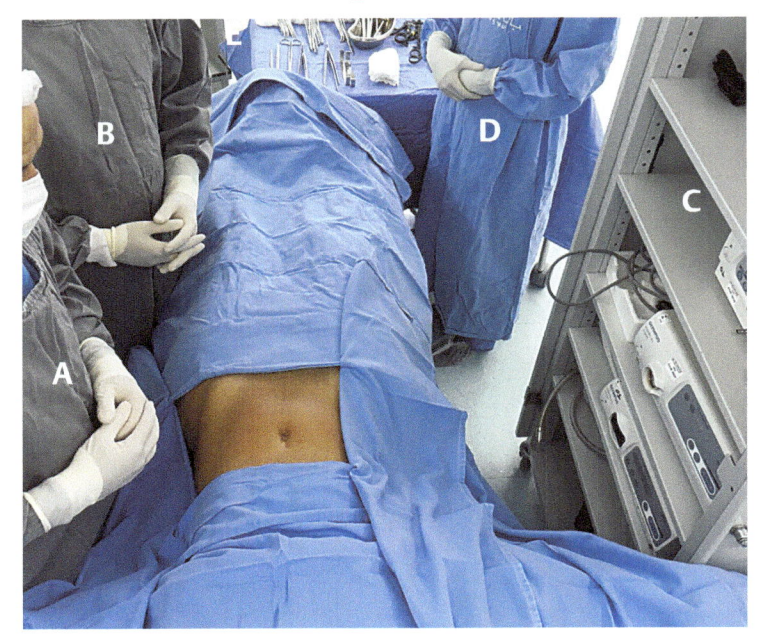

Fig. 38-2. (**A**) Cirurgião: posição axilar esquerda em posição cranial; (**B**) primeiro auxiliar à esquerda em posição caudal; (**C**) torre de vídeo axilar direita em posição cranial; (**D**) instrumentador(a) e mesa cirúrgica à direita caudal; (**E**) fontes de energia próximas aos pés.

DESCRIÇÃO DA TÉCNICA CIRÚRGICA

Passo a Passo

Passo 1

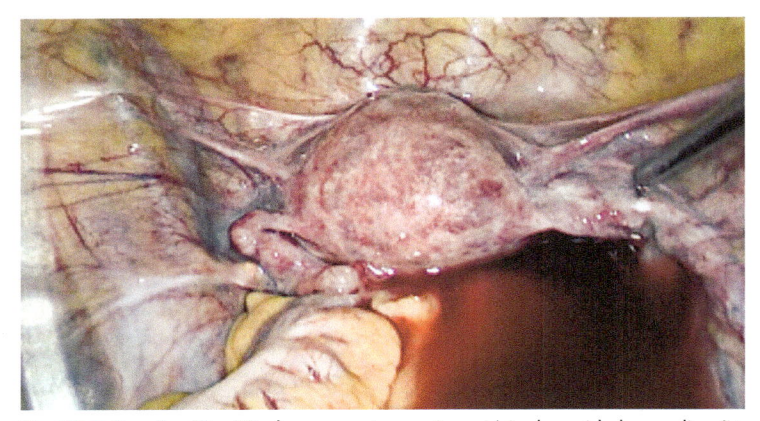

Fig. 38-3. Punções P1 e P2 e laparoscopia para inventário da cavidade e realização do lavado peritoneal; no caso de necessidade de biópsia, realizar a punção seguinte, conforme melhor posicionamento e de acordo com a lesão encontrada.

Passo 2

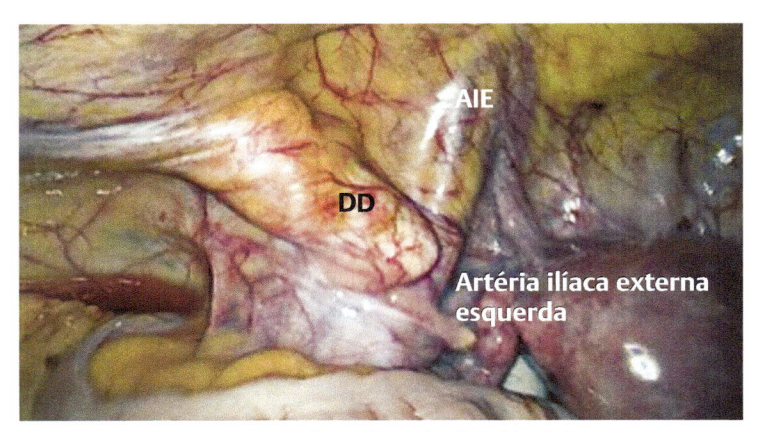

Fig. 38-4. Punção extraperitoneal P3 e dissecção digital (DD) do espaço extraperitoneal seguindo sequencialmente em P4 e P5. AIE: artéria ilíaca externa.

Passo 3

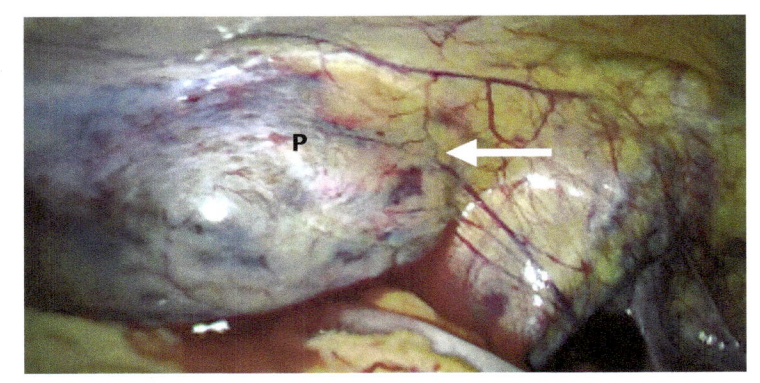

Fig. 38-5. Realização do pneumorretroperitônio (P) observando sua progressão (seta).

Passo 4

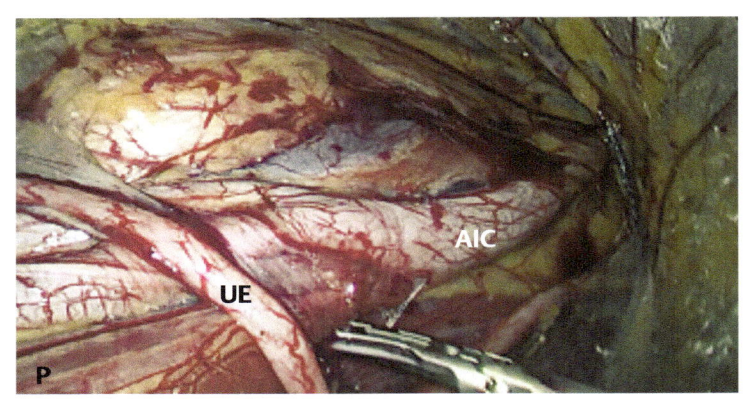

Fig. 38-6. Dissecção das referências anatômicas do músculo psoas (P), ureter esquerdo (UE) e artérias ilíacas comum e externa esquerda e vasos gonadais mais superiormente.

Passo 5

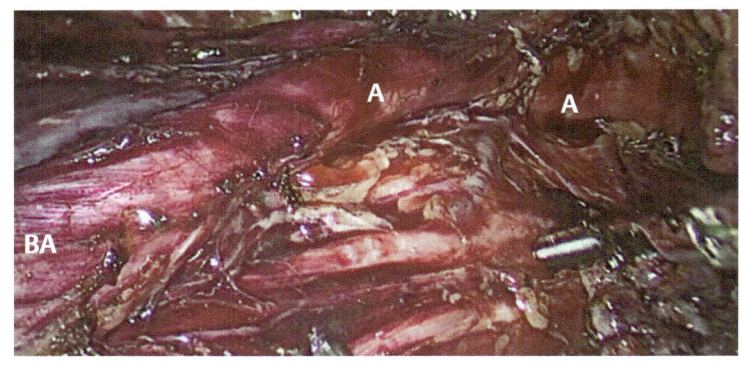

Fig. 38-7. Dissecção cranial até a artéria aorta (A) inferior e sua bifurcação (BA).

Passo 6

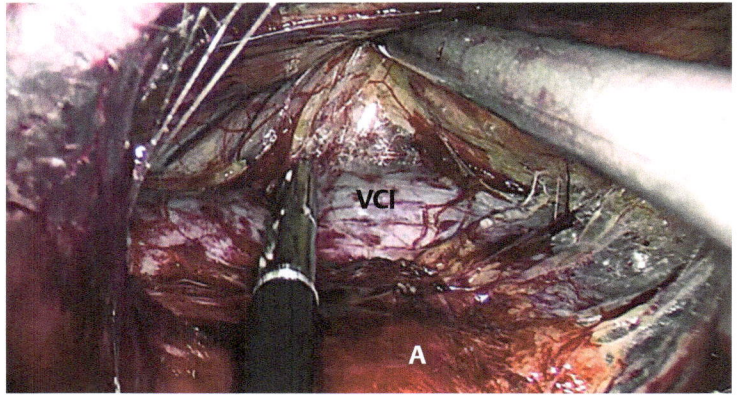

Fig. 38-8. Dissecção da veia cava inferior (VCI) e espaço interaortocaval. A: aorta.

Passo 7

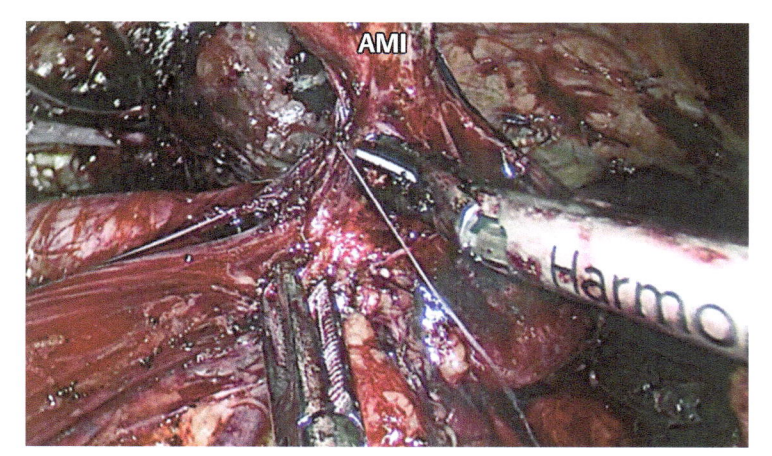

Fig. 38-9. Dissecção da região da aorta na origem da artéria mesentérica inferior (AMI).

Passo 8

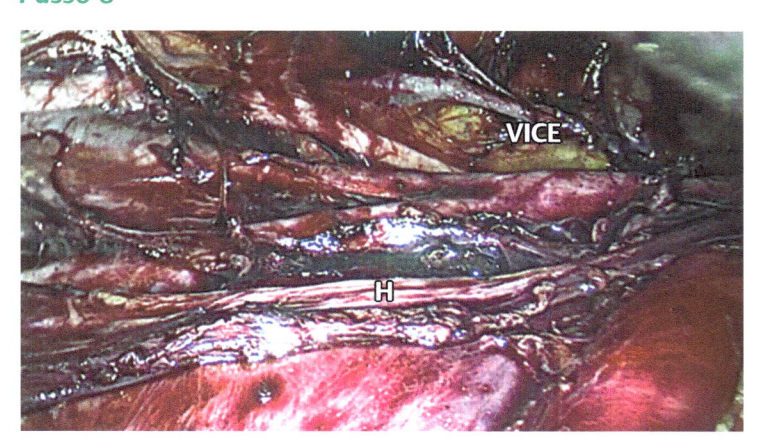

Fig. 38-10. Dissecção da região entre as artérias ilíacas comuns, no leito da veia ilíaca comum esquerda (VICE) – observar a passagem dos nervos hipogástricos (H). Progredindo-se a dissecção para artéria ilíaca comum direita e sua bifurcação, assim como ureter direito.

Passo 9

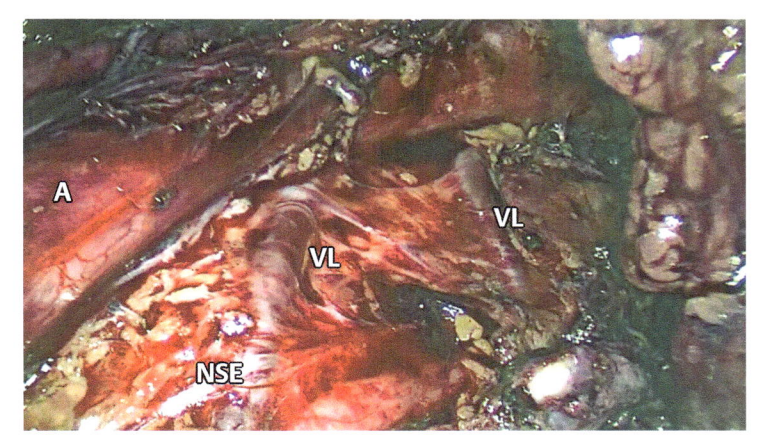

Fig. 38-11. Dissecção do leito dos vasos lombares (VL) e plexo nervoso simpático esquerdo (NSE). A: aorta.

Passo 10

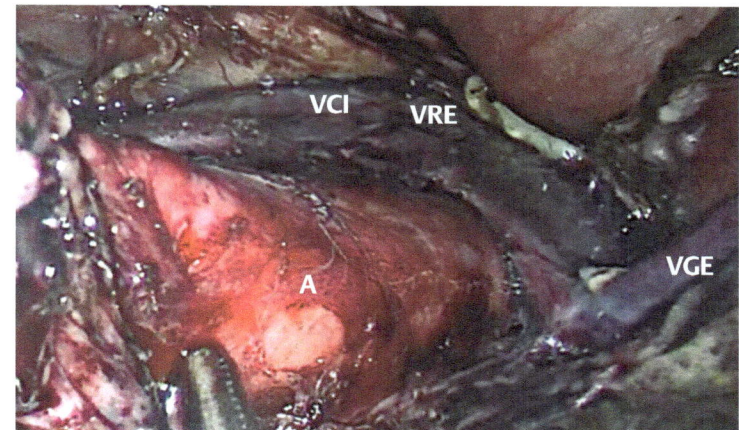

Fig. 38-12. Aspecto da região aórtico-cranial à aorta (A) alcançando a veia renal esquerda (VRE) e dissecando a região da veia cava (VCI) e, também, da veia gonadal esquerda (VGE).

Passo 11

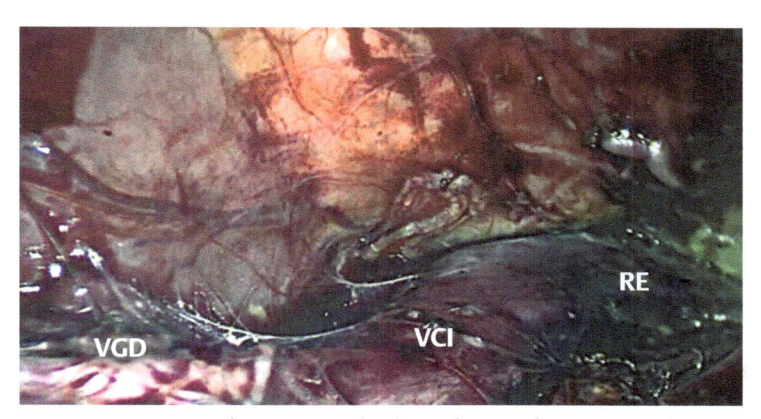

Fig. 38-13. Dissecção das veias cava (VCI), renal esquerda (RE) e gonadal direita (VGD), assim como espaço intercavo aórtico.

Passo 12

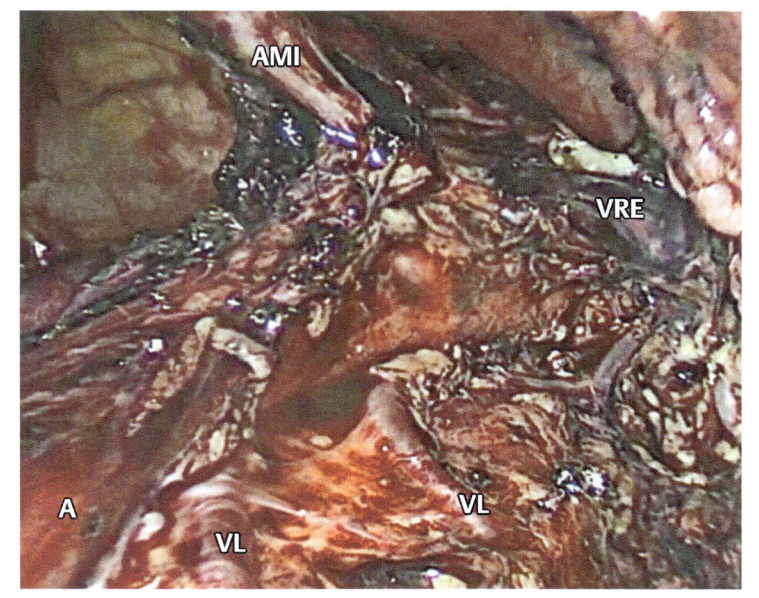

Fig. 38-14. Aspecto aórtico esquerdo final. A: aorta; AMI: artéria mesentérica inferior; VRE: veia renal esquerda; VL: vasos lombares.

DICAS E TRUQUES

A cirurgia de linfadenectomia retroperitoneal extraperitoneal é realizada fundamentalmente pelo cirurgião principal. O primeiro auxiliar permanece na câmera. Em caso de necessidade pode ser colocada uma sexta punção entre P3 e P4 de 5 milímetros para auxílio. Evitar lesões vasculares e de via urinária é fundamental, pois o espaço criado é pouco amplo, dificultando o reparo cirúrgico e sutura (ângulo muito agudo entre as pinças).

Observar alterações anatômicas frequentes na região que podem dificultar sobremaneira o entendimento anatômico e a dificuldade técnica, por exemplo, presença de veia ázigos inferior e veia renal posterior à artéria aorta ou rim esquerdo em posição inferior.

Deve-se tomar cuidado com a origem das artérias gonadais que podem ser seccionadas durante a linfadenectomia.

Sempre retirar as peças com proteção de saco coletor de materiais para proteção oncológica.

Os limites anatômicos devem ser respeitados. Para isso é necessário conhecer a anatomia de cada paciente na busca de anomalias e alterações da anatomia habitual.

É importante mensurar o volume de perda sanguínea ao final do procedimento cirúrgico. Caso tenha sido feita uma irrigação durante a cirurgia este volume deve ser retirado do cálculo de perda sanguínea.

PÓS-OPERATÓRIO

Normalmente não ocorre íleo adinâmico pela pouca manipulação dos intestinos. O principal cuidado pós-operatório refere-se a sangramentos e hematomas. A dor pós-operatória costuma ser muito pouco limitante.

A alteração de dados hemodinâmicos pode indicar a presença de hematomas ou sangramentos. Embora complicação rara, mesmo com a ampla manipulação vascular, deve ser investigada prontamente com avaliação laboratorial e por exames de imagem.

CONCLUSÃO

O estadiamento cirúrgico laparoscópico é um método de grande acurácia para detecção de doença abdominal extrapélvica e retroperitoneal para tumores principalmente de origem ginecológica. Necessita de equipe treinada em laparoscopia avançada e reparo de lesões vasculares e de vias urinárias. Também requer conhecimentos da anatomia retroperitoneal e de suas variações dos sistemas vascular, neurológico e de órgãos urinários.

Seu pós-operatório tem como maior cuidado o controle de sangramentos e hematomas, que ocorrem raramente. Normalmente alcança critérios de alta precoce.

REFERÊNCIAS BIBLIOGRÁFICAS

1. O'Hanlon KA, Stem MS, O'Halloran MS et al. Infrarenal lymphadenectomy for gynecological malignancies: two laparoscopic approaches. *Gynecol Oncol* 2015 Nov;139(2):330-7.
2. Mehran G, Weekes AR, Jacobs IJ et al. Laparoscopic extraperitoneal paraaortic lymphadenectomy: a study of its applications in gynecological malignancies. *Gynecol Oncol* 2004 Apr;93(1):189-93.
3. Gil-Moreno A, Díaz-Feijoo B, Pérez-Benavente A et al. Impact of extraperitoneal lymphadenectomy on treatment and survival in patients with locally advanced cervical cancer. *Gynecol Oncol* 2008 Sept;110(3 Suppl 2):S33-5.
4. Leblanc E, Katdare N, Narducci F et al. Should systematic infrarenal para-aortic dissection be the rule in the pretherapeutic staging of primary or recurrent locally advanced cervix cancer patients with a negative preoperative para-aortic pet imaging? *Int J Gynecol Cancer* 2016 Jan;26(1):169-75.
5. Ramirez PT, Jhingran A, Macapinlac HA et al. Laparoscopic extraperitoneal para-aortic lymphadenectomy in locally advanced cervical cancer: a prospective correlation of surgical findings with positron emission tomography/computed tomography findings. *Cancer* 2011 May 1;117(9):1928-34.
6. Zanvettor PH, Filho DF, Neves AR et al. Laparoscopic surgical staging of locally advanced cervix cancer (IB2 to IVA): initial experience. *Gynecol Oncol* 2011;120:358-61.
7. Gold MA, Tian C, Whitney CW et al. Surgical versus radiographic determination of para-aortic lymph node metastases before chemo radiation for locally advanced cervical carcinoma: a Gynecologic Oncology Group Study. *Cancer* 2008 May 1;112(9):1954-63.
8. Kang S, Seo SS, Park SY. Occult para-aortic lymph node metastasis after negative positron emission tomography/computed tomography scan. *J Clin Oncol* 2008 Nov 1;26(31):5140; author reply 5140-1.
9. Dargent D, Ansquer Y, Mathevet P. Technical development and results of left extraperitoneal laparoscopic para-aortic lymphadenectomy for cervical cancer. *Gynecol Oncol* 2000 Apr;77(1):87-92.
10. Sonoda Y, Leblanc E, Querleu D et al. Prospective evaluation of surgical staging of advanced cervical cancer via a laparoscopic extraperitoneal approach. *Gynecol Oncol* 2003 Nov;91(2):326-31.
11. Dowdy SC, Aletti G, Cliby WA et al. Extra-peritoneal laparoscopic para-aortic lymphadenectomy--a prospective cohort study of 293 patients with endometrial cancer. *Gynecol Oncol* 2008 Dec;111(3):418-24.

ESCORE DE RESSECABILIDADE PARA CÂNCER DE OVÁRIO AVANÇADO

Anna Fagotti
Giuseppe Vizzielli
Carlos Eduardo da Cunha Mattos de Andrade
Camilla Nero
Giovanni Scambia

INTRODUÇÃO

A maioria dos casos de câncer de ovário epitelial é diagnosticada em estágio avançado, quando a disseminação intraperitoneal extensa já ocorreu.[1] A cirurgia citorredutora primária seguida de quimioterapia à base de platina é considerada a abordagem padrão para essas pacientes, e a presença de tumor residual após a cirurgia primária é um dos fatores prognósticos mais importantes.[2] No entanto, muitas mulheres com câncer de ovário avançado não são submetidas à citorredução primária devido a várias razões, quer por fatores clínicos associados à paciente ou fatores ligados ao treinamento e filosofia do cirurgião. Estas pacientes são submetidas a tratamento com quimioterapia neoadjuvante seguida de citorredução de intervalo.[3] Ensaios clínicos recentes, EORTC-NCIC e CHORUS, levantaram um grande debate na comunidade de ginecologia oncológica, sobre a melhor opção de tratamento para oferecer a pacientes com câncer de ovário avançado.[4,5] De fato, eles mostraram que o tratamento com neoadjuvância seguido de citorredução de intervalo diminui significativamente a morbidade pós-operatória, enquanto mantém resultados de sobrevivência similares à citorredução primária.[4,5] Na Universidade Católica do Sagrado Coração da Itália tem sido adotado, por vários anos, um escore laparoscópico para avaliar a disseminação intra-abdominal da doença em casos primários de câncer de ovário avançado, para orientar de forma definitiva o manejo dessas pacientes na escolha da citorredução primária ou do tratamento neoadjuvante.[6-9]

Uma avaliação laparoscópica da cavidade abdominal antes da cirurgia citorredutora poderia teoricamente combinar a vantagem de uma visualização direta da doença com um impacto clínico mínimo sobre o paciente. Além disso, a laparoscopia é bem conhecida por oferecer uma visão direta e ampliada da cavidade peritoneal e uma melhor visão da parte superior do abdome. Este método dá ao cirurgião a chance de uma visualização direta da propagação do câncer intra-abdominal que pode ser facilmente traduzida nos procedimentos cirúrgicos necessários para conseguir uma cirurgia de citorredução primária completa. Por último, mas não menos importante, a laparoscopia permite a coleta de tecido para diagnóstico definitivo e análise molecular que pode direcionar as futuras terapias-alvo e individualizadas ao câncer de ovário (Quadro 39-1).

Existem algumas limitações que devem ser conhecidas durante a realização da laparoscopia no câncer de ovário avançado. São elas:

- Casos de acesso difícil à cavidade peritoneal por causa de grandes massas abdominais ou cirurgias prévias.
- Avaliação do retroperitônio do hilo hepático.
- Doença parenquimatosa.

PREPARO PRÉ-OPERATÓRIO

O estadiamento por laparoscopia (LPS) não requer nenhuma preparação especial da paciente. No entanto, é obrigatório o consentimento informado antes do procedimento, incluindo o risco de lesão intestinal e necessidade de laparotomia.

Quadro 39-1. Racional para o Uso de Laparoscopia de Estadiamento (LPS) em Câncer de Ovário Avançado

- Controvérsia na escolha do melhor tratamento (citorredução primária vs. tratamento neoadjuvante)
- Uma porcentagem significativa de pacientes submetidas à laparotomia exploratória desnecessária
- A LPS pode avaliar facilmente a disseminação intraperitoneal da doença
- O cirurgião pode indicar com segurança a citorredução se visualizar diretamente a propagação do câncer
- Pacientes submetidos à LPS podem iniciar o tratamento neoadjuvante imediatamente
- A LPS permite de forma simples obter amostras de tecido tumoral
- A LPS poderia reduzir algumas complicações relacionadas com a laparotomia exploratória (p. ex., hérnia incisional)
- A LPS é capaz de prever complicações pós-operatórias da citorredução

MATERIAIS INDISPENSÁVEIS

Não é necessária qualquer ferramenta avançada de laparoscopia para LPS.

- *Trocartes:* um trocarte de 10 mm para a câmera laparoscópica (ou trocarte de 5 mm, se estiver disponível uma câmera laparoscópica de 5 mm) e dois trocartes auxiliares de 5 mm para os instrumentos. Sugerimos realizar o acesso aberto, a fim de evitar qualquer problema, como lesão do tumor e/ou sangramento e/ou lesão intestinal pela agulha de Veress. No caso de você precisar realizar biópsia, sugerimos usar um trocarte de 10 mm em vez de um de 5 mm para garantir uma amostra de tecido adequada, que é representativa do tumor. Considere a necessidade de ter amostras suficientes para um diagnóstico definitivo, usando congelação, histologia padrão e imuno-histoquímica.
- *Instrumentos:* fórceps atraumáticos, bipolar e gancho ou tesoura monopolares para realizar a biópsia peritoneal, se necessário. Instrumentos avançados, como seladoras, aumentam a segurança da cirurgia.
- *Câmera e monitor:* o uso de sistemas de vídeo de alta definição permite aperfeiçoar a imagem, melhorando a avaliação do cirurgião. Dois monitores, na cabeça e pés do paciente, garantem a avaliação correta, respectivamente, da parte superior do abdome e da pelve.

POSICIONAMENTO DA PACIENTE

Os braços da paciente devem ficar ao longo do corpo, para permitir que os cirurgiões se movam ao redor da paciente, conforme necessário. A paciente é colocada na mesa cirúrgica com as pernas bem afastadas flexionadas nas coxas e as últimas flexionadas em relação à pelve. Para isso, são utilizadas duas perneiras (Allen

Stirrups-Allen Medical Systems) para facilitar a mudança de posição em cada momento da intervenção, protegendo a esterilidade do campo cirúrgico (Fig. 39-1).[10] Além disso, esta posição da paciente permite uma fácil conversão laparotômica em caso de laparoscopia inviável e/ou complicação intraoperatória e/ou cirurgia citorredutora imediata (Fig. 39-2).[10]

POSICIONAMENTO DOS TROCARTES

O método padrão de avaliação laparoscópica para citorredução em mulheres com câncer de ovário avançado inclui a inserção de trocarte transumbilical para a câmera e pelo menos 2 portais auxiliares para os instrumentos (Fig. 39-3).[11] O trocarte primário, onde quer que esteja, é sempre inserido pela técnica aberta. No entanto, situações diferentes podem ocorrer em pacientes com câncer de ovário avançado, e podemos tirar proveito de qualquer local de acesso no abdome, para obter o máximo de informações possível e evitar possíveis complicações relacionadas com cirurgias prévias, adesões ou grandes massas. Desta forma, a taxa de LPS inviável ou sem êxito diminuiu significativamente ao longo do tempo, até menos de 5%.[9]

DESCRIÇÃO DA TÉCNICA CIRÚRGICA
Passo a Passo

A ascite, se presente, deve ser drenada, para permitir uma avaliação fácil e confiável da cavidade abdominal. A lise das aderências, quando possível, deve ser realizada para tornar a avaliação a mais completa possível. A avaliação deve começar a partir da parte superior do abdome com a paciente em posição anti-Trendelenburg.

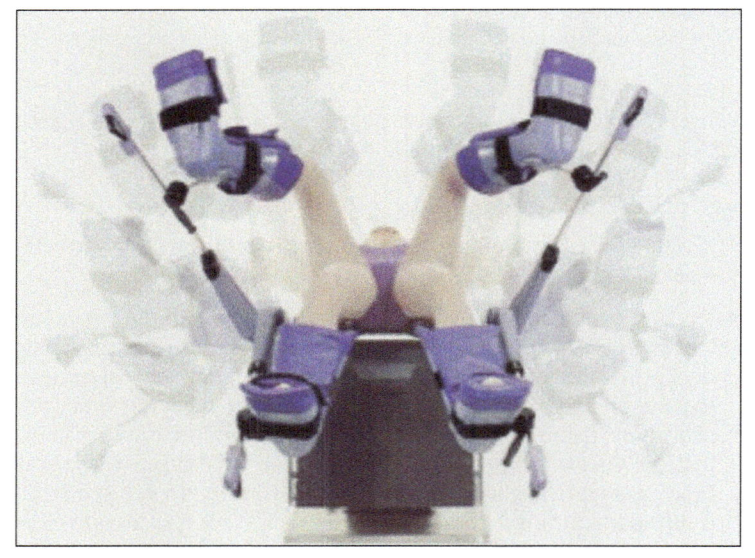

Fig. 39-1. Perneiras de Allen, para a mobilização passiva das pernas da paciente.[10]

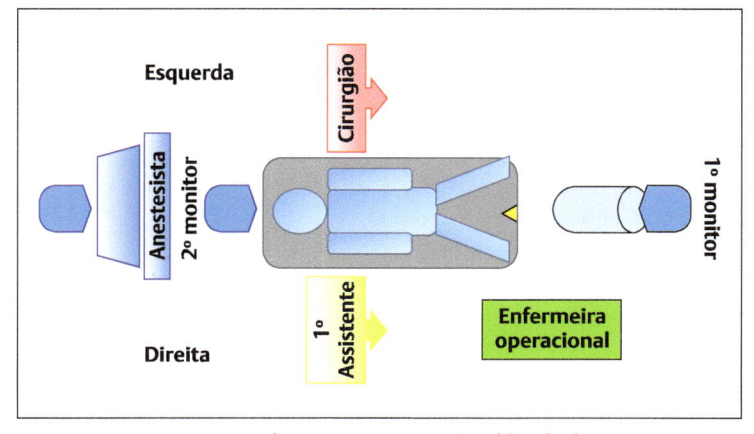

Fig. 39-2. Posicionamento da equipe cirúrgica. (Modificada de: "Isterectomia laparoscopica").[10]

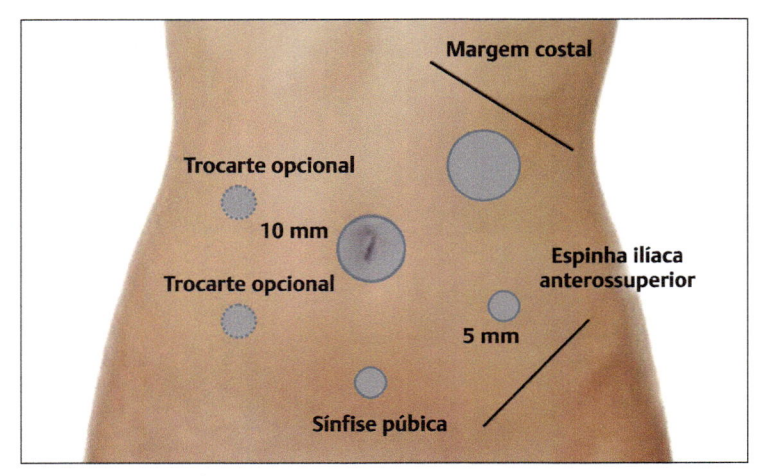

Fig. 39-3. Posição dos trocartes.[11]

O restante dos achados e a pelve devem exigir a posição de Trendelenburg para serem avaliados corretamente.

Uma vez que a pontuação foi elaborada e duplamente verificada (como descrito a seguir), a paciente deve ser direcionada para a opção terapêutica mais adequada. Se a citorredução primária completa não for viável, uma amostra de tecido deve ser coletada.

Antes de remover os trocartes, o CO_2 deve ser completamente esvaziado pelo próprio trocarte, e a entrada peritoneal verificada para possível sangramento. O risco de metástases em locais de trocarte foi extensamente abordado por outros grupos.[12] Embora não influenciando a sobrevida global, a desinsuflação do CO_2 pelo trocarte, bem como a irrigação de betadina nos portais e o fechamento do peritônio e fáscia podem ajudar a evitar tal evento indesejável.

MÉTODO DE PONTUAÇÃO DE FAGOTTI

A pontuação de Fagotti é um sistema de pontuação simples com base na avaliação de 6 características avaliadas por uma laparoscopia do abdome. Na pontuação atualizada, a presença de retração mesenteral e carcinomatose miliar na serosa do intestino delgado é considerada como critérios absolutos de irressecabilidade e, portanto, exclui o paciente do escore e da cirurgia citorredutora imediatamente (Fig. 39-4).

Cada uma das 6 características, se presentes, obtém uma pontuação positiva de 2 e se ausente obtém uma pontuação negativa de 0. A soma de todos os parâmetros positivos após uma exploração completa faz uma pontuação final que vai de 0 a 12. Esta pontuação é denominada PIV (Quadro 39-2).

De nenhuma maneira, qualquer característica deve ser considerada *per se* como critério absoluto de irressecabilidade. Conside-

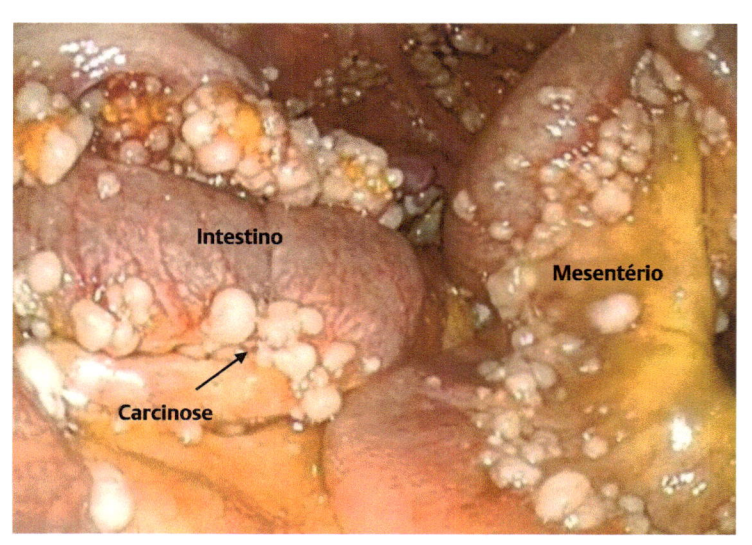

Fig. 39-4. Carcinomatose miliar na serosa do intestino delgado.

Quadro 39-2. Pontuação dos Parâmetros Laparoscópicos Incluídos no Valor do Índice Preditivo (PIV)

Parâmetros laparoscópicos	Pontuação	
Bolo omental	0	2
Carcinomatose peritoneal	0	2
Carcinomatose diafragmática	0	2
Infiltração intestinal	0	2
Infiltração gástrica	0	2
Metástase hepática	0	2

rando a grande variabilidade da apresentação do câncer de ovário, pode ocorrer que alguns parâmetros não sejam avaliáveis em uma paciente. No caso de uma área particular do abdome ou pelve não ser visualizada durante a LPS, uma pontuação de 0 é atribuída. Desta forma, o modelo garante o principal objetivo de prevenir o risco de mulheres inexploradas que podem se beneficiar da citorredução primária. Por outro lado, aumenta o risco de uma maior taxa de laparotomias desnecessárias.

Uma pontuação igual ou superior a 10 demonstrou predizer cirurgia subótima (tumor residual > 1 cm) com uma especificidade de 100%, um valor preditivo positivo de 100%, um valor preditivo negativo de 66%, mesmo realizando procedimentos abdominais superiores.[9] Em outras palavras, adotando o modelo de pontuação de Fagotti, a taxa de citorredução ótima (tumor residual < 1 cm) é de 80,8%, com 57,7% de ressecção completa.

A experiência oncológica do cirurgião, cujo julgamento clínico e habilidade técnica conduzem todos os passos laparoscópicos, é um ponto crucial. O treinamento em cirurgia de câncer ginecológico, bem como o conhecimento de regras básicas para a correta aplicação do método, é um ponto-chave para avaliar as características da LPS em pacientes com câncer de ovário avançado, como no caso de avaliação do alça do intestino delgado e sensação tátil de massa retroperitoneal ou retração mesentérica. Em todos os casos, dois ginecologistas oncológicos experientes devem realizar avaliação laparoscópica para minimizar o viés de pontuação.[8]

A seguir, a descrição detalhada de cada variável, a fim de atribuir a pontuação laparoscópica correta.

Peritônio Parietal

Uma avaliação positiva (escore 2) da carcinomatose peritoneal consiste no envolvimento peritoneal maciço (quase irressecável) ou no padrão miliar de distribuição, enquanto a carcinomatose em área limitada, como ao longo da goteira parietocólica ou do peritônio pélvico, ou com distribuição discreta, deve ser excluída (Fig. 39-5).

Peritônio Diafragmático

Carcinomatose infiltrativa bilateral com disseminação ampla, ou nódulos confluentes na maior parte da superfície diafragmática, incluindo a porção central. Estamos cientes de que a avaliação laparoscópica diafragmática avalia o topo do *iceberg*, mas a experiência neste tipo de cirurgia nos fez entender que este é o sinal da extensão da doença para a parte posterior do diafragma (Fig. 39-6).

Omento

Disseminação tumoral ao longo do omento até a grande curvatura gástrica. A presença de lesões únicas ou isoladas, ainda maiores do que 5 cm, não é adequada para uma pontuação positiva (Fig. 39-7).

Intestino

Uma avaliação positiva para infiltração intestinal é considerada quando a ressecção intestinal é assumida. A ressecção do retossigmoide é excluída em decorrência do seu envolvimento comum, e a exenteração posterior é considerada um procedimento cirúrgico padrão no tratamento do câncer de ovário avançado (Fig. 39-8).

Abdome Superior Esquerdo

Uma avaliação positiva para esta área anatômica consiste em envolvimento neoplásico óbvio do estômago, e/ou baço e/ou omento

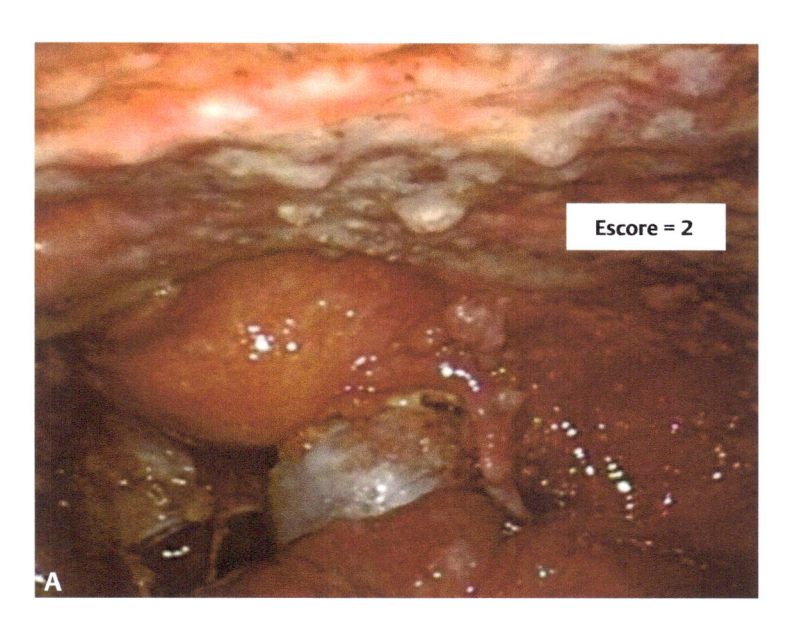

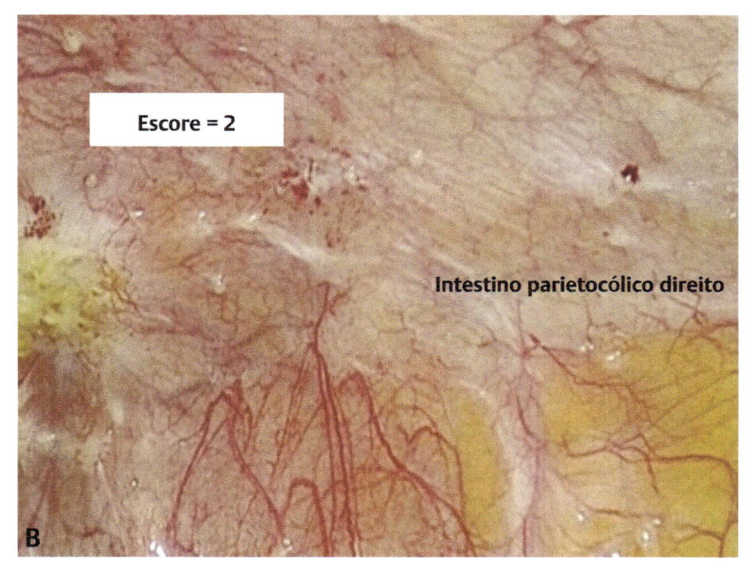

Fig. 39-5. (A) Carcinomatose peritoneal avaliada com escore = 2 de acordo com a escala de Fagotti. (B) Carcinomatose peritoneal avaliada com escore = 0 de acordo com a escala de Fagotti.

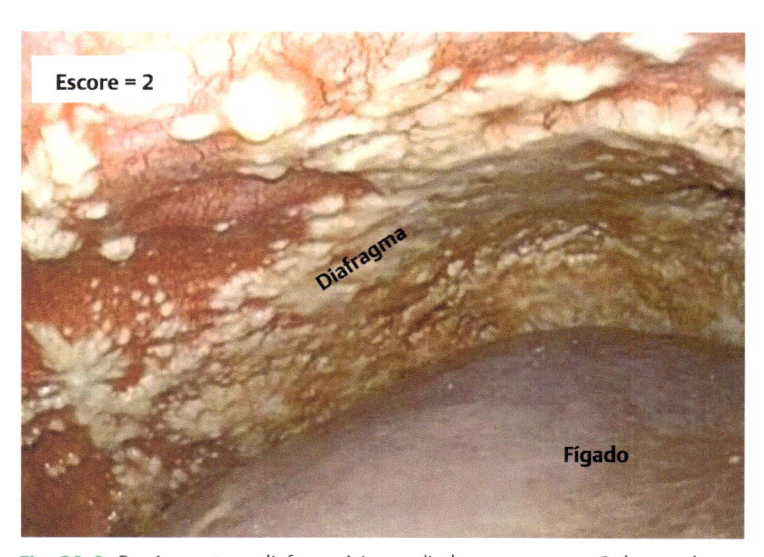

Fig. 39-6. Carcinomatose diafragmática avaliada com escore = 2 de acordo com a escala de Fagotti.

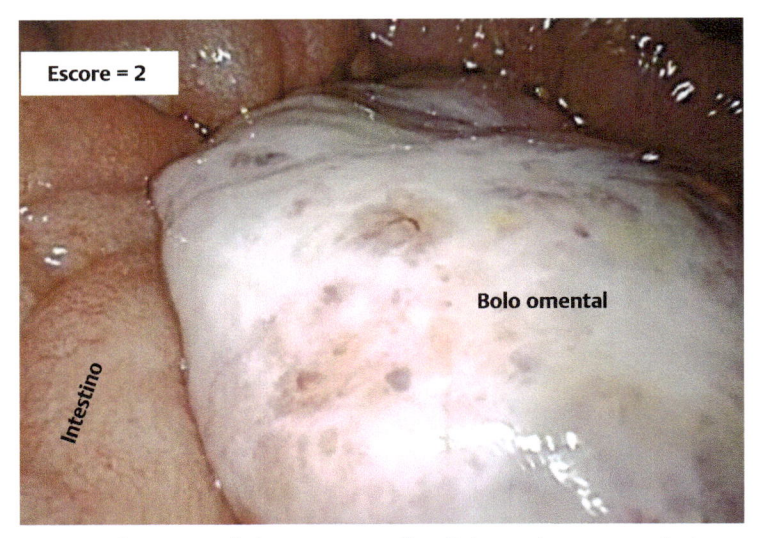

Fig. 39-7. Omento avaliado com pontuação = 2 de acordo com a escala de Fagotti.

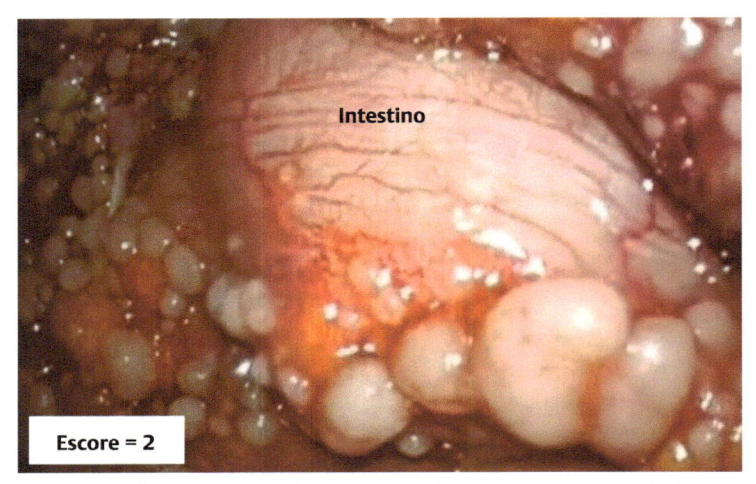

Fig. 39-8. Infiltração intestinal com escore = 2 de acordo com a escala de Fagotti.

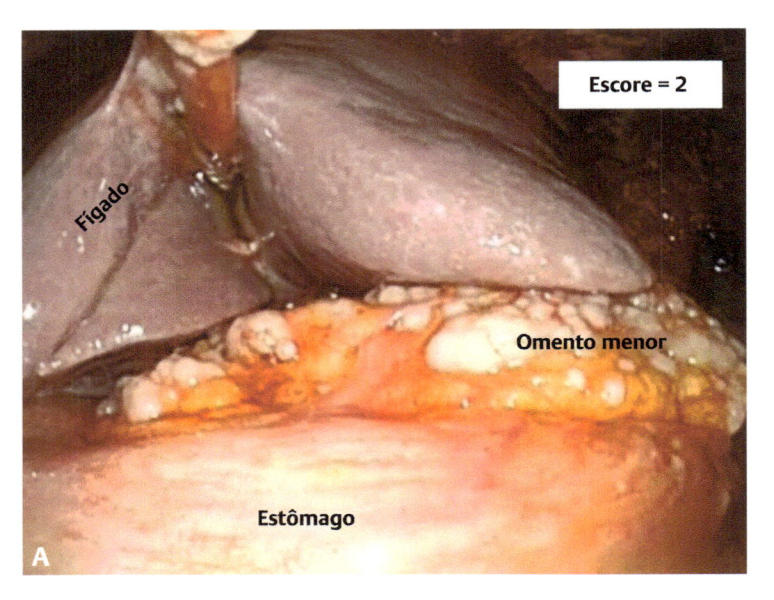

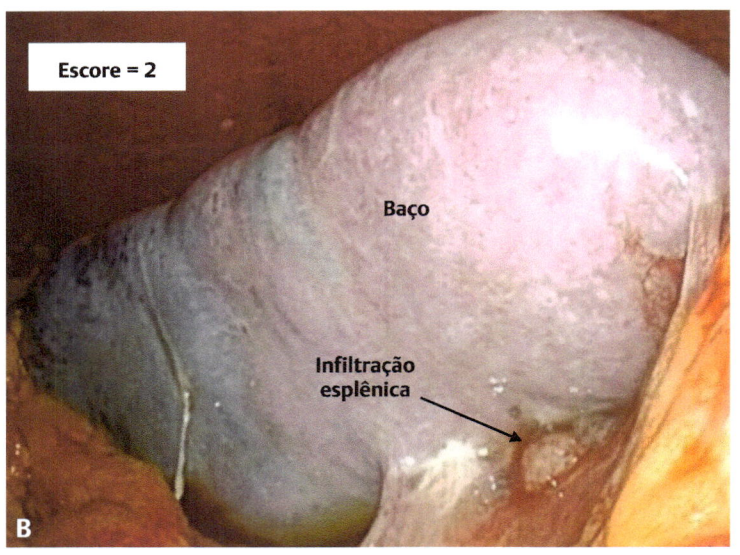

Fig. 39-9. (A) Omento menor avaliado com escore = 2 de acordo com a escala de Fagotti. (B) Hilo do baço avaliado com pontuação = 2 de acordo com a escala de Fagotti.

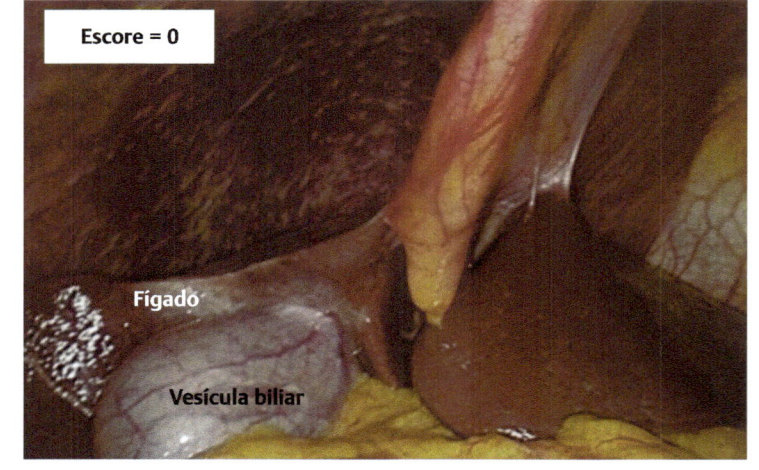

Fig. 39-10. Fígado avaliado com pontuação = 0 de acordo com a escala de Fagotti.

menor. O cirurgião pode considerar qualquer doença no omento menor, bem como nódulo metastático no hilo do baço (Fig. 39-9).

Fígado

Uma avaliação positiva da infiltração hepática é assumida no caso de lesões superficiais do fígado maiores que 2 cm. Nódulos exclusivamente intraparenquimatosos ou localizados nos segmentos mais internos do fígado não podem ser avaliados pela LPS. No entanto, a maioria dos casos tem implantes superficiais, que podem ser avaliados por LPS (Fig. 39-10).

PÓS-OPERATÓRIO

O pós-operatório geralmente é rápido, e a alta frequentemente ocorre no mesmo dia ou no dia após a cirurgia. A quimioterapia neoadjuvante pode começar dentro de uma semana da LPS no caso de mulheres com baixa *performance* e sintomáticas, se a imuno-histoquímica não for necessária. Por outro lado, a avaliação molecular pode ser realizada na amostra de tecido para iniciar uma terapia direcionada, se a paciente tiver condições clínicas de aguardar esta avaliação.

DICAS E TRUQUES

- Uma porcentagem variável de pacientes com câncer de ovário avançado frequentemente se submete a uma laparotomia exploratória.
- A disseminação intraperitoneal da doença pode ser facilmente avaliada pela LPS.
- LPS permite um acesso simples para ter amostras de tecido tumoral permitindo iniciar o tratamento neoadjuvante imediatamente.

CONCLUSÃO

Potencialmente, todas as pacientes com suspeita de disseminação peritoneal de câncer de ovário devem ser encaminhadas a uma exploração laparoscópica com o objetivo de avaliar a extensão peritoneal da doença e, acima de tudo, prever sua chance de citorredução completa.

A LPS deve ser parte do tratamento pré-operatório de todas as pacientes com uma massa anexial suspeita e/ou ascite e/ou carcinomatose peritoneal e/ou elevação dos níveis séricos de Ca125, juntamente com uma tomografia computadorizada do abdome e tórax, e dosagem de marcadores tumorais (Ca125, Ca19-9, Ca15-3, CEA). Esta abordagem, juntamente com outras investigações, está em consonância com as orientações SGO/ASCO recentemente publicadas.[13]

Uma vez claramente estabelecidas a precisão, a confiabilidade e a reprodutibilidade da LPS na previsão das chances de citorredução ótima, os esforços foram focados na possível expansão clínica desta ferramenta versátil. Não só o escore por LPS pode triar precisamente pacientes para citorredução primária ou tratamento neoadjuvante, mas também pode prever grandes complicações pós-operatórias e, finalmente, prognóstico. De fato, demonstrou-se que a sobrevida livre de progressão mediana de pacientes com câncer de ovário e PIV = 0-2 no momento do diagnóstico era de 33 meses, e de 18 meses se PIV = 4-6 e 14 meses se PIV > 8. Além disso, o valor preditivo da pontuação PIV foi mantida mesmo em análise multivariada em conjunto com tumor residual.[12]

Para a predição de complicações cirúrgicas, recentemente desenvolvemos e validamos um escore laparoscópico ajustado simples para predizer complicações pós-operatórias maiores após citorredução primária, incluindo *performance status* do Grupo de Oncologia Cooperativa Oriental (ECOG-PS), presença ou ausência de ascite, valor do Ca125 e PIV de acordo com a pontuação de Fagotti (Quadro 39-3).[14]

Utilizando esse escore, o risco de complicações pós-operatórias maiores foi calculado entre 2,2 e 47,9%, em pacientes câncer de ovário avançado submetidas à citorredução primária (Fig. 39-11).

Em nossa opinião, a LPS pode representar um tempo necessário para que o cirurgião obtenha e reveja informações cruciais da paciente, como chances de citorredução ótima, risco de complicações pós-operatórias e prognóstico, e adotar estratégias terapêuticas adaptadas individualmente.

Reconhecemos que a LPS não é adotada em muitos centros internacionais, mas nossos resultados aumentam suas indicações e exigem um uso maior como valiosa ferramenta de diagnóstico no câncer de ovário avançado.

REFERÊNCIAS BIBLIOGRÁFICAS

1. NCCN Clinical Practice Guidelines in Oncology. Ovarian cancer including fallopian tube cancer and primary peritoneal cancer Version I, 2015.
2. Chang SJ, Hodeib M, Chang J, Bristow RE. Survival impact of complete cytoreduction to no gross residual disease for advanced-stage ovarian cancer: a meta-analysis. *Gynecol Oncol* 2013 Sep;130(3):493-8.
3. Winter III WE, Maxwell GL, Tian C et al. Gynecologic oncology group. Prognostic factors for stage III epithelial ovarian cancer: a Gynecologic Oncology Group Study. *J Clin Oncol* 2007;25:3621-7.
4. Vergote CG, Tropé F, Amant GB et al. European Organization for Research and Treatment of Cancer-Gynaecological Cancer Group; NCIC Clinical Trials Group. Neoadjuvant chemotherapy or primary surgery in stage IIIC or IV ovarian cancer. *N Engl J Med* 2010;363(10):943-953.
5. Kehoe S, Hook J, Nankivell M et al. Primary chemotherapy versus primary surgery for newly diagnosed advanced ovarian cancer (CHORUS): an open-label, randomised, controlled, non-inferiority trial. *Lancet* 2015;386(9990):249-257.
6. Fagotti A, Ferrandina G, Fanfani F et al. A laparoscopy based score to predict surgical outcome in patients with advanced ovarian carcinoma: a pilot study. *Ann Surg Oncol* 2006;13:1156-61.
7. Fagotti A, Vizzielli G, De Iaco P et al. A multicentric trial (Olympia-MITO13) on the accuracy of laparoscopy to assess peritoneal spread in ovarian cancer. *Am J Obstet Gynecol* 2013;209:462.e1-11.
8. Fagotti A, Vizzielli G, Fanfani F et al. Introduction of staging laparoscopy in the management of advanced epithelial ovarian, tubal and peritoneal cancer: impact on prognosis in a single institution experience. *Gynecol Oncol* 2013;131:341-6.
9. Petrillo M, Vizzielli G, Fanfani F et al. Definition of a dynamic laparoscopic model for the prediction of incomplete cytoreduction in advanced epithelial ovarian cancer: proof of a concept. *Gynecol Oncol* 2015.
10. Scambia G. *Isterectomia Laparoscopica*. Itália: CIC Edizioni Internazionali, 2012.
11. Ramirez P, Frumovitz M, Abu-Rustum N. *Principles of Gynecologic Oncology Surgery*. Estados Unidos, 2018.
12. Vizzielli G, Costantini B, Tortorella L et al. Influence of intraperitoneal dissemination assessed by laparoscopy on prognosis of advanced ovarian cancer: an exploratory analysis of a single-institution experience. *Ann Surg Oncol* 2014 Nov;21(12):3970-7.
13. Wright AA, Bohlke K, Armstrong DK et al. Neoadjuvant chemotherapy for newly diagnosed, advanced ovarian cancer: Society of Gynecologic Oncology and American Society of Clinical Oncology Clinical Practice Guideline. *J Clin Oncol* 2016 Oct 1;34(28):3460-73.
14. Vizzielli G, Costantini B, Tortorella L et al. A laparoscopic risk-adjusted model to predict major complications after primary debulking surgery in ovarian cancer: A single-institution assessment. *Gynecol Oncol* 2016 Jul;142(1):19-24.

Quadro 39-3. Escore Preditivo de Complicações Pós-Operatórias

Fator	Pontuação no escore
ECOG-PS	
≤ 2	0
> 2	1
Ascite (≤ 500 mL)	
Sim	0
Não	1
Ca125	
≤ 1.000 U/mL	0
>1.000 U/mL	1
Disseminação	
Pouca doença (PIV = 0-2)	0
Intermediária (PIV = 4-6)	2
Extensa (PIV > 8)	5

Escore de risco vs. Porcentagem de complicações pós-operatórias importantes:
- 0: 2,2
- 1: 3,5
- 2: 5,4
- 3: 8,4
- 4: 12,7
- 5: 18,7
- 6: 26,7
- 7: 36,7
- 8: 47,9

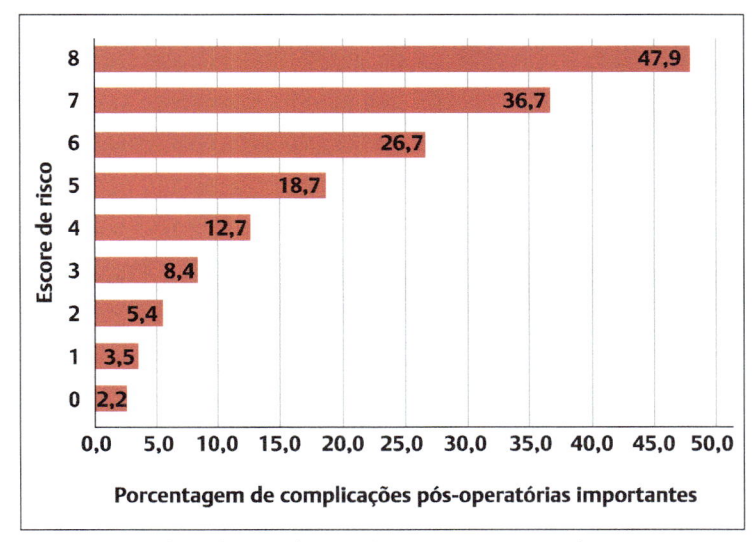

Fig. 39-11. Predição de risco de complicações maiores usando o escore proposto.

ESTADIAMENTO CIRÚRGICO – SALPINGO-OFORECTOMIA BILATERAL, OMENTECTOMIA, BIÓPSIAS PERITONEAIS

Geórgia Fontes Cintra
Marcelo Simonsen

INTRODUÇÃO

Desde o seu advento no início dos anos 1990, o estadiamento cirúrgico laparoscópico em câncer de ovário inicial e endométrio com histologia desfavorável tem sido utilizado como uma opção com o potencial de oferecer sobrevida equivalente à laparotomia, mas com os claros benefícios da cirurgia minimamente invasiva.[1-6] A literatura, apesar de limitada por causa da ausência de estudos prospectivos randomizados, sugere que o estadiamento cirúrgico por laparoscopia pode ser realizado com resultados equivalentes à laparotomia.[3-7]

As etapas cirúrgicas envolvidas na ooforectomia seguem padronizações básicas, ainda que estratégias possam variar de acordo com a anatomia da paciente e a indicação do procedimento.[8] Na suspeita de malignidade o ideal é iniciar o procedimento com a coleta de líquido livre ou proceder ao lavado peritoneal com 100 mL de soro fisiológico instilado sobre ovários, tubas, útero, goteiras parieto-cólicas e coletado a seguir para que seja avaliada a presença de células neoplásicas.[1,9,10] A positividade de células neoplásicas no líquido muda o estadiamento, além de ser um elemento indicativo de possíveis metástases peritoneais e associar-se à invasão de cápsula tumoral.[10] Ressalta-se que, em pelo menos 15% dos tumores ovarianos com estádio presumido IA, se podem detectar células neoplásicas no lavado peritoneal.[10]

SALPINGO-OFORECTOMIA BILATERAL
Descrição da Técnica Cirúrgica
Passo a Passo

Inspecionar o ovário, tuba, peritônio adjacente e o útero.[1,8,11] Tentar identificar o trajeto do ureter e dos vasos ilíacos por transparência.[8,12] Ao mobilizar o ovário, usar pinça sem cremalheira e efetuar movimentos suaves para não lesionar o ovário ou sua vascularização. Evitar a apreensão indevida do infundíbulo pelo risco de sangramento. Observar também o abdome superior antes de submeter a paciente à posição de Trendelenburg para expor a pelve.[1,8,11]

O auxiliar deve manter o ovário elevado, e o cirurgião abre o peritônio lateralmente ao ovário até a identificação do espaço cinza avascular (Fig. 40-1). Se até o momento o ureter não for identificado, o ideal é prosseguir cranialmente na abertura do peritônio até a bifurcação da artéria ilíaca comum em artérias ilíacas externa e interna. Trata-se de um ponto onde o ureter é mais facilmente identificável por estar mais superficial. Ressalta-se que o ureter adentra a pelve ao nível da artéria ilíaca externa à direita e ao nível da bifurcação da artéria ilíaca à esquerda;[11] estes marcos anatômicos podem facilitar a identificação do ureter, etapa de extrema importância durante a ligadura do infundíbulo pélvico, uma vez que seja um dos locais frequentes de lesão do mesmo (Fig. 40-2).[8]

Neste momento torna-se segura a ligadura ou coagulação do infundíbulo ovariano com alguns milímetros de margem e secção do mesmo. A elevação do ovário com pinça atraumática aumenta a segurança do procedimento por afastá-lo de estruturas nobres adjacentes.[8] A ligadura pode ser feita com clipes metálicos, dispositivos plásticos ou até, de forma menos popular,[12] com grampeadores laparoscópicos. A coagulação pode ser feita com energia bipolar ou energia ultrassônica (Fig. 40-3).[8]

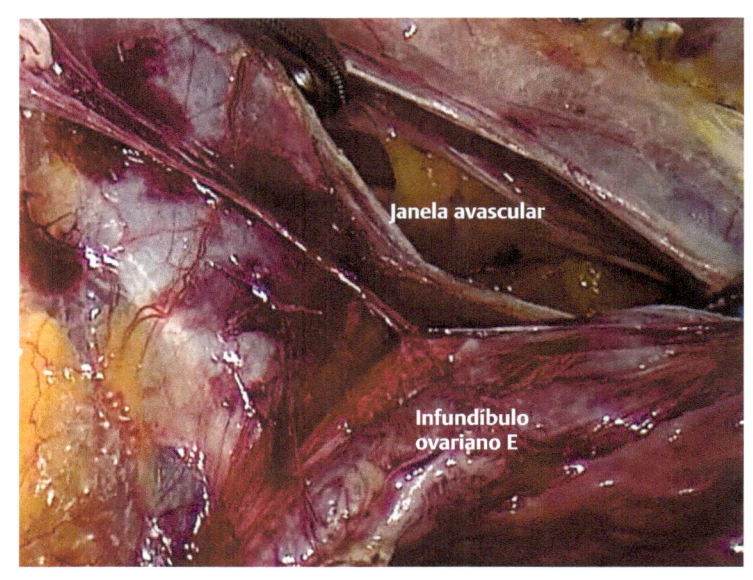

Fig. 40-1. Janela avascular seccionada.

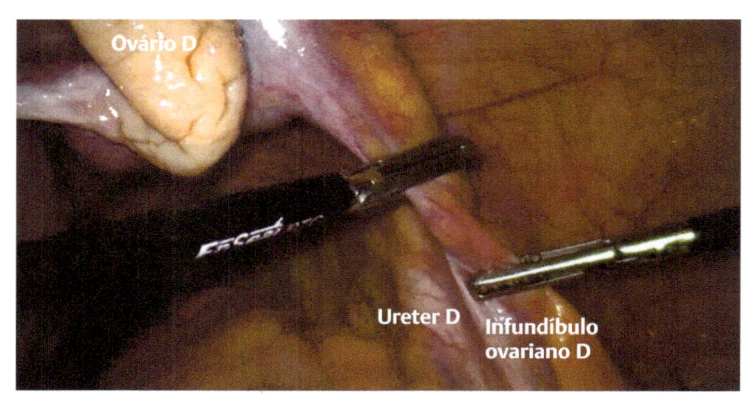

Fig. 40-2. Relação do infundíbulo pélvico com o ureter.

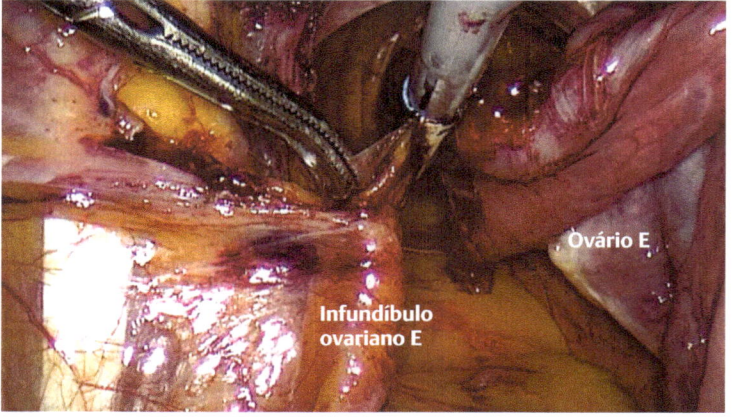

Fig. 40-3. Coagulação do infundíbulo pélvico esquerdo.

Se a anatomia da paciente permitir a visualização do ureter por transparência pode-se considerar a ligadura do infundíbulo pélvico inicial, antes mesmo da abertura do peritônio e da janela avascular. Trata-se de uma estratégia que permite diminuir o tempo cirúrgico ainda que potencialmente aumente o risco de lesão de estruturas adjacentes.[8]

A seguir eleva-se o ovário e incisa-se o ligamento largo abaixo do ovário, mais próximo do mesmo até o ligamento útero-ovárico e início da parte ampolar da tuba. Em casos de estadiamento cirúrgico com preservação de fertilidade, o útero é preservado. Neste caso o ligamento útero-ovárico deve ser coagulado e seccionado para o término da excisão da estrutura (Fig. 40-4).

Em relação à ooforectomia esquerda a proximidade do sigmoide torna o procedimento tecnicamente mais difícil. O sigmoide deve ser segurado com pinça atraumática e mobilizado delicadamente para a direita para aumentar a tensão peritoneal no lado esquerdo da pelve, permitindo melhor abertura do peritônio da goteira parietocólica esquerda.[8]

Quanto à remoção dos ovários da cavidade, no caso de não realização da histerectomia, o ideal é ensacar os espécimes para uma remoção completa do material, preferencialmente pela incisão umbilical.[8] Se não for possível a passagem do ovário pelo umbigo pode ser considerado um morcelamento manual pela exteriorização das bordas do saco pela pele, sempre prezando pela integridade do saco nesta etapa.[8]

Situações Especiais

Quando se trata de um cisto volumoso acessível por laparoscopia, uma opção é iniciar o procedimento laparoscópico com uma primeira punção mais alta que o umbigo, como a punção de Palmer (em quadrante superolateral esquerdo), ponto de Lee-Huang (ponto médio de abdome superior) ou em localização subxifoide.[8]

É adequado inserir o cisto dentro de um saco laparoscópico para que em caso de vazamento de líquido do cisto ele seja retido pelo saco e não se espalhe pela cavidade abdominal.[13,14] Quando o cisto apresenta componente supraumbilical grande e até mesmo o ponto de Palmer mostra-se arriscado, uma estratégia possível é realizar uma incisão infraumbilical pequena para esvaziamento. A seguir, se possível, traciona-se o cisto para fora da cavidade para seccionar seu pedículo por laparoscopia. Oclui-se a pequena abertura da parede abdominal com dispositivo plástico que mantenha o pneumoperitônio, ou, então, simplesmente rafiam-se o peritônio e a aponeurose da abertura para permitir o reinsuflamento da cavidade e o término da cirurgia.[13,14]

Em caso de neoplasias associadas à endometriose o ponto fundamental é o restauro da anatomia. A fibrose peritoneal e múltiplas aderências distorcem a anatomia pélvica e podem dificultar esta etapa do procedimento. A drenagem do conteúdo do endometrioma, apesar de frequente na abordagem da endometriose pura, é contraindicada em casos de suspeita de neoplasia.

Casos de abcesso tubo-ovariano associado também devem ter a anatomia restaurada antes do início do procedimento. Em geral há grandes aderências do abscesso a tecidos adjacentes além de necrose e embebição inflamatória dos órgãos acometidos. Estas cirurgias exigem *expertise* laparoscópica.[7,15]

Dicas e Truques

1. Evitar manipulação do ovário ou fímbrias. A tração e a exposição podem ser alcançadas pela mobilização dos ligamentos útero-útero-ováricos, infundíbulo pélvico ou pela ampola tubária. Para diminuir o risco de ruptura, é uma estratégia segura inserir o ovário tumoral em um saco laparoscópico previamente à manipulação.
2. A coagulação e a secção do infundíbulo pélvico só devem ser realizadas com a certeza da posição do ureter ipsolateral.
3. Em se tratando de neoplasia, as peças cirúrgicas devem ser extraídas com proteção da parede abdominal.

OMENTECTOMIA

O grande omento, também conhecido como epíploo, é uma estrutura do peritônio visceral em "forma de avental" que se estende desde a grande curvatura do estômago, passando por cima do intestino delgado e se dobra sobre si mesmo para ascender ao cólon transverso antes de chegar à parede abdominal posterior.[16] O pequeno omento, que se estende desde o fígado em direção à pequena curvatura do estômago, tem menor significado clínico em patologias ginecológicas e não será abordado nesse capítulo.

A borda esquerda do grande omento é contínua com o ligamento gastroesplênico. Sua margem direita está localizada no ângulo hepático do cólon transverso, mas se estende até o início do duodeno.[16]

O omento é irrigado pelas artérias gastroepiploicas direita e esquerda. Ambas se anastomosam ao longo da grande curvatura do estômago.[16]

A omentectomia no contexto de cirurgia ginecológica é realizada para estadiamento ou citorredução em neoplasias ovarianas, por causa do fato de o omento ser um dos primeiros locais de disseminação metastática e, em casos de neoplasia avançada, invariavelmente estar acometido.[17-19]

Quando há doença macroscópica grosseira, como carcinomatose difusa e bolo omental, a via laparoscópica tem limitações tanto para avaliação de toda a superfície peritoneal, quanto para a apresentação e a mobilização do omento. Por isso, este capítulo se restringirá à técnica de omentectomia quando não há doença macroscópica.[4]

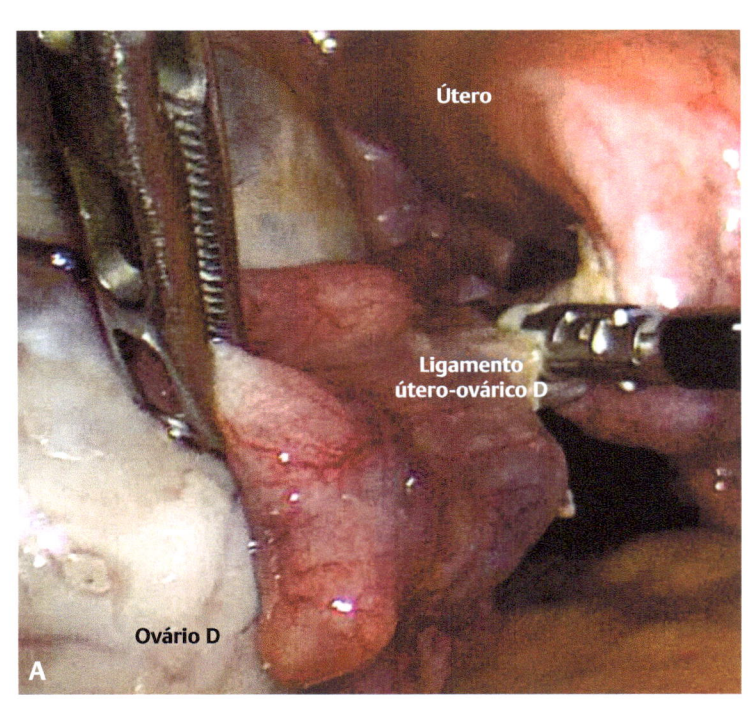

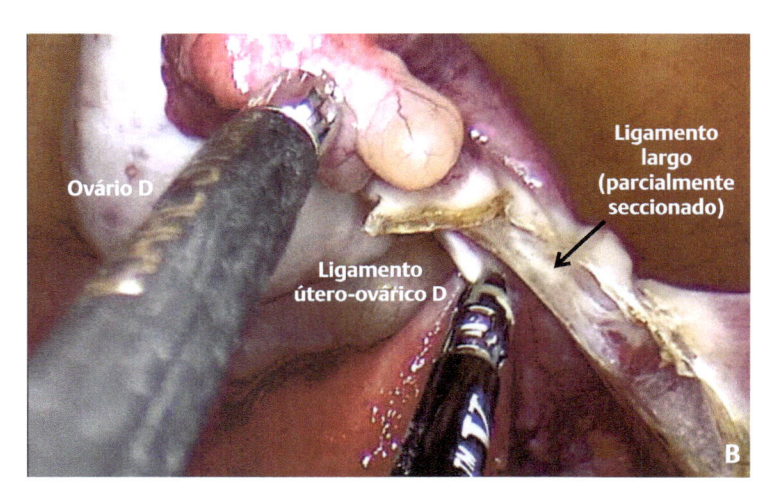

Fig. 40-4. (A e B) Coagulação do ligamento útero-ovárico.

Posicionamento dos Trocartes e Equipe

O posicionamento dos trocartes deve manter uma triangulação adequada para que não haja colisão das pinças. O posicionamento clássico em fossas ilíacas bilaterais e suprapúbico é mais adequado do que o posicionamento lateral (Fig. 40-5).

O cirurgião pode-se posicionar entre as pernas da paciente ou na lateral esquerda, e o monitor deve ser posicionado próximo ao ombro da paciente.

Descrição da Técnica Cirúrgica

Passo a Passo

A dificuldade técnica da omentectomia videolaparoscópica se dá em razão da mobilidade desta estrutura, o que torna a apresentação e a tração desafiantes.

Assim como na técnica aberta, é necessário visualização direta e constante do cólon transverso ao coagular ou seccionar para evitar lesão inadvertida, que muitas vezes não é detectada no intraoperatório (Fig. 40-6).

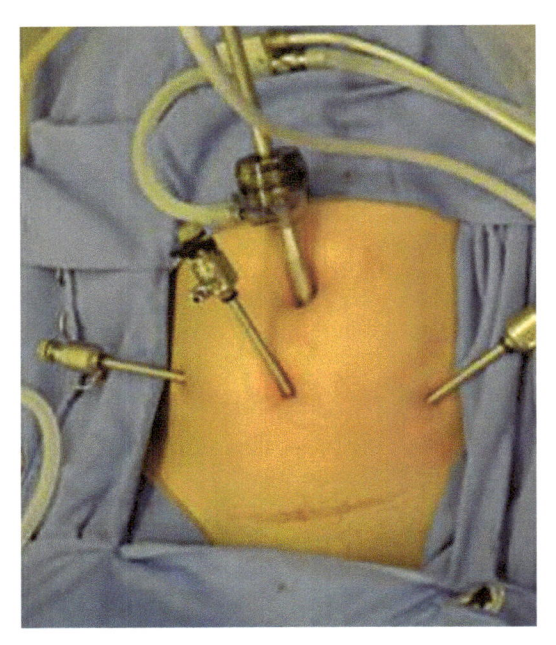

Fig. 40-5. Posicionamento dos trocartes.

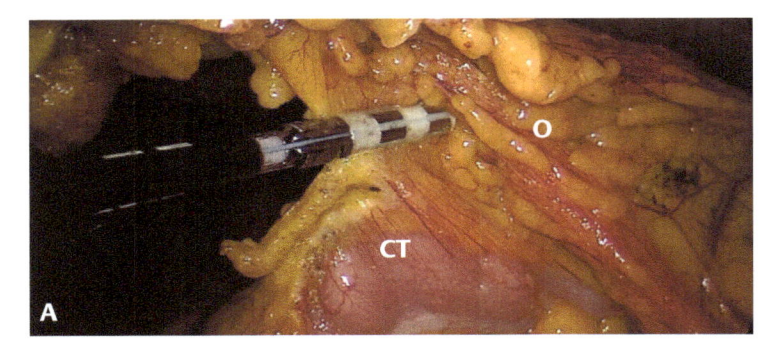

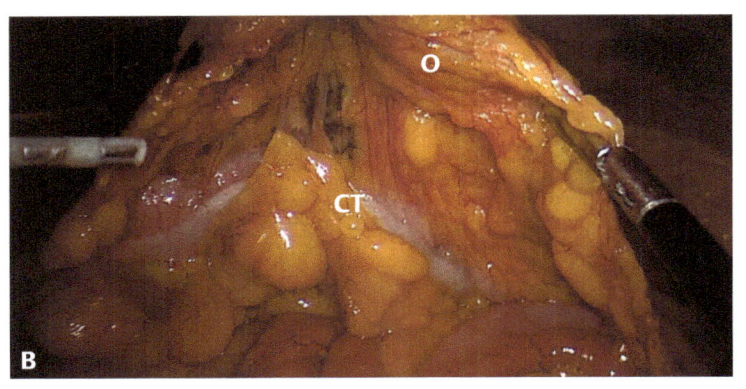

Fig. 40-6. (A e B) Secção do omento (O) com o cólon transverso (CT) sob visualização.

A exposição é realizada pela tração contínua do omento e o do apêndice epiploico do cólon transverso.

Para coagulação dos vasos da arcada vascular pode-se usar energia bipolar associada à energia monopolar, porém as pinças que permitem coagulação e secção tornam o procedimento mais rápido e seguro (por exemplo: energia bipolar avançada (Ligasure®) ou pinças ultrassônicas).

Por fim, como este procedimento é realizado em contexto oncológico, é necessário sempre extrair a peça protegida para não ocorrer contaminação de células neoplásicas na parede abdominal. Isto pode ser feito inserindo o omento em coletores esterilizados ou *endobags* maiores (Fig. 40-7). Caso no mesmo ato cirúrgico tenha sido feito histerectomia, a peça deve ser retirada via vaginal, porém, é possível extrair pela incisão umbilical, com ampliação da mesma em pacientes mais obesas.

Dicas e Truques

1. Sempre certificar-se de que o cólon transverso não está próximo do local da aplicação de energia.
2. Utilizar-se de constante tração e contratração, que melhora a exposição e facilita a secção do tecido.
3. Retirar o omento com proteção da parede ou da cúpula vaginal para evitar implantes em incisão cirúrgica.

BIÓPSIAS PERITONEAIS

As biópsias peritoneais aleatórias são realizadas tradicionalmente na cirurgia estadiadora do câncer de ovário e endométrio com histologia desfavorável, apesar de alguns autores questionarem sua importância quando não há doença visível.[20]

Trata-se de procedimento de baixo nível de dificuldade, necessitando de tração da superfície peritoneal e corte, de preferência com tesoura "a frio" para evitar artefatos de diatermia na avaliação histopatológica. Após, a hemostasia é realizada com energia monopolar (modo coagulação) ou bipolar. Os locais a serem biopsiados são as goteiras parietocólicas bilaterais, peritônio diafragmático bilateral, e peritônio de fundo de saco posterior.

CONCLUSÃO

O estadiamento do câncer de ovário inicial ou de endométrio com histologia desfavorável é factível e, por esta via, é possível obter a mesma amostragem tecidual que a via laparotômica para a avaliação adequada da extensão da doença. Além disso, traz as vantagens da via minimamente invasiva, que potencialmente proporciona uma recuperação mais rápida e início precoce de terapia adjuvante, quando indicado.

Para sua realização com segurança, é necessário destreza em laparoscopia, além de treinamento adequado em oncoginecologia.

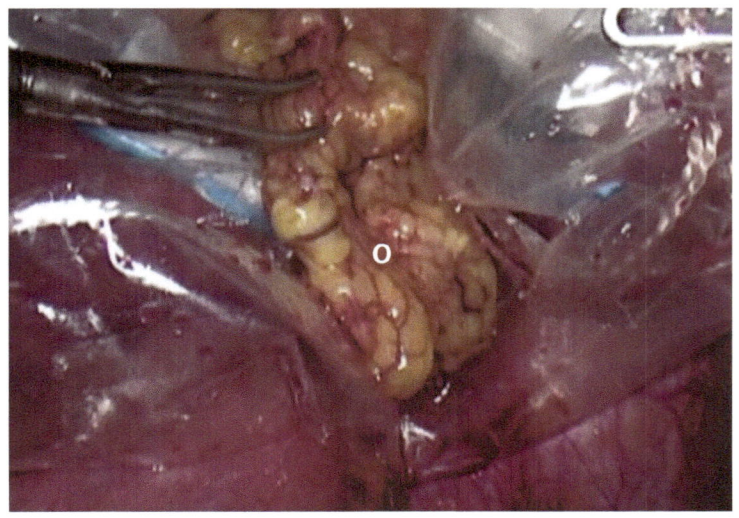

Fig. 40-7. Introdução do omento (O) em saco coletor esterilizado.

REFERÊNCIAS BIBLIOGRÁFICAS

1. Berek JS, Crum C, Friedlander M. Cancer of the ovary, fallopian tube, and peritoneum. *Int J Gynaecol Obstet* 2015;131 Suppl 2:S111-22.
2. Cannistra SA. Cancer of the ovary. *N Engl J Med* 2004;351(24):2519-29.
3. Lu Q, Qu H, Liu C et al. Comparison of Laparoscopy and Laparotomy in Surgical Staging of Apparent Early Ovarian Cancer: 13-year Experience. *Medicine* (Baltimore) 2016;95(20):e3655.
4. Ditto A, Bogani G, Martinelli F et al. Minimally Invasive Surgical Staging for Ovarian Carcinoma: A Propensity-Matched Comparison With Traditional Open Surgery. *J Minim Invasive Gynecol* 2017;24(1):98-102.
5. Gallotta V, Petrillo M, Conte C et al. Laparoscopic Versus Laparotomic Surgical Staging for Early-Stage Ovarian Cancer: A Case-Control Study. *J Minim Invasive Gynecol* 2016;23(5):769-74.
6. Falcetta FS, Lawrie TA, Medeiros LR et al. Laparoscopy versus laparotomy for FIGO stage I ovarian cancer. *Cochrane Database Syst Rev* 2016;10:CD005344.
7. Buchweitz O, Malik E, Kressin P et al. Laparoscopic management of tubo-ovarian abscesses: retrospective analysis of 60 cases. *Surg Endosc* 2000;14(10):948-50.
8. Lozada Y, Bhagavath B. A Review of Laparoscopic Salpingo-oophorectomy: Technique and Perioperative Considerations. *J Minim Invasive Gynecol* 2016.
9. Naz S, Hashmi AA, Ali R et al. Role of peritoneal washing cytology in ovarian malignancies: correlation with histopathological parameters. *World J Surg Oncol* 2015;13:315.
10. Ozkara SK. Significance of peritoneal washing cytopathology in ovarian carcinomas and tumors of low malignant potential: a quality control study with literature review. *Acta Cytol* 2011;55(1):57-68.
11. Whiteside JL, Keup HL. Laparoscopic management of the ovarian mass: a practical approach. *Clin Obstet Gynecol* 2009;52(3):327-34.
12. Frober R. Surgical anatomy of the ureter. *BJU Int* 2007;100(4):949-65.
13. Sunoo CS. Laparoscopic removal of a large adnexal mass. *Obstet Gynecol* 2004;103(5 Pt 2):1087-9.
14. Hong JH, Choi JS, Lee JH et al. Laparoscopic management of large ovarian tumors: clinical tips for overcoming common concerns. *J Obstet Gynaecol Res*. 2012;38(1):9-15.
15. Garbin O, Verdon R, Fauconnier A. Treatment of the tubo-ovarian abscesses. J Gynecol *Obstet Biol Reprod* (Paris) 2012;41(8):875-85.
16. Liebermann-Meffert D. The Greater Omentum Anatomy, Embryology, and Surgical Applications. *Surgical Clinics of North America* 2000 February;80(1).
17. Arie AB, McNally L, Kapp DS, Teng NNH. The Omentum and omentectomy in epithelial ovarian cancer: A reappraisal Part I - Omental function and history of omentectomy. *Gynecologic Oncology* 2013;131:780-3.
18. Arie AB, McNally L, Kapp DS, Teng NNH. The omentum and omentectomy in epithelial ovarian cancer: A reappraisal Part II — The role of omentectomy in the staging and treatment of apparent early stage epithelial ovarian cancer. *Gynecologic Oncology* 2013; 131:784-90.
19. Bogani G, Cromi A, Serati M et al. Laparoscopic and open abdominal staging for early-stage ovarian cancer: our experience, systematic review, and meta-analysis of comparative studies. *Int J Gynecol Cancer* 2014 Sep;24(7):1241-9.
20. Jung-Yun L, Seung HK, Chung HH et al. The Role of Omentectomy and Random Peritoneal Biopsies as Part of Comprehensive Surgical Staging in Apparent Early-Stage Epithelial Ovarian Cancer. *Ann Surg Oncol* 2014;21:2762-6.

LAPAROSCOPIA E MASSAS ANEXIAIS SUSPEITAS

Monica Tessmann Zomer
William Kondo
Marcelo de Andrade Vieira

INTRODUÇÃO

As neoplasias ovarianas são uma das patologias mais comuns nas mulheres em todas as faixas etárias. Estima-se que 5 a 10% das mulheres nos Estados Unidos serão submetidas a um procedimento cirúrgico em decorrência de lesão anexial em alguma ocasião durante a sua vida.[1,2] De um modo geral, a prevalência das lesões anexiais é de 0,17 a 5,9% em mulheres assintomáticas e de 7,1 a 12% em mulheres sintomáticas.[3]

A avaliação diagnóstica básica em mulheres com lesões anexiais suspeitas envolve um exame ginecológico, exames de imagem e dosagem de marcadores tumorais séricos. O objetivo desta avaliação é de triar a paciente na tentativa de se definir quais são as pacientes que necessitam tratamento cirúrgico e, neste caso, quais são as opções cirúrgicas disponíveis.[4] Como a maioria das lesões anexiais é benigna, o ponto principal no manejo das pacientes portadoras de lesões anexiais deve-se concentrar na tentativa de determinar no pré-operatório se uma paciente tem risco para malignidade, a fim de que se garanta o tratamento mais adequado.[1] Um *guideline* canadense recente sobre a avaliação e encaminhamento de pacientes com massas ovarianas recomendou que as pacientes com alto risco de malignidade sejam preferencialmente encaminhadas à consulta com um oncologista ginecológico.[5] De fato, estudos que avaliam o impacto da especialidade médica na sobrevida de mulheres com câncer de ovário em estágio inicial submetidas a procedimento cirúrgico têm mostrado uma tendência de melhor sobrevida quando a cirurgia é realizada por oncologistas ginecológicos.[6,7]

No entanto, a falta de um exame pré-operatório que possa excluir definitivamente malignidade faz com que a abordagem cirúrgica das massas anexiais seja, em algumas ocasiões, complexa. A maior preocupação durante o procedimento cirúrgico é o risco de ruptura intraoperatória de uma lesão maligna, o que acarreta um risco subsequente de disseminação da doença e de mudança de estadiamento.[8] Por este motivo, o cirurgião laparoscopista deve abordar qualquer massa anexial como se fosse uma neoplasia maligna em potencial.[9]

As mulheres com câncer de ovário em estágio inicial necessitam de estadiamento cirúrgico que envolve a realização de biópsias peritoneais, lavado abdominal, omentectomia, histerectomia e salpingo-ooforectomia (exceto nos casos preservadores de fertilidade em que se retira apenas um anexo) e linfadenectomia pélvica e retroperitoneal a fim de definir o tratamento adicional. O passo a passo de cada procedimento cirúrgico será discutido em capítulos correspondentes.

Atualmente, temos três possibilidades de abordar pacientes com massas ovarianas suspeitas. A primeira seria estadiar cirurgicamente todas as mulheres sem qualquer informação histológica durante a cirurgia. Isto evita um estadiamento incompleto, mas coloca mais mulheres em risco de *overtreatment*. A segunda seria realizar um procedimento em dois tempos. No primeiro tempo seriam realizadas a ooforectomia e a salpingectomia, e a peça cirúrgica seria encaminhada para estudo anatomopatológico em parafina. Posteriormente, o cirurgião poderia fundamentar seu estadiamento cirúrgico adicional no resultado da avaliação histológica do tumor, reduzindo a taxa de *overtreatment*, mas aumentando as morbidades anestésica e cirúrgica. A terceira seria realizar uma análise histológica rápida da massa ovariana durante o intraoperatório (congelação intraoperatória). Neste caso o cirurgião poderia realizar ou abortar o procedimento de estadiamento cirúrgico completo, dependendo do resultado da congelação. No entanto, a congelação intraoperatória é uma análise histológica com menor sensibilidade quando comparada ao procedimento de parafina, existindo, portanto, um risco maior de falso-negativo para malignidade e de subestadiamento (*understaging*) de mulheres subsequentemente descobertas como sendo portadoras de estágios iniciais de câncer de ovário (resultado falso-negativo), ou superestadiamento (*overstaging*) de mulheres sem doença maligna (falso-positivo).[10]

Uma revisão recente da Cochrane avaliou a acurácia da congelação intraoperatória para diagnosticar câncer de ovário em mulheres com massas pélvicas suspeitas comparado à avaliação histológica em parafina.[10] A conclusão dos autores foi que em uma população hipotética de 1.000 mulheres (290 com câncer e 80 com tumores *borderline*), se o resultado positivo da congelação intraoperatória representasse apenas os cânceres invasivos, cerca de 261 mulheres teriam o diagnóstico correto de câncer, e 706 mulheres teriam o diagnóstico correto de ausência de malignidade. No entanto, 4 mulheres seriam incorretamente diagnosticadas com um câncer (falso-positivo) e 29 mulheres com câncer não seriam diagnosticadas (falso-negativo). Se o resultado positivo representasse tanto os cânceres invasivos quanto os tumores *borderline*, uma média de 280 mulheres seria corretamente diagnosticada com câncer, e 635 seriam corretamente diagnosticadas com ausência de malignidade. No entanto, 75 mulheres seriam incorretamente diagnosticadas com câncer, e 10 mulheres com câncer não seriam diagnosticadas. A maior discordância da congelação intraoperatória é com relação aos tumores *borderline*.

No tratamento do câncer ovariano, a importância do tratamento cirúrgico é amplamente reconhecida. Claramente, a ressecção cirúrgica completa é necessária para melhorar o prognóstico da paciente. A realização sistemática de linfadenectomia e de um adequado estadiamento cirúrgico melhora a sobrevida.[4] No entanto, os tumores de baixo potencial de malignidade são uma exceção a essa regra, em que abordagens cirúrgicas com preservação de fertilidade parecem não ter efeitos adversos na sobrevida.[11] Portanto, dada a possibilidade de um resultado falso-positivo na congelação intraoperatória de lesões *borderline*, a abordagem em 2 tempos pode ser uma opção interessante em mulheres jovens com massas anexiais suspeitas e desejo reprodutivo futuro.

Neste capítulo iremos discutir alguns aspectos técnicos da abordagem laparoscópica segura de massas anexiais suspeitas.

PREPARO PRÉ-OPERATÓRIO

Não há nenhum preparo pré-operatório específico para as cirurgias laparoscópicas anexiais.

MATERIAIS INDISPENSÁVEIS

O único material descartável indispensável para a abordagem segura de uma lesão anexial suspeita é o saco endoscópico (*endobag*). O *endobag* deve ser posicionado dentro da cavidade pélvica no início do procedimento cirúrgico para que proteja a cavidade durante a realização da cirurgia, minimizando o risco de extravasamento (*spillage*) e contaminação da cavidade pélvica em caso de ruptura acidental da lesão anexial. Caso isso ocorra a paciente terá um pior prognóstico. Naturalmente, seu papel é muito mais importante quando se planeja uma cistectomia do que quando será realizada uma salpingo-oforectomia.

De um modo geral, a disponibilidade de pinças de hemostasia avançada (pinças seladoras ou bisturi ultrassônico) facilita muito o procedimento cirúrgico.

POSICIONAMENTO DA PACIENTE

A paciente é posicionada em decúbito dorsal. As nádegas devem ficar cerca de 5 cm para fora da mesa cirúrgica a fim de possibilitar adequada mobilização uterina com o manipulador uterino. Os braços devem ser mantidos ao longo do corpo para evitar abdução exagerada do braço da paciente, o que pode causar lesões de plexo. As coxas devem estar abduzidas e levemente flexionadas. As pernas idealmente devem ser posicionadas em perneiras do tipo bota para evitar compressão da panturrilha.

A bexiga deve ser cateterizada com sonda de Foley para evitar risco de punção acidental da bexiga durante a confecção das punções e também para monitorizar o débito urinário durante o procedimento cirúrgico.

Caso o pneumoperitônio seja realizado no ponto de Palmer (hipocôndrio esquerdo), é importante que seja posicionada uma sonda orogástrica para esvaziar o estômago. A ventilação realizada previamente à intubação pode promover distensão gástrica e eventual risco de perfuração do estômago durante o posicionamento da agulha de Veress no ponto de Palmer.

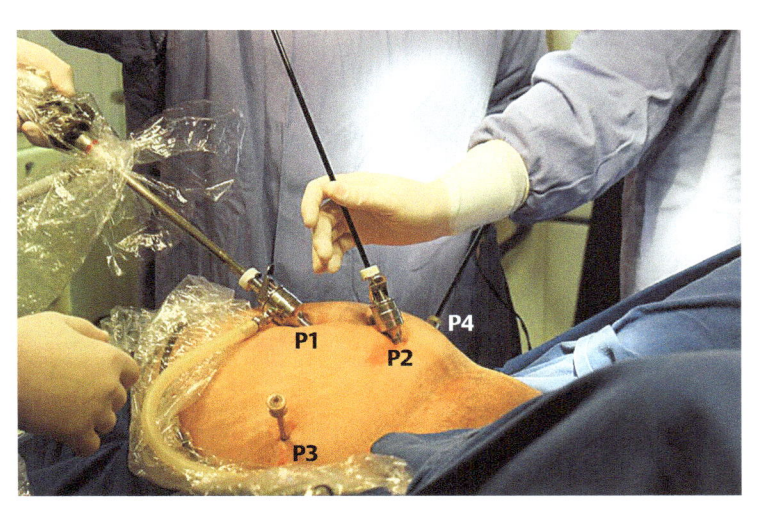

POSICIONAMENTO DOS TROCARTES

A instalação dos trocartes é a posição clássica à francesa, com um trocarte de 10 ou 11 mm (P1) em cicatriz umbilical e três trocartes acessórios de 5,5 mm (P2 a P4), sendo dois dispostos em fossas ilíacas (2 cm medial à espinha ilíaca anterossuperior) e um na linha mediana, cerca de 10 cm abaixo do trocarte umbilical. Este último deve estar preferencialmente um pouco cranial com relação aos trocartes laterais, caso o abdome da paciente possibilite. Desta forma o ângulo para a sutura é mais favorecido (Fig. 41-1).

POSICIONAMENTO DA EQUIPE

O primeiro cirurgião posiciona-se à esquerda da paciente, assim como o(a) instrumentador(a). O primeiro auxiliar se posiciona à direita da paciente, e o segundo auxiliar, que manipulará o útero, deve estar entre as pernas da paciente.

POSICIONAMENTO DA SALA CIRÚRGICA

O *rack* é posicionado junto à perna direita da paciente. As fontes de energia ficam na altura do ombro direito da paciente.

DESCRIÇÃO DA TÉCNICA CIRÚRGICA

Passo a Passo

O pneumoperitônio é confeccionado com agulha de Veress posicionada na cicatriz umbilical ou no hipocôndrio esquerdo (ponto de Palmer). Os trocartes são posicionados conforme descrito anteriormente. Após o inventário da cavidade, procede-se à confirmação dos achados previamente identificados nos exames de imagem realizados durante a investigação pré-operatória.

Passo 1

O líquido peritoneal deve ser coletado para realização de citologia oncótica em busca de células neoplásicas (Fig. 41-2). Na ausência de qualquer líquido livre intraperitoneal, o cirurgião pode instilar 40 a 50 mL de solução salina nas goteiras parietocólicas e no fundo de saco posterior e aspirar essa solução (lavado peritoneal) para tentar recuperar células neoplásicas, caso presentes (Fig. 41-3).

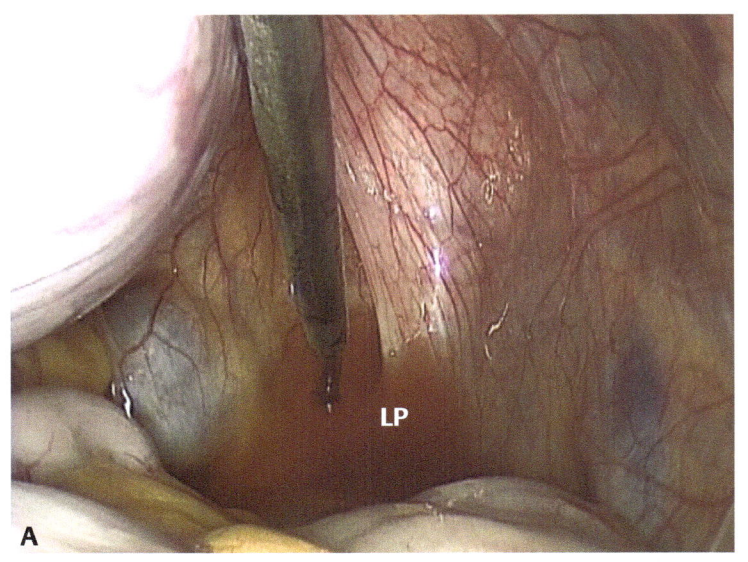

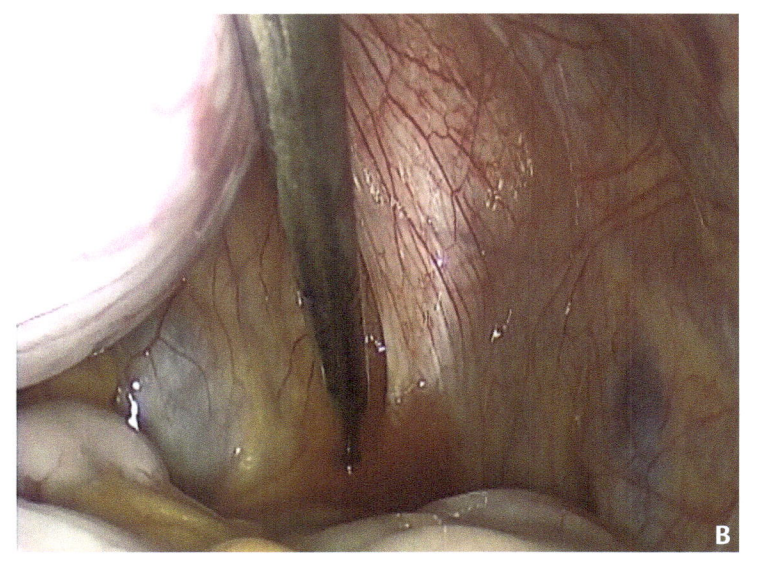

Fig. 41-1. Posicionamento dos trocateres.

Fig. 41-2. (A e B) Coleta de líquido peritonial (LP) para citologia oncótica utilizando agulha de punção.

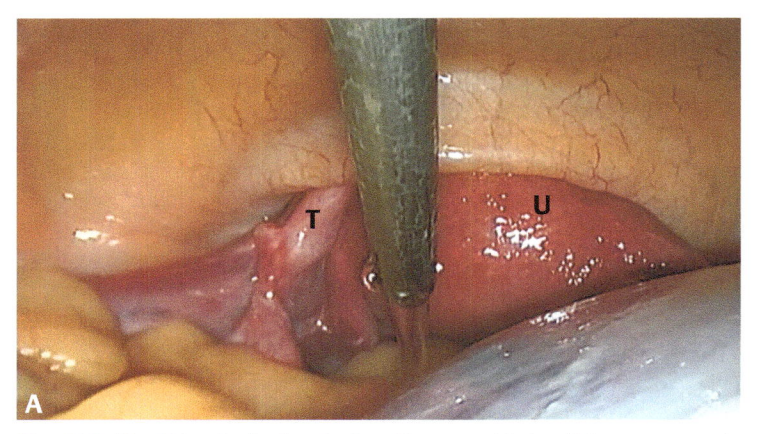

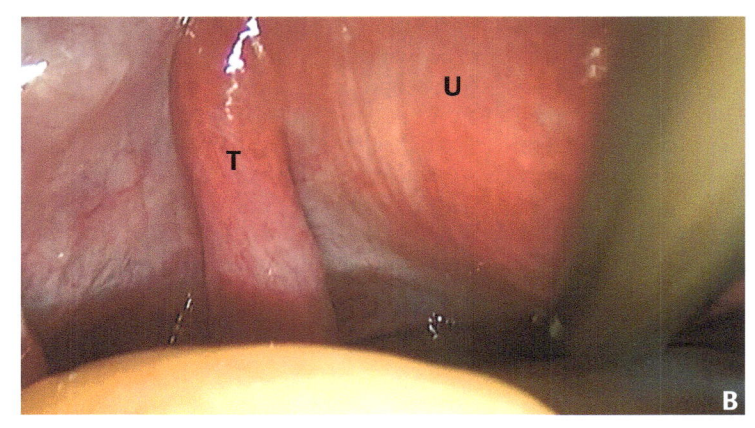

Fig. 41-3. (A e B) Instilação de solução salina na cavidade pélvica para posterior coleta do líquido de "lavado peritonial". U: útero; T: tuba uterina.

Passo 2

De acordo com os dados clínicos e os exames pré-operatórios, a paciente vai ser submetida a uma cistectomia ovariana (ressecção apenas da lesão cística com preservação do parênquima ovariano) ou a uma salpingo-oforectomia. Os passos cirúrgicos a partir deste momento são diferentes, a depender do planejamento cirúrgico.

2.1 Cistectomia Ovariana

Passo 1

O saco endoscópico deve ser introduzido na cavidade pélvica pelo trocarte umbilical. Após completamente aberto, ele deve ser posicionado no fundo de saco posterior, e o ovário, no seu interior (Fig. 41-4).

Passo 2

O parênquima ovariano deve ser aberto na borda contralateral ao meso-ovário/infundíbulo pélvico, a fim de se iniciar o procedimento distante da vascularização ovariana. A incisão ovariana deve corresponder a aproximadamente o diâmetro da lesão cística para que se possa separar a lesão cística do parênquima ovariano com menor risco de ruptura do cisto (Figs. 41-5A a C).

Passo 3

A lesão cística deve ser progressivamente separada do parênquima ovariano, tomando cuidado para se preservar a maior quantidade de tecido ovariano. Durante este momento do procedimento observa-se que a superfície do cisto é conectada ao parênquima ovariano por traves de coloração rosada (Fig. 41-5D). Estas traves devem ser seccionadas rente à parede do cisto a fim de minimizar o dano ao tecido ovariano. Hemostasia cuidadosa com cautério bipolar pode ser realizada neste tempo cirúrgico. Quando se identifica o plano de clivagem correto, normalmente o sangramento durante o tempo de dissecção é mínimo (Fig. 41-5E). Maior cuidado deve ser tomado quando se aproxima da região hilar. Neste ponto da dissecção, a realização de hemostasia preventiva (Fig. 41-5F) pode ser realizada a fim de minimizar sangramentos mais abundantes que podem levar à cauterização excessiva do tecido ovariano com consequente risco de diminuição da função ovariana.

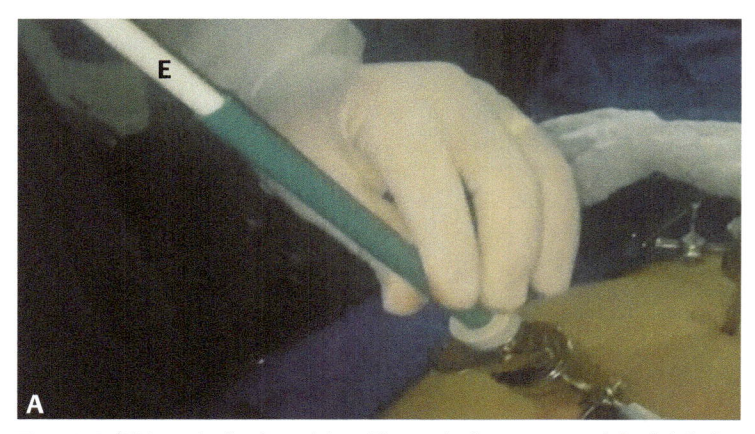

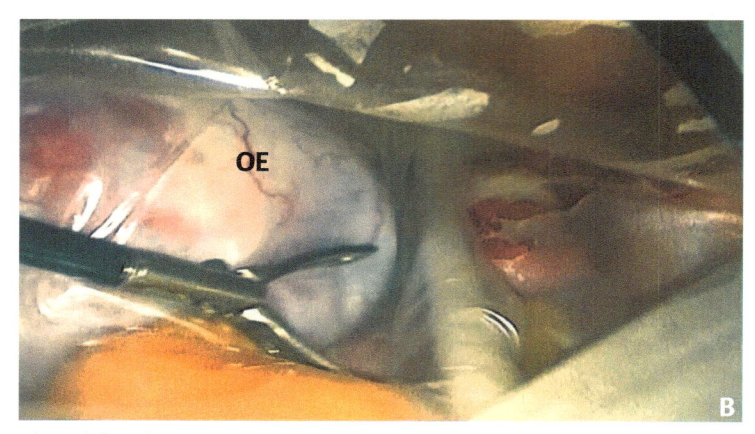

Fig. 41-4. (A) Introdução do *endobag* (E) através do trocarte umbilical. (B) Abertura do *endobag* de 800 mL dentro da cavidade para posterior posicionamento sob o ovário esquerdo (OE).

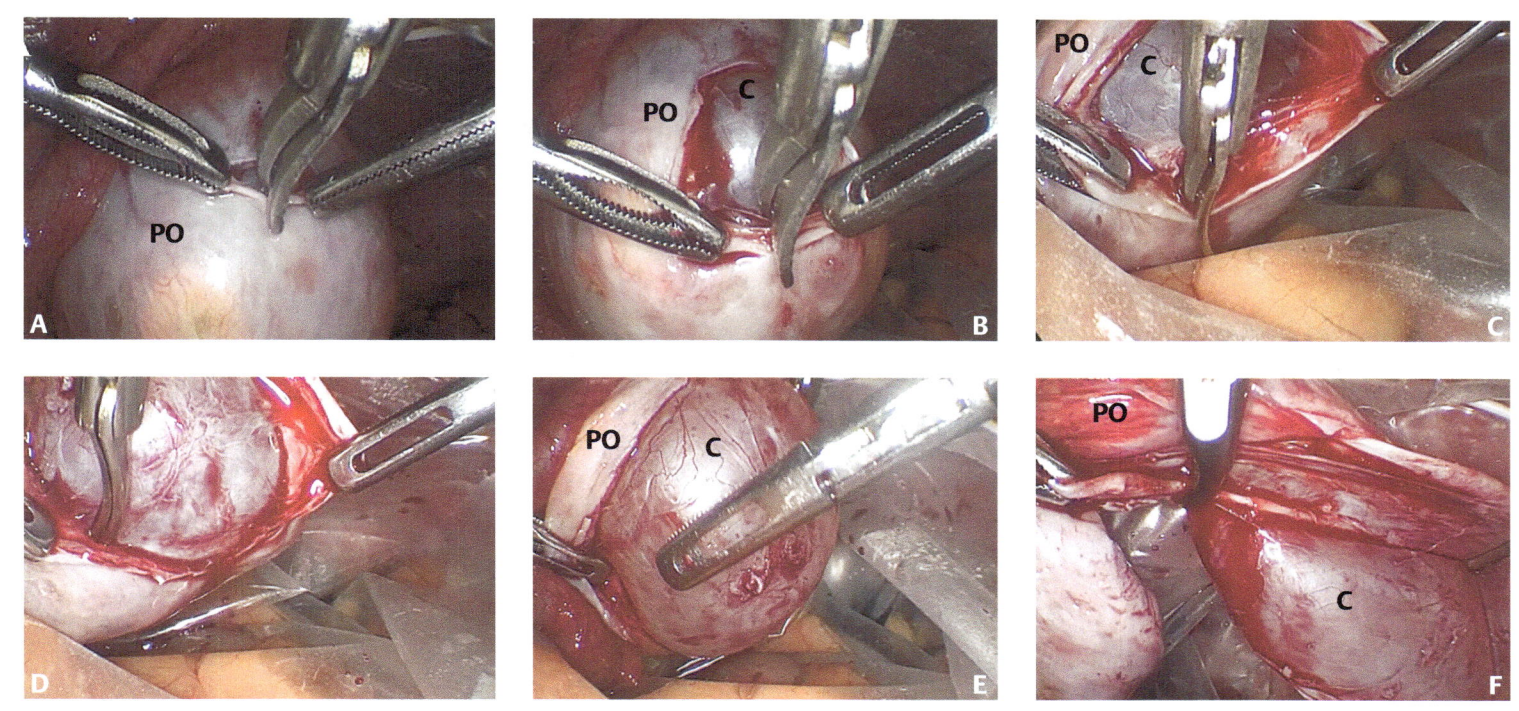

Fig. 41-5. (**A-C**) Abertura do parênquima ovariano (PO) de modo a expor completamente a superfície do cisto. (**D**) Observa-se nitidamente o plano de clivagem entre o cisto e o parênquima ovariano. As fibras rosadas correspondem a tecido ovariano e devem ser seccionadas rente à parede do cisto para que se preserve o máximo de parênquima ovariano. (**E**) Separação cuidadosa do cisto do parênquima ovariano com mínimo sangramento quando se respeita o plano de clivagem. (**F**) Hemostasia preventiva próximo ao hilo ovariano para finalizar a cistectomia.

Passo 4

Uma vez separado completamente o cisto do parênquima ovariano, o cisto deve ser puncionado e aspirado dentro do *endobag*. Pode-se ampliar a abertura do local da punção para se realizar uma "cistoscopia" (avaliação intracística) e em seguida todo conteúdo líquido intracístico deve ser aspirado. O *endobag* deve ser fechado para que possa ser extraído da cavidade abdominal sem risco de contaminação da mesma (Fig. 41-6).

Passo 5

A revisão da hemostasia do parênquima ovariano deve ser conduzida meticulosamente, cuidando para não realizar coagulação em demasiado (Fig. 41-7). A coagulação bipolar deve ser direcionada para o foco de sangramento a fim de que se minimize o dano ao parênquima ovariano neste tempo cirúrgico.

Alternativamente, a fim de se realizar hemostasia ovariana sem uso de energia, é possível a utilização de pontos (Fig. 41-8) ou agentes hemostáticos (Fig. 41-9).

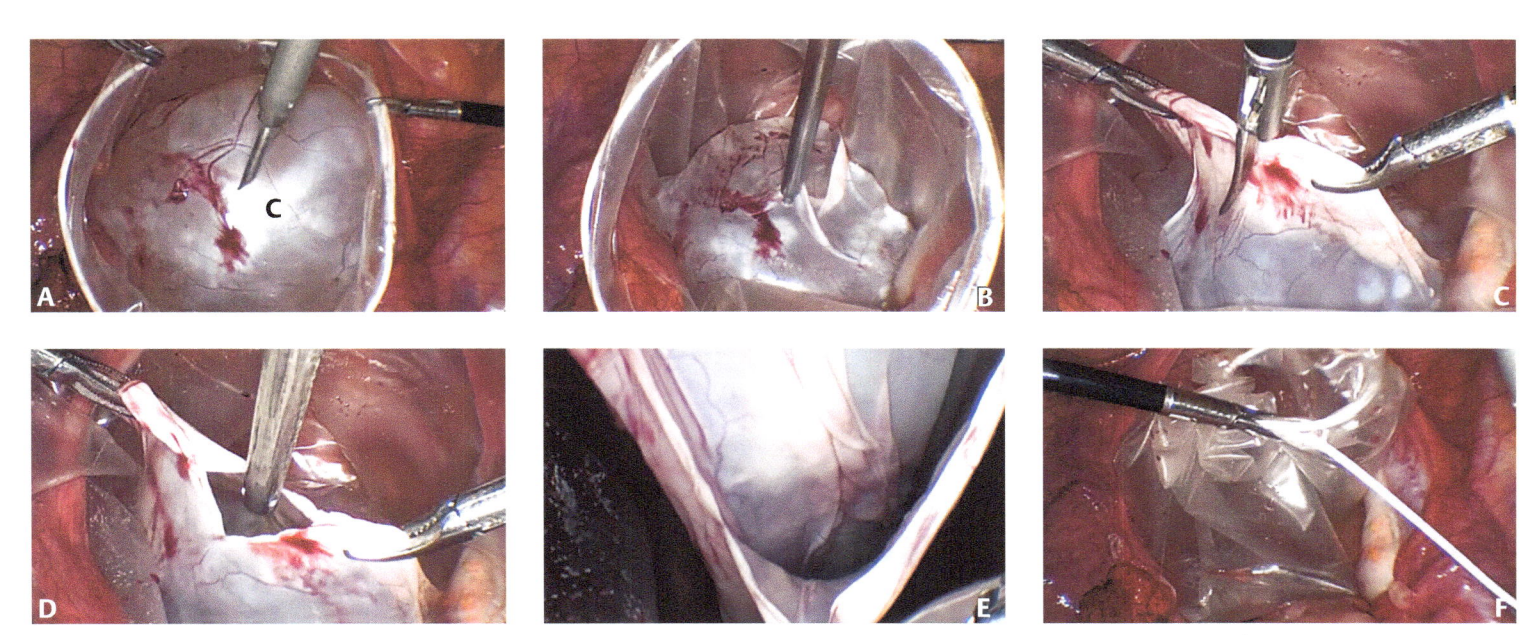

Fig. 41-6. (**A e B**) Punção do cisto (C) após a cistectomia ovariana utilizando agulha de punção laparoscópica. (**C**) Ampliação do local da punção com tesoura. (**D**) Aspiração do conteúdo intra-cístico. (**E**) "Cistoscopia": exploração da superfície interna do cisto em busca de vegetações ou septações. (**F**) Fechamento do *endobag* para posterior extração.

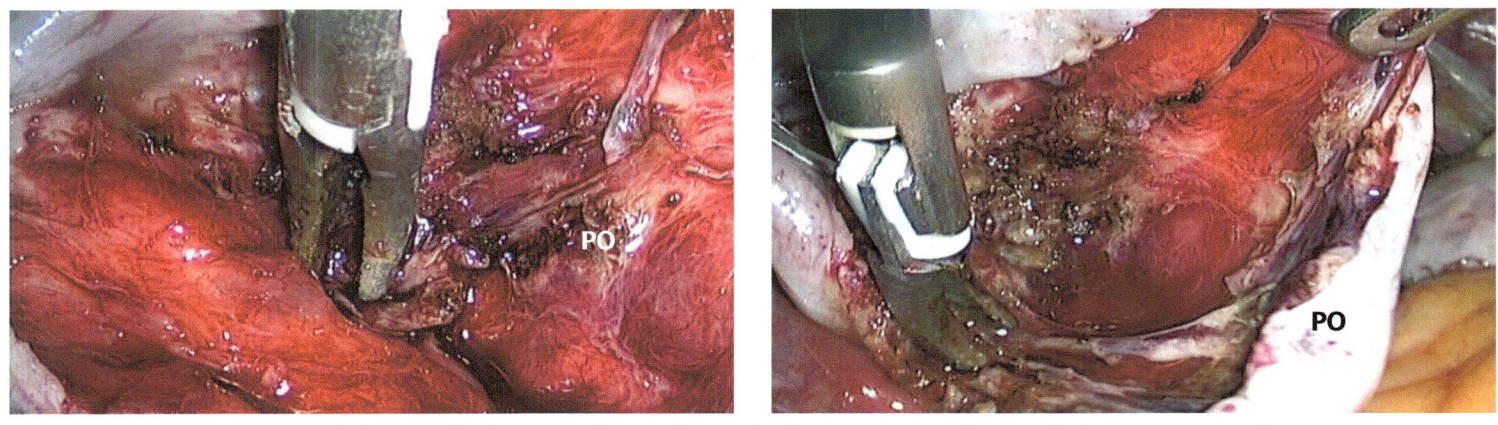

Fig. 41-7. Hemostasia ovariana cuidadosa com bipolar, com aplicações focais e rápidas para minimizar dano tecidual excessivo. PO: parênquima ovariano.

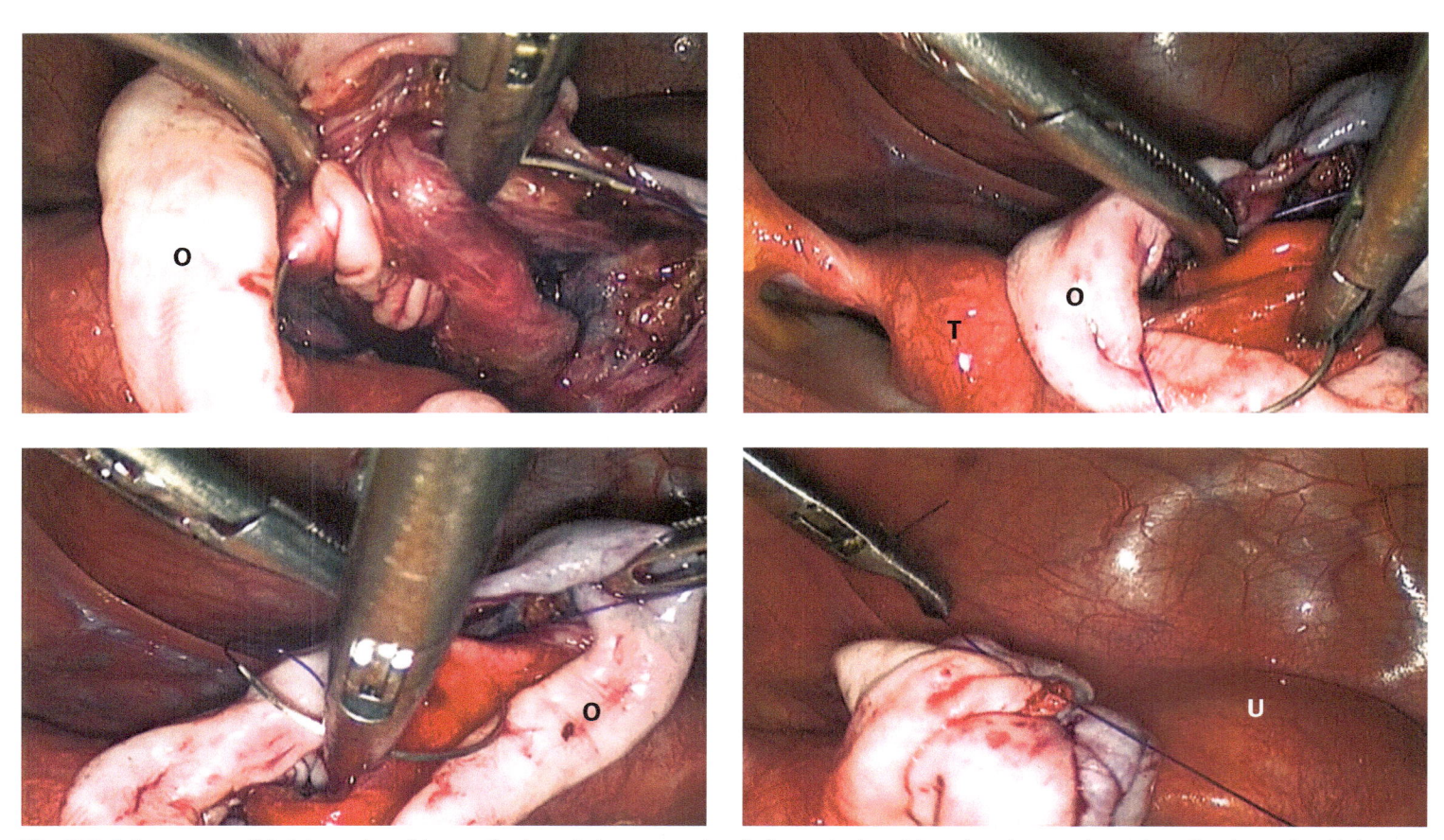

Fig. 41-8. Sutura na superfície interna do ovário com fio absorvível promovendo o fechamento do ovário após a cistectomia ovariana. T: tuba uterina; U: útero; O: ovário.

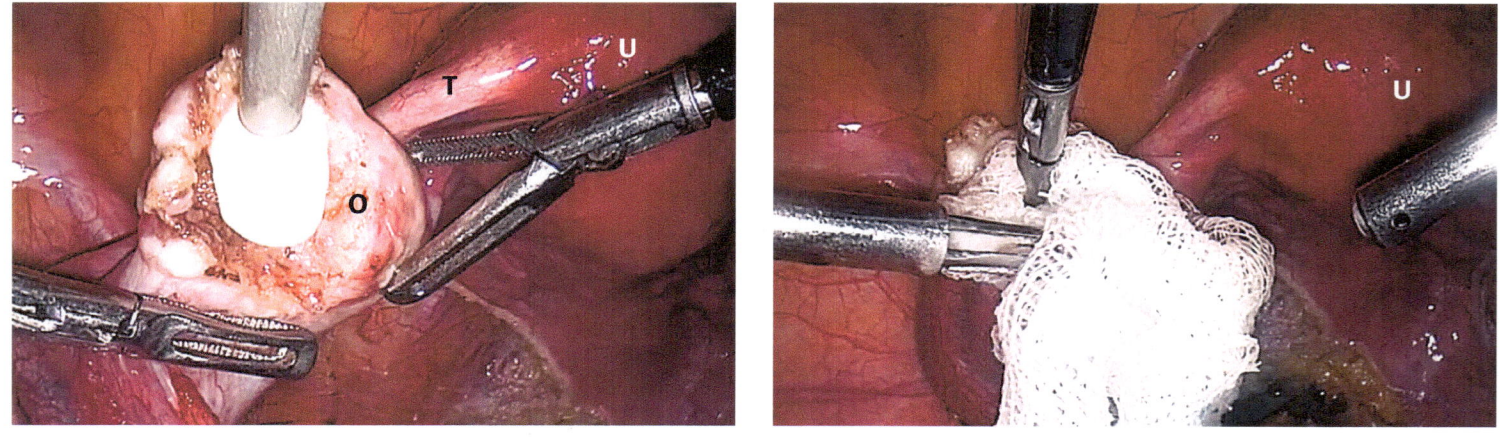

Fig. 41-9. Utilização de agente hemostático (Surgiflo) após a realização de cistectomia ovariana esquerda. T: tuba uterina; U: útero; O: ovário.

Passo 6

A prevenção de aderências periovarianas pode ser realizada com utilização de membrana antiaderência, como o interceed (Fig. 41-10).

2.2 Salpingo-oforectomia
Passo 1

O saco coletor endoscópico deve ser introduzido na cavidade pélvica pelo trocarte umbilical (Fig. 41-4). Após completamente aberto, ele deve ser posicionado no fundo de saco posterior e o ovário, no seu interior (Fig. 41-11).

Passo 2

O ovário deve ser tracionado medialmente a fim de que tracione o infundíbulo pélvico (Fig. 41-12). É importante que se observe o trajeto do ureter por transparência na fossa ovariana (Fig. 41-13) para que se minimize o risco de lesão ureteral inadvertida durante a salpingo-oforectomia. O peritônio da lâmina anterior do ligamento largo deve ser coagulado e seccionado lateralmente aos vasos do infundíbulo pélvico. Observa-se uma área azulada na lâmina posterior do ligamento largo, que corresponde à área avascular. Ao realizar a abertura da lâmina posterior do ligamento largo (fenestração do ligamento largo), o ureter fica lateralizado e se pode prosseguir com o procedimento com segurança. A utilização de forças divergentes (duas pinças posicionadas dentro do orifício da fenestração fazendo movimento em direção divergente craniocaudal) neste tempo cirúrgico é útil para ampliar a abertura do ligamento largo.

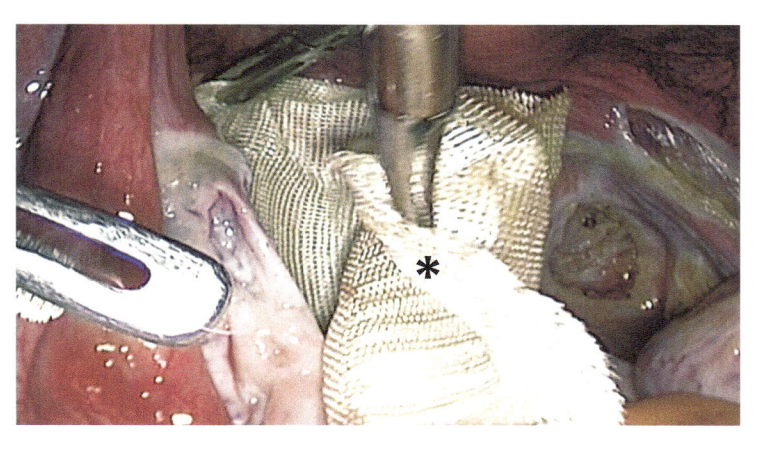

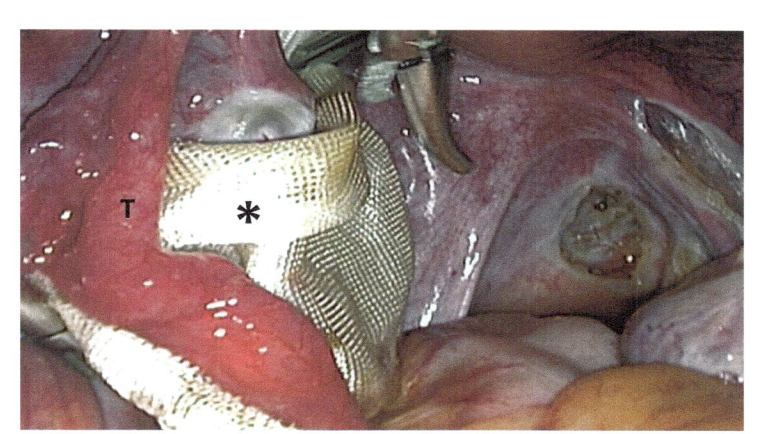

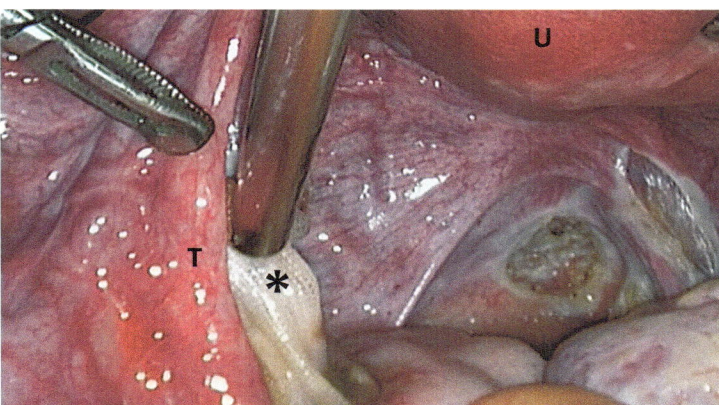

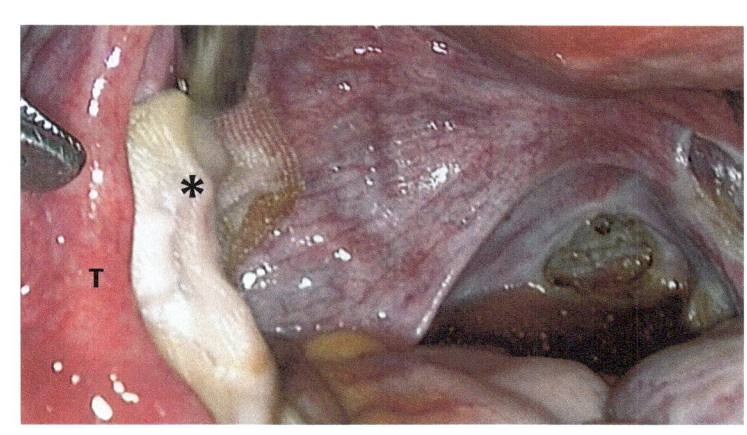

Fig. 41-10. Posicionamento de Interceed® (*) após cistectomia ovariana para minimizar aderências pós-operatórias. T: tuba uterina; U: útero.

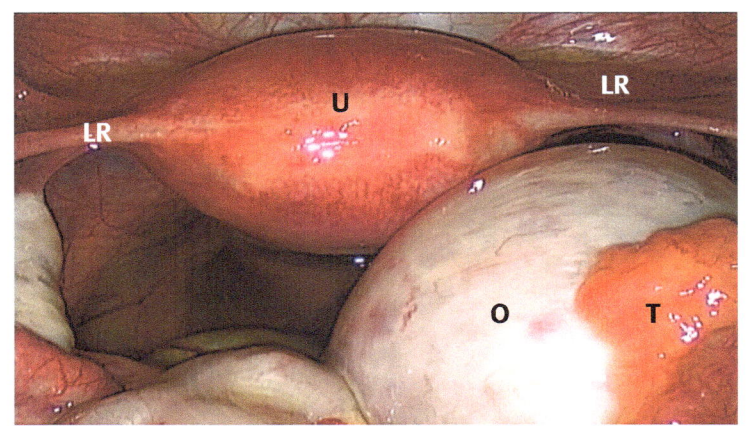

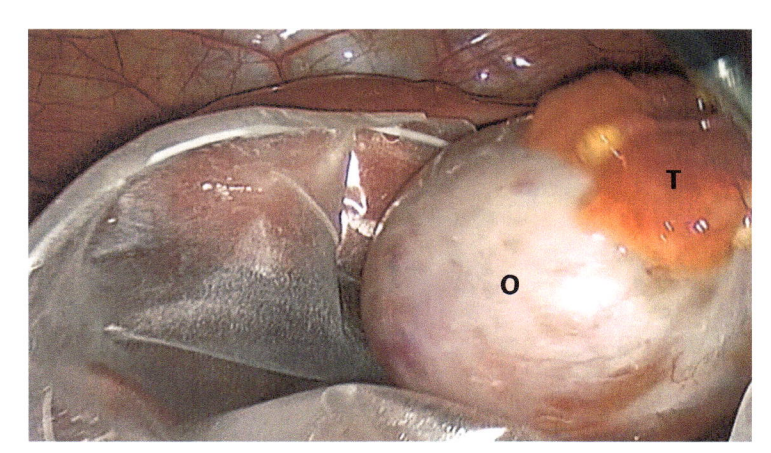

Fig. 41-11. Posicionamento do saco coletor ao redor do ovário que será removido. LR: ligamento redondo; U: útero; O: ovário; T: tuba uterina.

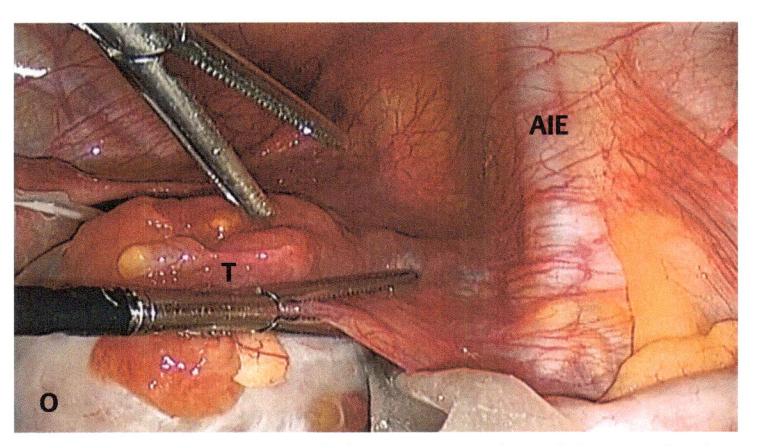

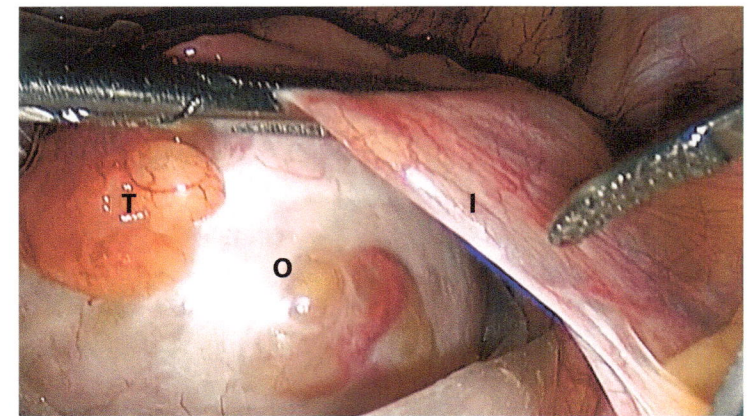

Fig. 41-12. O ovário a ser removido deve ser tracionado medialmente a fim de se expor o infundíbulo pélvico. AIE: artéria ilíaca externa; T: tuba uterina; O: ovário; I: infundíbulo.

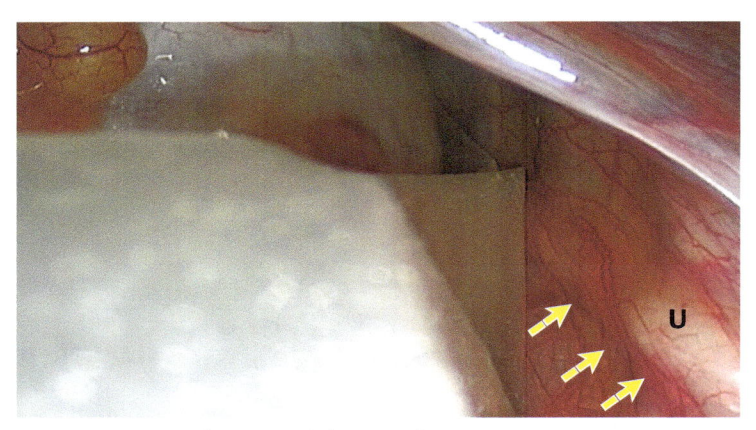

Fig. 41-13. Trajeto do ureter (U) direito na fossa ovariana.

Passo 3

Os vasos do infundíbulo pélvico devem ser coagulados progressivamente e seccionados (Fig. 41-14). Quando se secciona inicialmente o peritônio ao redor dos vasos, a hemostasia obtida pela pinça bipolar é mais efetiva, pois o peritônio aumenta a impedância do tecido.

Caso os vasos ovarianos sejam muito calibrosos, uma alternativa técnica pode ser a ligadura desses vasos com fio previamente à coagulação bipolar (Fig. 41-15).

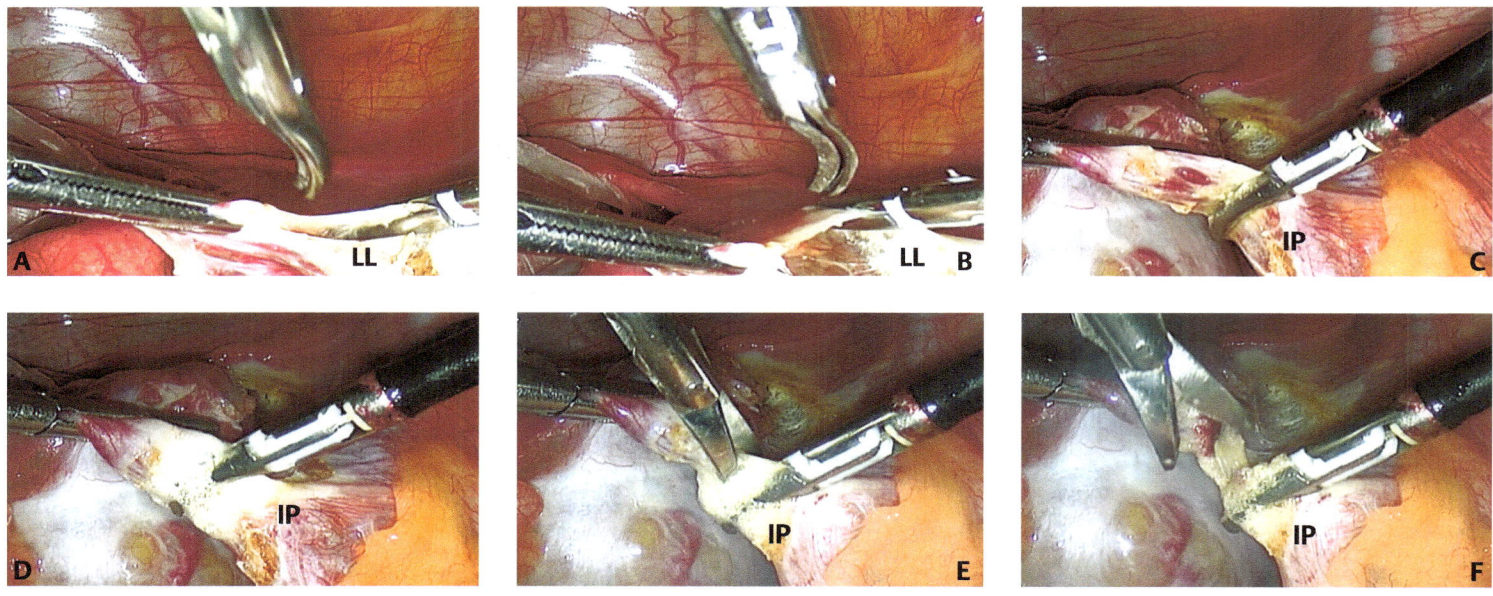

Fig. 41-14. (A e B) Abertura do peritônio do ligamento largo (LL). (C-F) Coagulação bipolar progressiva dos vasos do infundíbulo pélvico (IP).

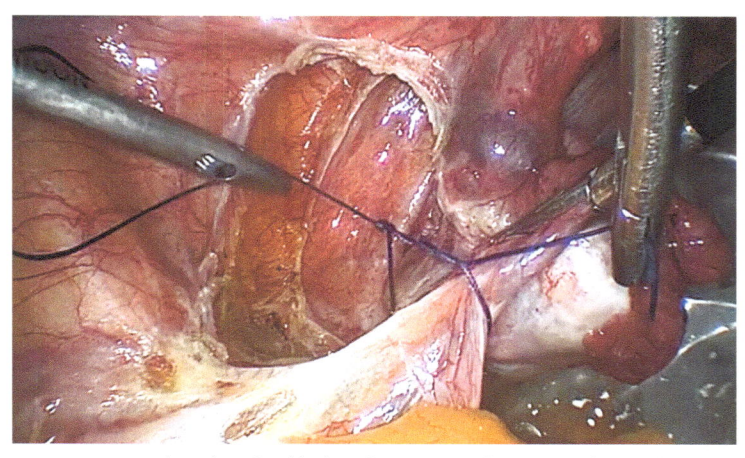

Fig. 41-15. Ligadura do infundíbulo pélvico esquerdo com fio de Vicryl zero.

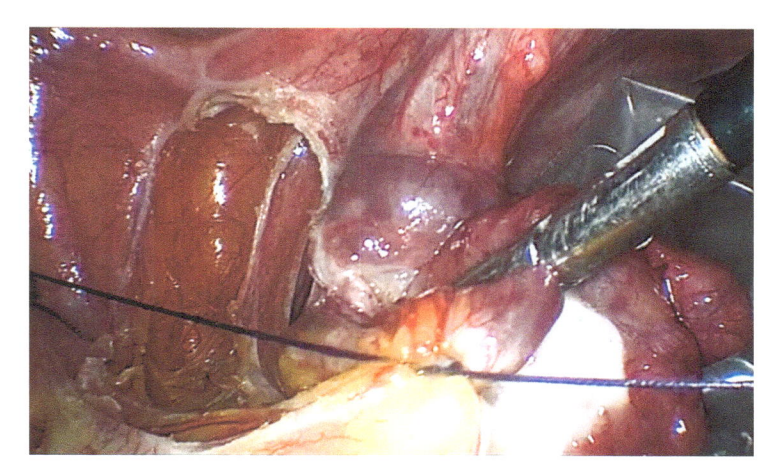

Passo 4

Os pequenos vasos do mesossalpinge devem ser coagulados e seccionados, bem como a tuba rente ao corno uterino e o ligamento úterovárico (Fig. 41-16).

Passo 5

O cisto deve ser puncionado e aspirado dentro do *endobag*. Pode-se ampliar a abertura do local da punção para se realizar uma "cistoscopia" (avaliação intracística) e em seguida todo conteúdo líquido intracístico deve ser aspirado. O *endobag* deve ser fechado para que possa ser extraído da cavidade abdominal sem risco de contaminação da mesma.

Passo 6

A hemostasia deve ser revisada cuidadosamente.

Passo 3

O saco coletor deve ser extraído da cavidade pélvica pela cicatriz umbilical introduzindo-se o cordão do saco endoscópico pelo trocarte umbilical (Fig. 41-17). No caso de massas anexiais com grande componente sólido, algumas vias alternativas para a extração das peças seriam a colpotomia posterior (Fig. 41-18) ou uma mini-incisão de Pfannenstiel.

Dependendo das características clínicas da paciente, dos exames pré-operatórios e da *expertise* da equipe cirúrgica, pode ficar definido no pré-operatório que será realizado um exame de congelação intraoperatória para que se defina o tratamento definitivo já neste tempo cirúrgico. Alternativamente, o cisto ou o ovário pode ser enviado para exame anatomopatológico, e a decisão final da conduta será tomada após o resultado do exame definitivo em parafina.

Naturalmente, no caso de opção por realização de congelação intraoperatória, é importante que a equipe cirúrgica tenha *expertise* para realizar um procedimento completo de estadiamento de câncer de ovário, conforme descrito anteriormente. Caso contrário, é preferível encerrar o procedimento cirúrgico e aguardar o resultado da parafina para definir o tratamento ideal para a paciente e encaminhá-la ao cirurgião oncoginecológico, quando necessário.

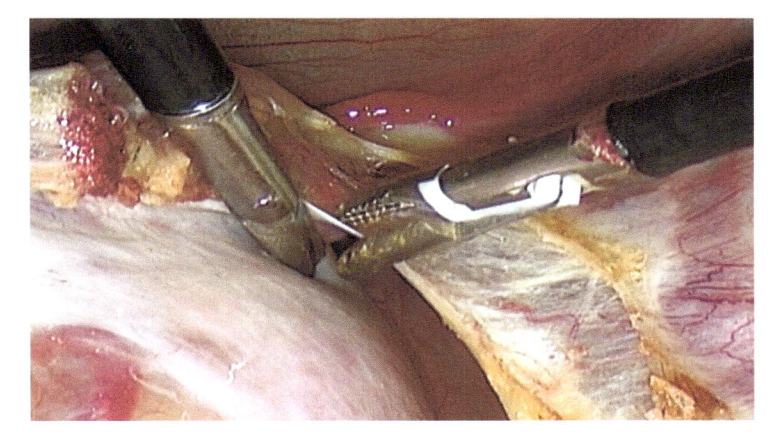

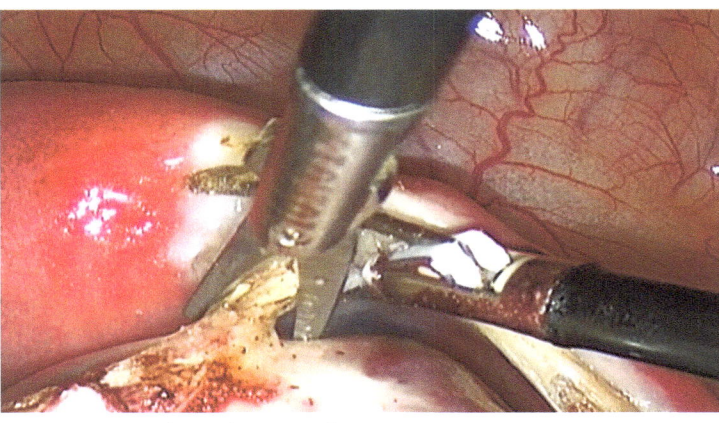

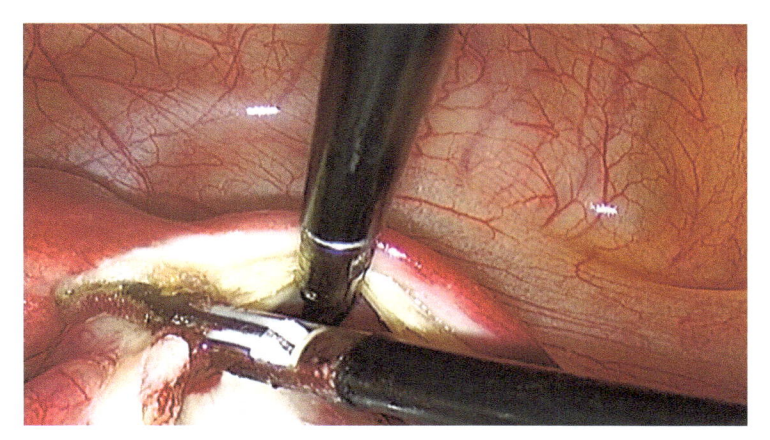

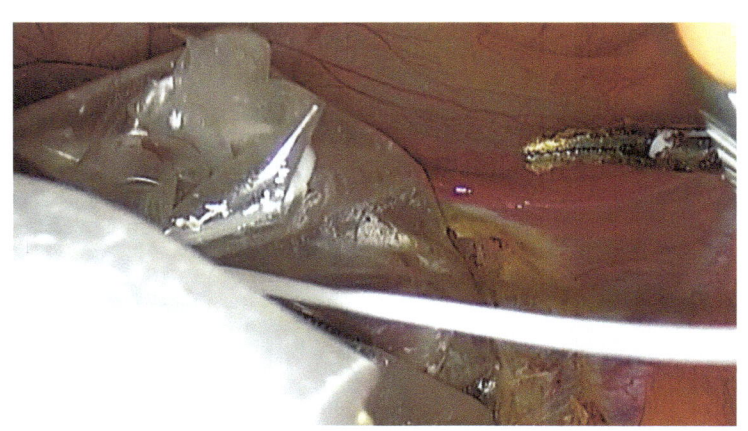

Fig. 41-16. Coagulação do mesossalpinge, trompa uterina rente ao corno uterino e ligamento útero-ovárico para posterior extração da peça dentro de *endobag*.

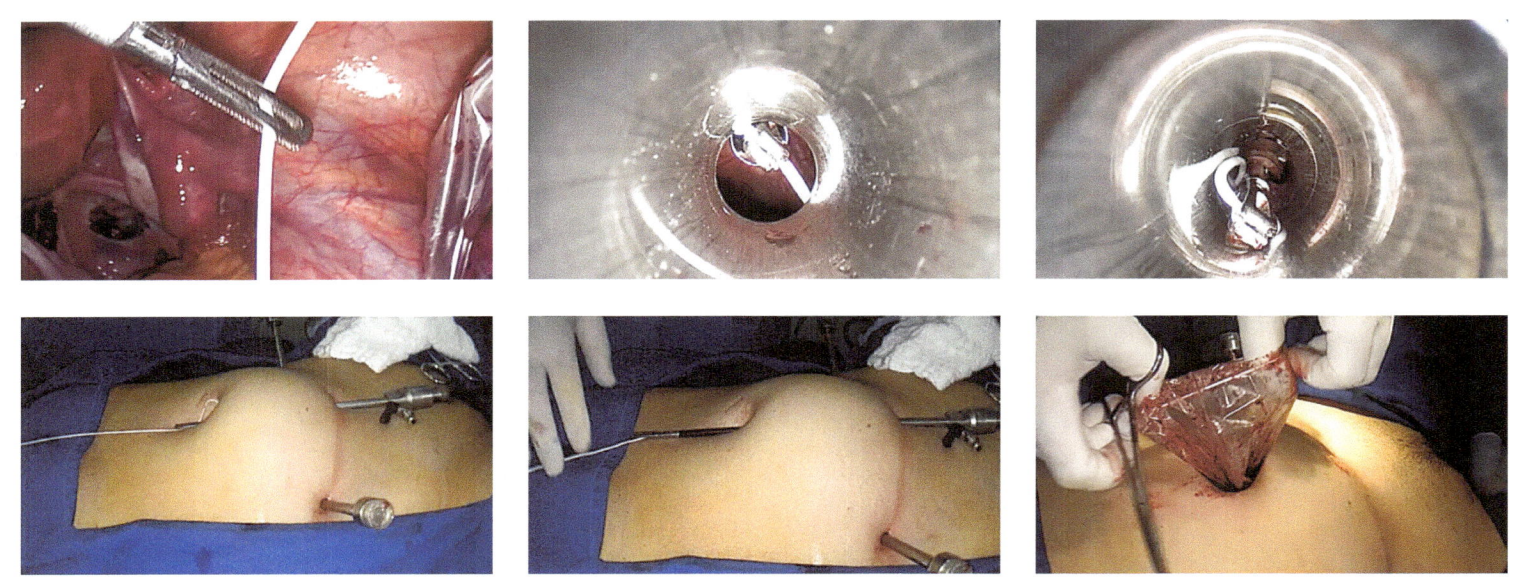

Fig. 41-17. O cordão do saco coletor é apreendido utilizando a pinça da punção supra-púbica, avançando em direção ao trocarte umbilical. A pinça é introduzida completamente dentro do trocarte umbilical até que se exteriorize, através da cicatriz umbilical, o cordão do saco coletor, que é apreendido externamente e então aberto para que a peça cirúrgica seja extraída.

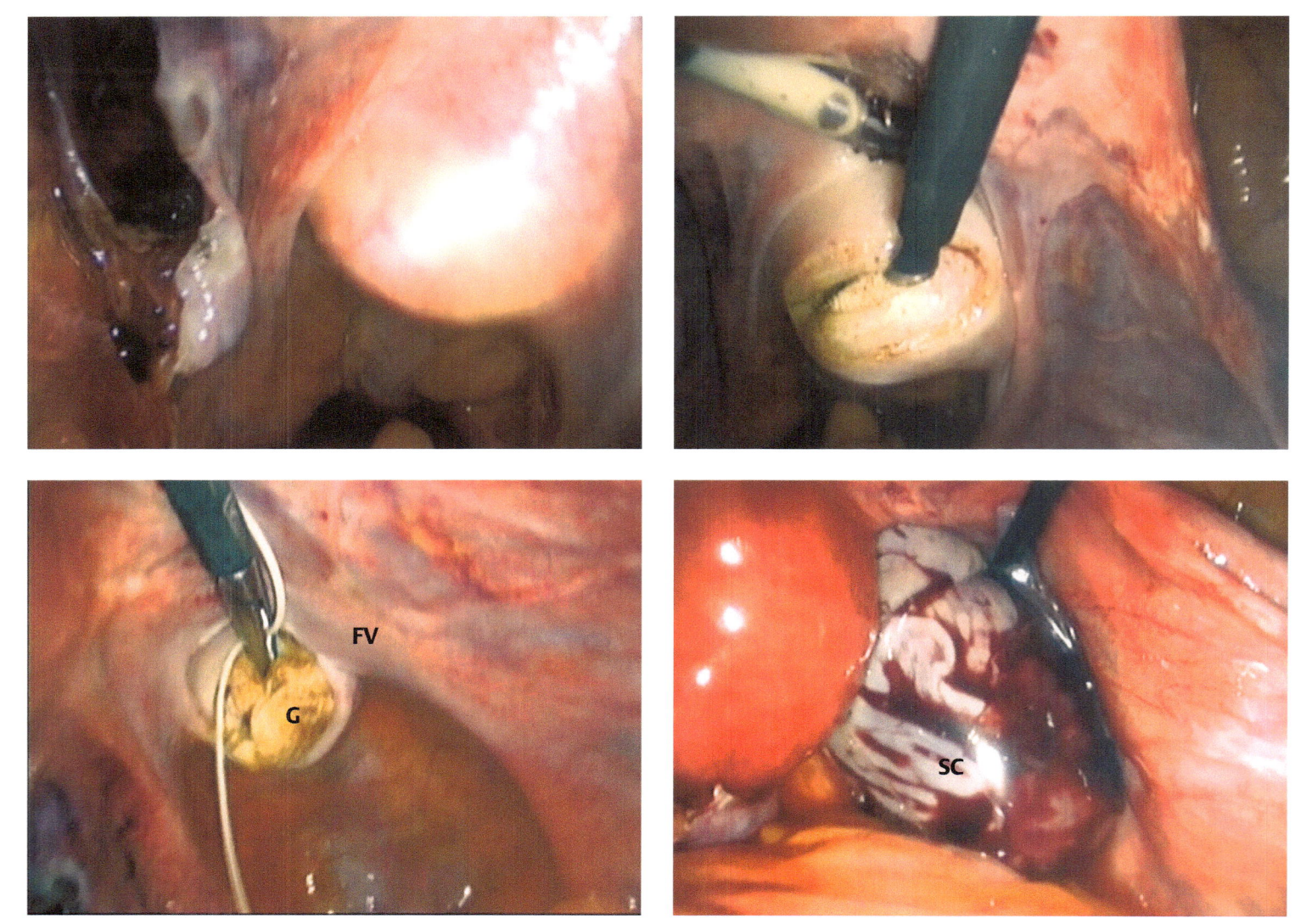

Fig. 41-18. Uma gaze (G) montada é introduzida por via vaginal para que se identifique o fórnice vaginal (FV) posterior. Uma incisão é realizada no fórnice vaginal posterior utilizando energia monopolar. O saco coletor (SC) é exteriorizado por via vaginal e posteriormente a vagina é suturada.

PÓS-OPERATÓRIO

A paciente pode receber dieta leve 6 horas após o procedimento cirúrgico se a tolerar bem e não apresentar náuseas ou vômitos. Normalmente a alta hospitalar pode ocorrer no dia seguinte ao procedimento cirúrgico, caso haja evolução satisfatória.

CONCLUSÃO

Os ginecologistas se deparam com massas anexiais corriqueiramente em sua prática clínica. A abordagem laparoscópica dessas lesões é perfeitamente possível, mas deve ser realizada com segurança para que não acarrete uma mudança de estadiamento no caso de uma doença maligna não diagnosticada no intraoperatório. Seguindo os passos cirúrgicos descritos neste capítulo o cirurgião ginecologista pode manejar corretamente as pacientes portadoras de massas anexiais suspeitas.

REFERÊNCIAS BIBLIOGRÁFICAS

1. National Institutes of Health Consensus Development Conference Statement. Ovarian cancer: screening, treatment, and follow-up. *Gynecol Oncol* 1994 Dec;55(3 Pt 2):S4-14.
2. NIH consensus conference. Ovarian cancer. Screening, treatment, and follow-up. NIH Consensus Development Panel on Ovarian Cancer. JAMA. 1995 Feb 8;273(6):491-7.
3. Padilla LA, Radosevich DM, Milad MP. Accuracy of the pelvic examination in detecting adnexal masses. *Obstet Gynecol* 2000 Oct;96(4):593-8.
4. Dodge JE, Covens AL, Lacchetti C, Elit LM, Le T, Devries-Aboud M, Fung-Kee-Fung M; Gynecology Cancer Disease Site Group. Management of a suspicious adnexal mass: a clinical practice guideline. *Curr Oncol* 2012 Aug;19(4):e244-57.
5. Le T, Giede C, Salem S, Lefebvre G, Rosen B, Bentley J, Kupets R, Power P, Renaud MC, Bryson P, Davis DB, Lau S, Lotocki R, Senikas V, Morin L, Bly S, Butt K, Cargill YM, Denis N, Gagnon R, Hietala-Coyle MA, Lim KI, Ouellet A, Raciot MH; Society of Obstetricians and Gynaecologists of Canada. Initial evaluation and referral guidelines for management of pelvic/ovarian masses. *J Obstet Gynaecol Can* 2009 Jul;31(7):668-80.
6. Nguyen HN, Averette HE, Hoskins W, Penalver M, Sevin BU, Steren A. National survey of ovarian carcinoma. Part V. The impact of physician's specialty on patients' survival. *Cancer* 1993 Dec 15;72(12):3663-70.
7. Mayer AR, Chambers SK, Graves E, Holm C, Tseng PC, Nelson BE, Schwartz PE. Ovarian cancer staging: does it require a gynecologic oncologist? *Gynecol Oncol* 1992 Nov;47(2):223-7.
8. Sisodia RM, Del Carmen MG, Boruta DM. Role of minimally invasive surgery in the management of adnexal masses. *Clin Obstet Gynecol* 2015 Mar;58(1):66-75.
9. Hilger WS, Magrina JF, Magtibay PM. Laparoscopic management of the adnexal mass. *Clin Obstet Gynecol* 2006 Sep;49(3):535-48.
10. Ratnavelu ND, Brown AP, Mallett S, Scholten RJ, Patel A, Founta C, Galaal K, Cross P, Naik R. Intraoperative frozen section analysis for the diagnosis of early stage ovarian cancer in suspicious pelvic masses. *Cochrane Database Syst Rev* 2016 Mar 1;3:CD010360.
11. Park JY, Kim DY, Kim JH, Kim YM, Kim YT, Nam JH. Surgical management of borderline ovarian tumors: The role of fertility-sparing surgery. *Gynecol Oncol* 2009 Apr;113(1):75-82.

LINFADENECTOMIA INGUINAL VIDEOENDOSCÓPICA

Vinicius de Lima Vazquez
Carlos Eduardo Barbosa Carvalho

INTRODUÇÃO

A realização do esvaziamento inguinal com utilização de videoendoscopia (Fig. 42-1) e das pinças endoscópicas teve início e expansão há mais de 10 anos, inicialmente no tratamento do câncer de pênis e depois com extensão para os cânceres de vulva e para o melanoma. Tem sido objeto de estudo e aplicação prática em diversos serviços e apresenta resultados, no mínimo, equivalentes ao procedimento aberto. Na maioria das séries e estudos prospectivos apresenta menor tempo de internação, menor sangramento, menor índice de complicações agudas na ferida.

REFERENCIAIS ANATÔMICOS

A área de trabalho cuja anatomia deve ser conhecida consiste no triângulo femoral ou de Scarpa. Seus limites são os da linfadenectomia inguinal. Lateralmente o músculo sartório; medialmente os músculos adutores, mais especificamente o músculo adutor longo; superiormente, o ligamento inguinal (Fig. 42-2); posteriormente, formando o assoalho do triângulo, temos os músculos pectíneo e psoas; anteriormente, ou o teto da linfadenectomia, temos a *fascia superficialis* ou subcutâneo. A *fascia lata* divide o plano dos linfonodos em superficiais e profundos. Próximo à base do triângulo, no terço médio do ligamento inguinal e pouco abaixo e medial ao mesmo, apresenta-se um déficit na *fascia lata*, o hiato safeno com sua fáscia cribriforme. Serve de passagem para a veia safena magna e os linfáticos eferentes do compartimento superficial para o profundo (Fig. 42-3).

A veia femoral encontra-se medialmente à artéria. O nervo femoral situa-se lateralmente. Esse conjunto neurovascular encontra-se dentro do triângulo (Fig. 42-4). O nervo logo se ramifica em direção ao grupo muscular anterior – quadríceps femoral – que tem função extensora da perna. Já a veia e a artéria femorais seguem em direção ao ápice do triângulo para, após emitirem os ramos femorais profundos, entrarem no canal dos adutores (canal de Hunter) e seguir em direção à região poplítea.

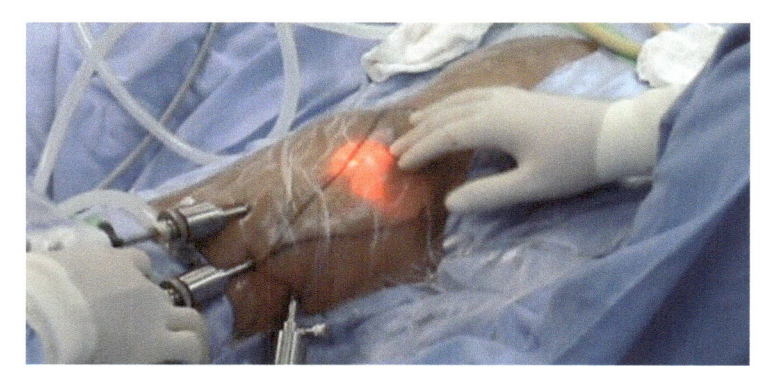

Fig. 42-1. Linfadenectomia inguinal videolaparoscópica.

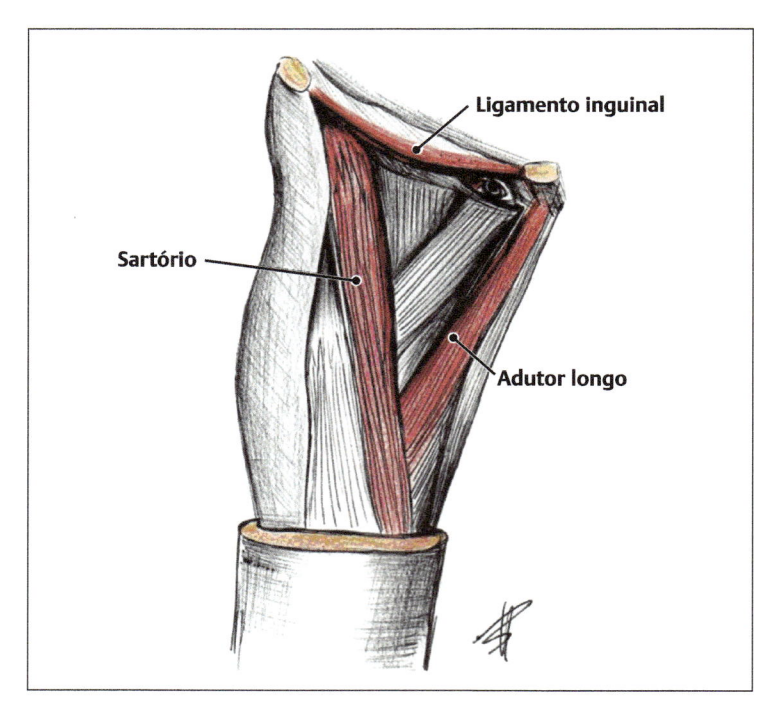

Fig. 42-2. Limites do triângulo femoral de Scarpa.

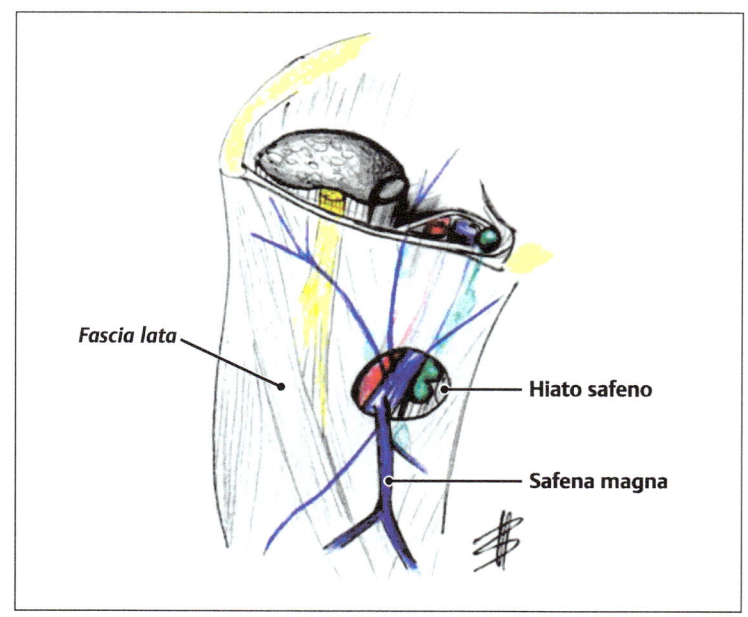

Fig. 42-3. Identificação anatômica do hiato safeno.

CAPÍTULO 42 ■ LINFADENECTOMIA INGUINAL VIDEOENDOSCÓPICA

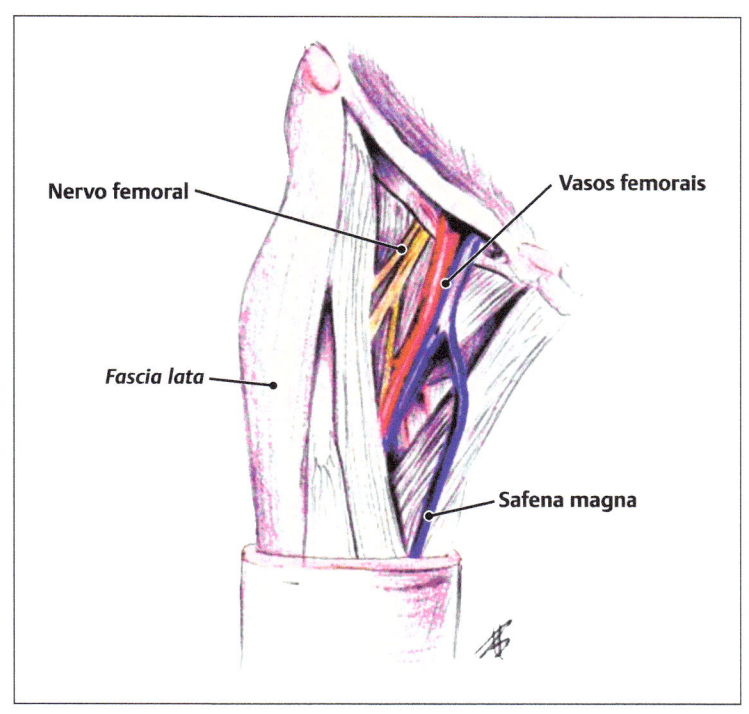

Fig. 42-4. Estruturas anatômicas do triângulo femoral.

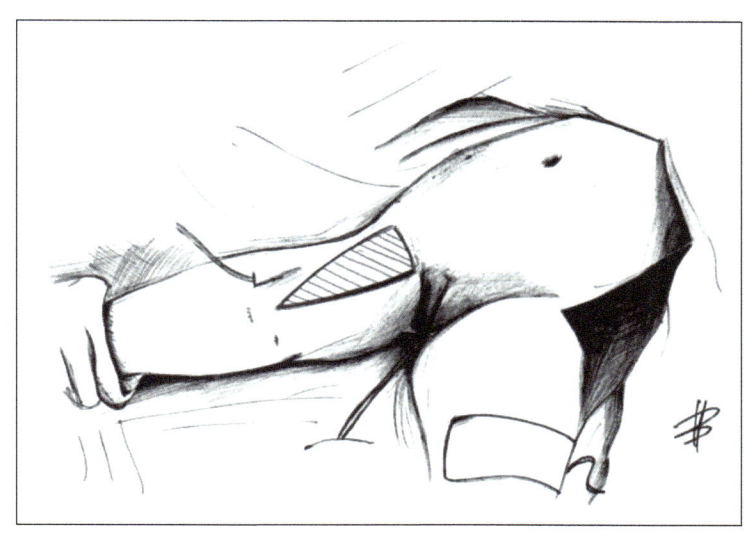

Fig. 42-5. Posicionamento da paciente.

PREPARO PRÉ-OPERATÓRIO

Não há necessidade de preparos especiais. A tricotomia deve ser realizada na sala cirúrgica. Trata-se de cirurgia limpa, portanto, a antibioticoprofilaxia pode ser dispensada. Realiza-se a degermação. A sondagem vesical é indicada a critério da equipe cirúrgica. O procedimento pode ser realizado de forma eficaz com raquianestesia, ou anestesia combinada. Também a critério do serviço o uso de botas compressivas e manta térmica.

MATERIAIS INDISPENSÁVEIS

Para o acesso cavitário, podemos utilizar trocartes e pinças pediátricas, de menor comprimento, que possibilitam a colocação dos portais mais próxima ao ápice do triângulo e maior conforto da equipe. Porém o procedimento é factível com a utilização dos instrumentos habituais. Utilizam-se dois trocartes de 10,0 ou 11,0 mm e um trocarte de 5,0 mm. Para ligaduras hemostáticas utilizam-se clipes vasculares simples ou Hem-O-lok (Weck Closure Systems, Research Triangle Park, NC). Além disso, é necessária uma pinça de energia, que pode ser uma pinça Bipolar ou Ligasure© ou Harmonic© ou afins, de preferência de 5,0 mm para melhor dissecção. Também material de dissecção e apreensão, como Hook, Maryland, tesoura, pinça jacaré ou Dorsey, pode constar na caixa laparoscópica para eventual auxílio.

POSICIONAMENTO DA PACIENTE

Decúbito horizontal com abdução dos membros inferiores. O membro ipsolateral deve estar numa leve rotação externa, de modo a melhor expor a região inguinal. A mesa cirúrgica deve permanecer na posição horizontal e rebaixada até o nível de maior conforto ergonômico para o cirurgião (com os cotovelos junto ao corpo e ombros relaxados) (Fig. 42-5).

POSICIONAMENTO DOS TROCARTES

São posicionados da seguinte maneira: Portal 01 (Câmera) – Trocarte de 11 ou 12 mm abaixo do ápice do triângulo femoral, essa distância depende da utilização de trocartes pediátricos ou não. Para o trocarte usual deve-se colocar o Portal 01 a 4,0 cm inferior ao ápice e na linha mediana. Portal 02 (instrumental de ligadura e dissecção) – Trocarte de 10 mm, locado 2,0 cm superior e 4,0 a 6,0 cm lateral ou medial ao ápice (depende da mão dominante do cirurgião/preferência e do lado operado). Portal 03(instrumental de apreensão) – trocarte de 5,0 mm que deve ser locado 2,0 cm superior e 4,0 a 6,0 cm lateral ou medial ao ápice do triângulo femoral (contralateral ao P 02) (Fig. 42-6).

POSICIONAMENTO DA EQUIPE

Não existe um posicionamento fixo para todas as ocasiões. Como essa cirurgia habitualmente se realiza com um cirurgião e um auxiliar (câmera), a equipe pode-se colocar da forma mais cômoda para ambos, o que varia de acordo com o lado operado e a mão dominante do cirurgião. Por exemplo, se o operador for destro, e o lado operado for o membro inferior esquerdo, a melhor posição para o cirurgião será entre as pernas do paciente, assim como o portal P02 que nesse caso deve estar lateral ao ápice. O câmera obviamente fica contralateral ao cirurgião. Em outro caso, se o membro a ser operado for o direito, esse mesmo cirurgião deve posicionar-se lateralmente, e o câmera fica entre as pernas. Nesse caso o Portal 02 deve ser locado medial ao ápice.

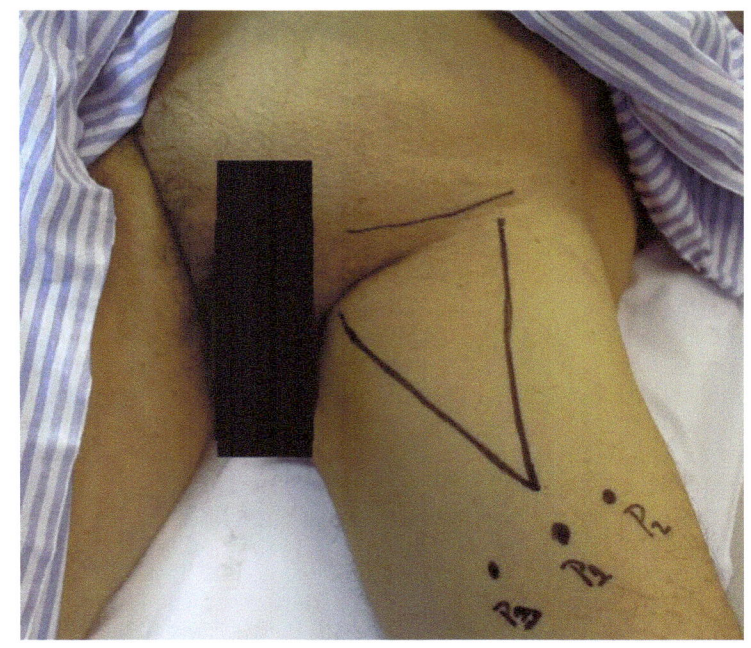

Fig. 42-6. Posicionamento dos portais.

DESCRIÇÃO DA TÉCNICA CIRÚRGICA
Passo a Passo
Passo 1
No local onde será inserido o portal 01 (câmera) faz-se uma incisão de 1,0 cm e utilizando-se de uma tesoura Metzenbaum longa procede-se à dissecção de um plano subcutâneo logo abaixo da *fascia superficialis* ou de Scarpa. A direção desta dissecção deve ser orientada para o ligamento inguinal e tendo como limites lateral e medial as bordas dos músculos sartório e adutor longo respectivamente. Se o plano estiver correto a veia safena ficará para baixo junto ao produto da linfadenectomia. Alguns autores utilizam adrenalina diluída com soro fisiológico na proporção de 1:100 injetados no subcutâneo para diminuir sangramento e melhor dissecção.

Passo 2
Passagem do trocarte de P01 pela incisão. Insuflação com gás a uma pressão de 8 a 15 mm Hg, com isso ocorre a formação da cavidade de trabalho. Em pacientes mais flácidos uma pressão menor (8,0 mm Hg) pode distender o espaço de modo satisfatório. Já alguns indivíduos podem necessitar de pressões um pouco maiores (até 15,0 mm Hg).

Passo 3
Isolamento da veia safena magna. A veia localiza-se sempre medialmente, e deve-se proceder à dissecção e isolamento da mesma durante a secção dos tecidos gorduroso e linfático junto ao ápice do triângulo e próximo ao portal. Cuidadosamente a veia é liberada e serve como referência para prosseguir a operação. Ela também pode ser ligada na sua parte distal, por Hem-O-Lok ou clipe ou ligadura manual; como fica próxima ao portal ela pode ser laçada e ligada externamente em alguns casos.

Passo 4
Abertura da *fascia lata*. Após sua identificação, a veia preservada ou ligada é seguida superiormente liberando a mesma do músculo adjacente – adutor longo. A fáscia muscular é aberta sobre o sartório e sobre o adutor, e é dissecada de suas bordas medial e lateral respectivamente. Assim expõe a borda interna nos dois lados, sobre o sartório e sobre o adutor, definindo os limites medial e lateral do triângulo.

Passo 5
Exposição do ligamento inguinal. A dissecção prossegue superiormente junto à borda muscular nos dois lados até exposição do ligamento inguinal. Entre 2,0 e 3,0 cm acima do ligamento e sobre a parede abdominal procede-se à ressecção do tecido adiposo (vários linfonodos situam-se nessa localização), com isso fica exposta a aponeurose do oblíquo externo, além de todo ligamento inguinal.

Passo 6
Identificação e exposição dos vasos femorais. Junto à borda muscular bilateralmente e abaixo da *fascia lata*, procede-se à dissecção romba até visualização da artéria e veia femorais. Importante lembrar que a veia femoral situa-se medialmente em relação à artéria. Essa dissecção romba prossegue em sentido superior até a croça da veia safena. Os inúmeros ramos venosos ou arteriais de pequeno calibre que aparecem no trajeto devem ser ligados com clipes. São ramos diretos da artéria ou da veia femorais, que podem não sangrar de imediato por causa da pressão do gás insuflado, mas podem ser causa de hematoma volumoso no pós-operatório imediato. Portanto, esses múltiplos ramos devem ser ligados ou então selados com pinças de energia (Ligasure, Ultracision, Bipolar).

Passo 7
Dissecção e ligadura da croça safena (Fig. 42-7). A exposição da croça safena e de seu colo permite a liberação segura do conteúdo linfático ao redor da mesma. Existem múltiplos ramos que deságuam nela logo após perfurarem a *fascia lata* no hiato safeno, ou fáscia cribriforme. Se a safena magna for preservada, esses ramos devem ser cuidadosamente clipados ou selados. Se a mesma for ressecada junto com a peça então se procede apenas à ligadura em sua base, abaixo da *fascia lata* e próximo à junção com a femoral (Fig. 42-8). Essa ligadura pode ser realizada de forma segura por Hem-O-Lok. Também ligadura convencional com ponto transfixante. Geralmente não deve ser selada por causa do calibre do vaso.

Passo 8
Liberação final da peça e retirada coberta por Endo Bag™ ou embalagens confeccionadas com luva ou outros materiais. A retirada efetua-se pelo trocarte do ápice e pode ser necessário ampliar um pouco a incisão.

Passo 9
Revisão da hemostasia e lavagem do leito. Passagem de dreno de sucção, geralmente utiliza-se um Port-Vac 4.8 (Fig. 42-9). Exterioriza-se por punção em outro sítio. A passagem desse dreno pelos portais prejudica a formação do vácuo.

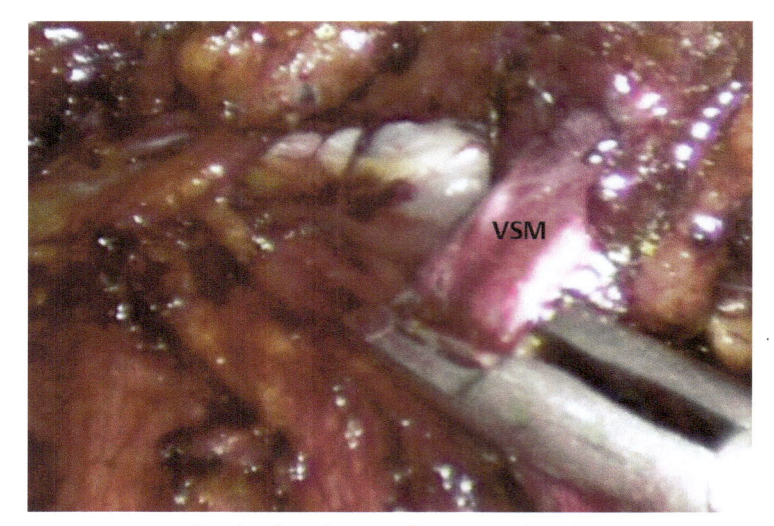

Fig. 42-7. Dissecção e ligadura da veia safena magna (VSM).

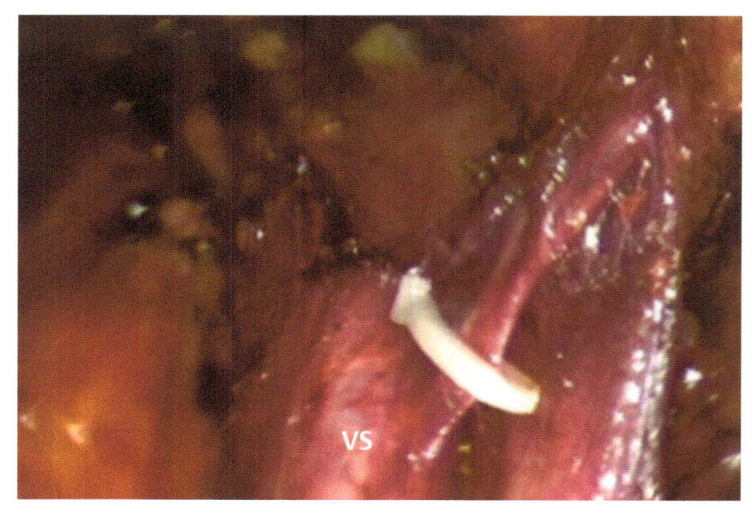

Fig. 42-8. Ligadura da veia safena (VS).

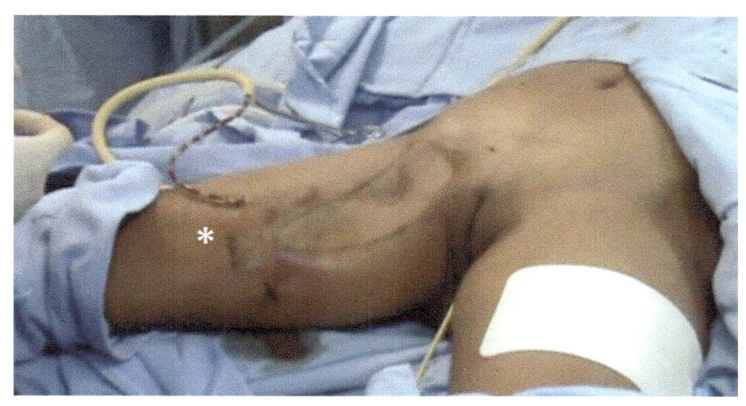

Fig. 42-9. Posicionamento do dreno de sucção (*).

Passo 10
Fechamento dos portais com pontos subdérmicos e na pele. Curativo oclusivo.

DICAS E TRUQUES
- Uso de óptica de 0°.
- Ligeiro Trendelenburg pode reduzir a congestão venosa no membro e reduzir sangramento.
- Atentar para clipagem dos pequenos ramos das femorais e da safena. A pressão positiva impede o sangramento ativo desses pequenos ramos venosos durante a cirurgia que, entretanto, podem produzir hematomas importantes no pós-operatório imediato.
- Alguns cirurgiões preferem realizar a linfadenectomia em duas etapas. Primeiro procedem à ressecção dos linfonodos inguinais superficiais, aqueles acima da *fascia lata*. Retiram o produto e com isso ganham mais espaço para trabalhar sobre os linfonodos profundos, aqueles abaixo da *fascia lata*, entre os vasos femorais.

CONCLUSÃO
Como toda cirurgia, a VEIL deve ser permeada pelo bom julgamento clínico. Aqueles casos com tumores extensos, múltiplos e acometendo subcutâneo/pele devem merecer ponderação especial e constituem contraindicações relativas. Assim também aqueles pacientes com neoplasias envolvendo a veia femoral ou musculatura regional são mais bem abordados na cirurgia aberta.

BIBLIOGRAFIA
Delman KA, Kooby DA, Rizzo M et al. Initial experience with videoscopic inguinal lymphadenectomy. *Ann Surg Oncol* 2011 Apr;18(4):977-82.

Martin BM, Etra JW, Russell MC et al. Oncologic outcomes of patients undergoing videoscopic inguinal lymphadenectomy for metastatic melanoma. *J Am Coll Surg* 2014 Apr;218(4):620-6.

Pahwa HS, Misra S, Kumar A et al. Video Endoscopic Inguinal Lymphadenectomy (VEIL)--a prospective critical perioperative assessment of feasibility and morbidity with points of technique in penile carcinoma. *World J Surg Oncol* 2013 Feb 22;11:42.

Sommariva A, Pasquali S, Rossi CR. Video endoscopic inguinal lymphadenectomy for lymph node metastasis from solid tumors. *Eur J Surg Oncol* 2015 Mar;41(3):274-81.

Tobias-Machado M, Tavares A, Molina WR Jr, Forseto PH Jr, Juliano RV, Wroclawski ER. Video endoscopic inguinal lymphadenectomy (VEIL): minimally invasive resection of inguinal lymph nodes. *Int Braz J Urol* 2006 May-Jun;32(3):316-21.

Tobias-Machado M, Tavares A, Molina WR Jr, Zambon JP. Video endoscopic inguinal lymphadenectomy (VEIL): initial case report and comparison with open radical procedure. *Arch Esp Urol* 2006 Oct;59(8):849-52.

Tobias-Machado M, Tavares A, Ornellas AA, Molina WR Jr. Video endoscopic inguinal lymphadenectomy: a new minimally invasive procedure for radical management of inguinal nodes in patients with penile squamous cell carcinoma. *J Urol* 2007 Mar;177(3):953-7; discussion 958.

ÍNDICE REMISSIVO

Entradas acompanhadas por um *f* ou *q* itálico indicam figuras e quadros, respectivamente.

A
Abdome
  andar superior do, 9*f*
    visão do, 9*f*
      do traçado da aorta, 9*f*
Abscesso
  tubo-ovariano, 124
    drenagem de, 124
Aderência(s)
  extensas, 30*f*
    em fundo de saco, 30*f*
      posterior, 30*f*
  lise de, 30, 31*f*, 33*f*
    e drenagem do cisto, 33*f*
    fisiológica, 31*f*
      do sigmoide, 31*f*
    identificação após, 31*f*
      do ureter esquerdo, 31*f*
    reconstrução da anatomia, 30
Adesiólise, 123
AGD (Artéria Gonadal Direita), 12*f*
AICD (Artéria Ilíaca Comum Direita), 8*f*, 9*f*, 11*f*
AICE (Artéria Ilíaca Comum Esquerda), 8*f*, 9*f*, 11*f*
AII (Artéria Ilíaca Interna)
  anatomia da, 3-6
    tronco posterior, 6
      glútea superior, 6
      ileolombar, 6
      sacral lateral, 6
Alça
  intestinal, 35*f*
AMI (Artéria Mesentérica Inferior), 8, 9*f*, 11*f*
Anastomose
  istmo-vaginal, 208
  terminoterminal, 84
    na endometriose ureteral, 84
      passo a passo, 84
  ureterovesical, 97*f*
Anatomia
  das estruturas, 8*f*
    retroperitoneais, 8*f*
      AICD, 8*f*
      AICE, 8*f*
      AMI, 8*f*
      aorta, 8*f*
      ureter esquerdo, 8*f*
      VCI, 8*f*
      VGE, 8*f*
      VRE, 8*f*
  da tuba, 163
  da artéria ilíaca comum, 3-7
    discussão, 6
    rede venosa, 6
      pélvica, 6

    tronco anterior, 4
      glútea inferior, 6
      obturadora, 4
      pudenda, 5
      retal média, 5
      umbilical obliterada, 4
      uterina, 4
      vaginal, 5
      vesical superior, 4
    tronco posterior, 6
      glútea superior, 6
      ileolombar, 6
      sacra lateral, 6
  do retroperitônio, 8-12
    em oncologia ginecológica, 8-12
      abdominal, 8
      linfáticos, 10
      nervos, 11
      ureter, 10
      variações anatômicas, 11
      veia cava, 9
Anodamento
  técnica de, 18
    perfeita, 18
      regra do gladiador Romeo, 18
Anorretal
  neurofisiologia, 105
Ao (Artéria Aorta), 8*f*, 11*f*, 12*f*
  abdominal, 8
  ramo da, 9*f*
    descendente, 9*f*
  traçado da, 9*f*
Apêndice
  base do, 152*f*
    secção da, 152*f*
    sutura da, 152*f*
  cecal, 149*f*
    e vascularização, 149*f*
    identificação do, 151*f*
Apendicectomia
  laparoscópica, 149-153
    dicas, 153
    materiais indispensáveis, 149
    passo a passo, 151
    posicionamento, 149
      da equipe, 150
      da sala cirúrgica, 151
      do paciente, 149, 150*f*
      dos trocartes, 150
    pós-operatório, 153
    preparo pré-operatório, 149
    truques, 153
Artéria(s)
  glútea, 6
    inferior, 6

superior, 6
ileolombar, 6
ilíaca(s), 3
  comum(ns), 3
    bifurcação das, 3*f*
    ramos da, 4*f*
  externa, 3*f*, 4*f*
obturadora, 4
pudenda, 5
retal, 5
  média, 5
sacral, 6
  lateral, 6
umbilical, 4, 5*f*
  obliterada, 4, 5*f*
uterina, 4, 5*f*, 190, 206
  ligadura da, 190
  tratamento da, 206
vaginal, 5
vesical, 4, 5*f*
  superior, 4, 5*f*
Assoalho
  pélvico, 105
    neurofisiologia do, 105
      anorretal, 105
      trato urinário, 105

B

Bexiga
  mobilização da, 96*f*
    no espaço de Retzius, 96*f*
Biópsia(s)
  peritoneais, 250
Burch
  colpossuspensão de, 173, 174

C

Calibragem
  do manguito vaginal, 208
Câncer de Ovário
  avançado, 243-247
    escore de ressecabilidade para, 243-247
      descrição da técnica cirúrgica, 244
      dicas, 246
      materiais indispensáveis, 243
      método de pontuação de Fagotti, 244
      posicionamento, 243
        da paciente, 243
        dos trocartes, 244
      pós-operatório, 246
      preparo pré-operatório, 243
Cápsula
  do cisto, 33*f*
    exposição da, 33*f*
    retirada da, 34*f*
    secção da, 34*f*
Carcinomatose
  diafragmática, 245*f*
  miliar, 244*f*
    na serosa, 244*f*
      do intestino delgado, 244*f*
  peritoneal, 245*f*
Cavidade
  abdominal, 188, 235
    inspeção da, 235
    inventário da, 188
  lavagem da, 82
  vesical, 36*f*

Cerclagem
  inversão uterina e, 207
  laparoscópica, 180-184
    descrição da técnica cirúrgica, 181
      passo a passo, 181
    materiais indispensáveis, 180
    pontos-chave, 184
    posicionamento, 180
      da equipe, 180
      da paciente, 180, 180*f*
      da sala cirúrgica, 180
      dos trocartes, 180
    pós-operatório, 184
    preparo pré-operatório, 180
Cirurgia
  de esterilização, 167
  de gravidez tubária, 167
  tubária, 163-169
    anatomia da tuba, 163
    descrição da técnica cirúrgica, 165
      passo a passo, 165
    hidrossalpinge, 163
      classificação da, 164*q*
      diagnóstico da, 163, 164*q*
      fisiopatologia da, 163
    sucesso da, 164
      fatores prognósticos do, 164
Cistectomia, 42
  aproximação após, 43*f*
    do ovário, 43*f*
  ovariana, 43*f*, 254
    direita, 43*f*
  parcial, 36*f*
Cisto
  cápsula do, 33*f*
    exposição da, 33*f*
    retirada da, 34*f*
    secção da, 34*f*
  drenagem do, 33*f*
    lise de aderências e, 33*f*
  eversão do, 33*f*
Cólon
  direito, 74
    tratamento cirúrgico do, 74
      na endometriose ileocecal, 74
  sigmoide, 170*f*
    suspensão do, 170*f*
Colporrafia, 197
Colpossuspensão
  de Burch, 173
Colpotomia, 131, 197
  anterior, 131*f*
  com retirada da peça cirúrgica, 207
  início de, 131*f*
  lateral, 131*f*
    direita, 131*f*
Cúpula
  vaginal, 132, 133*f*, 146
    fechamento da, 132, 146
    ponto em X na, 133*f*

D

Delimitação
  do nível de secção, 207
    uterina/colo, 207
Dissecção
  do espaço, 171*f*, 188, 189, 195
    pararretal, 188

paravesical, 188
retovaginal, 171*f*, 189, 206
com secção de ligamento US, 206
vesicovaginal, 171*f*, 189, 195
do mesoureter, 206
do promontório sacral, 171*f*
do túnel ureteral, 189*f*
esquerdo, 189*f*
dos ligamentos uterossacros, 189
dos ramos, 188
do nervo hipogástrico, 188
dos ureteres, 189
na HTL, 128, 129, 130
anexial, 129
da bexiga, 129
dos LL, 128
do plano posterior, 129*f*
pararretal, 171
regras básicas de, 29-39
endometriose profunda, 29-39
estratégia(s), 29, 32
específica(s), 32
geral, 29
pós-operatório, 39
preparo pré-operatório, 29
retovaginal, 171
vesicovaginal, 171
Doença
inflamatória pélvica, 123-126
tratamento cirúrgico da, 123-126
princípios gerais na abordagem, 123
Dor
neuropática, 110
primária, 110
secundária, 110
Drenagem
de abscesso, 124
tubo-ovariano, 124

E

Encarceramento(s)
endometriótico, 109*f*
do plexo sacral direito, 109*f*
fibrótico, 109*f*
no NC, 109*f*
nervosos, 107*f*
intrapélvicos, 107*f*
pélvicos, 108
etiologia dos, 108
compressão muscular, 110
endometriose, 108
fibrose, 109
neoplasias, 110
vascular, 109
Endometrioma, 109*f*
apreensão do fundo do, 33*f*
Endometriose, 25-115
fórnice vaginal, 50*f*
ressecção do, 50*f*
ileocecal, 74-77
descrição da técnica cirúrgica, 75
materiais indispensáveis, 75
posicionamento, 75
da equipe, 75
da paciente, 75
dos trocartes, 75
tratamento cirúrgico, 74
do cólon direito, 74
do íleo, 74
implantes superficiais, 25-28
descrição da técnica cirúrgica, 27
passo a passo, 27
materiais indispensáveis, 25
posicionamento, 25, 26
da equipe, 26, 27*f*
da paciente, 25
dos trocartes, 26
da sala cirúrgica, 26
preparo pré-operatório, 25
infiltrativa, 84*f*
no óstio ureteral, 84*f*
no trígono vesical, 84*f*
intestinal, 37, 44-73
ressecção discoide, 56-61
descrição da técnica cirúrgica, 57
passo a passo, 57
materiais indispensáveis, 56
posicionamento, 56, 57
da equipe, 57
da paciente, 56
da sala cirúrgica, 57
dos trocartes, 56
pós-operatório, 61
preparo pré-operatório, 56
ressecção linear, 70-73
descrição da técnica cirúrgica, 71
passo a passo, 71
dicas, 71
escolha racional, 70
incidência, 70
materiais indispensáveis, 71
resultados, 73
truques, 72
ressecção segmentar, 44-48
descrição da técnica cirúrgica, 44
passo a passo, 44
posicionamento, 44
da paciente, 44
preparo pré-operatório, 44
shaving retal, 49-55
descrição da técnica cirúrgica, 50
passo a passo, 50
materiais indispensáveis, 49
posicionamento, 49, 50
da equipe, 50
da paciente, 49
da sala cirúrgica, 50
dos trocartes, 49
pós-operatório, 54
preparo pré-operatório, 49
técnica de Rouen, 62-69
complicações potenciais, 65
custo efetivo, 67
experiência dos autores, 67
materiais indispensáveis, 62
preparo pré-operatório, 63
principais dispositivos, 69
procedimento, 63
laparoscópico, 63
transanal, 63
vantagens, 66
lesão de, 45*f*
dissecção central da, 45*f*
nódulo de, 50*f*, 51*f*, 72*f*
gordura ao redor do, 50*f*
peri-retal, 50*f*

na parede do reto, 51f
ovariana 40-43
  descrição da técnica cirúrgica, 42
    passo a passo, 42
      cistectomia, 42
      entrada na cavidade peritoneal, 42
      exploração, 42
      exposição, 42
      hemostasia da pelve, 43
      lavado, 43
      liberação anexial, 42
      restauração da anatomia, 42
  marcos anatômicos, 40
  materiais indispensáveis, 41
  pós-operatório, 43
  posicionamento, 42
    da equipe, 42
    da paciente, 42
    dos trocartes, 42
    na sala cirúrgica, 42
  preparo pré-operatório, 41
profunda, 29-39, 102-115
  de fundo de saco, 34
    posterior, 34
  do trato urinário, 35
  entender a doença, 29
  intestinal, 37
  neuroanatomia pélvica, 102-113
    dor neuropática, 110
      primária, 110
      secundária, 110
    etiologia dos encarceramentos pélvicos, 108
    nervos, 102, 104
      autonômicos, 104
      somáticos, 102
    neurofisiologia do assoalho pélvico, 105
    neuropatias compressivas intrapélvicas, 107
    preservação nervosa, 105, 106
      por visualização direta, 105
      ressecção intestinal e, 106
      uso de referências anatômicas, 106
    transecção nervosa, 110
  ovariana, 32
  regras básicas de dissecção, 29-39
    estratégia, 29, 32
      específica, 32
      geral, 29
    pós-operatório, 39
    pré-operatório, 29
superficial, 25f
  em serosa uterina, 25f
  e LR, 25f
ureteral, 83-101
  anastomose terminoterminal, 84
    passo a passo, 84
  anatomia do ureter, 83
  classificação, 83
  complicações, 92
  investigação, 83
  materiais indispensáveis, 84
  posicionamento, 84
    da equipe, 84
    da paciente, 84
    dos trocartes, 84
  pós-operatório, 92
  preparo pré-operatório, 84
  reimplante, 84, 94-101
    descrição da técnica cirúrgica, 94
      passo a passo, 94

      materiais indispensáveis, 94
      posicionamento, 94
        da equipe, 94
        da paciente, 94
        da sala cirúrgica, 94
        dos trocartes, 94
      pós-operatórios, 101
      preparo pré-operatório, 94
  ressecção segmentar, 83-92
    tratamento cirúrgico, 84
    ureterectomia, 84
    passo a passo, 84
    ureterólise, 83-92
      passo a passo, 84
vesical, 78-82
  descrição da técnica cirúrgica, 80
    abordagem de nódulo vesical, 81
    geral, 80
  materiais indispensáveis, 79
  posicionamento, 79, 80
    da equipe, 80
    da paciente, 79
    da sala cirúrgica, 80
    dos trocartes, 80
  pós-operatório, 82
  preparo pré-operatório, 78
  reparos anatômicos, 78
Endotrainer
  E-knot, 20f
Escore de Ressecabilidade
  para câncer de ovário avançado, 243-247
    descrição da técnica cirúrgica, 244
      passo a passo, 244
    dicas, 246
    materiais indispensáveis, 243
    método de pontuação de Fagotti, 244
      abdome superior esquerdo, 245
      fígado, 246
      intestino, 245
      omento, 245
      peritônio, 245
        diafragmático, 245
        parietal, 245
    posicionamento, 243, 244
      da paciente, 243
      dos trocartes, 244
    pós-operatório, 246
    preparo pré-operatório, 243
    truques, 246
Espaço(s)
  para-aórtico, 11f
    infrarrenal, 11f
  pararretal, 35f, 45f, 188, 194
    bilaterais, 45f
      exploração dos, 45f
    desenvolvimento dos, 194
    dissecção dos, 35f, 38f, 188
    peritônio do, 35f
      área avascular no, 35f
  paravesical, 80, 188, 194
    abertura do, 80
    desenvolvimento dos, 194
    dissecção dos, 188
  retovaginal, 171f, 189, 206
    dissecção do, 171f, 189, 206
      com secção de ligamento US, 206
  vesicovaginal, 171f, 189, 195
    dissecção do, 189, 195

Estadiamento
    cirúrgico, 248-250
        biópsias peritoneais, 250
        omentectomia, 249-250
            descrição da técnica cirúrgica, 250
            dicas, 250
            posicionamento, 250
                da equipe, 250
                dos trocartes, 250
            truques, 250
        salpingo-oforectomia bilateral, 248, 249
            descrição da técnica cirúrgica, 248
            dicas, 249
            situações especiais, 249
            truques, 249
Estrutura(s)
    retroperitoneais, 8f, 11f
        anatomia das, 8f
            AICD, 8f
            AICE, 8f
            AMI, 8f
            Ao aorta, 8f
            ureter esquerdo, 8f
            VCI, 8f
            VGE, 8f
            VRE, 8f
        relação entre, 11f
            AICD, 11f
            AICE, 11f
            AMI, 11f
            Ao, 11f
            plexo hipogástrico superior, 11f
            VCI, 11f
            veia ilíaca comum esquerda, 11f
Exérese
    da hidátide de Morgani, 167

F
Fitz-Hugh e Curtis
    síndrome de, 123f
Fossa(s)
    paravesicais, 4f
        lateral, 4f
        medial, 4f
Fundo de Saco
    anterior, 30f
        inspeção, 30f
    posterior, 30f, 34
        aderências extensas em, 30f
        apresentação do, 30f
        bloqueado, 30f
        endometriose de, 34

G
GE (Gestação Ectópica)
    tuba com, 120f
Gestação
    após laparoscopia, 167q
        taxa cumulativa de, 167q
Goteira Parietocólica
    esquerda, 45f
        liberação de, 45f
Grampeador
    Contour® Transtar™-STR5G, 62f
Gravidez Ectópica
    localizações de, 119f
    salpingostomia linear, 119-122
        dicas, 122
        materiais indispensáveis, 120
        descrição da técnica cirúrgica, 120
            passo a passo, 120
        pontos-chave, 122
        posicionamento, 120
            da equipe, 120
            da paciente, 120
            da sala cirúrgica, 120
            dos trocartes, 120
        pós-operatório, 122
        preparo pré-operatório, 120
        truques, 122
    taxas de, 119f
Gravidez
    após salpingoneostomia, 167q
    tubária, 167
        cirurgia de, 167

H
Hemostasia
    da pelve, 43
    do LR, 128f
    do mesossalpinge, 129f
    dos vasos uterinos, 130f
    revisão da, 82, 132, 190
        na HRL, 190
        na HTL, 132
Hidátide
    de Morgani, 167
        exérese da, 167
Hidrossalpinge
    classificação da, 164q
        segundo Donnez e Roux, 164q
    diagnóstico da, 163, 164q
    fisiopatologia da, 163
Histerectomia, 135-148
    de úteros volumosos, 142-147
        abordagens de, 142
        desafios da, 142
        descrição da técnica cirúrgica, 144
            passo a passo, 144
        dicas, 144
        extração de, 146
        fechamento, 146
            da cúpula vaginal, 146
        morcelação, 146
            novos desenvolvimentos, 146
        posicionamento, 143
            da paciente, 143
            dos trocartes, 143
        pós-operatório, 146
        preparo pré-operatório, 143
        revisão da literatura, 147q
        truques, 144
    subtotal laparoscópica, 135-141
        descrição da técnica cirúrgica, 136
            passo a passo, 136
        dicas, 141
        materiais indispensáveis, 135
        posicionamento, 135
            da equipe cirúrgica, 136, 136f
            da paciente, 135
            dos trocartes, 136
        truques, 141
    supracervical, 171
Histerossalpingografia, 164f
HRL (Histerectomia Radical Laparoscópica), 187-198
    classificação Querleu 2008, 187-191
        descrição da técnica cirúrgica, 188
            passo a passo, 188

        dicas, 190
        materiais indispensáveis, 187
        posicionamento, 187
            da equipe, 188
            da paciente, 187
            da sala cirúrgica, 188
            dos trocartes, 188
        pós-operatório, 190
        preparo pré-operatório, 187
        truques, 190
    neuropreservadora robótica, 192-198
        descrição da técnica cirúrgica, 194
            passo a passo, 194
        dicas, 198
        materiais indispensáveis, 193
        posicionamento, 193
            da equipe, 193
            do carro do paciente, 194
            dos trocartes, 193
        pós-operatório, 198
        preparo pré-operatório, 193
        sistema da Vinci, 192
        truques, 198
HTL (Histerectomia Total Laparoscópica), 127-134
    descrição da técnica cirúrgica, 128
        passo a passo, 128
    dicas, 134
    inserção, 133
        da sonda vesical, 133
        do manipulador uterino, 133
    materiais indispensáveis, 127
    posicionamento, 127
        da equipe, 127
        da paciente, 127
        dos equipamentos cirúrgicos, 127
        dos trocartes, 127
    pós-operatório, 133
    preparo pré-operatório, 127
    truques, 134

I

ICG (Verde de Indocianina)
    técnica com, 218-222
        pesquisa de LS, 218-222
Íleo
    lesão no, 74*f*
        superficial, 74*f*
            em forma de placa, 74*f*
        terminal, 74*f*
            bolhosa, 74*f*
            infiltrativa, 74*f*
    secção do, 76*f*
Incisão
    mini-Pfannenstiel, 46*f*
Infundíbulo
    pélvico, 32*f*
        relação anatômica com, 32*f*
            do ureter, 32*f*
Inserção
    na HTL, 133
        da sonda vesical, 133
        do manipulador uterino, 133
Inversão
    uterina, 207
        e cerclagem, 207

L

Laparoscopia
    e massas anexiais suspeitas, 252-261
        descrição da técnica cirúrgica, 253

            passo a passo, 253
        materiais indispensáveis, 253
        posicionamento, 253
            da equipe, 253
            da paciente, 253
            da sala cirúrgica, 253
            dos trocartes, 253
        pós-operatório, 261
        preparo pré-opeartório, 252
Laparotomia, 218
    cirurgia, 219
        laparoscópica, 219
        robótica, 219
Laqueadura Tubária
    laparoscópica, 158-162
        descrição da técnica cirúrgica, 160
            passo a passo, 160
        dicas, 162
        materiais indispensáveis, 159
        pontos-chave, 162
        posicionamento, 159
            da equipe, 159
            da paciente, 159
            da sala cirúrgica, 159
            dos trocartes, 159
        pós-operatório, 162
        preparo pré-operatório, 159
        truques, 162
Lesão
    de endometriose, 45*f*
        dissecção central da, 45*f*
        infiltrativa, 74*f*
            do apêndice, 74*f*
            do ceco, 74*f*
            e bolhosa, 74*f*
                no íleo terminal, 74*f*
        intestinal, 38*f*
            superficial, 38*f*
                shaving da, 38*f*
        periureteral, 37*f*
            no compartimento pararretal, 37*f*
        superficial, 74*f*
            no íleo, 74*f*
                em forma de placa, 74*f*
        vesical, 36*f*
LI (Ligamento Iliopectíneo)
    identificação do, 176*f*
    preparação do, 177
Liberação
    de goteira parietocólica, 45*f*
        esquerda, 45*f*
Ligadura
    da tuba, 161*f*
        com anel, 162*f*
Ligamento(s)
    infundíbulo-pélvico, 189
        secção do, 189
        selagem do, 189
    US, 30*f*, 189, 206
        dissecção do, 189
        secção de, 206
            dissecção do espaço retovaginal com, 206
Linfadenectomia(s)
    inguinal videoendoscópica, 262-265
        descrição da técnica cirúrgica, 264
            passo a passo, 264
        dicas, 265
        materiais indispensáveis, 263

posicionamento, 263
    da equipe, 263
    da paciente, 263
    dos trocartes, 263
preparo pré-operatório, 263
referenciais anatômicos, 262
truques, 265
laparoscópica retroperitoneal, 233-238
  para-aórtica, 233-238
    descrição da técnica cirúrgica, 234
    dicas, 237
    materiais, indispensáveis, 233
    posicionamento, 233
      da paciente, 233
      dos trocartes, 234
    pós-operatório, 237
    truques, 237
  pélvica, 233-238
    descrição da técnica cirúrgica, 234
    dicas, 237
    materiais indispensáveis, 233
    posicionamento, 233
      da paciente, 233
      dos trocartes, 234
    pós-operatório, 237
    truques, 237
para-aórtica extraperitoneal, 239-242
  descrição da técnica cirúrgica, 240
    passo a passo, 240
  dicas, 242
  materiais indispensáveis, 239
  posicionamento, 239
    da equipe, 240
    da paciente, 239
    da sala cirúrgica, 240
    dos trocartes, 239
  pós-operatório, 242
  preparo pré-operatório, 239
  truques, 242
pélvica laparoscópica, 223-232
  anatomia cirúrgica, 223
  descrição da técnica cirúrgica, 226
  dicas, 232
  materiais indispensáveis, 223
  posicionamento, 223
    da equipe, 225
    da paciente, 223
    dos trocartes, 225
  pós-operatório, 232
  preparo pré-operatório, 223
  truques, 232
Linfático(s), 10
Lise
  de aderências, 30
    reconstrução da anatomia, 30
LL (Ligamento Largo)
  dissecção, 128
    na HTL, 128
      do plano posterior, 129*f*
  folheto anterior de, 137*f*
    coagulação do, 137*f*
    secção do, 137*f*
LPS (Estadiamento por Laparoscopia), 243
LR (Ligamento Redondo), 28*f*
  abertura do, 128
  coagulação de, 136*f*
  endometriose em, 25*f*
    superficial, 25*f*
  hemostasia do, 128*f*
  secção do, 128*f*, 136*f*, 188, 194
  sutura no, 31*f*
    do ovário, 31*f*
LS (Linfonodo Sentinela)
  pesquisa de, 210-222
    técnica azul patente, 210-217
      posicionamento, 210
        da equipe, 210
        da paciente, 211
        da sala cirúrgica, 210, 211*f*
        dos trocartes, 212
      técnica de detecção, 212
      descrição da técnica cirúrgica., 213
      efeitos adversos, 216
      pós-operatório, 216
    técnica com ICG, 218-222
      algoritmo, 222
      descrição da técnica cirúrgica, 219
      dicas, 222
      laparotomia, 218
      NIR, 218
      truques, 222
LSE (Ligamento Sacroespinal), 5*f*

M

Manejo Laparoscópico
  de prolapsos de órgãos pélvicos, 170-174
    descrição da técnica cirúrgica, 170
      passo a passo, 170
    dicas, 174
    materiais indispensáveis, 170
    posicionamento, 170
      da paciente, 170
      dos trocartes, 170
    truques, 174
Manguito
  vaginal, 208
    calibragem do, 208
Manipulador
  uterino, 133
    inserção do, 133
      na HTL, 133
Massa(s) Anexial(is) Suspeita(s)
  laparoscopia e, 252-261
    descrição da técnica cirúrgica, 253
      passo a passo, 253
    materiais indispensáveis, 253
    posicionamento, 253
      da equipe, 253
      da paciente, 253
      da sala cirúrgica, 253
      dos trocartes, 253
    pós-operatório, 261
    preparo pré-opeartório, 252
Mesa Cirúrgica, 204*f*
  posicionamento da, 203
    na traquelectomia radical, 203
      laparoscópica e robótica, 203
Mesossalpinge
  secção da, 189
  selagem da, 189
Mesentério
  janela do, 45*f*
    com preservação nervosa, 45*f*
MLA (Músculo Levantador do Ânus), 5*f*
Morcelamento
  via vaginal, 132*f*
    de útero volumoso, 132*f*

Morgani
  hidátide de, 167
    exérese da, 167
Mucosa
  retal, 53f
    abertura na, 53f
      sutura da, 53f
  skinning da, 81
  vesical, 36f
    preservando a, 36f
Mucosal
  skinning, 36f

N

NC (Nervo Ciático), 5f, 104
  encarceramento do, 109f
    fibrótico, 109f
Nervo(s), 11
  autonômicos, 104
    dos espaços, 104
      pararretal, 104
      pressacral, 104
  hipogástrico, 188
    ramos do, 188
      dissecção dos, 188
  obturador, 4f
  somáticos, 102
    da parede anterior do abdome, 102, 103f
      NF, 103
      NGF, 102
      NIH, 102
      NII, 102
    do espaço obturatório, 103
      NC, 104
      NO, 103
      NP, 104
    tronco lombossacral, 104
Neuroanatomia
  pélvica, 102-113
    endometriose profunda, 102-113
      dor neuropática, 110
        primária, 110
        secundária, 110
      etiologia dos encarceramentos pélvicos, 108
      nervos, 102, 104
        autonômicos, 104
        somáticos, 102
      neurofisiologia do assoalho pélvico, 105
      neuropatias compressivas intrapélvicas, 107
      preservação nervosa, 105, 106
        por visualização direta, 105
        ressecção intestinal e, 106
        uso de referências anatômicas, 106
      transecção nervosa, 110
Neurofisiologia
  do assoalho pélvico, 105
    anorretal, 105
    trato urinário, 105
Neuropatia(s)
  compressivas, 107
    intrapélvicas, 107
      investigação, 107
NF (Nervo Femoral), 103
NGF (Nervo Genitofemoral), 102, 103f
NIH (Nervo Ílio-Hipogástrico), 102, 103f
NII (Nervo Ilioinguinal), 102, 103f
NIR (Sistema de Imagem Fluorescente com Infravermelho), 218
NLA (Nervo do Levantador do Ânus), 5f
NO (Nervo Obturatório), 103

Nó(s)
  assimétrico, 14f
  cirúrgico, 13f
  classificação dos, 13
  de Roeder, 13-20
    estáveis, 14
    instáveis, 14
    sequências, 15
      bimanuais, 15
      bloqueadoras, 15
      monomanuais, 15
  duplo, 13f
    quadrado, 13f
  extracorpóreo, 15, 16f
    semichaves, 15, 16f
  simétrico, 14f
Nódulo
  de endometriose, 36f, 51f, 72f
    gordura ao redor do, 50f
      perirretal, 50f
    na parede do reto, 51f
  retrocervical, 34f, 38f
    isolado, 38f
  vesical, 80f, 81
    abordagem de, 81
      estratégia para, 81
NP (Nervo Pudendo), 5f, 104

O

Omentectomia, 248-250
  descrição da técnica cirúrgica, 250
  dicas, 250
  posicionamento, 250
    da equipe, 250
    dos trocartes, 250
  truques, 250
Omento, 39f
Omentoplastia, 39f
Ooforectomia, 129f
  laparoscópica, 116-117
    complicações, 117
    descrição técnica cirúrgica, 116
    diagnóstico, 116
    dicas, 117
    materiais indispensáveis, 116
    posicionamento, 116
      da equipe, 116
      da paciente, 116
      do equipamento cirúrgico, 116
      dos trocartes, 116
    truques, 117
Ovário(s)
  direito, 30f
  fixação dos, 31f
    transparietal, 31f
      com agulha reta, 31f
  suspensão de, 27f, 28f, 32f
    com fios de sutura, 28f
    com T-lift, 27f, 32f
      transparietal, 32f
  sutura do, 31f
    no LR, 31f

P

Paciente
  carro do, 194
    posicionamento do, 194
      na HRL neuropreservadora robótica, 194

em massas anexiais, 253
   suspeitas, 253
   linfadenectomia, 223, 233, 239, 263
     inguinal videoendoscópica, 263
     para-aórtica extraperitoneal, 239
     pélvica, 223
     retroperitoneal, 233
       para-aórtica, 233
       pélvica, 233
   na cerclagem laparoscópica, 180
   na endometriose, 25, 29f, 42f, 49, 56, 75, 79, 84, 94
     ileocecal, 75
     intestinal, 49, 56
     ovariana, 42f
     profunda, 29f
     ureteral, 84, 94
     vesical, 79
   na histerectomia, 135, 143
     de úteros volumosos, 143
     subtotal laparoscópica, 135
   na HRL, 187
   na HTL, 127
   na laqueadura tubária, 159
   na ooforectomia laparoscópica, 116
   na parametrectomia robótica, 199
   na pectopexia laparoscópica, 176, 177f
   na pesquisa de LS, 211
   na salpingostomia, 120, 155
     laparoscópica, 155
     linear, 120
       gravidez ectópica, 120
   na traquelectomia radical, 203
     laparoscópica e robótica, 203
   no manejo laparoscópico, 170
     de prolapsos de órgãos pélvicos, 170
Parametrectomia, 196, 207
   robótica, 199-202
     descrição da técnica cirúrgica, 200
       passo a passo, 200
     materiais indispensáveis, 199
     pontos-chave, 202
     posicionamento, 199
       da equipe, 200
       da paciente, 199
       da sala cirúrgica, 200
       dos trocartes, 200
     pós-operatório, 202
Parede
   pélvica, 31f
     aderência fisiológica na, 31f
       do sigmoide, 31f
Patologia(s)
   benignas, 23-184
     apendicectomia laparoscópica, 149-153
     cerclagem laparoscópica, 180-184
     cirurgia tubária, 163-169
     doença inflamatória pélvica, 123-125
       tratamento cirúrgico da, 123-125
     endometriose, 25-115
       ileocecal, 74-77
       implantes superficiais, 25-28
       intestinal, 44-73
         ressecção discoide, 56-61
         ressecção linear, 70-73
         ressecção segmentar, 44-48
         shaving retal, 49-54
         técnica de Rouen, 62-69
       ovariana, 40-43
       profunda, 29-39, 102-115
         neuroanatomia pélvica, 102-115
         regras básicas de dissecção, 29-39
       ureteral, 83-101
         reimplante, 94-101
         ressecção segmentar, 83-92
         ureterólise, 83-92
       vesical, 78-82
     gravidez ectópica, 119-122
       salpingostomia linear, 119-122
     histerectomia, 135-147
       de úteros volumosos, 142-147
       subtotal laparoscópica, 135-141
     HTL, 127-134
     laqueadura tubária, 158-162
       laparoscópica, 158-162
     ooforectomia laparoscópica, 116-117
     pectopexia laparoscópica, 176-179
     salpingectomia laparoscópica, 154-157
       descrição da técnica cirúrgica, 155-156
   oncológicas, 185-265
     câncer de ovário avançado, 243-247
       escore de ressecabilidade para, 243-247
     estadiamento cirúrgico, 248-250
       biópsias peritoneais, 248-250
       omentectomia, 248-250
       salpingo-oforectomia bilateral, 248-250
     histerectomia radical, 187-198
       laparoscópica, 187-191
         descrição da técnica cirúrgica, 188-190
       neuropreservadora robótica, 192-198
         descrição da técnica cirúrgica, 194-198
     laparoscopia, 252-261
       e massas anexiais suspeitas, 252-261
     linfadenectomia laparoscópica, 223-241
       para-aórtica extraperitoneal, 239-242
       pélvica, 223-232
       retroperitoneal, 233-238
         para-aórtica, 233-238
         pélvica, 233-238
     parametrectomia robótica, 199-202
     pesquisa de LS, 210-222
       técnica azul patente, 210-217
       técnica com verde de indocianina, 218-222
     traquelectomia radical, 203-209
       laparoscópica, 203-209
       robótica, 203-209
Pectopexia
   laparoscópica, 176-179
     descrição da técnica cirúrgica, 177
       passo a passo, 177
     dicas, 179
     materiais indispensáveis, 176
     pontos-chave, 179
     posicionamento, 176
       da equipe, 177
       da paciente, 176, 177f
       dos trocartes, 177
     pós-operatório, 179
     preparo pré-operatório, 176
     truques, 179
Pelve
   exposição da, 31f
   inspeção da, 30f
   variação anatômica da, 6f
     venosa, 6f

Peritônio
  do espaço pararretal, 35f
    área avascular no, 35f
    fechamento do, 183f
    fenestração do, 35f
    vesicuterino, 181f
      incisão do, 181f
Peritonização, 172, 179
  anterior, 173f
  final, 179f
  posterior, 173f
Pesquisa
  de LS, 210-222
    técnica azul patente, 210-217
      descrição da técnica cirúrgica, 213
      efeitos adversos, 216
      posicionamento, 210
        da equipe, 210
        da paciente, 211
        da sala cirúrgica, 210, 211f
        dos trocartes, 212
      pós-operatório, 216
      técnica de detecção, 212
    técnica com ICG, 218-222
      algoritmo, 222
      descrição da técnica cirúrgica, 219
      dicas, 222
      laparotomia, 218
      NIR, 218
      truques, 222
PIV (Valor de Índice Preditivo)
  parâmetros laparoscópicos incluídos no, 245q
  pontuação dos, 245q
Plexo
  hipogástrico, 11f
    superior, 11f
Pneumoperitônio
  na linfadenectomia, 234
    retroperitoneal, 234
      para-aórtica, 234
      pélvica, 234
  realização do, 188
    na HRL, 188
Ponto
  perfeito, 18, 19f
Posição
  de Trendelenburg, 75f, 225f
    acentuado, 225f
Preservação Nervosa
  na endometriose profunda, 105, 106
    por visualização direta, 105
      técnica de LANN, 105
    ressecção intestinal e, 106
    uso de referências anatômicas, 106
      técnica *non-touch*, 106
Promontório
  exposição do, 31f, 171
  fixação ao, 173
  sacral, 171f
    dissecção do, 171f
PV (Peritônio Vesical)
  abertura do, 128f

R

Reanastomose
  tubária, 167
Rede Venosa
  pélvica, 6
    anatomia da, 6
Região
  ilíaca, 223
    comum, 223
    externa, 223
    interna, 223
    obturatória, 223
    pré-sacral, 223
  pudenda, 5f
    anatomia da, 5f
      LSE, 5f
      MLA, 5f
      NC, 5f
      NLA, 5f
      NP, 5f
      VP, 5f
Reparo
  paravaginal, 173, 174f
Ressecção
  discoide, 38f
  intestinal, 106
    e preservação nervosa, 106
      na endometriose profunda, 106
  paracervical, 190
    superficial, 190
Reto, 30f
  parede anterior do, 52f
    sutura da, 52f
Retroperitônio
  do andar superior do abdome, 9f
    anatomia em oncologia ginecológica, 8-12
      Ao abdominal, 8
      linfáticos, 10
      nervos, 11
      ureter, 10
      variações anatômicas, 11
      veia cava, 9
  exposição do, 10f
  VRE, 12f
    anomalia, 12f
Roeder
  nós de, 13-20
    estáveis, 14
    instáveis, 14
    técnica extracorpórea, 14f
      sequência bloqueadora de, 14f
Rouen
  técnica de, 62-69
    na endometriose intestinal, 62-69
      complicações potenciais, 65
      custo efetivo, 67
      experiência dos autores, 67
      materiais indispensáveis, 62
      preparo pré-operatório, 63
      principais dispositivos, 69
      procedimento, 63
        laparoscópico, 63
        transanal, 63
      vantagens, 66

S

Sala Cirúrgica
  posicionamento da, 26, 42f, 50, 57, 80, 94, 120, 155, 159, 180, 188, 200, 210, 240, 253
    em massas anexiais, 253
      suspeitas, 253
    linfadenectomia, 240
      para-aórtica extraperitoneal, 240
    na cerclagem laparoscópica, 180

na endometriose, 26f, 42f, 50, 57, 80, 94
intestinal, 50, 57
ovariana, 42f
ureteral, 94
vesical, 80
na HRL, 188
na laqueadura tubária, 159
na pesquisa de LS, 210
na salpingostomia, 120, 155
laparoscópica, 155
linear, 120
gravidez ectópica, 120
parametrectomia robótica, 200
Salpingectomia, 129f, 165
bilateral, 125f
com hidrossalpinge, 125f
e infertilidade, 125f
Salpingectomia Laparoscópica
anterógrada, 156f
aspectos anatômicos, 154
descrição da técnica, 155
passo a passo, 155
dicas, 156
materiais indispensáveis, 155
pontos-chave, 157
posicionamento, 155
da equipe, 155
da paciente, 155
da sala cirúrgica, 155
dos trocartes, 155
pós-operatórios, 157
preparo pré-operatório, 155
truques, 156
trajeto da, 155f
Salpingólise, 166
Salpingoneostomia
gravidez após, 167q
Salpingo-Oforectomia, 257
bilateral, 248-250
descrição da técnica cirúrgica, 248
dicas, 249
situações especiais, 249
truques, 249
Salpingoplastia, 165
Salpingostomia Linear
gravidez ectópica, 119-122
dicas, 122
materiais indispensáveis, 120
passo a passo, 120
pontos-chave, 122
posicionamento, 120
da equipe, 120
da paciente, 120
da sala cirúrgica, 120
dos trocartes, 120
pós-operatório, 122
preparo pré-operatório, 120
truques, 122
Septo
retovaginal, 38f, 50f
dissecção do, 38f
sadio, 50f
identificação do, 50f
Serosa
uterina, 25f
endometriose em, 25f
superficial, 25f

Shaving
da lesão intestinal, 38f
superficial, 38f
Sigmoide, 45f
aderência do, 31f
fisiológica, 31f
lise da, 31f
na parede pélvica, 31f
Síndrome
de Fitz-Hugh e Curtis, 123f
Sonda
vesical, 133
inserção da, 133
na HTL, 133
Sutura
da abertura, 53f
na mucosa retal, 53f
da parede anterior, 52f, 54f
do reto, 52f, 54f
intracorpórea, 13-20, 36f
ponto perfeito, 18
simples, 36f
técnica de anodamento perfeita, 18
regra do gladiador Romeo, 18
treinamento de, 20f
modelos multiangulares para, 20f

T
T-lift
suspensão com, 27f
do ovário, 27f
transparietal, 32f
fixação dos ovários, 31f
Transecção
nervosa, 110
descompressão nervosa, 111
fisioterapia, 111
neuromodulação, 112
tratamento(s), 111
farmacológico, 111
intervencionistas, 111
Traquelectomia Radical
laparoscópica e robótica, 203-209
anastomose istmovaginal, 208
artéria uterina, 206
tratamento da, 206
aspecto do exame vaginal, 208
precoce, 208
tardio, 208
calibragem do manguito vaginal, 208
colpotomia, 207
com retirada da peça cirúrgica, 207
delimitação do nível de secção, 207
uterina/colo, 207
descrição da técnica cirúrgica, 205
passo a passo, 205
dicas, 209
dissecção do espaço retovaginal, 206
com secção de ligamento US, 206
dissecção do mesoureter, 206
inversão uterina, 207
e cerclagem, 207
materiais indispensáveis, 203
parametrectomia, 207
posicionamento, 203
da equipe cirúrgica, 204
da mesa cirúrgica, 203
da paciente, 203
dos trocartes, 204

pós-operatório, 209
prepare pré-operatório, 203
truques, 209
Trato
  urinátio, 35, 105
    endometriose do, 35
    neurofisiologia do, 105
Trendelenburg
  posição de, 75*f*, 225*f*
    acentuado, 225*f*
Trocarte(s)
  colocação dos, 42*f*
    planejamento da, 42*f*
  posicionamento do, 253
    em massas anexiais, 253
      suspeitas, 253
    linfadenectomia, 225, 234, 263
      inguinal videoendoscópica, 263
      pélvica, 225
      retroperitoneal, 234
        para-aórtica, 234
        pélvica, 234
    na cerclagem laparoscópica, 180
    na endometriose, 26, 30*f*, 49, 56, 75, 80, 84, 94
      ileocecal, 75
      intestinal, 49, 56
      ovariana, 42
      profunda, 30
      ureteral, 84, 94
      vesical, 80
    na histerectomia, 136, 143
      de úteros volumosos, 143
      subtotal laparoscópica, 136
    na HRL, 188, 193
      neuropreservadora robótica, 193
    na HTL, 127
    na laqueadura tubária, 159
    na omentectomia, 250
    na ooforectomia laparoscópica, 116
    na parametrectomia robótica, 200
    na pectopexia laparoscópica, 177
    na pesquisa de LS, 212
    na salpingostomia, 120, 155
      laparoscópica, 155
      linear, 120
        gravidez ectópica, 120
    na traquelectomia radical, 204
      via laparoscópica, 204
      via robótica, 204
    no manejo laparoscópico, 170
      de prolapsos de órgãos pélvicos, 170
    para-aórtica extraperitoneal, 239
Tronco
  da AII, 4
    anterior, 4
      glútea inferior, 6
      obturadora, 4
      pudenda, 5
      retal média, 5
      umbilical obliterada, 4
      uterina, 4
      vaginal, 5
      vesical superior, 4
    posterior, 6
      glútea superior, 6
      ileolombar, 6
      sacra lateral, 6
  lombossacral, 104

Tuba Uterina, 27*f*, 28*f*
  anatomia das, 158*f*, 163
  coagulação de, 137*f*
    bipolar, 137*f*
  com GE, 120*f*
  dissecção da, 161*f*
  hidrodissecção da, 121*f*
  ligadura da, 161*f*
    com anel, 162*f*
  secção de, 137*f*, 160*f*

U

Ureter(es), 10, 12*f*
  cateterização do, 97*f*
    retrógrada, 97*f*
  direito, 10*f*
  dissecção dos, 189
  espatulação do, 95*f*
  esquerdo, 8*f*, 11*f*, 45*f*
    exposição do, 11*f*
  esquerdo, 8*f*, 45*f*
    identificação de, 45*f*
  identificação do, 31*f*
    esquerdo, 31*f*
  relação anatômica do, 32*f*
    e infundíbulo pélvico, 32*f*
    e vasos ilíacos, 32*f*
  secção do, 95*f*
  tunelização do, 195
Ureterólise, 37*f*
US (Uterossacro)
  ligamento, 30*f*, 189, 206
    dissecção do, 189
    secção de, 206
      dissecção do espaço retovaginal com, 206
Útero(s), 27*f*, 28*f*, 30*f*
  remoção do, 132
  volumoso(s), 132*f*, 142-147
    morcelamento de, 132*f*
      via vaginal, 132*f*
    histerectomia de, 142-147
      abordagens de, 142
      acompanhamento, 146
      alta, 146
      desafios da, 142
      descrição da técnica cirúrgica, 144
      dicas, 144
      extração de, 146
      fechamento da cúpula vaginal, 146
      morcelação, 146
      novos desenvolvimentos, 146
      posicionamento, 143
        da paciente, 143
        dos trocartes, 143
      preparo pré-operatório, 143
      revisão da literatura, 147*q*
      truques, 144

V

Vaso(s)
  ilíacos, 4*f*, 32*f*
    externos, 4*f*
      e obturadores, 4*f*
        comunicação entre, 4*f*
    relação anatômica com, 32*f*
      do ureter, 32*f*
VCI (Veia Cava Inferior), 8*f*, 9, 11*f*, 12*f*
  ramos da, 9*f*
    AMI, 9*f*

Ao, 9*f*
  VCI, 9*f*
  VGD, 9*f*
  VGE, 9*f*
  VRE, 9*f*
Veia(s)
  cava, 9, 11*f*
    variação anatômica com a, 11*f*
  glútea, 6*f*
    superior, 6*f*
  ilíaca(s), 6*f*, 11*f*
    comum esquerda, 11*f*
    externa, 6*f*
  obturadora, 4*f*
VGD (Veia Gonadal Direita), 9*f*, 11*f*, 12*f*

VGE (Veia Gonadal Esquerda), 8*f*, 9*f*, 12*f*
VP (Vaso Pudendo), 5*f*
VRE (Veia Renal Esquerda), 8*f*, 9*f*
  anomalia, 12*f*
VU (Vasos Uterinos)
  apreensão dos, 130*f*
  coagulação dos, 130, 138*f*
    bipolar, 138*f*
  exposição dos, 181*f*
  hemostasia dos, 130*f*
  identificação dos, 181*f*
  ligadura dos, 196
  secção dos, 130*f*, 138*f*
  visão final dos, 131*f*